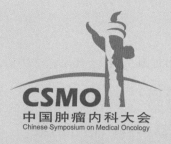
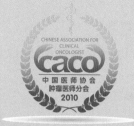

中国肿瘤内科进展
中国肿瘤医师教育

（2017年）

名誉主编　孙　燕　管忠震

主　　编　石远凯

中国协和医科大学出版社

图书在版编目（CIP）数据

中国肿瘤内科进展中国肿瘤医师教育.2017年 / 石远凯主编.—北京：中国协和医科大学出版社，2017.7

ISBN 978-7-5679-0858-1

Ⅰ.①中… Ⅱ.①石… Ⅲ.①肿瘤 – 内科 – 治疗学 – 中国 Ⅳ.①R730.5

中国版本图书馆CIP数据核字（2017）第138762号

中国肿瘤内科进展 中国肿瘤医师教育（2017年）

主　　编：石远凯
责任编辑：杨小杰

出版发行：中国协和医科大学出版社
（北京东单三条九号　邮编100730　电话65260431）
网　　址：www.pumcp.com
经　　销：新华书店总店北京发行所
印　　刷：北京新华印刷有限公司
开　　本：889×1194　　1/16开
印　　张：30
字　　数：800千字
版　　次：2017年7月第1版
印　　次：2017年7月第1次印刷
定　　价：120.00元

ISBN 978-7-5679-0858-1

第十二届中国肿瘤内科大会

The 12th Chinese Symposium on Medical Oncology，CSMO

第七届中国肿瘤医师大会

The 7th Annual Meeting of Chinese Association for Clinical Oncologists，CACO

时间：2018年7月6日～8日

地点：国家会议中心

地址：北京市朝阳区天辰东路7号

现在开始征文

详细信息和最新动态请登陆大会官方网站：www.csmo.org

前　言

第十一届中国肿瘤内科大会（The 11th Chinese Symposium on Medical Oncology，CSMO）和第六届中国肿瘤医师大会（The 6th Annual Meeting of Chinese Association for Clinical Oncologists，CACO）如期于2017年7月6日至9日在国家会议中心举行。

CSMO和CACO分别成功的举办了十届和五届的大会。这10年来我国肿瘤内科和相关领域的研究取得了飞速的发展，成绩斐然。

今年的大会紧紧围绕一年来国内外肿瘤内科及相关领域的最新进展和关注的热点问题，在分子诊断、靶点检测、靶向治疗、免疫治疗、转化性研究及抗肿瘤新药的临床研究等方面开展学术活动。

会议共收到201篇文章，经过专家委员会认真评选，选出了大会口头汇报交流论文和壁报展示交流论文。这些论文从一个侧面反映了一年来我国肿瘤学相关领域取得的研究结果。

全球范围内抗肿瘤药物的研究进入了一个快速发展的一个新的历史时期。我国也把抗肿瘤新药研发放到了前所未有的高度予以重点支持。国家"重大新药创制"科技重大专项实施以来，我国抗肿瘤新药的研发能力显著增强，越来越多的新药进入临床研究，"十三·五"期间，我国新药研发的整体实力必将进一步增强，在可以预见的未来，我国将有越来越多的原研新药上市，造福我国的肿瘤患者，带来肿瘤内科的繁荣和发展，使药物治疗在肿瘤综合治疗中发挥更大的作用。

伴随着我国肿瘤内科的不断发展，中国肿瘤内科大会开启了一个新的充满希望的10年。

诚挚感谢中国医学科学院肿瘤医院内科和抗肿瘤分子靶向药物临床研究北京市重点实验室的同仁们为大会成功召开所付出的辛勤劳动。

诚挚感谢全国同道和参会企业对大会的支持。

为了满足广大同道的要求，我们把大会演讲嘉宾的演讲内容和收录的论文共同编辑出版了本书，供同道们学习和参考。

祝大会圆满成功！

石远凯

国家癌症中心副主任

中国医学科学院肿瘤医院副院长

中国医师协会肿瘤医师分会会长

中国抗癌协会肿瘤临床化疗专业委员会前任主任委员

2017年6月8日

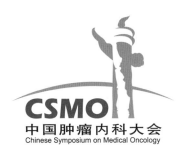
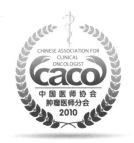

目　录

第三篇　论文摘要

口头汇报论文

收录论文摘要

综述摘要

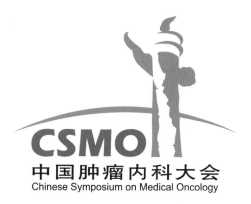

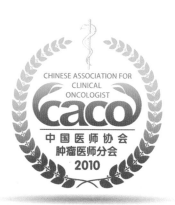

第一篇

特约文稿

1. 肿瘤的靶向治疗与耐药

王红阳

国家肝癌科学中心
上海东方肝胆外科医院/研究所

　　肿瘤的异质性是恶性肿瘤的特征之一，也是实现肿瘤个体化治疗的最大障碍。在生长过程中，不同的肿瘤细胞出现不同的分子生物学或基因方面的改变，进而具有不同的生长速度、侵袭能力、对药物的敏感性及预后。肝癌是种异质性极高的恶性肿瘤，这主要是因为宿主微环境和多种致病因素（病毒感染、性别易感性、酒精摄入、非酒精性脂肪性肝病等）的差异，以及基因组的不稳定性。在过去的几十年里，尽管人们在鉴定肿瘤致癌基因方面已做出了极大的努力，但何时开始肿瘤治疗、针对哪些靶点、选取哪一类病人及如何检测肿瘤的复发等重大问题仍未得到解决。因此，更加深入地理解肿瘤各亚群的多样性与动态变化的肿瘤微环境间的相互作用，对于肝癌的精准诊疗至关重要。同时，细胞命运的复杂性决定了肿瘤靶向治疗的艰巨性。如EGFR（表皮生长因子受体）在许多实体肿瘤中高表达或突变激活，与肿瘤细胞的增殖、血管生成、肿瘤侵袭、转移及细胞凋亡的抑制密切相关。以EGFR突变为靶点的抗肿瘤药物在部分肿瘤如非小细胞肺癌、乳腺癌患者中取得了确切的疗效，但在包括肝癌在内的许多肿瘤中效果欠佳。我们研究发现，肝脏实质细胞和非实质细胞中表达的EGFR在肝癌的发生过程中发挥着截然相反的作用。同时，肝脏细胞中还存在着许多EGF/EGFR信号通路的调控机制，如SIRPa、CD47和SHP2参与的调控过程。这些因素的存在都影响着靶向EGFR药物的抗肿瘤疗效。这也表明细胞命运的调控是个多因素、多时空的动态复杂过程。一些新技术的出现使多途径、多靶点、多时空的干预方式成为可能，也将使靶向生物大分子的抗肿瘤治疗更为精准，疗效更好。

2. 肿瘤发生与干预

张学敏

军事医学科学院

大量研究表明，肿瘤的发生、发展和转移都与炎症密切相关，因此，如何阻断或干预炎症诱发肿瘤的进程，是当前国际前沿领域面临的重大挑战。炎症是机体应对感染的一种强烈、快速的应激反应。通常情况下，这种反应在感染被有效控制后会及时终止。因此，炎症在绝大多数情况下并不会诱发肿瘤。然而，如果炎症不能被迅速控制进而持续存在，将导致机体免疫反应紊乱和过度应激损伤，并引发肿瘤。例如乙肝病毒慢性感染导致肝癌，幽门螺杆菌感染导致胃癌以及HPV病毒感染导致子宫癌等。这表明炎症反应的及时终止与炎症的快速激活具有同样重要的意义。我们近年来一直围绕着肿瘤及其与感染和免疫的关系，深入开展了炎症诱发肿瘤机制的探索，通过分子、细胞、动物整体和临床水平的深入研究，揭示了"炎症诱发肿瘤"的系列关键分子事件，对肿瘤防治重心前移到对"炎症诱发肿瘤"阶段进行干预具有重要意义。

炎症导致肿瘤发生和发展涉及各种免疫细胞及其所组成的微环境，其中巨噬细胞发挥了重要作用。大量临床观察及相关研究表明，几乎所有实体肿瘤，特别是那些恶性程度高、增殖快的肿瘤组织中，浸润着大量肿瘤相关巨噬细胞（tumor-associated macrophage，TAM）。TAM是被肿瘤组织重新改造而成的一类特殊巨噬细胞，能够在肿瘤原位通过对宿主免疫的抑制，释放特殊的细胞因子以及相关的生物活性物质从而促进肿瘤生长或转移。对活体肿瘤组织TAM以及转基因小鼠模型的研究揭示了TAM在促进肿瘤组织血管增生，调控肿瘤免疫抑制微环境，促进肿瘤细胞生长以及肿瘤的转移过程中均发挥重要的作用。结合对巨噬细胞的功能研究，我们通过药物设计与功能筛选等方法发现能特异阻断TAM形成的系列化合物，并利用动物实验进一步证明上述化合物对肿瘤发生、发展和转移都具有非常显著的抑制作用。对此复杂过程的深入了解将极大地帮助我们从一个新的角度去认识肿瘤、预防肿瘤发生并有可能开发出全新理念的肿瘤治疗策略。

今天，肿瘤生物学研究不断取得重要进展，使我们对肿瘤发生和发展的认识越来越深刻和全面。以TAM为代表的肿瘤微环境研究为肿瘤防治带来了新的视野和干预策略。但目前对该领域的认识仍比较肤浅，我们虽然已经知道TAM在肿瘤进展中发挥重要作用，但TAM发挥作用的具体机制以及肿瘤微环境中其他免疫细胞的确切功能还没有完全阐明。靶向TAM的治疗联合其他靶向药物的研究，已引起人们的密切关注。在此基础上，通过化学预防来阻止、减缓或者逆转肿瘤发生发展过程，从而降低恶性肿瘤发生率和死亡率的方法也日渐成为可能。

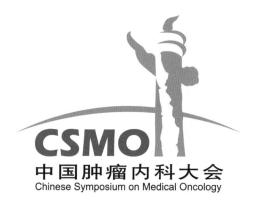

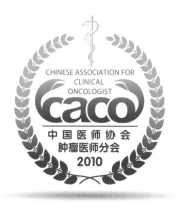

第二篇

专家文稿

3. 小细胞肺癌免疫检查点抑制剂治疗的临床研究进展

陈　骏　陈志盛

大连医科大学附属第二医院

小细胞肺癌（small cell lung cancer，SCLC）占肺癌的10%～15%，其肿瘤倍增时间短，侵袭性强，早期出现远处转移，恶性程度高，临床预后差。局限期患者中位生存期为16～22个月，广泛期患者仅有9～11个月，两年生存率分别为20%～40%和小于5%[1, 2]。长期大量吸烟是SCLC发病的一个重要危险因素，接触化工药品氯甲基醚或高剂量氡元素暴露也被证实与SCLC发病密切相关。尽管SCLC对一线化疗和放疗敏感，但极易出现耐药和复发[3]。近30年来，临床上对SCLC的治疗方案几乎没有发生改变，局限期患者标准治疗方案为4～6个周期依托泊苷联合顺铂化疗，同时行胸部放疗。伊立替康/依托泊苷联合顺铂/卡铂仍是广泛期患者最有效的一线化疗方案。然而几乎所有的广泛期患者及大部分局限期患者在一线治疗后几个月内复发[4]。拓扑替康及氨柔比星是目前二线治疗中被证实有效的少数两个药物[5, 6]。但与一线治疗相比，二线及三线化疗有效率低，临床上急需能够改变SCLC预后的新药。近年来肿瘤免疫检查点抑制剂在非小细胞肺癌、黑色素瘤、淋巴瘤、肾癌等肿瘤的治疗中取得了不错的疗效，研究者也对CTLA-4抑制剂及PD-1抑制剂在小细胞肺癌的一线及二线治疗中进行了尝试，Nivolumab单药和Nivolumab联合Ipilimumab两药的治疗均显示出较好的疗效[7]。

一、免疫治疗的基本原理

正常情况下免疫系统能够通过抗肿瘤免疫反应对体内肿瘤细胞进行清除。抗原提呈细胞（antigen presenting cell，APC）识别肿瘤细胞，并提呈肿瘤抗原使T细胞活化是肿瘤免疫的第一步。T细胞的活化过程需要APC提供的三种信号：第一信号为抗原识别信号，即T细胞抗原受体（T cell receptor，TCR）与主要组织相容性复合体（major histocompatibility complex，MHC）特异性结合；第二信号为协同刺激信号，包括正向协同刺激信号，即APC表面的CD80/CD86（即B7-1/B7-2）与T细胞表面的CD28识别，引起T细胞的增殖，以及负向协同刺激信号（例如PD-1/PD-L1、CTLA-4/B7、ICOS/ICOSL）；第三信号，即多种细胞因子的参与，调控T细胞的分化[8]。细胞毒T淋巴细胞抗原4（CTLA-4/CD152），仅在T细胞上表达，与CD28具有高度同源性，也可以与CD80/CD86结合（CTLA-4与CD80/CD86的亲和力更高，可为CD28的500～2500倍），但与CD28不同的是，它不能产生共刺激信号，因此它发挥免疫抑制的主要机制即通过竞争性结合CD80/CD86，阻断了CD80/CD86与CD28的结合引起的T细胞激活，从而抑制IL-2的产生及T细胞的增殖[9]。PD-L1是B7家族成员之一。PD-1/PD-L1的结合可以抑制T细胞功能。PD-1/PD-L1负向协同刺激信号主要在活化的细胞毒性T细胞进行攻击的阶段发挥作用。在细胞毒性T淋巴细胞攻击肿瘤细胞时，PD-1/PD-L1主要是通过降低TCR信号传导而非改变T细胞分化发挥免疫抑制功能。CTLA-4及PD-1/PD-L1两条免疫抑制通路的正常生理作用是防止细胞毒性T细胞损伤正常组织。研究发现许多肿瘤细胞通过高表达PD-L1规避细胞毒性T淋巴细胞的杀伤作用[10]。阻断负向协同刺激信号目前是肿瘤免疫治疗中的重要靶点，目前已有针对

CTLA-4、PD-1及PD-L1的单克隆抗体在应用。针对CTLA-4的抗体主要有Ipilimumab、Tremelimumab，针对PD-1的抗体主要有Nivolumab、Pembrolizumab，针对PD-L1的抗体主要有Atezolizumab、Durvalumab。

二、小细胞肺癌免疫检查点抑制剂治疗的临床研究

Ipilimumab是一种完全人源化的IgG1抗CTLA-4单克隆抗体，目前已经有研究为免疫检查点抑制剂联合化疗的研究奠定基础。一项Ⅱ期随机对照临床试验评估了Ipilimumab联合紫杉醇+卡铂，一线治疗广泛期小细胞肺癌的疗效及安全性[11]。本研究一共招募了130名未经化疗的小细胞肺癌患者，随机平均分配到三个分组中。Ipilimumab同步化疗组，前4个周期行Ipilimumab联合紫杉醇+卡铂化疗，后2周期行安慰剂联合紫杉醇+卡铂化疗；Ipilimumab阶段化疗组，前2个周期行安慰剂联合紫杉醇+卡铂化疗，后4周期行Ipilimumab联合紫杉醇+卡铂化疗；对照组，行6周期安慰剂联合紫杉醇+卡铂化疗。对完成6周期治疗的患者，Ipilimumab同步化疗组及Ipilimumab阶段化疗组继续Ipilimumab 10mg/kg，每3个月1次，维持治疗至疾病进展，而对照组给予安慰剂治疗。结果分析显示，中位总生存期（overall survival，OS）分别为9.1个月（95%CI，6.7～13.0）、12.5个月（95%CI，7.9～14.9）、10.5个月（95%CI，8.6～11.7）。使用WHO疗效评价标准计算的无进展生存期（progression-free-survival，PFS）分别为3.89个月（95%CI，2.89～5.89）、5.22个月（95%CI，4.14～6.57）、5.19个月（95%CI，4.40～5.59）。与对照组相比，加用Ipilimumab OS及PFS无明显差异。如果使用另一种方法计算PFS，即免疫相关缓解的评价标准，在这个评价标准中使用总肿瘤负荷来评价治疗疗效，只要肿瘤总负荷满足缓解标准，允许包含某些病灶的进展或新病灶的出现[12]。使用新的疗效方法，与对照组相比Ipilimumab阶段化疗组延长了irPFS（HR=0.64，P=0.03）。安全性方面，联合伊匹单抗组3/4级不良反应较单纯化疗组多，主要为免疫相关的不良反应如：皮疹、瘙痒、腹泻。其他血液毒性及非血液毒性反应发生率相同，提示伊匹单抗联合化疗是安全的。虽然此研究的样本量较小，无法行进一步的分层分析，同时联合的化疗方案不是目前SCLC的一线化疗方案，但仍为后续的研究奠定了基础。一方面说明免疫检查点抑制剂联合化疗是安全的，另一方面提示免疫检查点抑制剂的使用顺序可能影响治疗的疗效。另一项Ipilimumab联合化疗的研究也在近期公布了结果，该项研究是此领域目前最大的Ⅲ期临床研究，探究广泛期小细胞肺癌患者一线治疗联合Ipilimumab的疗效[13]。共有1132名初治的广泛期小细胞肺癌患者随机分为2组，Ipilimumab组的患者接受4周期依托泊苷+顺铂/卡铂的化疗，并在第3周期开始加用Ipilimumab 10mg/kg，Ipilimumab共使用4周期，即在化疗结束后继续使用2周期，对完成治疗的患者继续Ipilimumab 10mg/kg，每3个月1次，维持治疗至疾病进展。安慰剂组使用安慰剂替代Ipilimumab。两组数据均衡可比，中位生存期Ipilimumab组和安慰剂组分别为11.0个月（95%CI，10.45～11.33）与10.9个月（95%CI，10.02～11.50），两组差别不具有统计学意义（HR=0.94，P=0.3775）。两组的中位PFS分别为4.6个月（95%CI，4.50～4.99）和4.4个月（95%CI，4.37～4.63），（HR=0.85，P=0.016）。两组的ORR均为62%。通过这个研究我们看到一线化疗同时联合伊匹单抗治疗不能延长广泛期小细胞肺癌患者的PFS和OS。

虽然Ipilimumab在一线联合化疗的研究没有表现出良好的疗效，几乎就在同时，《柳叶刀》杂志报道了CheckMate 032研究中，小细胞肺癌队列的中期分析结果。CheckMate 032是一项多中心多臂，开放标签的Ⅰ/Ⅱ期临床研究，一线或多线含铂双药化疗失败后的SCLC患者，无论PD-L1表达水平高低，均可以入组。主要评价Nivolumab单药或联合Ipilimumab的治疗疗效。Nivolumab是一种完全人源化抗PD-1单克隆抗体，共216名患者的数据纳入分析，其中98名接受Nivolumab 3mg/kg，每2周1次治疗，61名患者接受了Nivolumab 1mg/kg联合Ipilimumab 3mg/kg，每3周1次治疗，54名患者接受Nivolumab 3mg/kg联合Ipilimumab 1mg/kg，每3周1次治疗。安全性方面，三组3～4级不良反应的发生率分别为13%、30%、19%，最常见的3～4级不良反应为脂肪酶升高及腹泻，最严重的不良反应为

呼吸困难及腹泻。三组 OS 分别为：Nivolumab 单药治疗组 4.4 个月（95%CI，3.0～9.3）；Nivolumab 1mg/kg 联合 Ipilimumab 3mg/kg 治疗组 7.7 个月（95%CI，3.6～18.0）；Nivolumab 3mg/kg 联合 Ipilimumab 1mg/kg 治疗组 6.0 个月（95%CI，3.6～11.0）。1 年生存率分别为 33%、43%、35%。三组 PFS 分别为：Nivolumab 单药治疗组 1.4 个月（95%CI，1.4～1.9），Nivolumab 1mg/kg 联合 Ipilimumab 3mg/kg 治疗组 2.6 个月（95%CI，1.4～4.1），Nivolumab 3mg/kg 联合 Ipilimumab 1mg/kg 治疗组 1.4 个月（95%CI，1.3～2.2）。从目前的结果来看，在经治晚期 SCLC 中，Nivolumab 和 Nivolumab 联合 Ipilimumab 治疗均显示出较好的疗效。但 Nivolumab 1mg／kg+Ipilimumab 3mg／kg 的方案似乎有更好的疗效[7]。目前进一步的研究仍再继续中。

Pembrolizumab 是另一种人源化的 IgG4 抗 PD-1 单克隆抗体，KEYNOTE-028 是一项正在进行的 Ⅰb 期多队列临床研究，该研究纳入所有 PD-L1 表达阳性的实体肿瘤患者，使用 Pembrolizumab 进行治疗。2016 年 ASCO 上报道了 24 名 SCLC 患者化疗失败后接受 Pembrolizumab 治疗的疗效[14]。有 3 名患者疗效达到部分缓解，3 名患者为稳定。截至数据统计，3 名部分缓解的治疗仍在治疗中，24 名患者中只有 3 名出现了 >3 级的不良反应，该研究目前仍在继续招募患者当中。目前还有许多免疫检查点抑制剂单药、双药或联合化疗的临床实验正在进行，希望会有更多方案取得更好的疗效，改变小细胞肺癌治疗的僵局。

三、小结与展望

分子靶向治疗及免疫检查点抑制剂在非小细胞肺癌的治疗中均取得了巨大的成功，而 SCLC 的治疗方案仍十分有限，难以改善其预后。尽管 Ipilimuma 联合一线化疗无法带来生存的获益，但 Nivolumab 联合 Ipilimumab 在小细胞肺癌二线治疗中表现良好，已经被 2017 年新的 NCCN 指南推荐为可选择的二线用药。精准治疗时代如何选择最佳获益人群，有无可靠的生物标志物是新药应用备受关注的问题。有研究发现 PD-L1 的表达与小细胞肺癌的预后相关[15]，但不同于在非小细胞肺癌，PD-L1 的表达似乎与 Nivolumab 的疗效无明确的相关性，另一方面只有很少的研究将 CTLA-4 的表达情况作为一种生物标志物来分析。寻找能够预测疗效的生物标志物是后续研究的重点之一。近期偶联药 Rova-T 也在 SCLC 的治疗中取得了突破，其对肿瘤 DLL3 表达≥50% 的 SCLC 患者 ORR 达 55%（12/22）[16]。三药联合方案对复发的小细胞肺癌患者也取得了不错的治疗疗效，接受依托泊苷+伊立替康+顺铂三药化疗组 SCLC 患者 OS 为 18.2 个月，中位 PFS 分别为 5.7 个月，ORR 达到 84%（70/83）[17]。免疫检查点抑制剂是否能获得更好的治疗获益，还有待后续临床实验的结果。

参 考 文 献

[1] van Meerbeeck J P,Fennell D A & De Ruysscher D K.Small-cell lung cancer[J].Lancet,2011,378(9804):1741-1755.

[2] Colt H G,Murgu S D,Korst R J,et al.Follow-up and surveillance of the patient with lung cancer after curative-intent therapy:Diagnosis and management of lung cancer,3rd ed:American College of Chest Physicians evidence-based clinical practice guidelines[J].Chest,2013,143(5 Suppl):e437S-454S.

[3] Kalemkerian G P,Akerley W,Bogner P,et al.Small cell lung cancer[J].J Natl Compr Canc Netw,2013,11(1):78-98.

[4] Jett J R,Schild S E,Kesler K A & Kalemkerian G P.Treatment of small cell lung cancer:Diagnosis and management of lung cancer,3rd ed:American College of Chest Physicians evidence-based clinical practice guidelines[J].Chest,2013,143(5 Suppl):e400S-419S.

[5] O'Brien M E,Ciuleanu T E,Tsekov H,et al.Phase III trial comparing supportive care alone with supportive care with oral topotecan in patients with relapsed small-cell lung cancer[J].J Clin Oncol,2006,24(34):5441-5447.

[6] Yu J B,Decker R H,Detterbeck F C & Wilson L D.Surveillance epidemiology and end results evaluation of the role of surgery for stage I small cell lung cancer[J].J Thorac Oncol,2010,5(2):215-219.

[7] Antonia S J,Lopez-Martin J A,Bendell J,et al.Nivolumab alone and nivolumab plus ipilimumab in recurrent small-cell lung cancer(CheckMate 032):a multicentre,open-label,phase 1/2 trial[J].Lancet Oncol,2016,17(7):883-895.

［8］ Blank C U & Enk A.Therapeutic use of anti-CTLA-4 antibodies［J］.International immunology,2015,27(1):3-10.

［9］ Buchbinder E I & Desai A.CTLA-4 and PD-1 pathways:similarities,differences,and implications of their inhibition［J］. American journal of clinical oncology,2016,39(1):98.

［10］ Liechtenstein T,Dufait I,Bricogne C, et al.PD-L1/PD-1 co-stimulation,a brake for T cell activation and a T cell differentiation signal［J］.Journal of clinical & cellular immunology,2012.

［11］ Lynch T J,Bondarenko I,Luft A, et al.Ipilimumab in combination with paclitaxel and carboplatin as first-line treatment in stage IIIB/IV non - small-cell lung cancer:results from a randomized,double-blind,multicenter phase II study［J］.Journal of Clinical Oncology,2012,30(17):2046-2054.

［12］ Wolchok J D,Hoos A,O′Day S, et al.Guidelines for the evaluation of immune therapy activity in solid tumors:immune-related response criteria［J］.Clin Cancer Res,2009,15(23):7412-7420.

［13］ Reck M,Luft A,Szczesna A, et al.Phase III randomized trial of ipilimumab plus etoposide and platinum versus placebo plus etoposide and platinum in extensive-stage small-cell lung cancer［J］.Journal of Clinical Oncology,2016:JCO676601.

［14］ Ott P A,Bang Y-J,Berton-Rigaud D, et al.(American Society of Clinical Oncology,2016).

［15］ Ishii H,Azuma K,Kawahara A, et al.Significance of programmed cell death-ligand 1 expression and its association with survival in patients with small cell lung cancer［J］.J Thorac Oncol,2015,10(3):426-430.

［16］ Rudin C M,Pietanza M C,Bauer T M, et al.(American Society of Clinical Oncology,2016).

［17］ Goto K,Ohe Y,Shibata T, et al. Combined chemotherapy with cisplatin,etoposide,and irinotecan versus topotecan alone as second-line treatment for patients with sensitive relapsed small-cell lung cancer(JCOG0605):a multicentre,open-label,randomised phase 3 trial［J］.The Lancet Oncology,2016,17(8):1147-1157.

4. EGFR-TKI耐药后治疗策略

丁翠敏

河北医科大学第四医院

EGFR是一种跨膜蛋白，为Her家族成员之一。在亚裔人群NSCLC患者中EGFR突变率为30%。EGFR基因发生突变会导致下游细胞信号传导通路异常，发生细胞过度增殖、变异、新生血管生成甚至肿瘤细胞转移。EGFR-TKI可通过竞争结合EGFR-TK催化区域的Mg-ATP结合位点，阻断异常信号通路的传导，抑制酪氨酸激酶磷酸化，诱导细胞周期阻滞、增加凋亡、抑制增殖，从而抑制肿瘤细胞的增殖。NSCLC患者一线接受EGFR-TKI的治疗有效率为70%～75%。然而患者在经过一段时间治疗后都会发生获得性耐药。

一、EGFR-TKI获得性耐药机制

（一）T790M突变

一代EGFR-TKI为可逆性酪氨酸激酶抑制剂。2005年，Kobayashi等[1]在吉非替尼获得性耐药患者中发现位于EGFR20号外显子中的790位点的苏氨酸被蛋氨酸取代，即T790M突变。T790M突变是TKI最常见获得性耐药机制，约占50%[2]。T790M突变导致EGFR的酪氨酸激酶结构域发生空间构象的改变，增强了EGFR与三磷酸腺苷（ATP）的亲和力，阻止Mg-ATP位点上的TKI竞争结合，减弱了吉非替尼与厄洛替尼的药物结合力，从而引起耐药。

（二）EGFR下游通路激活

PTEN（phosphatase and tensin homolog deleted onchromosome ten）基因，即第10号染色体磷酸酶和张力蛋白同源缺失基因，定位于人类10号染色体q23.3，其蛋白产物可抑制EGFR下游PI3K/AKT信号通路的激活，介导肿瘤细胞凋亡，发挥抑癌基因的作用。研究发现PTEN基因缺失可使ERK通路异常激活，抵抗NSCLC细胞凋亡，导致EGFR-TKI获得性耐药[3]。

（三）EGFR旁路激活

MET扩增是第二常见（占5%～20%）的获得性耐药机制。MET基因扩增可通过与ErbB3的相互作用来激活PI3K/AKT途径，引发对EGFR-TKI的耐药[4]。Bean等[5]发现，对EGFR-TKI获得性耐药的EGFR突变肺腺癌患者中，约有21%存在MET扩增，其中约40%同时有EGFR T790M突变和MET扩增，且高通量基因组扫描提示两者的发生是相互独立的。然而，Suda等[6]对EGFR T790M突变和MET扩增在获得性耐药机制中的相关关系进行分析，表明两者的发生是互补关系。因此，关于EGFR T790M突变与MET扩增的关系有待进一步探讨。

Her-2扩增也是第一代EGFR-TKI获得性耐药机制之一，有报道[7]，在PC9、HCC827和H3255细胞系，敲除Her-2基因可增加阿法替尼的药物敏感性。对吉非替尼或厄洛替尼治疗后发生耐药的肺腺癌组织进行FISH检测分析，发现12%（3/26）的耐药病例中出现Her-2扩增，而未经吉非替尼或厄洛替尼治疗的Her-2扩增出现率仅为1%（1/99）。因此可见，Her-2扩增是第一代EGFR-TKI获得性耐药机制之一。

（四）上皮间质转化

上皮间质转化（epithelial-mesenchymal transition，EMT）是指在多种因素刺激下，细胞由上皮表型向间质表型转化的一种现象，以钙黏蛋白、连环蛋白等上皮型标志蛋白的减少或缺失以及波形蛋白、纤维黏连蛋白等间质型标志蛋白表达增多为主要特征。Yauch等[8]研究发现，无论是突变型还是野生型NSCLC细胞，E-钙黏蛋白的高表达可提高NSCLC细胞对EGFR-TKI的敏感性。Uramoto等[9]临床研究发现，所有EGFR突变型对吉非替尼治疗敏感的肺腺癌患者均为上皮标志分子蛋白表达阳性，44%的吉非替尼治疗后耐药患者出现上皮标志蛋白表达减少及间质标志蛋白表达增多。表明EMT可能与NSCLC对EGFR-TKI产生获得性耐药密切相关。

二、针对EGFR-TKI获得性耐药的治疗策略

EGFR-TKI耐药是多种因素共同作用的结果，主要包括T790M基因突变、MET扩增、上皮细胞-间叶细胞转化、PIK3CA突变等。因此，目前对于EGFR-TKI耐药的患者还没有一个标准的治疗方案。

（一）使用第三代EGFR-TKI

T790M突变是TKI最常见获得性耐药机制，约占50%。第三代EGFR-TKI靶向EGFR激活突变和T790M。三种此类化合物，即AZD9291、CO-1686和HM61713均为靶向EGFR敏感和T790M突变的口服、不可逆、选择性抑制剂[10, 11]。临床前研究发现，AZD9291可以强有力地抑制EGFR活性突变（EGFRdel19、EGFRL858R）及EGFRT790M细胞系的EGFR磷酸化。一项Ⅰ期临床试验，入组标准是EGFR-TKI（主要是吉非替尼或厄洛替尼）治疗后疾病进展的EGFR突变阳性晚期NSCLC患者，31例和201例患者分别进入爬坡和扩大组。结果显示，总ORR是53%；在携带T790M突变患者中其ORR是64%，疾病控制率是94%；而在无EGFRT790M突变患者中，其ORR是22%，疾病控制率是56%。

HM61713也是一种口服的、针对EGFR突变和EGFRT790M突变的选择性抑制剂，对野生型EGFR的活性较低。

针对再次活检证实存在耐药突变T790M的患者，AZD9291或（和）Rociletinib治疗均显示显著疗效，可作为一代TKI耐药后治疗策略。AZD9291的两项Ⅱ期研究（AURA扩展研究，AURA2）数据证实了AZD9291在411例经EGFR-TKI治疗后进展而出现EGFR T790M突变的晚期NSCLC患者中具有疗效。研究数据显示：客观缓解率（ORR）为59%（95%CI：45%~58%），中位应答时间为12.4个月[12]。CO1686（Rociletinib）是另一个第三代EGFR-TKI，基于前期研究数据（TIGER-X和TIGER 2研究）显示Rociletinib对EGFR敏感突变和T790M耐药突变的NSCLC均获得显著疗效[13]。目前奥西替尼（AZD9291）已被FDA及CFDA批准用于既往EGFR-TKI治疗时或治疗后出现疾病进展，并且经检测确认存在EGFRT790M阳性的晚期NSCLC患者。然而，EGFRT790M突变的检测方法一定是经过充分验证的方法。

（二）EGFR-TKI联合化疗或放疗

对于一代EGFR-TKI耐药的NSCLC，继续EGFR-TKI的基础上联合或不联合化疗，目前临床上有争议。IMPRESS研究[14]是第一项且唯一一项随机、双盲、安慰剂对照的Ⅲ期全球多中心临床试验。该研究纳入的是一线吉非替尼治疗后进展的EGFR突变的局部晚期/转移性NSCLC患者共265例，随机接受培美曲塞/顺铂两药化疗联合吉非替尼（吉非替尼治疗组）或培美曲塞/顺铂联合安慰剂（安慰剂组），结果显示：吉非替尼治疗组对比安慰剂组PFS并无显著改善（HR=0.86，95%CI：0.65~1.13，P=0.273）；中位PFS均为5.4个月。OS数据暂不成熟（33%的成熟度），结果显示安慰剂组较吉非替尼治疗组具有更好OS（HR =1.62，95% CI：1.05~2.52，P=0.029）。从IMPRESS研究结果显示，尽管为阴性结果，但该研究证实了双药化疗应继续作为一线吉非替尼耐药后疾病进展NSCLC患者的标准治疗之一。

然而二代EGFR-TKI研究结果与之不同，LUX-Lung5[15]是一项Ⅲ期临床试验，入组了厄洛替尼/

吉非替尼耐药的 NSCLC 患者 202 例，主要终点为 PFS，结果显示：紫杉醇+阿法替尼组（阿法替尼组）PFS 为 5.6 个月，单药紫杉醇组（对照组）为 2.8 个月（HR=0.60，95%CI：0.43～0.85，P=0.003），阿法替尼组和对照组缓解率分别为 32.1%、13.2%（P=0.005）。表明一代 EGFR-TKI 耐药后换用二代 EGFR-TKI（阿法替尼）联合化疗是可选方案。

多项临床研究表明，表现为孤立病灶进展的 EGFR-TKI 耐药患者，继续 TKI 治疗的同时联合局部放疗可延长患者的 PFS，尤其是中枢神经系统孤立转移的患者可取得较好的疾病控制率和 PFS。因此，对于局部进展和孤立性中枢神经系统进展推荐进行进展部位的局部治疗和继续原 EGFR-TKIs 治疗方案。

（三）EGFR-TKI 联合其他靶点抑制剂

INC280 是一种高选择性口服小分子 c-MET 抑制剂，在 c-MET 阳性的 NSCLC 患者中与 EGFR-TKI 联合使用疗效确切，且耐受性良好。一项Ⅰb/Ⅱ期临床研究[16]，评估 INC280 联合吉非替尼治疗 EGFR-TKI 耐药后 c-MET 阳性的 NSCLC 患者的安全性和疗效，在可评估疗效的 65 例患者中，ORR 为 18%（12/65），62%（40/65）的患者病情稳定（SD），即疾病控制率为 80%（PR+SD）。10 例免疫组化 3+或 2+且基因拷贝数≥5 的患者出现局部缓解（ORR 为 19%），7 例基因拷贝数≥6 的患者出现局部缓解（ORR 为 30%）。一项单臂Ⅰb/Ⅱ期研究[17]，显示阿法替尼联合尼妥珠单抗治疗一代 TKI（吉非替尼或厄洛替尼）耐药的 EGFR 突变的晚期 NSCLC 患者缓解率为 23%，其中 19 号外显子缺失亚组缓解率达到 30%。

（四）EGFR-TKI 联合免疫检测点抑制剂

PD-L1 抑制剂现已成为晚期 NSCLC 的重要治疗方法。临床前研究表明 PD-L1 抑制剂可延缓 EGFR 突变阳性肺癌动物模型的肿瘤生长并提高生存率[18, 19]。一项 EGFR 突变 NSCLC 患者 TKI 治疗进展后，使用 nivolumab 联合厄罗替尼[20]，中期分析发现 20 例对厄洛替尼获得性耐药的患者有 3 例 PR（33%），9 例 SD（45%），4 例具有治疗相关 3～4 度不良反应。然而一项回顾性研究发现[21]，与 EGFR 野生型 NSCLC 患者相比，EGFR 突变的患者对 PD-1/PD-L1 抑制剂具有显著缩短的 PFS 和低 ORR，同时 TKI 耐药后 PD-L1 表达水平发生改变的只有 28%（16/57）。可见，目前数据显示 TKI 联合免疫治疗疗效不明显，需要更多基础研究为选择人群提供依据。

三、T790M 突变位点的检测方法

EGFRT790M 突变约占非小细胞肺癌（NSCLC）获得性 EGFR-TKI 拮抗的一半，如何筛选出 EGFRT790M 突变的患者是治疗成功的关键，血浆中 ctDNA T790M 的检测能克服二次检测时组织标本来源困难的问题，检测技术及方法的改进使得 T790M 检测灵敏度、特异性增高，能有效的指导临床用药。

一项 EGFR 突变阳性的晚期非小细胞肺癌患者血浆 ctDNA 中 T790M 的检测分析，样本来源于 Pool 分析（AURA 扩展研究和 AURA2 研究），一共纳入 873 例患者。利用 cobasv2 血浆检测试剂盒进行回顾性分析，利用 NGS 的方法对同样的血浆标本进行分析。分析 AURA2 入组患者的血浆 cobas 检测结果和 NGS 检测结果的一致性。结果在合并分析中，cobas 组织和血液检测 T790M 突变的阳性一致率和阴性一致率分别为 61.4% 和 78.6%。在 AURA2 的研究中，血浆 cobas 检测和 NGS 检测的阳性一致率和阴性一致率分别为 91.5% 和 91.1%。相对于 cobas 组织检测的患者而言，在血浆检测阳性的 T790M 的患者中观察到了可比较的 ORR。数据分析显示 60% 的 T790M 突变的 NSCLC 患者可以利用血浆检测取代侵入性的组织检测。然而，对于 EGFR-TKI 耐药后的患者，如果没有可检测 T790M 突变的血浆样本，相对于血浆检测而言以组织为基础的基因检测具有假阴性的可能性。这些结果阐明了实用的以组织和血浆为基础的检测方法。

血浆中检测 T790M 耐药突变，可以避免患者接受侵入性检查。这一结果支持了对于耐药患者使

用新的临床管理方法，即在组织检测T790M突变以前，先进行快速的血浆检测筛查。血检T790M阳性患者可推荐使用奥希替尼治疗；对于血检T790M阴性的EGFR-TKI耐药患者，推荐再次接受组织T790M检测，组织检测阳性患者推荐使用奥希替尼进行治疗。

四、结语

分子靶向治疗时代改变了NSCLC预后，但耐药不可避免。T790M基因突变是导致EGFR-TKI耐药的主要因素，但T790M基因突变确切耐药机制尚不十分明确。针对T790M基因突变的检测方法种类繁多，优化检测方法，进一步提高检测的敏感性和特异性，可以帮助临床医师进行下一步治疗决策。

目前认为使用血浆伴随诊断用于指导奥希替尼治疗是可行的，但如果在血浆标本中没有检测到T790M，建议使用组织标本再次检测，以避免血浆检测的假阴性。这些结果提示了组织和血浆标本联合检测的应用前景。

参 考 文 献

[1] Kobayashi S, Boggon TJ, Dayaram T, et al. EGFR mutation and resistance of non-small-cell lung cancer to gefitinib[J]. N Engl J Med, 2005, 352(8):786-792.

[2] Suda K, Onozato R, Yatabe Y, et al. EGFR T790M muta-tion:a double role in lung cancer cell survival[J]. J Thorac Oncol, 2009, 4(1):1-4.

[3] Sos ML, Koker M, Weir BA, et al. PTEN loss contributes to erlotinib resistance in EGFR-mutant lung cancer by ac-tivation of Akt and EGFR [J]. Cancer Res, 2009, 69(8):3256-3261.

[4] Sequist LV, Waltman BA, Dias-Santagata D, et al. Genotypic and histological evolution of lung cancers acquiring resis-tance to EGFR inhibitors [J]. Sci Transl Med, 2011, 3(75):75ra26.

[5] Bean J, Brennan C, Shih JY, et al. MET amplification occurs with or without T790M mutations in EGFR mutant lung tumors with acquired resistance to gefitinib or erlotinib [J].Proc Natl Acad Sci U S A, 2007, 104(52):20932-20937.

[6] Suda K, Murakami I, Katayama T, et al. Reciprocal and complementary role of MET amplification and EGFR T790M muta-tion in acquired resistance to kinase inhibitors in lung cancer[J]. Clin Cancer Res, 2010, 16(22):5489-5498.

[7] Takezawa K, Pirazzoli V, Arcila ME, et al. HER2 amplification:a potential mechanism of acquired resistance to EGFR inhi-bition in EGFR-mutant lung cancers that lack the second-site EGFR T790M mutation[J]. Cancer Discov 2012, 2(10):922-933.

[8] Yauch RL, Januario T, Eberhard DA, et al. Epithelial versus mesenchymal phenotype determines in vitro sensitivity and pre-dicts clinical activity of erlotinib in lung cancer patients[J].Clin Cancer Res, 2005, 11(24 Pt 1):8686-8698.

[9] Uramoto H, Iwata T, Onitsuka T, et al. Epithelial-mesenchymal transition in EGFR-TKI acquired resistant lung adenocarci-noma [J].Anticancer Res, 2010, 30(7):2513-2517.

[10] Li Q, Mei QB, Huyan T, et al. Effects of simulated microgravity on primary human NK cells[J]. Astrobiology, 2013, 13(8):703-714.

[11] Huyan T, Li Q, Yang H, et al. Protective effect of polysaccharides on simulated microgravity-induced functional inhibition of human NK cells[J]. Carbohydr Polym, 2014, 101:819-827.

[12] AstraZeneca.Tagrisso TM(AZD9291) approved by the US FDA for Patients With EGFR T790M mutation-positive metastat-ic nonsmall cell lung cancer[EB/OL]. http://www.astrazeneca.com, 2015-11-13.

[13] Sequist LV, Soria JC, Goldman JW, et al. Rociletinib in EGFR-mutated non-small-cell lung cancer [J]. N Engl J Med, 2015, 372(18):1700-1709.

[14] Soria JC, Wu YL, Nakagawa K, et al.Gefitinib plus chemotherapy versus placebo plus chemotherapy in EGFR-mutation-positive non-small-cell lung cancer after progression on first-line gefitinib(IMPRESS):a phase 3 randomised trial[J].Lan-cet Oncol, 2015, 16(8):990-998.

[15] Schuler M, Yang JC, Park K, et al.Afatinib beyond progres-sion in patients with non-small-cell lung cancer following che-motherapy, erlotinib/gefitinib and afatinib:phase Ⅲ randomized LUX-Lung 5 trial [J].Ann Oncol, 2016, 27(3):417-423.

［16］WuYL. Phase(Ph)Ⅱ safety and efficacy results of a single-arm phib/Ⅱ study of capmatinib(INC280)+gefitinib in patients
（pts ）with EGFR – mutated（ mut ）, cMET – positive(cMET+) non-small cell lung cancer(NSCLC)[EB/OL].http://
meeting.ascopubs.org,2016.

［17］LeeJY,Sun JM,Lim SH,et al. A phase Ⅰ b/Ⅱ study of afatinib in combination with nimotuzumab in non-small cell lung
cancer patients with acquired resistance to gefitinib or erlotinib[J]. Clin Cancer Res,2015,Dec 14.[Epubahead of print]

［18］AkbayEA,Koyama S,Carretero J,et al. Activation of the PD-1 pathway contributes to immune escape in EGFR driven lung
tumors[J]. Cancer Discov,2013,3(12):1355-1363.

［19］Chen N,Fang W,Zhan J et al. Up-regulation of PD-L1 by EGFR activation mediates the immune escape in EGFR driven
NSCLC:implication for optional immune targeted therapy for NSCLC patients with EGFR mutation [J]. J Thorac Oncol,
2015,10(6):910-923.

［20］RizviNA,Chow LQM,Borghaei H,et al. Safety and response with nivolumab(anti-PD-1;BMS-936558,ONO-4538) plus
erlotinib in patients(pts) with epidermal growth factor receptor mutant(EGFR MT) advanced NSCLC [J]. J Clin Oncol,
2014,32(5Suppl):abstr 8022.

［21］JustinFG. EGFR mutations and ALK rearrangements are associated with low response rates to PD-1 pathway blockade in
non-small cell lung cancer(NSCLC):a retrospective analysis [J]. Clin Cancer Res,2016,May 25.[Epub ahead of print]

5. ALK阳性NSCLC靶向治疗新进展及耐药后的处理

郭其森

山东省肿瘤医院内科

　　分子靶向药物为非小细胞肺癌（non-small cell lung cancer，NSCLC）的治疗开启了新时代，以吉非替尼、厄罗替尼及阿法替尼等为代表的表皮生长因子受体酪氨酸激酶抑制剂（epidermal growth factor receptor tyrosine kinase inhibitors，EGFR-TKIs）不仅可以改善表皮生长因子受体（EGFR）敏感突变的NSCLC尤其是肺腺癌患者的无进展生存期（progression-free survival，PFS）和总生存期（overall survival，OS），还可以改善患者的生活质量，因此成为EGFR突变型NSCLC的一线治疗方案[1-2]。然而，EGFR敏感突变仅占肺腺癌的30%～50%，因此需要发现更多的驱动基因并研发相应的靶向治疗药物。近几年，间变性淋巴瘤激酶（anaplastic lymphoma kinase，ALK）相关的融合基因，如棘皮动物微管结合蛋白样4-ALK（echinoderm microtubule associated protein-like 4-ALK，EML4-ALK）等被发现可在体内、体外导致正常细胞的恶性转化，属于肺癌的第二驱动基因，而这部分肺癌亦被称为"ALK阳性的NSCLC"。这一亚型的NSCLC，尤其是EML4-ALK型，具有相对独特的临床病理学特征，可被以ALK为靶点的小分子酪氨酸激酶抑制剂克唑替尼（Crizotinib）特异性抑制，因此具有重要的临床意义。本文就ALK融合基因的发现及临床病理学特征、检测方法、相应的抑制剂、耐药机制及治疗策略进行综述。

一、ALK融合基因的发现及临床病理学特征

　　2007年，SODA等[3]首次在NSCLC患者中发现EML4-ALK融合基因，其可以导致肿瘤的发生。进一步研究发现该融合基因占NSCLC人群的2%～5%[3-4]，且与EGFR突变具有互斥性[5]，在非EGFR突变人群中约占25%；常见于年轻、不吸烟/轻度吸烟的肺腺癌（尤其是印戒细胞癌）患者[6-7]。体外、体内实验均证实，ALK抑制剂可有效抑制携带ALK融合基因的肺癌细胞[3]。

二、ALK融合基因的检测方法

（一）荧光原位杂交法（fluorescence in situ hybridization，FISH）

　　FISH是检测ALK融合基因的"金标准"[7]，主要采用FISH分离探针试剂盒[7-8]。FISH方法优势在于可以检测不同的融合蛋白以及变异体，并且具有很好的疗效预测价值，被美国食品与药品监督管理局（FDA）批准用于Crizotinib治疗前的检测。

（二）反转录-聚合酶链式反应（reverse transcription-polymerase chain reaction，RT-PCR）

　　特异度高，可用于鉴定多种ALK的融合类型[9]。缺陷在于对脱氧核糖核酸（deoxyribonucleic acid，DNA）样品质量要求较高，需要新鲜或冷冻肿瘤组织。

（三）免疫组化法（immunohistochemistry，IHC）

　　最初的IHC灵敏度低，并伴有假阳性[10]，具有费用低、操作简便的优势，但较难达到标准化流程，仅可以作为初筛手段。全自动Ventana IHC检测方法是罗氏公司（Roche）推出的一种全自动检测

技术，采用高敏感性和特异性的D5F3单抗，由全自动仪操作，充分保证特异性，排除人为操作误差；其与FISH检测结果比较，在敏感性和特异性上具有很高的一致性[13-16]，已经成为其它ALK抑制剂临床研究（如色瑞替尼、艾克替尼）的首选检测方法。

（四）高通量测序法（High-Throughput Sequencing）

又名下一代测序（Next Generation Sequencing，NGS），同时检测多个基因的突变，融合和拷贝数变化情况。可有效的检测ALK阳性NSCLC。但NGS的收费较高，对检测样本的质控，数据的解析等一些列问题还没有明确的规范。

三、ALK抑制剂临床应用研究

（一）一代ALK抑制剂

1. Crizotinib的临床研究

2011年FDA批准Crizotinib用于治疗ALK阳性肺癌。在Ⅰ期临床研究（PROFILE 1001）中，149例ALK阳性进展期NSCLC患者（不吸烟者占71%，97%为腺癌）接受Crizotinib治疗（250mg，2次/d），总体客观缓解率（objective response rate，ORR）为60.8%，中位PFS为9.7个月，最常见的毒副作用是皮疹、恶心及腹泻[17]。对一线含铂方案化疗失败的NSCLC患者Crizotinib优于培美曲塞或多西他赛单药化疗。一项纳入347例ALK阳性的NSCLC患者的Ⅲ期临床试验（PROFILE 1007）显示Crizotinib较培美曲塞或多西他赛单药化疗提高患者的中位PFS（7.7个月与3.0个月，HR=0.49）和ORR（65%与20%）。进一步分析发现培美曲塞治疗组的ORR高于多西他赛治疗组（29%与7%），提示培美曲塞治疗可能从ALK阳性患者中获益。Crizotinib在明显减少肺癌相关症状的同时毒副作用也较少，其Ⅲ～Ⅳ级转氨酶升高和中性粒细胞计数减少的发生率分别为16%和13%[18]。

另一项对比Crizotinib和培美曲塞+顺铂一线治疗（化疗组）ALK阳性进展期NSCLC疗效的Ⅲ期临床试验显示，Crizotinib组PFS明显长于化疗组（10.9个月与7.0个月，HR=0.45，$P<0.01$），而ORR分别为74%和45%（$P<0.001$）[19]。基于这项研究，提出Crizotinib标准治疗方案可以作为未经治疗ALK阳性的NSCLC患者的一线治疗，此项研究为巩固Crizotinib在ALK阳性的NSCLC患者中的标准治疗地位提供了高级别循证医学依据。

2. Crizotinib对中枢神经系统转移瘤的治疗

Crizotinib对中枢神经系统转移瘤的治疗价值仍然存在争议。高剂量Crizotinib单药以及联合化疗已经尝试用于中枢神经系统转移瘤的治疗[20]。部分专家建议，Crizotinib治疗过程中出现单纯脑转移的患者可以继续接受Crizotinib治疗，并加用局部放疗。对两项Ⅲ期临床试验（PROFILE 1001和PROFILE1005）数据回顾性分析显示62%的患者在经历了疾病进展（progressive disease，PD）后继续接受Crizotinib治疗，大部分患者具有较好的体能状态（ECOG评分0～1），其中51%的患者为孤立脑转移[21]。这些结果提示Crizotinib可能用于脑转移患者。

（二）二代ALK抑制剂

二代ALK抑制剂抑制ALK融合基因的作用更强，可以克服Crizotinib耐药，并对中枢神经系统转移瘤具有较好疗效。目前一些新的二代ALK抑制剂处于临床试验中。

1. 色瑞替尼（Ceritinib）

Ceritinib（LDK378）是在NVP-TAE684基础上研发的口服ALK抑制剂[22]。临床前期研究显示出强于Crizotinib的抗肿瘤活性，并对Crizotinib耐药的肿瘤细胞产生作用[23]。114例接受Ceritinib治疗的患者ORR为58%，中位PFS为7个月。最常见的Ⅲ级或Ⅳ级毒副作用为丙氨酸氨基转移酶（ALT）升高（21%）、天冬氨酸氨基转移酶（AST）升高（11%）以及腹泻（7%），所有毒副作用在Ceritinib停药后可缓解[24]。

2014年，FDA批准Ceritinib用于Crizotinib治疗失败的ALK阳性NSCLC患者[30]。ASCEND-1研究

结果显示，Ceritinib 对已应用过和未用过 Crizotinib ALK 阳性 NSCLC 患者的 ORR 分别为 56% 和 72%，中位 PFS 分别为 6.9 个月和 18.4 个月[25]。一项回顾性分析显示 NSCLC 患者采用序贯 Crizotinib-Ceritinib 治疗，其中位 PFS 为 17.4 个月，中位 OS 达到 49.4 个月[26]，进一步证实了 Ceritinib 对 Crizotinib 耐药患者的抗肿瘤活性。此外，色瑞替尼对比传统化疗治疗晚期 ALK 阳性 NSCLC 的研究结果（ASCEND-4）也在 2016 年 WCLC 报道，色瑞替尼组患者与化疗组相比中位 PFS 明显改善，分别为 16.6 vs 8.1 个月（HR=0.55）。与化疗相比，色瑞替尼治疗的客观缓解率（ORR）和缓解持续时间（DOR）均更高，其中 ORR 分别为 26.7% vs 72.5%；中位 DOR 分别为 11.1 vs 23.9 个月[27]。

2. 艾乐替尼（Alectinib）

Alectinib（RO5424802/CH5424802）是一种高选择性的口服 ALK 抑制剂。临床前研究显示 Alectinib 对于基因突变（L1196M、F1174L、R1275Q、C1156Y）所致的 Crizotinib 耐药具有活性[28]。日本 I/II 期临床试验（AF-001JP）设定 Alectinib 300mg、2 次/d 为推荐剂量。III 级毒副作用发生率为 26%，最常见的是中性粒细胞计数减少和肌酸磷酸激酶升高，未观察到 IV 级毒副作用[29]。

Alectinib 对未经过 ALK 抑制剂治疗和经过 ALK 抑制剂治疗患者的 ORR 分别为 93.5% 和 58.3%[29-30]；而美国采用 Alectinib 600 mg、2 次/d 治疗经过 ALK 抑制剂治疗患者的 ORR 为 55%，脑转移患者的 ORR 为 52%[31]。也有 NSCLC 患者继 Crizotinib 和 Ceritinib 治疗后出现脑转移，应用 Alectinib 仍取得很好疗效的报道[32]。

2015 年 ASCO 报道一项开放、单臂、全球的 II 期临床研究（NP28673），来自 16 个国家 138 例 Crizotinib 耐药患者，给予 Alectinib 600 mg、2 次/d，ORR 为 49.2%，疾病控制率（disease control rate，DCR）为 79.5%；脑转移患者 ORR 为 55.9%，其中 5 例完全缓解。27.5% 患者出现 III ~ V 级毒副作用[33]。因此，对于 Crizotinib 耐药的 NSCLC 患者，Alectinib 疗效以及耐受性良好，有脑转移者也取得了较好的效果。AF-001JP 最新报道随访 3 年仅有 12 例患者（26.1%）确认疾病进展；预计中位 PFS 大于 29 个月；14 例入组存在脑转移患者，有 7 例目前仍无颅内或全身进展。目前无治疗相关 IV ~ V 级毒副作用[34]。2016 年 ASCO 报道了第一个 ALK 抑制剂头对头的研究 Alectinib 对 Crizotinib 的研究（J-ALEX），入组了一线及二线经克唑替尼治疗的患者。与克唑替尼相比，Alectinib 使疾病恶化或死亡风险显著降低 66%，中位 PFS 具有统计学意义的显著延长，Alectinib 的中位 PFS 尚未达到（95% CI：20.3 个月，未达到），而克唑替尼中位 PFS 为 10.2 个月（95% CI：8.2 ~ 12.0 个月），提示 Alectinib 明显优于克唑替尼[35]。Alectinib 对 Crizotinib 一线治疗的 III 期临床研究拟在 2017 年 ASCO 会议报道。

3. Brigatinib（AP26113）

Brigatinib 是一种具有潜力的口服 ALK 抑制剂。临床前研究显示出其对 ROS1 和 Crizotinib 耐药基因突变的抗肿瘤活性[36-37]。II 期临床试验共入组 57 例患者，51 例经过 Crizotinib 治疗患者 ORR 为 69%，中位 PFS 为 10.9 个月，6 例未经过 Crizotinib 治疗患者 ORR 为 100%[38]。另一项全球多中心的 II 期研究显示，入组 222 例患者，112 例患者接受 Brigatinib，每天 90mg 口服治疗（A 组），110 例接受 Brigatinib，每天 180mg 口服治疗（B 组），研究结果显示，中位随访 8 月后，研究者评估的 ORR 分别为 45%（A 组）和 54%（B 组），中位 PFS 分别为 9.2 月（A 组）和 12.9（B 组）[39]。

4. ASP3026

ASP3026 是一种 ALK 和 ROS1 抑制剂。在小鼠肿瘤模型中，该药对 Crizotinib 耐药后出现 L1196M 耐药基因突变的肿瘤具有活性[40]。I 期临床试验的结果显示，525mg/d 可作为 II 期临床试验的推荐剂量。16 例患者的 ORR 为 50%，中位 PFS 为 5.5 个月[41]。

（三）三代 ALK 抑制剂

Lorlatinib（PF-06463922）是一种具有前景的巨环 ALK 和 ROS1 抑制剂。该药对 P 糖蛋白的泵出功能不敏感，且容易通过血 - 脑脊液屏障，因此可能对脑转移更有效[42]。临床前期研究显示，该药对 Crizotinib 耐药后产生的基因突变如 G1202R 具有较好的抗肿瘤活性[43]。在小鼠脑转移模型中，该药在脑组织内可获得20%～30%的血药浓度，并导致脑转移病灶的退缩[44]。Ⅰ期临床试验发现PF-06463922对ALK+/ROS1+NSCLC患者［其中大部分合并脑转移并已接受酪氨酸激酶抑制剂（TKI）治疗］有很好的临床效果以及耐受性，其主要毒副作用为高胆固醇血症和周围神经病变（均为23%）。关于最大耐受剂量和Ⅱ期临床试验推荐剂量的研究仍在进行中[45]。

（四）第四代ALK抑制剂

TPX-0005是美国TPTherapeutics公司研发的ALK/ROS1/TRK/SRC小分子抑制剂。ALK阳性NSCLC的继发耐药机制中，30%为ALK酪氨酸激酶结构域的突变，例如L1196M、C1156Y、G1202R、S1206Y和G1269A等；70%为旁路激活和上皮间质转化（EMT）等。旁路激活和EMT也是克唑替尼、色瑞替尼、艾乐替尼、Brigatinib和Lorlatinib的主要原发耐药机制。SRC抑制剂AZD0530可以解决旁路激活和EMT问题，体外人体肿瘤细胞株的实验结果显示，联合AZD0530可以恢复ALK-TKI敏感性。TPX-0005具有类似Lorlatinib的广谱ALK突变活性，对G1202R的抑制能力更强。TPX-0005的分子量比Lorlatinib更小，很可能具备不弱于Lorlatinib的强大穿透血脑屏障能力。TPX-0005的SRC活性类似AZD0530。TPX-0005的Ⅰ期临床试验即将在全球开始招募患者（NCT03093116）[46-48]。

四、ALK抑制剂的耐药机制及应对策略

Crizotinib最终也会耐药。机制之一是继发耐药基因突变，例如L1196M[48]，其他基因突变包括：C1156Y、G1202R、G1269A、S1206Y、I1171T、L1152R及F1174L/C等。另外，旁路激活也是可能的耐药机制，如ALK扩增，上皮-间质转化以及胰岛素样生长因子1受体（insulinlike growth factor-1 receptor，IGF-1R）通路激活等[49]。针对Crizotinib耐药可以应用第二、三代ALK抑制剂，也可以联合热休克蛋白90（heat shock proteins，Hsp90）抑制剂、EGFR抑制剂、TKI抑制剂以及IGF-1R抑制剂等。一项Crizotinib联合依匹木单抗的Ⅰb期临床试验也正在进行中[51]。

另针对ALK阳性非鳞状NSCLC接受Crizotinib治疗后，随机接受培美曲塞单药或Crizotinib联合培美曲塞治疗的Ⅱ期临床研究正在进行中[52]，结果值得期待。

五、总结

Crizotinib无论作为一线或二线及以上的方案治疗未经ALK抑制剂治疗的ALK阳性NSCLC患者均可获得较好疗效和PFS。但在Crizotinib治疗过程中均会出现继发耐药。Crizotinib继发耐药基因突变是主要的耐药机制之一，脑转移也是疾病进展的原因之一。新开发的ALK抑制剂可以克服Crizotinib耐药，并显示出对脑转移有较好疗效。其中最主要的是Ceritinib，该药已被FDA批准用于Crizotinib耐药的ALK阳性NSCLC患者的挽救治疗。其他ALK抑制剂如Alectinib、Brigatinib、Lorlatinib等正处于不同期别的临床试验。Alectinib对于脑转移或脑膜转移瘤有较好的疗效。需要继续评价二代、三代甚至四代ALK抑制剂的疗效，包括针对未经过Crizotinib治疗的ALK阳性患者，以及经过Crizotinib治疗后出现继发耐药基因突变的患者；另外，一代ALK抑制剂和二代ALK抑制剂以及二者与化疗的联合方式、给药顺序；ALK抑制剂与抗血管生成药物联合；ALK抑制剂与免疫治疗Chenkpoint抑制剂联合等等，尚需要进一步的研究。

参　考　文　献　（　略　）

6. 非小细胞肺癌脑转移治疗的研究进展

胡兴胜　冯　宇

国家癌症中心/中国医学科学院北京协和医学院肿瘤医院内科

根据2017年2月中国国家癌症中心发布的一项数据显示，肺癌发生率为57.70/10万，年龄标准化发生率（age-standardized incidence rate）为36.23/10万。同期，我国肺癌死亡总人数为10.63万（男性：7.22万，女性：3.41万），恶性肿瘤总死亡人数为39.93万（男性：25.16万，女性：14.77万），肺癌占恶性肿瘤死因的26.62%（男性：28.70%，女性：23.09%）。肺癌病死率为46.92/10万，年龄标准化死亡率（age-standardized mortality rate）为28.59/10万。统计显示肺癌仍为我国癌症发病率、死亡率第一位的癌症[1]。导致肺癌如此高病死率的主要原因是局部复发和远处转移，而中枢神经系统是肿瘤复发的常见部位。晚期非小细胞癌的脑转移率高达44%，尤其是腺癌的脑转移率更高[2]。非小细胞肺癌所致脑转移患者预后不良，可能在于一些治疗剂在穿过血脑屏障时渗透率较低。晚期非小细胞肺癌脑转移患者的中位自然生存期仅1个月，应用糖皮质激素治疗的患者中位生存期可延长至2个月，采用全脑放疗的患者的中位生存期可进一步延长至2~5个月[3]。尽管如此，肺癌脑转移患者的生存期并未使临床肿瘤学家满意。虽然靶向治疗的出现在很大程度上改善了非小细胞肺癌（NSCLC）脑转移患者的生存预后及生命质量，但是受驱动基因的限制，靶向治疗只对相应驱动基因突变阳性的肺癌患者有较大的临床获益。有研究显示，只有不吸烟的亚裔肺腺癌女性患者的EGFR突变率能达到60%，而欧洲和北美的非小细胞肺癌患者的EGFR阳性率均较低，分别为15%和22%[4]。对于没有驱动基因突变的非小细胞肺癌（NSCLC）脑转移患者，目前传统的化疗，全脑放射治疗（WBRT），立体定向放射外科治疗（SRS）以及手术切除仍然是主要的治疗手段。当然除了靶点基因的检测，也要根据患者的临床特点，病理类型，组织分型妥善选择治疗方式。本文将对非小细胞肺癌（NSCLC）脑转移患者最新的治疗方式及策略进行阐述。

一、全脑放疗（WBRT）

在20世纪60年代，由于诊断CT尚未问世，无法准确定位脑转移部位，加之血脑屏障的存在限制了某些化疗药物的应用，因此脑转移的治疗无奈选择了全脑照射（whole-brain radiation therapy，WBRT）并成为标准治疗方案。虽然全脑放疗（WBRT）容易诱发脑水肿致颅内压升高，长期生存的患者还会出现延迟性脑损伤，但联合使用糖皮质激素或者脱水剂可有效缓解放疗引起的颅内压升高。全脑放疗（WBRT）的应用使脑转移患者的中位生存期延长至2~5个月[3]。应用全脑放射治疗作为基础治疗的患者，颅内肿瘤复发率较未应用全脑照射（WBRT）的患者明显降低，而且因脑部急症必须进行抢救性治疗的发生率也明显降低[5]。大量的随机临床试验一贯证明了WBRT较SRS能更好地控制颅内肿瘤，但由于WBRT与认知能力下降有密切联系，因此其实际临床意义依旧是不明确的，临床肿瘤学家对于全脑放射治疗在脑转移患者的应用仍存在较大争议[5] [6]。2007年3月2日至2014年8月29日，一项临床研究招募了来自英国和澳大利亚癌症治疗中心共538名符合条件的患者，并将患者按照1：1的比例随机分配至最佳姑息支持治疗组（optimal supportive care，OSC）和WBRT联合OSC组进行对比研究，结果显示WBRT组有更为严重的发作性嗜睡，脱发，恶心，头皮瘙痒事件报道率，但是两组间的严重不良反应发生率、总体生存期、总体生活质量并没有明显差异。两组间的平均质量调整寿命年（quality-adjusted life-years，QALYs）的差异仅4.7天（OSC联合WBRT组为46.4天，OSC组41.7天）。此项研究最后得出结论称WBRT治疗方案对于脑转移患者的临床实际获益非常有限[7]。一项研究名称为BRAIN（CTONG 1201）的全球首项、随机、开放、平行对照、多中心评价埃克替尼与全脑放疗联合标准化疗在EGFR突变的晚期NSCLC脑转移患者中的疗效和安全性Ⅲ期临床试验结论显示，与全脑放疗联合标准化疗相比，埃克替尼延长了无疾病进展期（PFS），获得了更优的客观缓解率（ORR）和疾病控制率（DR），对于驱动基因阳性的非小细胞肺癌脑转移的治疗方案的选择，BRAIN研究挑战了脑转移的传统治疗模式[8]。这些临床研究从另一个角度提示我们对于驱动基因阳性的晚期非小细胞肺癌脑转移的患者，单用靶向药物治疗脑转移甚至也能起到很好的效果。在靶向治疗技术突飞猛进的今天，全脑放射治疗对于非小细胞肺癌的实际临床获益更需要研究者进一步的研究与思考，WBRT对于改善肺癌脑转移的预后是极其有限的，而靶向治疗及其与其他领域治疗方式的融合将会对给患者带来更大的临床获益，未来可以考虑纳入更多这方面的临床研究。但是对于不适合行手术切除或者SRS方案的多发脑转移患者，目前全脑放疗仍是标准治疗方案之一。

二、立体定向放射外科治疗

近年来立体定向放射外科（stereotactic radiosurgery，SRS）已经成为治疗颅内转移肿瘤非常重要的治疗手段，尤其适用于不能通过外科手术切除的脑转移病例。多项回顾性临床研究已经证实SRS联合WBRT治疗方案对一些合理筛选出的脑转移瘤患者（脑转移病灶不超过3个）而言，无论是在延长总体生存期，控制局部肿瘤方面，还是在提高患者功能自主性方面均较单独应用WBRT有更显著的临床获益[9][10]。立体定向放射外科与全脑放疗相比，可将高剂量放射线准确定位至脑转移病灶位置，而对周围正常脑组织的损伤较轻，从而减轻了因放疗所致的不良反应。但是SRS受病灶直径、转移瘤个数的限制，通常认为病灶最大直径<3cm，转移瘤个数<3个可获得较好的疗效[11]。最近有一项研究证明，对于单独应用SRS的患者来说，脑部转移病灶数量为5～10个的病人总体生存期并不劣于脑部转移病灶数量为2～4个的病人，也因此SRS的脑部适应证甚至达到了十个脑部转移病灶[14]。考虑到SRS与全脑放疗相比更低的脑组织侵害性和不良反应发生率，以及随着MRI技术对微小病灶检出精确度和SRS精确定位技术的不断提高，对于脑部转移病灶低于或者等于10个的病人，单独应用SRS或许不失为一个合适的选择[12]。一些回顾性研究发现SRS联合WBRT只是在控制中枢神经系统的局部症状方面表现出优势，对于脑转移患者的总体生存期延长并无益处，甚至有些研究结果表明SRS联合WBRT缩短了脑转移患者的总体生存期[13][14]。SRS联合WBRT治疗与单用SRS相比，增加了治疗后第四个月时学习与认知能力障碍的风险[15]。

一项EORTC 22952试验的事后分析也发现SRS联合应用WBRT并未发现实际的临床获益[16]。由于这些原因，目前的临床实践中，医生更倾向于单独应用SRS治疗非小细胞肺癌脑转移患者[17]。有相关文献报道，对于脑转移病灶体积小于100mm³，或者直径小于6mm的脑转移病例，单独应用SRS的局部控制率将近100%，而对于体积小于250mm³或者直径小于10mm的脑转移病例，单独应用SRS就能延长患者的总体生存期（OS）[18]。在靶向治疗技术颠覆了一项又一项传统治疗模式的今天，有些专家认为放疗可以通过增加血脑屏障的渗透性来提高TKIs药物对脑转移患者的疗效，反过来TKIs药物又可以通过提高脑部转移瘤组织对射线的敏感性而增强脑部放疗的效果[19][20]。SRS所致的脑白质病在任何时间点的发病率尽管明显低于SRS联合应用WBRT所致的脑白质病发病率，但在病程的第4年，SRS所致脑白质病发病率也能达到很高的比例84%[21]。随着脑MRI及CT准确定位技术精确度的提高以及考虑到大剂量放疗带来的不良反应，对于晚期非小细胞肺癌脑转移病例，SRS的应用应该被重点纳入考虑范围。SRS联合靶向治疗还会进一步扩大适应证，改善患者的生命质量，提高长期生存获益。建议未来纳入更多的SRS联合靶向药物的相关临床研究，以探索出驱动基因阳性的晚期非小细胞肺癌脑转移病例的更大适应证。

三、外科手术

外科手术治疗常用于单发脑转移病灶，可以迅速缓解颅内压迫的症状，提高患者生命质量，并且能够获得病理组织样本，以指导后续的治疗。在20世纪90年代，就有随机临床试验证明外科手术切除联合WBRT较单用WBRT能明显改善脑转移患者的生命质量，并能提高脑转移患者的生存获益[22][23]。在过去的20多年来，神经外科技术获得了突飞猛进的发展，外科手术切除联合放疗或者单用SRS已成为非小细胞肺癌单发脑转移病灶治疗的黄金治疗方案，两种治疗方式均能提高NSCLC患者脑部单发转移病灶的局部控制率并显著改善患者的生存获益[24]。对于不可手术切除的非小细胞肺癌脑转移患者，全脑放疗后序贯应用SRS能很好控制局部症状；对于可手术切除的单发脑转移病灶，SRS与单用WBRT相比，也显示出较大生存获益。但是对于可手术切除的脑转移病灶，外科手术切除与SRS相比，孰优孰劣呢[25]？近期的一项研究证明对于NSCLC单发脑转移患者，无论是应用SRS或者手术切除均能获得较好的脑部局部症状控制率，但是外科手术切除组在生存获益方面优于SRS组，有研究者分析，两组出现生存获益差异的原因是手术组处理肺部原发病灶时更加积极也更加大胆，如果给予SRS组的原发病灶同样的处理方式，SRS组也能获得相同的生存获益，因为患者生存期是否能够有效延长很大程度上是取决于胸部原发肿瘤能否得到很好的控制[26]。同期，又有另外一项临床试验得出非小细胞肺癌合并脑转移并不能从手术切除中获益，只能短期改善患者的生命质量，而生命质量的改善得益于患者局部神经症状的控制[27]。因此对于NSCLC脑转移患者的治疗方案选择，仍需要紧密联系临床并综合考虑多方面因素才能做出最适合患者的决定。考虑到大块脑转移病灶对放疗及系统药物治疗的敏感性比较低，临床肿瘤学家建议对那些最大直径大于3cm，有神经系统症状，手术可及的或者经病理学确诊的单发脑转移病灶行手术切除治疗，而对那些多发的脑转移病灶，则不推荐手术治疗。

四、靶向治疗

十多年来，随着分子检测技术的进步和靶向治疗药物的不断推出，肿瘤的诊疗已经进入到了精准化的全程管理时代。最初，TKIs靶向药物在未经筛选的人群中的反应率（RR）还不到20%，随后对肿瘤基因组的分析发现了EGFR基因突变、EGFR耐药基因T790M突变、AlK融合基因突变等，这些突变与非小细胞肺癌联系紧密。其中表皮生长因子受体（EGFR）是最常见的驱动基因，其在中国非小细胞肺癌（NSCLC）患者中的阳性率约达50%。EGFR酪氨酸激酶抑制剂（EGFR-TKI）在NSCLC的临床治疗中扮演着重要的角色。第一代和第二代EGFR-TKI治疗已成为EGFR突变阳性晚期NSCLC患者的标准一线治疗，第三代EGFR-TKI也显示出良好的疗效，明显改善了晚期NSCLC患者的生存，提高了患者的生活质量。但是靶向治疗对于脑转移患者的意义有多大呢？

（一）第一代EGFR-TKI靶向药物

第一代EGFR-TKI为可逆性EGFR抑制剂，有许多影响因素可以逆转解除抑制，代表药物包括：吉非替尼、厄洛替尼、埃克替尼等。之前有相关病例报告指出，吉非替尼作为第一代EGFR-TKI，其血脑屏障渗透率不足1%，除此之外，EGFR突变阳性的NSCLC患者每天服用250mg吉非替尼，其在脑脊液中的浓度甚至还没有达到IC_{50}（半数抑制浓度）[28]。吉非替尼联合应用WBRT可能会增加脑脊液中吉非替尼的浓度，但还无法得出确定性结论[29][30]。

最初的一些临床试验将吉非替尼应用于未经过筛选的患者，结果并未表现出生存获益[31]。若将吉非替尼应用于事先筛选出的EGFR阳性的脑转移NSCLC患者，则缓解率RR高达87.8%，即使不联合放疗，单用吉非替尼也表现出很好的缓解率[32]。

厄洛替尼的血脑屏障渗透率将近5%，在应用厄洛替尼后第八天，脑脊液中的厄洛替尼浓度值超过了IC_{50}（半数抑制浓度），这项研究甚至发现厄洛替尼对EGFR野生型（EGFRwt）的病例依旧有效，数据提示我们对于NSCLC脑转移患者，厄洛替尼较吉非替尼表现出较大的有效性，因此，对于因脑转移而使体力状况评分（PFS）低下的患者，建议应用厄洛替尼治疗[33]。一项小型随机临床试验发现，对于NSCLC脑转移病例，应用厄洛替尼受益性的高低与EGFR的突变状态密切相关，EGFR突变阴性的脑转移患者应用厄洛替尼联合WBRT后中位生存时间为11.8个月，而EGFR突变阳性的脑转移患者在应用厄洛替尼联合WBRT后中位生存时间达到了19.1个月[34]。一名32周岁的EGFR突变阳性NSCLC多发脑转移的患者在一线应用厄洛替尼治疗后进行PET-CT扫描发现，厄洛替尼在脑转移病灶部位有累积效应，一段时间的治疗后，无论是脑转移病灶还是肺原发病灶，体积均明显缩小[35]。

埃克替尼也是第一代EGFR抑制剂，它的分子结构与厄洛替尼类似，在脑脊液中的浓度能达到外周血药浓度的1%，且随着放疗的应用而有所波动[36]。一项前瞻性的Ⅱ期临床试验表明埃克替尼联合WBRT对于EGFR突变阳性的NSCLC脑转移患者有显著的治疗效果（RR达到了80%），且患者的耐受性良好[37]。然而不幸的是，无论是应用吉非替尼还是厄洛替尼，在一段时间以后，都会发生获得性耐药，大部分的耐药突变是EGFR（T790M）所致，有研究应用数学模型分析发现脉冲给药策略（pulse dosing strategy）能够延缓EGFR敏感突变阳性（EGFRact+）患者耐药性的发生以及脑转移病灶的继续进展[38]。但是最近一项Ⅰ期开放标签临床试验脉冲式给予入组的34名脑转移肺癌患者大剂量厄洛替尼（一周两天，另外每天再加50mg）后，发现此种给药方式并没有阻止T790M所致耐药性变异的产生，但是中枢神经系统局部症状缓解率为100%，并且没有发生脑部转移病灶的进展[39]。这些给药策略的实际临床意义还需要更多的随机临床研究来予以确证，虽然其实际临床获益并未得到充分证明，但是对于NSCLC患者孤立性脑转移病灶的进展，脉冲式给药策略可以作为备选给药方案。

（二）第二代EGFR-TKI靶向药物

第二代EGFR-TKI的作用特点为不可逆性、非选择性、ErbB受体家族阻断剂（泛-HER抑制剂），代表药物包括阿法替尼、达克替尼（Dacomitinib）等。阿法替尼不仅能抑制EGFR突变型，也能抑制EGFR野生型，但是阿法替尼应用于EGFR野生型的肺癌患者有相对较大的毒性，目前临床上并不推荐阿法替尼用于EGFR野生型的肺癌患者。LUX-Lung 3和LUX-Lung 6两项研究均证明对脑转移NSCLC患者，阿法替尼组较化疗组的无进展生存期明显延长，其PFS获益与没有脑转移患者的PFS大致相似[41]。与单用EGFR-TKIs相比，应用靶向抑制药物后序贯应用脑部放疗并没有改善患者的总体生存期（OS）、颅内无进展生存期（PFS）和颅外无进展生存期（PFS）[42]。有相关研究报告脑转移NSCLC患者在应用吉非替尼或者阿法替尼治疗出现进展后，应用厄洛替尼仍旧能获得颅内缓解[43][44]。也有研究发现脑转移肺癌患者应用吉非替尼或者厄洛替尼治疗出现进展后，应用阿法替尼也能控制中枢神经系统症状[45]。一名56岁的老年女性在应用EGFR靶向抑制剂吉非替尼治疗后，出现T790M耐药突变，但厄洛替尼对脑转移病灶的治疗仍然有效，分别对肺部原发病灶及脑转移病灶进行基因检测发现，原发病灶的肿瘤组织出现了T790M耐药突变，而脑转移病灶处的肿瘤组织未检测出T790M突变，可能受中枢神经系统药代动力学的影响，脑部病灶的T790M耐药突变率低于其他部位[46]。这个病例提示临床医生即使在肺原发病灶处检出T790M突变，也并不意味着一二代EGFR-TKI不再适用于脑转移的NSCLC患者。

（三）第三代EGFR-TKI靶向药物

第三代靶向药不可逆靶点抑制剂，特异性作用于EGFR-T790M突变基因，代表药有奥希替尼（AZD9291），rociletinib（CO-1686）。目前奥希替尼已经通过FDA快速通道用于EGFR T790M突变阳性肺癌患者。

虽然第一代及第二代EGFR靶向抑制剂在NSCLC领域取得了巨大的成就，但是EGFR突变阳性的肺癌病人在使用一、二代EGFR-TKI靶向药平均治疗约9~14个月后均会不可避免地发生耐药突变。其中50%~60%左右的获得性耐药者可检测到T790M耐药突变，第三代EGFR-TKI可抑制T790M耐药突变。虽然二代EGFR-TKI在临床前试验中可以抑制T790M，但其对野生型EGFR也有一定的结合力而引起相关毒性，因此在临床试验中无法达到抑制EGFR T790M需要的足够药物剂量[47]。当疾病再次进展后，相关指南推荐可以再次活检或者进行细胞DNA检测以评估患者是否发生了T790M耐药突变，来进一步决定是否应用三代EGFR-TKI靶向药。第三代EGFR-TKI的代表药为AZD9291（奥希替尼），奥希替尼是一种不可逆的EGFR-TKI药物，可以特异性的与EGFR T790M突变受体结合并能同时阻断常见的敏感突变，对野生型的受体没有明显的抑制作用，因此不良反应较轻。早期有相关临床试验发现奥希替尼对T790M耐药突变的患者有效率达到60%左右。一项随机，国际性，开放标签的三期临床试验结果显示相对于传统化疗，奥希替尼组显著延长了T790M突变阳性患者的中位无进展生存期（PFS，奥希替尼组：10.1个月，化疗组：4.4个月），除此之外，对于脑转移患者，奥希替尼同样有效[48]。2015年11月13日，美国食品药品监督管理局（Food and Drug Administration，FDA）通过快速通道批准了口服新药AZD9291正式上市。FDA批准AZD9291是基于两项AURA II期临床研究的数据（AURA扩展研究和AURA2）。这两项研究证实了AZD9291在411例EGFR-TKI治疗后进展出现EGFRm T790M的晚期NSCLC患者中具有疗效，ORR为59%（95% CI为54%~64%），其中ORR是肿瘤收缩的评价指标。在一项63例患者参与的支持性Ⅰ期研究中，ORR为51%，中位应答时间为12.4个月[49]。同期，也有很多相关临床试验同样证明奥希替尼能很好控制T790M突变的脑转移病灶，对于T790M突变阳性的患者，无论是原发还是继发，都提倡应用奥希替尼控制EGFR突变阳性的NSCLC的脑转移病灶[50][51][52]。一项临床前试验发现奥希替尼在小鼠的$Kp_{uu, brain}$（脑/血分配系数）较吉非替尼、rociletinib（CO-1686）、阿法替尼均高出很多，并且使脑部转移病灶获得了持久的消退。$Kp_{uu, brain}$是一个评估血脑屏障渗透率的指标，当$Kp_{uu, brain}$>0.3时代表着非常好的血脑屏障渗透，奥希替尼的$Kp_{uu, brain}$为0.39。这提示研究者奥希替尼可能会对NSCLC脑转移病人表现出很好的临床获益[72]。有临床病例报告指出对有T790M突变的NSCLC脑转移患者优先使用奥希替尼，其脑部症状获得了迅速缓解（2周内），对于这类病人，奥希替尼的使用有望推迟甚至避免WBRT的应用[73]。

（四）ALK-TKIs靶向药

ALK融合基因突变阳性肺癌患者的靶向代表药为克唑替尼，有相关研究表明ALK突变基因阳性的非小细胞肺癌患者脑转移的发生率明显比双阴性（EGFR突变阴性及ALK突变阴性）患者高，虽然克唑替尼在ALK突变阳性非小细胞肺癌患者的治疗上已经取得了极大的成功，但是克唑替尼的血脑屏障渗透率很低，这可能是导致ALK突变阳性患者脑转移率尤其高的重要原因[53]。而新一代TKI药物艾乐替尼（Alectinib）相对于克唑替尼有更好的血脑屏障渗透性，一项已完成Ⅰ期及Ⅱ期的临床试验发现艾乐替尼对NSCLC脑转移的完全中枢神经系统缓解率（complete CNS response）达25%，部分中枢神经系统缓解率（partial CNS response）达50%。中枢神经系统中位缓解持续时间（Median duration of CNS response）达11.1个月。脑部的疾病局部控制率（disease control）达100%[54]。除此之外，也有临床试验证明Ceritininb和Brigatinib显示出较好的血脑屏障渗透率及脑部症状控制率，但是这些新一代ALK突变基因抑制剂都尚未完成Ⅲ期临床试验[55, 56]。新一代ALK-TKIs显示出的高血脑屏障渗透率和活性提示我们对于ALK突变基因阳性的NSCLC脑转移的治疗会逐渐从WBRT联合一代ALK-TKIs治疗方案过渡到SRS联合新一代ALK-TKIs治疗方案，这些治疗方式的变革最终会提高脑转移患者的疾病相关生命质量以及减轻患者因治疗所致的记忆和学习功能的下降[57]。

（五）新药动物实验

即使肺部原发病灶得到了很好的控制，很多NSCLC患者仍会出现脑转移。尽管应用EGFR-TKIs对脑转移患者起到了一定的作用，但为了使脑部的靶向药浓度达到有效治疗浓度，往往需要高剂量的靶向药。高剂量靶向药对外周的毒性较大，因此在脑转移患者中的应用仍然存在很大的限制。一项动物实验显示，选择性EGFR抑制剂AZD3759能100%的穿透小鼠血脑屏障，应用该药物后，小鼠脑组织及脑脊液中的AZD3759浓度与外周血药浓度完全相同，脑部病灶不仅未进展而且有明显缩小[58]。但是该实验仅限于动物实验，从实验到临床仍然还有很长的路要走，但我们期待未来这类新药会造福患者。

五、化疗

晚期肺癌的内科治疗已经走过了40多年的化疗时代，经历了大浪淘沙的临床研究及多中心临床试验，奠定了目前以第三代含铂二联化疗为基础的内科治疗策略。但传统的观点认为化疗药物由于分子量较大，携带电荷并且容易与白蛋白结合，因此很难穿透血脑屏障发挥抗肿瘤效应[59]。以静脉注入抗叶酸化疗药培美曲塞为例，脑脊液中培美曲塞浓度明显低于周围血浆的化疗药血药浓度，血脑屏障的渗透率低于2%（范围在0.33%～1.58%），化疗药物在脑脊液中的平均滞留时间（MRT）虽然比在血清中的时间略长，但是与血浆中的平均滞留时间处于同一个数量级，鉴于药物的低血脑屏障渗透率，这很可能并不能带来实际临床获益，而且这个实验是灵长类动物实验，不能完全代替人类，因此其实际临床获益不能得到确切评价[60]。最近几年越来越多的研究发现血脑屏障的实际功能被高估了，头颅CT或者MRI检查时提示癌周水肿及增强后的强化，表明在转移瘤发生时，血脑屏障已经有部分破坏，而且WBRT和脱水剂的应用也可以使血脑屏障开放[61]。肺癌脑转移一直是预后不良的标志，脑转移后若不进行相应治疗，其最长生存期仅仅一个月左右。有研究指出培美曲塞-顺铂联合WBRT治疗非小细胞肺癌脑转移使患者的生存期延长到了12.6个月，并且该方案完全能够被患者耐受[62]。有一项临床试验比较了化疗联合贝伐珠单抗组（用于EGFR突变野生型脑转移NSCLC），单用TKI药物组（用于EGFR突变型脑转移NSCLC），单用化疗组以及姑息支持治疗组的无进展生存期和总体生存期，结果表明化疗联合贝伐珠单抗较单用化疗或者单用姑息治疗明显延长了脑转移患者的无进展生存期和总体生存期，而与TKI组相比，两者无显著差异，最终研究者指明，化疗联合应用贝伐珠单抗相较于其他治疗方式，能使脑转移NSCLC患者显著获益，并且不良反应可以耐受[65]。为了跨越血脑屏障的阻拦，鞘内注射化疗药物（ITC）也是可供选择的方案，但是对于选择合适的鞘内化疗药物及合适的给药量尚没有完全统一的标准，有研究者鞘内应用化疗药培美曲塞联合贝伐珠单抗或者鞘内应用TKI靶向药甚至使脑转移患者的中位生存期延长到了6个月。总之，对于非小细胞肺癌脑转移的患者，ITC配伍合适的抗肿瘤药物是能提高患者应答率及生存获益的极其有前景的方案。对于驱动基因阳性的患者，可选择靶向治疗药物进行鞘内注射，但是仍需要更多的临床试验来探索出合适的鞘内给药剂量、给药时间及适应证[66]。替莫唑胺常用于治疗脑胶质瘤，目前认为对于脑转移瘤也有效。有研究指出替莫唑胺联合WBRT与单用WBRT相比能提高NSCLC脑转移患者的客观缓解率（ORR）、疾病控制率（DCR）及中位无进展生存期（PFS），尽管没有显著的证据表明替莫唑胺能显著改善患者的总体生存期（OS），但是应用替莫唑胺能有效预防神经认知能力（Neurocognitive function NCF）和生命质量（quality of life QOL）的下降，加入替莫唑胺虽然增加了不良反应，但不良反应发生率没有统计学差异而且完全可以耐受[67]。

六、免疫治疗

目前，免疫治疗也是肿瘤领域的一大热门。但是肺癌领域的免疫治疗主要是指免疫检查点抑制剂（immune checkpoint inhibitors），如尼鲁单抗（Nivolumab）、派姆单抗（Pembrolizumab）和阿特朱单抗（Atezolizumab）。免疫检查点抑制剂主要通过抑制免疫检查点的活性，改造肿瘤微环境，重新激活T细胞对肿瘤的免疫应答响应，从而达到抗肿瘤目的[68]。近期，有一项Ⅱ期临床试验显示派姆单抗用于未经治疗或者进展的NSCLC脑转移患者后，脑部缓解率达33%，但是同时免疫治疗应用于体力状况评分较低或者有脑转移的患者时也表现出了较大的不良反应（主要是神经系统症状）[69][70]。免疫治疗的实际临床意义仍然需要进一步的探讨，比如什么样的病人最适合免疫治疗，如何克服免疫治疗的不良反应，怎样避免免疫检查点抑制剂的获得性耐药等[71]。临床上靶向治疗和免疫治疗的结合运用可能会使患者获益，但鉴于目前非小细胞肺癌对靶点抑制剂的高反应率，临床上还不推荐一线应用免疫抑制剂治疗非小细胞肺癌的脑转移。

受益于靶向治疗药物的出现以及临床全程管理质量的不断提高，晚期NSCLC的总体生存期不断得到延长，是否发生脑转移成为影响晚期肺癌患者生存时间及生命质量的重要因素。虽然全脑放射治疗、立体定向放射外科、手术切除对控制脑转移病灶所致的中枢神经系统症状方面起到了很大的作用，但对脑转移患者生存期的延长极其有限，并且因较严重的不良反应，导致适应范围比较窄。越来越多的研究证明靶向治疗同样能改善驱动基因阳性脑转移NSCLC患者的预后，且较少受到体力状况评分（PS）低下的限制。但是NSCLC人群并不是100%都有驱动基因，并且药物容易受血脑屏障的阻拦使其在脑部的作用受限，未来除了发现更多有治疗意义的驱动基因外，还应积极探索血脑屏障渗透率高的药物。预计未来靶向治疗将会继续颠覆脑转移的传统治疗模式，造福更多脑转移的患者。

参 考 文 献

［1］ Chen W,Zheng R,Zhang S,Zeng H,Zuo T,Xia C,Yang Z,He J. Cancer incidence and mortality in China in 2013:an analysis based on urbanization level. Chin J Cancer Res 2017;29(1):1–10. doi:10.21147/j.issn.10009604.2017.01.01

［2］ Tsakonas,G.,De Petris,L.,Ekman,S.,Management of brain metastasized non−small cell lung cancer(NSCLC) － from local treatment to new systemic therapies,Cancer Treatment Reviews Cancer Treatment Reviews(2017),doi:http://dx.doi.org/10.1016/j.ctrv.2017.02.004

［3］ Martin Schuler,MDab;Yi−Long Wu,MDcd;Vera Hirsh,MDe;Kenneth O'Byrne,MDf;Nobuyuki Yamamoto,MDg;Tony Mok,MDh;Sanjay Popat,FRCPi;Lecia V. Sequist,MDj;Dan Massey,MSck;Victoria Zazulina,MDk;James C.−H. Yang,MDl.First− Line Afatinib versus Chemotherapy in Patients with Non−Small Cell Lung Cancer and Common Epidermal Growth Factor Receptor Gene Mutations and Brain Metastases.［J］.J Thorac Oncol..2016,Vol.11(No.3):380−390.

［4］ MidhaA,Dearden S,McCormackR.EGFR mutation incidence in non−small−cell lung cancer of adenocarcinoma histology:a systematic review and global map by ethnicity(mutMapII). Am J Cancer Res. 2015;5(9):2892－911.

［5］ Aoyama H,Shirato H,Tago M,et al. Stereotactic radiosurgery plus whole−brain radiation therapy vs stereotactic radiosurgery alone for treatment of brain metastases:a randomized controlled trial. JAMA 2006;295:2483－91.

［6］ Brown PD,Jaeckle K,Ballman KV,et al. Effect of radiosurgery alone vs radiosurgery with whole brain radiation therapy on cognitive function in patients with 1 to 3 brain metastases:a randomized clinical trial. JAMA 2016;316:401－09.

［7］ Mulvenna P,Nankivell M,Barton R,et al. Dexamethasone and supportive care with or without whole brain radiotherapy in treating patients with non−small cell lung cancer with brain metastases unsuitable for resection or stereotactic radiotherapy (QUARTZ):results from a phase 3,non−inferiority,randomised trial. Lancet 2016;388:2004－14.

［8］ Yi Long Wu,Jin −Ji Yang,Caicun Zhou,Jifeng Feng,Shun Lu,Yong Song,Cheng Huang,Gang Wu,Ying Cheng,Li Zhang,Chengping Hu,Gongyan Chen,Li Zhang,Xiaoqing Liu,Hong−Hong Yan,Fenlai Tan,Yi−Sheng Huang. PL03.05:BRAIN:A Phase III Trial Comparing WBI and Chemotherapy with Icotinib in NSCLC with Brain Metastases Harboring EGFR Mutations(CTONG 1201)［J］. Journal of Thoracic Oncology,2017,12(1).

［9］ Andrews DW,Scott CB,Sperduto PW,Flanders AE,Gaspar LE,Schell MC,et al. Whole brain radiation therapy with or without stereotactic radiosurgery boost for patients with one to three brain metastases:phase III results of the RTOG 9508 randomised trial. Lancet. 2004;363(9422):1665－72. doi:10.1016/s01406736(04)16250−8.

［10］ Vogelbaum MA,Angelov L,Lee SY,Li L,Barnett GH,Suh JH. Local control of brain metastases by stereotactic radiosurgery in relation to dose to the tumor margin. J Neurosurg. 2006;104(6):907－12. doi:10.3171/jns.2006.104.6.907.

［11］ 胡越峰,徐向英.非小细胞肺癌局限性脑转移的治疗现状及研究进展［J］.实用肿瘤学杂志,2014,28(2):182−187.

［12］ Yamamoto M,Serizawa T,Shuto T,Akabane A,Higuchi Y,Kawagishi J,et al. Stereotactic radiosurgery for patients with multiple brain metastases(JLGK0901):a multi−institutional prospective observational study. Lancet Oncol. 2014;15(4):387－95. doi:10.1016/s1470−2045(14)70061−0.

［13］ Rades D,Huttenlocher S,Hornung D,Blanck O,Schild SE. Radiosurgery alone versus radiosurgery plus wholebrain irradiation for very few cerebral metastases from lung cancer. BMC Cancer. 2014;14:931. doi:10.1186/1471−2407−14−931.

［14］ Bowden G,Kano H,Caparosa E,Park S−H,Niranjan A,Flickinger J,et al. Gamma knife radiosurgery for the management of cerebral metastases from non － small cell lung cancer. J Neurosurg. 2015;122(4):766－72. doi:10.3171/2014.12.jns141111.

［15］ Chang EL,Wefel JS,Hess KR,Allen PK,Lang FF,Kornguth DG,et al. Neurocognition in patients with brain metastases treated with radiosurgery or radiosurgery plus whole−brain irradiation:a randomised controlled trial. Lancet Oncol. 2009;

10(11):1037 - 44. doi:10. 1016/s1470-2045(09)70263-3.

[16] Churilla TM, Handorf E, Soffietti R, Kocher M, Aizer AA, Collette L, et al. Does whole-brain radiation therapy for oligomet-astatic brain metastases translate into a survival benefit for patients with a limited competing risk from extracranial disease? A secondary analysis of EORTC 22952- 26001. Int J Radiat Oncol Biol Phys. 96(2): S56 - S7. doi: 10.1016/j. ijrobp.2016.06.147.

[17] Tresa McGranahan, MD PhD, Seema Nagpal, MD: A Neuro-oncologist's Perspective on Management of Brain Metastases in Patients with EGFR Mutant Non-small Cell Lung Cancer. Curr. Treat. Options in Oncol. (2017) 18:22. Doi: 10.1007/ s11864-017-0466-0.

[18] Amparo Wolf, Svetlana Kvint, bAbraham Chachoua, Anna Pavlick, Melissa Wilson, Bernadine Donahue, John G. Golfinos, Joshua Silverman, and Douglas Kondziolka: Toward the complete control of brain metastases using surveillance screening and stereotactic radiosurgery. Published online February 17, 2017; DOI: 10.3171/2016.10.JNS161036.

[19] Chinnaiyan P, Huang S, Vallabhaneni G, Armstrong E, Varambally S, Tomlins SA, et al. Mechanisms of enhanced radiation response following epidermal growth factor receptor signaling inhibition by erlotinib (Tarceva). Cancer Res. 2005; 65(8): 3328 - 35. doi: 10.1158/0008-5472.can-04-3547.

[20] Liu Y, Deng L, Zhou X, Zhou L, Xu Y, Gong Y, et al. Early radiation therapy combined with EGFR-TKI is associated with longer survival in EGFR-mutated nonsmall cell lung cancer patients with brain metastases. Int J Radiat Oncol Biol Phys. 2016; 96(2): E436. doi: 10. 1016/j.ijrobp.2016.06.1725.

[21] Cohen-InbarO, Melmer P, Lee CC, Xu Z, Schlesinger D, Sheehan JP. Leukoencephalopathy in long term brain metastases survivors treated with radiosurgery. J NeuroOncol. 2016; 126(2): 289 - 98. doi: 10.1007/s11060015-1962-3.

[22] Patchell RA, Tibbs PA, Walsh JW, Dempsey RJ, Maruyama Y, Kryscio RJ, et al. A randomized trial ofsurgery in the treatment of single metastases to the brain. N Engl J Med. 1990; 322(8): 494 - 500. doi: 10.1056/nejm199002223220802.

[23] Vecht CJ, Haaxma-Reiche H, Noordijk EM, Padberg GW, Voormolen JH, Hoekstra FH, et al. Treatment of single brain metastasis: radiotherapy alone or combined with neurosurgery? Ann Neurol. 1993; 33 (6) : 583 - 90. doi: 10.1002/ ana.410330605.

[24] Kim SY, Hong CK, Kim TH, Hong JB, Park CH, Chang YS, et al. Efficacy of surgical treatment for brain metastasis in patients with non-small cell lung cancer. Yonsei Med J. 2015; 56(1): 103 - 11. doi: 10.3349/ymj. 2015.56.1.103.

[25] Vogelbaum Michael A, Angelov Lilyana, Lee Shih-Yuan, Li Liang, Barnett Gene H, Suh John H. Local control of brain metastases by stereotactic radiosurgery in relation to dose to the tumor margin. [J]. Journal of Neurosurgery, 2006, 104(6):.

[26] Kim SY, Hong CK, Kim TH, Hong JB, Park CH, Chang YS, et al. Efficacy of surgical treatment for brain metastasis in patients with non-small cell lung cancer. Yonsei Med J. 2015; 56(1): 103 - 11. doi: 10.3349/ymj. 2015.56.1.103.

[27] Sang Young Kim, Chang Ki Hong, Yoon Soo Chang, Tae Hoon Kim, Hyung Jung Kim, Je Beom Hong, Chul Min Ahn, and Min Kwang Byun: Efficacy of Surgical Treatment for Brain Metastasis in Patients with Non-Small Cell Lung Cancer. Yonsei Med J 56(1): 103-111, 2015

[28] Jackman DM, Holmes AJ, Lindeman N, et al. Response and resistance in a non-small-cell lung cancer patient with an epidermal growth factor receptor mutation and leptomeningeal metastases treated with high-dose gefitinib. J Clin Oncol 2006; 24:4517 - 4520.

[29] Zeng YD, Liao H, Qin T, Zhang L, Wei WD, Liang JZ, et al. Blood-brain barrier permeability of gefitinib in patients with brain metastases from non-small-cell lung cancer before and during whole brain radiation therapy. Oncotarget. 2015; 6 (10): 8366 - 76. doi: 10. 18632/oncotarget.3187.

[30] Fang L, Sun X, Song Y, Zhang Y, Li F, Xu Y, et al. Wholebrain radiation fails to boost intracerebral gefitinib concentration in patients with brain metastatic nonsmall cell lung cancer: a self-controlled, pilot study. Cancer Chemother Pharmacol. 2015; 76(4): 873 - 7. doi: 10.1007/s00280-015-2847-z.

[31] Pesce GA, Klingbiel D, Ribi K, Zouhair A, von Moos R, Schlaeppi M, et al. Outcome, quality of life and cognitive function ofpatients with brain metastases from non-small cell lung cancer treated with whole brain radiotherapy combined with gefitinib or temozolomide. Arandomised phase II trial ofthe Swiss Group for Clinical Cancer Research (SAKK 70/03). Eur J Cancer.

[32] Iuchi T, Shingyoji M, Sakaida T, Hatano K, Nagano O, Itakura M, et al. Phase II trial ofgefitinib alone without radiation ther-

apy for Japanese patients with brain metastases from EGFR-mutant lung adenocarcinoma. Lung Cancer. 2013;82(2):282 - 7. doi:10.1016/j. lungcan.2013.08.016.

[33] Yosuke Togashi, Katsuhiro Masago, Masahide Fukudo, Tomohiro Terada, Shiro Fujita, Kaoru Irisa, Yuichi Sakamori, Young Hak Kim, Tadashi Mio, Ken-ichi Inui, and Michiaki Mishima: Cerebrospinal Fluid Concentration of Erlotinib and its Active Metabolite OSI-420 in Patients with Central Nervous System Metastases of Non-small Cell Lung Cancer. Journal of Thoracic Oncology • Volume 5, Number 7, July 2010.

[34] Welsh JW, KomakiR, Amini A, MunsellMF, UngerW, Allen PK, et al. Phase II trial of erlotinib plus concurrent whole-brain radiation therapy for patients with brain metastases from non-small-cell lung cancer. J Clin Oncol. 2013;31(7):895 - 902. doi:10.1200/JCO.2011.40.1174.

[35] Britta Weber, Michael Winterdahl, MMSc, Ashfaque Memon, Boe S. Sorensen, Susanne Keiding, DMSc, Leif Sorensen, Ebba Nexo, and Peter Meldgaard: Erlotinib Accumulation in Brain Metastases from Non-small Cell Lung Cancer: Visualization by Positron Emission Tomography in a Patient Harboring a Mutation in the Epidermal Growth Factor Receptor. J Thorac Oncol. 2011;6:1287 - 1289

[36] Zhou L, He J, Xiong W, Liu Y, Xiang J, Yu Q, et al. Impact ofwhole brain radiation therapy on CSF penetration ability of icotinib in EGFR-mutated non-small cell lung cancer patients with brain metastases: results ofphase I dose-escalation study. Lung Cancer. 2016;96:93 - 100. doi:10.1016/j.lungcan.2016.04.003.

[37] Yun Fan1, Zhiyu Huang, Luo Fang, Lulu Miao, Lei Gong, Haifeng Yu, Haiyan Yang, Tao Lei, Weimin Mao: A phase II study of icotinib and whole-brain radiotherapy in Chinese patients with brain metastases from non-small cell lung cancer. Springer-Verlag Berlin Heidelberg 2015. DOI:10.1007/s00280-015-2760-5

[38] Chmielecki J, Foo J, Oxnard GR, Hutchinson K, Ohashi K, Somwar R, et al. Optimization ofdosing for EGFRmutant non-small cell lung cancer with evolutionary cancer modeling. Sci Transl Med. 2011;3(90):90ra59. doi:10.1126/scitranslmed.3002356.

[39] Yu HA, Sima C, Feldman D, Liu LL, Vaitheesvaran B, Cross J, et al. Phase 1 study of twice weekly pulse dose and daily low-dose erlotinib as initial treatment for patients with EGFR-mutant lung cancers. Ann Oncol. 2016;doi:10.1093/annonc/mdw556.

[40] Schuler M, Wu YL, Hirsh V, O'Byrne K, Yamamoto N, Mok T, et al. First-line afatinib versus chemotherapy in patients with non-small cell lung cancer and common epidermal growth factor receptor gene mutations and brain metastases. J Thorac Oncol. 2016;11(3):380 - 90. doi:10.1016/j.jtho.2015.11.014.

[41] Seonggyu Byeon, Jin Seok Ahn, Jun Soo Ham, Keunchil Park, Jong-Mu Sun, Myung-Ju Ahn: Analysis of the benefit of sequential cranial radiotherapy in patients with EGFR mutant non-small cell lung cancer and brain metastasis. Med Oncol (2016) 33:97.doi:10.1007/s12032-016-0811-3

[42] Katayama T, Shimizu J, Suda K, Onozato R, Fukui T, Ito S, et al. Efficacy of erlotinib for brain and leptomeningeal metastases in patients with lung adenocarcinoma who showed initial good response to gefitinib. J Thorac Oncol. 2009;4(11):1415 - 9. doi:10.1097/JTO. 0b013e3181b62572.

[43] Nonagase Y, Okamoto K, Iwasa T, Yoshida T, Tanaka K, Takeda M, et al. Afatinib-refractory brain metastases from EGFR-mutant non-small-cell lung cancer successfully controlled with erlotinib: a case report. AntiCancer Drugs. 2016;27(3):251 - 3. doi:10.1097/CAD. 0000000000000317.

[44] Hoffknecht P, Tufman A, Wehler T, Pelzer T, Wiewrodt R, Schutz M, et al. Efficacy of the irreversible ErbB family blocker afatinib in epidermal growth factor receptor(EGFR) tyrosine kinase inhibitor(TKI)-pretreated non-small-cell lung cancer patients with brain metastases or leptomeningeal disease. J Thorac Oncol. 2015;10(1):156 - 63. doi:10.1097/JTO.0000000000000380.

[45] Ohara S, Ushijima T, Gunji M, Tanai C, Tanaka Y, Noda H, et al. Brain metastasis effectively treated with erlotinib following the acquisition of resistance to gefitinib: a case report. J Med Case Rep. 2014;8:64. doi:10.1186/1752-1947-8-64.

[46] 赵静,张世佳,周彩存. 精准医学背景下第三代表皮生长因子受体酪氨酸激酶抑制剂的应用策略 [J]. 中华肿瘤杂志,2017,39(2):86-89. DOI:10.3760/cma.j.issn.0253-3766.2017.02.002

[47] Mok TS, WuYL, AhnMJ, GarassinoMC, KimHR, Ramalingam SS, et al. Osimertinib or platinumpemetrexed in EGFR T790M-positive lung cancer. N Engl J Med. 2016;doi:10.1056/NEJMoa1612674. Randomized trial with benefit in PFS for

osimertinib compared to conventional chemotherapy in EGFRact+ patients 30% of had asymptomtic BrM.

[48] ZhangH. Osimertinib making a breakthrough in lung cancer targeted therapy[J]. Onco Targets Ther,2016,9:5489-5493. DOI:10.2147/OTT.S114722.

[49] Reichegger H,Jochum W,Forbs D,Hader C,Fruh M. Rapid intracranial response to osimertinib in a patient with epidermal growth factor receptor T790M-positive adenocarcinoma of the lung. Oncol Res Treat. 2016;39(7-8):461-3. doi:10.1159/000446759.

[50] Ricciuti B,Chiari R,Chiarini P,Crino L,Maiettini D,Ludovini V,et al. Osimertinib(AZD9291) and CNS response in two radiotherapy-naive patients with EGFR-mutant and T790M-positive advanced nonsmall cell lung cancer. Clin Drug Investig. 2016;36(8):683-6. doi:10.1007/s40261-016-0411-1.

[51] Yang J,KimDW,Kim SW,Cho BC,Lee J,Ye X,et al.,editors. Osimertinib activity in patients with leptomeningeal disease from non-small cell lung cancer:updated results from the BLOOM study. Chicago,IL:ASCO Annual Meeting 2015;2016.

[52] Gang Chen,Xi Chen,Yaxiong Zhang,Fang Yan,Wenfeng Fang,Yunpeng Yang,Shaodong Hong,Siyu Miao,Manli Wu, Xiaodan Huang,Youli Luo,Cong Zhou,Run Gong,Yan Huang,Ningning Zhou,Hongyun Zhao & Li Zhang:A large,single- center,real- world study of clinicopathological characteristics and treatment in advanced ALK- positive non- small-cell lung cancer. 2017 The Authors. Cancer Medicine published by John Wiley & Sons Ltd. doi:10.1002/cam4.1059

[53] Shaw,A. T.,L. Gandhi,S. Gadgeel,G. J. Riely,J. Cetnar,H. West,et al. 2016. Alectinib in ALK- positive,crizotinib- resistant,non- small- cell lung cancer:a single- group,multicentre,phase 2 trial. Lancet Oncol. 17:234-242.

[54] Kim,D. W.,R. Mehra,D. S. Tan,E. Felip,L. Q. Chow,D. R. Camidge,et al. 2016. Activity and safety of ceritinib in patients with ALK- rearranged non- smallcell lung cancer(ASCEND- 1):updated results from the multicentre,open- label, phase 1 trial. Lancet Oncol. 17:452-463.

[55] Rosell,R.,S. N. Gettinger,L. A. Bazhenova,C. J. Langer,R. Salgia,A. T. Shaw,et al. 2016. 1330:Brigatinib efficacy and safety in patients(Pts) with anaplastic lymphoma kinase(ALK)- positive(ALK+) non- small cell lung cancer(NSCLC) in a phase 1/2 trial. J. Thorac. Oncol. 11:S114.

[56] Gang Chen,Xi Chen,Yaxiong Zhang,Fang Yan,Wenfeng Fang,Yunpeng Yang,Shaodong Hong,Siyu Miao,Manli Wu, Xiaodan Huang,Youli Luo,Cong Zhou,Run Gong,Yan Huang,Ningning Zhou,Hongyun Zhao & Li Zhang:A large,single- center,real- world study of clinicopathological characteristics and treatment in advanced ALK- positive non- small-cell lung cancer. 2017 The Authors. Cancer Medicine published by John Wiley & Sons Ltd. doi:10.1002/cam4.1059

[57] Z. Yang,Q. Guo,Y. Wang,K. Chen,L. Zhang,Z. Cheng,Y. Xu,X. Yin,Y. Bai,S. Rabbie,D.-W. Kim,M.-J. Ahn,J. C.- H. Yang,X. Zhang,AZD3759,a BBB-penetrating EGFR inhibitor for the treatment of EGFR mutant NSCLC with CNS metastases. Sci. Transl. Med. 8,368ra172(2016)

[58] Landon MR,Lieberman RL,Hoang QQ,et al. Detection of ligand binding hot spots on protein surfaces via fragment—based methods:application to DJ- 1 and glucocerebrosidase[J]. J Comput Aided Mol Des,2009,23(8):491-500.

[59] Stapleton SL,Reid JM,Thompson PA,Ames MM,McGovern RM,McGuffey L,et al. Plasma and cerebrospinal fluid pharmacokinetics ofpemetrexed after intravenous administration in non-human primates. Cancer Chemother Pharmacol. 2007; 59(4):461-6. doi:10.1007/s00280-006-0285-7.

[60] He XY,Liu BY,Yao WY,et al. Serum DJ-1 as a diagnostic marker and prognostic factor for pancreatic cancer[J].J Dig Dis,2011,12(2):131-137.

[61] Dinglin XX,Huang Y,Liu H,Zeng YD,Hou X,Chen LK. Pemetrexed and cisplatin combination with concurrent whole brain radiotherapy in patients with brain metastases of lung adenocarcinoma:a single-arm phase II clinical trial. J Neuro-Oncol. 2013;112(3):461-6. doi:10.1007/s11060-013-1079-5.

[62] Ning Tang,Jun Guo,Qianqian Zhang,Yali Wang,Zhehai Wang:Greater efficacy of chemotherapy plus bevacizumab compared to chemo- and targeted therapy alone on non-small cell lung cancer patients with brain metastasis. October 20, 2015,Oncotarget,Vol. 7,No. 3.

[63] YA- LAN WU,LIN ZHOUand YOU LU:Intrathecal chemotherapy as a treatment for leptomeningeal metastasis of non-small cell lung cancer:A pooled analysis. ONCOLOGY LETTERS 12:1301-1314,2016. DOI:10.3892/ol.2016.4783.

[64] Xia Deng,Zhen Zheng,Baochai Lin,Huafang Su,Hanbin Chen,Shaoran Fei,Zhenghua Fei,Lihao Zhao,Xiance Jin and ·Cong-Ying Xie:The efficacy and roles of combining temozolomide with whole brain   radiotherapy in protection neurocog-

nitive function and improvement quality of life of non-small-cell lung cancer patients with brain metastases. Deng et al. BMC Cancer(2017) 17:42 DOI :10.1186/s12885-016-3017-3.

[65] Schvartsman G, Ferrarotto R, Massarelli E. Checkpoint inhibitors in lung cancer: latest developments and clinical potential. Ther Adv Med Oncol. 2016;8(6):460 - 73. doi:10.1177/1758834016661164.

[66] Goldberg SB, Gettinger SN, Mahajan A, Chiang AC, Herbst RS, Sznol M, et al. Pembrolizumab for patients with melanoma or non-small-cell lung cancer and untreated brain metastases: early analysis of a non-randomised, open-label, phase 2 tri

7. NSCLC免疫检测点抑制剂临床研究现状与思考

黄　诚　苗　茜　林　根

福建省肿瘤医院

免疫治疗是目前肺癌治疗领域里继手术、化疗、放疗、靶向治疗后新出现的极有潜力的新型治疗方法，通过减少抗肿瘤的豁免得到临床持续性的获益。程序性死亡受体1-蛋白及程序性死亡配体1/2（PD-1-PD-L1/2）通路和细胞T淋巴细胞相关蛋白4（CTLA4）目前是研究最多的恶性肿瘤的免疫治疗靶点，在非小细胞肺癌（NSCLC）中，前者研究最为广泛与深入。目前，抗程序性死亡受体-1（PD-1）及PD-L1抗体已被FDA批准在NSCLC临床一线及二线使用，并取得不俗的效果。然而，总体20%～30%的有效率仍然存在很大的改善空间，如何选择优势人群使免疫检测点抑制剂发挥重要作用，预测性生物标志物的完善任重而道远。PD-1/PD-L1抑制剂作为标准疗法单独使用的有效率及有效维持时间较标准化疗来说都未显示明显升高及延长，各种组合疗法有着更好的反应率和应用前景。总而言之，免疫治疗有着复杂的作用机制、与化疗完全不同的副作用以及一些研究暂未到达的领域，需要未来更多的基础及临床研究探索并循证。本篇综述重点介绍免疫检测点抑制剂与非小细胞肺癌的治疗现状及一些临床相关问题带来的思考。

一、免疫检测点及免疫抑制剂基本作用机制

免疫检测点是一类免疫抑制性的分子，可以调节免疫反应的强度和广度，从而避免正常组织的损伤和破坏，在肿瘤的发生、发展过程中，免疫检测点成为免疫耐受的主要原因之一。免疫检测点疗法就是通过共抑制或共刺激信号等一系列途径以调节T细胞活性来提高肿瘤免疫反应的治疗方法。PD-1（programmed death-1）是在凋亡的T细胞杂交瘤中得到的，由于其和细胞凋亡相关而被命名为程序性死亡-1受体，PD-1程序性死亡受体是一种重要的免疫抑制分子，为CD28超家族成员。PD-1主要在激活的T细胞和B细胞中表达，是激活型T细胞的一种表面受体。PD-1有两个配体，分别是PD-L1（B7-H1）和PD-L2（B7-DC），存在于各种抗原呈递细胞（APC）、基质细胞和（或）肿瘤细胞[1]。机体内的肿瘤微环境会诱导浸润的T细胞高表达PD-1分子，肿瘤细胞会高表达PD-1的配体PD-L1和PD-L2，导致肿瘤微环境中PD-1通路持续激活。PD-L1与PD-1联接后，T细胞功能被连续下调受到抑制，不能向免疫系统发出攻击肿瘤的信号从而达到免疫逃逸。目前PD-1抑制剂使用前需要检测PD-L1的表达，已批准使用于非小细胞肺癌的PD-1抑制剂主要有两个：2015年3月，Nivolumab成为第一个在晚期非小细胞肺癌中获得FDA批准用于二线治疗的检查点抑制剂，无需检测到PD-L1阳性。2016年底Pembrolizumab成为第一个FDA批准用于PD-L1强阳性≥50%表达的晚期非小细胞肺癌一线治疗药物；当肿瘤组织检测到1%≤PD-L1<50%阳性时，Pembrolizumab可作为非小细胞肺癌二线方案使用；2017年5月11日，FDA批准Pembrolizumab联合化疗用于非鳞非小细胞肺癌的一线治疗。

PD-L1抑制剂具有不同于PD-1抗体的作用机制，除了阻挡PD-L1与PD-1相互作用外，还可以再激活抑制的免疫细胞，与B7-1（即CD80）结合，因此可增强免疫应答。与PD-1抑制剂不同的是，使用PD-L1单抗前除了需要检测肿瘤细胞（TC）的PD-L1表达，还需要检测肿瘤细胞浸润的免

疫细胞（IC）上的PD-L1表达。目前已批准使用于非小细胞肺癌的PD-L1抑制剂只有一个：2016年10月18日，Atezolizumab作为第一个PD-L1抑制剂获批在非小细胞肺癌二线治疗中使用。

细胞毒性T淋巴细胞相关蛋白4（CTLA4）位于活性T细胞表面，可上调CD4效应T细胞活化并组成过表达调节性T细胞（Tregs）[2]。CTLA4在APC上与CD80或CD86结合时起作用（例如树突状细胞）在T细胞引发和激活期间开始免疫应答，并增强Treg的免疫抑制功能[3, 4]。与PD-1/PD-L1检查点不同，前者是在肿瘤微环境中起作用，CTLA4对免疫系统有全面的影响并主要在淋巴结中起作用。与PD-1及PD-L1相比较，CTLA4抑制剂在肺癌中的研究要相对较少。

二、非小细胞肺癌与二线免疫治疗

Nivolumab：CheckMate017和CheckMate057是两项Ⅲ期铂类化疗进展后的非小细胞肺癌临床试验[5, 6]，比较了在鳞癌和非鳞癌患者Nivolumab与多西他赛随机分组治疗，结果均表现出免疫治疗组患者比多西他赛化疗组OS的增加，其中鳞癌患者9.6对6.0个月（HR0.59，95%CI 0.44～0.79），非鳞癌患者12.2对9.4个月（HR0.73，95%CI 0.59～0.89），以及3～4度AEs的降低。通过这两项Ⅲ期临床研究确立了Nivolumab在非小细胞肺癌中的二线地位。尽管这两项研究结果并未将PD-L1在肿瘤细胞中的表达纳入治疗前检测规范，但结果显示PD-L1的高表达患者确实对Nivolumab表现出更高的有效率。其报道最常见的免疫治疗相关副作用为甲状腺功能减退、结肠炎、肺炎、肾炎和皮疹。

Pembrolizumab：KEYNOTE-001[7]这项I期临床试验证明了Pembrolizumab的安全性以及PD-L1表达与疗效的正相关。在随后的Ⅱb期随机临床试验KEYNOTE-010中[8]，招募了一线治疗失败的晚期非小细胞肺癌患者，Pembrolizumab分为两个剂量与多西他赛比较，免疫治疗获得了更长的OS，2mg/kg的Pembrolizumab治疗组中位OS比较多西他赛组为10.4对8.5个月（HR0.71，95%CI 0.58～0.88），3～5度的不良事件在Pembrolizumab 2mg/kg组发生率为13%，在10mg/kg组发生率为16%，而在多西他赛组则高达35%，通过该研究最终确认申请注册使用的剂量为2mg/kg，同时，默沙东公司将检测到肿瘤标本中PD-L1≥1%的表达确定为阳性并纳入标准，不同于Nivolumab，Pembrolizumab注册时同时申请了其伴随检测试剂的注册，即使用Pembrolizumab的患者需使用其配套的PD-L1检测试剂判断是否PD-L1阳性。对于标本选择，研究表明无论是既往存档的病理标本或是新取的新鲜标本，只要检测到阳性都可以从治疗中收益。

Atezolizumab：在单臂Ⅱ期临床试验BIRCH中，既往治疗过的患者使用Atezolizumab的有效率为17%，而近期的数据表明未治疗过的患者使用Atezolizumab的有效率为32%（TC表达≥5%PD-L1阳性的患者）及24%（IC表达≥5%PD-L1阳性的患者）[9]。另一项Ⅱ期研究POPLAR比较了Atezolizumab及多西他赛治疗既往铂类治疗失败的晚期非小细胞肺癌[10]，PD-L1无论是否阳性均可入组，研究取得了主要研究终点OS的阳性结果，进一步分析发现高水平的PD-L1表达与好的OS相关。而有意思的是，无论PD-L1在TC上表达阳性或者IC上表达阳性，只要有阳性表达都可成为从Atezolizumab的治疗中独立的获益因素。3～4度的不良事件在免疫治疗组为11%，多西他赛组为39%。在2016年ESMO会议及WCLC会议上，一项Ⅲ期多中心的随机临床研究OAK引发关注[11]，其入选了无论PD-L1检测状态的1225例治疗后进展的晚期非小细胞肺癌患者，主要研究终点总体OS在Atezolizumab组比较多西他赛组取得了显著的提高13.8对9.6个月（HR0.73，95%CI 0.62～0.87），亚组分析中发现PD-L1检测阳性的患者（TC1/2/3或IC1/2/3）OS延长更加显著15.7对10.3个月（HR0.74，95%CI 0.58～0.93），但有趣的是在PD-L1检测低表达或阴性的患者（TC0或IC0）OS也获得延长12.6对8.9个月（HR0.73，95%CI 0.60～0.89），3～4度不良事件发生率免疫组有15%而多西他赛组高达43%。进一步分析发现病理类型鳞癌或非鳞癌、吸烟或不吸烟、是否合并脑转移无统计学差异。造成PD-L1检测阴性及阳性患者均可从治疗中收益的原因可能与PD-L1检测使用的试剂及检测方法以及肿瘤异质性有关。

三、非小细胞肺癌与一线免疫治疗

Pembrolizumab：在Ⅲ期临床试验KEYNOTE-024中[12]，≥50%PD-L1表达的EGFR野生型及ALK无易位的初治晚期非小细胞肺癌患者随机分为pembrolizumab组和含铂方案的化疗组，免疫治疗组取得了优于化疗组的PFS，10.3对6.0个月，而3~5度的不良反应却远低于化疗组，分别为免疫组的26.6%与化疗组的53.3%。因此，试验提前终止，化疗组患者进展后使用Pembrolizumab进行治疗。基于该项研究试验，确立了Pembrolizumab在非小细胞肺癌的一线治疗地位。

Pembrolizumab联合化疗用于非鳞非小细胞肺癌的一线治疗，该项获批是基于一项随机Ⅱ期研究KEYNOTE-021 CohortG[13]，这项研究对比Pembrolizumab联合培美曲赛和卡铂对比培美曲赛和卡铂一线治疗晚期非鳞非小细胞肺癌，入组为全PD-L1表达人群。主要研究终点ORR，联合组55%对化疗组29%，P=0.0016，联合组在PD-L1 < 1%亚组，ORR仍达到57%。联合组PFS显著优于化疗组，但在OS两组无显著差异。

Nivolumab：在批准使用于非小细胞肺癌二线治疗后，Nivolumab作为一线治疗的可能性很快进入研究。CheckMate 026是一项针对未治疗过的鳞癌和非鳞癌的晚期非小细胞肺癌的Ⅲ期随机临床试验。只有PD-L1判读为阳性（肿瘤细胞 > 1%阳性）的患者被纳入研究，主要分析了≥5%PD-L1阳性患者的PSF。2016年ESMO上该研究做了初步报告，尽管最终结果并未完成，但在一线治疗中Nivolumab单药与含铂方案的化疗并没有表现出更好的PFS[14]。该试验阴性的结果被归结于入选标准中使用 > 5%LD-L1阳性作为临界值导致不能有效选择受益人群以及检测手段、人口学特征、既往放疗比例等不同，从而无法表现出比较化疗的优势，导致了与KEYNOTE 024不一样的结果。

四、其他免疫治疗抑制剂及重要临床试验

Durvalumab是另外一种PD-L1抗体，在多种恶性肿瘤中进行临床研究。在一项Ⅰ/Ⅱ期研究中，149例治疗过的晚期非小细胞肺癌患者使用Durvalumab治疗后有效率为14%[15]。在单臂的Ⅱ期研究ATLANTIC中入组了多线治疗后的晚期非小细胞肺癌患者使用Durvalumab治疗[16]，研究显示了持续性的临床缓解，并且有效率与PD-L1在TC上的表现水平呈正比。Durvalumab作为新辅助治疗的地位在一项随机的Ⅲ期临床研究中进行，在局部晚期非小细胞肺癌患者术后放化疗后以Durvalumab或者安慰剂对照进行治疗（PACIFIC，NCT02125461）。另外，还有一项Durvalumab在完全可切除的非小细胞肺癌患者术后辅助治疗的多中心临床研究正在进行（BR31，NCT02273375）。

Avelumab也是一种阻滞PD-L1的单克隆抗体，目前也在进行多种恶性肿瘤的临床研究（JAVELIN programme），2017年5月9日获批用于二线治疗铂类药物化疗后进展或术前/术后接受铂类药物化疗12个月内疾病恶化的局部晚期或转移性尿路上皮癌。在2016年的ASCO及WCLC会议中，在非小细胞肺癌中的先期结果进行了汇报。Ⅰb期研究156例初诊的非小细胞肺癌患者使用Avelumab有效率为22.4%[17, 18]。接下来，一项Ⅲ期临床试验纳入PD-L1检测阳性的初诊非小细胞肺癌患者接受Avelumab治疗正在进行（JAVELIN Lung100）。

Ipilimumab是针对CTLA4的全人源化的IgG1单抗，是全球首个获批上市的免疫检测点抑制剂，目前主要的临床适应证是晚期恶性黑色素瘤和间皮瘤。在一项Ⅱ期临床试验中，Ipilimumab联合紫杉醇/卡铂与安慰剂联合化疗一线治疗晚期非小细胞肺癌[19]，试验分为三组，化疗加安慰剂组、化疗加Ipilimumab分阶段联合组（2周期安慰剂加化疗随后4周期Ipilimumab加化疗）以及化疗加Ipilimumab同时联合组（4周期Ipilimumab加化疗随后2周期安慰剂加化疗），同时联合组没有显示出统计学差异，而分阶段联合组在主要研究终点、中位PFS较安慰剂组显示出统计学优势。3~4度不良事件发生率在分阶段联合组15%，同时联合组20%，安慰剂组6%。进一步的非小细胞肺癌Ⅲ期临床正在进行，分阶段的Ipilimumab加化疗对比单纯化疗治疗鳞癌患者（NCT02279732）。而其他一些非小细胞肺癌的CTLA-4单抗临床试验着重在于Ipilimumab与Nivolumab的联合治疗。

Tremelimumab是针对CTLA-4全人源化的IgG2单抗，在一项随机Ⅱ期临床研究中使用Tremelimumab与最佳支持治疗二线治疗晚期非小细胞肺癌，最终研究终点PFS为阴性结果，仅为3个月[20]。

另外，Nivolumab在一项早期肺癌的新辅助治疗试验中表现出40%的（16例患者中6例）病理有效反应（NCT02259621）。在CheckMate 227中研究了晚期非小细胞肺癌Nivolumab与CTLA-4抑制剂Ipilimumab的一线联合治疗策略。

KEYNOTE-042则是一项正在进行中的Ⅲ期临床试验，在低表达PD-L1阳性（≥1%）的晚期非小细胞肺癌患者一线比较Pembrolizuma与常规化疗的疗效，计划亚组分析不同的PD-L1水平与疗效的关系（NCT02220894）。

正在进行的Ⅲ期临床试验有IMpower 110（NCT02409342）研究Atezolizumab在一线中的治疗地位，详细见表2。

五、免疫联合治疗

免疫疗法的实验数据日趋成熟，但单独治疗总体有效率仍在20%左右。各种联合治疗方案被提上议程，免疫治疗联合化疗、免疫治疗联合免疫治疗、免疫治疗联合放疗、免疫治疗联合VEGF抗血管治疗及免疫治疗联合小分子TKI治疗，免疫检测点联合新的检测点调节抗体等，联合治疗必将成为未来治疗新方向。由于免疫的复杂调节机制，试验结果表现出不一致性，专家对于联合治疗存在赞成与反对观点，赞成的观点在于化疗可能消耗机体的T细胞并释放肿瘤抗原，放疗可能通过免疫细胞死亡途径并释放肿瘤抗原，而抗血管生成治疗也是具有免疫抑制作用的。对于EGFR突变的细胞株通过EGFR-TKI的治疗可以上调PD-L1的表达等；而反对观点认为，化疗导致淋巴细胞减少并发骨髓毒性，放疗杀伤肿瘤边缘浸润的免疫细胞并减少使用类固醇药物的耐受性，抗血管生成药物的使用，使血管正常化而减少了免疫细胞的进入。

在免疫治疗联合化疗临床试验中，KEYNOTE-021研究Pembrolizuma与培美曲赛/卡铂联合治疗可较单纯化疗提高有效率55%对比29%，延长PFS13.0对比8.9个月。随后Ⅲ期临床试验正在进行，正在进行的Pembrolizumab联合化疗的Ⅲ期临床试验包括KEYNOTE-189（NCT02578680）和KEYNOTE-407（NCT02775435）评价Pembrolizumab联合化疗的有效性与PD-L1表达的关系。Atezolizumab联合治疗Ⅲ期试验包括IMpower 132（NCT02657434）、IMpower 130（NCT02367781）、IMpower 131（NCT02367794）和IMpower 150（NCT02366143联合贝伐单抗）都在进行中。Ⅱ期Ipilimumab联合化疗用于一线治疗，化疗在Ipilimumab前使用患者PFS获益，尤其是肺鳞癌患者，OS未报道。而正在进行的Ⅲ期临床研究包括（NCT02279732）和（NCT01285609）均为Ipilimumab联合化疗治疗晚期肺鳞癌。

免疫治疗联合免疫治疗，如我们所知，CTLA4调节淋巴结中的T细胞活化，而PD-1/PD-L1在肿瘤微环境控制T细胞活化，联合阻断似乎是一个有吸引力的策略。目前CTLA4抑制剂与PD-1/PD-L1阻断的联合治疗在多种癌症中进行评估。在Ⅰ期CheckMate 012研究中，148例晚期治疗过的非小细胞肺癌患者接受了4组队列以不同剂量组合的Nivolumab/Ipilimumab治疗，ORR从13%到39%不等[21]。后续Ⅲ期临床CheckMate227试验将确定Nivolumab/Ipilimumab组合在晚期非小细胞肺癌患者一线治疗的地位（NCT02477826）。在Ⅰ期研究中，Durvalumab和Tremelimumab在最佳耐受性剂量组的ORR为23%[22]，但毒性反应导致28%患者终止治疗，疗效与PD-L1状态无关。相关的Ⅲ期MYSTIC试验正在分析结果。目前进一步Ipilimumab和Tremelimumab与PD-1及PD-L1的联合治疗临床试验也在进行中。

六、存在的问题

免疫治疗成为近几年最热的研究方向，国内外各大药企投入巨大财力针对各癌种进行了大量的临床试验，然后在进一步的研究中，越来越多的问题浮现亟待解决。首先，要使得PD-1/PD-L1和CT-LA-4免疫抑制剂进入更好的发展前景，如何选择潜在的稳健的生物标志物是重要因素。根据药物目标的作用机制不同选择适应的潜在预测生物标志物，例如：PD-1/PD-L1检测点调节肿瘤微环境内的局部免疫应答，因此，在肿瘤细胞和浸润性免疫细胞上的PD-L1表达成为使用PD-1/PD-L1检测点抑制剂的有力预测生物标志物。在PD-L1表达高于50%的患者使用PD-1抑制剂也只有不到50%的有效率，而在小部分患者PD-L1表达阴性，却也能从免疫检查点抑制剂的治疗中受益，但这种比例低于10%。这是肿瘤的免疫结构具有非常大的异质性和动态变化导致的，因此，确定有效的免疫治疗生物标志物非常具有挑战性。尽管有着较多的不确定性及免疫复杂性，临床试验的结果确实支持对于免疫组化高表达PD-L1的患者可以从PD-1/PD-L1抑制剂中获得更好疗效。表1描述了主要临床试验中PD-L1表达的有关数据。由于PD-1/PD-L1阻断性抗体结构非常相似，各种临床试验结果的差异是持续性辩论的主题，很明显，PD-L1表达是一个富集因子，因此很多研究选择了更多的PD-L1阳性患者或者应用更高的临界值判读以期获得更高的反应率。因此，就目前而言，PD-L1虽不是非常完美的预测物，却仍然是一个较好的预测物。

此外，检测PD-L1表达的不同抗体及不同检测方法也表现出明显的异型性。由于PD-L1在肿瘤中的表达存在明显的异质性及动态变化，将PD-L1的免疫组化表达以计分形式成为一个统一标准成为一大挑战[23]。因此，国际肺癌研究协会（IASLC）推出了一个项目比较可用的PD-L1免疫组化测定（Blueprint Project）[24]。分析了目前最常使用的四种PD-L1抗体，22C3/28-8、SP263及SP142，其结果表明，SP142测定整体的阳性表达明显低于另外3种，四种测定中免疫细胞染色的变异性高于肿瘤细胞染色。而38例中有14例（37%）的标本，根据不同检测试剂/评分系统的不同进入不同的PD-L1分类。这些潜在的错误分类可以解释在一些研究中，PD-L1"阴性"的患者临床出现良好的治疗反应。研究结果的差异是否归结于不同单克隆抗体的特征或不同的评分系统仍需要进一步的研究加以证明。

研究表明多种免疫抑制机制可并存于肿瘤微环境中，包括CD28、CTLA-4、PD-L2、LAG3、IDO1和白介素10，这些联合的生物标记物检测为将来新型联合疗法提供了可能性。而积极发展其他的预测因子，包括肿瘤突变负荷、肿瘤的新抗原、PET53、TP53和KRAS突变等，在未来，可能会将这些因素全部综合在一起以建立综合的评判体系，从而帮助我们更加精准地选择患者。

如何更好地定义<50%PD-L1表达的非小细胞肺癌患者的最佳治疗策略？免疫治疗与化疗联合的潜在选择，免疫检查点抑制剂之间的组合或顺序策略。这个问题很重要，因为目前在免疫检查点抑制剂被规定为一线治疗的情况下[25, 26]如何进行二线治疗的策略极其有限。

免疫疗法可能产生一些不同于化疗的混合或新颖的反应类型，不能通过化疗标准如RECIST评价标准来进行疗效评价，需要新的标准，另外，免疫治疗的起效时间慢，在临床试验的Kaplan-Meier生存曲线中往往需要几个月才能显现延迟分离。基于此，免疫相关应答标准（irRC）应运而生，如免疫相关的全身反应（irorR）、免疫相关疾病控制率（irDCR）、免疫相关无进展生存期（irPFS）和里程碑生存（出现超长生存的患者），另外，由于其独特的副作用，如最常见的免疫治疗相关副作用为甲状腺功能减退、结肠炎、肺炎、肾炎和皮疹。免疫相关不良事件（irAEs）也被系统描述。用免疫相关应答标准（irRC）临床观察到的反应模式可以通过动态相互作用来解释，其可分为三种状态：消除，表现为免疫应答消除癌细胞；平衡，免疫应答控制肿瘤生长；逃脱，肿瘤细胞逃脱免疫应答。在免疫治疗干预的背景下，这三种状态可能相关表现为临床反应、疾病稳定和疾病进展。由于肿瘤转移性的空间及时间异质性，包括抗原性变化，如抗原损失，免疫抑制机制在肿瘤微环境和免疫中的作用状态可能有所不同。有些病例可能会出现一些混合的临床情况，其中一些病变缩小而其他病变仍然存在稳定或进展[27]。另外，由于淋巴细胞浸润到肿瘤可能导致病变体积增大，这一种现象被描述为延迟的在irRC下的反应，也被描述为"肿瘤耀斑"或伪进展[28]。总体来说，即使没有可检测到的肿瘤缩小，或者免疫治疗一段时间后，即使停止PD-L1抑制剂后也可能改善患者的存活时间，因为免疫系统和肿瘤处于平衡状态，从而减缓局部肿瘤增长并降低转移的风险。

七、总结

目前免疫治疗中以免疫检测点抑制剂与非小细胞肺癌治疗关系最为密切，获益人群还不确定，PD-L1状态作为一线治疗时必须进行检测。在使用不同抑制剂治疗前最好使用相应临床试验所使用检测试剂而不是相互替代，免疫治疗联合化疗有较好前景，免疫治疗联合免疫治疗副作用的增大可能限制其进一步使用。当免疫治疗成为一线治疗选择时，进一步耐药机制及规范二线治疗方案需待进一步的研究。

表1　总结免疫检测点抑制剂在非小细胞肺癌里程碑式临床试验结果

Agent	study	Phase	Line	Histology	Control	N
Nivolumab	CheckMate057	III	2nd	nonsquamous	Docetaxel	582
	CheckMate017	III	2nd	squamous	Docetaxel	272
	CheckMate026	III	1st	all	IC	423
Pembrolizumab 2mg/kg	KEYNOTE-010	II b	2nd	all	Docetaxel	688
Pembrolizumab 10mg/kg	KEYNOTE-010	II b	2nd	all	Docetaxel	689
Pembrolizumab	KEYNOTE-024	III	1st	all	IC	305
Pembrolizumab+CP	KEYNOTE-021G	II	1st	nonsquamous	CP	123
Atezolizumab	POPLAR	II	2nd	all	Docetacel	287
Atezolizumab	BIRCH	II	1st -3rd	all	NA	659
Atezolizumab	OAK	III	2nd-3rd	all	Docetaxel	850
Durvalumab	ATLANTIC	II	≥3rd	all	NA	307
Avelumab	JAVELIN	I b	1st	all	NA	145
Ipilimumab phased+chemo		II	1st	all	Paclitaxel+carbo	204
Tremelimumab		II	2nd	all	BSC	84

Agent	study	OS（mo）	HR，P	PFS（mo）	HR，P	ORR，P
Nivolumab	CheckMate057	12.2vs9.4	0.73，$P=0.0015$	2.3vs4.2	0.92，$P=0.32$	19%vs12%，$P=0.02$
	CheckMate017	9.2vs6.0	0.59，$P<0.001$	3.5vs2.8	0.62，$P<0.001$	20%vs9%，$P=0.008$
	CheckMate026	14.4vs13.2	1.02	4.2vs5.9	1.15，$P=0.25$	unavailable
Pembrolizumab 2mg/kg	KEYNOTE-010	10.4vs8.5	0.71，$P<0.001$	3.9vs4.0	0.88，$P=0.07$	18%vs9%，$P=0.0005$
Pembrolizumab 10mg/kg	KEYNOTE-010	12.7vs8.5	0.61，$P<0.0001$	4.0vs4.0	0.79，$P=0.004$	18%vs9%，$P=0.0002$

Agent	study	OS（mo）	HR，P	PFS（mo）	HR，P	ORR，P
Pembrolizumab	KEYNOTE-024	80% vs72%（6mo）	0.60，P=0.005	10.3vs6.0	0.50，P<0.001	45% vs28%（no p available）
Pembrolizumab+CP	KEYNOTE-021G	92% vs92%（6mo）	P=0.39	13.0vs8.9	0.53，P=0.0010	55%vs29%，P=0.0016
Atezolizumab	POPLAR	12.6vs9.7	0.73，P=0.04	2.7vs3.0	0.94，ns	14.6% vs14.7%，ns
Atezolizumab	BIRCH	71-82%（6mo）	NA	2.8-5.5	NA	17%～32%
Atezolizumab	OAK	13.8vs9.6	0.73，P=0.0003	2.8vs4.0	0.95ns	13.6% vs13.4%，ns
Durvalumab	ATLANTIC	9.3-10.9	NA	1.9-3.3	NA	7.5%～30.9%
Avelumab	JAVELIN	unavailable	unavailable	4.0	unavailable	22.4%
Ipilimumab phased+chemo		12.2vs8.3	0.87，P=0.23	5.1vs4.2	0.96，P=0.02	32%vs18%，ns
Tremelimumab		unavailable		20.9%vs14.3%	unavailable	4.8%vs0%，ns

表2　正在进行的免疫检测点抑制在非小细胞肺癌一线Ⅱ/Ⅲ期临床研究

Agent	Study	Program	Histology	Special
Nivolumab	CheckMate227	Nivolumab vs Nivolumab + Platinum-Doublet chemo vs Platinum- Doublet chemo	all	
Pembrolizumab	KEYNOTE-042	Pembrolizumab vs Platinum- Doublet chemo	All with PD-L1+	PD-L1 表达进一步分层分析≥50% vs 1%～49%
Pembrolizumab +/- (TC) chmo	KEYNOTE-407	Pembrolizumab+（nab-Paclitaxel+Carboplatin）vs（nab-Paclitaxel+Carboplatin）	squamous	
Pembrolizumab +/- (AP) chmo	KEYNOTE-189	Pembrolizumab +（Pemetrexed + Platinum）vs Pemetrexed+Platinum	Non-squamous	
Atezolizumab	IMpower 110	Atezolizumab vs（Cisplatin or Carboplatin）+（Pemetrexed or Gemcitabine）	Non-squamous or Squamous （with PD-L1 selected）	
Atezolizumab	IMpower 150	Atezolizumab + TC +/- bevacizumab vs TC+bevacizumab	Non-squamous	
Atezolizumab	IMpower 130	Atezolizumab +（Nab-Paclitaxel+Carboplatin）vs（Nab-Paclitaxel+Carboplatin）	Non-squamous	

Agent	Study	Program	Histology	Special
Atezolizumab	IMpower 131	Atezolizumab + （Nab-Paclitaxel+Carboplatin） vs （Nab-Paclitaxel+Carboplatin）	Squamous	
Atezolizumab +/- （AP/C）chmo	IMpower 132	Atezolizumab + （Pemetrexed+Carboplatin/Cisplatin） vs （Pemetrexed+Carboplatin/Cisplatin）	Non-squamous	
Durvalumab	ATLANTIC	单臂	All	ECOG2分
Avelumab	JAVELIN lung 100	Avelumab vs Platinum-Doublet chemo	All with PD-L1+	
Nivolumab + Ipilimumab	CheckMate227	nivolumab vs Ipilimumab +nivolumab vs nivolumab+ Platinum-Doublet chemo vs Platinum-Doublet chemo	all	
Durvalumab + Tremelimumab	MYSTIC	Durvalumab + Tremelimumab vs Durvalumab vs Platinum-Doublet chemo	All with EGFR/ ALK wild-type	
Durvalumab + Tremelimumab	NEPTUNE	Durvalumab+Tremelimumab+ Platinum-Doublet chemo vs Platinum- Doublet chemo	All with EGFR/ ALK wild-type	

参 考 文 献

［1］ Pardoll DM. The blockade of immune checkpoints in cancer immunotherapy. Nat Rev Cancer2012;12:252-264.

［2］ Tai X,Van Laethem F,Pobezinsky L,Guinter T,Sharrow SO,Adams A,Granger L,Kruhlak M,Lindsten T,Thompson CB, Feigenbaum L,Singer A. Basis of CTLA-4 function in regulatoryand conventional CD4(+) T cells. Blood 2012;119:5155-5163.

［3］ Krummel MF,Allison JP. CD28 and CTLA-4 have opposing effects on the response of T cells tostimulation. J Exp Med 1995;182:459-465.

［4］ Lee KM,Chuang E,Griffin M,Khattri R,Hong DK,Zhang W,Straus D,Samelson LE,Thompson CB,Bluestone JA. Molecular basis of T cell inactivation by CTLA-4. Science 1998;282:2263-2266.

［5］ Borghaei H,Paz-Ares L,Horn L,Spigel DR,Steins M,Ready NE,Chow LQ,Vokes EE,Felip E,Holgado E,Barlesi F, Kohlhaufl M,Arrieta O,Burgio MA,Fayette J,Lena H,Poddubskaya E,Gerber DE,Gettinger SN,Rudin CM,Rizvi N,Crino L,Blumenschein GR,Jr.,Antonia SJ,Dorange C,Harbison CT,Graf Finckenstein F,Brahmer JR. Nivolumab versus Docetaxel inAdvanced Nonsquamous Non-Small-Cell Lung Cancer. The New England journal of medicine2015;373: 1627-1639.

［6］ Brahmer J,Reckamp KL,Baas P,Crino L,Eberhardt WE,Poddubskaya E,Antonia S,Pluzanski A,Vokes EE,Holgado E, Waterhouse D,Ready N,Gainor J,Aren Frontera O,Havel L,Steins M,Garassino MC,Aerts JG,Domine M,Paz-Ares L, Reck M,Baudelet C,Harbison CT,Lestini B,Spigel DR. Nivolumab versus Docetaxel in Advanced Squamous-Cell Non-Small-Cell Lung Cancer. The New England journal of medicine 2015;373:123-135.

［7］ Garon EB,Rizvi NA,Hui R,Leighl N,Balmanoukian AS,Eder JP,Patnaik A,Aggarwal C,Gubens M,Horn L,Carcereny E,Ahn MJ,Felip E,Lee JS,Hellmann MD,Hamid O,Goldman JW,Soria JC,Dolled-Filhart M,Rutledge RZ,Zhang J, Lunceford JK,Rangwala R,Lubiniecki GM,Roach C,Emancipator K,Gandhi L,Investigators K-. Pembrolizumab for the treatment of non-smallcelllung cancer. The New England journal of medicine 2015;372:2018-2028.

［8］ Herbst RS,Baas P,Kim DW,Felip E,Perez-Gracia JL,Han JY,Molina J,Kim JH,Arvis CD,Ahn MJ,Majem M,Fidler

MJ, de Castro G, Jr., Garrido M, Lubiniecki GM, Shentu Y, Im E, Dolled-FilhartM, Garon EB. Pembrolizumab versus docetaxel for previously treated, PD-L1-positive, advanced non-small-cell lung cancer(KEYNOTE-010): a randomised controlled trial. Lancet2016;387:1540-1550.

[9] Garassino M. Atezolizumab as 1L therapy for advanced NSCLC in PD-L1 - selected patients: updated ORR, PFS and OS data from the BIRCH study. WCLC 2016;Abstract OA0302 2016.

[10] Fehrenbacher L, Spira A, Ballinger M, Kowanetz M, Vansteenkiste J, Mazieres J, Park K, Smith D, Artal-Cortes A, Lewanski C, Braiteh F, Waterkamp D, He P, Zou W, Chen DS, Yi J, Sandler A, Rittmeyer A, Group PS. Atezolizumab versus docetaxel for patients with previously treated non-small-cell lung cancer(POPLAR): a multicentre, open-label, phase 2 randomisedcontrolled trial. Lancet 2016;387:1837-1846.

[11] Barlesi FP, K.; Ciardiello, F. . Primary analysis from OAK, a randomized phase III studycomparing atezolizumab with docetaxel in 2L/3L NSCLC. ESMO 2016 Congress: AbstractLBA44.

[12] Reck M, Rodriguez-Abreu D, Robinson AG, Hui R, Csoszi T, Fulop A, Gottfried M, Peled N, Tafreshi A, Cuffe S, O'Brien M, Rao S, Hotta K, Leiby MA, Lubiniecki GM, Shentu Y, RangwalaR, Brahmer JR, Investigators K-. Pembrolizumab versus Chemotherapy for PD-L1-PositiveNon-Small-Cell Lung Cancer. The New England journal of medicine 2016.

[13] Langer CJ, Gadgeel SM, Borghaei H, Papadimitrakopoulou VA, Patnaik A, Powell SF, Gentzler RD, Martins RG, Stevenson JP, Jalal SI, Panwalkar A, Yang JC, Gubens M, Sequist LV, Awad MM, Fiore J, Ge Y, Raftopoulos H, Gandhi L, investigators K-. Carboplatin and pemetrexed with orwithout pembrolizumab for advanced, non-squamous non-small-cell lung cancer: a randomised, phase 2 cohort of the open-label KEYNOTE-021 study. Lancet Oncol 2016;17:1497-1508

[14] Socinski MC, B.; Horn, L.; et al CheckMate 026: A Phase 3 Trial of Nivolumab vs Investigator'sChoice(IC) of Platinum-Based Doublet Chemotherapy(PT-DC) as First-Line Therapy forStage IV/Recurrent Programmed Death Ligand 1(PD-L1) - Positive NSCLC. ESMO 2016Congress: Abstract LBA7 2016.

[15] Rizvi NB, J.; Ou, S. . Safety and clinical activity of MEDI4736, an anti-programmed cell deathligand1(PD-L1) antibody, in patients with non-small cell lung cancer(NSCLC). J Clin Oncol33, 2015(suppl; abstr 8032).

[16] Garassino M. Durvalumab in ≥3rd-line locally advanced or metastatic, EGFR/ALK wild-typeNSCLC: results from the phase 2 ATLANTIC study WCLC 2016;Abstract PL04A03.

[17] Verschraegen CC, F.; Spigel, D. . Avelumab(MSB0010718C; anti-PD-L1) as a first-line treatmentfor patients with advanced NSCLC from the JAVELIN Solid Tumor phase 1b trial: Safety, clinical activity, and PD-L1 expression. J Clin Oncol 34, 2016(suppl; abstr 9036).

[18] Jerusalem G. Javelin solid tumor: safety and clinical activity of avelumab(anti-PD-L1) as firstlinetreatment in patients with advanced NSCLC. WCLC 2016;Abstract OA0303.

[19] Lynch TJ, Bondarenko I, Luft A, Serwatowski P, Barlesi F, Chacko R, Sebastian M, Neal J, Lu H, Cuillerot JM, Reck M. Ipilimumab in combination with paclitaxel and carboplatin as first-linetreatment in stage IIIB/IV non-small-cell lung cancer: results from a randomized, doubleblind, multicenter phase II study. Journal of clinical oncology : official journal of the AmericanSociety of Clinical Oncology 2012;30:2046-2054.

[20] Zatloukal P, Heo DS, Park K, Kang J, Butts C, Bradford D, Graziano S, Huang B, Healey D.Randomized phase II clinical trial comparing tremelimumab(CP-675,206) with bestsupportive care(BSC) following first-line platinum-based therapy in patients(pts) withadvanced non-small cell lung cancer(NSCLC). Journal of clinical oncology : official journal ofthe American Society of Clinical Oncology 2009;27:8071.

[21] Hellmann MG, S.; Goldman, J. . CheckMate 012: Safety and efficacy of first-line(1L) nivolumab(nivo; N) and ipilimumab(ipi; I) in advanced(adv) NSCLC. J Clin Oncol 34, 2016(suppl; abstr3001).

[22] Antonia S, Goldberg SB, Balmanoukian A, Chaft JE, Sanborn RE, Gupta A, Narwal R, Steele K, GuY, Karakunnel JJ, Rizvi NA. Safety and antitumour activity of durvalumab plustremelimumab in non-small cell lung cancer: a multicentre, phase 1b study. Lancet Oncol2016;17:299-308.

[23] Grigg C, Rizvi NA. PD-L1 biomarker testing for non-small cell lung cancer: truth or fiction? JImmunother Cancer 2016;4: 48.

[24] Kerr KM, Tsao MS, Nicholson AG, Yatabe Y, Wistuba, II, Hirsch FR, Committee IP. ProgrammedDeath-Ligand 1 Immunohistochemistry in Lung Cancer: In what state is this art? Journal ofthoracic oncology : official publication of the Internation-

al Association for the Study of Lung Cancer 2015;10:985-989.

[25] Verschraegen CC,F.;Spigel,D. . Avelumab(MSB0010718C;anti-PD-L1) as a first-line treatmentfor patients with advanced NSCLC from the JAVELIN Solid Tumor phase 1b trial:Safety,clinical activity,and PD-L1 expression. J Clin Oncol 34,2016(suppl:abstr 9036).

[26] Jerusalem G. Javelin solid tumor:safety and clinical activity of avelumab(anti-PD-L1) as firstlinetreatment in patients with advanced NSCLC. WCLC 2016;Abstract OA0303.

[27] Hoos,A. et al. A clinical development paradigm for cancer vaccines and related biologics. J. Immunother. 30,1 - 15(2007).

[28] Wolchok,J. D. et al. Guidelines for the evaluation of immune therapy activity in solid tumors:immune-related response criteria. Clin. Cancer Res. 15,7412 - 7420(2009).

8. 晚期非小细胞肺癌寡转移的临床实践与思考

郭丽娜　刘基巍

大连医科大学附属第一医院肿瘤科

一、概述

寡转移是 Hellman 和 Weichselbaum [1] 于1995年提出的概念，指介于局限期与广泛性转移之间的过渡状态。寡转移的提出为晚期非小细胞肺癌患者带来了新的希望及挑战，并且随着 MRI、PET-CT、EBUS 等检查技术的发展，能够更加精确的筛选寡转移状态的非小细胞肺癌患者，并对其采取更加个体化的积极治疗方案，使患者生存最大获益 [2]。据此，Downey [3] 等首次手术治疗 NSCLC 寡转移，进行了前瞻性的二期临床实验，招募了23位患者（包括14位脑转移和13位纵隔转移），均同时对原发灶及转移灶进行手术切除，但手术 R0 切除率为43%，患者中位生存期仅有11个月。De Ruysscher [4] 等对采取非手术治疗（化疗及放化疗）的、小于5个转移灶的 NSCLC 患者的疗效进行分析研究，在39例患者中，74%患者为Ⅲ期，44%患者有脑转移，10%患者有肾上腺转移，87%的患者只有1个转移灶，95%的患者接受化疗，整体的中位生存期为13.5个月。以上两个前瞻性的研究证实，在转移灶个数有限的情况下，化疗依旧是Ⅳ期非小细胞肺癌患者的主要治疗方法。全身治疗合并积极的局部治疗可以延长晚期患者的生存 [5]，Niibe [6] 等回顾大量文献后提出 Niibe‐Onishi‐Chang 分类方法，且认为以生存期为评判标准，局部手术切除治疗对独立脑或肾上腺转移，尤其是1～2个异时性转移（复发）的患者是有益的。根据已有的关于寡转移状态局部治疗的分析及临床试验结果，对经过选择的寡转移患者实施局部治疗能够使患者在生存期上获益，同时性转移的 N 分期、转移灶大小及个数、原发灶的控制等也是影响整体治疗预后的因素。目前，临床上晚期非小细胞肺癌寡转移主要表现为脑、肾上腺等器官。

二、寡转移的病理生理机制

Hellman 等多个研究 [7-8] 阐述了寡转移的病理生理机制，他们认为肿瘤的转移需要以下步骤：①具有侵袭表形；②具有侵袭性；③适宜的微环境（如血管再生及炎症）；④侵袭如血管；⑤由于血管吸附作用及血小板聚集作用在血管特定部位粘附；⑥适宜生长的转移环境；⑦大量转移癌细胞聚集；⑧转移癌细胞血管外定植（因细胞活动性及血管重构）；⑨转移癌细胞在远处转移位点存活；⑩远处转移基质癌变并克隆性增殖。Lussier [9] 等发现寡转移肿瘤中存在有别于多转移肿瘤的、独特的 microRNA 表达谱。对于特定个体（微环境）及肿瘤，由于组织学分型、器官特异性等会表现出不同的侵袭能力及时间窗，例如肺癌有向脑、肺、肾上腺等转移的倾向，但向膀胱、胰腺、直肠的转移极其罕见。这种向特定器官转移的倾向性是由原发癌基因、转移癌细胞、原发灶微环境及远处转移灶微环境共同决定的 [10]。

三、寡转移的局部治疗

（一）脑转移

接近40%的肺癌患者在疾病进程中会出现脑转移，非小细胞肺癌脑转移患者预后差，中位生存期仅3~6个月[11]。NCCN及ACCP指南推荐对可切除的单个脑转移灶患者行手术治疗。临床中对于KPS评分高、可耐受手术，原发灶已切除且无复发，转移灶位于可切除部位的脑转移患者采取手术治疗的越来越多。原发灶处于非进展期的非小细胞肺癌患者，对脑转移灶进行局部治疗可使患者获益[12]。为减少残余肿瘤组织复发、脑转移灶的新发及加强对原发灶的控制，大量研究表明手术治疗联合全脑放疗（WBRT）、立体定向放疗或化疗是治疗寡转移的主要手段。其中手术治疗联合WBRT较为成熟。联合治疗与WBRT单独治疗相比，可以降低复发及新发转移的概率，减少神经系统相关死亡事件，但患者生存期均未延长。Patchell[13]等通过纳入48位患者的临床实验得出联合治疗在提高患者中位生存期（MST）上有显著意义（联合治疗40周；WBRT单独治疗15周；P<0.01），Vecht[14]等进行的纳入63位患者的研究得出相同结论（P=0.04），且稳定脑转移灶获益大于进展脑转移灶。对于复发的转移灶，再次手术治疗可以使患者获益，尤其是无病间隔期≥1年的患者[15]。

立体定向放射治疗在晚期非小细胞肺癌寡转移的治疗上应用越来越多。综合文献报道，一般认为：对于脑转移灶直径≤3cm、脑转移灶<5个及转移灶位于手术不可切除部位的患者，立体定向放射治疗为可选择的方法之一。较WBRT，其可以减少对神经认知功能的损害。对于单个脑转移灶患者，SRS与手术治疗相比患者获益方面的结果较少，有证据认为对于符合手术治疗的患者实施SRS无明显获益。单独应用SRS与SRS联合WBRT治疗相比，两组对患者生存获益方面存在争议，Aoyama[16]等进行的一向随机临床实验纳入132位患者（均≤4个转移灶，且转移灶直径≤3cm），随机分为WBRT治疗组及WBRT联合SRS治疗组，发现两组生存期获益无明显差异（单独组7.5个月；联合组8个月），单独采用SRS能够明显提高患者1年生存率及1年局部肿瘤控制率。在RTOG 9508临床实验中[17]，将纳入的333位仅有1~3个转移灶的患者随机分为WBRT组及WBRT联合SRS组，发现在转移灶个数为1个的情况下，联合组患者能够获益（联合组6.5个月，WBRT单独组4.9个月；P=0.0393），且联合治疗降低脑转移瘤1年复发率（46.8%，76.4%；P<0.001）及1年新发转移率。

（二）肾上腺转移

非小细胞肺癌合并肾上腺转移患者死亡率接近40%，但仅有一少部分肾上腺转移患者为单侧肾上腺转移，而局部治疗能够使患者获益。ACCP指南推荐（推荐等级1c）及NCCN指南（推荐等级2a）推荐对独立单侧肾上腺转移的NSCLC患者应切除原发灶及转移灶。多个回顾性研究证实对于单个肾上腺转移灶，手术治疗明显获益，但影响手术治疗预后的因素有很多。腹腔镜目前在临床应用广泛，其具有手术创面小、时间短、出血少、住院时间短等优点，但同时其手术相关死亡率相对较高，Strong[18]等的回顾性研究表明开腹手术及腹腔镜手术在生存期获益上无明显差别，但肿瘤直径>4.5cm时腹腔镜手术处于劣势（生存期短、局部复发率高），故肿瘤大小与预后因素相关，当肿瘤直径<4.5cm时预后较好。无病间隔期（DFI）：DFI<6个月的非小细胞肺癌患者称为同时性肾上腺转移，反之为异时性肾上腺转移。Tanvetyanon[19]等纳入114位非小细胞肺癌肾上腺转移术后患者，异时性转移患者中位生存期明显高于同时性转移（31个月，12个月；P=0.02）。有研究证实DFI>12个月的患者中位生存期较DFI<12个月的患者明显延长[20][21]。虽然许多小样本研究并未发现异时性与同时性肾上腺转移影响预后的统计学意义，但DFI对于肾上腺切除术预后的影响被认为是有意义的。肾上腺转移灶是否与原发灶位于同侧也是影响预后因素之一，原发灶的转移癌细胞通过腹膜后淋巴结直接转移到同侧肾上腺，故对侧肾上腺转移患者提示预后不良[22]。

作为非创伤性局部治疗手段，立体定位放射治疗的开展为不能接受手术的肾上腺转移患者提供了另一种局部治疗的途径，SBRT治疗在肿瘤局部控制率上存在优势[23][24]，但也存在争议，Milano[25]等在对接受SBRT的肾上腺寡转移的患者进行分析时，发现其局控率仅74%，中位生存期为18个月。Dasai[26]等的一项回顾性研究显示生物效应剂量（BED）及肾上腺转移癌的组织学分型可能是影响SBRT预后的因素，并认为BEDs > 10 000cGy才能达到有效的局控率。对与肿瘤直径>5cm的肾上腺转移，SBRT被认为是有效的，SBRT联合化疗能够控制远处新发转移。对于存在基因突变的非小细胞肺癌寡转移，SBRT联合TKI抑制剂可提高PFS及OS[27]。尽管有关立体放射治疗的剂量及副作用等不是很明确，但SBRT治疗非小细胞肺癌肾上腺寡转移前景可观。

（三）其他寡转移灶

对于非小细胞肺癌的肺内转移患者，需鉴别是肺多发原发癌还是肺转移癌，对于有限个数的肺内肿瘤灶、可耐受手术者，手术治疗的生存期获益优于姑息性治疗。何锦园[28]等进行的一组小样本回顾性研究共纳入21里患者，其中11位患者进行转移灶手术治疗，10位患者接受化疗，并发现手术组预后明显好于化疗组（手术组MST37个月、5年生存率18.2%，化疗组MST 11.6个月、5年生存率9.1%；$P<0.05$），且转移灶单发、N0及TNM早期者预后较好。SBRT在肺内寡转移灶治疗上的应用越来越多，且其疗效也或得了肯定，对于复发的肺内转移灶也重复行SBRT。Ricco[29]等进行的一项大样本回顾行研究，共纳入447位接受SBRT治疗的肺转移癌患者，原发灶分布于结直肠（25.7%）、肺（16.6%）、头颈部（11.4%）、乳腺（9.2%）、肾（8.1%）、皮肤（6.5%）及其他部位（22.1%）。平均OS为26个月，5年局部控制率为46.3%，患者明显获益，且转移灶越小，预后越好。

Salah[30]等进行的一项有关除脑、肾上腺以外其他部位的非小细胞肺癌寡转移的荟萃分析，共纳入62位患者，包括13位骨转移患者、9位肝转移患者、7位肾转移患者和6位脾转移患者，从血行转移与非血行转移、同时性转移与异时性转移及淋巴节分期等层面分析了预后相关因素，结果显示手术切除转移灶及原发灶联合放化疗患者的5年生存率为50%，其中淋巴结分期是有意义的影响预后的因素（5年生存率 $N_{0\sim1}$ 为64%，$N_{2\sim3}$ 为0%；$P<0.001$）。

四、思考与展望

寡转移状态的积极的局部治疗，为晚期非小细胞肺癌寡转移状态的患者提供了新的治疗选择。根据国际肺癌研究协会发布的第八版肺癌分期，对于T1-2 N0-1 M1b的患者，建议采取局部治疗。在局部治疗广泛开展的同时，对寡转移状态患者的筛查变得尤为重要，这就需要临床医师熟练地掌握并能灵活的应用各项新的技术。严格筛选的寡转移状态的患者，局部治疗能够使其在生存获益。立体定位放射治疗将高剂量射线准确定位到病灶，减少对周围组织的损害，近年来成为了寡转移状态患者局部治疗上新的选择，但是最佳射线剂量及副作用处理等问题有待进一步研究。寡转移的局部治疗一定基于联合有效的全身治疗才能够使患者生存获益，适当的全身治疗能够提高患者的局控率，降低远处新发转移率。晚期NSCLC寡转移临床实践考量因素包括：①寡转移的是同时性还是异时性，异型性寡转移局部治疗的预后好于同时性；②转移病灶的数目，转移病灶与预后呈负相关；③胸腔内的肿瘤负荷，肿瘤T和N，负荷越小寡转移越需要积极的局部处理；④肿瘤病理类型，在腺癌的寡转移局部处理获益较大；⑤肿瘤基因突变情况，对采取分子靶向治疗的患者，如EGFR-TKI、ALK-TKI等，寡转移状态下联合行局部治疗可能会有较好的疗效[31]。临床试验表明，与未采取局部强化治疗的患者相比，采取局部强化治疗后局部复发的概率较小且能够达到15年的生存期[32]。全身治疗，如使用分子靶向药物等，会对局部治疗的疗效产生影响，若全身治疗较弱或者太强都会弱化局部治疗的疗效，相反，如果全身治疗强度适中则可与局部治疗相辅相成。总之，对于晚期NSCLC寡转移的患者在有效的全身治疗情况下，采取积极的局部治疗，患者生存获益已经达成临床共识，但是如何精确筛选出获益人群，仍需要肿瘤分子及基因方面的基础研究及大样本的临床试验验证。

参 考 文 献

［1］ Hellman S,Weichselbaum R R. Oligometastases[J]. J Clin Oncol,1995,13(1):8-10.

［2］ Villaruz L C,Kubicek G J,Socinski M A. Management of non-small cell lung cancer with oligometastasis[J]. Curr Oncol Rep,2012,14(4):333-341.

［3］ Downey R J,Ng K K,Kris M G,et al. A phase II trial of chemotherapy and surgery for non-small cell lung cancer patients with a synchronous solitary metastasis[J]. Lung Cancer,2002,38(2):193-197.

［4］ De Ruysscher D,Wanders R,van Baardwijk A,et al. Radical treatment of non-small-cell lung cancer patients with synchronous oligometastases: long-term results of a prospective phase II trial (Nct01282450)[J]. J Thorac Oncol, 2012, 7 (10): 1547-1555.

[5] Punglia R S, Morrow M, Winer E P, et al. Local therapy and survival in breast cancer[J]. N Engl J Med, 2007, 356(23): 2399-2405.

[6] Niibe Y, Chang J Y, Onishi H, et al. Oligometastases/Oligo-recurrence of lung cancer[J]. Pulm Med, 2013, 2013: 438236.

[7] Weichselbaum R R, Hellman S. Oligometastases revisited[J]. Nat Rev Clin Oncol, 2011, 8(6): 378-382.

[8] Gupta G P, Massague J. Cancer metastasis: building a framework[J]. Cell, 2006, 127(4): 679-695.

[9] Lussier Y A, Khodarev N N, Regan K, et al. Oligo- and polymetastatic progression in lung metastasis(es) patients is associated with specific microRNAs[J]. PLoS One, 2012, 7(12): e50141.

[10] Gomez D R, Niibe Y, Chang J Y. Oligometastatic disease at presentation or recurrence for nonsmall cell lung cancer[J]. Pulm Med, 2012, 2012: 396592.

[11] Schiller J H, Harrington D, Belani C P, et al. Comparison of four chemotherapy regimens for advanced non-small-cell lung cancer[J]. N Engl J Med, 2002, 346(2): 92-98.

[12] Hu C, Chang E L, Hassenbusch S R, et al. Nonsmall cell lung cancer presenting with synchronous solitary brain metastasis [J]. Cancer, 2006, 106(9): 1998-2004.

[13] Patchell R A, Tibbs P A, Walsh J W, et al. A randomized trial of surgery in the treatment of single metastases to the brain [J]. N Engl J Med, 1990, 322(8): 494-500.

[14] Vecht C J, Haaxma-Reiche H, Noordijk E M, et al. Treatment of single brain metastasis: radiotherapy alone or combined with neurosurgery?[J]. Ann Neurol, 1993, 33(6): 583-590.

[15] Yano T, Haro A, Yoshida T, et al. Prognostic impact of local treatment against postoperative oligometastases in non-small cell lung cancer[J]. J Surg Oncol, 2010, 102(7): 852-855.

[16] Aoyama H, Shirato H, Tago M, et al. Stereotactic radiosurgery plus whole-brain radiation therapy vs stereotactic radiosurgery alone for treatment of brain metastases: a randomized controlled trial[J]. JAMA, 2006, 295(21): 2483-2491.

[17] Andrews D W, Scott C B, Sperduto P W, et al. Whole brain radiation therapy with or without stereotactic radiosurgery boost for patients with one to three brain metastases: phase III results of the RTOG 9508 randomised trial[J]. Lancet, 2004, 363 (9422): 1665-1672.

[18] Strong V E, D'Angelica M, Tang L, et al. Laparoscopic adrenalectomy for isolated adrenal metastasis[J]. Ann Surg Oncol, 2007, 14(12): 3392-3400.

[19] Tanvetyanon T, Robinson L A, Schell M J, et al. Outcomes of adrenalectomy for isolated synchronous versus metachronous adrenal metastases in non-small-cell lung cancer: a systematic review and pooled analysis[J]. J Clin Oncol, 2008, 26(7): 1142-1147.

[20] Muth A, Persson F, Jansson S, et al. Prognostic factors for survival after surgery for adrenal metastasis[J]. Eur J Surg Oncol, 2010, 36(7): 699-704.

[21] Howell G M, Carty S E, Armstrong M J, et al. Outcome and prognostic factors after adrenalectomy for patients with distant adrenal metastasis[J]. Ann Surg Oncol, 2013, 20(11): 3491-3496.

[22] Raz D J, Lanuti M, Gaissert H C, et al. Outcomes of patients with isolated adrenal metastasis from non-small cell lung carcinoma[J]. Ann Thorac Surg, 2011, 92(5): 1788-1792, 1793.

[23] Milgrom S A, Goodman K A. The role of radiation therapy in the management of adrenal carcinoma and adrenal metastases [J]. J Surg Oncol, 2012, 106(5): 647-650.

[24] Casamassima F, Livi L, Masciullo S, et al. Stereotactic radiotherapy for adrenal gland metastases: university of Florence experience[J]. Int J Radiat Oncol Biol Phys, 2012, 82(2): 919-923.

[25] Milano M T, Katz A W, Zhang H, et al. Oligometastases treated with stereotactic body radiotherapy: long-term follow-up of prospective study[J]. Int J Radiat Oncol Biol Phys, 2012, 83(3): 878-886.

[26] Desai A, Rai H, Haas J, et al. A Retrospective Review of CyberKnife Stereotactic Body Radiotherapy for Adrenal Tumors (Primary and Metastatic)[J]. Winthrop University Hospital Experience[J]. Front Oncol, 2015, 5: 185.

[27] Campo M, Al-Halabi H, Khandekar M, et al. Integration of Stereotactic Body Radiation Therapy With Tyrosine Kinase Inhibitors in Stage IV Oncogene-Driven Lung Cancer[J]. Oncologist, 2016, 21(8): 964-973.

［28］何锦园,李昀,刘立宝,黄邵洪,张军航.非小细胞肺癌并肺寡转移的外科治疗［J］.实用医学杂志,2015(01).

［29］Ricco A,Davis J,Rate W,et al. Lung metastases treated with stereotactic body radiotherapy:the RSSearch(R) patient Registry's experience［J］. Radiat Oncol,2017,12(1):35.

［30］Salah S,Tanvetyanon T,Abbasi S. Metastatectomy for extra-cranial extra-adrenal non-small cell lung cancer solitary metastases:systematic review and analysis of reported cases［J］. Lung Cancer,2012,75(1):9-14.

［31］Suzuki H,Yoshino I. Approach for oligometastasis in non-small cell lung cancer［J］. Gen Thorac Cardiovasc Surg,2016,64(4):192-196.

［32］Punglia R S,Morrow M,Winer E P,et al. Local therapy and survival in breast cancer［J］. N Engl J Med,2007,356(23):2399-2405.

9. NSCLC免疫检测点抑制剂临床应用困惑

刘晓晴

中国人民解放军第307医院肺部肿瘤科

近年来针对肺癌驱动基因的分子靶向治疗药物不断面世，极大改善和提高了晚期非小细胞肺癌（non-small-cell lung cancer，NSCLC）患者的生活质量和生存时间。尤其自2015年Nivolumab被美国FDA批准用于NSCLC治疗后，肺癌免疫治疗新时代的序幕由此掀开。在不足两年时间内，Nivolumab、Pembrolizumab和Atezolizumab三个免疫检测点抑制剂先后被FDA批准作为NSCLC二线治疗药物；而鉴于KEYNOTE-024研究，Pembrolizumab直接推荐用于一线治疗PD-L1高表达（>50%）的转移性NSCLC。如此checkpoint抑制剂凭着喜人的疗效和持久的应答，伴随着前所未有的研究转化速度和激情，理所当然成为了肿瘤治疗中那颗璀璨的明星。

热捧回归到理智，我们看到免疫检测点抑制剂仍有许多未解和盲点，在临床实际应用中引发很多困惑，如：不同抑制剂疗效之间的差异、如何正确疗效评价、治疗优化、获益人群、安全性、耐药和联合治疗等方面。

一、如何选择PD-1/PD-L1抑制剂

在临床实践中，患者常常会问及几个PD-1/PD-L1抑制剂应该选择哪个（包括抑制剂疗效和安全性之间的差异）？

现有研究显示，在不加选择的人群中，不同PD-1/PD-L1抑制剂的二线总体疗效相似，缓解率约20%，但在不同临床病理特点的分层人群和PD-L1表达差异患者中有疗效差异。一线治疗中，Keynote024研究在PD-L1≥50%患者中，Pembrolizumab效果优于化疗。但是CheckMate026研究在PD-L1≥1%患者中，Nivolumab与化疗的效果没有差异。两个结果令人困惑，因这两项研究在患者人群、组织活检、PD-L1表达等方面都有不同，可能导致了研究结果的差异。总之在一二线治疗中均缺乏PD-1/PD-L1抑制剂头对头的对照研究说明其间的疗效差异。

二、反应模式以及评价标准

传统的化疗和靶向治疗是药物直接作用于肿瘤细胞，所以实体瘤评价标准（response evaluation criteria in solid tumor，RECIST）用来评价化疗和靶向药物的有效性。而PD-1/PD-L1抗体的作用原理是激活肿瘤特异性淋巴细胞来杀灭肿瘤细胞，所以与化疗和靶向药物相比，PD-1/PD-L1抗体治疗后部分患者的肿瘤变化相对较慢，称为延迟反应。临床上将治疗12周后出现的治疗反应划归为延迟反应。另外因为过量淋巴细胞浸润肿瘤组织会导致一过性肿瘤增大，或淋巴细胞来不及浸润肿瘤组织而出现新病灶，上述现象统称为假性进展。为了区分免疫治疗和以往化疗、靶向治疗的反应模式，2009年推出免疫相关反应评价标准（immune-related response criteria，irRC），强调除了CR、SD、PD等评价外，还应考虑延迟反应和假性进展。研究显示，NSCLC中5%~10%的患者出现假性进展，在黑色素瘤中6.7%~12%的患者出现假性进展。假性进展的鉴别应根据患者的总体状况、肿瘤相关症状改善情况以及肿瘤大小改变等。开始PD-1/PD-L1抗体治疗后何时进行第一次疗效评价和解读评价结果

仍是一个需要深入研究的问题。为减少误判 PD-1/PD-L1 抗体疗效和减少因治疗无效患者的进展风险，原则上在开始治疗 12 周时进行第一次疗效评价，综合 RECIST 和 irRC 评价结果以及患者基本情况决定是否继续抗体治疗。如果 RECIST 和 irRC 均评价为疾病控制，治疗相关毒性可耐受，可继续治疗，8～12 周后再次评价；若 RECIST 评价为疾病进展，而 irRC 评价为疾病控制者，要考虑治疗潜在益处和风险后再决定是否继续单抗治疗。

总之，要结合 RECIST 和 irRC 评价标准以及临床症状缓解、对免疫治疗不同反应肿瘤的特性等进行联合判断和评价。期望未来发展更加客观反映临床获益的免疫治疗疗效评价标准。

三、获益人群选择

具备哪些特征是从 PD-1/PD-L1 抑制剂获益的最佳人群？研究显示，病理类型方面，鳞癌是检测点抑制剂的优势人群，吸烟人群肿瘤负荷较高，也是优势人群；在年龄方面，CheckMate057 研究显示无论年龄大小，都能从 Nivolumab 治疗中获益。还有研究显示 HPD 与年龄显著相关，19%HPD 患者 ≥65 岁，这提示检测点选择时可能应在年轻人群中，对老年人更应关注安全性。在驱动基因方面，研究显示 EGFR 突变患者获益有限，而 KRAS 突变获益较多。未来还需在更大规模治疗人群中鉴别出治疗获益人群，以及他们所携带的特殊分子特征，也许这些才是本质所在。

随着近年对肿瘤微环境及免疫机制的研究深入，2015 年，基于 TIL 和 PD-L1 表达的存在，癌症被分类为四种不同的肿瘤微环境。2017 年将其总结归纳为三种类型，免疫沙漠型、免疫炎症型和免疫豁免型。免疫豁免型和免疫沙漠型使用检测点抑制剂的效果不好，免疫炎症型的效果非常好，所以未来免疫分型在免疫获益人群筛选中也非常重要。

四、疗效预测分子标志物（biomarker）

影响 checkpoint 抑制剂疗效的因素有 PD-1 表达状态、基因突变、淋巴细胞浸润和其他因素。研究显示，PD-L1 高表达、肿瘤突变负荷、新肿瘤表位抗原表达、肿瘤或瘤周 CD8$^+$ 细胞浸润、肿瘤修复基因缺失与 checkpoint 抑制剂疗效正相关。但目前仅 PD-L1 表达与 PD-1/PD-L1 抑制剂疗效相关性的研究证据最为丰富，也最先进入临床实践指导治疗。

PD-1/PD-L1 抑制剂在 NSCLC 的二线治疗研究中，CheckMate057 研究显示，在非鳞癌中，PD-L1 表达是 Nivolumab 疗效的预测因子；Keynote010 研究分层亚组分析显示，PD-L1 高表达 OS 更长；OAK 研究显示，Atezolizumab 在不同 PD-L1 表达水平下均可延长生存，降低死亡风险；但 CheckMate017 研究显示，Nivolumab 的生存获益与 PD-L1 表达无关。在仅有的两个一线治疗 KEYNOTE-024 和 Check-Mate026 研究中，由于采用不同的 PD-L1 标准（前者采用 PD-L1≥50%，后者为 PD-L1≥5%），两个研究得出截然不同的结果。总之在 NSCLC 一线和二线治疗中具有相同的趋势，即 PD-L1 表达增高，PD-1/PD-L1 抑制剂疗效增强，因此目前认为 PD-L1 表达应该是 Biomarker。

但随之问题是，一线治疗时需要进行 PD-L1 检测，二线治疗是否需要检测？现阶段按照 FDA 获批的 PD-1/PD-L1 抑制剂对 PD-L1 的检测要求，Nivolumab 二线治疗无需 PD-L1 表达检测，但建议补充诊断；Atezolizumab 二线治疗不需要 PD-L1 表达检测；Pembrolizumab 一线治疗 PD-L1≥50%，二线治疗≥1%。

目前 FDA 获批的三个 PD-1/PD-L1 抑制剂的检测试剂不同。这种一药一诊断的开发模式为临床治疗决策带来了困惑。一种诊断试剂结果能否指导其他药物治疗，不同程度的 PD-L1 表达水平，几个 PD-1/PD-L1 抑制剂哪些可用，应该用在几线治疗等，这些由于 PD-L1 检测带来的问题都应在临床中受到关注。另外 PD-L1 表达作为生物标志物还存在一些问题，如肿瘤异质性、病灶与转移灶之间差异等，以及 PD-L1 表达阴性的患者也有 10%～16% 有效。由于免疫反应的调控机制非常复杂，所以仅凭单一的 PD-L1 表达作为标志物似乎是不够的。建议进行多个标志物（PD-L1、肿瘤负荷、CD8$^+$T 细胞浸润等）的联合检测，并结合患者的临床特征（年龄、病理类型、吸烟状况、驱动基因改变等）综合判断。

五、治疗优化

治疗优化要考虑很多因素，如治疗时机、治疗频率、合适的药物剂量、治疗持续的时间以及药效经济学考量等都需考虑。

（一）治疗时机

理论上作用于肿瘤微环境的免疫治疗，应该根据免疫表型（炎症型、豁免型、沙漠型）安排合适的治疗时机，而非像化疗或分子靶向治疗一样尽量在一线。但通过检测免疫表型决定治疗时机的方式需待时日。

现实中考虑在晚期 NSCLC 一线、二线或多线，局部晚期维持或早期患者辅助治疗阶段应用。Nivolumab、Pembrolizumab 和 Atezolizumab 三个免疫检测点抑制剂被 FDA 批准作晚期 NSCLC 二线治疗；而鉴于 KEYNOTE-024 研究，Pembrolizumab 直接推荐用于一线治疗 PD-L1 高表达（>50%）的转移性 NSCLC。值得注意，KEYNOTE-010、Checkmate057、OAK 研究的亚组分析数据和越来越多的研究显示，对于 EGFR 敏感突变患者，PD-1/PD-L1 抑制剂治疗并无显著获益，应首先推荐 EGFR-TKI 治疗。化疗、分子靶向治疗以及免疫治疗顺序的问题也许是晚期 NSCLC 患者未来研究热点，而对于局部晚期患者放化疗后的维持治疗、早期患者术后辅助治疗也有研究在探索，结果拭目以待。

（二）治疗频率

对于合适药物的治疗频率，主要以药效学和药动学为基础安排治疗频率和剂量。关于药物剂量和频率的研究很多，一项正在进行中的研究比较 Nivolumab 单抗 240mg/2w 给药与 480mg/4w 给药的效果，结果拭目以待。

（三）持续时间

免疫治疗的治疗窗宽泛，应该重视成本-效益比。为了降低成本、减少不良反应以及用药方便，治疗一旦有效，考虑是否延长治疗间隔。免疫治疗停止后，反应可以持续一段时间，因此停药时间是在出现疗效后，还是维持半年、1 年，直至病情进展？另外药效经济学、长时间用药的安全性等问题，这些都值得考量。

围绕这些问题的相关研究也正在进行中，如 CheckMate153 研究设计，比较一组 Nivolumab 给药直至副作用不耐受，另一组给药 1 年后停止治疗，如进展后再次治疗两组间疗效差异。

六、耐药管理

分子靶向治疗原发性耐药少，但在 1 年左右绝大部分患者发生获得性耐药。免疫检测点抑制剂获得性耐药发生比例较小，大部分患者持久耐药，原发性耐药比例高。耐药可能机制：①非 PD-L1 的其他抑制性 checkpoints 继发性过表达；②抗原提呈信号通路异常；③T 细胞活化及杀伤功能异常。

不同耐药模式的处理方式不同，原发性耐药主要是免疫豁免型或沙漠型，治疗时应联合其他药物。对于获得性耐药，免疫检测点抑制剂进展后是否继续使用，是否可以按照当前的耐药模式处理，以及一个免疫检测点抑制剂耐药后，换另一个抑制剂是否有效等问题，目前都尚未解决。

七、联合治疗

无论传统化疗还是近年来疗效更好的分子靶向治疗以及免疫治疗，任何一种治疗都有其局限性，都面临失败和耐药问题。因此联合不同机制的治疗措施以扩大受益人群和进一步提高治愈率，延长耐药时间。

化疗可诱导肿瘤细胞发生免疫原性死亡，释放肿瘤抗原并干扰肿瘤细胞的免疫逃逸。目前免疫联合化疗的几项研究 KEYNOTE-021 研究和卡铂+培美曲塞加或不加 Pembrolizumab 一线治疗晚期 NSCLC 的 II 期临床研究结果均显示，联合组的 ORR 均大于 50%，PFS 都超过 10 个月。除了 Pembrolizumab，

Atezolizumab 与化疗的联合也取得很好疗效。在毒性反应方面，联合组的 3～4 级不良反应率高于化疗组约 10%。目前有更多 PD-1/PD-L1 抑制剂联合化疗的研究正在进行中。

研究显示，EGFR 突变和 ALK 阳性患者往往有 PD-L1 高表达，所以免疫与靶向治疗的研究也在探索之中。一项 I 期研究探索了 Durvalumab+吉非替尼治疗 EGFR 突变 NSCLC 的结果显示，其 ORR 没有明显提高，但是不良反应明显增多。另一项比较 AZD9291 联合 Durvalumab 治疗 EGFR 突变 NSCLC 患者的研究结果也相似，治疗效果没有明显增多，但不良反应增多。在 Ⅲ 期研究亚组分析中发现，EGFR 突变患者二线使用免疫治疗比化疗的效果差。

缺氧诱导 VEGF 表达导致肿瘤血管生成，血管生成后又导致缺氧，形成一个恶性循环。联合免疫和抗血管生成治疗的 IMpower150 研究正在进行中，这个研究将提供未来晚期 NSCLC 的一线治疗策略。

总体目前有限的研究结果显示，联合治疗可提高治疗效果，但是存在风险，如不良反应，另外也会增加患者经济负担。因此，联合治疗的前景和治疗价值值得考虑。

八、小结

检测点抑制剂临床应用时间短，未知和困惑很多，需要更多的临床研究论证这些问题以提供更多的证据。目前在研有 20 多个 PD-1/PD-L1 抑制剂，约 803 项研究正在进行，相信这些研究结果会帮助我们解决这些困惑，在未来更加合理科学应用 PD-1/PD-L1 抑制剂治疗肿瘤。

10. 晚期肺癌的整合治疗

王洪武

煤炭总医院

精准医学是应用现代遗传技术、分子影像技术、生物信息等技术，结合患者生活环境和临床数据，实现精准的疾病分类、诊断及评估，制订具有针对性的疾病预防、治疗和康复等医疗服务全过程，以最小化医源性损害、最低化医疗消耗，获得病患的最佳康复。

一、精准医学并不等同于奥巴马式"精准医学"

2015年1月20日，奥巴马在国情咨文演讲中提出了"精准医学（Precision Medicine）"计划，呼吁美国要增加医学研究经费，推动个体化基因组学研究，依据个人基因信息为癌症及其他疾病患者制定个体医疗方案。奥马巴所指的"精准医学"主要侧重于的是分子靶向治疗，强调的基因组、蛋白质组学等大多存在于分子层面，并以癌症等重大疾病为主要攻克对象[1, 2]。

按照国家卫计委提出的中国版精准医疗计划，主要包括三个层次，层次间逐级提高，难度呈几何级数加大[3]。基础层次方面，基因测序是精准医疗的基础。无论是细胞治疗还是基因治疗，首先要通过基因测序诊断病情才能设计方案。在实施精准医疗方案过程中，需要大量的细胞和分子级别的检测。基因测序工具分为测序仪和试剂，医疗器械公司可以顺势介入测序设备生产领域。中等层次方面，主要涉及细胞免疫治疗。通过对免疫细胞的功能强化和缺损修复，提高免疫细胞的战斗力。这种技术治疗癌症效果好，但操作难度大，对患者身体素质要求较高，难以大面积推广。最高层次方面是基因编辑。癌症本质上是人体基因变异导致的细胞分裂失控。基因剪辑就是对患者癌变细胞的变异基因进行批量改造，使之成为正常细胞。

但基因测序和调控技术还在完善阶段，所谓的"精准"产品在临床上真正有效的只有少数。就肿瘤而言，经过测序等分子诊断分析，有30%～50%的病人能找到可以解释肿瘤恶变的相关证据，但只有3%～13%的病人能够找到相应的药物，即使用上了配对的药物，也只有30%的病人有效。实际上，最后受益的病人仅占所有病人的1.5%[4]，所以绝大多数病人不适合应用基因测序进行个体化治疗。

随着奥马巴时代的结束，精准医学又赋予了新的内涵。以基因序列和表达调控为基础的分子医学（分子靶向）是狭义的精准医学，与临床医学所要求的精准相互关联又有所不同。临床工作者直接面对大多数病人，须要运用各种方法和手段解决病人的问题，而不管这种方法是否基于基因分析的结果。这种以临床为基础的医学（物理靶向或生物靶向）属广义的精准医学。

肿瘤靶向治疗是借用导弹制导技术的概念，准确地杀灭靶区局部的肿瘤细胞，等体积靶向切除肿瘤，而最大限度地减少周围正常组织损伤。随着影像技术的飞速发展，为精确制订肿瘤的生物靶区提供了保障。治疗前先由计算机自动勾画出靶区，制订治疗计划，并定向引导、实时监测，以达到预期目的。根据靶区内肿瘤的存在情况，又可分为物理靶区和生物靶区等[5]。

物理靶区：由CT、B超、MR等物理影像手段所能诊断的，或内镜可见的并有一定形状和体积的病灶组织，包括转移灶在内的靶区称为物理靶区，又称解剖靶区或几何靶区。它又可以分为：肿瘤靶区（GTV），指影像学能界定的恶性病变靶区；临床靶区（CTV），包括亚临床以及可能侵犯范围区；内靶区（ITV），考虑器官运动和呼吸引起的CTV的扩大区；计划靶区（PTV），考虑治疗中各种误差，专用于治疗计划设计和执行的靶区；治疗靶区（TTV），实际接受90%治疗剂量的范围；危及器官（OAR），可能卷入治疗的重要组织和器官。这是国际辐射单位及测量委员会（ICRU）在29、50、62号报告中对肿瘤靶区的定义（图1），肿瘤界认为这是对肿瘤靶区最权威的界定[5]。近年来，肿瘤消融治疗也慢慢接受了这些理念。

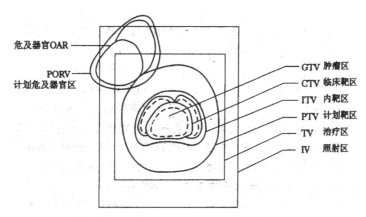

图1　肿瘤靶区的定义（ICRU）50、62号报告

在对肿瘤靶区实施局部灭活时，既要全部杀死肿瘤细胞，又不伤及正常组织和保护重要器官。近年来随着分子生物学、分子遗传学、免疫学、影像学等相关学科的发展，我们可以利用SPECT、PET、MR功能影像学技术的进步，显示肿瘤代谢状态甚至分子水平的变化，诸如乏氧、供血、代谢、凋亡、基因等，可以更精确地对肿瘤组织和正常组织进行显示，从而发现常规CT、B超、X平片等解剖影像技术不能发现的转移病灶和功能变化。我们将这种功能性影像学定义的靶区称作生物靶区（Biological Target Volume），见图2。根据病理组织所见，显示肿瘤的BTV大于CT显示的肿瘤范围（GTV）约0.5cm，在超过BTV 0.5cm以内可能存在肿瘤细胞。PTV还要大于BTV 0.5cm，因此，能否彻底灭活肿瘤，与治疗计划（TPS）的制订有重要关系。

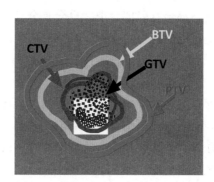

图2　生物靶区（BTV）的定义

对肿瘤的治疗，要打破传统的治疗体系，即手术、放疗、化疗等，要以最小的代价取得最佳疗效，这也是精确医学的范畴。二十一世纪，应成为肿瘤微创治疗的时代[6]。

现代微创外科手术凭借现代科学技术，通过微小的切口，大大拓宽了深层立体手术的视野，保持无血手术环境，精确地切除肿瘤，同时也最大限度地保留和保护正常组织，实现了真正的微创意义。近年来，许多"刀"的涌现，也代替了传统的手术刀，达到了局部靶向消融的目的，如氩氦刀、射频消融、化学刀等。

随着高科技的发展，各种先进的技术都在向医学渗透，如微电子技术、计算机技术、光电子技术、电信技术、航天技术等，在医学中又形成许多新的学科，如冷冻外科、激光外科、超声外科、放射外科、立体定向外科、生物治疗、机器人外科、腔镜外科、内镜外科等。许多手术只在内镜、腔镜和影像技术（如CT、B超等）等引导下完成，具有创伤轻、并发症少、经济有效等优势，特别是对晚期或传统治疗方法失败的患者，不失为很好的补充。随着模拟手、机器人、网络远程操作等技术的普及应用，又为肿瘤的微创外科技术提供了更广阔的应用前景。

放射治疗技术近年来也有突飞猛进地发展，许多三维立体适形放疗技术、调强放疗技术，如X刀、γ刀、赛博刀、勃拉格质子刀、重子刀等在临床得到了广泛应用，让人目不暇接。

化学治疗也突破了传统意义上的全身静脉化疗，如血管介入化疗、缓释化疗药、超声电导化疗等，在现代肿瘤的治疗中也发挥越来越重要的作用。

二、精准医学也并非"个体化医疗"

个体化医疗，强调的是根据个体的差异，对于不同患者，或是同一患者的不同阶段，采取独一无二的诊疗方案。

而精准医学是标准化与个体化相统一的医疗模式，根据每一位患者的特点调整医学治疗措施。但并不意味着为每一位患者生产独特的药物或医疗设备，而是指能够根据患者的特定疾病易感性不同、所患疾病生物学基础和预后不同，以及对某种特定治疗的反应不同，而将患者分为不同亚群，利用疾病的共性规律来治疗疾病，并进一步精确到疾病的亚型。

精准医学还将通过建立新的大数据网络，使医学研究与临床数据在患者的诊疗层面结合起来，以此来推动医学研究的进步与发展。

实际上精准医学综合了基因组医学、靶向治疗、循证医疗、基于数据的医疗、整合医学、"4P"医学模式（精确计划、精确定位、精确治疗、个体化治疗）等诸多先进医学元素，是集合现代科技手段与传统医学方法，科学认知人体机能和疾病本质，以最有效、最安全、最经济的医疗服务获取个体和社会健康效益最大化的新型医学范畴。

三、精准医学应强调局部治疗与全身治疗的联合与统一

无论良性疾病还是全身疾病，都会有局部表现，也会有全身表现，特别是恶性肿瘤，一定表现为全身受累，除局部有症状外，全身也会有免疫或内分泌等功能的改变，或有远处转移的表现。作者在临床实践中，总结出一套"123"的理论：①建立了一套完整的现代介入治疗体系；②倡导双靶向治疗理念；③奉行"三定"原则，采取适宜治疗方案。

双靶向治疗是病人最佳治疗方案，采取物理或生物靶向（局部治疗）与分子靶向（全身治疗）相结合的方法。减瘤负荷是治疗肿瘤的基本原则，所有的治疗手段都是为了减瘤负荷。传统的治疗如手术、放疗都是局部治疗，而化疗、分子靶向药物、免疫治疗及中医药等即为全身治疗。对不能手术的患者可行微创靶向治疗，如靶向物理治疗（冷热消融治疗、内镜下介入治疗）、靶向放射治疗、靶向化学治疗及靶向血管介入治疗。对不能外放疗的患者还可施行近距离放疗，对不能耐受全身化疗的患者可行局部药物注射或缓释化疗药物植入。

"三定"原则是指治疗前需确定肿瘤的部位、性质和分期。不同的部位需采取不同的治疗手段，临床上需强调"三位一体"的治疗方法，如气管内与气管外[7]、血管内与血管外[8]、胸腔内与胸腔外联合治疗。对气道内或胸腔内的肿瘤，宜首选内镜或腔镜治疗为主[9, 10]，可用铲切法、冻取法、热消融法（如激光、高频电刀、微波等）、钳取法等，快速祛除瘤体，或用光动力疗法祛除浅表或残余肿瘤，或用内支架撑开明显狭窄的管腔；而对肺内的实体肿瘤，则需明确生物靶区，在影像引导下采用

热消融、冷冻、放疗粒子植入、化疗粒子植入等方法，控制肿瘤；根据血管造影情况，若为富血管，则可先行栓塞化疗，再做消融等治疗。对发生于胸腔外的肿瘤，则需根据转移部位，采用不同的方法，如发生脑转移，则需采用外放疗等。

定性则需通过适当手段，获得组织病理学，明确性质。对小细胞肺癌（SCLC），宜首先采取全身化疗，若3个月内稳定，继续化疗或放疗或手术；若3个月内复发，则需更换化疗方案或采取其他措施。对非细胞肺癌（NSCLC），则需根据基因检测情况，采取不同的方案。若有基因突变或缺失，则采用分子靶向治疗[11]，选用相应的药物：对直径<3cm的肿瘤，可先试用分子靶向药物治疗，若有效，则继续治疗；若无效，则换用其他方案。对直径>3cm的肿瘤，亦可先试用分子靶向药物治疗，若有效，则继续治疗；若无效，则换用生物靶向治疗方案。在分子靶向药物耐药后，亦可选用生物靶向治疗。近年来，通过基因检测等技术，可精确选择分子靶向药物和化疗药物，甚至筛查放疗敏感指标。因此，现代肿瘤的治疗不单纯按照治疗指南，而是根据病人的具体情况，选择适宜的方案。

EGFR突变阳性肿瘤治疗推荐吉非替尼一线治疗[12]。一线化疗中发现EGFR突变：完成原计划的化疗方案，包括维持治疗；或者中断原化疗方案，采用埃罗替尼/阿法替尼/吉非替尼。伴有EGFR基因突变阳性且有转移病灶的NSCLC在一线化疗后，行T790M检查，对于无症状患者，新增局部治疗手段。对于有头部转移症状患者，新增奥希替尼。阿法替尼联合西妥昔单抗可用于治疗EGFR TKI治疗失败的患者。

在一线治疗期间发现ALK重排，中断化疗或继续完成化疗，序贯给予克唑替尼治疗。伴有ALK基因重排阳性且有转移病灶的NSCLC在一线化疗后，对于无症状患者，新增局部治疗。对于有头部转移症状或单一系统转移症状的患者，持续使用克唑替尼。

肺腺癌、大细胞肺癌、非特殊类型肺癌（NOS）治疗推荐更新二线治疗：PS评分0~2的患者，派姆单抗（Pembrolizumab）在PD-L1表达≥50%的非小细胞肺癌患者可做为一线治疗，Nivolumab的证据级别由2A提高至1类级别。

PS评分3~4的患者，若有EGFR治疗敏感的突变，则阿法替尼和吉非替尼是可选的治疗方案，而ALK重排的肿瘤，则克唑替尼是可选的治疗方案。

肺鳞癌二线治疗：PS评分0~2的患者，Pembrolizumab是一个可选治疗方案。厄洛替尼不适合肺鳞癌的治疗。伴有ROS1基因重排阳性的转移性疾病一线治疗可选择克唑替尼，若病情仍有恶化可参考腺癌、鳞癌或PD-L1表达阳性（≥50%）的一线治疗。

临床分期亦是选择治疗方案的重要依据，Ⅰ~Ⅱ期（首选治疗为外科手术±化疗），随访时应每6个月检查一次H&P及胸部CT，共2~3年；之后每年检查一次H&P及低放射量非增强胸部CT。

Ⅰ~Ⅱ期（首选治疗为RT）或Ⅲ期或Ⅳ期（寡转移及对各个转移灶均进行了有效治疗），随访时应每3~6个月检查一次H&P及胸部CT，共3年；之后每6个月检查一次H&P及胸部CT，共2年，此后每年检查一次H&P及低放射量非增强胸部CT。

早期非小细胞肺癌（临床Ⅰ期和淋巴结阴性的Ⅱ期患者）立体定向消融放疗（SABR）vs肺叶切除术在可手术的患者中有类似的结局，而SABR的毒副作用更小。局部进展期的非小细胞肺癌（临床Ⅱ~Ⅲ期患者）：不可手术的临床Ⅱ期患者（淋巴结阳性）进而Ⅲ期患者的标准治疗为同步放化疗。纵隔淋巴结阴性且医学原因不可手术的ⅠB、Ⅱ、ⅡB、ⅢA期患者，在根治性RT（包括SABR）治疗结束后，高危的ⅠB~ⅡB期的患者需再辅以辅助性化疗进行治疗。

随着液态活检技术的发展[13]，传统的肿瘤分期已受到很大挑战。循环肿瘤细胞（CTC）检测可了解肿瘤细胞的生物学特性和转移的过程，并可替代组织活检，检测肿瘤细胞基因突变情况，可用于指导治疗和判断预后。无细胞循环肿瘤DNA（cfDNA）可更早期地发现肺癌，用于肺癌的筛查，也可用于遗传学和表观遗传学的研究，包括癌基因的活化，染色体的缺失，甲基化等。研究显示，cfDNA水平与NSCLC肿瘤分级，分期，淋巴结的播散，转移部位的数量，治疗反应和存活时间都有关系。液态活检技术对精确医学的发展有[1, 2]。

参 考 文 献

[1] 按照国家卫计委提出的中国版精准医疗计Conrads TP, Petricoin EF 3rd. The Obama administration´s cancer moonshot: a call for proteomics[J].Clin Cancer Res, 2016; 22(18): 4556-4558. doi: 10.1158/1078-0432.CCR-16-0688. Epub 2016 May 19.PMID: 27199492.

[2] Ghasemi M, Nabipour I, Omrani A, et al.Precision medicine and molecular imaging: new targeted approaches toward cancer therapeutic and diagnosis.Am J Nucl Med Mol Imaging. 2016; 6(6): 310-327. eCollection 2016.PMID: 28078184.

[3] Prasad V.Perspective: Theprecision-oncology illusion[J].Nature, 2016; 537(7615): S63. doi: 10.1038/537S63a PMID: 27602743.

[4] 卫计委.中国版的精准医疗计划出炉.吉林医学信息, 2016; 32(3): 21-225.

[5] 王洪武.现代肿瘤靶向治疗技术.中国医药科技出版社, 北京, 第1版.2005: 30-32.

[6] 王洪武, 杨仁杰.肿瘤微创治疗技术.北京科学技术出版社, 北京, 第1版.2007.

[7] 王洪武, 周云芝, 马洪明, 等.氩等离子体凝固与氩氦刀联合治疗伴有大气道阻塞的中央型肺癌.中华结核和呼吸杂志, 2009, 32(2): 152-153.

[8] 罗凌飞, 王洪武, 马洪明, 等.靶动脉栓塞化疗联合氩氦刀等微创技术治疗 原发性非小细胞肺癌139例分析.中国肺癌杂志, 2010, 13(1): 60-63.

[9] Gompelmann D, Eberhardt R, Herth FJ.Interventional pulmonology procedures: an update.Panminerva Med, 2013; 55(2): 121-129.PMID: 23676954.

[10] Anevlavis S1, Froudarakis ME1.Advances in pleuroscopy. Clin Respir J. 2016 Dec 20. doi: 10.1111/crj.12597.PMID: 27997741.

[11] Del Rivero J, Enewold L, Thomas A.Metastatic lung cancer in the age of targeted therapy: improving long-term survival. Transl Lung Cancer Res, 2016; 5(6): 727-730. doi: 10.21037/tlcr.2016.11.08. PMID: 28149768.

[12] NCCN Clinical Practice Guidelines in Oncology: Non-Small Cell Lung Cancer(Version 4.2017).NCCN Web-site.

[13] Nurwidya F , Zaini J, Putra AC, et al.Circulating Tumor Cell and Cell-free Circulating Tumor DNA in Lung Cancer. Chonnam Med J. 2016, 52(3)151–158.doi: 10.4068/cmj.2016.52.3.151. PMCID: PMC5040764.

11. 免疫治疗照亮肺癌精准医学新时代

王 洁

国家癌症中心/中国医学科学院北京协和医学院肿瘤医院

全球范围内肺癌发病率和死亡率居众癌之首。在经历了漫长的探索与徘徊后，基于驱动基因的靶向治疗为非小细胞肺癌（non-small cell lung cancer，NSCLC）尤其肺腺癌打开了一道突破远近期生存的。随着表皮生长因子受体（EGFR）酪氨酸激酶抑制剂（吉非替尼、厄洛替尼）、间变性淋巴瘤激酶（ALK）抑制剂（克唑替尼）、针对血管内皮生长因子（VEGF）的单克隆抗体（贝伐珠单抗）等靶向药物的研发和临床应用，肺腺癌患者总生存期和生活质量显著改善，正向着慢性疾病之例迈进。尽管精准治疗的概念提出仅仅两年余，肺癌却已经以其他肿瘤无法比拟的优势走进基因分型的个性化治疗时代。然而，目前可药化的肺癌驱动基因阳性率不到50%，肺鳞癌与小细胞肺癌的靶向治疗研究屡战屡败。如何进一步提升肺癌总体生存仍是研究者和临床医师面临的严峻挑战。

一、免疫治疗：攻克癌症的希望之光

免疫治疗是继靶向治疗后癌症新药研发领域最引人瞩目的突破，相继被Science杂志评为"年度十大科学突破"、最值得关注的六大科学领域之首。免疫治疗首先在黑色素瘤取得突破，肺癌是继黑色素瘤后免疫治疗研究进展最快的肿瘤，2015年，靶向PD-1的Nivolumab被FDA批准用于非小细胞肺癌（NSCLC）的治疗，开启了肺癌的免疫治疗时代。

（一）二线单药治疗

免疫治疗在NSCLC二线治疗的地位已经被确立，Nivolumab和Pembrolizuma已被NCCN等权威指南推荐为NSCLC二线治疗药物。Checkmate017和Checkmate057两个Ⅲ期试验分别证实，对于鳞癌和非鳞癌NSCLC患者，在二线不加选择的人群（不论PD-L1的表达水平），Nivolumab显著优于标准二线化疗方案多系他赛，可改善总生存。Keynote-010研究和POPLAR研究则分别报告，Pembrolizumab和PD-L1抗体Atezolizumab用于二线治疗的疗效也优于化疗。

（二）一线单药治疗

Keynote -024是第一个比较免疫治疗和传统一线化疗疗效及安全性的Ⅲ期临床试验。305例PD-L1阳性表达≥50%患者随机分为Pembrolizumab组和铂化疗组。结果显示，Pembrolizumab的疗效优于化疗，中位无进展生存期（PFS）分别为10.3个月和6.0个月，两组估计总生存（OS）达到6个月以上患者的比例分别为估计80.2%和72.4%，客观应答率（ORR）44.8%和27.8%。基于这一研究，2016年，pembrolizumab被批准用于晚期NSCLC一线治疗，打破了靶向治疗作为NSCLC一线治疗策略的格局。但Checkmate-026临床试验却得到了阴性结果，Nivolumab组和铂化疗组的中位OS并无显著差异。

（三）一线联合用药

Pembrolizumab/化疗组合方案已获FDA批准用于晚期NSCLC一线治疗。Keynote-021开放标签的Ⅱ期临床研究纳入123例晚期NSCLC患者（未限定PD-L1的表达情况），随机分为单纯化疗组或联合治疗组（化疗+Pembrolizumab）。结果显示，联合治疗组疗效显著优于单纯化疗组，两组的ORR分别为55%和29%，中位PFS分别为13个月和8.9个月。另有一项Ⅰb期临床研究发现，PD-L1抗体Durvalumab与CTLA-4抗体Tremelimumab联合治疗26例晚期NSCLC的总缓解率达到23%，高于Durvalumab单药，且安全性良好。基于该研究，三项探索两种免疫治疗联合疗效的Ⅲ期临床试验已经启动。

（四）腺癌与鳞癌之分

对比Checkmate017和Checkmate057（分别针对NSCLC中的鳞癌和腺癌）研究结果显示，Nivolumab在腺癌中的表现优于鳞癌，生存期分别为12.2个月和9.2个月，并发现在鳞癌中，PD-L1的表达和Nivolumab的有效率无关，而在腺癌中，Nivolumab的有效率与PD-L1表达程度正相关。而在Keynote-001研究中，NSCLC患者对Pembrolizumab的总反应率为23.5%，其中肺鳞癌患者的总反应率为26.3%。Keynote-024研究的亚组分析也显示，Pembrolizumab带给鳞癌患者的无进展生存优势更为明显。

（五）序贯还是同步

一项Ⅱ期临床研究纳入204例NSCLC患者，随机分为：单纯化疗组、化疗同步靶向细胞毒T淋巴细胞相关抗原4（CTLA-4）抗体的Ipilimumab组和化疗序贯Ipilimumab组。结果显示，序贯Ipilimumab方案的生存获益最明显，尤其是鳞癌患者更易获益。

二、疗效预测标志物：优势人群选择

治疗经验的积累使得人们迅速认识到，并非所有患者都能从免疫治疗中获益。寻找免疫治疗疗效预测标志物成为甄选优势人群、提升疗效的必经之路。

（一）PD-L1表达水平

对于PD-1/PD-L1抑制剂，PD-L1是否是一个好的生物标志物？CheckMate057研究显示肿瘤细胞高表达PD-L1可以预测Nivolumab治疗非鳞NSCLC的疗效，并发现，Nivolumab对于PD-L1表达阴性患者的疗效与多西他赛类似，也就是说Nivolumab对于不同PD-L1表达水平的患者都有疗效。而使用Pembrolizumab治疗前需要针对患者肿瘤组织进行PD-L1表达检测，选择PD-L1强阳性表达的患者。但是，PD-L1表达水平作为疗效预测标志物存在不可靠性，或与用于检测抗体的品牌、检测技术、检测时的环境条件以及判定PD-L1阳性的cutoff值等因素影响对免疫组化检测结果的判定有关。此外，PD-1的另一配体PD-L2被发现与PD-1的结合同样可被PD-1单抗阻断，或可作为对PD-L1的补充。

（二）肿瘤突变负荷

NSCLC中的体细胞突变频率非常高。肿瘤的突变负荷（TMB）是影响免疫检查点抑制剂的重要决定因素。这些肿瘤特异性的体细胞突变可以产生新抗原，称为"neo-antigens"，是T细胞的重要识别位点。在快速增殖的肿瘤中，存在neo-antigens特异的T细胞，但这些T细胞受免疫检查点抑制剂的阻断，不能有效执行杀伤肿瘤细胞的功能，只有在被解除阻断后，T细胞才能恢复功能。在AACR 2017中报告的一项研究采用TMB对CheckMate 026研究进行回顾性分析显示，相比PD-L1，选择TMB作为Nivolumab治疗NSCLC的标志物能更好地区分获益人群。TMB高表达患者接受Nivolumab治疗的ORR为47%，PFS为9.7个月，显著优于化疗。

基于肿瘤的异质性、肿瘤微环境中多种免疫抑制因素的协同存在以及肿瘤发病的多基因致病等特点，联合两个或以上的评价肿瘤微环境免疫状态的标志物用于预测免疫治疗疗效是极具吸引力的策略。在2016年ASCO年会和2015年欧洲肿瘤大会上都有研究证实联合标志物的优势，如一项研究报告PD-L1患者接受Durvalumab治疗的ORR为27%，IFN-γ表达阳性患者的ORR为33%，PD-L1和IFN-γ双阳性患者的ORR达46%，而双阴性患者的ORR仅为3%。

三、肺癌基因检测：通往精准治疗的必经之路

靶向治疗的进展和免疫治疗研究的深入推动肺癌治疗更趋精准。2017年NCCN指南将晚期NSCLC的一线治疗一分为三，即基于驱动基因的靶向治疗，对于EGFR/ALK/ROS1阴性而PD-L1高表达患者的免疫治疗，无前述适应证患者的化疗，而这些策略的正确选择必须依赖于肺癌高通量多基因检测。

基于高通量测序技术检测已知的驱动基因和耐药基因，以及评估，为高效快捷地选择适宜的靶向药物和免疫治疗药物、制定治疗决策及尽早发现耐药突变、调整治疗策略提供了可能，并可能发现新的耐药突变，为深入理解新药的耐药机制提供线索。肿瘤突变负荷的检测，结合PD-L1及浸润性T淋巴细胞的表达等肿瘤与微环境相关因子的表达，有可能为免疫治疗的精准化提供预测体系。此外，对于正在进行的临床试验，基于高通量测序结果选择合理的入选者进入临床试验，将有助于加速试验阶段的新药研发进程。

免疫治疗在肺癌治疗领域的应用让我们看到了希望，但仍有很多问题需要去解决。比如，如何提高免疫疗法的疗效，PD-1/PD-L1抑制剂联合CTLA-4抑制剂或化疗时如何选择最佳使用剂量，如何建立合理、实用的疗效评估标准，以及新的生物标志物的探寻等。相信随着研究的深入，免疫治疗在肺癌领域尤其是NSCLC领域的治疗应用会有更明确的方案与方向，并为提高生存时间、改善患者生存质量带来巨大裨益。

参 考 文 献

[1] Brahmer J, et al. Nivolumab versus Docetaxel in Advanced Squamous-Cell Non-Small-Cell Lung Cancer. N Engl J Med. 2015 Jul 9, 373(2): 123-35.

[2] Borghaei H, et al. Nivolumab versus Docetaxel in Advanced Nonsquamous Non-Small-Cell Lung Cancer. N Engl J Med. 2015 Oct 22, 373(17): 1627-39.

[3] Herbst RS, et al. Pembrolizumab versus docetaxel for previously treated, PD-L1-positive, advanced non-small-cell lung cancer (KEYNOTE-010): a randomised controlled trial. Lancet. 2016, 387(10027): 1540-50.

[4] Garon EB, et al. Pembrolizumab for the treatment of non-small-cell lung cancer. N Engl J Med. 2015 May 21, 372(21): 2018-28.

[5] Gubin MM, Schreiber RD. CANCER. The odds of immunotherapy success. Science. 2015 Oct 9, 350(6257): 158-9.

[6] Rizvi NA, et al. Cancer immunology. Mutational landscape determines sensitivity to PD-1 blockade in non-small cell lung cancer. Science, 2015, 348(6230): 124-128.

[7] Gubin MM, et al. Checkpoint blockade cancer immunotherapy targets tumourspecific mutant antigens. Nature, 2014, 515(7528): 577-581.

[8] Antonia S, et al. Safety and antitumour activity of durvalumab plus tremelimumab in non-small cell lung cancer: a multicentre, phase 1b study. Lancet Oncol. 2016 Mar, 17(3): 299-308.

[9] Pardoll DM. The blockade of immune checkpoints in cancer immunotherapy. Nat Rev Cancer. 2012 Mar 22, 12(4): 252-64.

[10] Lynch TJ, et al. Ipilimumab in combination with paclitaxel and carboplatin as first-line treatment in stage IIIB/IV non-small-cell lung cancer: results from a randomized, double-blind, multicenter phase II study. J Clin Oncol. 2012 Jun 10; 30(17): 2046-54.

[11] Gibney GT, et al. Predictive biomarkers for checkpoint inhibitor-based immunotherapy. Lancet Oncol. 2016 Dec, 17(12): e542-e551.

[12] 陆舜. 免疫检测点在晚期非小细胞肺癌治疗中的应用. 中华医学杂志, 2016.96(48): 3921-3924.

12. 基于微流控芯片技术的肺癌循环肿瘤细胞检测及单细胞分析

王琪 姜佳宁 赵辉

大连医科大学附属第二医院呼吸内科

我国是肺癌高发国家，近十年肺癌的发病率分别占男性和女性恶性肿瘤的第一和第二位，并且发病年龄有下降的趋势。肺癌的死亡率在恶性肿瘤中始终居于首位，根本原因是肺癌的高转移能力[1, 2]。因为肺癌具有极强的侵袭性及转移能力，大多数患者就诊时已处于晚期（Ⅲ期、Ⅳ期）[3]，失去最佳的治疗机会。因此，提高肺癌检出率、控制转移是临床亟待解决的难题。

现有的肺癌诊断手段主要包括影像学、血清肿瘤标志物、组织病理学和细胞学检查。影像学检查能够直观地评价肺癌的大小和进展情况，但灵敏度有限，很难检测到微小病灶。血清肿瘤标志物检测可用于辅助诊断、监测肿瘤进展和复发，但是目前尚缺少特异的肺癌血清肿瘤标志物，易出现假阳性和假阴性。病理学和细胞学诊断是肺癌诊断的"金标准"，但是要通过手术或者穿刺的方法获得活检样本，对患者创伤较大，而且取材受限，不能实时监测肺癌的动态发展。

循环肿瘤细胞（circulating tumor cell，CTC）检测作为一种液体活检技术，试图克服现有肺癌诊断手段的不足，提高肺癌检出率。研究表明CTC检测有助于预测肿瘤转移、评估预后，而且可以反映肿瘤特征，作为靶向治疗的靶标指导治疗。同时，外周血CTC检测具有创伤小、顺应性好、操作方便及可重复操作等优势。因此，作为一种"液体活检"技术，CTC检测有助于提高肺癌的检出率，为患者争取最佳治疗时间，制定最适的治疗方案，从而改善患者预后[4-7]。然而，由于CTC数量微少，一般10^9细胞中约有1～100个CTC。因此，构建高效、高特异性的检测方法对CTC的临床应用至关重要。

现有的CTC检测和富集分选技术依据分离原理的不同，主要分为两大类：一类是基于物理学特性的分选，另一类是基于生物学特性[8]。前者主要是依据肿瘤细胞与其他细胞的体积不同、密度不同及所带电荷不同等方法将CTC从外周血中分选。优点是操作简单、快捷、高通量且成本相对较低等，但缺点是分选效率不高、纯度较差[9-13]。后者主要是依据免疫学反应，根据CTC表面所表达的特异性蛋白，通过免疫亲和反应将其分离，其中最常见的特异性蛋白是上皮黏附分子（epithelial cell adhesion molecule，EpCAM）及细胞角蛋白（cytokeratin，CK）[14]。其中，被FDA认证的Cellsearch System就是根据正分选原理，通过纳米磁颗粒富集上皮来源的CTC[15]，推荐应用于转移性乳腺癌、前列腺癌、结直肠癌的CTC检测。但是，由于CTC具有较强的异质性，使该方法在一些患者中的CTC检测效果并不理想[16-23]。因此，如何克服CTC检测手段的局限性，构建高效的CTC检测技术倍受关注。

微流控技术对细胞生物学影响的不断加深以及其在集成样品预处理和血液成分分析中的优势，该技术可以更温和、快速、一致地操控和分选活细胞，有利于更准确高效地提取血液等体液样品中的信息，非常适用于血细胞、癌细胞等体细胞的检测。近年来，国内外学者在肿瘤细胞的微流控分选领域中取得了一系列的成就，微流控芯片技术正逐步成为细胞分选的主要工具，应用微流控芯片技术可精确操控样品中的细胞，有望实现高效率、高纯度的CTC检测。同时，微流控芯片的制作成本较低、体积较小，易于制备便携式仪器，更易临床普及应用。基于微流控芯片的CTC检测方法主要分为两类：一类是基于物理学特性的检测；另一类是基于生物学特性。前者最常见的是应用过滤芯片或确定性侧向位移（deterministic lateral displacement，DLD）芯片，根据细胞体积大小的不同，将CTC与血细胞分离。Zheng等[24]设计的滤过膜芯片在0.1~0.2mL/min的通量下可实现80%的肿瘤细胞株捕获率，Chen等[25]设计的DLD芯片在1mL/min的通量下可实现95%的肿瘤细胞株捕获率。生物学特性的分选主要是根据免疫亲和反应将CTC捕获，其中最常见的是"人字"芯片或"HB芯片"，HB芯片是在普通芯片的基础上通过人字形微柱的设计，使血样流经芯片时产生微量涡流来实现血液细胞的被动混合，以显着增加目标CTC和抗体包被芯片表面之间的相互作用次数，显著提高CTC的分离效率。Shannon等[27]设计了人字形鱼骨芯片，在流速（0.12 mL / h）下可实现79%±4.5%肿瘤细胞捕获效率及50%左右捕获纯度。Nagrath等[26]将anti-EpCAM抗体包被在芯片微柱上，通过肿瘤标准细胞株检测，实现99%的高捕获效率及47%的捕获纯度。以上研究提示，应用微流控芯片技术有望克服CTC检测技术的不足，实现高效、高特异性的CTC检测，但是目前大多研究是在细胞株水平进行的，对患者外周血CTC检测的研究尚不足。

因此，应用微流控芯片技术，我们课题组构建了适于肺癌CTC检测的装置，并将该装置用于患者外周血CTC检测。该装置联合了DLD分选平台、磁场负性分离纯化平台及免疫亲和捕获平台，以实现高效的、高特异性的CTC检测。应用该装置，我们分别对标准细胞株、肺癌患者CTC进行检测，并与CTC检测金标准CellSearchSystem的检测结果进行了对比。标准细胞株的检测结果提示该装置可实现90%以上的检测效率及50%的检测纯度，且该装置对细胞的活性无明显影响，可用于下一步的相关分析。肺癌患者外周血CTC的检测结果进一步证实了装置具有良好的检测效能。芯片装置与CTC检测金标准CellSearch System对30例肿瘤患者外周血CTC检测结果提示两者在检测效能上无明显差异，但是在检测所需标本量、检测时间、检测成本、临床普及性等方面，芯片装置具备明显的优势。以上实验证实了芯片装置具备良好的CTC检测效能，可用于临床CTC检测。因此，我们应用该装置对55例肿瘤患者外周血CTC进行检测，分析了CTC数目与肿瘤分期、肿瘤转移及患者病情的关系，检测结果提示CTC数目与肿瘤分期相关，早期（Ⅰ、Ⅱ）患者，检测结果为阴性，晚期患者（Ⅲ、Ⅳ），检测结果通常为阳性，且随着分期的增高，检出阳性率逐渐升高。而且检测结果与肿瘤转移相关，检测结果为阳性的患者通常已出现转移，而未出现转移的患者，检测结果为阴性。另外，检测结果与患者病情相关，对于病情复发或进展的患者，检测结果通常为阳性，对于病情缓解或稳定的患者，检测结果为阴性。综上所述，应用微流控芯片技术，我们课题组成功构建了CTC检测装置，可用于肺癌患者的CTC检测，且检测结果有助于临床肺癌分期、转移状态评估、患者病情分析及治疗方案的选择。

随着精准医学时代的到来，肺癌的诊治正在一步步向精准化、个体化、综合化的治疗方向发展。而这种发展方向有如下原因：首先，肺癌是一种基因疾病，多样且复杂，即使在显微镜下形态一致的肿瘤，在临床上却可能有着截然不同的疗效及预后；其次，肺癌本身在分子遗传学上具有异质性，并且随着疾病的进展处于不断演化的状态；最后，因为肺癌治疗药物价格高昂，不恰当的治疗将会给病人甚至是整个社会造成沉重的负担和资源浪费[28]。由此肺癌精准医疗应运而生，CTC检测这一液体活检技术的到来，为肺癌精准医学的实现带来了新的希望[29]。最近，已经有大量针对CTC的分子研究，从富集的CTC群体中提取细胞DNA和RNA进行深入的基因组学分析，但由于CTC的富集过程存在白细胞的污染，所以分析结果缺乏准确性。例如，Punnoose等人分析了CellSearch®在非小细胞肺癌（NSCLC）患者中富集的CTC中的EGFR突变状态，在肿瘤活检确认携带EGFR突变的8例患者中只有一例可检测到基因突变[30]。随着研究的进展，单个CTC的基因组分析克服了白细胞污染所造成的限制，能够评估单个CTC之间的异质性并有助于鉴定细胞内共存的突变。而且CTC单细胞基因组测序分析可从分子水平明确肿瘤发生、发展、转移及耐药的机制，从而实现精准医疗。单细胞的分选方法主要包括显微镜下手动毛细胞吸取法、阻抗脉冲信号芯片捕获法、阵列芯片分选法等。目前，我们课题组正致力于肺癌CTC单细胞的相关研究，通过基因组测序技术，分析肺癌CTC异质性，深入探究肺癌发生、发展、转移及耐药的机制，为肺癌精准医疗提供新的思路。

综上所述，CTC检测作为一种液态活检技术有望克服临床肺癌诊断率低的难题，CTC检测有助于肺癌分期、转移预测、治疗方案选择及预后评估。应用微流控芯片技术可实现高效的、高特异性的CTC检测。CTC捕获后的单细胞测序分析可从分子水平揭示肺癌的本质，深入探讨肺癌发生、发展、转移及耐药的机制，从而制定个体化治疗方案，实现肺癌精准医疗。

参 考 文 献

［1］ Wang, C. Simultaneous isolation and detection of circulating tumor cells with a microfluidic silicon-nanowire-array integrated with magnetic up conversion nanoprobes. Biomaterials, 2016, 54, 55-62.

［2］ Zhao, H. CD47 Promotes Tumor Invasion and Metastasis in Non-small Cell Lung Cancer. Scientific Reports, 2016, 6: 29719.

［3］ Rebecca L Siegel, Kimberly D. Miller, Ahmedin Jemal, DVM. Cancer statistics. CA: A Cancer Journal for Clinicans, 2016, 66: 7-30.

［4］ Yeo T. Microfluidic enrichment for the single cell analysis of circulating tumor cells. Scientific Reports, 2016, 6, 22076.

［5］ Vishnoi M. The isolation and characterization of CTC subsets related to breast cancer dormancy. Scientific reports, 2015, 5, 27533.

［6］ Alix-Panabieres C. & Pantel K. The circulating tumor cells: liquid biopsy of cancer. Klin Lab Diagn, 2014, 4, 60-4.

［7］ Alix-Panabières C. & Pantel K. Challenges in circulating tumor cell research. Nat Rev Cancer, 2014, 14, 623-31.

［8］ Catherine Alix-PanabiPantel K. Challenges inChallenges in circulating tumour cell research. Nature Reviews Cancer, 2014, 14, 623-31.

［9］ I. Ciam, C. W. Yee, F. S. lliescu, et al.llescu and M. H. Tan. Label free isolation of circulating tumor cells in microfluidic devices: Current research and perspectives. Biomicrofluidics, 2013, 7(1): 11810.

［10］ Z. B. Liu, W. Zhang, F. Huang, et al. High throughput capture of circulating tumor cells using an integrated microfluidic system. Biosensors and Bioelectronics, 2013, 47, 113-9.

［11］ H. Xu, Z. P. Aguilar, L. Yang, et al. Antibody conjugated magnetic iron oxide nanoparticles for cancer cell separation in fresh whole blood. Biomaterials, 2011, 32, 9758-65.

［12］ X. Y. Fan, C. P. Jia, J. Yang, et al.microfluidic chip integrated with a high-density PDMS-based mi- crofiltration membrane for rapid isolation and detection of circulating tumor cells. Biosensors and Bioelectronics, 2015, 71, 380-6.

［13］ M. Antfolk, C. Antflok, H. Lijia, et al. A single inlet two-stage acoustophoresis chip enabling tumor cell enrichment from white blood cells. Lab on chip, 2015, 2012-09.

［14］ KikiC. Andree, Ana M.C. Barradas, Ai T. Nguyen, et al. Capture of Tumor Cells on Anti-EpCAM-Functionalized Poly (acrylic acid)-Coated Surfaces. ACS Appl. Mater. Interfaces, 2016, 23: 14349 - 56.

［15］ Olmos D, Arkenau H-T, Ang J, et al. Circulating tumor cell(CTC) counts as intermediate end points in castration-resistant prostate cancer(CRPC): a single-centre experience. Ann Oncol, 2009, 20, 27-33.

［16］ W. JeffreyAllard, JeriMatera, M. CraigMiller, et al.Terstappen. Tumor cells circulate in the peripheral blood of all major carcinomas but not in healthy subjects or patients with nonmalignant diseases. Clin Cancer Res, 2004, 10, 6897-904.

［17］ Frank A.W. Coumans, Sjoerd T. Ligthart, Jonathan W. Uhr, et al. Terstappen. Challenges in the Enumeration and Phenotyping of CTC. Clin Cancer Res, 2012, 20, 7511-8.

［18］ de Albuquerque A, Kaul S, Breier G, et al. Multimarker Analysis of Circulating Tumor Cells in Peripheral Blood of Metastatic Breast Cancer Patients: A Step Forward in Personalized Medicine. Breast Care, 2012, 7, 7 - 12.

［19］ Matthew G. Krebs, Robert L. Metcalf, Louise Carter, et al. Black hall and Caroline Dive. Molecular analysis of circulating tumor cells s in Peripheral Blood of Nature Reviews Clinical Oncology, 2014, 11, 129-44.

［20］ Lan Wei, Kuangfa Li, Xueli Pang, et al.Leptin promotes epithelial-mesenchymal transition of breast cancer via the upregulation of pyruvate kinase M2. Journal of Experimental & Clinical Cancer Research, 2016, 35: 166.

［21］ Michael Zeisberg, Eric G. Neilson. Biomarkers for epithelial-mesenchymal transitions. The Journal of Clinical Investigation, 2009, 119, 1429-37.

［22］Haihui Lul，Karl R. Clauser，Wai Leong Tam，et al. Elinor Ng Eaton1，Ferenc Reinhardt. A breast cancer stem cell niche supported by juxtacrine signalling from monocytes and macrophages. Nature Cell Biology，2014，16，1105-30.

［23］Nicola Aceto，Aditya Bardia，David T. Miyamoto，et al.Circulating tumor cell clusters are oligoclonal precursors of breast cancer metastasis. Cell，2014，158，1110-22.

［24］Siyang Zheng.3D microfilter device for viable circulating tumor cell（CTC）enrichment from blood.Biomed. Microdevices，2011，13，203-213.

［25］Zongbin Liu. Rapid isolation of cancer cells using microfluidic deterministic lateral displacement structure. biomicrofluidics，2013，7，011801.

［26］Sunitha Nagrath. Isolation of rare circulating tumour cells in cancer patients by microchip technology.Nature，2007，12，1235-41.

［27］Shannon L. Stott.Isolation of circulating tumor cells using a microvortex-generating herringbone-chip. PANS 2010，10.1073.

［28］程旭东，蒋丽萍，毛凯晟.癌症的精准医疗［J］.科技导报，2016，34（20）：51-55.

［29］张梦颖，李敏，胡成平.液体活检在肺癌精准医疗中的应用［J］.中华医学杂志，2016，96（42）：3430-3433.

［30］Punnoose EA，Atwal S，Liu W，et al. Evaluation of circulating tumor cells and circulating tumorDNA in non-small cell lung cancer：association with clinical endpoints in a phase II clinical trialof pertuzumab and erlotinib［J］. Clinical cancer research：an official journal of the American Associationfor Cancer Research. 2012；18（8）：2391-2401.

13. 非小细胞肺癌少见基因突变的研究进展

杨广建　王　燕

国家癌症中心/中国医学科学院北京协和学院肿瘤医院

肺癌基因分型的深入使得非小细胞肺癌（NSCLC）的治疗发生着日新月异的变化。自2004年最初发现EGFR基因突变与EGFR-TKI治疗非小细胞肺癌尤其肺腺癌疗效相关，随后又不断在随机对照临床研究中证实TKIs在EGFR基因突变患者全程治疗中不可或缺的地位。随之，其他基因突变，如ALK基因重排，ROS-1及RET基因融合，Met基因扩增，BRAF，HER2，TRK等基因突变相继被发现，使我们越来越关注这些具有少见突变患者的临床特点及治疗策略，也使得NSCLC的靶向治疗越来越精准。

一、EGFR少见突变

虽然NSCLC中EGFR基因突变最常见，除19号外显子缺失突变和21号外显子点突变外，其他EGFR基因少见突变类型如19号外显子插入突变（约占1%），20号外显子插入突变（约占4%）和S768I（约占1%），18号外显子G719X点突变（约占3%），21号外显子L861Q突变（约占2%）等总共占到EGFR基因突变的10%。目前认为少见突变对一代EGFR-TKI疗效并不理想，部分对二代TKI阿法替尼敏感。

19号外显子插入突变，在NSCLC中发生率约0.2%，约占所有EGFR基因突变的1%左右。在He M等人的研究中，EGFR基因19号外显子插入突变对吉非替尼和阿法替尼治疗敏感。19号外显子缺失突变通常包含L747至E749氨基酸序列的缺失，即所谓的"亮氨酸-精氨酸-谷氨酸"片段，而19号外显子其他类型的缺失突变并不影响此片段的表达。近来，亚洲一项308例NSCLC患者的研究表明，无"亮氨酸-精氨酸-谷氨酸"片段缺失的19号外显子缺失突变患者，相对于经典型19号外显子缺失突变来说，其RR和PFS都明显降低。对于20号外显子插入突变而言，临床前试验数据及临床研究结果均表明其对吉非替尼或厄洛替尼治疗不敏感，对第一代TKI治疗原发耐药，不适合选择EGFR-TKI作为一线治疗。近来随着分子检测技术的发展，EGFR基因常见突变患者中，30%~40%可同时发现20号外显子T790M原发突变。EURTAC研究提示，厄洛替尼对这部分患者仍然有效，PFS得到延长，甚至其生存期相比仅有敏感突变的人群要更长。故原发性T790M突变患者一线治疗可以选择TKI。而三代EGFR TKI奥希替尼对T790M的选择性更高，临床效果更佳且毒性更小。这进一步证明了在疾病进展阶段及时的进行分子分析以选择最佳治疗方案的重要性。

James C-H Yang等人通过结合LUX-Lung 2，LUX-Lung 3和LUX-Lung 6的事后分析显示阿法替尼治疗罕见EGFR基因突变的晚期NSCLC是有活性的，尤其是具有G719X，L861Q和S768I突变的类型；但是在其他类型突变中活性很低，T790M新生突变和20号外显子插入突变的病人临床获益很低。这些数据可以帮助那些隐藏有罕见EGFR基因突变的非小细胞肺癌患者提供临床决策。

Chiu等人及张燕等通过对TKI治疗EGFR基因少见突变的进展期NSCLC的回顾性分析报道显示，第1代TKI治疗EGFR基因某些少见突变类型的NSCLC，如G719X，S768I，L861Q也有较好疗效。而对伴G719X/L861Q/S768I复合突变（两种突变同时存在）的NSCLC来说，一／二代EGFR-TKI治疗与经典突变者的疗效相当，优于单一少见突变的疗效。对伴 T790M 和 20 号外显子插入突变的 NSCLC，一／二代 EGFR-TKI 的疗效不佳。其他罕见突变如 P723S/V689M/R831H 等因突变率低，目前仅有个案报道，且疗效不尽相同。化疗联合 TKI 靶向治疗是否对于 EGFR 基因少见突变的 NSCLC 效果优于单一靶向治疗，尚无研究报道。

二、HER2 基因突变

NSCLC 中 HER2 基因突变少见，首次在 2004 年被阐述，肺腺癌中发生率仅 1%～4%，最常见的是 20 号外显子框内插入突变，多见于亚洲不吸烟女性患者[10]．目前尚无获批的治疗 HER2 突变的药物：泛 Her 抑制剂如 Afatinib，Dacomitinib，Neratinib 等单药疗效欠佳。HER2 抑制剂曲妥珠单抗和其他 HER2 靶点相关药物如帕妥珠单抗治疗 HER2 基因过表达的 NSCLC 患者，无论单纯抗 HER2 靶向治疗还是与化疗联合，均未见到临床获益。2016 年 AACR 会议报道了首个针对 EGFR/HER2 20 插入的药物 AP32788，已经进入 I / II 期临床研究。今年的 ASCO 上，一项 II 期临床研究（MyPathway）提示这抗 HER2 单抗（曲妥珠单抗 + 帕妥珠单抗）联合治疗难治性转移性 HER2 改变（包括 Her2 突变和 Her2 基因扩增）的 NSCLC 患者有效，HER2 突变者 19%，HER2 扩增者 13%，疗效持续时间分别为 9 个月和 7 个月。另一项 II 期临床研究提示抗体偶联药物 ADO-trastuzumab emtansine（KADCYLA）治疗 18 例 HER2 的 20 外显子突变患者的有效率为 33%，也有一定前景。

三、BRAF 基因突变

BRAF 基因是 RAF 激酶家族的一员，在 NSCLC 中多发生于腺癌，占肿瘤的 1%～3%，。包括 BRAFV600E 基因 V600E 突变及其它突变，如 L956V，G468A 等突变。2011 年，Marchetti 等人对 1046 例 NSCLC 中 BRAF 基因所占比重及预后作用的大型回顾性分析发现，BRAF 基因突变在肺腺癌中占 4.9%，在肺鳞癌中占 0.3%。其中，BRAF-V600E 突变更为常见（约占 56.7%），不同类型突变的特点及治疗有较大差异。V600E 突变多见于女性，与吸烟史无必然关联，且导致的肿瘤侵袭性更强，预后更差，但 BRAF 抑制剂治疗有效。相反，非 V600E 突变只在吸烟者中发现，BRAF 抑制剂治疗无效。前期对研究表明多靶点 TKI 如索拉非尼治疗 BRAF 基因突变的 NSCLC 并未获得明显疗效。

Vemurafenib 是 BRAF 基因抑制剂，对 BRAF-V600E 突变的肺腺癌患者的有效率 40%，中位 PFS 达 7 个月。但遗憾的是 Vemurafenib 对非 BRAFV600E 突变者无效，后续研究终止。此外，基于 Vemurafenib+cobimetinib（MEK 抑制剂）对进展期 BRAFV600E 突变黑色素瘤效果显著，MyPathway 研究方案做出修改，把 Vemurafenib+cobimetinib 作为 BRAFV600E 突变 NSCLC 患者的药物研究方案之一，这个结果值得期待。另一个针对 MAPK 通路（ERK1/2 信号通路）的新型靶向药物 Ulixertinib 在 I 期临床研究中也表现出对 BRAF 突变的 NSCLC 效果不错，最长缓解时间达 3 年。RAF/MEK 双重抑制剂 CH5126766 在 2017ASCO 上公布的治疗 KRAS 突变 NSCLC 数据也比较满意，10 例患者中 6 例有不同程度肿瘤缩小，3 例达 PR，最好一例缩小 68%，最长的 PFS 2 年半。

四、ALK 基因重排

EML4-ALK 基因重排 2007 年在 NSCLC 中被首次发现，并很快被确定为肺腺癌驱动基因。其特点是在不吸烟，年轻患者，尤其是黏液性腺癌中发生率较高，但总体上仅占非小细胞肺癌的 4%～7%。由于是先发现基因异常，再研发药物，所以 ALK 的治疗进展非常迅速。一代 ALK 抑制剂克唑替尼以明显的 PFS 和 OS 优势在 2011 年被美国 FDA 批准作为 ALK 基因融合型 NSCLC 的一线治疗方案。此后克唑替尼的多种耐药机制也逐渐明确，如二次突变的 ALK 酪氨酸激酶结构域（最常见的是 L1196M 突变），ALK 拷贝数增加，以及旁路激活（如 EGFR 和 KRAS 突变）等。这促使了针对克唑替尼耐药的 NSCLC 的二代 ALK 抑制剂的快速发展。色瑞替尼，Alectinib，Brigatinib 等不仅对克唑替尼耐药对患者有较好疗效，在 ALK 阳性的 NSCLC 一线治疗中也有不逊的表现。如色瑞替尼对初治和克唑替尼治疗失败的患者的 ORR 分别为 66% 和 55%。

目前关于 ALK 抑制剂的最大争议是 ALK 抑制剂的使用顺序应该是怎样？克唑替尼应该继续作为为一线治疗，把二代抑制剂留到耐药以后，还是一开始就应该使用更强的 ALK 抑制剂来获得更好的效果和更长的缓解时间？2017 年 ASCO 上的 ALEX 研究和 J－ALEX 研究更新数据似乎已经给出了一致的答案：在未经治疗的 ALK 阳性 NSCLC 中，一线 Alectinib 在疗效和安全性方面显著优于克唑替尼。Alectinib 的 PFS 达到 25.7 和 25.6 个月，首次超越了两年，而克唑替尼的 PFS 仅有 10.4 和 10.2 个月。而且 ALEX 研究还发现，对无脑转移的患者，Alectinib 较克唑替尼能够 4 倍降低中枢神经系统转移的发生（1 年脑转移发生率分别为 9.4% 比 41.4%）；而即使存在脑转移的患者，Alectinib 较克唑替尼能显著延迟脑转移的进展，且 Alectinib 表现出更好的安全性，相信被批准为一线治疗指日可待。

其他二代 ALK 抑制剂也都有治疗脑转移的优势。一项国际多中心开放性 Ⅱ 期 ALTA 研究显示：Brigatinib 应用于既往克唑替尼治疗失败的局部晚期或转移性 ALK 阳性 NSCLC，其 PFS 达到 12.9 个月，颅内病灶 PFS 达到 15.6 个月。而 ensartinib 更是表现出对脑转移的 69% 缓解率和 100% 疾病控制率的惊人结果，目前这两个药物都在进行一线对比克唑替尼的 Ⅲ 期临床研究（ALTA-1L 和 eXalt3）。

就在二代 ALK 抑制剂还未尘埃落定的时候，三代 ALK/ROS-1 抑制剂 Lorlatinib（PF-06463922）已经强势来袭，药效相较一代 ALK 抑制剂而言，拥有更强的血脑屏障通过能力，对克唑替尼耐药的 ALK 阳性 NSCLC 有很好的治疗效果。其最大的优势还在于能够克服所有的继发耐药突变类型。2017 ASCO 上报道的一项 Ⅰ/Ⅱ 期 Lorlatinib 治疗多个 ALK 抑制剂耐药后的研究结果显示出 25%～30% 的有效率，如果仅仅是克唑替尼耐药则有 57% 的有效率。对多种 ALK 抑制剂耐药后对脑转移患者仍有 40%～57% 的有效率。因此，Lorlatinib 与克唑替尼的一线之争（CROWN 研究）也同样不可避免。

五、ROS-1 基因融合

ROS-1 基因融合在 NSCLC 中发生率低，据统计，占肺癌基因突变的 1% 左右。ROS-1 基因融合多见于年轻，不吸烟或少吸烟肺癌人群。目前没有专门针对 ROS-1 融合基因突变的靶向药物，但由于其激酶域与 ALK 非常相似，因此克唑替尼治疗有效。2014 年 Shaw 等人报道 PROFILE1001 研究中克唑替尼治疗 ROS-1 基因重排的 NSCLC 患者，RR 可达 72%，中位 PFS19.2 个月，因此 2016 年 NCCN 批准克唑替尼作为一线治疗标准。全球关于 ROS-1 阳性最大样本量的 Ⅱ 期 OO-1201 研究结果也充分证明了克唑替尼的疗效（有效率 68.9%）。此外，2016WCLC 上也报道了二代和三代 ALK 抑制剂治疗的初步结果。韩国的 Ⅱ 期研究表明色瑞替尼有效率 62%，中位 PFS10 个月，尤其对于未经过克唑替尼治疗的患者，可获得 20.7 个月的 PFS。而 Lorlatinib 也有 50% 的有效率和 7 个月的 PFS。近来，相关研究正在探索新型 ROS-1 抑制剂 Foretinib 表现出对 ROS-1 激酶的高活性，其具体作用还需进一步研究证实。

六、RET 基因融合

RET 基因融合多见于肺腺癌中，至今所报道的 RET 基因融合都只见于肺腺癌中，中国人中的发生率约 1.6%。已报道的两个 RET 融合基因为 CCDC6 和 KIF5B。目前尚无针对 RET 基因融合的特异性治疗药物，但是多靶点 TKIs 如凡德他尼，索拉非尼，舒尼替尼，Cabozantinib 等治疗敏感有效。

Cabeozantinib，一种针对 RET 基因和 VEGFR-2 的小分子激酶抑制剂，Ⅱ 期临床试验数据显示治疗 RET 融合有效率 38%，中位 PFS7 个月（2015ASCO）。与其他融合基因不同的是，RET 的不同融合位置治疗效果不一样：LURET 研究中，34 例患者接受了凡德他尼治疗，CCDC6 亚型的治疗效果明显优于 KIF5B 亚型，有效率分别为 83% 和 20%，中位 PFS 分别为 8.3 个月和 2.9 个月。

七、MET 基因异常

MET 通路异常较为复杂，包括基因突变，扩增，蛋白过表达，且 Met 异常可在诊断时就存在（原发性，发生率低，约 3%），也可能在 EGFR－TKI 治疗后出现（继发性，发生率将近 1/3），目前认为

Met异常与预后不良有关，尤其继发Met异常是EGFR－TKI耐药原因之一，但哪一种异常能够作为治疗的预测指标尚无共识。MET抑制剂也种类繁多，包括非选择性抑制剂（如克唑替尼，Cabozantinib，Tivantinib，Foretinib等多靶点小分子TKI）以及专门针对MET的选择性抑制剂，包括单克隆抗体（如MSC2156119，INC280，AMG337，Volitinib等）和小分子TKI（如Rilotumumab，LY2875358，Onartuzumab，ABT-700等）。

前期研究发现c－Met蛋白表达2+或3+的人群进行Tivantinib或Onartuzumab治疗并无额外获益。而克唑替尼在MET高扩增（MET／CEP7比率>5）人群的有效率为67%，明显高于中度扩增（MET／CEP7比率2.2～5）的17%。有作者认为克唑替尼治疗C-MET高表达（3+）患者的有效率也可达46%。还有作者认为无论高表达（3+）还是FISH扩增均可从治疗中受益，有效率高达88%。而继发MET改变患者进行与是否伴发T790M突变有关，克唑替尼仅对C-MET高表达而无T790M突变对患者有效。INC280则对MeT高扩增的EGFR——TKI耐药患者有50%的有效率。另一个MET单克隆抗体Emibetuzmab（LY2875358）用于一线EGFR基因突变NSCLC接受厄洛替尼8周治疗后疾病有效控制的Ⅱ期随机对照开放性研究表明，MET高表达人群Emibetuzmab联合厄洛替尼较厄洛替尼单药显著延长PFS达15.3个月。此外，c-MET14号外显子剪切缺失突变在NSCLC中发生率仅3%，但在肺肉瘤样癌中的发生率更高些。携带MET基因14号外显子缺失突变的NSCLC，能从MET抑制剂治疗中获得长期生存获益（中位OS 24.6个月），从未接受MET抑制剂治疗的患者预后不佳（中位OS仅8.1个月），同时伴有MET基因扩增的患者预后更差。对MET基因表达与预后关系更深入的研究及MET抑制剂治疗此类少见基因突变NSCLC疗效的数据报道，我们继续期待。

八、其他

NSCLC中的其他罕见基因突变，如NTRK（neurotrophic tyrosine kinase，神经营养酪氨酸受体激酶）可在不同肿瘤中发生突变，尤以软组织肉瘤中多见，但在肺癌中却少见。NTRK1，2在肺腺癌的发生率分别仅为3.3%，0.2%。2017年ASCO大会上报告了Larotrectinib靶向TRK融合基因治疗罕见肿瘤的数据结果。55例NTRK突变囊括了13种肿瘤类型，其中肺癌仅5例。最新数据表明Larotrectinib在12种不同的肿瘤中的有效率为78%。最长的缓解时间为23个月，其中8例缓解时间超过12个月，16例超过6个月。这一惊人数据使得Larotrectinib治疗前景瞩目，将会是第一种跨越所有传统定义的肿瘤类型，分子意义上的肿瘤靶向治疗药物。KRAS基因突变在肺癌中以G12C最常见，虽然NSCLC中的KRAS突变发生率不低，但由于这些患者的复发率和转移率较高，预后差，化疗效果很不理想，且目前尚无针对KRAS基因突变的靶向药物，其下游信号通路BRAF，MEK，ERK／2的抑制剂以及其它信号通路如mTOR抑制剂，Hsp90抑制剂等治疗KRAS突变疗效欠佳。MEK抑制剂Trametinib联合多西他赛治疗KRAS突变NSCLC与多西他赛单药比较的Ⅲ期临床试验结果表明，二组PFS及ORR相似，Trametinib并未提高疗效，研究被提前终止。而另一种MEK抑制剂Selumetinib联合多西他赛对比多西他赛二线治疗KRAS突变的NSCLC Ⅲ期研究（SELECT-1）亦表明，Selumetinib治疗组RR（37%对比0%）和PFS（5.3对比2.1个月）都有较明显提高，但OS统计学无差异（9.4对比5.2个月）。2016ASCO报道了第一个靶向KRASG12C突变的化合物ARS853在临床前动物试验中表现出较好的抑瘤作用，已经开始进入Ⅰ期临床研究。

目前非小细胞肺癌EGFR基因少见突变及EGFR基因之外的新靶点研究层出不穷。尽管针对NSCLC少见突变的临床研究困难重重，但一种新的科研设计"篮子试验"为我们提供了便利的科研道路，TRK抑制剂Larotrectinib以及MyPathway等研究便是成功的案例。越来越多的少见基因突变被发现，非小细胞肺癌的内科精准靶向治疗也会越来越精彩。我们需要继续不懈的探索，也期待明年这一领域有更多崭新的成果。

14. EGFR敏感突变晚期NSCLC：
一代TKIs未解之惑

王哲海

山东省肿瘤医院

肺癌是世界范围内主要的癌症死亡原因，非小细胞肺癌（non-small-cell lung cancer，NSCLC）占所有肺癌病例的80%～90%。以表皮生长因子受体（epidermal growth factor receptor，EGFR）为代表的驱动基因的发现以及以EGFR为靶点的酪氨酸激酶抑制剂（tyrosine kinase inhibitors，TKIs）如吉非替尼、厄洛替尼的临床应用，使得NSCLC的治疗发生了革命性的变化。然而尽管TKIs的临床实践经历了十余年的历程，仍存在一些未能获得明确结论的问题。

一、TKIs的最佳剂量

早期临床研究发现，吉非替尼、厄洛替尼对既往治疗失败的晚期NSCLC的疗效与多烯紫杉醇等化疗药物相似，但具有更好的耐受性，从而确定了吉非替尼每天口服250mg、厄洛替尼每天口服150mg作为标准的应用剂量和方式。之后的研究发现EGFR突变状态是TKIs疗效强烈预测因子，从而确立了TKIs在EGFR突变NSCLC患者中的治疗地位。因此，在确定每天口服250mg吉非替尼或150mg厄洛替尼作为标准用药方案的研究时，是在非选择性人群中得出的研究结论，并未发现或考虑EGFR突变状态与TKIs剂量之间的关系。因此对EGFR敏感突变NSCLC最佳剂量的确定引起人们的关注。

I期剂量爬坡研究显示，每日250mg吉非替尼稳态血浆浓度（steady-state plasma trough concentration，Css，min）为0.5μM，厄洛替尼每天剂量为150mg时的稳态血浆浓度（steady-state plasma trough concentration，Css，min）为0.33～2.64μg/ml，平均为1.2μg/ml或者相当于2.8μmol/L。采用具有相同19外显子缺失的HCC827和PC-9细胞系进行体外细胞研究显示，吉非替尼的IC50分别为0.002686μmol/L和0.02632μmol/L；而厄洛替尼则分别为0.002142μM和0.03136μM。将HCC827和PC-9细胞分别与250mg吉非替尼和25mg厄洛替尼孵育72小时，两者的抑制曲线也完全重叠（图）。因此250mg吉非替尼和150mg血浆稳态浓度远远超过了两者对EGFR突变细胞的IC50浓度。

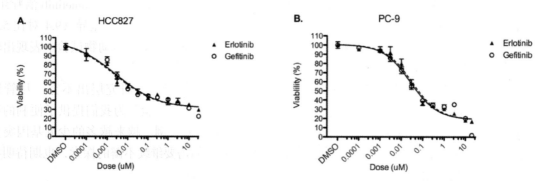

图　EGFR突变细胞分别与250mg吉非替尼和25mg厄洛替尼孵育72小时的抑制曲线

有学者对较低剂量的TKIs对EGFR敏感突变临床疗效进行了研究。Satoh等回顾性分析了第一个吉非替尼与卡铂紫杉醇比较治疗EGFR突变的NSCLC患者的研究NEJ002。在NEJ002研究中，共入组114例EGFR敏感突变的NSCLC接受吉非替尼治疗。根据在治疗过程中患者接受吉非替尼的剂量情况将患者分成两组：标准剂量组为每日口服250mg，未行减量直至进展；低剂量组为在疾病进展之前至少有一个时期减量应用，两组分别为61例和53例，两组患者的临床特征及EGFR突变状态无显著差异。标准剂量组接受每天口服250mg吉非替尼的中位时间为261天，其中9例由于毒性暂时性停止口服（中位6天，1~32天），但再次应用时仍为每天口服250mg；低剂量组接受每天口服250mg吉非替尼的中位时间为74天，之后隔日口服250mg，中位时间为125天。结果发现低剂量组有效率和肿瘤控制率分别为83%、98%；标准剂量组则分别为66%和82%，低剂量组有效率显著高于标准剂量组（$P=0.005$）。低剂量组的PFS和1年PFS率分别为11.8个月和50%，而标准剂量组则分别为9.9个月和36%，但并未发现统计学差异。中位生存时间低剂量组显著高于标准剂量组，分别为32.7个月和25.3个月（$P=0.049$）。

2015年日本学者Yamada报告了一项采用低剂量厄罗替尼治疗EGFR敏感突变NSCLC的前瞻性Ⅱ期临床研究结果。共入组33例EGFR敏感突变的晚期NSCLC患者，其中19外显子缺失突变21例、21外显子点突变11例。值得提出的是，33例中男性占61%、吸烟者占48.5%。厄罗替尼每天口服50mg，在用药后4周进行CT评估。有效患者继续每天口服50mg，稳定者则改用150mg/d，如果50mg出现进展则或者停止应用或者改用150mg/d。结果口服50mg厄罗替尼4周进行评价时，18例部分缓解（有效率54.5%），10例稳定（30.3%），5例进展（15.2%）。15例对初始50mg未能达到有效标准的患者，其中4例在评价时肿瘤已经缩小但未达到有效评定标准，在改用150mg后达到部分缓解。其余11例改用150mg后仍然无效。因此总的有效率66.7%，PFS为9.5个月，中位生存期28.5个月。尽管该研究由于在中期分析时未能达到预先设计的70%有效率目标而提前终止，但获得的有效率、PFS与目前一线TKIs的研究结果实际上是类似的，尤其要考虑到入组患者中EGFR突变的非优势特性人群即男性、吸烟者占较多的比例。

对EGFR敏感突变最佳TKIs剂量的研究价值不仅仅局限于晚期NSCLC，更重要的是对术后辅助TKIs的应用具有重要意义。术后辅助应用TKIs是目前颇受关注的研究领域之一。2014年ASCO发表的RADIANT研究采用厄罗替尼术后辅助2年治疗的数据显示，只有47.0%的入组患者接受了超过21.6个月的治疗，而因不良反应停止应用的比例达到30.7%。正在进行的几项术后辅助治疗的研究均采用了常规TKIs剂量，因此即使暂不考虑TKIs的疗效，辅助TKIs远期的安全性、治疗的顺应性也使得对EGFR敏感突变患者的最佳剂量的确定具有重要意义。

二、TKIs对非腺癌EGFR敏感突变的疗效

EGFR突变的发生率与人种、性别、吸烟状态、组织学类型等许多因素具有显著相关性。肺腺癌是EGFR突变最主要的组织学类型，中国大陆人群肺腺癌的EGFR突变率为36.2%~50.2%，显著高于其他组织学类型的NSCLC。因此，目前针对EGFR突变的相关研究主要集中在肺腺癌，而对EGFR突变的非腺癌NSCLC临床病理学因素以及与TKIs治疗相关性的研究则不够充分。2010年至2014年间有7个对EGFR突变的晚期NSCLC一线TKIs和化疗的Ⅲ期随机临床研究报道，共包括了1649例EGFR突变患者，其中入组的EGFR突变腺癌患者占95.9%，非腺癌患者仅占4.1%。

目前尚未见有关EGFR突变非腺癌的前瞻性临床研究，回顾性报告的非腺癌NSCLC主要包括鳞癌（squamous cell carcinoma，SCC）、腺鳞癌（adenosquamous cell carcinoma，ASC）和大细胞癌（large cell lung carcinoma，LCLC）。

2014年发表的一篇关于中国大陆NSCLC患者EGFR突变状态与临床病理特征关系的荟萃分析，包括了21篇文献共5442例。EGFR18-21外显子总的突变率为37.5%，腺癌突变率显著高于非腺癌，

分别为50.2%（1238 / 2468）和17.0%（226 / 1333，$P < 0.001$）。Xu等采用扩增阻滞突变系统方法（amplification refractory mutation system，ARMS）对597例非腺癌NSCLC进行EGFR检测，结果显示，EGFR突变率为12.9%，将其中6例EGFR罕见突变剔除，EGFR19外显子缺失突变或21外显子L858R的突变率为11.9%。

EGFR突变的非腺癌NSCLC患者TKIs的疗效差异较大，其有效率在35%～100%间，中位无进展生存时间（progression-free survival，PFS）为3.1～9.2个月（表）。

表　TKIs对EGFR突变非腺癌NSCLC患者的疗效

文献及年代	例数	TKIs药物	有效率（%）	PFS（月）
Zeng等，2013年	6	吉非替尼、厄罗替尼	100.0	9.2
Cho等，2012年	12	吉非替尼、厄罗替尼	50.0	3.67
Xu等，2016年	51	吉非替尼、厄罗替尼、埃克替尼	39.2	NA
Shukuya等，2011年	20	吉非替尼	35.0	3.1

注，TKIs：酪氨酸激酶抑制剂；EGFR：表皮生长因子受体；NSCLC：非小细胞肺癌；PFS：无进展生存时间

与EGFR敏感突变的肺腺癌比较，非腺癌NSCLC的TKIs疗效较差。Cho等回顾性分析了2007年1月至2010年7月在韩国三星医学中心（Samsung Medical Center）接受吉非替尼治疗的1225例NSCLC患者，其中269例EGFR敏感突变腺癌患者的有效率为77.7%，中位PFS为11.27个月；而12例非腺癌患者的有效率为50.0%，中位PFS为3.67个月，两组患者PFS的差异有统计学意义（$P < 0.001$）。吸烟状态是预测EGFR突变的非腺癌NSCLC疗效的主要指标，不吸烟和吸烟患者的PFS分别为5.49和3.78个月，差异有统计学意义（$P=0.036$）。TKIs对EGFR突变的非腺癌NSCLC疗效与EGFR野生型是否存在区别也是人们感兴趣的问题之一。Cho等等采用吉非替尼或厄罗替尼治疗12例EGFR突变的非腺癌NSCLC患者和32例EGFR野生型的非腺癌NSCLC患者，有效率分别为50.0%和0%，中位PFS分别为3.67和1.83个月，中位生存时间分别为30.23和11.83个月，差异均有统计学意义（$P < 0.05$）。Fang等采用吉非替尼或厄罗替尼治疗63例肺鳞癌，其中EGFR突变型15例，EGFR野生型48例，EGFR突变型和野生型患者的有效率分别为26.7%和2.1%（$P=0.002$），中位PFS分别为3.9和1.9个月。

尽管TKIs对治疗EGFR突变肺腺癌的临床研究经历了10余年的发展，并确立了其价值，但由于既往前瞻性临床研究中EGFR非腺癌NSCLC的入组例数少，因此TKIs对EGFR突变非腺癌NSCLC的疗效尚有争议。回顾性分析显示，非腺癌NSCLC的EGFR突变率和TKIs的效果均低于肺腺癌。在非腺癌NSCLC中，腺鳞癌的TKIs疗效优于鳞癌、大细胞癌等其他类型，而且非吸烟患者的疗效相对较好。目前，EGFR突变非腺癌NSCLC研究存在的主要问题包括：①病理组织学类型和EGFR检测标准的确定，如何确定或排除非腺癌NSCLC类型中可能混有的腺癌成分，尤其是在组织样本量减少的情况下，这是临床实践中难以回避的问题；②回顾性研究的样本量普遍较少，EGFR检测的方法也不完全一致；③缺乏TKIs对非腺癌NSCLC不同外显子突变患者疗效的研究证据；④缺乏细胞毒化疗与TKIs对EGFR敏感突变非腺癌患者的对比研究；⑤缺乏TKIs对非腺癌疗效较差的机制性研究。虽然对EGFR突变非腺癌NSCLC的研究尚存在若干问题，但现有的研究结果提示，中国人群中非腺癌NSCLC的EGFR突变率并非很低，EGFR-TKIs作为EGFR突变非腺癌NSCLC尤其腺鳞癌和非吸烟患者的一个重要治疗选择是合理的。有必要进行较大样本的前瞻性临床研究确定TKIs以及细胞毒化疗对EGFR突变非腺癌NSCLC的疗效。

三、TKIs 1、2 线精准应用

对 EGFR 敏感突变的晚期 NSCLC 的一线随机对比研究均证实，与细胞毒化疗相比无论有效率还是 PFS，TKIs 均明显优于细胞毒化疗。因此对 EGFR 敏感突变的晚期 NSCLC 患者，一线应用 TKIs 成为国内外的共识。但随着晚期 NSCLC 有效治疗方式、方法的不断增多，如何科学、合理地优化组合逐渐成为人们所关心的问题之一，亦即如何进行最佳整体治疗方案的设计。

迄今为止，对 EGFR 敏感突变的患者一线 TKIs 失败之后应用化疗与一线化疗之后应用 TKIs 尚无随机对比性研究，从目前临床研究的趋向来看，进行此类研究的可能性很小，但仍有一些回顾性文献报告提供一些有价值的参考。2014 年报告了一项回顾性分析结果。124 例 EGFR 敏感突变的晚期 NSCLC，1 线和≥2 线接受 TKIs 的例数分别为 67 和 57 例。19 外显子缺失突变接受 1 线和≥2 线分别为 33 例和 35 例，PFS 分别为 9.0 和 12.0 个月；21 外显子 L858 点突变接受 1 线和≥2 线分别为 34 例和 22 例，PFS 分别为 8.6 和 9.0 个月，无论 19 外显子缺失突变还是 L858 点突变，1 或≥2 线应用 TKIs 的 PFS 均无显著性差异。Paz-Ares 等报告了 92 项采用 TKIs 治疗 EGFR 敏感突变晚期 NSCLC 患者研究的荟萃分析结果。接受厄罗替尼、吉非替尼、细胞毒化疗分别为 731、1802 和 984 例。其中 1 线接受厄罗替尼、吉非替尼、细胞毒化疗分别为 354、703 和 868 例；≥2 线接受厄罗替尼、吉非替尼、细胞毒化疗分别为 377、1099 和 116 例。结果显示，1 先治疗的 PFS 分别为 12.0、9.8 和 5.8 个月；≥2 线的 PFS 分别为 12.9、9.2 和 4.1 个月。唯一出现统计学显著差异的是细胞毒化疗（$P=0.012$）。在 2016 年 ESMO 大会上，法国胸科协作组（IFCT）报告了对法国 EGFR 突变晚期 NSCLC 患者的临床和生物学特征全国性调查结果。1 线治疗的 1173 例 EGFR 突变患者中，选择 EGFR-TKIs、细胞毒化疗、其他治疗的分别为 530 例（45%）、292 例（25%）和 351 例（30%）；2 线治疗的 775 例 EGFR 突变患者中，选择 EGFR-TKIs、细胞毒化疗、其他治疗的分别为 212 例（27%）、186 例（24%）和 377 例（49%）。对于常见敏感突变患者（19 外显子缺失突变 + L858R）而言，一线化疗失败后应用 TKIs 的总生存为 22.4 个月，用药顺序相反则为 20.8 个月，无显著统计学差异（$P=0.82$）。

根据目前的文献资料，对 EGFR 敏感突变的患者应该强调 TKIs 是其延长生存的关键性治疗手段，必须作为整体治疗策略的一个最重要部分，但似乎并不一定必须作为一线用药方案。随着 EGFR 敏感突变治疗方法／药物如第三代 TKIs、抗肿瘤血管药物、免疫治疗药物以及新的细胞毒化疗药物的不断涌现，如何更加合理、科学地制定个体化综合治疗方案将不可避免地越来越受到人们的关注。

四、小结

根据随机 III 期临床研究结果指导临床实践是现代肿瘤医学的基本要求，但在临床实践中往往会发现一些已有的临床研究结果无法明确回答的问题。在精准医学不断发展的今天，尽管 TKIs 对 EGFR 敏感突变的晚期 NSCLC 已经有许多随机 III 期临床研究，但随着临床实践的不断深入、新治疗方式和方法的不断涌现，对临床实践中新发现的问题值得进行进一步的研究，以便能够使 EGFR 敏感突变的 NSCLC 的整体治疗方案得到更加科学、合理、个体的设计和实施。

15. 局部晚期非小细胞肺癌放射治疗的现状和进展

尹中元　伍　钢

华中科技大学同济医学院附属协和医院肿瘤中心

非小细胞肺癌（NSCLC）约占肺癌的85%，其中1/3左右为局部晚期[1]。局部晚期非小细胞肺癌，尤其是肿瘤局部侵犯明显（如T_4）或有广泛的纵隔淋巴结转移（N_2/N_3）患者的治疗面临着巨大的挑战。不仅如此，ⅢA和ⅢB期NSCLC有着较大的区别，治疗和预后也有着显著的差异[2]。目前，放射治疗仍然是局部晚期NSCLC的重要治疗手段之一，本文就放射治疗在局部晚期NSCLC治疗中的现状及进展进行讨论。

一、可手术的局部晚期非小细胞肺癌的放射治疗

因为缺乏前瞻性、随机对照研究数据，对于偶然性ⅢA（N_2）的患者，术后放射治疗（post-operative radiotherapyPORT）仍然是有争议的。但是，通过对一项临床研究的回顾性分析和一项来自SEER数据库的分析发现，ⅢA期（N_2）的患者进行术后辅助放射治疗可以潜在获益[3,4]。此外，来自美国国家癌症数据库（NCDB）的回顾性分析[5,6]和ANITA研究的亚组分析[7]同样也提示，PORT能够为N_2患者带来生存的获益。一项正在欧洲进行的大型研究LungART[8]同样被用于评价这一治疗策略的获益，结果值得我们期待。

术前诊断为ⅢA（N_2）的NSCLC有多种综合治疗策略选择，包括诱导化疗联合手术、新辅助放化疗联合手术及根治性同步放化疗（ⅠA级）[9]。ESPATUE这项Ⅲ期临床研究入组了可手术切除的ⅢA期和部分ⅢB期患者，均采用3周期的顺铂+紫杉醇诱导化疗，并予以45Gy/30F/3W胸部放疗联合顺铂+长春瑞滨同步化疗，后随机分组为根治性手术组和推量照射组（65~71Gy）。随访78个月后，手术组与根治性放疗组的总生存率（OS）分别为44%和40%（$P=0.34$），且两组的无进展生存率也没有明显差异，提示这两种综合治疗策略均可用于Ⅲ期NSCLC患者[10]。另一项多中心、前瞻性、随机对照的临床研究对比了术前经细胞病理学证实的ⅢA（N_2）患者，单纯根治性同步放化疗与新辅助同步放化疗联合手术治疗的疗效预后。研究发现，对于潜在可切除的ⅢA（N_2）的患者，两种治疗模式并未显示出生存的差异，手术组仅观察到了PFS的延长[11]。Pless M等完成的随机对照Ⅲ期临床研究结果显示，对于经细胞病理学诊断的ⅢA（N_2）的NSCLC患者，术前新辅助化放疗较单纯术前新辅助化疗在OS和PFS都有显著获益[12]。对于部分中央型局部晚期NSCLC（$T_3N_2/T_4N_{0~1}$）患者，多项研究表明，术前同步放化疗的诱导治疗可以达到理想的降期效果，并可获得长期生存的获益[13-18]。

二、不可手术的局部晚期非小细胞肺癌的放射治疗

对于不可手术的ⅢA（N_2）和ⅢB期的患者而言，基于多项Ⅲ期临床研究及一项Meta分析，根治性的放化疗仍然是治疗的首要选择，并且，同步治疗比序贯治疗会有更加明显的生存获益[11,19-25]。对于不适合同步放化疗的患者，可给予诱导化疗并序贯根治性放射治疗[26-29]。CALGB8433研究发现，序贯化放疗与单纯放疗的5年生存率分别为17%和6%。多项随机对照研究和荟萃分析提示，加

速或超分割放疗可改善患者的生存[30]，但实施繁琐，并有着更多的急性毒性反应（主要为急性放射性食管炎）。

三、同步化疗

同步放化疗中最佳化疗方案尚未确定，但含铂双药方案仍是同步放化疗的标准方案。目前临床上使用最广泛的方案是EP方案和PC每周方案。尽管PC每周方案做为一个标准的对照方案在多项大型临床试验中被使用，但它目前仍并未被广泛接受[22, 31, 32]。一项来自国内单中心的回顾性研究评价了PC三周方案同步胸部放疗治疗局部晚期NSCLC的疗效和安全性，并与EP方案进行比较[33]。结果显示，PC组和EP组在疗效上无统计学差异（ORR：33.3% vs 46.4%，DCR：86.7% vs 92.9%，P=0.638；PFS6.6个月 vs 12.2个月，P=0.389；OS16.1个月 vs 22.1个月，P=0.555）。也有随机对照的Ⅱ期临床研究显示，EP方案同步放疗较PC方案同步放疗能够获得更好的生存获益[26]。此外，一项多中心、随机对照的Ⅲ期临床研究（CAMS）比较了EP方案/PC方案联合同步放疗，在局部晚期NSCLC患者中的疗效[34]。研究结果同样提示，EP方案较PC方案能够为患者带来更多的生存获益。一项针对局部晚期非鳞NSCLC的随机对照的Ⅲ期临床研究（PROCLAIM研究）显示，相对于EP方案，AP（培美曲塞＋顺铂）同步胸腔放射治疗在ORR、PFS和OS方面，均未显示出统计学差异。但AP同步放疗显示出延长PFS的趋势，且显著降低了药物相关性3/4级不良事件发生率[35]。

四、同步TKI治疗

SWOG0023研究、CALGB30106研究、美国MD Anderson癌症中心的临床研究，以及来自西班牙的前瞻性、多中心、随机对照的Ⅱ期临床研究均提示，对于未经选择的Ⅲ期NSCLC，放化疗联合TKI治疗并不能带来治疗的获益[36-39]。基于上述研究结论，有研究者尝试单纯放射治疗联合TKI治疗局部晚期NSCLC，CALGB30605研究（RTOG 0972）结果显示，治疗组中位PFS和OS分别为11个月和17个月，1年总生存率为57%，高出试验预设50%，展现出良好的治疗效果[40]。此外，来自日本的一项小样本的临床研究结果显示，对于EGFR敏感突变的局部晚期NSCLC（选择性人群），放射治疗联合TKI治疗有望获得长期的生存获益[41]。目前同步放化疗仍是局部晚期NSCLC的主要治疗模式，而放疗联合分子靶向治疗仍在探索之中。国内已开展多项单纯胸部放射治疗联合TKI治疗EGFR敏感突变的不可切除的局部晚期NSCLC的临床研究（RECEL、RT0901研究），用以评价该治疗模式的疗效及安全性，初步结果令人鼓舞，最终结果值得期待。

五、同步抗血管生成治疗

有研究表明，局部晚期NSCLC单纯放疗后局部未控和复发率高达60%～80%，主要原因是实体肿瘤含有对放射线抗拒的乏氧细胞，抗肿瘤血管生成治疗能使肿瘤血管正常化，从而改善肿瘤乏氧，增加肿瘤的放化疗敏感性[42, 43]。因此，抗血管生成治疗联合放化疗成为治疗局部晚期NSCLC一种新的探索模式。然而，贝伐珠单抗联合放化疗治疗局部晚期NSCLC的Ⅰ期临床研究，却因严重的肺毒性，仅入组6例就提前关闭[44]。一项Ⅱ期临床研究评价了另一种抗血管生成药物恩度，联合放化疗治疗局部晚期NSCLC的临床疗效[45]。总有效率为77.3%，1年OS率为80.7%，1年PFS率为51.1%，具有较好的近期疗效且并未增加治疗相关毒性。国内最新一项前瞻性、多中心Ⅱ期临床研究（HELPER STUDY）的初步结果，评价了该药隔周持续静脉泵注联合同步放化疗对不可切除Ⅲ期NSCLC的有效性及安全性[46]。共73例患者入组，63例可进行评价，中随访时间13.6个月，随访期间21例死亡，15例死于肺癌进展。中位PFS为14.8个月，1年PFS率、OS率分别为51%、78%。恩度泵注给药提高了患者依从性，联合同步放化疗治疗不可切除Ⅲ期NSCLC近期疗效和耐受性良好。该研究成功入选"2017 Best of ASTRO"，最终结果将于2017年ASTRO大会正式公布。

六、同步放化疗后的 PD-L1 维持治疗

随着免疫检查点抑制剂治疗在晚期 NSCLC 治疗中的成功，免疫治疗时代也随之到来。不仅仅在晚期 NSCLC，免疫治疗也慢慢进入了局部晚期 NSCLC 的综合治疗。正在进行的一项全球多中心、随机、双盲的临床研究（PACIFIC 研究）[47] 的结果值得期待。

七、不可手术的局部晚期 NSCLC 的放疗剂量

不可手术的局部晚期 NSCLC，临床常用的放射治疗剂量多为每日常规分割照射（1.8～2.0Gy/F），总剂量 60～66Gy [21, 23-25]。RTOG0617 研究中 [22]，患者随机分为常规放疗组（60Gy）、常规放疗+西妥昔单抗组、高剂量放疗组（74Gy）和高剂量放疗+西妥昔单抗组。入组患者均采用 PC 方案同步化疗，并予以 2 周期的巩固化疗。研究结果最终显示，高剂量放疗组中位生存期低于常规剂量组（高剂量放疗组 20.3 个月，常规剂量放疗组 28.7 个月，P=0.004），同时联合靶向治疗也未能有效提高治疗效果（西妥昔单抗组 25 个月，无西妥昔单抗组 24 个月，P=0.29）。高剂量放疗组中位生存较差的原因可能与正常组织限量，其靶区内剂量分布较差、心脏毒性以及肺毒性较高有关。一项来自 NCDB，2004～2012 年接受放射治疗的 33566 例 Ⅲ 期 NSCLC 患者的生存疗效分析显示，放疗剂量与生存获益成正相关，与 59.4Gy 治疗组相比，高剂量组有着更好的生存获益。按照病人特征、人口学特点、肿瘤和治疗相关参数进行配对分析，高剂量组的生存获益仍然存在，并且 70Gy 组的 OS 优于 66Gy 组，但接受过高放疗剂量（≥71Gy）的患者的 OS 和生活质量均有下降 [48]。因此，合理适中的放疗剂量是较为理想的选择。

八、质子放疗在局部晚期 NSCLC 放疗的应用

多项研究表明 [49-53]，IMRT 在剂量学及肿瘤治疗疗效方面均优于 3D-CRT。随着放射治疗技术的不断进步，质子治疗在局部晚期 NSCLC 中得到了越来越广泛的重视。美国 Emory 大学 Winship 癌症研究中心回顾性分析了来源于 NCDB 的资料，2004～2012 年间接受胸部放疗的 Ⅰ～Ⅳ 期 NSCLC 患者中，Ⅱ、Ⅲ 期的病人占 59%。研究结果表明，接受质子放疗的患者较接受光子放疗的患者有显著的生存获益 [54]。另外，来自于日本 Tsukuba 大学的多项研究表明，肺部质子放疗中，对正常肺组织的保护显著优于光子适形放疗，并且 CTV 体积越大这种差异性越明显。对于不可手术的 Ⅲ 期肺癌患者来说，单纯的质子治疗并不一定能够带来更好的生存获益，而质子治疗与化疗联用无论在安全性还是生存上都有明显的优势 [55-57]。更多 Ⅲ 期临床研究的结果值得我们期待。适形调强质子放疗（IMPT）技术是质子治疗的新技术，能够进一步提高质子放疗的准确性，相关研究表明 IMPT 的剂量学优势优于被动散射质子放疗，且对心脏、肺、食管等器官的保护作用也优于调强适形放疗（IMRT）和被动散射质子放疗（PSPT）。但其射程的不确定性和呼吸运动带来的剂量偏差以及胸部组织密度不均匀导致的剂量偏差，为其治疗的最大难点 [58-61]。相关共识能为我们提供目前最为合理的解决方案 [62]。

综上所述，放射治疗是局部晚期非小细胞肺癌的主要治疗手段，但是放射治疗的联合治疗模式和治疗时机的选择仍然面临着很大的挑战。如何将分子靶向治疗、抗血管生成治疗、免疫治疗与放射治疗联合应用，从而为患者带来更多的获益，是未来局部晚期非小细胞肺癌治疗的研究方向。

参 考 文 献

[1] Morgensztern D, Ng SH, Gao F, et al. Trends in stage distribution for patientswith non-small cell lung cancer: A National Cancer Database survey. JThoracOncol, 2010, 5(1): 29-33.

[2] Goldstraw P, Crowley J, Chansky K, et al. The IASLC Lung Cancer Staging Project: proposals for the revision of the TNM stage groupings in the forthcoming(seventh) edition of the TNM classification of malignant tumours. J ThoracOncol, 2007, 2 (8): 706-714.

[3] Lally BE, Zelterman D, Colasanto JM, et al. Postoperative radiotherapy for stage Ⅱor Ⅲ non-small-cell lung cancer using

the surveillance,epidemiology,and endresults database. J ClinOncol,2006,24:2998 - 3006.

[4] Pisters KM,Evans WK,Azzoli CG,et al. Cancer Care Ontario and AmericanSociety of Clinical Oncology adjuvant chemotherapy and adjuvant radiationtherapy for stages I-IIIA resectable non-small-cell lung cancer guideline. J ClinOncol,2007,25:5506-5518.

[5] Robinson CG,Patel AP,Bradley JD,et al. Postoperative radiotherapy for pathologic N2 non-small-cell lung cancer treated with adjuvant chemotherapy:a review of the National Cancer Data Base. J ClinOncol,2015,33(8):870-876.

[6] Herskovic A,Mauer E,Christos P,et al. Role of Postoperative Radiotherapy in Pathologic Stage IIIA(N2) Non-Small Cell Lung Cancer in a Prospective Nationwide Oncology Outcomes Database. J ThoracOncol,2017,12(2):302-313.

[7] Douillard JY,Rosell R,De Lena M,et al. Adjuvant vinorelbine plus cisplatin versusobservation in patients with completely resected stage IB-IIIA non-small-cell lungcancer(Adjuvant Navelbine International Trialist Association [ANITA]):arandomised controlled trial. Lancet Oncol,2006,7:719-727.

[8] Le Péchoux C. Role of postoperative radiotherapy in resected non-small cell lungcancer:a reassessment based on new data. Oncologist,2011,16(5):672-681.

[9] Eberhardt WE,De Ruysscher D,Weder W,et al. 2nd ESMO Consensus Conference in Lung Cancer:locally advanced stage III non-small-cell lung cancer. Ann Oncol,2015,26(8):1573 - 1588.

[10] Eberhardt WE,Pottgen C,Gauler TC,et al. Phase III Study of Surgery Versus Definitive Concurrent Chemoradiotherapy Boost in Patients With Resectable Stage ⅢA(N2)and Selected IIIB Non-Small-Cell Lung Cancer After Induction Chemotherapy and Concurrent Chemoradiotherapy(ESPATUE). J ClinOncol,2015,33(35):4194-4201.

[11] Albain KS,Swann RS,Rusch VW,et al. Radiotherapy plus chemotherapy with orwithout surgical resection for stage III non-small-cell lung cancer:a phase IIIrandomised controlled trial. Lancet,2009,374:379-386.

[12] Pless M,Stupp R,Ris H,et al. Final results of the SAKK 16/00 trial:a randomizedphase III trial comparing neoadjuvantchemoradiation to chemotherapy alone instage IIIA/N2 non-small cell lung cancer(NSCLC). Ann Oncol,2014,25 (suppl. 4):417-425.

[13] Robinson LA,Ruckdeschel JC,Wagner H Jr,et al. Treatment of non-small celllung cancer-stage IIIA:ACCP evidence-based clinical practice guidelines(2ⁿᵈedition). Chest,2007,132(3):243S - 265S.

[14] Rami-Porta R,Wittekind C,Goldstraw P. International Association for the Study ofLung Cancer(IASLC) Staging Committee. Complete resection in lung cancersurgery:proposed definition. Lung Cancer,2005,49(1):25-33.

[15] Eberhardt WE,Gauler TC,LePechoux C,et al. 10-year long-term survival(LTS)of induction chemotherapy with three cycles cisplatin/paclitaxel followed byconcurrent chemoradiationcisplatin/etoposide/45 Gy(1.5 Gy bid) plus surgery inlocally advanced non-small-cell lung cancer(NSCLC)-a multicenter phase-II trial(CISTAXOL). Lung Cancer,2013,82(1):83 - 89.

[16] Albain KS,Crowley JJ,Turrisi AT 3rd,et al. Concurrent cisplatinetoposide,andchest radiotherapy in pathologic stage IIIB non-small cell lung cancer:aSouthwest Oncology Group phase II study,SWOG 9019. J ClinOncol,2002,20(16):3454 - 3460.

[17] Stamatis G,Eberhardt W,Stüben G,et al. Preoperative chemoradiotherapy andsurgery for selected non-small-cell lung cancer IIIB subgroups:long-term results.Ann ThoracSurg,1999,68:1144 - 1149.

[18] Stupp R,Mayer M,Kann R,et al. Neoadjuvant chemotherapy and radiotherapyfollowed by surgery in selected patients with stage IIIB non-small-cell lungcancer:a multicentre phase II trial. Lancet Oncol,2009,10:785-793.

[19] Furuse K,Fukuoka M,Kawahara M,et al. Phase III study of concurrent versussequential thoracic radiotherapy in combination with mitomycin,vindesine,andcisplatin in unresectable stage III non-small-cell lung cancer. J ClinOncol,1999,17:2692-2699.

[20] Van Meerbeeck JP,Kramer GW,Van Schil PE,et al. Randomized controlledtrial of resection versus radiotherapy after induction chemotherapy instage IIIA-N2 non-small-cell lung cancer. J Natl Cancer Inst,2007,99:442-450.

[21] Curran WJ,Jr,Paulus R,Langer CJ,et al. Sequential vs. concurrentchemoradiation for stage III non-small cell lung cancer:randomized phase III trialRTOG 9410. J Natl Cancer Inst,2011,103:1452-1460.

[22] Bradley JD,Paulus R,Komaki R,et al. Standard-dose versus high-dose conformalradiotherapy with concurrent and consolidation carboplatin plus paclitaxel with orwithout cetuximab for patients with stage IIIA or IIIB non-small-cell lung cancer

（RTOG 0617）：a randomised，two-by-two factorial phase 3 study. Lancet Oncol，2015，16：187-199.

［23］Fournel P，Robinet G，Thomas P，et al. Randomized phase III trial of sequentialchemoradiotherapy compared with concurrent chemoradiotherapy in locallyadvanced non-small-cell lung cancer：Groupe Lyon-Saint-Etienne d'OncologieThoracique - GroupeFrançais de Pneumo-Cancérologie NPC 95-01 study. J ClinOncol，2005，23：5910-5917.

［24］Zatloukal P，Petruzelka L，Zemanova M，et al. Concurrent versus sequentialchemoradiotherapy with cisplatin and vinorelbine in locally advanced non-smallcell lung cancer：a randomized study. Lung Cancer，2004，46：87-98.

［25］O'Rourke N，Roqué I Figuls M，FarréBarnabo N，et al. Concurrentchemoradiotherapy in non-small cell lung cancer. Cochrane Database Syst Rev，2010，16（6）：CD002140.

［26］Wang L，Wu S，Ou G，et al. Randomized phase II study of concurrent cisplatin/etoposide or paclitaxel/carboplatin and thoracic radiotherapy in patients withstage III non-small cell lung cancer. Lung Cancer，2012，77：89-96.

［27］Garrido P，Rosell R，Arellano A，et al. Randomized phase II trial of non-platinuminduction or consolidation chemotherapy plus concomitant chemoradiation instage III NSCLC patients：mature results of the Spanish Lung Cancer Group 0008study. Lung Cancer，2013，81：84-90.

［28］Belderbos J，Uitterhoeve L，van Zandwijk N，et al. Randomised trial ofsequential versus concurrent chemo-radiotherapy in patients with inoperablenon-small cell lung cancer（EORTC 08972-22973）. Eur J Cancer，2007，43：114-121.

［29］Reymen B，van Baardwijk A，Wanders R，et al. Long-term survival of stage T_4N_{0-1} and single station IIIA-N_2 NSCLC patients treated with definitive chemoradiotherapyusing individualisedisotoxic accelerated radiotherapy（INDAR）.RadiotherOncol，2014，110：482-487.

［30］Mauguen A，Le P6choux C，Sounders MI，et al. Hyperfractionated or accelerated radiotherapy in lung cancer：an individual patient data meta-analysis. J ClinOncol，2012，30（22）：2788-2797.

［31］Hanna N，Neubauer M，Yiannoutsos C，et al. Phase III study of cisplatinetoposide，and concurrent chest radiation with or without consolidation docetaxel in patientswith inoperable stage III non-small-cell lung cancer：the Hoosier Oncology Groupand U.S. Oncology. J ClinOncol，2008，26：5755-5760.

［32］Vokes EE，Herndon JE，II，Kelley MJ，et al. Induction chemotherapy followed bychemoradiotherapy compared with chemoradiotherapy alone for regionallyadvanced unresectable stage III non-small-cell lung cancer：Cancer andLeukemia Group B. J ClinOncol，2007，25：1698-1704.

［33］赵静，张晓彤，胡克，等. 紫杉醇联合卡铂三周方案同步胸部放疗治疗不宜手术的局部晚期非小细胞肺癌疗效和安全性研究：一项来自单中心的回顾性研究. 中国肺癌杂志，2016年11月第19卷第11期 Chin J Lung Cancer，November 2016，Vol.19，No.11.731-737.

［34］Liang J，Bi N，Wu S，et al. Etoposide and Cisplatinvs Paclitaxel and Carboplatin With Concurrent Thoracic Radiotherapy in Unresectable Stage III Non-Small-Cell Lung Cancer：A Multicenter Randomized Phase III Trial. Ann Oncol，2017，28（4）：777-783.

［35］Senan S，Brade A，Wang LH，et al. PROCLAIM：Randomized Phase III Trial of Pemetrexed-Cisplatin or Etoposide-Cisplatin Plus Thoracic Radiation Therapy Followed by Consolidation Chemotherapy in Locally Advanced Nonsquamous Non-Small-Cell Lung Cancer. J ClinOncol，2016，34（9）：953-962.

［36］Karen K，Chansky K，Gaspar LE，et al.Phase III trial of maintenance gefitinib or placebo after concurrent chemoradiotherapy and docetaxel consolidation in inoperable stage III non-small-cell lung cancer：SWOG S0023. JClinOncol，2008，26（15）：2450-2456.

［37］Ready N，Jänne PA，Bogart J，et al. Chemoradiotherapy and gefitinib in stage III non-small cell lung cancer with epidermal growth factor receptor and KRAS mutation analysis：cancer and leukemia group B（CALEB）30106，a CALGB-stratified phase II trial. J ThoracOncol，2010，5（9）：1382-1390.

［38］Komaki R，Allen PK，Wei X，et al. Adding Erlotinib to Chemoradiation Improves Overall Survival but not Progression-Free Survival in Stage III Non-Small-Cell Lung Cancer. Int J RadiatOncolBiolPhys，2015，92（2）：317-324.

［39］Martínez E，Martínez M，Rico M，et al. Feasibility，tolerability，and efficacy of the concurrent addition of erlotinib to thoracic radiotherapy in locally advanced unresectable non-small-cell lung cancer：a Phase IItrial. OncoTargets Ther，2016，9：1057-1066.

［40］Lilenbaum R，Samuels M，Wang X，et al.A phase II study of induction chemotherapy followed by thoracic radiotherapy and erlotinib in poor-risk stage III non-small-cell lung cancer:results of CALGB 30605(Alliance)/RTOG0972(NRG). J Tho-racOncol,2015,10(1):143-147.

[41] Okamoto I,Takahashi T,Okamoto H,et al. Single-agent gefitinib with concurrent radiotherapy for locally advanced non-small cell lung cancer harboring mutations of the epidermal growth factor receptor.Lung Cancer,2011,72(2):199-204.

[42] Jain RK. Normalizing tumor microenvironment to treat cancer:bench to bedside to biomarkers.J ClinOncol,2013,31(17):2205-2218.

[43] Jain RK.Antiangiogenesis strategies revisited:from starving tumorsto alleviating hypoxia. Cancer Cell,2014,26(5):605-622.

[44] Lind JS,Senan S,Smit EF.Pulmonary toxicity after bevacizumaband concurrent thoracic radiotherapy observed in a phase I studyfor inoperable stage Ⅲ non-small-cell lung cancer. J ClinOncol,2012,30(8):e104-e108.

[45] Bao Y,Peng F,Zhou QC,et al. Phase Ⅱ trial of recombinanthuman endostatin in combination with concurrentchemoradio-therapy in patients with stage Ⅲ non-small-cell lungcancer. RadiotherOncol,2015,114(2):161-166.

[46] 马红莲,惠周光,赵路军,等. 不可切除Ⅲ期NSCLC持续静脉泵注恩度联合同期放化疗前瞻性多中心Ⅱ期临床试验初步结果.中华放射肿瘤学杂志,2016 年 2 月第 25 卷第 2 期 Chin J RadiatOncol,Februay,2016,Vol.25,No.2.114-119.

[47] Antonia S,N.O. lannotti,Salamat MA,et al. A PHASE 3,RANDOMISED,DOUBLE-BLIND,PLACEBO-CONTROLLED,INTERNATIONAL STUDY OFMEDI4736 IN PATIENTS WITH LOCALLY ADVANCED,UNRESECTABLE NSCLC(STAGE III) WHO HAVE NOTPROGRESSED FOLLOWING PLATINUM-BASED,CONCURRENT CHEMORADIA-TION THERAPY(PACIFIC). AnnOncol,2014,25(Supple 6):vi3 - vi7.doi:10.1093/annonc/mdu467.12.

[48] Browe JV,Amini A,Chen S,et al.Improved survival with dose-escalated radiotherapy in stage III non-small-cell lung can-cer:analysis of the National Cancer Database. Ann Oncol,2016,27(10):1887-1894.

[49] Chang JY. Intensity-modulated radiotherapynot 3 dimensional conformal,is the preferredtechnique for treating locally ad-vanced lung cancer.SeminRadiatOncol,2015,25(2):110-116.

[50] Price A. Intensity-modulated radiotherapy,not3 dimensional conformal,is the preferred techniquefor treating locally ad-vanced disease with high-doseradiotherapy:The argument against. SeminRadiatOncol,2015,25(2):117-121.

[51] Chen AB,Li L,Cronin A,et al. Comparativeeffectiveness of intensity-modulated versus 3Dconformal radiation therapy among medicarepatients with stage III lung cancer. J ThoracOncol,2014,9:1788-1795.

[52] 52.Chun SG,Hu C,Choy H,et al.Impact of Intensity-Modulated Radiation Therapy Technique for Locally Advanced Non-Small-Cell Lung Cancer:A Secondary Analysis of the NRG Oncology RTOG 0617 Randomized Clinical Trial.J ClinOncol,2017,35(1):56-62.

[53] Wang J,Zhou Z,Liang J,et al. Intensity-Modulated Radiation Therapy May Improve Local-Regional Tumor Control for Lo-cally Advanced Non-Small Cell Lung Cancer Compared With Three-Dimensional Conformal Radiation Therapy. Oncolo-gist,2016,21(12):1530-1537.

[54] Higgins KA,O′Connell K,Liu Y,et al.National Cancer Database Analysis of Proton Versus Photon Radiation Therapy in Non-Small Cell Lung Cancer. Int J RadiatOncolBiolPhys,2017,97(1):128-137.

[55] Ohno T,Oshiro Y,Mizumoto M,et al.Comparison of dose - volume histograms between proton beam and X-ray conformal radiotherapy for locally advanced non-small-cell lung cancer. J Radiat Res,2015,56(1):128-133.

[56] Oshiro Y,Mizumoto M,Okumura T,et al.Results of Proton Beam Therapy without Concurrent Chemotherapy for Patients with Unresectable Stage III Non-small Cell Lung Cancer. J ThoracOncol,2012,7(2):370-375.

[57] Oshiro Y,Okumura T,Kurishima K,et al.High-dose concurrent chemo - proton therapy for Stage III NSCLC:preliminary results of a Phase II study. J Radiat Res,2014,55(5):959-965.

[58] Lomax AJ. Intensity modulated proton therapy and its sensitivity to treatment uncertainties 1:The potential effects of calcu-lational uncertainties. PhysMed Biol,2008,53(4):1027-1042.

[59] Lomax AJ. Intensity modulated proton therapy and its sensitivity to treatment uncertainties 2:The potential effects of inter-fraction and inter-field motions. PhysMedBiol,2008,53(4):1043-1056.

[60] Grassberger C,Dowdell S,Lomax A,et al. Motion interplay as a function of patient parameters and spot size in spot scan-ningproton therapy for lung cancer. IntJRadiatOncolBiolPhys,2013,86(2):380-386.

［61］Inoue T, Widder J, van Dijk LV, et al. Limited Impact of Setup and Range Uncertainties, Breathing Motion, and Interplay Effects in Robustly Optimized Intensity Modulated Proton Therapy for Stage III Non-small Cell Lung Cancer.Int J Radiat Oncol Biol Phys,2016,96(3):661-669.

［62］Joe Y. Chang, Xiaodong Zhang, Antje Knopf, et al. Consensus guidelines for implementing pencil beam scanning proton therapy forthoracic malignancies on behalf of PTCOG thoracic and lymphoma subcommittee.Int J Radiat Oncol Biol Phys, 2017,DOI:10.1016/j.ijrobp.2017.05.014.

16. EGFR突变阳性NSCLC脑转移治疗进展

姚文秀

四川省肿瘤医院胸部肿瘤内科

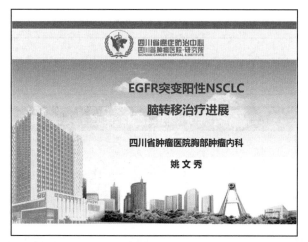

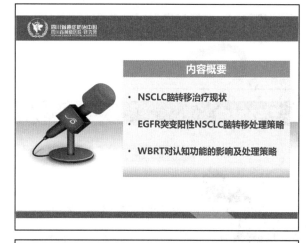

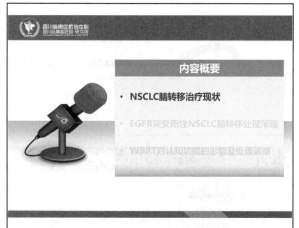

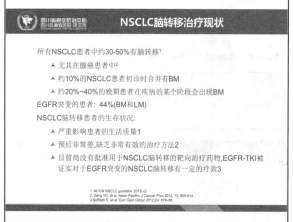

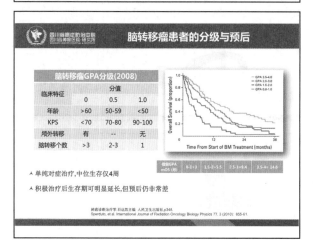

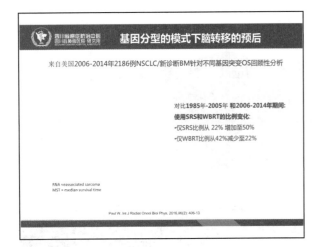

基因分型的模式下脑转移的预后

来自美国2006-2014年2186例NSCLC/新诊断BM针对不同基因突变OS回顾性分析

对比1985年-2005年 和2006-2014年期间:
使用SRS和WBRT的比例变化:
·仅SRS比例从 22% 增加至50%
·仅WBRT比例从42%减少至22%

RNA =eassociated sarcoma
MST = median survival time

Paul W. Int J Radiat Oncol Biol Phys. 2016,96(2): 406-13

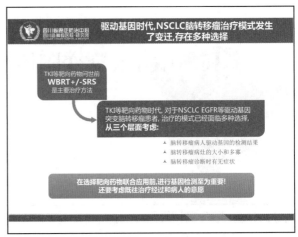

驱动基因时代,NSCLC脑转移瘤治疗模式发生了变迁,存在多种选择

TKI等靶向药物问世前
WBRT+/-SRS
是主要治疗方法

TKI等靶向药物时代, 对于NSCLC EGFR等驱动基因突变脑转移患者, 治疗的模式已经面临多种选择,从三个层面考虑:

▲ 脑转移瘤病人驱动基因的检测结果
▲ 脑转移病灶的大小和多寡
▲ 脑转移瘤诊断时有无症状

在选择靶向药物联合应用前,进行基因检测至为重要!
还要考虑既往治疗经过和病人的意愿

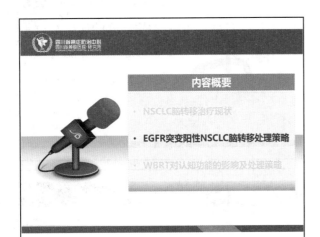

内容概要

NSCLC脑转移治疗现状

EGFR突变阳性NSCLC脑转移处理策略

WBRT对认知功能的影响及处理策略

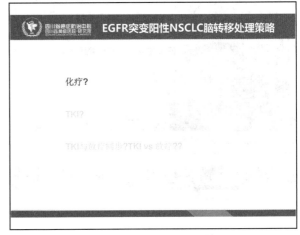

EGFR突变阳性NSCLC脑转移处理策略

化疗?

TKI?

TKI与放疗同步?TKI vs 放疗??

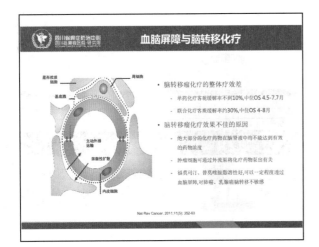

血脑屏障与脑转移化疗

• 脑转移瘤化疗的整体疗效差
  - 单药化疗客观缓解率不到10%,中位OS 4.5-7.7月
  - 联合化疗客观缓解率约30%,中位OS 4-8月
• 脑转移瘤化疗效果不佳的原因
  - 绝大部分的化疗药物在脑脊液中均不能达到有效的药物浓度
  - 肿瘤细胞可通过外流泵将化疗药物泵出有关
  - 福莫司汀、替莫唑胺脂溶性好,可以一定程度透过血脑屏障,对脑瘤、乳腺癌脑转移不敏感

Nat Rev Cancer. 2011;11(5): 352-63

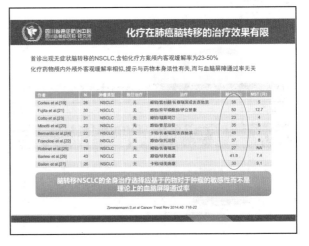

化疗在肺癌脑转移的治疗效果有限

首诊出现无症状脑转移的NSCLC,含铂化疗方案颅内客观缓解率为23-50%
化疗药物颅内外客观缓解率相似,提示与药物本身活性有关,而与血脑屏障通过率无关

作者	N.	肿瘤类型	脑转治疗	治疗	颅内RR(%)	MST(月)
Cortes et al.[19]	26	NSCLC	无	顺铂/紫杉醇/长春瑞滨或吉西他滨	38	5
Fujita et al.[21]	30	NSCLC	无	顺铂/异环磷酰胺/甲立替康	50	12.7
Cotto et al.[23]	31	NSCLC	无	顺铂福莫司汀	23	4
Minotti et al.[20]	23	NSCLC	无	顺铂/替尼泊苷	35	5
Bernardo et al.[24]	22	NSCLC	无	顺铂/长春瑞滨/吉西他滨	45	7
Franciosi et al.[22]	43	NSCLC	无	顺铂/依托泊苷	37	8
Robinet et al.[25]	76	NSCLC	无	顺铂/长春瑞滨	27	NA
Bariesi et al.[26]	43	NSCLC	无	顺铂/培美曲塞	41.9	7.4
Bailon et al.[27]	26	NSCLC	无	卡铂/培美曲塞	30	9.1

脑转移NSCLC的全身治疗选择应基于药物对于肿瘤的敏感性而不是理论上的血脑屏障通过率

Zimmermann S.et al Cancer Treat Rev 2014;40: 716-22

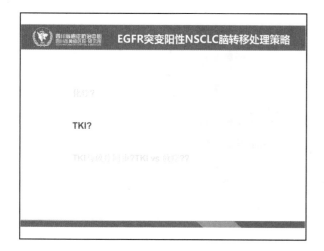

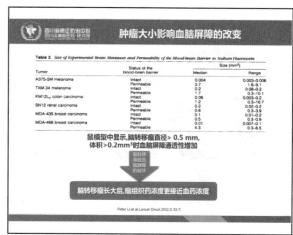

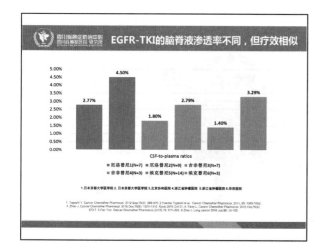

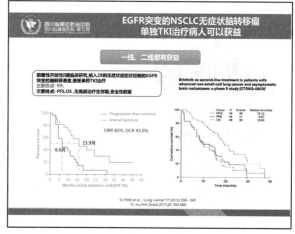

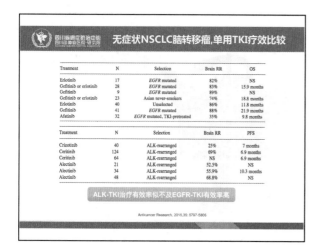

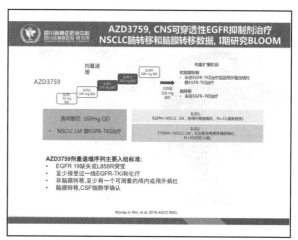

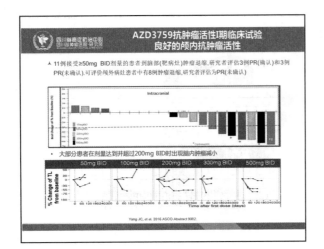

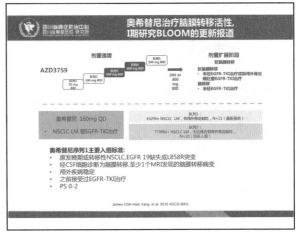

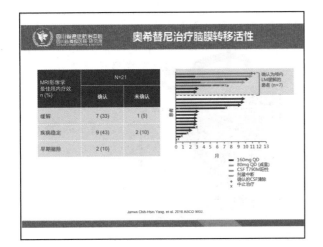

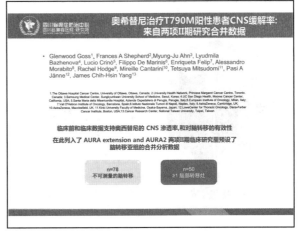

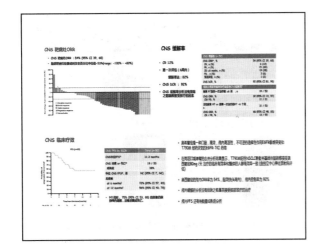

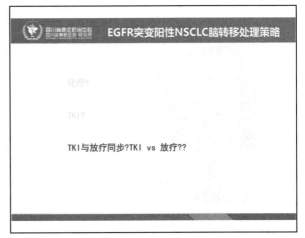

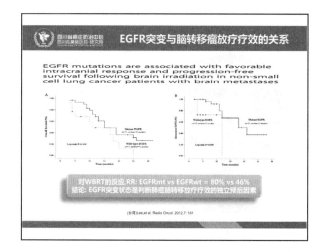

EGFR突变与脑转移瘤放疗疗效的关系

EGFR mutations are associated with favorable intracranial response and progression-free survival following brain irradiation in non-small cell lung cancer patients with brain metastases

对WBRT的反应,RR: EGFRmt vs EGFRwt = 80% vs 46%
结论: EGFR突变状态是判断肺癌脑转移放疗疗效的独立预后因素

(台湾)Lee,et al. Radio Oncol. 2012,7: 181

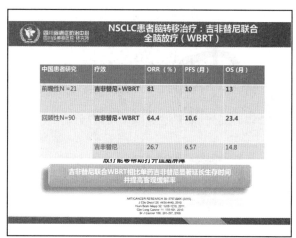

NSCLC患者脑转移治疗:吉非替尼联合全脑放疗(WBRT)

中国患者研究	疗效	ORR(%)	PFS(月)	OS(月)
前瞻性N=21	吉非替尼+WBRT	81	10	13
回顾性N=90	吉非替尼+WBRT	64.4	10.6	23.4
	吉非替尼	26.7	6.57	14.8

放疗能更好的打开血脑屏障

吉非替尼联合WBRT相比单药吉非替尼显著延长生存时间并提高客观缓解率

ANTICANCER RESEARCH 35: 5797-6606 (2015).
J Clin Oncol 26: 4454-4440, 2010.
Hum Brain Mapp 32: 1206-1219, 2011.
Clin Lung Cancer 11: 175-181, 2010.
Br J Cancer 100, 291-297, 2009.

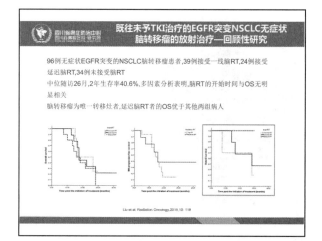

既往未予TKI治疗的EGFR突变NSCLC无症状脑转移瘤的放射治疗—回顾性研究

96例无症状EGFR突变的NSCLC脑转移瘤患者,39例接受一线脑RT,24例接受延迟脑RT,34例未接受脑RT

中位随访26月,2年生存率40.6%,多因素分析表明,脑RT的开始时间与OS无明显相关

脑转移瘤为唯一转移灶者,延迟脑RT者的OS优于其他两组病人

Liu et al. Radiation Oncology,2015,10: 118

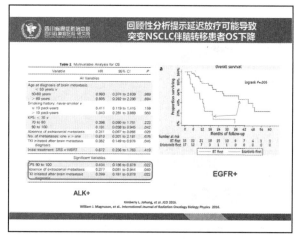

回顾性分析提示延迟放疗可能导致突变NSCLC伴脑转移患者OS下降

ALK+

EGFR+

Kimberly L Johung, et al. JCO 2016.
William J. Magnuson, et al. International Journal of Radiation Oncology Biology Physics 2016.

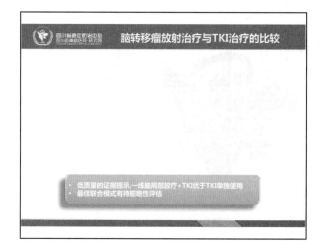

脑转移瘤放射治疗与TKI治疗的比较

低质量的证据提示:一线脑局部放疗+TKI优于TKI单独使用
最佳联合模式有待前瞻性评估

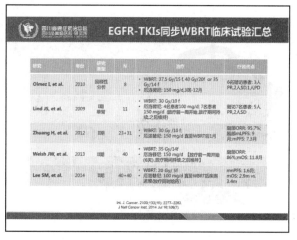

EGFR-TKIs同步WBRT临床试验汇总

研究	年份	研究类型	N	方案	疗效预点
Olmez I, et al.	2010	回顾性分析	8	• WBRT: 37.5 Gy/15 f, 40 Gy/20f or 35 Gy/14 f • 厄洛替尼: 150 mg/d,3周-12月	6名随访患者: 3人PR,2人SD,1人PD
Lind JS, et al.	2009	II期单臂	11	• WBRT: 30 Gy/10 f • 厄洛替尼: 4名患者100 mg/d; 7名患者150 mg/d 放疗前一周开始,放疗期间持续,之后维持	随访7名患者: 5人PR,2人SD
Zhuang H, et al.	2012	II期	23+31	• WBRT: 30 Gy /10 f; • 厄洛替尼: 150 mg/d 直至WBRT后1月	脑部ORR: 95.7%; 延髓ImLPFS: 9月;mPFS: 7.3月
Weish JW, et al.	2013	II期	40	• WBRT: 35 Gy/14f • 厄洛替尼: 150 mg/d 【放疗前一周开始(6天),放疗期间持续,之后维持】	脑部ORR:86%,mOS: 11.8月
Lee SM, et al.	2014	II期	40+40	• WBRT: 20 Gy /5f • 厄洛替尼: 100 mg/d 直至WBRT后疾病进展(放疗同期给药)	mnPFS: 1.6月; mOS: 2.9m vs. 3.4m

Int. J. Cancer. 2103;133(10): 2277-2283.
J Natl Cancer Inst. 2014 Jul 18;106(7).

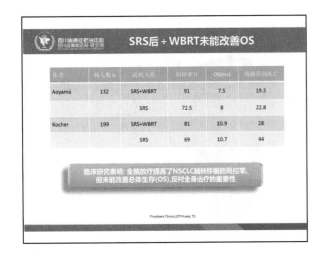

SRS后 + WBRT未能改善OS

作者	病人数 n	随机人组	局控失败	OS(ms)	颅脑原因死亡
Aoyama	132	SRS+WBRT	91	7.5	19.3
		SRS	72.5	8	22.8
Kocher	199	SRS+WBRT	81	10.9	28
		SRS	69	10.7	44

临床研究表明: 全脑放疗提高了NSCLC脑转移瘤的局控率,但未能改善总体生存(OS),反衬全身治疗的重要性

Frontiers Oncol,2014,sep,15

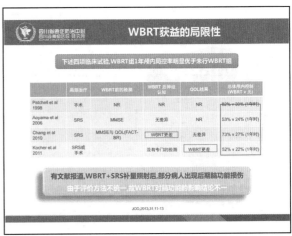

WBRT获益的局限性

下述四项临床试验,WBRT组1年颅内局控率明显优于未行WBRT组

	局部治疗	WBRT前的检查	WBRT后神经认知	QOL结果	总体颅内控制 (WBRT v 无)
Patchell et al 1998	手术	NR	NR	NR	82% v 30% (1年时)
Aoyama et al 2006	SRS	MMSE	无差异	NR	53% v 24% (1年时)
Chang et al 2010	SRS	MMSE与QOL(FACT-BR)	WBRT更差	无差异	73% v 27% (1年时)
Kocher et al 2011	SRS或手术	没有专门的检测	WBRT更差		52% v 22% (1年时)

有文献报道,WBRT+SRS补量照射后,部分病人出现后期脑功能损伤
由于评价方法不统一,故WBRT对脑功能的影响结论不一

JCO,2013,31,11-13

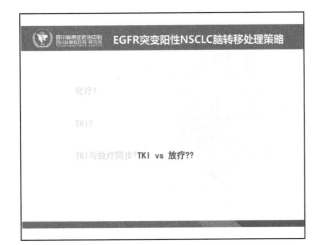

EGFR突变阳性NSCLC脑转移处理策略

化疗?

TKI?

TKI与放疗同步? TKI vs 放疗??

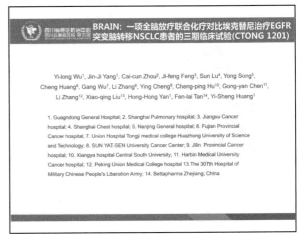

BRAIN: 一项全脑放疗联合化疗对比埃克替尼治疗EGFR突变脑转移NSCLC患者的三期临床试验(CTONG 1201)

Yi-long Wu[1], Jin-Ji Yang[1], Cai-cun Zhou[2], Ji-feng Feng[3], Sun Lu[4], Yong Song[5], Cheng Huang[6], Gang Wu[7], Li Zhang[8], Ying Cheng[9], Cheng-ping Hu[10], Gong-yan Chen[11], Li Zhang[12], Xiao-qing Liu[13], Hong-Hong Yan[1], Fen-lai Tan[14], Yi-Sheng Huang[1]

1. Guagndong General Hospital; 2. Shanghai Pulmonary hospital; 3. Jiangsu Cancer hospital; 4. Shanghai Chest hospital; 5. Nanjing General hospital; 6. Fujian Provincial Cancer hospital; 7. Union Hospital Tongji medical college Huazhong University of Science and Technology; 8. SUN YAT-SEN University Cancer Center; 9. Jilin Provincial Cancer hospital; 10. Xiangya hospital Central South University; 11. Harbin Medical University Cancer hospital; 12. Peking Union Medical College hospital 13.The 307th Hospital of Military Chinese People's Liberation Army; 14. Bettapharma Zhejiang; China

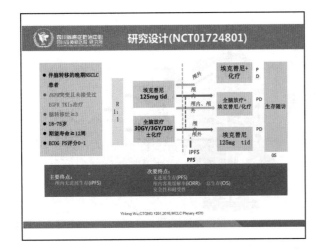

研究设计(NCT01724801)

- 伴脑转移的晚期NSCLC患者
- EGFR突变且未接受过EGFR TKIs治疗
- 脑转移灶≥3
- 18-75岁
- 期望寿命≥12周
- ECOG PS评分0-1

R 1:1

埃克替尼 125mg tid → 埃克替尼+化疗 → PD

全脑放疗 30GY/3GY/10F ±化疗 → 全脑放疗+埃克替尼/化疗 → PD → 埃克替尼 125mg tid → PD

生存随访

iPFS / PFS / OS

主要终点:
颅内无进展生存(iPFS)

次要终点:
无进展生存(PFS)
颅内客观缓解率(iORR)、总生存(OS)
安全性和耐受性

Yi-long Wu,CTONG 1201,2016,WCLC Plenary 4570

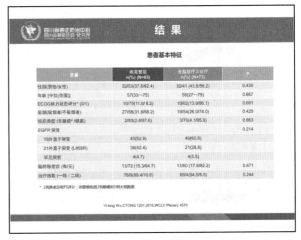

结果

患者基本特征

变量	埃克替尼 n(%) (N=85)	全脑放疗+化疗 n(%) (N=73)	P
性别(男性/女性)	32/53 (37.6/62.4)	32/41 (43.8/56.2)	0.430
年龄 [中位(范围)]	57(33~75)	58(27~75)	0.667
ECOG体力状态评分*(0/1)	10/75 (11.8/ 8.2)	10/62(13.9/86.1)	0.891
吸烟(吸烟者/不吸烟者)	27/58(31.8/68.2)	19/54(26.0/74.0)	0.429
组织类型(非腺癌*/腺癌)	2/83(2.4/97.6)	3/70(4.1/95.9)	0.663
EGFR突变			0.214
19外显子突变	45(52.9)	48(65.8)	
21外显子突变(L858R)	36(42.4)	21(28.8)	
罕见突变	4(4.7)	4(5.5)	
脑转移症状 (有/无)	13/72 (15.3/84.7)	13/60 (17.8/82.2)	0.671
治疗线数(一线 / 二线)	76/9(89.4/10.6)	69/4(94.5/5.5)	0.244

* 1例患者没有PS评分; 非腺癌包括2例鳞癌和3例大细胞癌

Yi-long Wu,CTONG 1201,2016,WCLC Plenary 4570

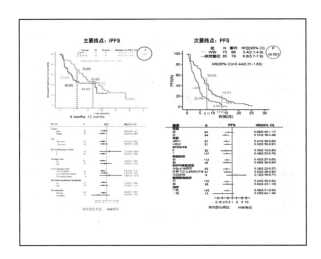

主要终点: iPFS　　　次要终点: PFS

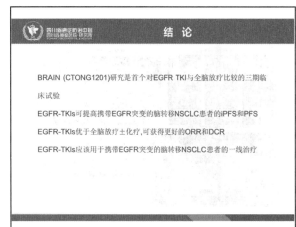

结 论

BRAIN (CTONG1201)研究是首个对EGFR TKI与全脑放疗比较的三期临床试验

EGFR-TKIs可提高携带EGFR突变的脑转移NSCLC患者的iPFS和PFS

EGFR-TKIs优于全脑放疗±化疗,可获得更好的ORR和DCR

EGFR-TKIs应该用于携带EGFR突变的脑转移NSCLC患者的一线治疗

如何评判脑转移患者的有效

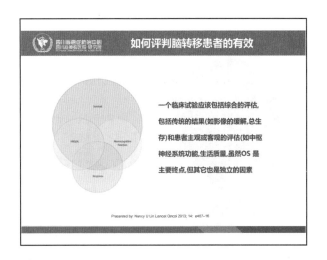

一个临床试验应该包括综合的评估,包括传统的结果(如影像的缓解,总生存)和患者主观或客观的评估(如中枢神经系统功能,生活质量,虽然OS 是主要终点,但其它也是独立的因素

Presented by: Nancy U Lin Lancet Oncol 2013; 14: e407-16

内容概要

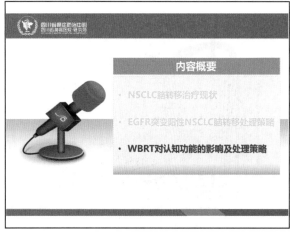

- NSCLC脑转移治疗现状
- EGFR突变阳性NSCLC脑转移处理策略
- **WBRT对认知功能的影响及处理策略**

WBRT对认知功能是否有影响?

第一个随机对照研究(N=58): SRS+WBRT vs. SRS:
- 主要终点: 治疗4个月后言语学习能力(测验: Hopkins Verbal Learning Test-Revised,HVLT-R).

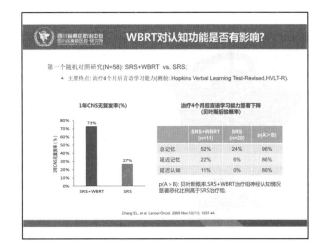

1年CNS无复发率(%)

治疗4个月后言语学习能力显著下降
(贝叶斯后验概率)

	SRS+WBRT (n=11)	SRS (n=20)	p(A > B)
总记忆	52%	24%	96%
延迟记忆	22%	6%	86%
延迟认知	11%	0%	86%

p(A > B): 贝叶斯概率,SRS+WBRT治疗组神经认知情况显著恶化比例属于于SRS治疗组。

Chang EL, et al. Lancet Oncol. 2009 Nov;10(11): 1037-44.

WBRT时通过海马保护技术预防认知功能障碍

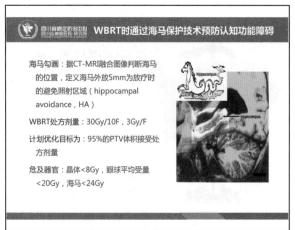

海马勾画: 据CT-MRI融合图像判断海马的位置,定义海马外放5mm为放疗时的避免照射区域 (hippocampal avoidance , HA)

WBRT处方剂量: 30Gy/10F , 3Gy/F

计划优化目标为: 95%的PTV体积接受处方剂量

危及器官: 晶体<8Gy,眼球平均受量<20Gy,海马<24Gy

MRI-CT图像融合勾画海马

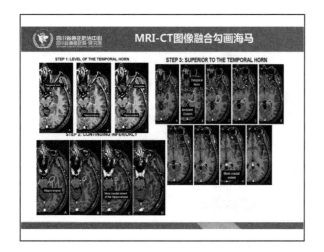

三种放疗技术剂量分布图

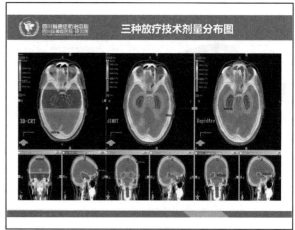

三种放疗技术DVH图
▲3D-CRT ●dIMRT ■RapidArc

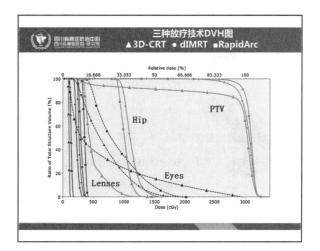

结论

▲在全脑放射治疗海马保护技术中，3种方式均满足海马保护要求。3D-CRT简单实用，多数放疗单位均能实现，容易推广，缺点是靶区适形度较差，但海马保护很好。dIMRT射野较多，非共面设计，计划实施复杂。RapidArc靶区覆盖率和均匀性最好，具有高效、快捷的特点，

海马保护与dIMRT计划相当（p>0.05）。

认知功能评价

海马保护组与为保护组的比较：
全脑放疗前一周内、全脑放疗3个月、6个月、12个月随访进行蒙特利尔认知评估量表(MoCA)评分比较认知功能差异

总分30分，低于26分界定为认知功能障碍，若教育年限低于12年则得分+1分。

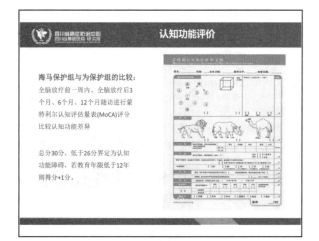

海马保护病人治疗前后认知功能比较：MMSE简易智能精神状态检查量表

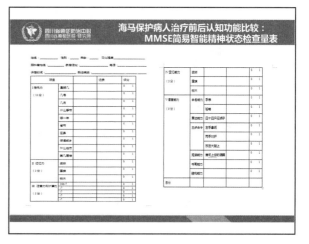

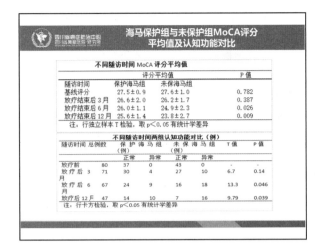

海马保护组与未保护组MoCA评分平均值及认知功能对比

不同随访时间 MoCA 评分平均值

随访时间	评分平均值		P 值
	保护海马组	未保护海马组	
基线评分	27.5±0.9	27.6±1.0	0.782
放疗结束后 3 月	26.6±2.0	26.2±1.7	0.387
放疗结束后 6 月	26.0±1.1	24.9±2.3	0.026
放疗结束后 12 月	25.6±1.4	23.8±2.7	0.009

注：行独立样本 T 检验，取 p<0.05 有统计学差异

不同随访时间两组认知功能对比（例）

随访时间	总例数	保护海马组（例）		未保护海马组（例）		T 值	P 值
		正常	异常	正常	异常		
放疗前	80	37	0	43	0	-	-
放疗后 3 月	71	30	4	27	10	6.7	0.14
放疗后 6 月	67	34	9	16	18	13.3	0.046
放疗后 12 月	47	14	10	7	16	9.79	0.039

注：行卡方检验，取 p<0.05 有统计学差异

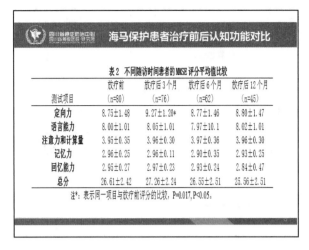

海马保护患者治疗前后认知功能对比

表2 不同随访时间患者的MMSE评分平均值比较

测试项目	放疗前 (n=80)	放疗后 3 个月 (n=76)	放疗后 6 个月 (n=62)	放疗后 12 个月 (n=45)
定向力	8.75±1.48	9.27±1.20*	8.77±1.46	8.80±1.47
语言能力	8.00±1.01	8.05±1.01	7.97±10.1	8.02±1.01
注意力和计算量	3.95±0.35	3.96±0.30	3.97±0.36	3.96±0.30
记忆力	2.96±0.25	2.96±0.11	2.90±0.35	2.93±0.25
回忆能力	2.95±0.27	2.97±0.23	2.93±0.24	2.84±0.47
总分	26.61±2.42	27.26±2.24	26.55±2.51	25.56±2.51

注*：表示同一项目与放疗前评分的比较，P=0.017，P<0.05。

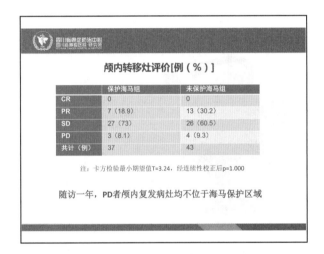

颅内转移灶评价[例（%）]

	保护海马组	未保护海马组
CR	0	0
PR	7 (18.9)	13 (30.2)
SD	27 (73)	26 (60.5)
PD	3 (8.1)	4 (9.3)
共计（例）	37	43

注：卡方检验最小期望值T=3.24，经连续性校正后p=1.000

随访一年，PD者颅内复发病灶均不位于海马保护区域

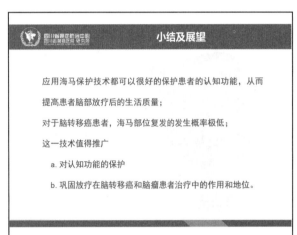

小结及展望

应用海马保护技术都可以很好的保护患者的认知功能，从而提高患者脑部放疗后的生活质量；

对于脑转移癌患者，海马部位复发的发生概率极低；

这一技术值得推广

　a. 对认知功能的保护

　b. 巩固放疗在脑转移癌和脑瘤患者治疗中的作用和地位。

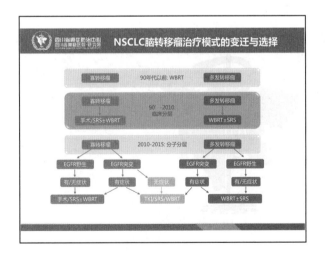

NSCLC脑转移瘤治疗模式的变迁与选择

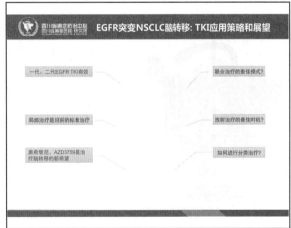

EGFR突变NSCLC脑转移: TKI应用策略和展望

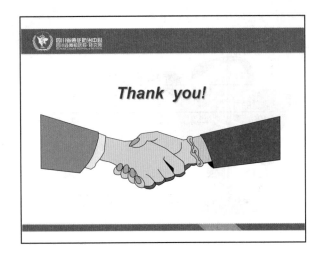

17. 非小细胞肺癌脑转移的治疗现状与进展

张俊萍

山西医学科学院 山西大医院

目前癌症严重威胁人类健康，国家癌症中心统计2015年肺癌新发人数为733.3万，其中男性509.3万、女性224.0万，位居新发癌症第1位；死亡人数为610.2万，其中男性432.4万、女性177.8万，位居各种癌症死亡率之首[1]。非小细胞肺癌（non-small cell lung cancer，NSCLC）约占肺癌的80%[2]，而脑转移的自然生存期可低至2个月[3]，积极有效治疗可以延长生存期、提高生活质量。目前，治疗非小细胞肺癌脑转移的手段主要有手术、全脑放疗、立体定向放射外科、化疗、靶向治疗及免疫治疗等。本文对非小细胞肺癌脑转移治疗方法总结如下。

一、手术治疗

对于体质状况良好、肺部病灶控制稳定、无其他器官转移，脑转移病灶为单发，尤其是有脑转移症状（如颅高压、脑疝等）或者合并糖尿病或者脑转移瘤出血[4]的患者，首选根治性手术切除治疗，这样可以快速减轻症状，提高生活质量，同时可明确病理。部分脑转移灶小于等于3个的患者也可以行根治性手术切除治疗，术后病灶局部控制率可与单发脑转移灶相似[5]。另外，对于病灶太大不易根治切除的患者，可以行减瘤手术减轻症状；对于急性颅高压者，也可以予以急诊减症手术。有研究[6-7]结果显示：手术切除脑转移瘤后，中位生存期达15.1~18.68个月，但是单纯手术治疗往往局部复发率高，手术联合全脑放射治疗（WBRT）能够预防脑转移瘤的复发，手术部位2年复发率可从59%降至27%，新发病灶2年复发率可从42%降至23%[8]。

二、立体定向放射外科（SRS）

近年来，SRS已成为非小细胞肺癌脑转移治疗手段之一，具有定位准确、剂量集中、对周围正常组织损伤小、副作用轻、创伤小等特点，主要治疗单发病灶及部分多发病灶。对于单发脑转移患者，选用手术还是SRS呢？QinH等[9]对手术或者SRS治疗单发脑转移作系统综述，发现两者在中位生存及总生存无明显差异。最新美国国立综合癌症网络（NCCN）指南提示，仅局限在头部的无症状的单发转移选择SRS，有脑转移症状或者为明确病理的，选择手术及术后SRS或者WBRT。对于1~3个脑转移瘤患者，SRS（OS：12个月）较手术（OS：16个月）及手术+放疗无明显生存获益[10-11]，但是比WBRT能延长生存时间[12]。SRS后是否需要序贯WBRT，近期一项荟萃分析及一篇Ⅲ期临床试验[13-14]结果显示，SRS+WBRT虽然有局部控制率，但是没有生存优势，反而增加神经毒性，降低生活质量。SRS治疗后周围水肿范围小（<10mm）的患者有好的放疗反应及低风险局部复发[15]。

三、全脑放射治疗（WBRT）

20世纪70年代WBRT逐渐成为脑转移的标准治疗，但是随着手术及SRS的不断发展，单发及少数脑转移主要采用手术或者SRS，WBRT用于手术或者SRS后的辅助治疗。对于单发转移瘤，手术联合WBRT显示出了明显的生存获益；SRT联合WBRT在降低颅内复发率和颅内远处转移率等方面有优势，但其对比单纯SRS并无生存获益，且对患者的认知功能损伤较大[13, 14, 16]。对于不适合手术或SRS的多发脑转移，尤其是有脑转移症状（如运动神经功能障碍、言语障碍等）或者EGFR-TKI耐药的患者，WBRT为标准治疗。一篇Ⅲ期临床QUARTZ研究将不适于手术切除或者SRS的患者随机分为最佳支持治疗联合WBRT组或者单纯最佳支持治疗组，主要研究终点为质量调整寿命年（QALY），结果发现单纯最佳支持治疗不劣于联合WBRT[17]。由此可见，随着新技术的不断发展及全脑放疗的神经认知毒性，曾经的标准治疗WBRT已降为辅助治疗或者是无奈之举，可能将来会逐渐被取代。

四、化疗

化疗对非小细胞肺癌脑转移的作用有限，近年来研究进展缓慢。化疗很少用于非小细胞肺癌脑转移一线治疗，往往用于术后复发或者脑转移明确进展的二线或多线治疗，亦可用于部分多发脑转移患者。脑转移病灶对化疗的敏感性往往与原发病灶或者其他转移病灶相同，而脑转移发生时已经发生血脑屏障（BBB）的破坏[18]，故化疗药物可通过BBB发挥作用，所以化疗药物的选择首先考虑化疗敏感性而不是理论是否通过BBB。常用的有效化疗药物有铂类、培美曲塞、长春瑞滨、吉西他滨、紫杉醇、多西紫杉醇、替莫唑胺、福莫司汀等；有研究证实：培美曲塞及替莫唑胺在二线治疗中显示出临床获益[19-20]。对于脑多发转移，该选择WBRT还是化疗是存在争议的，多项临床研究结果显示：对于无症状的多发脑转移，一线首选含铂双药化疗，而不是WBRT，且已写入欧洲肿瘤内科学会（ESMO）指南[21]。

五、靶向治疗及免疫治疗

近年来，随着靶向及免疫治疗的不断进展，为非小细胞肺癌脑转移的治疗提供了一种新之有效的方法，它是除了化疗的另一种系统治疗，主要用于EGFR突变无症状多发脑转移，其比传统放疗、化疗更能延长生存期，而且具有口服方便、起效快、不良反应轻、兼顾全身病灶等特点。目前分子靶向及免疫治疗药物主要包括：EGFR-TKI（吉非替尼、厄洛替尼、阿法替尼、奥西替尼等）、ALK-TKI（克唑替尼、色瑞替尼、艾乐替尼）、PD-1单抗（派姆单抗），VEGF单抗（贝伐珠单抗）等。一项汇集分析[22]显示一代EGFR抑制剂颅内缓解率达51.8%、颅内控制率达75.7%，中位PFS为7.4个月，中位OS为11.9个月，但其不易透过血脑屏障[23]。二代EGFR抑制剂阿法替尼可用于无症状脑转移的治疗，其PFS（8.2个月）较化疗（5.4个月）有统计学意义[24]。三代EGFR抑制剂奥西替尼针对T790M突变，中枢渗透高于吉非替尼[25]，对软脑膜转移有较好的效果[26]。三代AZD3795亦具有较强的中枢渗透性[27]，颅内病灶缓解率达52.7%[28]。对于ALK阳性患者，目前一线使用克唑替尼，但是色瑞替尼作用效能最强（克唑替尼的20倍、艾乐替尼的12倍），而艾乐替尼渗透血脑屏障作用最强，克唑替尼颅内控制率56%左右、颅内缓解率低至18%，色瑞替尼分别为65%～80%，34.5%～61.5%；艾乐替尼分别为84.5%～92.5%、35.8%～85.4%[29]。除了EGFR-TKI，ALK-TKI，还有PD-1单抗：nivolumab、pembrolizumab，这些常常用于二线及以后治疗。2016年ASCO呈现的汇集分析显示二线nivolumab中位生存期8.4个月、多西他赛6.2个月。据报道[30]pembrolizumab颅内缓解率为33%。对于EGFR突变阳性患者，靶向治疗的作用已被证实，美中不足的是其耐药性，2017年ASCO香港中文大学莫树锦（Tony Mok）教授公布AURA3研究结果并得出结论：与奥西替尼治疗T790M阳性晚期NSCLC患者的总体疗效相一致，奥西替尼治疗CNS转移患者显著优于化疗；CNS有效率更高，疗效更持久，且CNS的PFS更长。单用靶向显示出明显优势，是否联合放疗存在争议。一项meta分析[31]显示靶向治疗联合放疗较单纯放疗或者放化疗明显提高疾病控制率及延长中位生存期。另一研究[32]则显示：EGFR-TKI联合WBRT或者SRS较单纯EGFR-TKI未能明显改善OS及颅内PFS。

综上所述，非小细胞肺癌脑转移治疗方法主要有手术、放疗（WBRT/SRS）、全身化疗、靶向及免疫治疗。对于需明确病理者，体质状况良好、有症状（尤其是颅高压明显）、首选手术治疗及术后放疗预防复发；对于肺部病灶稳定的、无症状的单发脑转移，首选SRS；对于1～3个病灶，可首选SRS，联合WBRT可提高局部控制率但不能延长总生存；对于有症状多发脑转移，考虑WBRT；对于EGFR/ALK-TKI突变阳性无症状多发脑转移，首选靶向治疗，但是否联合放疗仍存在争议；对于EGFR/ALK-TKI耐药的多发脑转移，首选三代TKI靶向药物；对于EGFR/ALK突变阴性无症状多发脑转移，考虑化疗。靶向及免疫治疗是近年来研究热点，希望在NSCLC脑转移显示出更好的结果。

参 考 文 献

[1] ChenW, Zheng R, Baade PD, et al. Cancer statistics in China, 2015. CA Cancer J Clin. 2016 Mar–Apr; 66(2): 115–32. doi: 10.3322/caac.21338. Epub 2016 Jan 25. PubMed PMID: 26808342.

[2] SiegelR, Naishadham D, Jemal A. Cancer statistics, 2012[J]. Cancer Clin, 2012, 62(1): 10–29.

[3] OwonikokoTK, Arbiser J, Zelnak A, et al. Current approaches to the treatment of metastatic brain tumours. Nat Rev Clin Oncol. 2014 Apr; 11(4): 203–222.

[4] PollockBE. To Remove or Not to Remove, that Is the Question? World Neurosurg.2015Jul; 84(1): 2–3.

[5] PollockBE, Brown PD, Foote RL, et al.Properly selected patients with multiple brain metastases may benefit from aggressive treatment of their intracranial disease. J Neurooncol. 2003 Jan; 61(1): 73–80.

[6] BellaMJ, Kowalewski J, Dancewicz M, et al. Results of surgical treatment of primary lung cancer with synchronous brain metastases. Kardiochir Torakochirurgia Pol. 2015 Mar; 12(1): 14–17.

[7] Li Z, Zhang X, Jiang X, et al. Outcome of surgical resection for brain metastases and radical treatment of the primary tumor in Chinese non–small–cell lung cancer patients. Onco Targets Ther. 2015 Apr 16; 8: 855–860.

[8] ShenZ, Jjag Z, Ye D, et al. Gmwth inhibitory effects of DJ–1– small intering RNA on 18ryngeal carcinoma Hp–2 cells[J]. Med Onc01, 20ll, 28(2): 601–607.

[9] QinH, Wang C, Jiang Y, et al. Patients with single brain metastasis from non–small cell lung cancer equally benefit from stereotactic radiosurgery and surgery: a systematic review. Med Sci Monit. 2015 Jan 12; 21: 144–52.

[10] Bai H, Xu J, Yang H, et al. Survival prognostic factors for patients with synchronous brain oligometastatic non–small–cell lung carcinoma receiving local therapy. Onco Targets Ther. 2016 Jul 11; 9: 4207–4213.

[11] BougieE, Masson–Côté L, Mathieu D. Comparison Between Surgical Resection and Stereotactic Radiosurgery in Patients with a Single Brain Metastasis from Non–Small Cell Lung Cancer. World Neurosurg. 2015 Jun; 83(6): 900–906.

[12] Halasz LM, Uno H, Hughes M, et al. Comparative effectiveness of stereotactic radiosurgery versus whole–brain radiation therapy for patients with brain metastases from breast or non–small cell lung cancer. Cancer. 2016 Jul 1; 122(13): 2091–2100.

[13] DuanL, Zeng R, Yang KH, et al. Whole brain radiotherapy combined with stereotactic radiotherapy versus stereotactic radiotherapy alone for brain metastases: a meta–analysis.

[14] BrownPD, Asher AL, Ballman KV, et al. NCCTG N0574(Alliance): a phase III randomized trial of whole brain radiotherapy in addition to radiosurgery in patients with 1 to 3 brain metastases. J Clin Oncol 2015; 33(Suppl.). Abstract LBA4.

[15] TiniP, Nardone V, Pastina P, et al. Perilesional edema in brain metastasis from non–small cell lung cancer(NSCLC) as predictor of response to radiosurgery(SRS). Neurol Sci. 2017 Mar 4.

[16] GuX, Zhao Y, Xu F. Whole Brain Irradiation and Hypo–fractionation Radiotherapy for the Metastases in Non–small Cell Lung Cancer. Zhongguo Fei Ai Za Zhi. 2016 Apr 20; 19(4): 224–9.

[17] MulvennaP, Nankivell M, Barton R, et al. Dexamethasone and supportive care with or without whole brain radiotherapy in treating patients with non–small cell lung cancer with brain metastases unsuitable for resection or stereotactic radiotherapy(QUARTZ): results from a phase 3, non–inferiority, randomised trial. Lancet. 2016 Oct 22; 388(10055): 2004–2014.

[18] Peacock KH, Lesser GJ. Current therapeutic approaches in patients wid I brainmetastases. Curt Treat Options Oncol, 2006, 7(6): 479–489.

[19] Bearz A. Activity of pemetrexed on brain metastases from non–small cell lung cancer. Lung Cancer, 2010, 68(2): 264–268.

[20] Abrey LE. A phase II trial of temozolomide for patients with recurrent or progressivebrain metastases. J Neurooncol, 2001, 53(3): 259–265.

［21］Zimmermann S，Dziadziuszko R，Peters S. Indications and limitations of chemotherapy and targeted agents in non-small cell lung cancer brain metastases. Cancer Treat Rev，2014 Jul，40(6)：716-722.

［22］FanY，Xu X. EGFR-TKI therapy for patients with brain metastases from non-small-cell lung cancer：a pooled analysis of published data. Onco Targets Ther(2014) 7：2075 - 2084.

［23］ZhaoJ，Chen M，Zhong W，et al. Cerebrospinal fluid concentrations of gefitinib in patients with lung adenocarcinoma. Clin Lung Cancer，2013，14(2)：188-193.

［24］Schuler M，Wu Y-L，Hirsh V，et al. First-line afatinib versus chemotherapy in patients with non-small cell lung cancer and common epidermal growth factor receptor gene mutations and brain metasta- ses. J Thorac Oncol，2016，11(3)：380 - 390.

［25］YangJ，Ramalingam S，Jänne P，et al. LBA2_PR：osim- ertinib(AZD9291) in pre-treated pts with T790M-positive advanced NSCLC：updated phase 1(P1) and pooled phase 2(P2) results. J Thorac Oncol ，2016，11(4)：S152-153.

［26］Yang J，editor. Osimertinib activity in patients(pts) with leptomeningeal(LM) disease from non-small cell lung cancer (NSCLC)：updated results from BLOOM，a Phase I study. Abstract 9002 [oral presentation]. Annual Meeting of the American Society of Clinical Oncology. Chicago，IL(2016).

［27］KimD-W，Yang JC-H，Chen K，et al. AZD3759，an EGFR inhibitor with blood brain barrier(BBB) penetration for the treatment of non-small cell lung cancer(NSCLC) with brain metas- tasis(BM)：preclinical evidence and clinical cases. ASCO Annual Meeting Proceedings. Chicago，IL(2015).

［28］AhnM，Kim D，Kim T，et al.Phase I study of AZD3759，a CNS penetrable EGFR inhibitor，for the treatment of non-small-cell lung cancer(NSCLC) with brain metastasis(BM) and leptomeningeal metastasis(LM). Proceeding of the Meeting of the American Society of Clinical Oncology，McCormick Place. Chicago，IL(2016).

［29］Wong A. The Emerging Role of Targeted Therapy and Immunotherapy in the Management of Brain Metastases in Non-Small Cell Lung Cancer. Front Oncol，2017 Apr 5，7：33.

［30］Goldberg SB，Gettinger SN，Mahajan A，et al. Pembrolizumab for patients with melanoma or non-small-cell lung cancer and untreated brain metastases：early analysis of a non-randomised，open-label，phase 2 trial. Lancet Oncol，2016，17(7)：976 - 983.

［31］Jiang T，Min W，Li Y，et al. Radiotherapy plus EGFR TKIs in non-small cell lung cancer patients with brain metastases：an update meta-analysis. Cancer Med，2016 Jun，5(6)：1055-1065.

［32］ByeonS，Ham JS，Sun JM，et al. Analysis of the benefit of sequential cranial radiotherapy in patients with EGFR mutant non-small cell lung cancer and brain metastasis. Med Oncol，2016 Aug，33(8)：97.

18. 非小细胞肺癌脑转移临床治疗及进展

张树才　张　卉

首都医科大学附属北京胸科医院肿瘤内科

原发性肺癌是我国最常见的恶性肿瘤之一，肺癌最常见的远处转移部位之一是脑部。20%～65%的肺癌患者在病程中会发生脑转移[1-3]。美国医疗保险监督、流行病学和最终结果（Surveillance，Epidemiology，and End Results，SEER）数据库的一项长期随访结果显示[4]，在非小细胞肺癌（non-small cell lung cancer，NSCLC）中，肺腺癌、鳞癌及大细胞癌发生脑转移的风险分别为11%，6%及12%。肺癌脑转移患者预后差，自然平均生存时间仅4～11周，经治疗后生存时间为4～15个月[5,6]。近年来，放射治疗技术的进步和分子靶向治疗等新的治疗方法快速发展，为晚期肺癌脑转移患者提供了更多的治疗手段。手术、放疗及化疗等治疗手段的综合应用在一定程度上延长了肺癌脑转移患者的生存时间，显著改善了生活质量。肺癌脑转移的治疗已经成为临床关注的热点之一。本文将近年来NSCLC脑转移的治疗进行综述，特别是分子靶向治疗在肺癌脑转移治疗中的进展。

一、局部治疗

目前针对脑转移病灶进行局部治疗的方法主要包括手术、全脑放疗（wholebrain radiotherapy，WBRT）和立体定向放射治疗（stereotactic brain radiotherapy，SBRT）。

（一）手术

较之化疗、放疗等其他治疗方法，手术治疗的优点有：① 全部切除转移瘤可以迅速缓解颅内高压症状，消除转移灶对周围脑组织的刺激；② 获得肿瘤组织，从而明确病理诊断；③ 手术能通过切除全部肿瘤而达到局部治愈。2010年，首例用于治疗脑转移患者的循证指南发布了一项关于手术切除联合放射治疗的建议[7]，以延长功能状态较好的年轻患者和新近诊断的孤立性脑转移患者的生存时间。关于脑转移患者手术治疗的指南已有确定[8,9]，在此不做详述。

（二）全脑放射治疗（WBRT）

多年来WBRT一直是多发NSCLC脑转移的主要局部治疗措施之一[10]，可以缓解晚期肺癌脑转移患者的神经系统症状，改善肿瘤局部控制情况。WBRT对颅内亚临床病灶有一定的控制作用，但因其受正常脑组织的剂量限制，难以根治颅内病变，约1/3脑转移患者WBRT后颅内病变未控，50%脑转移患者死于颅内病变进展[11]。在SBRT及各种分子靶向治疗等治疗手段迅速发展的今天，许多脑转移患者生存期明显延长[12]。在这种情况下，单独的WBRT在脑转移患者的长期控制中越来越被认为是不够的。此外，随着生存时间的延长，许多脑转移患者在经WBRT治疗后出现神经认知障碍，导致生活质量下降[13]。因此在2017年版《中国肺癌脑转移诊治专家共识》中建议对于就医条件许可、随诊方便的NSCLC脑转移患者，应尽可能推迟WBRT，留待作为挽救治疗手段[14]。目前WBRT在NSCLC脑转移患者的治疗适应证包括：① NSCLC脑转移患者SBRT失败后的挽救治疗；② 多于3个病灶的NSCLC脑转移患者的初始治疗，联合SBRT局部加量；③ NSCLC脑转移患者颅内转移灶切除术后的辅助治疗。

（三）立体定向放射治疗（SBRT）

与WBRT相比，SBRT具有定位准确、剂量集中、损伤相对较小等优点，能够很好的保护周围正常组织，控制局部肿瘤进展，缓解神经系统症状，且对神经认知功能影响小，已逐渐成为脑转移瘤的重要治疗手段[15, 16]。对于1～4个病灶的脑转移瘤患者，单纯SBRT比单纯WBRT具有生存优势，且能更好地保留认知功能[17-20]。多项研究表明[21-24]，5个以上甚至10个以上的转移病灶应用SBRT作为初程治疗亦可达到不劣于寡转移灶的局部控制率。因此，SBRT在多发脑转移瘤的治疗中展现了越来越大的潜力。但不可否认的是，接受单纯SBRT治疗的患者颅内远处失败率高于WBRT。因此，国内外研究[25-27]推荐：大于4个转移灶、颅外疾病未控制、转移灶体积大于6cm³、原发灶诊断和脑转移诊断时间小于60个月等的患者进行SBRT联合WBRT治疗。

二、NSCLC脑转移的全身治疗

（一）化疗

化疗是NSCLC重要的全身治疗手段之一，也是NSCLC脑转移不可或缺的治疗手段。早期临床研究显示，化疗对于NSCLC脑转移患者，特别是在无症状患者中，通常能够避免局部干预，如手术和放射治疗[28, 29]。新近研究显示，培美曲塞联合铂类对NSCLC脑转移患者的颅内病变也有控制作用。GFPC07-01研究[30]应用培美曲塞联合顺铂方案一线治疗NSCLC脑转移患者6个周期，化疗同时或脑转移进展时进行WBRT治疗，脑转移病灶的有效率（overall response rate，ORR）为41.9%，颅外病灶ORR为34.9%，中位生存时间（overall survival，OS）为7.4个月。因此，培美曲塞可成为NSCLC脑转移患者一个有效的治疗选择。

替莫唑胺可在人体内转化成有活性的烷化剂前体，能透过血脑屏障，对于控制NSCLC脑转移有较好的疗效。有多项Ⅱ期临床研究结果报道，替莫唑胺单独或联合其他化疗药物与WBRT序贯或同步应用，尤其是同步应用，可提高颅内转移灶的控制率，为临床治疗NSCLC脑转移患者提供新的治疗方法。但最近一项Meta分析[31]报告，替莫唑胺联合WBRT治疗脑转移，ORR略有增加，但未能显示出OS或中位无进展生存时间（progression-free survival，PFS）的获益。因此替莫唑胺在NSCLC脑转移患者的疗效尚需大规模的Ⅲ期临床研究进一步证实。

（二）分子靶向治疗

目前尚没有批准专门用于NSCLC脑转移患者的分子靶向治疗药物，但是近年来大量临床研究结果使得分子靶向治疗越来越被关注。

1.表皮生长因子受体酪氨酸激酶抑制剂（EGFR-TKIs）

第一代EGFR-TKI药物吉非替尼、厄洛替尼及埃克替尼以及第二代EGFR-TKI药物阿法替尼已经被批准用于EGFR敏感突变的NSCLC患者。由于EGFR-TKIs脂溶性好，能一定比例透过血脑屏障，因此对脑转移有治疗作用，可用于对EGFR敏感突变的脑转移患者的治疗。目前对于第一代TKI药物在NSCLC脑转移患者中的治疗数据多来自Ⅱ期临床研究结果[32-37]，整体ORR在32%～89%之间，中位PFS为6.6～23.2个月，中位OS为12.9～21.9个月。在最近的关于阿法替尼Ⅲ期临床研究LUX-LUNG3和LUX-LUNG 6的联合亚组分析中发现，与化疗相比，阿法替尼具有更长的PFS（8.2m vs 5.4m）和更高的DCR（92%vs 76%），这其中包括有81例脑转移患者[38]，由此可以看出，对于脑转移患者阿法替尼也具有一定的疗效，但尚需大样本的临床研究结果。

奥希替尼（Osimertinib，AZD9291）是新一代不可逆性EGFR-TKI，对EGFR敏感突变和T790M耐药突变均有更好的作用。AURA2[39]和AURA3[40]的临床研究结果充分证实奥希替尼用于T790M阳性的NSCLC疗效确切。美国FDA在2015年11月13日以加速批准的方式提前3个月批准了奥希替尼用于治疗EGFR-TKI治疗中或治疗后出现进展并伴有EGFRT790M阳性突变的NSCLC患者。而奥希替尼在脑转移患者的治疗中也显露出良好的疗效。2016年ASCO口头报告的BLOOM研究[41]结果显示奥希替尼在经治的 EGFR 突变的软脑膜转移患者中的疗效是令人振奋的。该研究纳入 EGFR-TKI 治疗耐药的脑脊液细胞学确诊为脑膜转移的 21 例 NSCLC 患者，全部给予奥希替尼 160 mg qd 治疗，结果截至 2016 年 3 月 10 日，15 例患者还在接受治疗，其中 7 位患者治疗时间超过 9 个月，7 例患者（33%）达到已确认的影像学好转；9 例患者（43%）达到已确认的颅内 SD，另外有 2 例未确认的颅内 SD；有 2 例患者退出研究。5 例患者有确认的神经功能提升。没有药物相关的 AE 导致药物中断或减量。在 2017 年 ASCO 上该研究结果进行了更新[42]，截至 2016 年 9 月 24 日，32 例 EGFR-TKI 耐药后的脑膜转移 NSCLC 患者入组，其中 11 例 T790M 突变阳性，21 例未确定 T790M 状态。中位治疗时间 6 个月，最长者 17.5 个月。12 周时，23 例患者进行了脑部影像评价，10 例患者有改善，13 例患者稳定。同时对这 23 例患者也进行了神经症状的评估，8 例有症状的患者中 7 例得到改善，1 例稳定；15 例无症状的患者中 13 例保持稳定，2 例恶化。由此可以看出奥希替尼在治疗中枢神经系统转移具有显著的疗效。

AZD3759 是一种口服的，可穿透血脑屏障的 EGFR 突变抑制剂。AZD3759 在临床前期脑-软脑膜转移患者中抗肿瘤活性显著，脑脊液/血浆比为 1∶1。Ⅰ期临床研究中[43]共入组 29 例患者，均为亚洲人，分别有 7 例和 2 例患者在血浆和脑脊液检测出 T790M 突变。药物相关不良反应与其他 EGFR-TKI 相符，主要是皮疹和腹泻，没有发现药物相关的中枢神经系统不良反应。Ⅱ期临床试验推荐剂量为 200mg bid，21 例脑转移患者在入选前接受过多线治疗，且颅内及颅外病灶在入组时已出现进展，13 例曾接受过短暂的 EGFT-TKI 治疗。接受剂量≥50mg bid 治疗的 11 例患者观察到颅内肿瘤的缩小，其中 3 例 PR 患者疗效确认，22 例颅外病灶可测量的患者中，8 例患者肿瘤缩小。在 2017 年 ASCO 上该项研究也进行了更新报道[44, 45]，截至 2016 年 9 月 24 日，共有 38 名 EGFR 突变 NSCLC 患者入组，其中 18 名脑膜转移患者之前接受过 EGFR-TKI 药物治疗，10 名患者接受 AZD3759 300mg bid，8 名患者接受 200mg bid。在第一疗程的第 8 天，40% 患者脑脊液中肿瘤细胞的抑制超过 50%，在第三个疗程的第 1 天，70% 患者脑脊液中 EGFR 突变 DNA 含量下降，其中 3 名患者完全清除。17 名患者中 9 名患者的脑部影像稳定或改善。3 名伴随脑转移病灶的患者中有 2 名得到部分缓解。另外 20 名患者之前没有接受过 EGFR-TKI 药物治疗（16 名脑转移，4 名脑膜转移）。其中 15 名患者接受 AZD3759 200mg bid，5 名患者接受 AZD3759 300mg bid。颅内客观有效率为 63%，颅外客观有效率为 50%，整体客观有效率为 60%。最常见的不良反应仍是皮疹和腹泻，没有发生剂量限制毒性。这些结果给脑转移患者带来了新的希望，期待更大样本量的Ⅲ期临床研究。

2. ALK 抑制剂

ALK 融合基因是 NSCLC 另一个明确的治疗靶点。NSCLC 患者 ALK 融合基因阳性率大约为 3% ~ 5%[46]，尤其多发生于年轻的、不吸烟或轻度吸烟的腺癌患者[47]。值得注意的是，高达 30% ~ 70% 的 ALK 融合基因阳性 NSCLC 患者会出现脑转移[48, 49]。克唑替尼（crizotinib）是一种口服的 ALK 酪氨酸激酶受体抑制剂，也是第一个获批的用于治疗 ALK 融合基因阳性 NSCLC 的药物。

尽管有报道表明，克唑替尼对脑脊液的渗透性差[50]，但在临床接受治疗的患者中常能见到颅内病灶的缓解，表明这一药物治疗脑转移的潜在作用。PROFILE1014 研究[51]的最近公布的更新结果显示，与化疗相比，克唑替尼组治疗 12 周和 24 周的 DCR 较高，在入组时治疗过的脑转移患者的亚组分析中也显示出更高的 ORR 和更长的 PFS。在一项对 PROFILE 1005 和 PROFILE 1007 的回顾性分析[52]中发现，888 例二线应用克唑替尼治疗 ALK 阳性肺腺癌患者中，31% 患者有无症状脑转移。之前未经治疗或治疗的脑转移患者 12 周的 DCR 分别为 56%（95%CI 0.46 ~ 0.66）和 62%（95%CI 0.54 ~ 0.70）。之前未经治疗或接受放疗的患者 ORR 分别为 18%（95%CI 0.05 ~ 0.40）和 33%（95%CI 0.13 ~ 0.59）。这些结果显示出克唑替尼在脑转移患者具有良好的临床疗效。

对于克唑替尼治疗进展后的患者，可选择新型 ALK 抑制剂包括色瑞替尼（Certinib, LDK378），阿雷替尼（Alecensa, Alectinib）和 Brigatinib 等。ASCEND-1 和 ASCEND-2 的临床研究报告中，接受过克唑替尼治疗进展后的肺腺癌患者，接受色瑞替尼治疗颅内 DCR 分别为 60.7% 和 84.8%，颅内总

RR 分别为 35.7% 和 39.4%，颅内缓解中位时间分别为 11.1 个月和 12.8 个月[49, 53, 54]。关于阿雷替尼治疗克唑替尼耐药后的肺腺癌的两项 II 期临床研究结果中，颅内病灶 RR 分别为 55.9%[55] 和 48%[56]。在对这两项单臂的 II 期临床研究进行合并分析发现[57]，50 例（37%）患者具有颅内可测量病灶，DCR 为 90%，颅内中位缓解时间为 10.8 个月。而对于所有脑转移患者（包括病灶可测量和不可测量），阿雷替尼的疗效是相似的。之前接受过或未接受过放疗患者的 ORR 分别为 35.8% 和 58.5%。Brigatinib 在 I 期和 II 期针对 ALK 阳性肺腺癌脑转移患者的临床研究中显示出相似的活性，ORR 为 53%，颅内 DCR 达到 87%[58]。所有 19 例入组患者颅内病灶中位缓解时间 18.9 个月。

（三）免疫治疗

关于生物免疫治疗药物治疗 NSCLC 脑转移的研究数据有限。一项关于 Pembrolizumab 的小样本 II 期临床研究[59]，18 名黑色素瘤和 18 名 NSCLC 患者（NSCLC 患者中 PD-L1 阳性率临界值为 1%），33% 的 NSCLC 患者在本试验中获得了持久的脑转移病灶反应。另外一项研究[60] 中使用 Nivolumab 治疗 5 例 NSCLC 脑转移患者，已有 3 例显示出活性：1 例完全缓解（CR），1 例部分缓解（PR），1 例疾病稳定（SD），客观反应的患者在治疗开始后 21 周内持续反应。在 ESMO 2016 年大会上提交了一项来自意大利关于 Nivolumab 治疗脑转移病变疗效的报告[61]，该研究纳入 372 例鳞状 NSCLC 患者，其中 38 例为无症状脑转移，结果脑转移患者 DCR 为 47.3%（1 例 CR，6 例 PR 和 11 例 SD），总体 DCR 为 47%。脑转移患者的中位 PFS 和 OS 分别为 5.5 和 6.5 个月。PD-L1 抑制剂在大样本 NSCLC 脑转移患者中的治疗结果值得期待。

三、联合治疗

关于分子靶向治疗联合 WBRT 或 SBRT 是否可获益、毒性能否耐受、先行靶向治疗还是先行 WBRT 或 SBRT，目前的前瞻性研究结论不甚一致。

在 RTOG0320 研究中[62]，将 WBRT 和 SBRT 联合厄洛替尼/替莫唑胺治疗与单纯 WBRT 和 SBRT 治疗进行比较，结果表明，联合厄洛替尼/或替莫唑胺治疗，总生存较差而且毒性反应大。但 RTOG0320 研究由于纳入患者未检测 EGFR 突变状态，尚难以得出临床相关结论。最近在第 17 届 IASLC 报告的 III 期随机临床试验 BRAIN 研究（CTONG1201）[63] 将埃克替尼与 WBRT 联合化疗进行比较，研究对象为具有 ≥3 个脑转移病灶的 EGFR 敏感突变的 NSCLC 患者。结果中位颅内 PFS 分别为 10 个月和 4.8 个月（HR=0.56；95%CI 0.36~0.90，P=0.014）；中位 PFS 分别为 6.8 个月和 3.4 个月（HR=0.44，95%CI 0.31~0.63，$P < 0.001$）；颅内 ORR 分别为 67.1% 和 40.9%（$P < 0.001$）；但两组之间总生存无差异。据此研究结果，似乎对于 EGFR 敏感突变的 NSCLC 脑转移患者，一线先行 EGFR-TKI 药物治疗是更好的选择。

然而，最近的一项回顾性研究[64] 对从 2008 年 1 月至 2014 年 12 月 31 日的 6 个研究中心中未接受过 EGFR-TKI 治疗的 EGFR 突变 NSCLC 脑转移患者进行总结分析，分为 EGFR-TKI 序贯 SBRT 或 WBRT（A 组）、WBRT 序贯 EGFR-TKI 治疗（B 组）、SBRT 序贯 EGFR-TKI 治疗（C 组）。该研究共纳入 351 例患者，A 组 131 例（37%），B 组 120 例（34%），C 组 100 例（29%）。对于全部研究队列，脑转移后 OS 为 30 个月（95%CI 27~34 个月），A 组 25 个月（95%CI 20~28 个月），B 组 30 个月（95%CI 27~38 个月），C 组 46 个月（95%CI 37~57 个月），三组具有统计学差异（$P < 0.001$）。三组两年生存率分别为 51%（95%CI 0.42~0.60），62%（95%CI 0.52~0.70），78%（95%CI 0.66~0.85）。多因素分析显示先行 SBRT 治疗是 OS 提高的独立相关因素（HR=0.39，95%CI 0.66~0.85，$P < 0.001$）；先行 WBRT 也是 OS 提高的独立相关因素（HR=0.70，95%CI 0.50~0.98，P=0.039）。三组颅内病灶进展时间分别为 17 个月（95%CI 14~30 个月），24 个月（95%CI 21~30 个月）和 23 个月（95%CI 18~28 个月），具有统计学差异（P=0.0025）。这些研究结果显示先行 EGFR-TKI 延后放疗对于 EGFR 突变型脑转移患者不利，SBRT 序贯 EGFR-TKI 可以使这类患者延长生存并避免 WBRT 造成的潜在认知功能障碍等不良

反应。这项研究结果对于EGFR-TKI一线应用于EGFR突变型NSCLC脑转移患者得出了不利的结论，似乎更推荐先行SBRT序贯EGFR-TKI的治疗策略，但这不足以改变目前临床实践。原因在于该项研究虽然研究样本量是目前报道中最大的，OS结果也具有统计学意义，但对于研究结论仍需谨慎解读。由于该研究为回顾性研究，三组基线在症状性脑转移患者比例（A组12% vs B组51%及C组49%；$P < 0.001$）、脑转移灶≤1cm的患者比例（A组66% vs B组35%及C组44%；$P < 0.001$）、初次确诊时Ⅳ期患者比例不同（A组91%及B组92% vs C组80%；$P=0.014$）、脑转移病灶数量＞10（B组37% vs A组15%及C组7%；$P < 0.001$）等方面存在统计学差异，而且先行放疗的两组患者中，后期暴露于EGFR-TKI药物的比例较高，对于OS的延长必然产生影响。因此尚需随机对照研究验证本研究的结论。

四、结论

NSCLC脑转移的治疗由于分子靶向药物的出现进入了一个快速发展的时代，不论是颅内还是颅外病灶均得到较好的临床疗效。中枢神经系统的局部治疗疗效有限且临床毒性反应大。WBRT的临床益处已经开始受到质疑。在TKIs和免疫治疗的新时代，建议先行有效的全身治疗，延迟或省略使用局部治疗，从而避免其伴随的毒性，特别是对于EGFR突变和ALK易位患者。在临床的医疗实践中，建议结合基因表达状态、组织学和临床数据（体能状态评分、胸部和其他颅外转移病灶情况和脑转移数目等）区分获益人群，并选择合适时机进行全身和局部联合治疗。

参 考 文 献

［1］ Olmez I, Donahue BR, Butler JS, et al. Clinical outcomes in extracranial tumor sites and unusual toxieities with concurrent whole brain radiation(WBRT) and Erlotinib treatment in patients with non-small cell lung cancer(NSCLC) with brain metastasis. Lung Cancer, 2010, 70:174-179.

［2］ Preusser M, Capper D, Ilhan-Mutlu A, et al. Brain metastases:pathobiology and emerging targeted therapies. Acta Neuropathol, 2012, 123:205-222.

［3］ Barnholtz-Sloan JS, Sloan AE, Davis FG, et al. Incidence proportions of brain metastases in patients diagnosed(1973 to 2001) in the Metropolitan Detroit Cancer Surveillance System. J Clin Oncol, 2004, 22:2865-2772.

［4］ Goncalves PH, Peterson SL, Vigneau FD, et al. Risk of brain metastases in patients with nonmetastatic lung cancer:Analysis of the Metropolitan Detroit Surveillance, Epidemiology, and End Results(SEER) data. Cancer, 2016, 122:1921-1927.

［5］ Sundstrom JT, Minn H, Lertola KK, et al. Prognosis of patients treated for intracranial metastases with whole-brain irradiation. Ann Med, 1998, 30:296-299.

［6］ Besse B, Le Moulec, Sénéllard H, et al. A phase Ⅱ trial of bevazicumab in combination with first-line chemotherapy or second-line erlotinib in nonsquamous NSCLC patients with asymptomatic untreated brain metastases. Ann Oncol, 2012, 23: s9. abs1299.

［7］ Kalkanis SN, Kondziolka D, Gaspar LE, et al. The role of surgical resection in the management of newly diagnosed brain metastases:a systematic review and evidence-based clinical practice guideline. J Neurooncol, 2010, 96:33-43.

［8］ Patchell RA, Tibbs PA, Walsh JW, et al. A randomized trial of surgery in the treatment of single metastases to the brain. N Engl J Med, 1990, 322:494-500.

［9］ Vecht CJ, Haaxma-Reiche H, Noordijk EM, et al. Treatment of single brain metastasis:radiotherapy alone or combined with neurosurgery? Ann Neurol, 1993, 33:583-590.

［10］ Taimur S, Edelman MJ. Treatment options for brain metastases in patients with non-small-cell lung cancer. Curr Oncol Rep, 2003, 5:342-346.

［11］ Gijtenbeek JM, Ho VK, Heesters MA, et al. Practice guideline 'Brain metastases'(revision). Ned Tijdschr Geneeskd, 2011, 155:A4141.

［12］ Chen XJ, Xiao JP, Li XP, et al. Fifty percent patients avoid whole brain radiotherapy:stereotactic radiotherapy for multiple brain metastases. A retrospective analysis of a single center. Clin Transl Oncol, 2012, 14:599-605.

［13］ Li J, Bentzen SM, Li J, et al. Relationship between neurocognitive function and quality of life after whole-brain radiotherapy in patients with brain metastasis. Int J Radiat Oncol Biol Phys,2008,71:64-70.

[14] 石远凯,孙燕,于金明,等.中国肺癌脑转移诊治专家共识(2017年版).中国肺癌杂志,2017,20:1-13.

[15] Sneed PK,Lamborn KR,Forstner JM,et al. Radiosurgery for brain metastases:is whole brain radiotherapy necessary? Int J Radiat Oncol Biol Phys,1999,43:549-558.

[16] Sneed PK,Suh JH,Goetsch SJ,et al. A multi-institutional review of radiosurgery alone vs. radiosurgery with whole brain radiotherapy as the initial management of brain metastases. Int J Radiat Oncol Biol Phys,2002,53:519-526.

[17] Li B,Yu J,Suntharalingam M,et al. Comparison of three treatment options for single brain metastasis from lung cancer. Int J Cancer,2000,90:37-45.

[18] Lee YK,Park NH,Kim JW,et al. Gamma-knife radiosurgery as an optimal treatment modality for brain metastases from epithelial ovarian cancer. Gynecol Oncol,2008,108:505-509.

[19] Rades D,Pluemer A,Veninga T,et al. Whole-brain radiotherapy versus stereotactic radiosurgery for patients in recursive partitioning analysis classes 1 and 2 with 1 to 3 brain metastases. Cancer,2007,110:2285-2292.

[20] Kocher M,Maarouf M,Bendel M,et al. Linac radiosurgery versus whole brain radiotherapy for brain metastases. A survival comparison based on the RTOG recursive partitioning analysis. Strahlenther Onkol,2004,180:263-267.

[21] Serizawa T,Yamamoto M,Sato Y,et al. Gamma knife surgery as sole treatment for multiple brain metasteases:2-center retrospective review of 1508 cases meeting the inclusion criteria of the JLGK0901 multi-institutional prosepcetive study. J Neurosurg,2010,113 Suppl:48-52.

[22] Serizawa T,Iuchi T,Ono J,et al. Gamma knife treatment for multiple metastatic brain tumors compared with whole-brain radiation therapy. J Neurosurg,2000,93 Suppl:32-36.

[23] Grandhi R,Kondziolka D,Panczykowski D,et al. Stereotactic radiosurgery suing the Leksell Gamma Knife Perfexion unit in the management of patietns with 10 or more brain metastases. J Neurosurg,2012,117:237-245.

[24] Kim CH,Im YS,Nam DH,et al. Gamma knife radiosurgery for ten or more brain metastases. J Korean Neurosurg Soc,2008,44:358-363.

[25] Sawrie SM,Guthrie BL,Spencer SA,et al. Predictors of distant brain recurrence for patients with newly diagnosed brain metastases treated with stereotactic radiosurgery alone. Int J Radiat Oncol Biol Phys,2008,70:181-186.

[26] Chen XJ,Xiao JP,Li XP,et al. Risk factors of distant brain failure for patients with newly diagnosed brain metastases treated with stereotactic radiotherapy alone. Radiat Oncol,2011,6:175.

[27] Kress MA,Oermann E,Ewend MG,et al. Stereotactic radiosurgery for single brain metastases form non-small cell lung cancer:progression of extracranial disease correlates with distant intracranial failure. Radiat Oncol,2013,8:64.

[28] Minotti V,Crino L,Meacci ML,et al. Chemotherapy with cisplatin and teniposide for cerebral metastases in non-small cell lung cancer. Lung Cancer,1998,20:93-98.

[29] Kelly K,Bunn Jr PA. Is it time to reevaluate our approach to the treatment of brain metastases in patients with non-small cell lung cancer? Lung Cancer,1998;20:85-91.

[30] Barlesi F,Gervais R,Lena H,et al. Pemetrexed and cisplatin as first-line chemotherapy for advanced non-small-cell lung cancer(NSCLC) with asymptomatic inoperable brain metastases:a multicenter phase II trial(GFPC 07 - 01). Ann Oncol, 2011,22:2466-2470.

[31] Ma W,Li N,An Y,et al. Effects of temozolomide and radiotherapy on brain metastatic tumor:a systematic review and meta- analysis. World Neurosurg,2016,92:197-205.

[32] Porta R,Sanchez-Torres JM,Paz-Ares L,et al. Brain metastases from lung cancer responding to erlotinib:the importance of EGFR mutation. Eur Respir J,2011,37:624-631.

[33] Kim K,Lee DH,Lee J,et al. E cacy of epidermal growth factor receptor tyrosine kinase inhibitors for brain metastasis in non-small cell lung cancer patients harboring either exon 19 or 21 mutations. J Clin Oncol,2011,297606.

[34] Li Z,Lu J,Zhao Y,et al. The retrospective analysis of the frequency of EGFR mutations and e cacy of ge tinib in NSCLC patients with brain metastases. J Clin Oncol,2011,29:e18065.

[35] Park SJ,Kim HT,Lee DH,et al. Efficacy of epidermal growth factor receptor tyrosine kinase inhibitors for brain metastasis in non-small cell lung cancer patients harboring either exon 19 or 21 mutation. Lung Cancer,2012,77:556-560.

[36] Iuchi T,Shingyoji M,Sakaida T,et al. Phase II trial of gefitinib alone without radiation therapy for Japanese patients with

brain metastases from EGFR-mutant lung adenocarcinoma. Lung Cancer,2013,82:282-287.

[37] Wu YL,Zhou C,Cheng Y,et al. Erlotinib as second-line treatment in patients with advanced non-small-cell lung cancer and asymptomatic brain metastases:a phase Ⅱ study(CTONG-0803). Ann Oncol,2013,24:993-999.

[38] Schuler M,Wu YL,Hirsh V,et al. First-line afatinib versus chemotherapy in patients with non-small cell lung cancer and common epidermal growth factor receptor gene mutations and brain metastases. J Thorac Oncol,2016,11:380-390.

[39] Goss G,Tsai CM,Shepherd FA,et al. Osimertinib for pretreated EGFR Thr790Met-positive advanced non-small-cell lung cancer(AURA2):a multicentre,open-label,single-arm,phase 2 study. Lancet oncol,2016,17:1643-1652.

[40] Papadimitrakoupoulou,YL Wu,MJ Ahn,et al. Randomised phase III study of Osimertinib vs Platinum-Pemetrexed for EGFR T790M-Positive advanced NSCLC(AURA3). J Thoracic Oncology,2017,12:PL03.03.

[41] CH Yang,DW Kim,SW Kim,et al. Osimertinib activity in patients(pts) with leptomeningeal(LM) disease from non-small cell lung cancer(NSCLC):Updated results from BLOOM,a phase I study. J Clin Oncol,2016,34:abstr 9002.

[42] http://www.abstract.asco.org/199/AbstView_199_185033.html.2017ASCO,abstr 2020.

[43] Ahn M et al. Phase I study of AZD3759,a CNS penetrable EGFR inhibitor,for the treatment of non-small-cell lung cancer(NSCLC) with brain metastasis(BM) and leptomeningeal metastasis(LM). J Clin Oncol,2016,34(suppl;abstr 9003).

[44] http://www.abstract.asco.org/199/AbstView_199_181839.html.2017ASCO,abstr 2069.

[45] http://www.abstract.asco.org/199/AbstView_199_181288.html.2017ASCO,abstr 2006.

[46] Shaw AT,Yeap BY,Mino-Kenudson M,et al. Clinical features and outcome of patients with non-small-cell lung cancer who harbor EML4- ALK. J Clin Oncol,2009,27:4247-4253.

[47] Soda M,Choi YL,Enomoto M,et al. Identification of the transforming EML4-ALK fusion gene in non-small-cell lung cancer. Nature,2007,448:561-566.

[48] Doebele RC,Lu X,Sumey C,et al. Oncogene status predicts patterns of metastatic spread in treatment-naive non-small cell lung cancer. Cancer,2012,118:4502-4511.

[49] Crino L,Ahn MJ,De Marinis F,et al. Multicenter phase II study of whole-body and intracranial activity with ceritinib in patients with ALK-rearranged non-small-cell lung cancer previously treated with chemotherapy and crizotinib:results from ASCEND-2. J Clin Oncol,2016,34:2866-2873.

[50] Costa DB,Kobayashi S,Pandya SS,et al. CSF concentration of the anaplastic lymphoma kinase inhibitor crizotinib. J Clin Oncol,2011,29:e443-445.

[51] Solomon BJ,Cappuzzo F,Felip E,et al. Intracranial efficacy of crizotinib versus chemotherapy in patients with advanced ALK-positive non-small-cell lung cancer:results from PROFILE 1014. J Clin Oncol,2016,34:2858-2865.

[52] Costa DB,Shaw AT,Ou SH,et al. Clinical experience with crizotinib in patients with advanced ALK-rearranged non-small-cell lung cancer and brain metastases. J Clin Oncol,2015,33:1881-1888.

[53] Kim DW,Mehra R,Tan DS,et al. Activity and safety of ceritinib in patients with ALK-rearranged non-small-cell lung cancer(ASCEND-1):updated results from the multicentre,open-label,phase 1 trial. Lancet Oncol,2016,17:452-463.

[54] Felip E,Crino L,Kim DW,et al. 141PD:Whole body and intracranial efficacy of ceritinib in patients(pts) with crizotinib(CRZ) pretreated,ALK-rearranged(ALK+) non-small cell lung cancer(NSCLC) and baseline brain metastases(BM):Results from ASCEND-1 and ASCEND-2 trials. J Thorac Oncol,2016,11:S118-119.

[55] Ou SH,Ahn JS,De Petris L,et al. Alectinib in crizotinib-refractory ALK-rearranged non-small-cell lung cancer:a phase II global study. J Clin Oncol,2016,34:661-668.

[56] Shaw AT,Gandhi L,Gadgeel S,et al. Alectinib in ALK-positive,crizotinib-resistant,non-small-cell lung cancer:a single-group,multicentre,phase 2 trial. Lancet Oncol,2016,17:234-242.

[57] Gadgeel SM,Shaw AT,Govindan R,et al. Pooled analysis of CNS response to alectinib in two studies of pretreated patients with ALK-positive non - small- cell lung cancer. J Clin Oncol,2016;Published online ahead of print at www. jco.org on October 3,2016.

[58] Rosell R,Gettinger SN,Bazhenova LA,et al. 1330:Brigatinib efficacy and safety in patients(Pts) with anaplastic lymphoma kinase(ALK)-positive(ALK+) non-small cell lung cancer(NSCLC) in a phase 1/2 trial. J Thorac Oncol,2016,11:S114.

[59] Goldberg SB,Gettinger SN,Mahajan A,et al. Pembrolizumab for patients with melanoma or non-small-cell lung cancer

and untreated brain metastases: early analysis of a non-randomised, open-label, phase 2 trial. Lancet Oncol, 2016, 17: 976-983.

[60] Dudnik E, Yust-Katz S, Nechushtan H, et al. Intracranial response to nivolumab in NSCLC patients with untreated or progressing CNS metastases. Lung Cancer, 2016, 98: 114-117.

[61] Bidoli P, Chiari R, Catino A, et al. 1228P-efficacy and safety data from patients with advanced squamous NSCLC and CNS metastases Participating in the Nivolumab Expanded Access Program in Italy. Ann Oncol, 2016, 27: 416-454.

[62] Sperduto PW, Wang M, Robins HI, et al. A phase 3 trial of whole brain radiation therapy and stereotactic radiosurgery alone versus WBRT and SRS with temozolomide or erlotinib for non-small cell lung cancer and 1 to 3 brain metastases: radiation therapy oncology group 0320. Int J Radiat Oncol Biol Phys, 2013, 85: 1312-1318.

[63] Wu YL, Yang JJ, Zhou C, et al. PL03.05: BRAIN: a phase III trial comparing WBI and chemotherapy with Icotinib in NSCLC with brain metastases harboring EGFR mutations(CTONG 1201). J Thorac Oncol, 2016, 12: S6.

[64] William JM, Nataniel HL, Abraham JW, et al. Management of brain metastases in tyrosine kinase inhibitor-native epidermal growth factor receptor-mutant non-small-cell lung cancer: a retrospective multi-institutinonal analysis. J Clin Oncol, published at ascopubs.org/journal/jco on January 23, 2017.

19. 小细胞肺癌免疫治疗的研究进展

赵 琼

浙江大学医学院附属第一医院

近年来，肺癌的发病率及死亡率仍居高不下，作为人类的"头号杀手"严重危害了人类的生命与健康，SCLC 作为肺癌的重要类型约占肺癌的 10%~15%[1]。尽管 SCLC 对一线化疗敏感，但约 80% LD-SCLC 及近全部 ED-SCLC 最终复发或进展，SCLC 预后差，5 年生存率 <7%，自诊断后，中位生存期≤1 年，LS-SCLC 中位 OS 约为 15~20 个月，ES-SCLC 中位 OS 为 8~13 个月。近年来的大型Ⅲ期研究显示，化疗提高 SCLC 患者的中位生存期约 2 个月，LD-SCLC 和 ED-SCLC 一线标准治疗方案：依托泊苷 + 铂（卡铂/顺铂），拓扑替康是目前唯一被 USA 与欧洲批准用于 SCLC 二线治疗的药物，但由于 ORR 低（7%~24%）毒性大，未在 USA 广泛使用。在过去 30 年当中，关于 SCLC 治疗的临床研究风起云涌，但仍未满足临床需求，对于 SCLC 的有效治疗一直是个难点[1, 2]。

随着免疫 2.0 时代的到来，免疫治疗在肿瘤治疗中的认可度日益攀升。免疫系统能够通过多种肿瘤抑制机制诱导抗肿瘤免疫反应，既往研究已表明免疫系统以通过对神经元及 SCLC 自身表达的抗原产生免疫反应而改善副肿瘤综合征的预后，为 SCLC 免疫治疗提供了证据。此外，SCLC 含更多效应 T 细胞，免疫治疗疗效显著[1]。既往临床研究已证明免疫系统与 SCLC 有密切联系。英国一项回顾性研究，将 64 名患者的活检标本进行免疫组化检测，结果显示 SCLC 中含 CD45⁺T 细胞多的患者有更好的生存获益[3]。日本一项回顾性研究，检测了 35 名 SCLC 患者的血液样本，并就该研究发表简评，结果显示 SCLC 中，效应 T 细胞/调节性 T 细胞比例高的患者有更长的 OS，且 LD-SCLC 患者中的效应 T 细胞多于 ED-SCLC[4]。该文 SCLC 免疫治疗进展主要从免疫疫苗、免疫检查点抑制剂两大方面的重要进展进行概述。

一、IFN、TNF 和免疫疫苗

在 SCLC 疫苗治疗中，已完成的临床研究主要围绕 IFN、TNF、疫苗治疗进行探索[1]。

（一）IFN 和 TNF

美国一项Ⅱ期研究显示：TNFα 联合 BCL-2 调节剂 13-顺式维甲酸联合紫杉醇未能改善复发性 SCLC 的治疗。研究入组了 34 名复发性 SCLC，给予 TNFα 联合 BCL-2 调节剂 13-顺式维甲酸联合紫杉醇治疗，主要终点：ORR（假设若≥12 名患者初次治疗达 ORR 则研究成功），次要终点：PFS、OS、外周血单个核细胞中 BCL-2 的表达，药物用量为 TNFα 6 million units/m²（皮下），第 1 天和第 2 天口服 13-CRA 1 mg/kg，第二天开始给予紫杉醇 75 mg/m² 静脉注射 6 周，8 周为 1 个疗程，研究结果显示 34 名患者中：3 名患者 PR，5 名患者 SD，未达到主要终点。外周血单核细胞 BCL-2 表达虽有下降，但与 ORR 或生存率无相关性[5]。德国研究者一项Ⅱ期探究了免疫调节剂（IFN-α/IFN-γ）联合常规化疗治疗 SCLC 的疗效，研究入组了 164 名 SCLC 患者，分为 A：常规化疗组、B：IFN-α + 化疗、C：IFN-γ + 化疗、D：IFN-α + IFN-γ + 化疗，主要终点为：OS。四组患者的中位 OS 分别为 10 个月、10.3 个月、8.3 个月、11 个月，四组患者的 OS 无显著统计学差异（P > 0.05），主要终点未达到，研究以失败告终，但在亚组分析显示，在局限期 SCLC 中，IFN-α + 化疗组有一定疗效，但需要进一步探索[6]。

（二）肿瘤疫苗

LeeM. Krug 团队 2004 年亦探索过针对表达 Fuc-GM1 型 SCLC 的疫苗的疗效，研究发现 Fuc-GM1 在 75%~90% SCLC 肿瘤组织中存在表达，但在正常肺组织中表达率很低。前期临床试验显示，来源于牛的甲状腺组织的 Fuc-GM1 疫苗可诱导 SCLC 患者产生抗 Fuc-GM1 的 IgM 和 IgG 抗体。研究探索了 16 例 SCLC 患者接受该疫苗治疗后，最低有效剂量促进抗体生产的能力，结果显示 Fuc-GM1 疫苗可对 SCLC 产生免疫原性，但疫苗的最适剂量需进一步探讨 [7]。ploySA 是一种带负电的唾液酸聚合物，已有研究显示 ploySA 抑制细胞黏附分子结合，使癌细胞更容易迁移和早期转移，而形成 SCLC 特有的临床特性。Lee M. Krug 团队一项 I / II 期研究证实 NPploys-KLH 抗体的安全性，研究入组了 18 例完成初治、病情稳定的 SCLC 患者，在第 1、2、3、4、8 和 16 周时注射 NP-polySA-KLH 疫苗（同时混合注射 100μg 免疫佐剂 QS-21），分为 3μg 组和 10μg 组，研究的主要终点：确定抗体的最低有效剂量和安全性。研究显示：10μg 组：所有患者均产生抗 ploySA 的 IgM 抗体，并且其中 1 例患者还产生 IgG 抗体。此外，3μg 组中患者产生的抗体滴度相对较低，只有 6 例患者 [8]。BEC2/BCG 疫苗：是一种模拟神经节苷脂抗原 GD3 的单克隆抗体，60%SCLC GD3 高表达。2005 年欧洲一项 III 期临床研究探索了 BEC2/BCG 疫苗在局限期 SCLC 的疗效，研究入组 515 例局限期 SCLC 患者，在接受化疗或胸部放疗之后，随机接受 BEC2/BCG 疫苗或随访，疫苗组患者在 10 周内接受 5 次疫苗注射，但患者的 OS、PFS 及生活治疗均未见改善，结果以失败告终 [9]。p53 基因是一种肿瘤抑制基因，在控制细胞生长的过程中扮演着重要角色。2006 年 CCR 发表了美国佛罗里达州的一项 I / II 期研究，发现 p53 肿瘤疫苗联合化疗药治疗广泛期 SCLC 是一种有效联合模式，研究入组了 29 名广泛期 SCLC 患者，化疗经治后间隔 2 周接受 P53 肿瘤疫苗。结果发现 28 名患者中，有 16 名（57.1%）的患者有显著的 P53 特异性免疫反应，研究提示疫苗联合化疗或许是 SCLC 治疗的一种有效的治疗手段 [10]。总体而言，疫苗研究一路曲折中前行，并未给 SCLC 的治疗带来更多的曙光 [1]。

二、免疫检查点抑制剂

当前，免疫检查点抑制剂从众多抗肿瘤研究中脱颖而出，取得了突破性进展，并且改变了临床实践，具有划时代的意义。关于 SCLC 免疫检查点抑制剂的研究主要围绕 CTLA-4 抑制剂及 PD-1/PD-L1 抑制剂展开 [1]。

（一）CTLA-4 抑制剂

CTLA-4 是 T 细胞的负性调控因子。CTLA-4 抑制剂与 CTLA-4 结合后阻碍后者与其配体（CD80/CD86）相互作用，阻断 CTLA-4 负调控信号，进而增强 T 细胞的抗肿瘤活性 [1]。1996 年，加利福尼亚大学的 James P Allison 在 Science 杂志发表 report，临床前动物实验表明，抗 CTLA-4 抑制剂显著抑制了肿瘤的缩小 [11]。2010 年新英格兰杂志发文 Ipilimumab（CTLA-4 抑制剂）治疗不可手术切除的 III 期或 IV 期黑色素瘤复治患者，显著延长总生存期达 10 个月，基于此项研究，Ipilimumab 于 2011 被 FDA 批准用于治疗转移性黑色素瘤患者 [12]。德国 Martin Reck 教授领头开展了 Ipilimumab 联合紫杉醇/卡铂一线治疗晚期肺癌患者的 II 期临床试验（III B/IV 期非小细胞肺癌和广泛期小细胞癌），该研究随机、双盲、国际多中心 II 期临床试验。2 个队列：130 例 ED-SCLC 初治患者，204 例 III B/IV 期 NSCLC 初治患者。研究给药方法为 Ipilimumab 同步治疗：在化疗诱导肿瘤抗原释放的早期同时给予 Ipilimumab；Ipilimumab 分段治疗：在化疗诱导肿瘤抗原释放后给予 Ipilimumab，主要研究终点：irPFS（免疫相关的无进展生存期）。研究显示：在 SCLC 队列中，Ipilimumab 分段方案较单纯化疗显著提高 irPFS [13]。除此外，该团队在 2016 JCO 杂志发表大型 III 期临床研究探索了 Ipilimumab 联合 EP 方案治疗广泛期 SCLC 的疗效，但

与 EP 组相比，联合组患者的 PFS 及 OS 均无获益，以失败告终 [14]。2016 年，加拿大温哥华哥伦比亚癌症研究中心的 Nevin Murray 教授在 WCLC 就该研究的失败发表了评论，Ipilimumab 联合 EP 方案

的失败可能是与药物的分布、相关肿瘤抗原表达不足、给药顺序及联合药物的选择以及入组标准及生物标志物等相关，并且指出抗CTLA-4抑制剂联合抗PD-1/PD-L1抑制剂相关[15]。除此外，Ipilimumab联合放疗（同步治疗 VS 序贯治疗，NCT02239900）、Ipilimumab联合卡铂/依托泊苷（NCT01331525）、Ipilimumab联合顺铂/依托泊苷（NCT01450761）[1]等研究正在探索中。

（二）PD-1/PD-L1抑制剂

PD-1是T细胞的负性调控因子，当与配体PD-L1结合后抑制T细胞的活性，而PD-1抗体可阻断其结合，增强T淋巴细胞抗肿瘤活性。既往研究表明PD-1/PD-L1抑制剂在黑色素瘤、肺腺/鳞癌、膀胱癌中获得很好的抗肿瘤疗效，同为突变负荷高的肿瘤，SCLC的治疗疗效如何[1]？KEYNOTE-028研究的初步疗效和安全性结果：Pembrolizumab治疗广泛期SCLC，研究发现安全性和毒性符合Pembrolizumab治疗其他肿瘤的既往经验，在PD-L1阳性患者中有良好的抗癌活性，ORR可达35%，2016年WCLC更新了KEYNOTE-028的生存结果，中位PFS为1.9个月（1.7～5.9），中位OS可达9.7个月（4.1-NR）[16, 17]。晚期SCLC生存时间仍然很短，并且一线PT-DC治疗后复发的SCLC治疗手段非常有限，Nivolumab在NSCLC中两个大型Ⅲ期临床研究证实其对比多西他赛OS显著延长，而且安全性更好。因此Nivolumab在美国被批准用于晚期NSCLC的二线治疗，在欧洲被批准治疗NSCLC的鳞癌，基于免疫检查点抑制剂在NSCLC治疗中的成功，Nivolumab对照化疗治疗经一线含铂化疗方案治疗后复发的SCLC的开放性、随机、Ⅲ期研究CheckMate 331[18]、PD-L1抑制剂Atezolizumab+卡铂+依托泊苷治疗广泛期SCLC的Ⅲ期研究IMpower133正在开展当中[19]。

（三）CTLA-4抑制剂联合PD-1/PD-L1抑制剂

临床前已有研究报道CTLA-4抑制剂联合PD-1抑制剂抗肿瘤的潜在可能性，CTLA-4和PD-1抑制T细胞活性的机制不同[20]，同时阻断CTLA-4和PD-1通路可恢复T细胞的活性[21]。2016年柳叶刀肿瘤杂志发表了CheckMate 032：Nivoluab±Ipilimumab治疗复发SCLC的Ⅰ/Ⅱ期研究，研究入组了≥1次既往治疗后（包括一线含铂治疗方案）的SCLC（N=128）伴疾病进展（并非根据PD-L1表达筛选患者），分为四组：Nivolumab 3 mg/kg IV Q2W、Nivolumab 1 mg/kg + Ipilimumab 1 mg/kg IV Q3W治疗4个周期组、Nivolumab 1mg/kg + Ipilimumab 3mg/kg Ⅳ Q3W治疗4个周期组和Nivolumab 3 mg/kg + Ipilimumab 1 mg/kg IV Q3W治疗4个周期组，主要目的为ORR（按RECIST v1.1），次要目的为安全性。结果发现联合组ORR可达10%～14%，3～4级不良事件可耐受，尤其Nivolumab 1 mg/kg + Ipilimumab 3 mg/kg IV Q3W治疗4个周期组PFS及OS获益更明显[22]。此外，Nivolumab单药 vs Nivolumab联合Ipilimumab vs 安慰剂维持治疗一线铂类双药化疗后的广泛期SCLC的随机对照Ⅲ期研究正在进行中[23]。

双免疫药物联合能改变SCLC治疗的困境吗？CheckMate032研究发表后，Lancet Oncology杂志同期在线发表了中国临床肿瘤学会理事长、广东省人民医院副院长吴一龙教授和暨南大学医学院血液病研究所所长李扬秋教授对该研究的评述。两位专家对现阶段免疫治疗在SCLC中的开展提出了四点疑问，同样值得大家思考。第一，免疫检查点抑制剂单药和两药联合谁是最佳治疗策略？第二，肿瘤治疗反应与肿瘤微环境之间的联系或许在免疫检查点抑制剂治疗中非常重要。第三，SCLC中肿瘤突变负荷对PD-1抑制剂敏感性的影响需要得到明确。第四，对于SCLC，免疫检查点抑制剂与靶向药物的疗效谁更好？前者能否超越后者[24]？

2016年，Annalsof Oncology杂志发表了肿瘤免疫循环的7个步骤：①肿瘤细胞抗原释放；②肿瘤抗原体；③启动和激活（APCs和T细胞）；④T细胞转运至肿瘤；⑤T细胞浸润进肿瘤；⑥T细胞识别肿瘤细胞；⑦杀灭肿瘤细胞。在这一循环中，肿瘤细胞以多种途径产生并释放抗原，每一过程都可通过药物干预影响肿瘤的免疫微环境，提高抗肿瘤疗效[25]。免疫治疗带来肿瘤治疗的革命性进展，免疫检查点抑制剂引领了肿瘤免疫治疗2.0时代，基于肿瘤微环境制定免疫治疗，必须精确筛选优势人群。基于TIL和PD-L1的表达的存在，已将癌症分为四种不同的肿瘤微环境：Ⅰ型（适应性免疫抗性）、Ⅱ型（免疫忽视）、Ⅲ型（内在诱导）、Ⅳ型（免疫耐受）[26]。2017年，Nature杂志发表了肿瘤免疫三种表型及对免疫检查点抑制剂的敏感性：①免疫豁免型：对免疫检查点抑制剂不敏感；②免疫沙漠型：免疫检查点抑制剂对该表型无作用，易导致免疫耐受；③免疫炎症型，对免疫检查点抑制剂敏感[27]，这些进展，为免疫治疗抑制剂优势人群的筛选提供了理论依据，使治疗更加精准。免疫治疗在肿瘤治疗带来无限曙光的同时，不可避免的对临床应用带来众多挑战和困惑，比如疗效评价标准的选择、治疗方案如何优化、免疫相关不良事件的管理、耐药的模式及耐药后的策略、不同联合模式的探索，需要我们深入探索[1, 26, 27]。

总之，免疫治疗为SCLC带来了新希望，未来需进一步开展临床研究探索免疫治疗在SCLC的规范。

参 考 文 献

［1］ ReckM，Heigener D，Reinmuth N. Immunotherapy for small－cell lung cancer：emerging evidence［J］. Future Oncology，2016，12（7）：931－943.

［2］ Bunn P A，Minna J D，Augustyn A，et al. Small cell lung cancer：can recent advances in biology and molecular biology be translated into improved outcomes?［J］. Journal of Thoracic Oncology，2016，11（4）：453－474.

［3］ Wang W，Hodkinson P，McLaren F，et al. Histologic assessment of tumor－associated CD45+ cell numbers is an independent predictor of prognosis in small cell lung cancer［J］. CHEST Journal，2013，143（1）：146－151.

［4］ TaniT，Tanaka K，Idezuka J，et al. Regulatory T cells in paraneoplastic neurological syndromes［J］. Journal of neuroimmunology，2008，196（1）：166－169.

［5］ Pillai R N，Aisner J，Dahlberg S E，et al. Interferon alpha plus 13－cis－retinoic acid modulation of BCL－2 plus paclitaxel for recurrent small－cell lung cancer（SCLC）：an Eastern Cooperative Oncology Group study（E6501）［J］. Cancer chemotherapy and pharmacology，2014，74（1）：177－183.

［6］ Zarogoulidis K，Ziogas E，Boutsikou E，et al. Immunomodifiers in combination with conventional chemotherapy in small cell lung cancer：a phase II，randomized study［J］. Drug Des DevelTher，2013，7：611－617.

［7］ Krug L M，Ragupathi G，Hood C，et al. Immunization with N－propionyl polysialic acid‐KLH conjugate in patients with small cell lung cancer is safe and induces IgM antibodies reactive with SCLC cells and bactericidal against group B meningococci［J］. Cancer Immunology，Immunotherapy，2012，61（1）：9－18.

［8］ Krug L M，Ragupathi G，Hood C，et al. Vaccination of patients with small－cell lung cancer with synthetic fucosyl GM－1 conjugated to keyhole limpet hemocyanin［J］. Clinical cancer research，2004，10（18）：6094－6100.

［9］ Phase III study of adjuvant vaccination with Bec2/bacilleCalmette－Guerin in responding patients with limited－disease small－cell lung cancer（European Organisation for Research and Treatment of Cancer 08971－08971B；Silva Study）.

［10］ AntoniaS J，Mirza N，Fricke I，et al. Combination of p53 cancer vaccine with chemotherapy in patients with extensive stage small cell lung cancer［J］. Clinical Cancer Research，2006，12（3）：878－887.

［11］ Leach D R，Krummel M F，Allison J P. Enhancement of antitumor immunity by CTLA－4 blockade［J］. Science，1996，271（5256）：1734.

［12］ Hodi F S，O'day S J，McDermott D F，et al. Improved survival with ipilimumab in patients with metastatic melanoma［J］. N Engl j Med，2010，2010（363）：711－723.

［13］ Reck M，Bondarenko I，Luft A，et al. Ipilimumab in combination with paclitaxel and carboplatin as first－line therapy in extensive－disease－small－cell lung cancer：results from a randomized，double－blind，multicenter phase 2 trial［J］. Annals of Oncology，2013，24（1）：75－83.

［14］ ReckM，Luft A，Szczesna A，et al. Phase III randomized trial of ipilimumab plus etoposide and platinum versus placebo plus etoposide and platinum in extensive－stage small－cell lung cancer［J］. Journal of Clinical Oncology，2016：JCO676601.

［15］ Nevin Murray MD，Immunotherapy of Small Cell Lung Cancer，ED 14，2016WCLC.

［16］ OttPA，et al. 2015 ASCO Abstract 7502.

［17］ 2016 WCLC abstract 6198：Pembrolizumab in Patients With Extensive－Stage SCLC：KEYNOTE－028－PA Ott.

［18］ LeoraHorn，et al. 2016 ASCO Abstract TPS8578.

［19］ 2016 ESMO，Abstract 1431TiP.

［20］ ParryR V，Chemnitz J M，Frauwirth K A，et al. CTLA－4 and PD－1 receptors inhibit T-cell activation by distinct mechanisms[J]. Molecular and cellular biology,2005,25(21):9543-9553.

[21] Dual blockade of PD-1 and CTLA-4 combined with tumor vaccine effectively restores T-cell rejection function in tumors.

[22] Antonia S J, López-Martin J A, Bendell J, et al. Nivolumab alone and nivolumab plus ipilimumab in recurrent small-cell lung cancer(CheckMate 032):a multicentre,open-label,phase 1/2 trial[J]. The Lancet Oncology,2016,17(7):883-895.

[23] NealRead,et al. 2016 ASCO Abstract TPS8579.

[24] Li Y,Wu Y. Immunotherapy for small-cell lung cancer[J]. Lancet Oncology,2016,17(7):846.

[25] KimJ M,Chen D S. Immune escape to PD-L1/PD-1 blockade:seven steps to success(or failure)[J]. Annals of Oncology, 2016,27(8):1492-1504.

[26] Teng M W L,Ngiow S F,Ribas A,et al. Classifying cancers based on T-cell infiltration and PD-L1[J]. Cancer research, 2015,75(11):2139-2145.

[27] Chen D S,Mellman I. Elements of cancer immunity and the cancer-immune set point[J]. Nature,2017,541(7637):321-330.

20. 环境污染、基因组/表观基因组变异与慢性炎症：肺癌的分子机制与精准防治

周光飚

中国科学院动物研究所

全球每年有182万新发肺癌病例，死于肺癌者达159万人；我国每年有73万肺癌新发病例，死于肺癌者达61万人。85%以上的肺癌是由吸烟与空气污染所引起，但这些环境因素引起肺癌的机制仍未得到足够的重视。我们近来利用组学技术研究了空气污染与吸烟引起肺癌的机制，发现空气污染可使病人基因组发生大量的突变，包括点突变、小片段插入和缺失、染色体重排与易位、基因拷贝数变异等，空气污染区病人的基因组突变数是对照地区病人基因突变数的3倍，70个基因的突变率与多环芳烃暴露量呈正相关。空气污染可影响基因组甲基化水平，促进细胞增殖与癌变。空气污染可以调变多个微小RNA（miRNA；19～24bp）的表达，其中miR-144表达显著降低，导致受其抑制的癌基因Zeb1表达量明显增高，进而促进肺癌发展与转移。空气污染可以使数百条长链非编码RNA（lncRNA；长度大于200bp）的表达发生异常，其中CAR intergenic10（CAR10）在空气污染区肺癌病人中高表达，致癌物多环芳烃家族的二苯并蒽通过转录因子FoxF2促进CAR10在肺上皮细胞中的表达。CAR10与转录因子YB-1结合后抑制其被蛋白酶体降解，使其在细胞核内积累，促进表皮生长因子受体（EGFR）的表达，进而促进细胞增殖、诱发肺癌。空气污染可使多个炎症因子表达异常，其中趋化因子CXCL13在90%的空气污染区肺癌病人的癌组织中显著高表达，而在对照地区吸烟病人CXCL13的表达显著高于非吸烟病人；致癌物苯并芘可以使正常肺上皮细胞分泌CXCL13，而敲除CXCL13可显著抑制环境致癌物引起的肺癌，说明CXCL13在环境污染引起肺癌中起关键作用。吸烟可以使粘着斑激酶Focal adhesion kinase（FAK）发生串联内重复突变与剪切变异体FAK的产生，促进肺上皮细胞恶性转变。烟草致癌物诱导PD-L1的表达，使肺癌细胞逃避免疫细胞的杀伤。这些结果，清晰地显示空气污染与吸烟可以通过损伤人体基因组/表观基因组、促进肺上皮细胞分泌促生长信号、调变非编码RNA，从而引起肺癌。我们的结果还为肺癌早期发现、治疗提供了新的靶标。根据以上结果，我们撰写了《关于减轻空气污染危害、切实保障国民健康的建议》，被中办采用，使生活在空气污染地区的人（尤其是婴幼儿、儿童、青少年）开始得到防护，免受或减轻空气污染引起的健康危害。

21. 如何减少非小细胞肺癌放射治疗中的肺损伤

冯勤付

国家癌症中心/中国医学科学院北京协和医学院肿瘤医院放疗科

非小细胞肺癌（NSCLC）以手术、放疗和化疗与生物靶向及综合治疗为主；随三维或四维放疗技术的应用，放疗的作用越来越明显，增加了肿瘤控制和减少正常组织损伤。但从目前的临床研究治疗和研究结果来看，通过提高肿瘤控制来进一步改善疗效已经到了一个瓶颈，而如何减少正常组织损伤来提高疗效仍有空间。因此，如何减少损伤提高生存质量，提高肿瘤治疗疗效将是未来我们的最大挑战之一。

胸部放疗时。肺组织丧失其功能很容易，但随着剂量的增加，只是纤维化的程度轻重而已，甚至在100~120Gy时，也不出现空洞坏死等。①正常成人有约有3亿个肺泡，其表面积为50~100m²的肺泡，肺泡主要由不能增殖的Ⅰ型上皮细胞和分泌肺表面活性物质Ⅱ型上皮细胞组成，肺泡壁还有巨噬细胞和淋巴细胞及成纤维细胞，及少许结蹄组织等。肺泡周围包缠毛细血管，通过毛细血管的内皮细胞与肺泡Ⅰ型细胞一起完成气体交换功能。Ⅰ型肺泡上皮细胞尽管仅占约5%，但占肺泡表面积的95%，而且Ⅰ型肺泡细胞不能再生，肺损伤后的修复由Ⅱ型细胞和成纤维化细胞完成，属于非功能性的纤维化性修复。因此，保护或减少Ⅰ型细胞的损伤，是保护和减少肺泡的损伤，达到放疗中保护肺功能；②放疗后肺组织损伤的病理生理，并不是放疗直接对Ⅰ型细胞的损伤，而是首先肺泡Ⅱ型细胞受损，细胞内的肺表面活性物质到肺泡内和血流，其次是肺泡细胞和毛细血管内皮损伤；毛细血管细胞壁水肿等使渗出增加到肺泡，从而导致肺泡塌陷，毛细血管梗塞等，导致肺泡的破坏，达到肺损伤。肺损伤照射2Gy时，通过分子生物检测手段发现其损伤，而在照射20Gy左右时，肺功能丧失约70%。Gopal等将一氧化碳弥散功能（DLCO）与肺DVH参数比较，显示DLCO的变化与肺局部所受剂量明显相关，当剂量<10Gy时，DLCO丧失0%。而10~20Gy时，肺DLCO丧失逐步增加至72%，大于20Gy的肺DLCO丧失90%。以上可以说明，肺组织放疗时容易受到损伤，甚至丧失其肺功能，而且因纤维化修复，损伤不能恢复，保护肺泡免受或少受损伤是根本；③症状性放射性肺炎为放射性肺炎分级2级及以上者，文献报道从15%~36%不等。而放射性肺炎的分级以症状严重程度为主要指标，症状严重程度除了本身肺功能外，与肺损伤的体积或照射体积大小有关，特别是低剂量肺照射的体积。我院放射性肺炎发生率从10年前报道的32%减到现在的17%，这说明肺损伤是可以降下来的。报道放射性肺炎发生率的高低不仅与不同单位有关，还与是否进行放射性损伤研究有关，因为部分二级但症状较轻者在研究肺损伤者会被给予诊断，还有与对它认识以及加强保护和预防肺损伤有关。放射性肺损伤的损伤与修复是复杂而漫长的病理病生过程，而且其修复是非功能性修复。在症状较重者和治疗中反复性者放射性肺炎预后差，近期死亡率约10%以上，还可导致远期疗效差。Inoue A回顾1988年至1998年191例胸部放疗患者，49%有SRILI或改变，其中69名（36%）较轻，25名（13%）较重者。在无、较轻和较重的3年率分别33.4%，38.2%和0（$P=0.0028$）。因此，在进行胸部放疗时，肺损伤的预防远比损伤的治疗重要，要求精准确定靶区范围，尽可能少照射不必要的区域或体积，做计划时宁愿小体积肺高剂量照射，不要肺大体积低剂量肺照射，实现个体化放疗来保护肺组织减少损伤。

如何实施减少肺损伤的措施

由于放射性肺损伤的修复是纤维化性修复，属于非功能性修复。因此，更精确的措施减少肺损更显重要，而减少肺损伤的措施较多，综合性使用能达到更好效果，归纳为如下：

1.首先要对病人及病情有个全面了解，基础肺功能和合并基础疾病，如糖尿病、老慢支和肺气肿等，制定治疗方案要给予考虑，特别是在同步放化疗方案时。

2.对化疗本身会导致肺损伤、与放疗同步时毒性损伤相加和协同有足够的认识和重视，除了化疗本身毒性相加外，致敏正常组织和协同作用可能的肺损伤增加。

3.了解亚临床病变的扩散是以肿瘤为中心，向心性性扩散至正常组织中，亚临床发生的概率为5%～8%。肿瘤组织有一定的免疫原性，免疫系统会导致肿瘤细胞的杀伤。因此，绝大多数亚临床扩散是位于实体肿瘤周围。亚临床病灶相对可见病灶对放射线敏感，总剂量和分割剂量需要少些，治疗开始给予区别，这样能更好的降低放射性肺损伤。另外，现在CTV外放的参数来源的循证医学的样本数仍较小。因此，目前CTV外放范围足够，而在特殊情况下可以更小，甚至不考虑CTV，如靶区太大和Ⅳ病变时。

4.肺的淋巴结引流方向是向心性引流，首先是病灶至肺门淋巴结转移，之后到纵隔隆突下，同侧的另一部分肺门是逆向引流，转移的概率小，如上叶肺癌或下叶肺癌可引流至肺门到纵隔，绝大多数不到下肺门或上肺门，因而必须给予保护。另外，一般不向对侧纵隔引流转移，但除左下肺癌是对侧纵隔外。因此，靶区设计时要保护好对侧纵隔（左下肺癌是保护同侧纵隔）外，保护病变侧的正常肺门也很重要。

5.掌握CT、MRI和PET-CT等检查的诊断功能，并应用到靶区的确定。即使PET-CT，也需结合其形态学和肿瘤生物学和转移规律，区分是淋巴结转移还是慢性淋巴结炎，因为其SUV值也会高，甚至很高。有肺不张或阻塞性肺炎明显时，增强CT多数情况下与肿瘤区分好，结合PET-CT或MRI能更好的增加靶区的准确性，减少不必要的照射范围。

6.除了解其形态学和肿瘤生物学和转移复发规律来提高确定CTV的能力外，而CTV是根据亚临床可能性画出来的，不仅仅是外放出来的，还必须根据解剖结构来调整，做到CTV大小以毫米相争。

7.肺癌术后放疗的范围，是根据NSCLC术后复发转移规律，以及可能的淋巴结引流来确定，仅包括容易失败的部位，保护同侧正常肺门，以及对侧纵隔（左下肺为对侧上纵隔外），如仅包括残端、隆突下和同侧纵隔。照射剂量50Gy或稍低，在术后化疗后新出现肿大淋巴结或淋巴结增大者，可局部给予1000cGy。叶切除者肺V20的DVH要小于20%，全肺切除在6%～8%。

8.在肺外带，特别是下肺，以及隆突的较孤立肿瘤随呼吸移动度大，有条件宜利用4DCT定位，无条件者做摸在模拟机下校队照射野，包括其肿瘤运动范围（ITV），在增加肿瘤精确外，可减少盲目的外放导致肺照射增加。

9.放疗计划时除物理师多次优化计划外，医师也要对每个计划进行评价，从临床损伤来提出优化的可能性。医生更要遵循宁愿小体积肺高剂量照射，不要大体积低剂量肺照射的原则，尽可能不用水平野和大斜野，需要时应剂量小。即使牺牲一些适形度，让高剂量照射的肺给予更高剂量，来减少低剂量体积，即V20以下的肺体积。没有最好的计划治疗，只有更好的计划治疗，减少肺照射的DVH是积少存多，如V20必须1%之相争。在早期肺癌也应如此去做，因为多数因肺功能不好、年龄大、合并症多，而且多原发发病趋势明显，保护肺损伤，不仅有利于生存质量，也留出余地可能的多次治疗。

10.建议在放疗45～50Gy时行二程计划，这不但可减少损伤还增加治疗精确性。由于50Gy和40Gy的亚临床控制概率在90%和70%左右，亚临床扩散概率为5%～8%不等。因而，在肿瘤缩小明显者，可缩小照射野；肿瘤缩小不明显者，只针对GTV照射。

11.同步肿瘤加量技术具有物理学和放射生物学优势，在开始治疗就区别对待了CTV和GTV，在GTV或GTVnd明确者应用较佳，如果结合二程治疗计划，更好达到减少组织损伤，提高肿瘤控制的目的。

12.在早期肺癌使用同步加量技术，不仅减少肺组织照射，还可以减少文献报道的8%顽固性疼痛和近10%肋骨骨折。由于是周围型肺癌较多见，活动度大，宜ITV照射。

13.正确认识和使用肺照射体积限量参数（肺DVH），它们仅是评价肺损伤的最重要的指标，而且其肺V20体积30%～31%，肺叶切除20%和全肺切除6%～8%也是来自较早期结果，但是样本数相对较小。因此，我们必须把规定的参数作为警戒线，应尽可能远离，做到每1%之争。

总之，在精准放疗技术（IMRT、4-DCT、图像引导）治疗肺癌时、必须有精准的治疗理念和丰富的诊断与肿瘤学知识，艺术性实施放射治疗，实现提高肿瘤控制和减少肺损伤的效果。

参 考 文 献

［1］ Perez, C.; Brady, LW. Principles and Practice of Radiation Oncology. Lippincott-Raven; Philadelphia; 2003.

［2］ KongFM, Ten Haken RK, Schipper MJ, et al. High-dose radiation improved local tumor control and overall survival in patientswith inoperable/unresectable non-small-cell lung cancer: long term resultsof a radiation dose escalation study.Int J Radiat Oncol Biol Phys. 2005;63:324-333.

［3］ KongF-M, Hayman JA, Griffith KA, et al. Final toxicity results of a radiation-dose escalation study in patients with non-small-cell lung cancer(NSCLC): Predictors for radiation pneumonitis and fibrosis. Int J Radiat Oncol Biol Phys 2006;65: 1075‐1086.

［4］ MaguirePD, Marks LB, Sibley GS, et al. 73.6 Gy and beyond: Hyperfractionated, accelerated radiotherapy for non‐small-cell lung cancer. J Clin Oncol 2001;19:705‐711.

［5］ RosenzweigKE, Mychalczak B, Fuks Z, et al. Final report of the 70.2-Gy and 75.6-Gy dose levels of a phase I dose escalation study using three-dimensional conformal radiotherapy in the treatment of inoperable non-small cell lung cancer. Cancer J 2000;6:82‐87.

［6］ BediniAV, Tavecchio L, Gramaglia A, et al. Radiotherapy and concurrent continuous infusion of cisplatin with adjuvant surgery in nonresectable Stage III lung carcinoma: Short- and long-term results of a phase II study. Int J Radiat Oncol Biol Phys 1999;45:613‐621.

［7］ SegawaY, Takigawa N, Kataoka M, et al. Risk factors for development of radiation pneumonitis followingradiation therapy with or without chemotherapy for lung cancer. Int J Radiat Oncol Biol Phys 1997;39:91‐98. OralEN, Bavbek S, Kizir A, et al. Preliminary analysis of a phase II study of paclitaxel and CHART in locally advanced non-small cell lung cancer. Lung Cancer 1999;25:191‐198.

［8］ FuXL, Jiang GL, Wang LJ, et al. Hyperfractionated accelerated radiation therapy for nonsmall cell lung cancer: Clinical phase I/II trial. Int J Radiat Oncol Biol Phys 1997;39:545‐552.

［9］ Byhardt RW, Scott C, Sause WT, et al. Response, toxicity, failure patterns, and survival in five RadiationTherapy Oncology Group(RTOG) trials of sequential and/or concurrent chemotherapy and radiotherapyfor locally advanced non‐small-cell carcinoma of the lung. Int J Radiat Oncol Biol Phys 1998;42:469‐478.

［10］ MovsasB, Raffin TA, Epstein AH, Link CJ Jr. Pulmonary radiation injury. Chest 1997;111(4):1061‐1076.

［11］ InoueA, Kunitoh H, Sekine I, Sumi M, Tokuuye K, Saijo N. Radiation pneumonitis in lung cancer patients: a retrospective study of risk factors and the long-term prognosis. Int J Radiat Oncol Biol Phys 2001;49(3):649‐655.

［12］ RodriguesG, Lock M, D'Souza D, Yu E, Van Dyk J. Prediction of radiation pneumonitis by dose‐volume histogram parameters in lung cancer: a systematic review. Radiother Oncol 2004;71(2):127‐138.

［13］ LibshitzHI, Southard ME. Complications of radiation therapy: the thorax. Semin Roentgenol. Jan 1974;9(1):41-49.

［14］ MorganGW, Breit SN. Radiation and the lung: a reevaluation of the mechanisms mediating pulmonary injury. Int J Radiat Oncol Biol Phys 1995,31:361-369.

［15］ FraserRS, Muller NL, Colman N, Pare PD. Irradiation. In: Fraser and Pare's diagnosis of diseases of the chest. 4th ed. Philadelphia: WB Saunders; 1999;2592‐2608.

［16］ ParkKJ, Chung JY, Chun MS, Suh JH. Radiation-induced lung disease and the impact of radiation methods on imaging features.Radiographics 2000;20(1):83‐98.

［17］ 徐慧敏,曹建忠,王静波,惠周光,吕纪马,梁军,周宗玫,冯勤付,陈东福,张红星,肖泽芬,殷蔚伯,王绿化,非小细胞肺癌放疗后有症状放射性肺损伤治疗及转归分析,中华放射肿瘤学杂志,2013;22(3);201-204.

［18］IVANR. VOGELIUS , SØREN M. BENTZEN, A literature-based meta-analysis of clinical risk factors for development of radiation induced pneumonitis, Acta Oncol. 2012 November ;51(8):975－983.

［19］冯勤付,VujaskovicZ,Brizel DM,Anscher MS. 阿米福汀对放射性肺损伤保护作用的实验研究,中华放射肿瘤学杂志,2001,12(10):250-254.

［20］ZahidN Rabbani, Mitchell S Anscher, Rodney J Folz, Emerald Archer, Hong Huang, Liguang Chen, Maria L Golson, Thaddeus S Samulski, Mark W Dewhirst1and Zeljko Vujaskovic, Overexpression of extracellular superoxide dismutase reduces acute radiation induced lung toxicity, BMC Cancer2005,5:59-71.

［21］MichaluartP,Masferrer JL,Carothers AM,Subbaramaiah K,Zweifel BS,Koboldt C,Mestre JR,Grunberger D,Sacks PG,Tanabe T,Dannenberg AJ:Inhibitory effects of caffeic acid phenethyl ester on the activity and expression of cyclooxygenase-2 in human oral epithelial cells and in a rat model of inflammation. Cancer Res1999,59(10):2347-52.

［22］OrbanZ,Mitsiades N,Burke TR Jr,Tsokos M,Chrousos GP:Caffeic acid phenethyl ester induces leukocyte apoptosis,modulates nuclear transcription factor NF-κB and suppresses acute inflammation.Neuroimmunomodul2000,7(2):99-105.

［23］NatarajanK,Singh S,Burke TR Jr,Grunberger D,Aggarwal BB:Caffeic acid phenethyl ester is a potent and specific inhibitor of activation of nuclear transcription factor NF-κB. Proc Natl Acad Sci USA1996,93(17):9090-9095.

［24］FitzpatrickLR,Wang J,Le T:Caffeic acid phenethyl ester,an inhibitor of nuclear transcription factor NF-κB,attenuates bacterial peptidoglycan polysaccharide- induced colitis in rats. J Pharmacol Exp Ther2001,299(3):915-920.

［25］Monson JM,Stark P,Reilly JJ,et al. Clinical radiation pneumonitis and radiographic changes after thoracic radiation therapy for lung carcinoma. Cancer. 1998 Mar 1;82:842-50.

［26］冯勤付. 放射与化疗结合治疗胸部肿瘤的肺组织损伤. 中华放射肿瘤学杂志,2003;12:242-245.

［27］Willner J,et al. Sequential chemo- and radiotherapy with weekly paclitaxel(Taxol)and 3D-conformal radiotherapy of stage III inoperable non-small cell lung cancer. Results of a dose escalation study. Lung Cancer,2001,32:163-171.

［28］WilczynskiSW,et al. Delayed pulmonary toxicity syndrome following high-dose chemotherapy and bone marrow transplantation for breast cancer. Am J Respir Crit Care Med. 1998,157:565-573.

［29］冯勤付,赵路军,杨伟志,张俞. 紫杉醇加重放射性肺损伤的实验研究. 中国放射肿瘤学杂志;2005;14(6):493-497.

［30］AlaviA,Gupta N,Alberini JL,Hickeson M,Adam LE,Bhargava P. Positron emission tomography imaging in nonmalignant thoracic disorders. Semin Nucl Med 2002;32:293-321.

［31］WollmerP,Rhodes CG. Positron emission tomography in pulmonary edema. J ThoracImaging 1988;3:44-50.

［32］SONGHao,YU Jin-ming,Feng-ming Kong,LU Jie,BAI Tong,MA Li and FU Zheng ,［18F］2-fluoro-2-deoxyglucose positron emission tomography/computed tomography in predicting radiation pneumonitis ,Chin Med J 2009;122(11):1311-1315.

［33］InoueA,Kunitoh H,Sekine I,Sumi M,Tokuuye K,Saijo N.Radiation pneumonitis in lung cancer patients:a retrospective study of risk factors and the long-term prognosis,Int J Radiat Oncol Biol Phys. 2001 Mar 1;49(3):649-55.

22. 食管癌与免疫治疗

巴 一

天津医科大学肿瘤医院

食管癌是一种常见的恶性肿瘤，其发病率与致死率均较高。我国是食管癌高发地区之一，每年约29万人新诊断为食管癌，约21万人死于食管癌，与西方国家食管腺癌所占比例较高不同，以我国为代表的亚洲国家食管鳞癌所占比例则超过90%。近年来，针对食管鳞癌的治疗进展较为缓慢，目前手术、放疗、化疗仍是主要治疗方式，但预后仍不理想，5年生存率仅20%左右。目前针对食管癌新的治疗方式的探索成为改善其预后的关键。近年来，免疫治疗成为肿瘤治疗最大进展之一，PD-1/PD-L1抑制剂在多种实体瘤中的疗效引人注目。Checkmate-063研究证实了PD-1/PD-L1抑制剂在非小细胞肺癌二线治疗中的疗效显著且被FDA批准用于临床，而KEYNOTE-012研究也证实PD-1/PD-L1抑制剂在PD-L1表达阳性的晚期胃癌患者中的显著疗效。PD-1/PD-L1抑制剂在食管癌中的临床疗效也备受期待。

免疫系统在肿瘤的发生、发展过程中起着至关重要的作用。免疫编辑在肿瘤发展过程中分为三个阶段：清除、平衡、逃逸。在免疫清除阶段，固有免疫与适应性免疫系统同时发挥作用来杀伤肿瘤细胞，而此时临床上很难观察到肿瘤的发生。如果此阶段得以完成，肿瘤细胞可完全被清除，而宿主也会免于罹患肿瘤的命运。但在该阶段中常有少数变异的肿瘤细胞存活，这便进入到免疫平衡阶段。该阶段被视为肿瘤免疫编辑过程中最为漫长的，甚至有的会持续至宿主死亡。在该阶段中仅有适应性免疫的参与，而NK细胞及其他参与固有免疫识别、杀伤等作用的细胞或因子未参与其中。T细胞、IL-2、IFN-γ等均被证实在此阶段中使肿瘤细胞维持在一种功能性休眠状态。而这种状态则被认为是生长因子与残存细胞的免疫力所致杀伤作用之间博弈的结果。在这种自然选择的压力下，残存的肿瘤细胞极有可能获得免疫逃逸的变异。此时肿瘤细胞则进入免疫逃逸阶段。此阶段中，变异的肿瘤细胞或不被适应性免疫系统侦查（低免疫原性的变异或导致抗原提呈过程受阻），或对免疫效应机制不敏感，或在肿瘤微环境中诱导出抑制免疫力（如Treg细胞）的状态。除此以外，具备免疫逃逸功能的这些肿瘤细胞还可以诱导产生生长因子（如VEGF、TGF-β等）。此后，肿瘤细胞迅速增殖，最终为临床所诊断。

在免疫逃逸阶段，肿瘤细胞可以通过分泌细胞因子或聚集抑制性免疫细胞形成肿瘤细胞生长的微环境，干扰和阻止机体免疫系统对肿瘤细胞增殖的监控。在这些抑制性细胞或因子中PD-1/PD-L1（PD-L2）通路最为引人注目。PD-1/PD-L1通路是在肿瘤微环境中通过诱导已活化的T细胞凋亡来达到免疫耐受效果。PD-1主要表达在肿瘤浸润淋巴细胞、B细胞、自然杀伤细胞以及树突状细胞表面，而PD-L1则广泛表达于上皮细胞、造血细胞及肿瘤细胞中，两者的结合可使得已活化的T细胞转变为无反应型T细胞，通过体内试验我们也发现肿瘤细胞的PD-L1高表达可促使识别肿瘤特异性抗原的T细胞大量凋亡。这与另一免疫检查点CTLA-4作用机制不同，CTLA-4通过与第二共刺激因子CD28的拮抗作用来使T细胞的活化受到抑制，而PD-1/PD-L1通路则作用于已活化T细胞的杀伤阶段，这也为后文中两者联合治疗提供了理论基础。近年来，大量的临床前试验（动物试验或细胞学试验）均证实通过截断 PD-1/PD-L1 通路可抑制消化道肿瘤的生长，这使得我们对于 PD-1/PD-L1 抑制剂在消化道肿瘤中的应用充满期待。

既往有研究表明在实体瘤中 PD-L1 蛋白的表达较正常组织明显升高。在肺癌组织中有研究发现 PD-L1 蛋白的阳性表达率可达 36%，且其高表达预示着较差的预后。而在消化道肿瘤中也发现了类似的结果。既往多项研究分别应用免疫组化方法对胃癌患者中 PD-L1 蛋白的表达进行检测，发现 PD-L1 蛋白的阳性表达率为 42.16%~65%，而在正常胃黏膜中 PD-L1 蛋白高表达极其罕见，且这些研究对 PD-L1 蛋白与其他临床病理参数的分析显示 PD-L1 蛋白高表达与较深的肿瘤浸润程度及较差的预后相关。在结直肠癌中也发现了类似的结果。结直肠癌中 PD-L1 蛋白表达的研究发现其 PD-L1 的阳性率为 44.76%~55.14%，而其与肿瘤浸润深度、肿瘤分期及预后也呈负相关。但目前关于食管鳞癌中 PD-L1 蛋白表达的研究较少。2005 年日本学者 Yuichiro Ohigashi 发表了其对于食管癌中 PD-L1 表达研究。该研究分别运用免疫组化及 RT-PCR 的方法发现总共有大约 40% 的食管癌患者 PD-L1 呈高表达，这也证明无论在蛋白水平还是 mRNA 水平，食管癌中 PD-L1 均为高表达，且这种高表达与预后呈明显负相关性。2014 年发表了对于我国食管癌中 PD-L1 表达的研究，其发现 80% 以上的患者 PD-L1 高表达（n=99 例），这两项研究中前者选取的临界值为 ≥10% 肿瘤细胞着色而后者选取的临界值为 H score > 0 有关。在我国，食管癌的病理类型近 90% 为鳞状细胞癌，而 2016 年一项针对食管鳞癌的研究表明其 PD-L1 阳性表达率达 20% 左右（n=90 例），且 PD-L1 的高表达与更深的浸润深度、淋巴结转移、术后复发及较差预后明显相关。但该研究未探索 PD-L1 蛋白的预后价值，且这两项研究的样本量均较小，并混杂有食管腺癌患者等干扰因素，因此关于 PD-L1 蛋白在食管鳞癌中的临床价值仍不明确。此外，放疗与化疗是食管鳞癌的重要治疗手段。相关研究表明放化疗不仅对肿瘤细胞有直接杀伤作用，而且对肿瘤组织中的 PD-L1 蛋白的表达及肿瘤浸润淋巴细胞的浸润也会产生一定影响。在一项动物实验中，放疗可导致远处未接受放疗的肿瘤组织的退缩，进一步分析发现未接受放疗的肿瘤组织中产生了包括 CD8⁺T 细胞在内的大量淋巴细胞的浸润。而 *Nature* 上刊登的一项动物实验显示放疗可引起肿瘤组织中 PD-L1 蛋白及 CD8⁺T 细胞表达的明显上调，而此时联合 PD-1/PD-L1 抑制剂的治疗也取得更佳的疗效。目前亦有少量研究在人肿瘤组织中也证实放化疗会对免疫因子或免疫细胞的表达产生影响。PD-1 主要表达在肿瘤浸润淋巴细胞、B 细胞、自然杀伤细胞以及树突状细胞表面，而 PD-L1 则广泛表达于上皮细胞、造血细胞及肿瘤细胞，两者相结合可诱导已活化的杀伤性 T 细胞凋亡、降解，从而达到保护肿瘤免受免疫系统的杀伤。因此肿瘤浸润淋巴细胞在免疫反应过程中也极其重要。既往一项研究对胃癌中免疫因子及免疫细胞进行检测发现 CD8⁺T 细胞大量浸润肿瘤组织内的患者预后明显优于浸润较少的患者。在结直肠癌中也发现了类似的结果。而 PD-1+T 细胞作为直接与 PD-L1 蛋白结合诱导免疫耐受的免疫细胞，其在免疫反应中也具有重要的地位。

Pembrolizumab（MK-3475）是人源化抗 PD-1 单克隆抗体，由于其在肺癌中突出疗效，美国 FDA 已批准其应用于非小细胞肺癌及黑色素瘤的治疗。而 KEYNOTE-028 则是一项针对 pembrolizumab 的 Ⅰb 期临床试验，此实验从 90 例标准治疗失败后的食管癌患者中筛选出 PD-L1+患者 37 例，最后有 23 例患者接受了 pembrolizumab 治疗（10mg/m²，每 2 周 1 次，持续 2 年或疾病进展），这其中 16 例为鳞癌，4 例为腺癌，1 例为黏液腺癌。最终结果显示，在 7.1 个月的中位随访时间中，客观缓解率（ORR）可达 30%（23 例患者中 PR7 例，无 CR），其中 17 例食管鳞癌患者中 5 例患者最佳疗效达到 PR，5 例腺癌患者中 2 例达到 PR。不良反应方面，大约有 66% 的患者在治疗过程中发生不良反应，只有约 14% 的患者发生 3~4 级不良反应，包括肺炎、乏力、呕吐、腹泻、甲状腺功能减退、转氨酶与碱性磷酸酶水平升高等，试验过程中未见治疗相关死亡的发生。总体来说，我们可以看到 PD-1/PD-L1 抑制剂在食管癌的二线治疗中疗效较为显著（二线治疗含紫杉类及伊立替康等化疗的 ORR 维持在 15% 左右），其不良反应的发生均在可接受范围内，而这也需要今后更大规模的数据支持。

免疫治疗的疗效预测给现今的肿瘤评价手段提出了新的挑战，从理论上而言，PD-1/PD-L1 抑制剂起效需要两个条件，首先肿瘤的异常基因需要引起免疫系统激活，活化大量效应性 T 细胞，其次这些效应性 T 细胞由于受到 PD-1/PD-L1 通路的抑制而不能杀伤肿瘤细胞。因此可见除了 PD-L1 的表达，肿瘤浸润淋巴细胞也同样重要。CD8$^+$T 细胞属细胞毒性 T 细胞，在肿瘤免疫过程中起着直接杀伤肿瘤细胞的作用，CD4$^+$辅助 T 细胞（Th 细胞）则负责分泌多种细胞因子调节免疫反应，Th1 淋巴细胞可活化细胞毒性 T 细胞，而 Th2 淋巴细胞则负责激活体液免疫，调节性 T 细胞则通过细胞间的直接作用或释放 TGF-β 或 FoxP3 等细胞因子来抑制免疫反应。目前亦有研究表明 PD-1/PD-L1 抑制剂的疗效与这些免疫因子相关。KEYNOTE-012 研究显示 PD-1/PD-L1 抑制剂疗效与炎性单核细胞明显相关，在炎性单核细胞评分为 0、1、2、3 各组其客观缓解率分别为 0%（0/1）、25%（2/8）、12%（2/17）、44%（4/9）。2015 年 *Science* 刊登了关于 Pembrolizumab 的疗效预测指标的研究，其发现在大量基因突变的患者中其疗效明显提高，随后该研究发现这可能是基因突变引发更多淋巴细胞浸润导致的。根据这些研究结果，肿瘤患者按照 TILs 与 PD-L1 表达分为四个亚型。第一种亚型为 PD-L1（+）TILs（+），这种亚型被认为从 PD-1/PD-L1 抑制剂中获益最多。第二种亚型为 PD-L1（-）TILs（-），这种亚型对于免疫检查点抑制剂无效。剩余两种亚型为 PD-L1（+）TILs（-）和 PD-L1（-）TILs（+），这两种亚型无法从 PD-1/PD-L1 抑制剂单药获益，但联合其他治疗或使用其他免疫检查点抑制剂可能起效。

　　PD-1/PD-L1 抑制剂为包括食管癌在内整体肿瘤的治疗提供一种新的思路，越来越多的数据证实其在恶性肿瘤中的显著疗效，具有较好的前景。但目前的 PD-1/PD-L1 抑制剂治疗过程中仍存在一些困惑。可能受益人群的筛选及非受益人群的转化治疗亦是目前研究热点之一。而在治疗过程中的疗效评价是否沿用 Recist 等常用实体肿瘤疗效评价标准也存在争议，因为在研究中发现一部分患者影像学上进展实质上系大量淋巴细胞浸润的结果（称为假性进展），在相关临床试验中也规定对于影像学进展但专家认为其仍可从 PD-1/PD-L1 抑制剂中获益的患者仍可使用该药物，但目前我们仍需免疫治疗的评价标准。通过相关临床研究，PD-1/PD-L1 抑制剂也会成为食管癌治疗模式不可或缺的一环。

23. 肝癌合并门静脉癌栓治疗进展

程树群

第二军医大学附属东方肝胆外科医院

肝癌是危害我国人民健康的重要疾病，其发生发展过程中极易侵犯其相邻门静脉而形成门静脉癌栓（PVTT），肝癌患者一旦形成门静脉癌栓，病情发展迅速，严重威胁患者的生命，预后很差。近年来国际上对肝癌门静脉癌栓的治疗意见也不一致，东西方国家对门静脉癌栓诊治方案的不同说明了诊治的困难和建立规范诊治的必要性和重要性。

我们率先提出了肝癌合并PVTT的规范化多学科综合诊治理念，最早在国内成立门静脉癌栓多学科（MDT）诊治中心，开设了包括外科、微创介入科、放疗科及放射科等多个学科的门诊，为门静脉癌栓患者提供了特殊的诊治通道。另外我们提出的门静脉癌栓术前3D成像技术、术前放疗联合手术、术后综合治疗，以及放疗联合TACE、局部治疗、系统化疗等新技术新方法，逐渐被同行认可并得到普及和推广，使很多不能治的患者变为可治或部分可治。

我们还在国内推出了首部《肝癌合并门静脉癌栓多学科诊治-东方肝胆外科医院专家共识》基础上，联合北京医科院肿瘤医院与广州中山大学肿瘤防治中心，共同推出了《肝细胞癌合并门静脉癌栓多学科诊治-中国专家共识》，该共识具有鲜明的中国特色和中国智慧，是目前国际国内第一个聚焦门静脉癌栓诊治、反映中国专家诊治经验和水平的共识和指南，填补了国际国内这个领域的空白。该共识于2016年已发表在国际知名杂志Oncotarget和国内主流杂志如《中华医学杂志》《中华消化外科杂志》和《中国实用外科杂志》上。

24. PD-1/PD-L1免疫检查点抑制剂在晚期结直肠癌的药物治疗进展

汤佳琳　黄　镜

国家癌症中心/中国医学科学院北京协和医学院肿瘤医院内科

结直肠癌是发病率很高的恶性肿瘤，严重威胁着人类的健康，在世界范围内的发病率居男性恶性肿瘤的第3位，女性恶性肿瘤的第2位[1]。根据2015年中国癌症统计数据，结直肠癌已是我国发病率及死亡率均居第5位的肿瘤[2]。

经过近百年的努力，肿瘤免疫治疗已成为治疗肿瘤的手段之一，目前主要包括免疫检查点抑制剂、预防性免疫治疗、细胞因子、免疫调节剂、骨髓移植等[3]。其中程序性细胞死亡蛋白1（programmedcell death protein-1，PD-1）/程序性细胞死亡蛋白配体1（programmed death ligand 1，PD-L1）免疫检查点抑制剂已被美国食品药品管理局批准用于治疗非小细胞肺癌、黑色素瘤、头颈部鳞癌等[4]。PD-1是一个主要表达于活化T细胞的负面共刺激受体[5]，与其配体PD-L1和PD-L2结合后抑制效应子T细胞功能。当肿瘤细胞与T淋巴细胞相互作用时，首先肿瘤细胞表面的主要组织相容性复合物和T细胞表面的T细胞受体分子相互作用激活了T细胞的抗肿瘤功能，但是当肿瘤细胞表面高表达的PD-L1接触T细胞表面的PD-1受体，可抑制T细胞受体传递信号并且下调T细胞效应功能，诱导T细胞失活，进而帮助肿瘤细胞逃离免疫介导的攻击[6]。许多类型的肿瘤细胞，通过上调PD-L1表达，以达到免疫逃逸的目的。对抗这样的负性调节机制，PD-1/PD-L1免疫检查点抑制剂阻止PD-1/PD-L1结合，使得重新激活T细胞效应功能，解除对免疫系统的抑制，阻断肿瘤转移及减轻肿瘤负荷。

目前PD-1/PD-L1免疫检查点抑制剂在治疗晚期结直肠癌上已取得令人鼓舞的结果，本文将对其单药的安全有效性、联合治疗疗效、生物标志物方面进行综述阐述。

一、PD-1/PD-L1免疫检查点抑制剂治疗晚期结直肠癌

Nivolumab是一个抗PD-1全人源化单克隆IgG4抗体。2010年JulieR.Brahmer等人报告Nivolumab在39名难治性实体瘤的Ⅰ期临床试验[7]，其中14名为转移性结直肠癌患者。最好效果为1名伴腹内淋巴结转移的高频微卫星不稳定（high frequency microsatellite instability，MSI-H）结直肠癌患者，这位患者接受了5程3mg/kg Nivolumab治疗后获得了至少21个月的完全缓解，其余患者无缓解，3年后随访此患者仍为临床及影像学完全缓解[8]。2012年一项Nivolumab针对296名晚期或转移实体瘤患者的Ⅰb期临床研究[9]中19例为转移性结直肠癌的患者，但均没有客观缓解，其MSI状态未知，其中7名经过PD-L1检测，只有1人为阳性。296例中共10.8%（32例）患者出现治疗相关不良反应，包括乏力、结肠炎等，其中3名患者因治疗相关性肺炎死亡，1人为结直肠癌患者。

BMS-936559是高亲和力全人源化的抗PD-L1特异性IgG4单克隆抗体。2014年Julie R Brahmer等人发表了BMS-936559针对207名既往治疗失败的晚期或转移实体瘤患者Ⅰ期临床研究结果[10]，其中18名结直肠癌患者（MSI、PD-L1状态未知）均无客观缓解。以上三项研究均提示非筛选的晚期结直肠癌患者对抗PD-1/PD-L1治疗效果不佳。

Pembrolizumab是抗PD-1高亲和力人源化IgG-4-kappa单克隆抗体。2015年公布了Pembrolizumab治疗既往标准治疗失败或未能接受治疗的PD-L1表达阳性的晚期结直肠腺癌（KEYNOTE-028）临床研究结果[11]。该实验筛选156例转移性结直肠腺癌患者中PD-L1表达阳性（免疫组化＞1%染色）为33例（21%），其中入组试验的23例患者无完全缓解，仅有1例MSI-H患者达到部分缓解，疾病进展比例高达70%。认为根据PD-L1阳性在晚期结直肠癌患者中未能筛选出抗PD-1治疗的优势人群，且PD-L1阳性率方面仍存在一些问题，如PD-L1表达受多种机制调控，不明确何种检验或试剂是最佳选择，或者在计算时PD-L1阳性率是仅以肿瘤细胞表达量抑或联合周围间质细胞表达总和计算等。

D.T.Le等人设想KEYNOTE-028中唯一达到部分缓解的结直肠癌患者是由于其在基因学方面有着重要特征，完成了一项以肿瘤基因学特征筛选患者并评估抗PD-1疗效的Ⅱ期临床试验[12]，对免疫治疗有里程碑式的指导意义。此项试验将入组的41名前期治疗失败的晚期患者分为三组[13]：错配修复基因缺失（mismatchrepair-deficient，dMMR）的结直肠癌（11例），无错配修复基因缺失（mismatch repair-proficient，pMMR）的结直肠癌（21例）以及dMMR的其他肿瘤（9例）。主要研究终点为免疫相关的客观反应率（immune-related-objective response rate，irORR）和20周免疫相关无进展生存率（immune-related progression-free survival rate，irPFSR）。在dMMR的结直肠癌中irORR与20周irPFSR为40%、78%，dMMR的其他肿瘤irORR与20周irPFSR为71%、67%。然而pMMR的结直肠癌为0、11%，明显低于dMMR组。且按传统RECIST标准评估的客观缓解率及疾病控制率分别为dMMR 40%、90%，pMMR 0、11%。dMMR中位无进展生存期（progression free survival，PFS）及总生存期（overall survival，OS）未达到，pMMR组为2.2个月及5.0个月。全外显子测序揭示dMMR组（包括遗传及散发）突变负荷为pMMR组20倍以上（1782 vs 73），具有统计学差异。免疫治疗显著提升的PFS及OS与肿瘤的突变负荷相关，提示检测错配修复基因缺失状态或突变负荷可以预测患者抗PD-1抗体治疗预后，且证实Pembrolizumab在难治性转移性结直肠癌dMMR患者的二线治疗中有明确疗效，是晚期结直肠癌免疫治疗的一大进步。在2017年2月美国病理学家协会等制定的评估抗EGFR靶向治疗及传统化学药物治疗结直肠癌效果的分子生物标志物指南中[13]也据此指出晚期结直肠癌的MMR状态在PD-1/PD-L1免疫治疗中具有预测意义。在此项实验中，大于5%患者出现不良反应，最常见为疼痛（34%）、乏力（32%），而甲状腺功能异常（10%）被认为与dMMR状态相关。2016 ASCO年会上更新该试验前两组患者扩展试验的结果[14]：共53名既往至少2种治疗方案失败的转移性结直肠癌患者（28例dMMR，25例pMMR）接受Perbrolizumab治疗，中位随访时间8.7个月。dMMR组20周反应率及疾病控制率（完全缓解+部分缓解+疾病稳定）为50%、89%，pMMR组为0、16%。dMMR组中位PFS及OS未及，pMMR组为2.4个月、6个月。dMMR组24个月无进展生存率为61%，24个月总生存率66%，认为Perbrolizumab为dMMR患者可带来较持久的临床获益。2016年美国胃肠肿瘤研讨会上研究者更新对于第三组患者的研究进展[15]：这项研究拟入组71例患者，已入组dMMR非结直肠癌的消化道肿瘤患者17例，其中壶腹癌4例、胰腺癌4例、胆管癌3例、小肠癌3例、胃癌3例均接受同上Perbrolizumab方案。在摘要发表时10名患者可评价，中位随访时间为7.6个月，其客观反应率50%，疾病控制率70%，OS达21个月，中位PFS未达到。认为Perbrolizumab在dMMR的消化道肿瘤中疗效值得期待。

二、联合治疗方案

（一）PD-1/PD-L1抗体联合CTLA-4抗体

2016 ASCO年会上研究者公布评估Nivolumab联合Ipilimumab方案在MSI-H及非MSI-H结直肠癌的患者中疗效的Ⅱ期临床试验（Check-Mate142）中期结果[16]。该试验将患者分为单药组（33例MSI-H患者）和联合用药组（26例MSI-H患者+23例非MSI-H患者）。首要研究终点是研究者评估客观缓解率，次要研究终点是独立放射学复核委员会（independent radiology review committee，IRRC）

评估的客观缓解率。结果在MSI-H患者中，研究者评估的客观缓解率在单药组为27%，联合组为15%。单药组4个月无进展生存率及5个月生存率为55%、75%，联合用药组则为80%、100%，联合用药组较单药组高。在2017年美国胃肠肿瘤研讨会上研究者更新了实验数据[17]：74名既往治疗失败的dMMR/MSI-H转移性结直肠癌的患者接受Nivolumab治疗，结果：研究者和IRRC评估的客观缓解率分别为31%、27%，疾病控制率分别为69%、62%，12个月无进展生存率分别为48.4%、45.6%，6个月总生存率为83.4%，12个月则为73.8%。且该试验提示在肿瘤PD-L1表达免疫组化≥1%染色、BRAF/KRAS野生型或有林奇综合征临床病史的患者中IRRC评估客观缓解率较高，分别为33%、32%、35%。20%患者出现3~4级治疗相关不良反应，4例患者因严重不良反应而终止实验，但未出现治疗相关性死亡。

（二）PD-1/PD-L1抗体联合放疗

在2016年美国胃肠肿瘤研讨会上，研究者报告了抗PD-1抗体（AMP-224）联合立体定向放疗的Ⅰ期临床试验[18]。该试验为验证放疗联合抑制PD-1/PD-L1通路方案能改善放疗效果的设想，将入组的15名结直肠癌肝转移患者分为2组，单次放射治疗及3次分割放射治疗组。均在放射治疗肝转移灶的同时使用AMP-224。结果5名患者因快速进展而退出实验组，仅6名患者仍在实验中，均未出现客观缓解，进一步实验数据令人期待。目前认为此联合方案是可耐受的，在分次放疗组中最常见的副反应为疲乏。

（三）PD-1/PD-L1抗体联合靶向治疗

在2016ESMO胃肠肿瘤大会上公布的一项PD-L1免疫检查点抑制剂（Atezolizumab）联合MEK抑制剂（Cobimetinib）治疗转移性结直肠癌患者的Ⅰb期临床试验结果获得关注[19]。Cobimetinib是一种口服小分子MEK抑制剂。MEK是一种蛋白激酶，是Ras-Raf-MEK-ERK信号通路的一部分，该通路可促进细胞的分化和存活，在肿瘤细胞中该通路往往处于激活状态[20]。Cobimetinib可以选择性阻断MEK蛋白的活性，从而阻断该通路信号传导。此项实验已入组23名既往治疗失败的转移性结直肠癌患者，使用口服Cobimetinib 20mg/d、40mg/d、60mg/d联合静脉800mg Atezolizumab方案治疗。结果17%（4例）患者出现部分缓解，其中3例均为非MSI-H，另1例MSI状态未知，而在MSI-H患者中未见缓解。提示PD-L1免疫检查点抑制剂在与MEK抑制剂联合使用可激活MSS患者对免疫治疗的效应，Atezolizumab与Cobimetinib联合的方案值得在MSS转移性结直肠癌的患者中进一步探索，后续实验结果值得期待。中位安全性随访时间为3.78个月，35%（8例）患者出现不良反应，最常见为皮疹、腹泻及乏力。

在2017年美国胃肠肿瘤研讨会上HowardS.Hochster等人汇报了PD-L1免疫检查点抑制剂（atezolizumab）联合贝伐珠单抗（bevacizumab）治疗既往治疗失败的MSI-H转移性结直肠癌的Ⅰb期临床试验（NCT01633970）结果[21]。已入组的10名患者中客观缓解率为30%，疾病控制率为90%，平均随访时间11.1个月，中位OS未达到。最常见的不良反应为蛋白尿，3~4级不良反应发生率为40%，耐受效果好。

三、总结与展望

2017年结直肠肿瘤NCCN指南已将PD-1免疫检查点抑制剂Pembrolizumab和Nivolumab推荐为dMMR/MSI-H的晚期结直肠癌患者标准治疗失败后的二线或三线治疗[22]。目前正在开展有评估Pembrolizumab与标准化疗方案在dMMR/MSI-H转移性结直肠癌的一线治疗疗效优劣的Ⅲ期随机对比临床试验（NCT02563002）及评估Pembrolizumab在治疗既往治疗失败MSI-H晚期结直肠癌患者的有效及安全性的Ⅱ期临床试验（KEYNOTE-164），结果值得期待。

研究具有预测疗效效应的生物标志物对优化治疗收益非常重要。已有部分试验支持突变负荷、肿瘤细胞和（或）免疫细胞的PD-L1蛋白表达阳性率、肿瘤浸润淋巴细胞数量、新抗原负荷、免疫基因表达特征、联合生物标志物策略等[23]的预测效果。免疫评分是两大淋巴细胞群（CD3/CD45RO，CD3/CD8或CD8/CD45RO）在两个肿瘤位置（中心及浸润边缘）计数后，评价两个位置的两个淋巴细胞群均为低密度为0分，均为高密度为4分[24]。2016年Galon等人的1项综合分析959位结直肠癌患者基因、肿瘤微环境、免疫评分等[25]研究结果示在结直肠癌中可以利用免疫评分替代MSI分级评估患者的免疫状态，可为免疫治疗及肿瘤复发预测提供更充分的依据及指导。而新兴的联合不同生物标志物的策略（如联合标准化评估的PD-L1表达、肿瘤浸润淋巴细胞等）可为协助MSS及无效应MSI患者制定免疫治疗方案提供思路。

在晚期结直肠癌的疗效预测方面，虽然尚无明确的指标，但目前证据提示MSI-H的结直肠癌可以成为推荐抗PD-1/PD-L1免疫治疗的合适患者[12, 26]。不断探索更合理的检测手段、制定检查标准并不断验证或探索新的生物标志物成为我们继续努力的方向。

肿瘤免疫治疗是目前肿瘤治疗的研究热点，而PD-1/PD-L1免疫检查点抑制剂在晚期结直肠癌中延长及改善生存方面疗效已不断得到各项临床试验的证实。寻找预测疗效指标可以使免疫治疗个体化，选择合适的肿瘤免疫治疗方案或研制有效的新方案，优化联合方案，尽量减少不良反应的发生率。在未来的研究中任何一个突破都可能带来里程碑式的改变，为肿瘤患者更多的临床获益。

参 考 文 献

[1] Torre L A, Bray F, Siegel R L, et al. Global cancer statistics, 2012[J]. CA Cancer J Clin, 2015, 65(2):87-108.

[2] Chen W, Zheng R, Baade P D, et al. Cancer statistics in China, 2015[J]. CA: A Cancer Journal for Clinicians, 2016, 66(2): 115-132.

[3] Dougan M, Dranoff G. Immune therapy for cancer[J]. Annu Rev Immunol, 2009, 27:83-117.

[4] US Food and Drug Administration:Hematology/Oncology (Cancer) Approvals & Safety Notifications [OL].https://www.fda.gov/Drugs/InformationOnDrugs/ApprovedDrugs/ucm279174.htm, 2017-05-01.

[5] McDermott D F, Atkins M B. PD-1 as a potential target in cancer therapy[J]. Cancer Med, 2013, 2(5):662-673.

[6] Iwai Y, Ishida M, Tanaka Y, et al. Involvement of PD-L1 on tumor cells in the escape from host immune system and tumor immunotherapy by PD-L1 blockade[J]. Proc Natl Acad Sci U S A, 2002, 99(19):12293-12297.

[7] Brahmer J R, Drake C G, Wollner I, et al. Phase I study of single-agent anti-programmed death-1(MDX-1106)in refractory solid tumors: safety, clinical activity, pharmacodynamics, and immunologic correlates[J]. J Clin Oncol, 2010, 28(19): 3167-3175.

[8] Lipson E J, Sharfman W H, Drake C G, et al. Durable cancer regression off-treatment and effective reinduction therapy with an anti-PD-1 antibody[J]. Clin Cancer Res, 2013, 19(2):462-468.

[9] Topalian S L, Hodi F S, Brahmer J R, et al. Safety, activity, and immune correlates of anti-PD-1 antibody in cancer[J]. N Engl J Med, 2012, 366(26):2443-2454.

[10] Brahmer J R, Tykodi S S, Chow L Q, et al. Safety and activity of anti-PD-L1 antibody in patients with advanced cancer[J]. N Engl J Med, 2012, 366(26):2455-2465.

[11] O'neil B H, Wallmark J, Lorente D, et al.Pembrolizumab(MK-3475)for patients(pts)with advanced colorectal carcinoma (CRC): Preliminary results from KEYNOTE-028[R].The European Cancer Congress 2015 in Vienna, Austria.Abstract 502.

[12] Le D T, Uram J N, Wang H, et al. PD-1 blockade in tumors with mismatch-repair deficiency[J]. New England Journal of Medicine, 2015, 372(26): 2509-2520.

[13] Sepulveda A R, Hamilton S R, Allegra C J, et al. Molecular Biomarkers for the Evaluation of Colorectal Cancer: Guideline From the American Society for Clinical Pathology, College of American Pathologists, Association for Molecular Pathology, and the American Society of Clinical Oncology[J]. J Clin Oncol, 2017, 35(13):1453-1486.

[14] Le D T, Uram J N, Wang H, et al. Programmed death-1 blockade in mismatch repair deficient colorectal cancer[R].ASCO 2016 Clinical Science Symposium J Clin Oncol 34, 2016(suppl;abstr 103).

[15] Le D T, Uram J N, Wang H, et al. PD-1 blockade in mismatch repair deficient non-colorectal gastrointestinal cancers[R]. Gastrointestinal Cancers Symposium 2016 Oral J Clin Oncol 34, 2016(suppl 4S;abstr 195).

［16］Overman M J, Kopetz S, McDermott R S, et al. Nivolumab±ipilimumab in treatment(tx)of patients(pts)with metastatic colorectal cancer(mCRC)with and without high microsatellite instability(MSI-H): CheckMate-142 interim results［R］.AS-CO 2016 Oral J Clin Oncol 34,2016(suppl；abstr 3501).

［17］Overman M J, Kopetz S, McDermott R S, et al. Nivolumab in patients with DNA mismatch repair deficient/microsatellite instability high metastatic colorectal cancer: Update from CheckMate 142［R］.Gastrointestinal Cancers Symposium 2017 Poster J Clin Oncol 35,2017(suppl 4S；abstract 519).

［18］Duffy A G, Makarova-Rusher O V, Pratt D, et al. A pilot study of AMP-224, a PD-L2 Fc fusion protein, in combination with stereotactic body radiation therapy(SBRT)in patients with metastatic colorectal cancer［R］. Gastrointestinal Cancers Symposium 2016 Poster J Clin Oncol 34,2016(suppl 4S；abstr 560).

［19］Johanna Bendell, Tae Won Kim, Cheng Ean Chee, et al. Safety and efficacy of cobimetinib(cobi)and atezolizumab(atezo)in a Phase 1b study of metastatic colorectal cancer(mCRC)［R］.ESMO 18th World Congress of Gastrointestinal Cancer in Barcelona, Spain.Abstract LBA-01 .

［20］McCubrey J A, Steelman L S, Chappell W H, et al. Roles of the Raf/MEK/ERK pathway in cell growth, malignant transformation and drug resistance［J］. Biochim Biophys Acta,2007,1773(8):1263-1284.

［21］Hochster HS, Bendell JC, Cleary JM, et al. Efficacy and safety of atezolizumab(atezo)and bevacizumab(bev)in a phase Ib study of microsatellite instability(MSI)-high metastatic colorectal cancer(mCRC)［R］.Gastrointestinal Cancers Symposium 2017 Poster J Clin Oncol 35,2017(suppl 4S；abstract 673).

［22］NationalComprehensive Cancer Network. NCCN Clinical Practice Guidelines in Oncology: Colon Cancer, version 2.2017［J］. Available online:https://www.nccn.org/professionals/physician_gls/pdf/colon.pdf.

［23］Gibney G T, Weiner L M, Atkins M B. Predictive biomarkers for checkpoint inhibitor-based immunotherapy［J］. Lancet Oncol,2016,17(12):e542-e551.

［24］Galon J, Mlecnik B, Bindea G, et al. Towards the introduction of the 'Immunoscore' in the classification of malignant tumours［J］. J Pathol,2014,232(2):199-209.

［25］Mlecnik B, Bindea G, Angell H K, et al. Integrative Analyses of Colorectal Cancer Show Immunoscore Is a Stronger Predictor of Patient Survival Than Microsatellite Instability［J］. Immunity,2016,44(3):698-711.

［26］Xiao Y, Freeman G J. The microsatellite instable subset of colorectal cancer is a particularly good candidate for checkpoint blockade immunotherapy［J］. Cancer Discov,2015,5(1):16-18.

25. 晚期胃癌的免疫治疗

王兴元

国家癌症中心/中国医学科学院北京协和医学院肿瘤医院

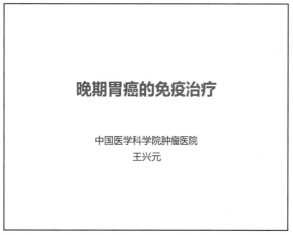

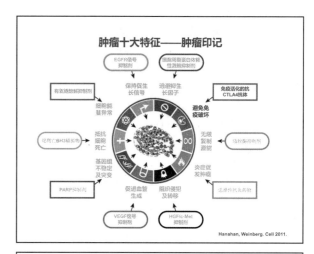

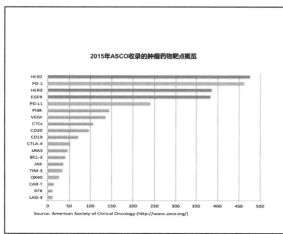

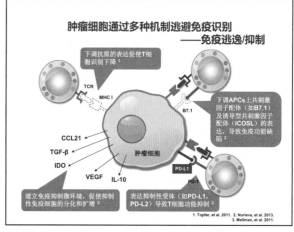

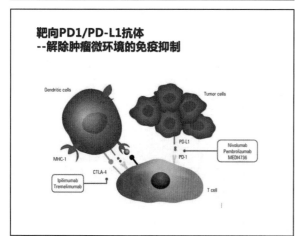

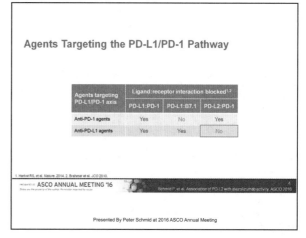

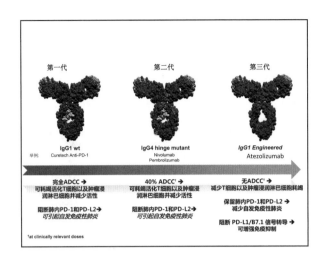

第一代 / 第二代 / 第三代

IgG1 wt / IgG4 hinge mutant / IgG1 Engineered
单例: Curetech Anti-PD-1 / Nivolumab Pembrolizumab / Atezolizumab

完全ADCC→ / 40% ADCC[†]→ / 无ADCC[†]→
可耗竭活化T细胞以及肿瘤浸润淋巴细胞并减少活性 / 可耗竭活化T细胞以及肿瘤浸润淋巴细胞并减少活性 / 减少T细胞以及肿瘤浸润淋巴细胞耗竭

阻断肺内PD-1和PD-L2→ / 阻断肺内PD-1和PD-L2→ / 保留肺内PD-1和PD-L2→
可引起自发免疫性肺炎 / 可引起自发免疫性肺炎 / 减少自发免疫性肺炎

 / 阻断 PD-L1/B7.1 信号转导 →
可增强免疫抑制

[†]at clinically relevant doses

肿瘤免疫治疗历史

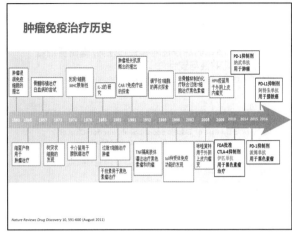

Nature Reviews Drug Discovery 10, 591-600 (August 2011)

胃癌免疫治疗现状

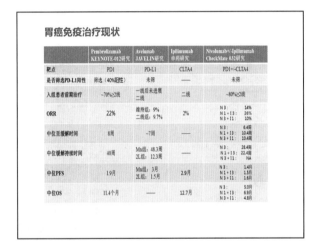

	Pembrolizumab KEYNOTE-012研究	Avelumab JAVELIN研究	Ipilimumab 单药研究	Nivolumab+/-Ipilimumab CheckMate 032研究
靶点	PD1	PD-L1	CLTA4	PD1+/-CLTA4
是否筛选PD-L1阳性	筛选（40%阳性）	未筛		未筛
入组患者前期治疗	~70%≥2线	一线后未进展二线	二线	~80%≥2线
ORR	22%	维持组：9% 二线组：9.7%	2%	N 3：14% N 1+13：26% N 3+11：10%
中位至缓解时间	8周	~7周		N 3： N 1+13：10.4周 N 3+11：10.4周
中位缓解持续时间	40周	Mn组：48.3周 2L组：12.3周		N 3：28.4周 N 1+13：22.4周 N 3+11：NA
中位PFS	1.9月	Mn组：3月 2L组：1.5月	2.9月	N 3：1.4月 N 1+13：1.5月 N 3+11：1.6月
中位OS	11.4个月		12.7月	N 3：5.0月 N 1+13：6.9月 N 3+11：4.8月

KEYNOTE-012研究：抗PD-1单克隆抗体 Pembrolizumab (MK-3475)治疗晚期胃癌的临床结果 及与PD-L1表达的关系

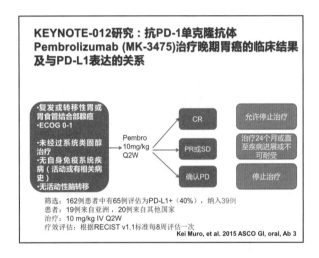

·复发或转移性胃或胃食管结合部腺癌
·ECOG 0-1
·未经过系统类固醇治疗
·无自身免疫系统疾病（活动或有相关病史）
·无活动性脑转移

Pembro 10mg/kg Q2W

→ CR / PR或SD / 确认PD

允许停止治疗
治疗24个月或直至疾病进展或不可耐受
停止治疗

筛选：162例患者中有65例评估为PD-L1+（40%），纳入39例
患者：19例来自亚洲，20例来自其他国家
治疗：10 mg/kg IV Q2W
疗效评估：根据RECIST v1.1标准每8周评估一次

Kei Muro, et al. 2015 ASCO GI, oral, Ab 3

总缓解率（RECIST V1.1）

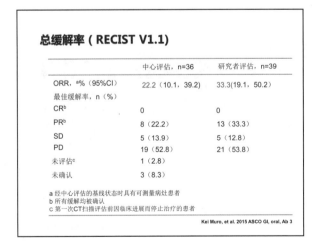

	中心评估，n=36	研究者评估，n=39
ORR，[a]%（95%CI）	22.2（10.1，39.2）	33.3(19.1，50.2)
最佳缓解率，n（%）		
CR[b]	0	0
PR[b]	8（22.2）	13（33.3）
SD	5（13.9）	5（12.8）
PD	19（52.8）	21（53.8）
未评估[c]	1（2.8）	
未确认	3（8.3）	

a 经中心评估的基线状态时具有可测量病灶患者
b 所有缓解均经被确认
c 第一次CT扫描评估前因临床进展而停止治疗的患者

Kei Muro, et al. 2015 ASCO GI, oral, Ab 3

JAVELIN研究：Avelumab

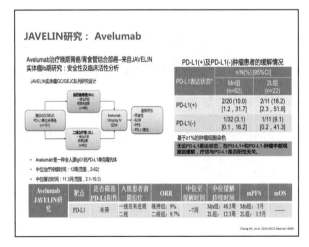

Avelumab治疗晚期胃癌/胃食管结合部癌--来自JAVELIN实体瘤Ib期研究：安全性及临床活性分析

JAVELIN实体瘤GC/GEJC队列研究设计

· Avelumab是一种全人源IgG1抗PD-L1单克隆抗体
· 中位治疗持续时间：12周(范围，2-62)
· 中位随访时间：11.3月(范围，2.1-19.3)

PD-L1(+)及PD-L1(-)肿瘤患者的缓解情况

PD-L1表达状态[a]	n/N (%) [95%CI]	
	Mn组 (n=52)	2L组 (n=22)
PD-L1(+)	2/20 (10.0) [1.2，31.7]	2/11 (18.2) [2.3，51.8]
PD-L1(-)	1/32 (3.1) [0.1，16.2]	1/11 (9.1) [0.2，41.3]

基于≥1%的肿瘤细胞染色
无论PD-L1表达状态，在PD-L1+和PD-L1-肿瘤中观察到缓解，疗效与PD-L1是否阳性也无关。

Avelumab JAVELIN研究	靶点	是否筛选PD-L1阳性	入组患者前期治疗	ORR	中位至缓解时间	中位缓解持续时间	mPFS	mOS
	PD-L1	未筛	一线后未进展二线	维持组：9% 二线组：9.7%	~7周	Mn组：48.3周 2L组：12.3周	Mn组：3月 2L组：1.5月	—

Chung HC, et al. 2016 ASCO Abstract 4009

Slide 1:

Nivolumab单药治疗晚期和转移性胃/胃食管结合部腺癌的有效性与安全性：来自CheckMate-032研究的结果

Poster

Safety and Activity of Nivolumab Monotherapy in Advanced and Metastatic Gastric or Gastro esophageal Junction Cancer (GC/GEC): Results from the CheckMate-032 Study.

Presenting Author: Dung T. Le
Sydney Kimmel Comprehensive Cancer Center at Johns Hopkins, Baltimore, MD, USA

Dung T. Le, et al. 2016 ASCO GI, Poster, abs 6

Slide 2:

研究背景

- 在二线与三线治疗中，接受化疗和支持治疗患者的mOS分别为4.0-5.3 个月和2.4-3.8 个月[1,2]，1y-OS分别为20%和8%[3]。
- Nivolumab为人源化的抗PD-1的IgG4单克隆抗体，对多种实体瘤均有效[4-6]。
- CheckMate-032是一项I/II期、随机、开放的多实体瘤队列研究，考察了Nivolumab单药或联合Ipilimumab用于肺癌、乳腺癌、膀胱癌、胰腺癌和卵巢癌等治疗的疗效和安全性。此次报道的是局部晚期或转移性的胃/胃食管结合部腺癌患者使用Nivolumab单药治疗的初始结果。

1. Thuss-Patience, et al. Eur J Cancer, 2011; 15: 2306-14.
2. Kang, et al. J Clin Oncol. 2012; 13: 1513-8.
3. Casaretto, et al. Braz J Med Biol Res, 2006, 39: 431-40.
4. Larkin J, et al. N Engl J Med. 2015; 1: 23-24.
5. Gettinger SN, et al. J Clin Oncol. 2015; 33 (suppl): Abstr 8025.
6. Hammers HJ, et al. J Clin Oncol. 2015; 33 (suppl): Abstr 4516.

Dung T. Le, et al. 2016 ASCO GI, Poster, abs 6

Slide 3:

研究设计

胃癌患者
（N=163）

| Nivolumab 3mg/kg IV Q2W （n=59） | Nivolumab 1 mg/kg + Ipilimumab 3 mg/kg IV Q3W持续四个周期 （n=3） | Nivolumab 1 mg/kg + Ipilimumab 1 mg/kg IV Q3W持续四个周期 （n=49） | Nivolumab 3 mg/kg + Ipilimumab 1 mg/kg IV Q3W持续四个周期 （n=52） |

- 主要研究终点：ORR
- 次要研究终点：AEs、OS、PFS、药物反应持续时间
- 探索性研究终点：PK、PD、免疫原性、生物标志物

入组标准：
- 18岁以上、
- 组织学诊断为食管下段、胃食管结合部或胃腺癌，
- 影像学可测量，
- 疾病进展或化疗复发，
- 既往至少接受过一次治疗，
- ECOG 0-1、
- 无自身免疫系统疾病、
- 既往未接受肿瘤疫苗或免疫抑制治疗。

Dung T. Le, et al. 2016 ASCO GI, Poster, abs 6

Slide 4:

患者基线特征

	Nivolumab 3 mg/kg (n=59)
中位年龄（范围）	60(29-80)
年龄65岁以上，n（%）	17(29)
男性，n（%）	45(76)
人种，n（%）	
白	56(95)
黑	3(5)
既往化疗方案数，n（%）	
1	10(17)
2-3	42(71)
>3	7(12)
原发部位	
食管	9(15)
胃食管结合部	31(53)
胃	18(31)

Dung T. Le, et al. 2016 ASCO GI, Poster, abs 6

Slide 5:

药物接受情况

	Nivolumab 3 mg/kg (n=59)
接受药物的中位次数（范围）	5（1-31）
接受药物的次数，n（%）	
1	2（3）
2-3	23（39）
≥4	34（58）
药物累积的中位剂量，mg/kg（范围）	15（3-91）
相对药物剂量强度*，n（%）	
90-< 110%	46（78）
70-< 90%	12（20）
50-< 70%	1（2）

*实际接受药物剂量与计划剂量的比值

Dung T. Le, et al. 2016 ASCO GI, Poster, abs 6

Slide 6:

治疗终止情况

	Nivolumab 3 mg/kg (n=59)
终止治疗的原因，n（%）	
疾病进展	46（78）
研究药物毒性	3（5）
其他*	6（10）
未完成随访的原因，n（%）	
死亡	24（41）
撤回知情同意	2（3）
其他	2（3）
中位随访时间，月	4.6

*不相关AEs（n=3）；撤回知情同意（n=1）；不依从治疗（n=1）；其他（n=1）

Dung T. Le, et al. 2016 ASCO GI, Poster, abs 6

发生率≥10%的治疗相关AEs

AE	Nivolumab 3 mg/kg (n=59)	
	全部级别≥10%，n（%）	3-4级 n（%）
任何	41（69）	10（17）
乏力	19（32）	1（2）
瘙痒	10（17）	0
食欲不振	9（15）	0
腹泻	9（15）	1（2）
恶心	8（14）	0
AST升高	7（12）	3（5）
发热	6（10）	0
呕吐	6（10）	1（2）

- 未出现治疗相关的死亡

Dung T. Le, et al. 2016 ASCO GI, Poster, abs 6

治疗相关的SAEs

AE	Nivolumab 3 mg/kg (n=59)	
	任何级别，n（%）	3-4级，n（%）
任何	6（10）	3（5）
ALT升高	1（2）	1（2）
AST升高	1（2）	1（2）
脑血管意外	1（2）	0
腹泻	1（2）	0
肺炎	1（2）	1（2）
发热	1（2）	0
呕吐	1（2）	1（2）

- 未出现治疗相关的死亡

Dung T. Le, et al. 2016 ASCO GI, Poster, abs 6

主要研究终点：ORR

药物缓解情况	Nivolumab 3 mg/kg (n=59) n（%）
CR	1（2）
PR	7（12）
SD	11（19）
PD	34（58）
无法测定	6（10）
DCR	19（32）

- **ORR，%（95%CI）：14（6-25）**

Dung T. Le, et al. 2016 ASCO GI, Poster, abs 6

与基线比较肿瘤测量变化最大百分比

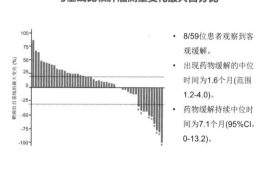

- 8/59位患者观察到客观缓解。
- 出现药物缓解的中位时间为1.6个月(范围1.2-4.0)。
- 药物缓解持续中位时间为7.1个月(95%CI，0-13.2)。

Dung T. Le, et al. 2016 ASCO GI, Poster, abs 6

药物缓解与缓解持续中位时间

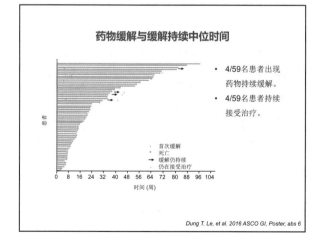

- 4/59名患者出现药物持续缓解。
- 4/59名患者持续接受治疗。

Dung T. Le, et al. 2016 ASCO GI, Poster, abs 6

OS

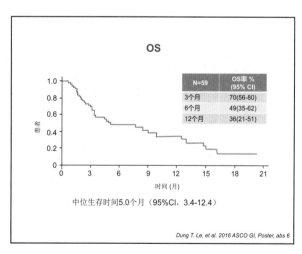

N=59	OS率 % (95% CI)
3个月	70(56-80)
6个月	49(35-62)
12个月	36(21-51)

中位生存时间5.0个月（95%CI，3.4-12.4）

Dung T. Le, et al. 2016 ASCO GI, Poster, abs 6

幻灯片 1: PD-L1表达与ORR

PD-L1表达cutoff值		ORR，n/N（%）	95%置信区间
1%表达	< 1%	3/25（12）	3-31
	≥ 1%*	4/15（27）	8-55
5%表达	< 5%	5/34（15）	5-31
	≥ 5%	2/6（33）	4-78

*出现CR的患者PD-L1表达≥ 1%。

- PD-L1的表达水平似乎与更高的ORR相关。

Dung T. Le, et al. 2016 ASCO GI, Poster, abs 6

幻灯片 2: KEYNOTE-028：Ib期多中心研究 Pembrolizumab用于PD-L1阳性的进展期实体肿

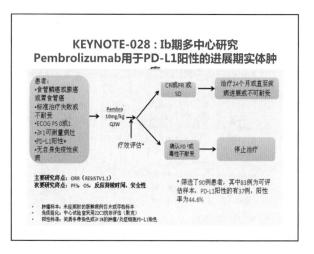

幻灯片 3: KEYNOTE-028：肿瘤体积从基线的变化的纵向分析(RECIST v1.1，研究者评估)

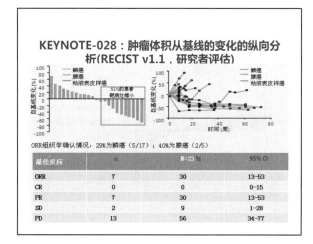

ORR组织学确认情况：29%为鳞癌（5/17）；40%为腺癌（2/5）

最佳反应	n	N=23 %	95% CI
ORR	7	30	13-53
CR	0	0	0-15
PR	7	30	13-53
SD	2	9	1-28
PD	13	56	34-77

幻灯片 4: KEYNOTE-028：抗肿瘤活性及缓解持续时间 (RECIST v1.1，研究者评估)

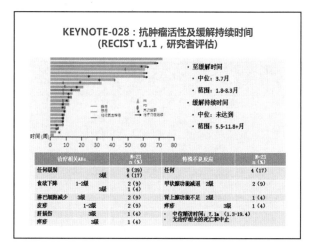

幻灯片 5

Nivolumab (ONO-4538/BMS-936558) 作为进展期胃癌或胃食管连接部癌(AGC) 二线/后期阶段化疗方案后的挽救治疗: 双盲，随机，III期研究

Yoon-Koo Kang,[1] Taroh Satoh,[2] Min-Hee Ryu,[1] Yee Chao,[3] Ken Kato,[4] Hyun Cheol Chung,[5] Jen-Shi Chen,[6] Kei Muro,[7] Won Ki Kang,[8] Takaki Yoshikawa,[9] Sang Cheul Oh,[10] Takao Tamura,[11] Keun-Wook Lee,[12] Narikazu Boku,[4] Li-Tzong Chen[13]

[1]Department of Oncology, University of Ulsan College of Medicine, Asan Medical Center, Seoul, Korea; [2]Frontier Science for Cancer and Chemotherapy, Osaka University Graduate School of Medicine, Suita, Japan; [3]Department of Oncology, Taipei Veterans General Hospital, Taipei, Taiwan; [4]Gastrointestinal Medical Oncology, National Cancer Center Hospital, Tokyo, Japan; [5]Division of Medical Oncology, Department of Internal Medicine, Yonsei Cancer Center, Song Dang Institute for Cancer Research, Yonsei University College of Medicine, Yonsei University Health System, Seoul, Korea; [6]Division of Hematology/Oncology, Department of Internal Medicine, Linkou Chang Gung Memorial Hospital and Chang Gung University, Taoyuan, Taiwan; [7]Clinical Oncology, Aichi Cancer Center Hospital, Nagoya, Japan; [8]Division of Hematology-Oncology, Department of Medicine, Samsung Medical Center, Sungkyunkwan University School of Medicine, Seoul, Korea; [9]Gastrointestinal Surgery, Kanagawa Cancer Center, Yokohama, Japan; [10]Division of Hematology/Oncology, Internal Medicine Department, College of Medicine, Korea University, Seoul, Korea; [11]Medical Oncology, Kindai University, Faculty of Medicine, Osakasayama, Japan; [12]Division of Hematology/Oncology, Department of Internal Medicine, Seoul National University Bundang Hospital, Seoul National University College of Medicine, Seongnam, Korea; [13]National Institute of Cancer Research, National Health Research Institutes, Tainan, Taiwan

幻灯片 6: 背景

ONO 12 (ATTRACTION-2): Nivo 作为AGC ≥2线化疗方案的挽救治疗的3期临床研究

- 尽管目前有一线及二线的化疗方案，但进展期胃/胃食管连接部癌 (AGC) 的预后仍然很差[1-3]
- 针对先前接受了≥2次化疗方案的进展期AGC，目前尚缺乏明确的治疗方案[1-3]，因此，这类患者需要新的治疗方案
- AGC的特点是免疫检查点抑制蛋白的高突变及其扩增，例如：程序性死亡配体1（PD-L1）[4-6]，提示，AGC可能对以PD-1为靶向的免疫治疗产生应答
- Nivolumab是一种以PD-1为靶向的全人源化IgG4单克隆抗体，研究显示，其能改善多种进展期肿瘤类型的生存预后[7,8]
- 包括Nivolumab在内的关于免疫检查点抑制剂1/2期临床研究结果显示了其在胃癌中的抗肿瘤活性，但其临床疗效尚有待随机对照研究证实[9,10]

1. NCCN Clinical Practice Guidelines in Oncology. Gastric Cancer. V3.2016. https://www.nccn.org/professionals/physician_gls/pdf/gastric.pdf. Accessed January 3, 2017. 2. Waddell T et al. Ann Oncol. 2013;24(suppl 6):vi57–vi63. 3. Japanese Gastric Cancer Association. Gastric Cancer. 2016 Jun 24. [Epub ahead of print]. 4. Alexandrov LB et al. Nature. 2013;500:415–421. 5. Ohgashi Y et al. Clin Cancer Res. 2005;11:2947–2953. 6. Wu C et al. Acta Histochem. 2006;108:19–24. 7. Odivo (nivolumab) [package insert]. Princeton, NJ: Bristol-Myers Squibb Company; 2016. 8. Opdivo (nivolumab) Japan Pharmaceuticals and Medical Devices Agency Report. Ono Pharmaceutical Co. Ltd. June 2014. http://www.pmda.go.jp/files/000209430.pdf#page=5. Accessed January 3, 2017. 9. Janjigian YY et al. J Clin Oncol. 2016;34(suppl) [abstract 4010]. 10. Muro K et al. Lancet Oncol. 2016;17:717–726.

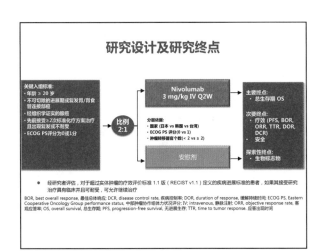

研究设计及研究终点

关键入组标准：
- 年龄 ≥ 20 岁
- 不可切除的进展期或复发胃/胃食管连接部癌
- 经组织学证实的腺癌
- 先前接受≥2次标准化疗方案治疗且出现疾病进展或不耐受
- ECOG PS评分为0或1分

比例 2:1

Nivolumab 3 mg/kg IV Q2W

安慰剂

分层依据：
- 国家（日本 vs 韩国 vs 台湾）
- ECOG PS 评分（0 vs 1）
- 肿瘤转移器官个数（< 2 vs ≥ 2）

主要终点：
- 总生存期 OS

次要终点：
- 疗效（PFS, BOR, ORR, TTR, DOR, DCR）
- 安全

探索性终点：
- 生物标志物

● 经研究者评估，对于超过实体肿瘤的疗效评价标准 1.1 版（RECIST v1.1）定义的疾病进展标准的患者，如果其接受治疗具有临床获益并且可耐受，可允许继续治疗

BOR, best overall response, 最佳总体响应; DCR, disease control rate, 疾病控制率; DOR, duration of response, 缓解持续时间; ECOG PS, Eastern Cooperative Oncology Group performance status, 中部肿瘤协作组体力状况评分; IV; intravenous, 静脉注射; ORR, objective response rate, 客观应答率; OS, overall survival, 总生存期; PFS, progression-free survival, 无进展生存; TTR, time to tumor response, 应答出现时间

统计假设及研究方法

● **主要终点：OS**
  - 预期中位OS：nivolumab 组6.15个月 vs 安慰剂组4个月（风险比0.65）
    - 18个月入组和12个月随访（在最后一例患者随机化分组后）
    - 90%检验效能（把握度），2.5%检测水平的单侧显著性检验
  - 计划总事件数确保为261，N = 290

● **中期分析**
  - 基于条件把握度，对于无效或对所需OS事件例数再次评估后，判断是否需要提早终止研究
  - 当216例中196例所需事件发生时进行
  - 基于中期数据，独立数据监测委员会认为需要重新评估的OS事件样本量应为328例
  - 2014.11-2016.2月期间共纳入来自3个国家49个中心的**493例患者**
  - 针对366例事件的最终分析数据截止日期为2016.8月

基线特征

特征	Nivolumab 3 mg/kg (n = 330)	安慰剂 (n = 163)
中位年龄（范围），岁	62 (20–83)	61 (26–83)
< 65 岁, n (%)	189 (57.3)	95 (58.3)
性别, n (%)		
女性	229 (69.4)	119 (73.0)
国家, n (%)		
日本	152 (46.1)	74 (45.4)
韩国	146 (44.2)	74 (45.4)
台湾	32 (9.7)	15 (9.2)
ECOG PS, n (%)		
0	95 (28.8)	48 (29.4)
1	235 (71.2)	115 (70.6)
疾病原发部位, n (%)		
胃部	272 (82.4)	135 (82.8)
胃食管连接部	30 (9.1)	12 (7.4)
不明	28 (8.5)	16 (9.8)
胃切除术, n (%)		
否	133 (40.3)	58 (35.6)
是	197 (59.7)	105 (64.4)
远处器官转移(≥ 2), n (%)	246 (74.5)	119 (73.0)
先前化疗方案, n (%)		
2	69 (20.9)	29 (17.8)
3	137 (41.5)	62 (38.0)
≥ 4	124 (37.6)	72 (44.2)
先前任何治疗, n (%)	330 (100)	163 (100)
氟嘧啶	329 (99.7)	163 (100)
铂类	311 (94.2)	157 (96.3)
紫杉类	284 (86.1)	140 (85.9)
伊立替康	247 (74.8)	123 (75.5)
雷莫芦单抗	35 (10.6)	22 (13.5)

总生存期（OS）

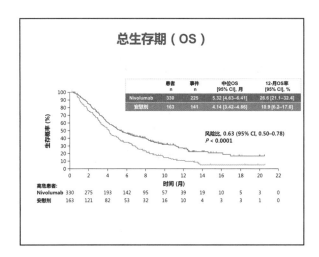

	患者 n	事件 n	中位OS [95% CI], 月	12-月OS率 [95% CI], %
Nivolumab	330	225	5.32 [4.63–6.41]	26.6 [21.1–32.4]
安慰剂	163	141	4.14 [3.42–4.86]	10.9 [6.2–17.0]

风险比, 0.63 (95% CI, 0.50–0.78)
P < 0.0001

高危患者:

时间 (月)	0	2	4	6	8	10	12	14	16	18	20	22
Nivolumab	330	275	193	142	95	70	39	19	10	5	3	0
安慰剂	163	121	82	53	32	16	10	4	3	3	1	0

亚组总生存期

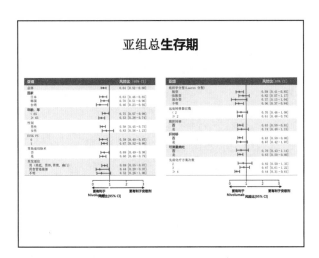

无进展生存期（PFS）

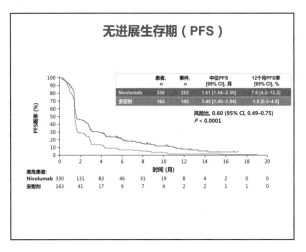

	患者 n	事件 n	中位PFS [95% CI], 月	12-月PFS率 [95% CI], %
Nivolumab	330	253	1.61 [1.54–2.30]	7.6 [4.2–12.2]
安慰剂	163	145	1.45 [1.45–1.54]	1.5 [0.3–4.8]

风险比 0.60 (95% CI, 0.49–0.75)
P < 0.0001

高危患者:

时间 (月)	0	2	4	6	8	10	12	14	16	18	20
Nivolumab	330	131	83	46	31	19	8	4	2	0	0
安慰剂	163	41	17	9	7	4	2	1	1	0	

实体瘤疗效评价标准（RECIST）反应及疾病控制

	Nivolumab 3 mg/kg (n = 268)	安慰剂 (n = 131)
客观缓解率（ORR），n (%)	30 (11.2)	0
[95% CI]	[7.7–15.6]	[0–2.8]
P值	< 0.0001	—
最佳总体反应（BOR），n (%)		
完全应答	0	0
部分应答	30 (11.2)	0
疾病稳定	78 (29.1)	33 (25.2)
疾病进展	124 (46.3)	79 (60.3)
疾病控制率（DCR），n (%)	108 (40.3)	33 (25.2)
[95% CI]	[34.4–46.4]	[18.0–33.5]
P value	0.0036	
中位至治疗反应时间（TTR）（范围），月	1.61 (1.4–7.0)	—
中位反应持续时间（DOR），月 [95% CI]	9.53 [6.14–9.82]	—

肿瘤负荷自基线最大减少比例

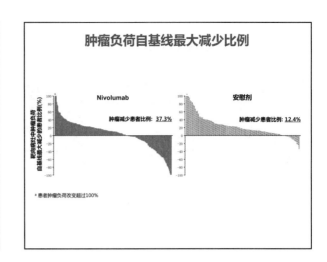

* 患者肿瘤负荷改变超过100%

治疗相关不良事件（TRAEs）

	Nivolumab 3 mg/kg (n = 330)		安慰剂 (n = 161)	
患者，n (%)	任何分级	3/4级	任何分级	3/4级
任何TRAEs	141 (42.7)	34 (10.3)	43 (26.7)	7 (4.3)
>2%接受nivolumab治疗患者中发生的TRAEs				
皮肤瘙痒	30 (9.1)	0	9 (5.6)	0
腹泻	23 (7.0)	2 (0.6)	3 (1.9)	0
皮疹	19 (5.8)	0	5 (3.1)	0
疲乏	18 (5.5)	2 (0.6)	9 (5.6)	2 (1.2)
食欲降低	16 (4.8)	4 (1.2)	7 (4.3)	1 (0.6)
恶心	14 (4.2)	0	4 (2.5)	0
乏力	13 (3.9)	0	6 (3.7)	0
AST升高	11 (3.3)	2 (0.6)	3 (1.9)	0
甲状腺功能减退	10 (3.0)	0	1 (0.6)	0
发热	8 (2.4)	1 (0.3)	3 (1.9)	0
ALT升高	7 (2.1)	1 (0.3)	1 (0.6)	0

ALT, 丙氨酸氨基转移酶; AST, 天冬氨酸氨基转移酶.

结 论

- 该项3期研究证实了nivolumab作为进展期AGC三线或更晚阶段治疗方案的有效性及安全性
  - 与安慰剂相比OS更长，更长期生存
  - 与安慰剂相比，应答率、疾病控制率及PFS更高
  - Nivolumab具有良好的耐受性，安全性特征与安慰剂相当
- 生物标志物数据仍在研究中
- 上述结果提示：对于既往接受多次化疗的AGC患者，nivolumab可作为是一种新的治疗选择，同时也为探讨nivolumab作为AGC更早阶段治疗方案提供了强有力的理论依据

26. 癌结节在胃肠癌中的临床意义

王振宁

中国医科大学附属第一医院胃肠肿瘤外科

胃癌、结直肠癌均为严重威胁我国居民健康的恶性肿瘤。国际抗癌联盟/美国癌症联合会（Union-for International Cancer Control/American Joint Committee on Cancer，UICC/AJCC）制订并发布的 TNM 分期是目前我国用于评估胃肠癌预后的重要方法之一。2016 年最新的第八版 TNM 分期已经发布，并将于 2018 年起在全球启用。尽管新版的胃肠癌 TNM 分期方案在多年的积累、沉淀中已趋于完善，但仍存在部分尚未解决的争议，其中癌结节（tumor deposits，TD）就是具有争议的问题之一。根据第八版 AJCC 指南定义，胃肠癌的癌结节特指存在于原发肿瘤淋巴引流区域内的孤立肿瘤结节，其内没有可辨认的淋巴结、血管、神经结构[1]。癌结节概念首次由 Gabriel 等人[2] 于 1935 年在直肠癌中提出，随后 Paty 等人[3] 于 1994 年首次报道了癌结节用于评价预后的价值和意义。在第五版 AJCC 指南中，癌结节被首次引入，在随后的第六版、第七版和第八版又分别做了不同的修改。过去的一些研究中，人们常将癌结节与转移淋巴结这两个概念混淆在一起，后来随着研究的不断深入，发现这是两个截然不同的概念。癌结节在 TMN 分期、预后评估中的价值和意义尤为重大[4]。

一、癌结节起源

对于结直肠癌癌结节的起源以及形成机制，目前尚未清楚同时也存在着争议，之前研究结果普遍认为其属于淋巴结转移，但随着人们研究的不断深入，目前已普遍认为癌结节的形成与淋巴结转移、神经侵犯和脉管侵犯有关。Goldstein 等人[5] 也证实，癌结节属于一种神经周的、血管周的或血管内的肿瘤外周浸润现象。但与此同时，也有研究认为某些癌结节可能是淋巴结转移，只不过早已无法识别出其原有的淋巴结结构[6]。Wunsch 等[7] 的研究根据癌结节的来源不同，将癌结节分为以下五种：自由癌结节、与原发肿瘤连续生长的癌结节、脉管侵犯形成的癌结节、淋巴结转移形成的癌结节、神经鞘侵犯形成的癌结节。

肠癌中癌结节形成有关的分子水平因素，目前鲜有报道。Fan 等人[8] 的研究基于 193 例结直肠癌样本，通过检测 Snail、Twist 以及 E-cadherin 表达，发现高表达的 Twist 与癌结节的形成密切相关，但却与淋巴结转移无关。同时研究者推测 Twist 是由于癌症细胞侵袭脉管从而促进癌结节的转移形成。Koelzer 等[9] 的研究证实 CD8i 表达与癌结节相关。

而关于胃癌癌结节的起源，目前也仍无定论，Etoh 等人[10] 的研究结果认为癌结节相对于淋巴结转移，可能更类似于腹膜转移，但同时由于带有癌结节的胃癌病人具有较长的生存时间，研究者认为癌结节与腹膜转移也应该区别看待。

二、癌结节与胃肠癌预后

多项研究指出癌结节与胃肠癌病人的预后不良密切相关。Ueno 等[11] 的研究指出结直肠癌病人中癌结节阳性为独立预后因素，且癌结节 > 12mm 的病人较癌结节 < 3mm 的病人预后更差。此外，也有研究指出，癌结节光滑的病人较癌结节不规则的病人拥有更佳的预后[12, 13]。值得注意的是，近期

Nagtegaal 等[14] 发表的一篇系统综述和荟萃分析为癌结节在结直肠癌中的预后价值提供了重要证据。该系统综述纳入了17篇队列研究，结果指出所有结直肠癌病人平均癌结节阳性率为22%。此外，荟萃分析合并了单因素及多因素分析研究结果，指出癌结节阳性病人有更差的总生存时间、无病生存时间及疾病特异生存时间。同时合并的结果也指出癌结节阳性与淋巴结转移、外周血管浸润的发生显著相关。该研究团队进一步收集了纳入文献中4篇大型队列研究的原始数据证实癌结节阳性与淋巴结转移对肝转移、肺转移及腹腔转移具有更高的诊断价值。尽管最新指南仍是将癌结节阳性作为 N_{1c} 分期处理，该系统综述及荟萃分析指出单纯把癌结节作为 N_{1c} 分期将会使癌结节失去部分预后的价值。因此，该团队提议癌结节的数目应该被计入转移淋巴结的数目中去确定最后的N分期。

尽管第八版胃癌TNM分期仍未将胃癌癌结节作为预后的影响因素，但仍有研究指出癌结节在胃癌病人预后评估中的重要作用[15, 16]。我们的一项回顾性研究也同样指出在2998名进行了胃癌根治手术的病人中，有17.8%的病人存在癌结节，且癌结节阳性与肿瘤大小，Borrmann type 4胃癌，淋巴血管浸润、浸润深度和淋巴结转移等临床病理因素呈正相关[17]。此外，多因素分析证实了癌结节阳性是病人预后不良的独立预后因素。基于上述研究结果，是否胃癌癌结节可以类比于结直肠癌癌结节作为预后的评估指标仍有待进一步探索。

三、癌结节与胃肠癌分期

正确的胃肠癌分期是制定合理的治疗方案和客观评价预后的前提。胃癌的TNM分期从第五版到第七版，癌结节的分期方案始未变，被计为转移淋巴结。但结直肠癌中癌结节对于分期的作用仍然存在争议。第七版TNM分期提出将癌结节认定为 N_{1c} 期，N_{1c} 分级的病人预后相对与 N_0 分级有明显差异，而与 N_{1a}、N_{1b} 分级预后相当，说明第七版TNM分期对于癌结节分期有一定的合理性。但是第七版TNM分期忽视了结直肠癌癌结节与淋巴结转移共存的这一情况，而恰恰这部分病人存在预后不佳的表现。我们团队针对这一问题收集了513名结直肠癌病人的病理信息，对处于 $T_{2~4}N_{1~2}M_0$ 的病人进行分层分析，发现 $T_3N_{2b}M_0$ 癌结节（+）和 $T_4N_{2b}M_0$ 癌结节（-/+）病人的预后比第七版分期的预后要差，故提出应将这两组病人分入Ⅳ期。经过COX回归证实，这种分期方案比第七版分期有更高的预后评估准确性。我们通过对215名癌结节阳性的病人分析发现癌结节的数目也是影响预后的因素，癌结节数目大于1的病人生存时间明显小于癌结节数目等于1的病人。这些研究成果发表在2012年 Ann Surg[18]，并得到AJCC主席Frederick L. Greene教授为此文撰写了专题述评。同期，其他学者亦得出相似的结果，如Sahaf的研究[19]认为在结肠癌病人中，癌结节不应该简单的被归类于T分期，而应该被视为M（+），因为癌结节阳性病人的预后较阴性病人较差，这样分级会提高对癌结节阳性病人的重视。Puppa的研究[20]认为首先应该分析癌结节与其周围脉管的关系，依据其浸润的深度将其归纳入T分级或是N分级，如果无法判断与脉管的关系，则提示病人预后很差，将其纳入远处转移（M+）。然而，Nagayoshi 等[21]研究得出略有不同的结论，他认为只有在Ⅱ期和Ⅲ期结肠癌病人中少于4个转移淋巴结时，癌结节才对预后有不良影响，而转移淋巴结数目多于4个时，癌结节就不是独立的预后因素。同时，他们还认为癌结节可能是癌细胞经由淋巴管转移时但未到达首站淋巴结而产生的。针对结肠癌，我们还提出将癌结节整合进入pN分级，即将癌结节的数目计入转移淋巴结计数中，从而构建出新的N分级方案[22]。新的分级分期方案对于预后的评估能力优于现行的第七版分期，同期国内外的两项研究支持此结论[11, 23]。其中，Ueno[11]分析了从五版到七版，以及与我们研究一致的癌结节分级方案，认为将癌结节数目整合进pN分级的方案是最优。

综上所述，癌结节在胃肠癌分期中具有极其重大的临床意义，影响TNM分期和病人的预后，恰当地将癌结节纳入到TNM分期中，将提高对于病人预后预测的能力，从而提高病人的生存时间。在未来的研究中，我们将联合多中心合作分析癌结节与预后的关系，同时利用分子生物学，通过高通量测序技术分析癌结节的基因型，进一步解释其发生发展的本质原因。

参 考 文 献

［1］ M.B. Amin,et al:AJCC Cancer Staging Manual,Eighth Edition,DOI 10.1007/978-3-319-40618-3_20.

［2］ Gabriel W B,Dukes C,Bussey H J R:Lymphatic spread in cancer of the rectum. British Journal of Surgery,1935,23(90): 395-413.

［3］ Paty PB,Enker WE,Cohen AM,Lauwers GY:Treatment of rectal cancer by low anterior resection with coloanal anastomosis. Annals of surgery 1994,219(4):365-373.

［4］ 梁冀望,王振宁,宋永喜,等.结直肠癌旁肿瘤沉积的研究进展.世界华人消化杂志,2009,17(35): 3620-3622.

［5］ Goldstein NS,Turner JR: Pericolonic tumor deposits in patients with T3N+MO colon adenocarcinomas: markers of reduced disease free survival and intra-abdominal metastases and their implications for TNM classification. Cancer 2000,88(10): 2228-2238.

［6］ Tümör K K P,Sıklığı D:The Incidence of Pericolonic Tumor Deposits in Colorectal Cancer. Anatolian Clinic,169.

［7］ Wunsch K,Muller J,Jahnig H,Herrmann RA,Arnholdt HM,Markl B: Shape is not associated with the origin of pericolonic tumor deposits. American journal of clinical pathology 2010,133(3):388-394.

［8］ Fan XJ,Wan XB,Yang ZL,Fu XH,Huang Y,Chen DK,Song SX,Liu Q,Xiao HY,Wang L et al: Snail promotes lymph node metastasis and Twist enhances tumor deposit formation through epithelial-mesenchymal transition in colorectal cancer. Human pathology 2013,44(2):173-180.

［9］ Koelzer VH,Lugli A,Dawson H,Hadrich M,Berger MD,Borner M,Mallaev M,Galvan JA,Amsler J,Schnuriger B et al: CD8/CD45RO T-cell infiltration in endoscopic biopsies of colorectal cancer predicts nodal metastasis and survival. Journal of translational medicine 2014,12:81.

［10］ Etoh T,Sasako M,Ishikawa K,Katai H,Sano T,Shimoda T: Extranodal metastasis is an indicator of poor prognosis in patients with gastric carcinoma. The British journal of surgery 2006,93(3):369-373.

［11］ Ueno H,Mochizuki H,Shirouzu K,Kusumi T,Yamada K,Ikegami M,Kawachi H,Kameoka S,Ohkura Y,Masaki T et al: Actual status of distribution and prognostic impact of extramural discontinuous cancer spread in colorectal cancer. Journal of clinical oncology : official journal of the American Society of Clinical Oncology 2011,29(18):2550-2556.

［12］ Ueno H,Mochizuki H,Shirouzu K,Kusumi T,Yamada K,Ikegami M,Kawachi H,Kameoka S,Ohkura Y,Masaki T et al: Multicenter study for optimal categorization of extramural tumor deposits for colorectal cancer staging. Annals of surgery 2012,255(4):739-746.

［13］ Shimada Y,Takii Y: Clinical impact of mesorectal extranodal cancer tissue in rectal cancer: detailed pathological assessment using whole-mount sections. Diseases of the colon and rectum 2010,53(5):771-778.

［14］ Nagtegaal ID,Knijn N,Hugen N,Marshall HC,Sugihara K,Tot T,Ueno H,Quirke P: Tumor Deposits in Colorectal Cancer: Improving the Value of Modern Staging-A Systematic Review and Meta-Analysis. Journal of clinical oncology : official journal of the American Society of Clinical Oncology 2017,35(10):1119-1127.

［15］ Ersen A,Unlu MS,Akman T,Sagol O,Oztop I,Atila K,Bora S,Ellidokuz H,Sarioglu S: Tumor deposits in gastric carcinomas. Pathol Res Pract 2014,210(9):565-570.

［16］ Lee HS,Lee HE,Yang HK,Kim WH: Perigastric tumor deposits in primary gastric cancer: implications for patient prognosis and staging. Ann Surg Oncol 2013,20(5):1604-1613.

［17］ Sun Z,Wang ZN,Xu YY,Zhu GL,Huang BJ,Xu Y,Liu FN,Zhu Z,Xu HM: Prognostic significance of tumor deposits in gastric cancer patients who underwent radical surgery. Surgery 2012,151(6):871-881.

［18］ Tong LL,Gao P,Wang ZN,Song YX,Xu YY,Sun Z,Xing CZ,Xu HM: Is the seventh edition of the UICC/AJCC TNM staging system reasonable for patients with tumor deposits in colorectal cancer?Annals of surgery 2012,255(2):208-213.

［19］ Al Sahaf O,Myers E,Jawad M,Browne TJ,Winter DC,Redmond HP: The prognostic significance of extramural deposits and extracapsular lymph node invasion in colon cancer. Diseases of the colon and rectum 2011,54(8):982-988.

［20］ Puppa G,Ueno H,Kayahara M,Capelli P,Canzonieri V,Colombari R,Maisonneuve P,Pelosi G: Tumor deposits are encountered in advanced colorectal cancer and other adenocarcinomas: an expanded classification with implications for colorectal cancer staging system including a unifying concept of in-transit metastases. Modern pathology : an official journal of the United States and Canadian Academy of Pathology,Inc 2009,22(3):410-415.

［21］ Nagayoshi K,Ueki T,Nishioka Y,Manabe T,Mizuuchi Y,Hirahashi M,Oda Y,Tanaka M: Tumor deposit is a poor prognostic indicator for patients who have stage II and III colorectal cancer with fewer than 4 lymph node metastases but not for those with 4 or more. Diseases of the colon and rectum 2014,57(4):467–474.

[22] Song YX,Gao P,Wang ZN,Liang JW,Sun Z,Wang MX,Dong YL,Wang XF,Xu HM: Can the tumor deposits be counted as metastatic lymph nodes in the UICC TNM staging system for colorectal cancer?PloS one 2012,7(3):e34087.

[23] Qiu HB,Chen G,Keshari RP,Luo HY,Fang W,Qiu MZ,Zhou ZW,Xu RH: The extramural metastasis might be categorized in lymph node staging for colorectal cancer. BMC cancer 2011,11(1):414.

27. 进一步提高非转移性胰腺癌疗效的策略

杨 林

国家癌症中心/中国医学科学院北京协和医学院肿瘤医院内科

一、前言

胰腺导管腺癌是世界范围内最常见的恶性肿瘤相关死亡原因之一。预计到2025年，胰腺癌将占欧盟癌症死亡原因的第三位[1]，到2030年，将占美国男女性癌症死因的第二位[2]。胰腺癌的预后很差，5年生存率不足5%[3]。根治性切除术是获得长期生存甚至治愈的唯一治疗手段。但诊断时超过50%患者已存在远处转移，局限性非转移性胰腺癌所占仅40%左右。全部患者中明确能行根治切除者不足20%[4]（其中部分患者仅获得R1切除）。根治术后5年内约80%患者会发生复发转移，2年内的复发率高达60%。近年的研究已经表明，手术联合术后辅助化疗的多学科综合治疗可提高根治术后胰腺癌患者的生存[5]。因此，近年的研究聚焦于局限的非转移性胰腺癌采用化疗、化放疗和手术的综合治疗手段治疗以进一步提高疗效。本文从肿瘤内科医生的角度对化疗与手术的综合治疗在非转移性胰腺癌中的相关问题做一综述。

二、初始分期性检查的重要性

胰腺癌初始治疗的决策，除了要考虑患者的一般状况、有无合并症、有无远处转移外，原发肿瘤的准确分期是非常重要的。对原发肿瘤可切除性的判断和手术方式的确定主要是基于肿瘤的大小、部位，更重要的是与肿瘤周围血管的关系。动脉被包裹或静脉受累闭塞不仅对外科手术造成技术上的难度和提高并发症发生率，还会影响患者的预后[6]。各指南推荐的分期性检查首选增强CT扫描。中华医学会外科学分会胰腺外科学组发布的《2014年胰腺癌诊治指南》推荐[7]，CT扫描应设置特别扫描参数，包括薄层（<3mm）、四期（平扫、动脉期、实质期、门静脉期）扫描及三维重建等，以准确描述肿瘤大小、部位及有无淋巴结转移，特别是与周围血管的结构关系等。MRI与CT同等重要，其在鉴别肝脏病变，或怀疑存在CT未发现的肿瘤，或不能做增强CT（如造影剂过敏等）的患者更有优势。超声内镜（EUS）为CT和MRI的重要补充，但其准确性受操作者技术及经验水平影响较大。PET/CT不能替代增强CT或MRI，但对于发现远处转移有优势。不推荐常规行腹腔镜探查。腹腔镜探查对某些肿瘤可能是需要的，如临界可切除（borderline tumor，BR）肿瘤；或有危险因素者，如伴明显疼痛或血CA199显著升高，提示可能存在影像学未发现的远处转移[8]；胰腺体尾部癌发生腹膜种植转移的概率更高[9]。对于肺内小结节，一项对两个回顾性研究的汇总分析发现[10]，胰腺癌患者中无法定性的肺小结节（IPN）和亚厘米结节（SCPN）的检出率分别为49%和18%，与中位生存（OS）无显著相关（有无IPN的中位OS分别为15.6个月和18.0个月，有无SCPM的中位OS分别为16.1个月和19.1个月）；IPN也不影响患者后续肺转移的发生率（有无IPN者肺转移发生率分别为16%和13%）。

三、术后辅助化疗

胰腺癌单纯手术切除的5年OS为8%～12%[11-13]。多项随机对照临床研究已得出一致的结论，认为根治切除术后（无论R0或R1切除），单药吉西他滨（GEM）或氟尿嘧啶（静脉5-FU或口服氟尿嘧啶衍生物S-1），或GEM联合卡培他滨，可使患者的5年OS提高11%~24.4%[11-15]。相反，术后辅助放/化疗的各个临床研究结论却是不一致的，有的甚至发现术后放疗会使生存期缩短[16]。

CONKO-001是在德国和奥地利进行的一项Ⅲ期随机对照研究[11, 12]，在368例根治切除（R0或R1）术后胰腺癌患者中，比较单药GEM化疗半年与单纯手术的无病生存期（DFS）。结果发现，GEM化疗组的DFS显著高于对照组（分别为13.4个月和6.7个月，HR=0.55，95%CI 0.44~0.69，$P <$ 0.001）。亚组分析发现，包括不同T、N分期和不同切缘在内，各亚组患者的DFS均能从辅助化疗中获益。虽然随访5年时，OS的延长没有达到统计学意义（分别为22.1个月和20.2个月，P=0.06），但随访10年时分析，两组OS的差异具有了统计学意义（分别为22.8个月和20.2个月，HR=0.76，95% CI 0.61~0.95，P=0.01）。该研究奠定了GEM为胰腺癌术后辅助化疗的标准治疗药物的基础。

JASPAC-01是另一项在日本进行的大型随机对照Ⅲ期临床研究[14]，共入组387例根治切除（R0或R1）术后的胰腺导管腺癌患者。以单药S-1治疗半年和GEM单药治疗半年进行对比。结果，S-1组的中位OS比对照组高24个月，分别为46.5个月和22.5个月（HR=0.57，95%CI 0.44~0.72），5年OS提高了19.7%，分别为44.1%（95%CI 36.9~51.1）和24.4%（95%CI 18.6~30.8）。

ESPAC-4是最近的一项在欧洲进行的大型随机对照Ⅲ期临床研究[15]，共入组722例根治切除（R0或R1）术后的胰腺导管腺癌患者。在GEM基础上联合卡培他滨与单药GEM分别治疗半年进行比较，发现联合治疗可使患者的中位OS从25.5个月提高到28个月（HR=0.82，95%CI 0.68~0.98，P=0.032），5年OS从16.3%（95% CI 10.2~23.7）提高到28.8%（22.9~35.2）。

基于上述研究，目前各大指南均推荐胰腺癌根治术后，无论R0还是R1切除，均应给予术后辅助化疗，治疗时间为半年。

四、R0/R1切除的定义

R1切除者的预后明显比R0切除者差[17]。目前临床参照的R0/R1的定义有两个标准。一个是国际抗癌联盟（UICC）以镜下切缘表面有（R1）无（R0）肿瘤细胞作为判断标准（0mm原则）。以此为标准，R0与R1切除患者在预后方面的差异无统计学意义，而R0切除患者仍有较高的局部复发率[18]。相比之下，英国皇家病理学院（RCPath）提出以距切缘1mm以内有肿瘤细胞浸润定义为R1切除（1mm原则）。以此标准定义的R1切除率比按UICC标准定义者高1.3~1.8倍[19, 20]。R0和R1切除者预后之间的差异有统计学意义。如果将所有切除标本均行染色、轴向切片、全面检查，R1切除率会更高[21, 22]（这种病理检查方法在临床上实施的时候，病理专家之间对标准的掌握也会不一致[23]）。最近的一项meta分析发现，如果按照0mm原则，则R1切除率为28%，如果按照1mm标准但采用任何切片方法，则R1切除率为51%，而按照1mm标准且轴向切片检查，则R1切除率上升至71%[21]。这些按照不同标准定义的R0切除患者术后的5年OS也显著不同，分别为20.4%、30.1%和37.7%（$P <$ 0.0001）[24]。

CONKO-001和JASPAC-01研究都是按照UICC的标准（0mm原则）来定义R1切除。两项研究中入组患者的R1切除率分别为17%和13%。ESPACT-4研究采用的是RCPath标准（1mm原则）来定义R1切除。其中R1切除占60%。这三个研究均显示R0切除者的生存获益是明确的，OS的HR值分别为GEM 0.76（95% CI 0.60~0.98）、S-1 0.56（95%CI 0.43~0.73）和GEM/卡培他滨0.68（95% CI 0.49~0.93）。而R1切除者生存获益并不明显，OS的HR值分别为0.66（95% CI 0.39~1.13）、0.57（95%CI 0.30~1.08）和0.90（95% CI 0.72~1.13）。

对于仅获得R1切除的患者，目前的辅助化疗并不能使OS得到显著提高，可能需要新的更有效的治疗方案。CONKO-006是第一个在R1切除患者中进行的前瞻性随机对照研究[25]。该研究探索了在GEM基础上联合索拉菲尼的疗效。结果，与GEM联合安慰剂对比，GEM联合索拉菲尼并未提高R1

切除患者的 OS 和 DFS。FOLFIRINOX 和白蛋白结合型紫杉醇（nabPTX）联合 GEM 在晚期胰腺癌中获得了很好的疗效，在术后辅助化疗的研究正在进行，对 R1 切除患者是否有更好的疗效值得期待。目前尚缺乏能区分哪些患者能真正从辅助化疗获益的方法，包括肿瘤生物学指标。

五、可切除或 BR 肿瘤的新辅助治疗

多项 Ⅱ 期研究提示，化疗、放疗与手术的综合治疗可提高胰腺癌的 R0 切除率和生存率，但由于研究本身的局限性（小样本、Ⅱ 期、缺乏对照），不能就此而得出确定性的结论[26]。两项 meta 分析和最近的一项根据美国国立癌症数据库的数据进行的倾向评分匹配分析提示，近 1/3 BR 肿瘤可通过术前治疗后降期获得手术切除，切除者的生存获益与初始可切除者相当，而初始可切除肿瘤也可能通过术前新辅助治疗获得更好的生存获益[27-29]。有几个关于可切除胰腺癌新辅助治疗的前瞻性随机对照研究（AIO-NCT02047513；Alliance for Clinical Trials in Oncology-NCT02839343，UNICANCER-NCT02959879，NCT01900327，NCT02172976）正在进行。

BR 肿瘤最被普及的定义是 NCCN 指南所描述的概念，在欧洲以及中国也已被广泛接受。简单地说，BR 肿瘤是指任何肿瘤包绕大的动脉血管但 < 180° 角或明显侵犯肠系膜上静脉或门静脉。相反，包绕动脉 > 180° 角或肿瘤侵犯导致静脉不可重建则定义为不可切除局部晚期胰腺癌（LAPC）。这种定义反映的只是切除肿瘤的难易程度（技术可行性），因为血管侵犯是影响手术并发症发生率和死亡率的一个主要技术障碍，并不能作为衡量该肿瘤是否需要行术前治疗的标准。目前多数学者认为，BR 肿瘤的定义应该包含技术上和肿瘤生物学两方面的因素。区分是否为 BR 肿瘤，很大程度上是为了能区分出一个亚组，该亚组患者可通过手术联合其他治疗手段来提高治疗的最终效果，即延长生存。

BR 肿瘤新辅助治疗首选方案为 FOLFIRINOX 三药联合化疗。其他可选方案包括诱导化疗之后同步放化疗。行术前治疗之前必须获取病理或细胞学诊断。如果不能，则应直接手术探查。

术前治疗后的再分期方法仍包括 CT 和（或）MRI。新辅助治疗后的再分期是比较困难的[30]。监测 CA199 可以用来排除疾病进展的患者等方法，并没有通过前瞻性研究证实[31]。因此，治疗中 CA199 升高而没有影像学进展的患者应该行手术探查或至少腹腔镜再分期后根据情况决定是否开腹探查。

六、不可切除 LAPC 的治疗

不可切除的 LAPC 通常被认为是不可治愈的。全身化疗是主要治疗手段。如果化疗后肿瘤稳定 6 个月以上，可考虑序贯给予局部放疗，目的仍然是提高局部控制。最近的一项欧洲 Ⅲ 期研究结果提示，化疗后加上放疗并不能延长 LAPC 的 OS[32]。

化疗和（或）化放疗有时会使不可切除的 LAPC 发生很好的缓解，甚至获得完全缓解，肿瘤甚至可转变为可切除[6, 33, 34]。最近的一个 meta 分析表明，FOLFIRINOX 方案化疗后 LAPC 的总切除率为 28%，其中 70% 为 R0 切除。因此，LAPC 患者中似乎也存在一个对化疗敏感的患者亚组，肿瘤经治疗后可转变为技术上可切除。Evans 第一个基于诊断时影像表现和对血管侵犯的程度，将局限的非转移性胰腺癌分为三组：第一组为 BR 肿瘤，定义为技术上可切除但新辅助治疗可能进一步增加生存益处；第二组为 LAPC A，定义为技术上初始不可切除，但新辅助治疗后可转化为潜在可切除；第三组为 LAPC B，为真正不可切除患者[6]。对于 BR 肿瘤，首先推荐行新辅助化疗，化疗后缓解或稳定的患者推荐手术探查。

七、小结

胰腺增强 CT 检查是任何治疗的基础。对于非转移性胰腺癌，根据肿瘤血管受侵犯的情况，可将患者分为四组，给予不同的治疗。初始可获得 R0 切除的患者（可切除）应与 BR 肿瘤（技术可切除但可能只获得 R1 切除）、LAPC（LAPC A 是降期后可能变为可切除，LAPC B 是确定不可切除）区分开

来。临床实践中，可切除胰腺癌选择直接手术，术后辅助化疗可提高OS。尽管还缺乏循证医学证据，但是新辅助治疗还是有提高局限性胰腺癌尤其BR肿瘤患者长期生存的可能。

参 考 文 献

［1］ Ferlay J,Partensky C,Bray F. More deaths from pancreatic cancer than breast cancer in the EU by 2017. ActaOncol,2016, 55: 1158–60.

［2］ Rahib L,Smith BD,Aizenberg R,et al. Projecting cancer incidence and deaths to 2030: the unexpected burden of thyroid, liver,and pancreas cancers in the United States. Cancer Res,2014,74:2913–21.

［3］ De Angelis R,Sant M,Coleman MP,et al. Cancer survival in Europe 1999–2007 by country and age: results of EUROCA-REe5–a population–based study. Lancet Oncol,2014,15:23–34.

［4］ Konstantinidis IT,Warshaw AL, Allen JN,et al. Pancreatic ductal adenocarcinoma: is there a survival difference for R1 re-sections versus locally advanced unresectable tumors? What is a "true" R0 resection? Ann Surg,2013,257(4):731–6.

［5］ Liao WC,Chien KL,LinYL,et al. Adjuvant treatments for resected pancreatic adenocarcinoma: a systematic review and net-work meta–analysis.Lancet Oncol,2013,14(11):1095–103.

［6］ Evans DB, George B,Tsai S. Non–metastatic pancreatic cancer: resectable,borderline resectable,and locally advanced–definitions of increasing importance for the optimal delivery of multimodality therapy. Ann SurgOncol,2015,22:3409–13.

［7］ 中华医学会外科学分会胰腺外科学组.胰腺癌诊治指南(2014).中国实用外科杂志,2014,34(11):1011–1017.

［8］ De Rosa A,Cameron IC,Gomez D. Indications for staging laparoscopy in pancreatic cancer. HPB(Oxford),2016,18:13–20.

［9］ Allen VB,Gurusamy KS,Takwoingi Y,et al. Diagnostic accuracy of laparoscopy following computed tomography(CT)scan-ning for assessing the resectability with curative intent in pancreatic and periampullary cancer. Cochrane Database Syst Rev,2016,7:CD009323.

［10］ Poruk KE, Kim Y, Cameron JL,et al. What is the Significance of indeterminate pulmonary nodules in patients undergoing resection for pancreatic adenocarcinoma? J GastrointestSurg,2015,19:841–7.

［11］ Oettle H,Post S,NeuhausP,et al. Adjuvant chemotherapy with gemcitabine vs observation in patients undergoing curative–intent resection of pancreatic cancer: a randomized controlled trial. JAMA,2007,297:267–77.

［12］ Oettle H,Neuhaus P,Hochhaus A,et al. Adjuvant chemotherapy with gemcitabine and long–term outcomes among patients with resected pancreatic cancer: the CONKO–001 randomized trial. JAMA,2013,310: 1473–81.

［13］ Neoptolemos JP,Stocken DD,Friess H,et al. A randomized trial of chemoradiotherapy and chemotherapy after resection of pancreatic cancer. N Engl J Med,2004,350:1200–10.

［14］ Uesaka K,Boku N,FukutomiA,et al. Adjuvant chemotherapy of S–1 versus gemcitabine for resected pancreatic cancer: a phase 3,open–label,randomised,non–inferiority trial(JASPAC 01). Lancet,2016,388:248–57.

［15］ Neoptolemos JP, Palmer DH, Ghaneh P, et al. Comparison of adjuvant gemcitabine and capecitabine with gemcitabine monotherapy in patients with resected pancreatic cancer(ESPAC–4): a multicentre,open–label,randomised,phase 3 trial. Lancet,2017,389:1011–24.

［16］ Van Laethem JL,Hammel P,Mornex F,et al. Adjuvant gemcitabine alone versus gemcitabine–based chemoradiotherapy af-ter curative resection for pancreatic cancer: a randomized EORTC–40013–22012/FFCD–9203/GERCOR phase II study. J ClinOncol,2010,28:4450–6.

［17］ Strobel O,Hank T,Hinz U,et al. Pancreatic cancer surgery: the new R–status counts. Ann Surg,2017,265:565–73.

［18］ Campbell F,Smith RA,Whelan P,et al.Classification of R1 resections for pancreatic cancer: the prognostic relevance of tu-mour involvement within 1 mm of a resection margin.Histopathology,2009,55(3):277–83.

［19］ Esposito I,Kleeff J,Bergmann F,et al. Most pancreatic cancer resections are R1 resections. Ann SurgOncol, 2008,15: 1651–60.

［20］ Physicians RCo. Dataset for the histopathological reporting of carcinomas of the pancreas,ampulla of Vater and common bile duct. 2010.

［21］ Chandrasegaram MD,Goldstein D,Simes J,et al. Meta–analysis of radical resection rates and margin assessment in pancre-atic cancer. Br J Surg,2015,102: 1459–72.

［22］ Delpero JR,Bachellier P,Regenet N,et al. Pancreaticoduodenectomy for pancreatic ductal adenocarcinoma: a French multicentre prospective evaluation of resection margins in 150 evaluable specimens. HPB(Oxford),2014,16:20-33.

[23] Feakins R,Campbell F,Verbeke CS. Survey of UK histopa- thologists' approach to the reporting of resection specimens for carcinomas of the pancreatic head. J ClinPathol,2013,66:715-7.

[24] Strobel O,Hank T,Hinz U,et al. Pancreatic cancer surgery: the new R-status counts. Ann Surg,2017,265:565-73.

[25] Sinn M, LierschT, RiessH, etal.A randomized double- blinded phase IIb- study of adjuvant therapy with gemcitabine + sorafenib/placebo for patients with R1-resection of pancreatic cancer(CONKO-006).ESMO,2014.

[26] Ducreux M,Cuhna AS,Caramella C,et al. Cancer of the pancreas: ESMO Clinical Practice Guidelines for diagnosis,treatment and follow-up. Ann Oncol,2015,26(Suppl 5):v56-68.

[27] Assifi MM,Lu X,Eibl G,et al. Neo- adjuvant therapy in pancreatic adenocarcinoma: a meta-analysis of phase II trials. Surgery,2011,150:466-73.

[28] Mokdad AA, Minter RM, Zhu H, et al. Neoadjuvant therapy followed by resection versus upfront resection for resectable pancreatic cancer: a propensity score matched analysis. J ClinOncol,2017,35:515-22.

[29] Gillen S,Schuster T,Meyer ZumBuschenfeldeC,et al. Preoperative/neoadjuvant therapy in pancreatic cancer: a systematic review and meta-analysis of response and resection percentages. PLoS Med,2010,7:e1000267.

[30] Katz MH,Fleming JB,BhosaleP,et al. Response of borderline resectable pancreatic cancer to neoadjuvant therapy is not reflected by radiographic indicators. Cancer,2012,118:5749-56.

[31] Heinemann V, Haas M, Boeck S. Neoadjuvant treatment of borderline resectable and non- resectable pancreatic cancer. Ann Oncol,2013,24:2484-92.

[32] Hammel P,Huguet F,van Laethem JL,et al. Effect of chemoradiotherapyvs chemotherapy on survival in patients with locally advanced pancreatic cancer controlled after 4 months of gemcitabine with or without erloti- nib: the LAP07 randomized clinical trial. JAMA,2016,315: 1844-53.

[33] Sadot E,Doussot A,O'Reilly EM,et al. FOLFIRINOX induction therapy for stage 3 pancreatic adenocarcinoma. Ann SurgOncol,2015,22:3512-21.

[34] Huguet F,Hajj C,Winston CB,et al. Chemotherapy and intensity-modulated radiation therapy for locally advanced pancreatic cancer achieves a high rate of R0 resection. ActaOncol,2016:1-7.

28. 晚期胰腺癌的内科治疗

张弘纲

国家癌症中心/中国医学科学院北京协和医学院肿瘤医院

胰腺癌是消化系统常见的恶性肿瘤，发病率占全身恶性肿瘤的1%～4%，占消化道恶性肿瘤的8%～10%，在癌症中排第13位。胰腺癌预后极差，2016年在美国，胰腺癌已经超过乳腺癌成为癌症死亡率第3位的恶性肿瘤，在中国排第6位。胰腺癌早期发现率极低，大约60%的胰腺癌患者在确定诊断时已发生远处转移，25%患者为局部晚期，不能进行根治性切除，因此晚期胰腺癌的治疗主要为内科治疗（化疗、免疫治疗），它能明显改善晚期胰腺癌患者的生活质量。

吉西他滨在晚期胰腺癌化疗中占有重要地位。1997年，FDA批准吉西他滨用于晚期胰腺癌的化疗，并且之后的化疗临床试验需要将吉西他滨单药作为对照组。目前以吉西他滨为基础的化疗方案（包括吉西他滨+白蛋白紫杉醇，吉西他滨+厄洛替尼，吉西他滨+顺铂，吉西他滨+卡培他滨，吉西他滨+卡培他滨+奥沙利铂）在晚期胰腺癌中扮演着极其重要的角色。其中以吉西他滨+清蛋白紫杉醇、吉西他滨+厄洛替尼最受推崇。国际多中心的MPACT研究显示出吉西他滨+清蛋白紫杉醇卓越的疗效，试验组病人中位生存期8.5个月，疾病控制率67%。联合化疗组与吉西他滨单药组相比1年生存率（35% vs 22%），2年生存率（9% vs 4%），无进展生存（5.5个月 vs 3.7个月）。特别是SPARC（secreted protein acidic and rich in cysteine）阳性的肿瘤病人可从吉西他滨+清蛋白紫杉醇治疗中明显受益。有关吉西他滨+厄洛替尼的PA.3试验共有569名病人入组，中位生存期方面联合用药组较单药组略微延长（6.24个月 vs 5.91个月，$P=0.038$）。特别是那些发生2度以及以上皮疹的患者，其中位生存期可达到10.5个月，1年生存率可达到43%，而那些联合化疗后没有发生皮疹的患者，其中位生存期只有5.3个月，1年生存率只有16%。但其副作用不容忽视，联合用药组有6名病人发生与治疗相关的死亡，8名病人发生肺间质疾病，所以许多研究者都对吉西他滨+厄洛替尼这一治疗方案的收益风险比产生了质疑。德国的S3指南建议吉西他滨+厄洛替尼8周方案可以作为转移性胰腺癌的初始治疗方案，在此之后是否继续进行此项治疗取决于是否有皮疹发生。

另外FOLFIRINOX在晚期胰腺癌的治疗中也不容忽视。PRODIGE试验共有342名病人入组，联合治疗组较吉西他滨单药组显现出卓越优势，中位生存期（11.8个月 vs 6.8个月），PFS（6.4个月 vs 3.3个月），治疗缓解率（31.6% vs 9.4%）。不良反应方面，联合治疗组也明显增多。联合治疗组中45%的病人发生中性粒细胞减少，5.4%发生中性粒细胞减少性发热，9.1%发生血小板减少，12.7%发生腹泻。针对FOLFIRINOX所带来的较多不良反应，日本进行一项单臂的Ⅱ期研究（69名转移性胰腺癌病人），采用mFOLFIRINOX（伊立替康剂量减少至150mg/m²，取消原方案中5-FU静脉推注且所有患者均预防性使用G-CSF），疗效较FOLFIRINOX无明显差距，OS 11.2个月，PFS 5.5个月，疾病控制率78.3%，而治疗不良反应明显减轻。

替吉奥对亚洲病人可能获益更大。2011年ASCO年会上报告了日本和中国台湾省共834例晚期胰腺癌病人分别接受吉西他滨单药、替吉奥单药、吉西他滨+替吉奥治疗的GEST研究结果。其中mOS分别为8.8个月、9.7个月、10.1个月，提示替吉奥单药治疗晚期胰腺癌在mOS方面不差于吉西他滨单药，其与吉西他滨合用较吉西他滨单药相比可明显改善mPFS（9.7个月 vs 4.1个月）。

目前对于一般状况良好（ECOG 0~1分，梗阻性黄疸基本解除，疼痛得到良好控制，充足的营养摄入）的晚期胰腺癌患者，NCCN推荐首选参加临床试验，其他1类推荐的化疗方案包括FOLFIRI-NOX、吉西他滨+清蛋白紫杉醇、吉西他滨+厄洛替尼；2A类推荐包括卡培他滨+吉西他滨、吉西他滨+顺铂；2B类推荐卡培他滨+吉西他滨+多西他赛。对一般情况较差的患者，可选择吉西他滨单药治疗。

二线化疗方案包括FOLFOX、FOLFIRI、伊立替康脂质体+5-FU+亚叶酸钙等。一项全球的Ⅲ期临床试验（NAPOLI-1）招募在接受吉西他滨治疗后进展的转移性胰腺癌病人，并将其随机分成3组：氟尿嘧啶+亚叶酸钙、伊立替康脂质体、氟尿嘧啶+亚叶酸钙+伊立替康脂质体。伊立替康脂质体组在中位生存期方面与氟尿嘧啶+亚叶酸钙组相比无明显差异，伊立替康脂质体+氟尿嘧啶+亚叶酸钙在中位生存期方面较氟尿嘧啶+亚叶酸钙组显现出明显优势（6.1个月 vs 4.2个月，P=0.012）。目前一项氟尿嘧啶+亚叶酸钙+伊立替康脂质体 vs 吉西他滨+清蛋白紫杉醇的Ⅱ期随机研究正在进行中。

目前针对晚期胰腺癌的新药研究也取得了一定的进展，如新型细胞毒性药物、间质改良剂、疫苗、免疫节点抑制剂的研究。

一项有关新型细胞毒性药物溴化异环磷酰氮芥（TH-302）的MAESTRO的研究，入组693名不可切除的局部晚期或转移性胰腺癌病人，分为溴化异环磷酰氮芥+吉西他滨（346）与吉西他滨单药（347）组，OS为主要试验终点，但对OS仅获得边缘性统计学差异。值得一提的是入组123例（17%）日本和韩国病人，这些亚洲病人在联合治疗组获得OS为12个月，安慰剂组OS仅8.5个月，而欧洲和美国病人联合治疗组OS均为7.4个月。从该研究结果看，TH-302有望成为亚洲胰腺癌治疗的新突破。

针对肿瘤微环境药物的研究也取得了一定的突破。PEGPH20可减少肿瘤周围组织中透明质酸的含量，从而促进化疗药进入肿瘤组织中。一项Ⅱ期临床试验的结果显示，若在吉西他滨+清蛋白紫杉醇这一化疗方案中加入PEGPH20，病人的PFS和RR较双药联合组有所提高（尤其对于肿瘤内透明质酸含量高的病人效果更佳）。

疫苗在胰腺癌的应用前景宽广。值得提出的是GVAX瘤苗（由分泌粒-巨细胞集落刺激因子转染的肿瘤细胞）和CRS-207（一种减毒的李斯特菌，已被改造成可以表达肿瘤相关抗原间皮素）。一项Ⅱ期多中心随机对照试验显示两联疫苗疗法的中位总生存期明显较单独GVAX长（6.1个月 vs 3.9个月）。

但ECLIPSE研究（招募一线治疗失败的晚期转移性胰腺癌患者）结果显示：GVAX+CRS-207、CRS-207、单药化疗组三组病人在中位生存期方面并无明显差别。目前尚有一项正在进行的STELLAR研究，这项临床试验旨在评价GVAX+CRS-207+Nivolumab在转移性胰腺癌中的治疗作用。

当然不容忽视PD-1抗体在晚期恶性肿瘤中的地位。KEYNOTE-028：PD-1抑制剂对dMMR的消化道肿瘤（非结直肠癌）的疗效分析，入组了4例胰腺癌病人，3例肿瘤缩小，2例达到PR，这提示MSI的胰腺癌也可能从直接免疫治疗中获益，这可能是由于MSI的胰腺癌PD-L1表达或产生的抗原较多。而对于其他胰腺癌，胰腺癌的抗原新表位很低，可通过吉西他滨化疗和抗CD40单抗联合应用，产生新抗原，激活免疫原性。

有关TGF-β抑制剂研究：TGF-β1作为生长因子，具有调节细胞增殖、分化和凋亡等多种生物活性。近年的研究表明，它具有刺激肿瘤血管生成、侵袭、转移、对宿主免疫抑制以及使肿瘤生长加速等多种作用。TGF-β抑制剂Galunisertib联合吉西他滨治疗不可切除胰腺癌的Ⅱ期临床研究显示，联合方案（104）可较单药方案（52）提高晚期胰腺癌的OS（9.1个月 vs 7.59个月）和PFS（3.65个月 vs 2.79个月），并且治疗后CA199下降与OS正相关，另外TGF-β低的患者应用Galunisertib的获益率更高。

胰腺癌仍是恶性程度最高的肿瘤，化疗仍是晚期胰腺癌主要治疗手段，但随着人们对肿瘤微环境、免疫治疗等研究的进一步深入，相信在不远的将来人类在面对这一疾病时会有更多有效的治疗手段。

29. 大肠癌的化学预防

张有成

兰州大学第二医院

据统计，美国每年有15.4万人被查出患有直肠癌，5.2万人死于直肠癌，因此，直肠癌已经成为美国第三大高发癌症。美国癌症协会建议50岁以上的老人都进行结肠镜检查，预防直肠癌。结直肠癌在我国肿瘤的死亡率占第五位，但近来有上升趋势，尤其城市更加明显，已接近第三位。我国以直肠癌多见，约占大肠癌的3/5，向上逐渐减少，但到盲肠又稍多。结直肠癌的高发区域是北美、欧洲、澳大利亚，我国的发病率有上升趋势。饮食是结直肠癌的主要影响因素，其危险性随脂肪、蛋白质、碳水化合物、酒精和能量摄入的增加而增加，维生素C、胡萝卜素、维生素E、叶酸、蛋氨酸、粗纤维可降低结直肠癌发病的危险性。

文献报道，家族性结肠息肉病癌变率高，诊断本病后如不进行治疗，最少5年，最长20~35年，终将发生癌变，从可辨认的腺瘤发展为侵袭性癌需要5年时间，癌变的高峰年龄是40岁左右。先天性或家族性结肠息肉病>40岁者50%恶变，>70岁几乎100%恶变，最好在20~30岁前行全结肠切除术。结直肠癌的癌前病变是腺瘤性息肉。根据腺瘤中绒毛成分所占比例不同分为腺管状、绒毛状和混合性腺瘤。绒毛成分<25%，为管状腺瘤；绒毛成分25%~75%，为混合性腺瘤；绒毛成分>75%，为绒毛状腺瘤。癌前病变以细胞不典型增生为特征。

癌症化学预防的概念：在临床能够诊断癌症之前，利用天然的或人工的药物去阻断和逆转癌变的过程（Mike Sporn，Cancer Res，1976）。大肠息肉癌变时间较长，为预防癌变提供了时间和靶标。腺瘤癌变过程如下图所示。

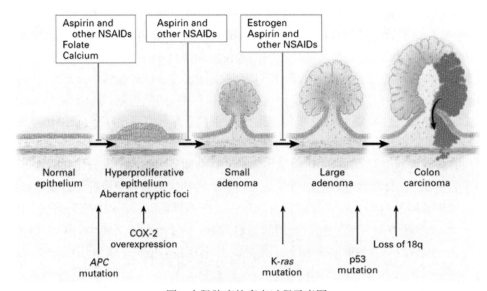

图　大肠腺瘤的癌变过程示意图

有学者认为，化学预防事实上是对增生病变或上皮内癌灶的化疗。那么，什么药物能够预防腺瘤癌变？据报道，部分草药有一定的抗癌作用；除胡萝卜素对肺癌的作用及维生素B_2有争议外，其他维生素有一定的抗癌作用；微量元素硒、锌有抗癌作用；食物纤维有抗癌作用；姜黄素、d-萱烯、黄酮类化合物均有一定的有抗癌作用。尤其是非甾体类抗炎药物（NSAIDs）能预防癌变的发生已经得到学术界的广泛认同。

目前可用于临床的NSAIDs制剂主要有阿司匹林（aspirin）、舒林酸（sulindac，奇诺力）、吡罗昔康（piroxicam，炎痛喜康）和吲哚美辛（Indometacin，消炎痛）。由于需长期用药，吡罗昔康和吲哚美辛副作用较大，可用阿司匹林160mg/d或200mg/d口服。舒林酸是一种非甾体类前体药物，吸收后需经生物转化成有活性的代谢产物，然后以无活性的代谢物随尿排出，故副作用较阿司匹林少，常用剂量为400mg/d口服，主要副作用为胃肠道反应。其作用机制可能是通过抑制环氧合酶介导的前列腺素合成与抑制致癌物的激活而发挥作用。在NSAIDs药物中，阿司匹林是研究时间最长、研究较为深入的制剂，本文以此为例对大肠癌的化学预防问题予以复习。

阿司匹林的发明起源于柳树。在古代人们就知道柳树皮具有解热镇痛的功效，在缺医少药的年代里，人们常常将它作为治疗发热的廉价"良药"。在许多偏远的地方，产妇生育时咀嚼柳树皮，作为镇痛的药物。人们一直不知道柳树皮里究竟含有什么物质，直至1800年才从柳树皮中提炼出了具有解热镇痛作用的有效成分：水杨酸。1898年，德国化学家霍夫曼用水杨酸与醋酸反应合成了乙酰水杨酸。1899年，德国拜耳药厂正式生产这种药，取名aspirin。100多年来，阿司匹林从治疗头痛至今，其新效用被不断发现。

1988年，澳大利亚学者库恩根据在墨尔本进行的一项关于结肠癌流行病学研究中，第一次提出阿司匹林可以预防癌症的观点。1995年，爱德华·乔瓦努西在《新英格兰医学杂志》上报告：对1976年以来12.2万名服用阿司匹林及其他镇痛药的患者进行了长期随访，结果表明坚持常规服用阿司匹林10年以上者，结肠癌发病危险下降了44%。2000年，迈克尔·图恩在《新英格兰医学杂志》上发表论文，提出阿司匹林是一种预防结肠癌的有效制剂。

2000年，美国癌症协会的一项有60万人参加的研究表明，阿司匹林可以降低结肠癌危险达40%。2000年，美国纽约圣卢克斯-罗斯福医院中心的一项研究表明，阿司匹林和降低胆固醇的药物"斯塔丁"并用，可降低结肠癌的危险。香港大学研究员通过对2831例胃癌患者进行临床观察，发现长期注射阿司匹林或非类固醇抗炎针剂可使患胃癌的风险减少22%。

2000年，一家英国研究机构对8000名经常服用阿司匹林的妇女进行跟踪调查，结果表明，那些经常服用阿司匹林的妇女患乳腺癌的概率比那些不服用阿司匹林的妇女少28%。2010年，牛津大学的研究者在Lancet报告，8份25500名患者的临床试验中，有一部分受试者服用阿司匹林，另一部分服用安慰剂作为对照。4～8年后发现，受试者只要每天服用75mg阿司匹林，癌症死亡率就可降低21%。实验结束后5年内死于癌症的概率降低34%。2010年，每天服用阿司匹林，坚持20年以上，癌症死亡率可降低20%，其中前列腺癌降低10%，肺癌30%，大肠癌40%，食管癌60%。2012年，Lancet：对51项随机对照研究的meta分析显示，每日服用1次阿司匹林的成人死于癌症的风险比对照者低15%，且5年后的癌症死亡风险比对照者低37%。病例对照研究、队列研究和随机研究显示，阿司匹林除了可显著降低结直肠癌发病风险之外，还可显著降低食管癌、胃癌、胆管癌和乳腺癌的风险，其中对胃肠癌风险的降低作用最大（Lancet Oncol，2012 March 20）。对5项大型随机对照研究的meta分析显示，与对照相比，每日服用至少75 mg阿司匹林可在短期内使癌转移风险降低30%～40%（Lancet，2012 March 20）。上述大量的建立在证据基础上的研究表明，阿司匹林等NSAIDs可以降低不同种类癌症恶化或致人死亡的风险，只要服用阿司匹林至少5年，就能降低患者死于癌症的风险。

新近研究显示，阿司匹林可能具有抑制恶性肿瘤转移的作用。阿司匹林等NSAIDs可帮助抑制恶性肿瘤扩散，但作用机制不清楚。澳大利亚墨尔本彼得·麦卡勒姆癌症研究中心的报告〔Cancer

Cell，2012，21（2）:181-195]：阿司匹林等NSAIDs能够抑制癌细胞扩散，原因是阿司匹林可以抑制淋巴管扩张，达到切断肿瘤细胞输送通道的效果，从而削弱肿瘤扩散至身体其他部位的能力。肿瘤细胞扩散时，淋巴管内细胞中一种特定基因改变"表达"，成为肿瘤生长和细胞输送的连接点，可能引发全身淋巴管炎症和扩张。淋巴管一旦扩张，肿瘤细胞经由它扩散的能力随之增强。

阿司匹林副作用主要是胃出血。但与降低患癌和心脏病风险这些益处相比，可以忽略。阿司匹林是环氧化酶抑制剂，抑制前列腺素的合成。它的胃肠道副作用正是由于胃黏膜中前列腺素（主要是PGI2）的合成受到抑制，局部血流减少所致。一般认为，有两种方法可避免或减轻副作用，第一种是改用肠溶阿司匹林，使其在碱性环境释放出来，对胃的影响明显减少；第二种是饭后吃药，绝大部分可以不出现消化道反应。

阿司匹林衍生物的研究旨在减少阿司匹林的副作用并提高其疗效。纽约城市大学在 journal ACS Medicinal Chemistry Letters 报道：一种新的阿司匹林化合物不仅可能成为有巨大潜力的抗癌药，而且比传统药物更安全。在细胞培养中，新设计的阿司匹林衍生物能够抑制11种不同类型人类癌细胞生长而不伤害正常细胞，包括：结肠癌、胰腺癌、肺癌、前列腺癌、乳腺癌和白血病等。这种新化合物的优点在于它对癌细胞作用非常强，而对正常细胞毒性小。它可以使活动物体内的人结肠肿瘤缩小85%，且没有任何不良反应。为解决阿司匹林的副作用问题，研究者将阿司匹林作为支架，连接被证明能增效和安全的两个分子，构成新的化合物NOSH-阿司匹林（NOSH能释放NO和H_2S）。NOSH-阿司匹林的一个"臂"能释放一氧化氮（NO），有助于保护胃壁，另一"臂"则释放硫化氢（H_2S）（先前的研究显示它能增强阿司匹林的抗癌活性）。与阿司匹林相比，NOSH-阿司匹林活性更强，是阿司匹林的10万～25万倍。因此，与普通阿司匹林相比只需要服用较低剂量，就可以达到同样效果。目前NOSH-阿司匹林处于药物开发阶段，真正付诸实用还需时间。

虽然研究结果反复证实了阿司匹林在大肠癌等肿瘤中具有重要作用，但是在国内将阿司匹林等NSAIDs用于预防大肠癌的现状却不乐观。对其原因，作者未做系统性研究，但初步分析可能与医生的应答率低有关。

30. 喜迎晚期肝癌治疗的转择点

周爱萍

国家癌症中心/中国医学科学院北京协和医学院肿瘤医院

肝癌在世界范围内仍然是死亡率位居第二的恶性肿瘤。肝癌就诊时大多数患者已为晚期。近10年来，在风起云涌的分子靶向治疗时代，晚期肝癌的治疗进展甚微，索拉非尼是唯一一个被批准用于治疗晚期肝癌的靶向药物。虽然索拉非尼治疗晚期肝癌的疗效有限，OS仅为6.5～10.7个月，但其他的多个靶向药物，包括舒尼替尼，Tivantinib，Linifanib和厄洛替尼联合索拉非尼在Ⅲ期研究中的OS均未能达到不劣于索拉非尼的结果。而对于索拉非尼治疗失败后的晚期肝癌则更是缺乏有效的标准治疗手段。但是近两年来，新型的靶向药物的引入以及免疫治疗的成功终于使晚期肝癌的治疗迎来了重大的转折点。

一、免疫治疗的初步结果振奋人心

HCC的发生与感染和炎症密切相关，被认为是免疫原性肿瘤。研究表明，HCC表达多种肿瘤相关抗原（如AFP，GPC3，NY-ESO-1，MAGE-A），HCC患者体内存在肿瘤特异性CD8$^+$和CD4$^+$细胞的自发性应答。这为肝癌的免疫治疗提供了夯实的理论基础。但同时，机体对HCC的免疫应答往往受到天然的抑制，这是因为肿瘤细胞会利用不同途径限制T细胞对肿瘤相关性抗原产生杀伤作用者包括肿瘤相关性抗原处理受损；TAA无法呈递至树突状细胞；CD4$^+$辅助性T细胞的辅助功能减退；调节性T细胞的抑制作用；HCC组织PD-L1和HBV/HCV特异性效应T细胞表面PD-1表达上调。HCC的PD-L1表达率高达74%，高表达与其术后复发、长期生存有关。已有的临床研究强烈提示，免疫治疗将为肝癌的治疗带来突破性的进展。

在刚结束的2017年ASCO会议上更新了PD-1单抗Nivolumab治疗晚期肝细胞癌（Checkmate-040）的Ⅰ/Ⅱ期研究的结果。研究共入组了262例索拉非尼失败或未经索拉非尼治疗的晚期肝癌。最突出的疗效特点为Nivolumab大幅度改善了晚期肝癌患者的总生存。初治患者（n=80例）的OS超过了2年，达到了28.6个月，而索拉非尼失败的患者（n=182例），OS也超过了1年，达到了15.6个月。其次，初治和索拉非尼失败的患者疗效相当，且持久。初治和复治患者的ORR分别为24%和19.6%，（mRECIST），疾病控制率分别为54%和55%，有效患者的中位缓解时间分别达到了16.6和19.4个月。第三，HCV、HBV感染和无病毒感染的患者均有效，ORR分别为20%、13%~14%、13%~21%。第四，研究未发现PD-L1表达对疗效的预测意义。PD-L1阳性（>1%）和阴性患者疗效相似，ORR分别为26%和19%。Nivolumab的安全性良好，主要的3/4级不良反应为转氨酶升高5%~9%，脂肪酶（8%）和淀粉酶（5%）升高。

这一研究中，Nivolumab将晚期肝癌患者的生存延长到了2年以上，这无疑是一个巨大的进步。Nivolumab和Pembrolizumab对比索拉非尼的Ⅲ期临床研究（CHECKMATE459）正在进行之中，期待研究获得阳性的结果。

其他的一些免疫治疗临床试验也显示了类似的结果。如Tremelimumab是CTLA-4的抑制剂，单药治疗HCV相关性晚期HCC的Ⅱ期研究中（n=20），ORR达到了17.6%，DCR为76.4%，中位肿瘤进展时间为6.48个月。这一研究中观察到多数患者HCV病毒载量出现不同程度的下降。但研究中3级或以上的转氨酶升高达到了45%以上，这一点不容忽视。Duvalumab联合Tremelimumab的Ⅱ期临床研究正在进行之中。而其他多个免疫检查点抑制剂治疗晚期肝癌的临床试验也正在进行之中。

免疫治疗与血管生成抑制剂之间具有协同作用。VEGF可以抑制树突状细胞的成熟，促进免疫抑制细胞的浸润和增强免疫检查点分子的表达。而VEGF/VEGFR抑制剂能够克服上述免疫负性调节作用。在肾癌的初步临床研究结果提示，阿西替尼联合Atezolizumab可以显著提高客观缓解率，达到70%左右。另一方面，VEGF抑制剂可以引起肿瘤缺氧，从而妨碍抗肿瘤免疫和免疫治疗。因此，在联合使用免疫检查点抑制剂和抗VEGF治疗的同时，应充分考虑剂量滴定或联合其他的免疫调节分子。Ramucirumab + Duvalumab（PD-L1抑制剂）治疗晚期肝癌的Ⅰ期临床试验正在进行之中。

二、一线和二线靶向治疗突破困境

2017年ASCO会议上报告的REFLECT研究证实了乐伐替尼一线治疗BCLC B和C期肝癌的OS不劣于索拉非尼。乐伐替尼是一个强效的多靶点抑制剂，包括VEGFR1-3，FGFR1-4，PDGFRα，RET和KIT。研究共入组中乐伐替尼和索拉非尼的OS分别达到了13.6和12.3个月，乐伐替尼在次要终点指标PFS（7.4 vs 3.7个月，$P < 0.00001$）和ORR（24%和9%，mRECIST标准）均优于索拉非尼。但值得注意的是，乐伐替尼的3/4度不良反应（57% vs 49%）和治疗相关的严重不良反应（SAE）（18% vs 10%）发生率均高于索拉非尼。

乐伐替尼是近10年来唯一一个被证实总生存不劣于索拉非尼的抗血管生成靶向药物，打破了索拉非尼在晚期肝癌中孤军奋战的局面。至此，在晚期肝癌的一线治疗，我们又多了一个武器。但对于临床实践中的具体选择，要综合考虑总生存的获益、患者的体能状况、耐受性、后线治疗的整体安排等多因素来决策。

多靶点药物瑞戈非尼于2017.4获得FDA批准用于治疗索拉非尼失败的晚期肝癌，打破了晚期肝癌内科治疗领域的沉寂。2016年世界胃肠大会上报告了RESORCE研究的结果。这一研究中，瑞戈非尼治疗索拉非尼失败的晚期肝癌达到了与一线治疗相当的OS为10.6个月，较安慰剂延长了2.8个月（$P < 0.0001$）。PFS更是延长了1倍，分别为3.1和1.5个月（$P < 0.0001$），ORR为10.6%（mRECIST）。

瑞戈非尼在二线治疗中的成功，提示抗血管生成策略是始终是肝癌治疗的重要策略。肝癌的靶向治疗延续了与肾癌和胃肠道间质瘤相同的模式，即TKI序贯TKI。

三、MET信号传导通路抑制剂

20% ~ 48%的肝癌有MET的过度表达或信号通路的激活。MET的过表达与预后差相关。MET通路一直是肝癌靶向治疗的靶点。Tivantinib是MET的高选择性选择性抑制剂。Ⅱ期试验中，与安慰剂对照，Tivantinib单药提高了晚期肝癌的PFS和OS，亚组分析表明，MET高表达的患者受益更加显著。但2017年ASCO会议报告的METIV-HCCⅢ期研究结果令人失望。Tivantinib治疗索拉非尼失败后不能耐受的晚期肝癌的OS（8.4个月 vs 9.1个月）和PFS（2.1个月 vs 2.0个月）均未优于安慰剂。这是全球首个以分子标志物为指导的晚期肝癌的大型Ⅲ期研究。

MET抑制剂的失败原因可能有多个，如可能源于对MET的抑制不够充分，或存在MET抑制剂单药治疗耐药的其他机制，此外，如何定义对临床治疗有意义的MET高表达也是进一步值得探索的问题。另一个MET的抑制剂卡博替尼治疗晚期肝癌的Ⅲ期临床研究正在招募患者（CELESTIAL RP3：cabozantinib vs PBO，NCT01908426），预期不久的将来再次揭示MET抑制剂在晚期肝癌治疗中的作用。

四、局部与系统治疗的合理应用

对于中晚期肝癌，系统的靶向治疗联合局部治疗是临床研究的重点问题之一。已有的随机对照研究表明，索拉非尼联合局部化学栓塞治疗未能提高不可手术、无肝外转移的中期肝癌患者的生存。而对于 BCLC C 期的晚期肝癌患者，在标准治疗索拉非尼基础上联合局部治疗是否能提高生存是有待回答的另一个问题。2017 年 ASCO 会议上报告的一项 II 期试验结果则提示这样的联合治疗可能进一步提高晚期患者的生存。该研究入组了 40 例 BCLC C 期的肝癌患者，在索拉非尼治疗 4 周后给予铱 90 微球栓塞治疗，OS 达到了 18.5 个月，PFS 为 12.3 个月，ORR28.9%。这一研究结果提示在系统治疗的基础上，加强对肝脏局部的控制有助于提高晚期患者的生存，值得进一步开展 III 期随机研究证实。

可以预期的是免疫治疗将引领晚期肝癌的治疗。但免疫治疗的获益人群仍然有限，抗血管生成的靶向治疗也将仍然是晚期肝癌治疗的基本手段。合理、科学地综合应用这两种手段，可望为肝癌患者带来更大的生存获益。今后的研究重点将是靶向治疗与免疫治疗的联合或序贯使用，以及免疫检查点抑制剂之间的联合、免疫检查点抑制剂与局部治疗的联合。靶向治疗和免疫治疗优势人群的筛选是进一步提高疗效、合理配比医疗资源的重要途径，阐明靶向治疗和免疫治疗的耐药机理有助于延续晚期肝癌的治疗的接力棒，从而更好地延长患者的生存。

31. 西达本胺治疗T细胞淋巴瘤——临床病例分析

白 鸥

吉林大学第一医院肿瘤中心血液科

外周T细胞淋巴瘤（peripheral TCLs，PTCLs）是起源于胸腺后成熟T淋巴细胞的一组疾病，占NHL的10%~15%（北美）；32.5%（中国）。由此，中国对PTCLs研究，具有该领域的国际意义。这组疾病具有异质性，包括发生在血液、淋巴结、结外、皮肤等多个不同亚型。但以血管免疫母细胞淋巴瘤（AITL，18.5%）；ALK阳性间变大细胞淋巴瘤（ALTL ALK+，6.6%）；ALK阴性间变大细胞淋巴瘤（ALTL ALK−，5.5%）；以及外周T细胞淋巴瘤非特指（PTCL nos，26.0%）为主，占PTCLs的56.6%。也是我们平时所指的，以及大部分临床研究所主要涵盖的外周T细胞淋巴瘤。

总体来讲，PTCLs预后差。来源于国际T细胞淋巴瘤研究组（IPTCL）和加拿大哥伦比亚大学癌症中心（BCCA）数据显示，传统的CHOP/CHOP样方案反应差，除ALTLALK+外，5年FFS 20%；OS 30%。一线应用自体造血干细胞（ASCT）巩固，也仅能使5年PFS、OS提高10%，部分获得改善。复发后二线方案反应更差，中位OS为6.5个月。因此，PTCLs疗效提高寄托于新药。重点包括：①组蛋白去乙酰化酶抑制剂（HDACi）（Romidepsi罗米地辛、Belinostat贝利司他、Chidemide西达本胺等）；②叶酸抑制剂：Pralatrexate；③单克隆抗体：CD30单抗（Brentuximab vedotin）、CD52单抗（Alerntuximab）等。针对复发难治的PTCLs单药可获得30%左右的ORR；而对CD30阳性的ALTL，ORR可高达86%。基于此，FDA已批准上述新药用于复发/难治PTCLs。而且进一步与化疗方案的联合的临床研究也在招募、完成中。将会给PTCLs病人带来更好的疗效。

新药中，目前我们临床主要应用的是我国自主研发的HDACi西达本胺。其重要的结构特点是新型骨架，选择性抑制组蛋白去乙酰化酶。其独特的抗肿瘤机制是：①诱导细胞周期阻滞、促进凋亡；②减轻化疗耐药、抑制肿瘤转移；③诱导激活NK细胞、TCL细胞，增强抗肿瘤免疫。因此，上市前Ⅱ期临床研究获得很好的疗效。针对复发难治的PTCLs单药获得29%的ORR；中位反应持续时间（DOR）9.9个月。并且随着用药时间的延长，部分SD病人可进一步获得生存获益。因此，>24月获益生存率（包括CR、PR、SD）可达61%。中位OS与其他新药普拉曲沙（14.5个月）；罗米地辛（11.3个月）；贝利司他（7.9个月）相比，西达本胺最长（21.4个月）。主要不良反应是血液学毒性，WBC和PLT减少，多发生在用药的3周后，可以适当减量或停药缓解。

基于上述，我们中心应用西达本胺单药或联合方案治疗T细胞淋巴瘤24例。初治11例；复发难治13例。病理类型：AITL54.1%（13/24）；PTCLU 16.7%（4/24）；NK与肝脾γδ T细胞淋巴瘤各1例分别占4.2%；T淋母5例，占20.8%。其中以AITL/PTCLU为主（70.8%）。Ann Arbor分期Ⅲ~Ⅳ期23例（80.2%）；Ⅱ期1例。ECOG评分：0~1分20例（83.3%）；3分4例。联合用药19例（79.2%），单药5例；维持14例。初治11例：化疗1~4疗程；西达本胺+化疗1~3疗程。复发难治13例：之前化疗中位6疗程（2~15）；2例放疗；西达本胺+化疗1~3疗程。治疗方案：西达本胺+化疗18例；ICE 11例（61.1%）；CHOP 4例；VP/VIDP/GPD各1例；西达本胺单药治疗2例；维持2例。联合用药：西达本胺20mg，2次/周+2/3量化疗；单药治疗：西达本胺30mg，2次/周。总体评估3次。首次评估为服药后3个月：可评估病例24例；获益率83.3%（CR 45.8%；PR 33.3%；SD 4.2%）。二次评估为服药后6个月：可评估病例21例（失访1例；剔除2例）；获益率57.1%（CR 42.9%；PR 9.5%；SD 4.8%）。死亡3例（14.3%）：T淋母/PTCL-nos/非疾病死亡各1例。末次评估为2017.04：可评估病例21例（失访1例；剔除2例）；获益率38.1%（CR 33.3%；SD 4.8%）；死亡6例：疾病相关死亡5例；非疾病死亡1例。进一步对可评估的21例病人进行Kaplan-Meier生存分析：2年OS 28.4%。其中7例获得CR、服药时间≥9个月、病理类型为AITL/PTCL-nos的病人。2年OS 50.1%。提示：获得CR、服药时间长、病理类型为AITL或PTCL-nos的病人，临床获益更好。

本文简单概述外周T细胞淋巴瘤的一般特性及治疗回顾；组蛋白去乙酰化酶抑制剂西达本胺抗肿瘤机制；总结分析了我院单中心应用西达本胺治疗T细胞淋巴瘤的临床疗效。结果提示与近期疗效、服药时间、病理类型密切相关。

32. 精准医疗下——弥漫大B细胞淋巴瘤预后评估与治疗进展

高玉环

河北医科大学第四医院血液内科

弥漫大B细胞淋巴瘤（DLBCL）是最常见的非霍奇金淋巴瘤亚型，是一类异质性强、临床转归复杂多样的恶性肿瘤。其异质性主要表现在两个方面：肿瘤本身（包括细胞起源、免疫表型、分子遗传学改变、细胞通路、发病部位等）异质性和患者个体之间（患者的免疫状态、其他脏器功能、对治疗的反应等）的异质性。随着利妥昔单抗的问世，约60%DLBCL患者经免疫化疗可达到治愈，但仍有1/3患者难治复发，并最终死亡。在一线治疗前如能识别出这些高危患者，并给予调整治疗方案是非常重要的。

一、精准医疗下弥漫大B细胞淋巴瘤评估进展

（一）IPI预后积分系统

国际预后指数（IPI）作为经典的预后指标目前仍广为使用，但因IPI只反映临床指标而没有考虑到病理亚型、细胞起源、遗传学改变、肿瘤的微环境等，具有局限性，需与其他预后指标结合。

（二）GCB、non-GCB

基于GEP利用cDNA微阵列技术研究新发现的、未经治疗的DLBCL，在基因表达水平上可以分成3个亚型：生发中心B细胞样（germinalcenter B-cell-like，GCB）、活化B细胞样（activated B-cell-like，ABC）及第3型基因表达模式（type3，基因表达特点无法界定）。国内外多项研究发现采用CHOP+/-R方案治疗基因表达不同的DLBCL，GCB型和ABC型患者预后明显有差异，GCB亚型预后较好，而ABC亚型与type3预后相似且明显差于GCB亚型，故归为一类即非生发中心亚型（non-GCB）。因GEP技术难以普及，2004年Hans等运用免疫组化技术，根据3个分子标志物即CD10、BCL-6和MUM1，把DLBCL分为GCB组和non-GCB组，与基因表达谱结果比较，71%的GCB组和88%的non-GCB病例与基因芯片分类结果相符，但仍有一定的误差。近年来应用LYMPH2CX检测方法较好地解决了这个问题。LYMPH2CX检测方法以数字基因表达为基础检测细胞起源，可以在甲醛固定的石蜡包埋组织中进行。其对20种基因的检测结果已被证实与传统的基因表达谱检测结果高度一致。DLBCL在初诊时确定细胞起源类型是极为重要的，因为即使在美罗华时代，它也能提供预后信息，non-GCB对R-CHOP疗效欠佳，需选取新药等特异性的治疗方案。

（三）DHL、THL/DEL

DHL是指大B细胞淋巴瘤，应用FISH检测方法，同时具有MYC和BCL-2基因重排，或较少见的MYC和BCL-6重排，以GCB表型多见；THL（三重打击淋巴瘤）：具有MYC、BCL-2和BCL-6基因重排。关于"双表达（double-expresser，DE）"淋巴瘤：是应用免疫组化方法，≥40%细胞MYC+，≥50%~70%细胞BCL-2+，较DHL更常见，主要是non-GCB表型。DHL通常中位Ki-67为80%，瘤负荷高但不特异，临床多为Ⅲ/Ⅳ、LDH高、出现B症状、骨髓受累，高度侵袭性、化疗难治性、生存期短、预后差。有研究证实DA-EPOCH-R疗效诱人，但随访时间尚短；移植的意义不明确，一项美

国研究回顾性分析了进行挽救 ASCT 治疗的 DLBCL 患者，DEL 与非 DEL 患者 4 年 PFS 率分别为 37%、52%（$P=0.001$），OS 率分别为 51%、69%（$P=0.005$）；DHL 与非 DHL 的患者 4 年 PFS 率分别为 30%、42%（$P=0.042$），OS 率分别为 40%、57%（$P=0.026$）。有效治疗 DHL、DEL 的策略仍需进一步探索。

（四）原发 CD5 阳性 DLBCL

原发 CD5 阳性 DLBCL 多见于老年女性，常有多发结外病变，特别是中枢累及，预后差。Yamaguchi 等回顾了 109 例 CD5 阳性 DLBCL 患者，与 CD5 阴性 DLBCL 患者相比，IPI 中高危、高危占 52%，明显增高（$P<0.01$），年龄大于 60 岁的占 69%（$P<0.05$），PS 评分大于 1 分占 34%，69% 患者 LDH 升高（$P<0.01$），62%（$P<0.01$）患者为进展期，35%（$P<0.05$）患者结外累及大于 1。另一项研究纳入 337 例患者，无论是否应用利妥昔单抗，两组的中枢神经系统复发均占到 12%。这类患者 R-CHOP 疗效差，大剂量化疗可能获益，但因该亚型多发生在老年人，因此需要寻找合适的治疗方案。

（五）BCR 信号通路

近些年的研究发现，BCR 信号通路在 B 细胞肿瘤中发挥着重要的作用，BCR 信号通路活化，可以进一步活化下游的 MAP 激酶和 NF-kB，从而导致细胞生长加速、增殖和生存，越来越多的证据表明，B 细胞肿瘤依赖这些通路的活化。Bruton styrosine kinase（BTK）是 BCR 通路的组成部分，在放大下游 BCR 信号中发挥着关键的作用。Ibrutinib（PCI-32765）是一种不可逆的 BTK 抑制剂，可以抑制 NHL（B 细胞淋巴瘤）细胞系的增殖并诱导凋亡，在 I 期临床试验中即显示出了对各种复发/难治 B 细胞肿瘤的疗效。

（六）肿瘤微环境

越来越多的证据表明，肿瘤微环境和宿主免疫在淋巴瘤进展中起重要作用。单核细胞计数作为肿瘤相关巨噬细胞标志，反映肿瘤微环境。淋巴细胞计数代表肿瘤浸润淋巴细胞情况，反映宿主的免疫力；中性粒细胞计数反映宿主对肿瘤的炎症反应情况。

1. 淋巴细胞与单核细胞计数比值（LMR）

淋巴细胞计数被认为代表宿主免疫力，并与较好的预后相关，而高单核细胞计数却代表较差的预后。Bento 等以 LMR 作为预后指标，判断其对 DLBCL 的预后价值。以 2.55 为界，LMR≤2.55 与美国东部肿瘤协作组 ECOG > 1（$P=0.019$）、高 LDH（$P=0.025$）、R-IPI > 1（$P=0.043$）、NCCN-IPI 中高危（$P=0.007$）相关。中位随访 73 个月，PFS 受 LMR、R-IPI、B 症状影响，而在多因素分析中，仅有 LMR 为 PFS 独立预后因素（$P=0.006$）。联合 R-IPI 和 LMR 作为预后积分（LMR-R-IPI），比较 LMR > 2.55、R-IPI 为非常好或好的患者与 LMR≤2.55、R-IPI 差的两组患者的 6 年 PFS 率（96% 比 59%，$P=0.001$）和 OS 率（87% 比 64%，$P=0.031$），差异有统计学意义。该研究证明 LMR-R-IPI 对 PFS 和 OS 具有独立预后价值。另一项来自保加利亚的研究证明 LMR 与清蛋白水平为独立预后因素（$P=0.011$ 和 $P<0.001$），而加入这些变量可提高预后模型的预测能力。同样，一项美国的研究分析了 LMR 在二次打击淋巴瘤（DHL）、三次打击淋巴瘤（THL）中的预后价值，证实高 LMR 患者的 PFS 和 OS 仍明显好于低 LMR 患者（$P<0.0001$ 和 $P<0.003$）。

2. 中性粒细胞与淋巴细胞计数比值（NLR）

意大利的一项研究发现，无论患者治疗方案是否含利妥昔单抗，高 NLR 均显示出不良预后。NLR 简单易得，可作为简便的预后指标指导治疗。

来自中国的一项研究综合比较了各种炎症预后评分的预后价值，包括格拉斯哥预后评分（GPS）、IPI、预后营养指数（PNI）、NLR 和血小板淋巴细胞计数比值（PLR），发现 GPS 为最有力的预测患者生存的指标，尤其对于使用 R-CHOP 方案化疗的患者 [OS：$P=0.004$；无事件生存（EFS）：$P<0.001$]。

3. 调节性 T 细胞（Treg 细胞）

Treg 细胞在调节免疫功能方面起重要作用，FOXP3 是 Treg 细胞的特异性标志，而最近研究发现，

FOXP3阳性细胞具有表型和功能的异质性，FOXP3阳性细胞包括效应Treg细胞（eTreg细胞）、原始Treg细胞及非Treg细胞，eTreg细胞具有免疫抑制效应。一项日本的研究发现，有大量FOXP3阳性细胞（$>52\times10^2/cm^2$）浸润者的OS明显长于有较少FOXP3阳性细胞者（$P=0.0269$）；相反，较多eTreg细胞（$>18/cm^2$）者的PFS和OS短于较少eTreg细胞浸润的患者（$P=0.0342$）。近期，靶向eTreg细胞的免疫治疗已被应用于实体瘤，该靶向治疗也有望成为DLBCL治疗的新策略。

（七）PET-CT

临床推荐使用PET-CT监测DLBCL的治疗效果，但中期PET-CT的地位仍有争议。鉴于大多数研究为回顾性研究，一项来自中国的前瞻性研究探索了中期PET-CT在使用R-CHOP方案患者中的预后价值以及最佳时机。203例患者在治疗前及每2个疗程R-CHOP治疗后接受PET-CT检查，无论使用视觉法还是Deauville5分法进行评价，PET-2和PET-4阴性者的3年OS和PFS均好于阳性者。进一步研究发现，PET-2阴性与PET-4阴性者的长期缓解率、3年OS和PFS差异无统计学意义，而PET-4仍为阳性者预后最差。此外，PET-4的阳性预测值和阴性预测值均优于PET-2，因此推荐在4个周期后应用PET-CT进行中期评估。

二、精准医疗下弥漫大B细胞淋巴瘤治疗进展

所谓精准医疗就是通过基因检测确诊疾病，再利用基因技术研制针对基因修复的靶向药物进行治疗，从而增加疾病诊断的准确性，治疗的最大有效性和副作用的最小化。

美罗华的应用，使DLBCL疗效大大提高，但仍有1/3的患者复发难治。如何超越R-CHOP，近年研究公认的对策是R-CHOP+X（新药），这将是未来治疗的一大趋势。从生物学特征出发的治疗，主要包括以下方法。

（一）信号转导抑制剂

在DLBCL-ABC亚型中，存在BCR信号通路的过度激活，如BTK/PI3K/mTOR/NF-kB等通路激活。BTK是ABC亚型DLBCL中B细胞生长的关键激酶，抑制其活性，可以抑制B细胞肿瘤增殖。ibrutini是BTK抑制剂，与R-CHOP联合，在Ⅰb研究中，取得了91%的ORR，其中CR为70%，且耐受性良好。

（二）组蛋白去乙酰化酶抑制剂

DLBCL存在表观遗传因子的突变，主要是乙酰化相关因子（CREBBP及EP300，都是HAT）的失活性突变，引起这些HAT活性下降，从而导致乙酰化水平降低，进而致癌。这时，HDAC抑制剂可以增加乙酰化，从而恢复生理平衡状态。这是HDAC抑制剂单药作用的分子基础之一。近年在复发难治的DLBCL中有应用国产西达苯胺研究，已看到初步的疗效。

（三）免疫调节剂

作为新型的免疫调节剂，来那度胺具有免疫调节、抑制血管新生等多种生物学活性。在REAL07研究中，来那度胺联合R-CHOP，取得了95%的总有效率。

（四）PD1/PD-L抑制剂及CAR-T

在复发难治的DLBCL中取得了良好的疗效。

（五）DHL/THL患者治疗新趋势

应用DA-R-EPOCH、APT199、PI3K、PD1/PD-L1治疗。

综上，DLBCL是一种具有异质性的疾病，在精准医疗时代，随着检测技术的进步，新的预后指标的加入，对早期识别各种危险患者并予以合理的治疗有重要意义；淋巴瘤精准医疗时代已经到来，R-CHOP+X可进一步提高DLBCL的疗效；其最终目标是实现DLBCL的个体化靶向治疗。

33. 霍奇金淋巴瘤的治疗进展

何小慧　赵　喆

国家癌症中心/中国医学科学院北京协和医学院肿瘤医院

霍奇金淋巴瘤占我国淋巴瘤整体发病率的8%～11%。霍奇金淋巴瘤是目前治愈率最高的肿瘤之一，但如何在确保疗效的基础上减少治疗带来的远期毒副反应是仍需要进一步探讨解决的问题。其治疗原则与病理类型及分期相关。

经典型霍奇金淋巴瘤中，早期、晚期及复发难治霍奇金淋巴瘤的治疗上亦有差异。早期霍奇金淋巴瘤中将具有大肿块、血细胞沉降率≥50mm/h、B症状、病灶累计≥3个淋巴结或2个结外病变者归为预后不良组。HD10针对预后良好型霍奇金淋巴瘤的研究显示受累野20Gy+2周期ABVD为早期预后良好型HL的治疗新标准，5年总生存率可达98%，而再增大放疗剂量或增加化疗周期未见总生存率有明显提高；同时HD13研究显示去掉D或B均不能保证疗效，因此更进一步支持ABVD是标准；除此之外，对比综合治疗和单纯化疗的随机临床试验结果支持单纯化疗替代放化联合治疗的可能性，值得探索PET-CT指导下的单纯化疗。而对于早期预后不良组患者，GHSG HD11研究显示4个周期BEACOPP基线方案较标准的ABVD方案疗效相当，但具有更多的毒性，ABVD方案在预后不良的患者需要联合30Gy的放疗；而GHSG HD14研究进一步表明2个疗程BEOCOPP + 2个疗程ABVD的强化方案PFS优于标准的4周期ABVD，为患者带来更多的获益，强化方案的毒性增加可被复发的减少和第二次治疗的毒性所抵消，所以目前推荐2 ABVD +2 esc BEOCOPP +30Gy IFRT作为其标准治疗。对于晚期霍奇金淋巴瘤患者，研究显示ABVD方案仍是目前的治疗标准，而Stanford V方案与ABVD方案的FFS、OS无明显差异，是ABVD外的备选方案，其毒性可接受，操作复杂，同时强调了放疗的作用。此外，对于IPS≥4患者，BEACOPP方案是目前探索的方向。GHSG-HD9等研究显示对于晚期HL增量BEACOPP方案取得了好的疗效，仍需进一步探索。除此之外，CD30单抗Brentuximab Vedotin疗效确切，耐受性好，其与化疗药物联合作为一线治疗的临床研究正在进行中。对于耐药复发的霍奇金淋巴瘤的治疗，解救化疗+HCT/ASCT仍为金标准。对于早期单纯放疗后复发难治的霍奇金淋巴瘤的解救治疗应按照晚期霍奇金淋巴瘤的治疗原则进行。而对化疗后复发和难治的霍奇金淋巴瘤患者，初始耐药者可选择高剂量化疗联合ASCT；对于经过化疗达到CR，无病生存期＞1年的复发者，可用原来使用过的联合化疗方案行解救治疗，而无病生存期＜1年的复发者，则需更换新的方案行解救治疗，二线方案依据复发的时间和以往药物的应用选择，方案包括C-MOPP、ICE、GCD等。另外，化疗后复发和难治霍奇金淋巴瘤的靶向及免疫治疗药物治疗也值得进一步重视。CD30在HRS细胞上特异和密集表达，抗CD30单抗Brentuximab Vedotin为目前临床重要的新药，主要用于自体造血干细胞移植后高复发风险或复发或者不适合移植的二次复发患者。研究显示Brentuximab Vedotin+ ESHAP联合化疗在能耐受高剂量化疗联合ASCT的复发难治霍奇金淋巴瘤的干细胞采集中均无动员失败；在移植前的诱导化疗应用可使患者获得96%的总生存率。另外，在霍奇金淋巴瘤中，大于85%的R-S细胞过表达PD-L1，所以PD-1单抗的应用逐渐明显。目前研究较多的为Nivolumab和Pembtolizumab。关于Nivolumab的CA-209-039研究显示患者可获CR、OR分别为22%、87%，2年PFS可达87%；CheckMate205B研究结果同样支持其应用。关于Pembtolizumab的KEYNOTE-013研究显示患者24周总生存率可达100%，获CR、OR分别为16%、65%，KEYNOTE-087研究患者亦从中获益不少。

结节性淋巴细胞为主型霍奇金淋巴瘤可占霍奇金淋巴瘤的5%~6%，其治疗效果好，CR率可达90%以上。其治疗应根据分期选择化疗、ISRT、R的应用。

综上所述，霍奇金淋巴瘤的治疗已经成为联合化疗、局部放疗、靶向治疗、免疫治疗、造血干细胞移植等综合治疗，以求使患者达到有效疗效的基础上减少并发症的发生。

34. 恶性淋巴瘤的免疫治疗新进展

姜文奇　李永强

中山大学肿瘤防治中心内科

肿瘤的发生、发展与机体的免疫功能低下，局部抗瘤效应细胞的数目减少以及功能抑制密切相关。20世纪70年代以来，随着对免疫细胞及免疫机制的深入了解及生物制药工程的大幅度进步，开始了恶性肿瘤的现代免疫治疗。特别是最近5～10年来，肿瘤免疫疗法取得了突破性进展，如肿瘤免疫检查点抑制剂和CAR-T免疫细胞疗法在晚期淋巴细胞白血病及淋巴瘤的成功治疗，此外还有肿瘤疫苗、溶瘤病毒免疫疗法等。2013年美国《科学》杂志将免疫治疗列为年度十大科学突破首位。免疫治疗已被公认为继手术、放疗、化疗之后第四种癌症治疗方法，成为继手术、放疗、化疗和靶向治疗后的最有希望能成功治愈癌症的手段。然而仅仅单纯采用肿瘤免疫治疗，在临床效果上还存在着各种不足，如PD-1/PD-L1抑制剂目前的总体应答率较低，只有20%～30%，CAR-T细胞疗法在实体瘤治疗方面的疗效还有待进一步改善等。恶性淋巴瘤的免疫治疗是通过激发或调动机体的免疫系统，增强肿瘤微环境抗肿瘤免疫力，从而控制和杀伤肿瘤细胞。包括非特异性免疫刺激、过继细胞和基因修饰免疫细胞、肿瘤疫苗、免疫检验点单抗（PD1/CLAT4）和嵌合抗原受体修饰的T细胞（TCR/CAR）[1]。恶性淋巴瘤免疫治疗整体治疗效果不错，但仍存在部分难治复发的病例。免疫治疗是恶性淋巴瘤治疗领域的"希望之星"，在近年的ASCO、ESMO和ASH会议上独领风骚[2]，在世界范围内掀起了肿瘤研究和治疗领域的新热潮。本文现就近年来恶性淋巴瘤免疫治疗方面的最新进展做一个简要综述。

一、免疫调节剂的最新进展

免疫调节药物是治疗恶性淋巴瘤的有效药物，在包括调节肿瘤细胞的微环境，减少血管生成、促进免疫监视、调节 AKT、MAPK-STAT3、NF-κB 通路的免疫活性，促进肿瘤细胞凋亡等许多方面有其独特的作用。

最早的免疫调节剂包括干扰素、白细胞介素-2、多糖肽类等早已在临床上广泛运用，在恶性淋巴瘤化放疗后的康复支持治疗上起到了重要的作用。

沙利度胺是经典的免疫调节剂，是小分子谷氨酸衍生物，具有增强患者免疫功能并能抑制肿瘤血管生成，其在复发，难治性淋巴瘤的治疗中已经展示了良好疗效。沙利度胺的疗效在其单用或与化疗方案联合治疗淋巴瘤的众多的临床试验中得到了验证[5]。

来那度胺（Lenalidomide）作为新一代的免疫调节剂，与沙利度胺相比，具有更强的免疫调节作用及抑制肿瘤血管生成等生物学作用，同时致畸危险性降低。近年来在恶性淋巴瘤的临床实践上取得了可喜的成效。Lenalidomide可通过改变细胞因子的生成来影响免疫系统，达到增强免疫反应、增加免疫细胞活性及抑制炎症反应的效果，亦可抑制VEGF而抑制肿瘤细胞血管生成，直接抑制肿瘤细胞的增生。Lenalidomide可单独应用，还可和靶向治疗及化疗联合应用增强治疗效果。在多个临床试验中对DLBCL和MCL的疗效均取得了显著成果[6-7]。Vitolo等报道了老年初治DLBCL患者Lenalidomide联合R-CHOP的Ⅱ期REAL07研究结果。共49例患者入组，6个疗程后，客观有效率（ORR）92%，完全缓解率（CRR）86%，部分缓解率（PRR）6%，显示了良好的安全性和有效性[8]。2015年最新荟萃分析结果显示，在DLBCL一线和二线治疗中加入Lenalidomide能显著改善non-GCB型患者的预后，使其与GCB型患者预后类似。套细胞恶性淋巴瘤占非霍奇金恶性淋巴瘤的3%～6%，它具有惰性恶性淋巴瘤和侵袭性恶性淋巴瘤的双重不良预后因素，进展迅速且常规化疗耐药率高，Lenalidomide在治疗套细胞恶性淋巴瘤中有很好的抗肿瘤活性作用。在Ⅱ期多中心的临床研究CL001研究中，来那度胺在既往治疗失败的套细胞恶性淋巴瘤中的疗效和安全性也得到进一步的验证[9, 10]。2013年6月美国食品药品监督管理局（FDA）批准来那度胺用于既往治疗失败的复发难治性套细胞恶性淋巴瘤患者。在欧洲多中心Ⅱ期临床研究（MCL-002，SPRINT）中，比较了来那度胺单药和研究者自行选择的其他单药（包括利妥昔单抗、阿糖胞苷等）治疗复发/难治MCL的疗效，结果显示来那度胺单药与研究者选择的单药治疗相比显著改善了ORR和PFS[11]。此外，CALGB 50501研究的最终结果显示，来那度胺联合硼替佐米在复发/难治MCL中有效率为30%，1年OS为68%。此外，对于利妥昔单抗治疗失败的惰性B-NHL和MCL，来那度胺联合低剂量地塞米松和利妥昔单抗也可以获得58%的ORR，中位PFS达23.7个月[12]。2015年EMERGE研究长期随访的结果：MCL患者，28%的ORR，中位缓解持续时间和总生存期分别为16.6个月和20.9个月，中位PFS为4.0个月，其中Ki-67较低者生存时间相对较长。

泊马度胺（pomalidomide）是美国Celgene制药公司开发的新型免疫调节剂，商品名Pomalyst，为高效的第三代免疫调节剂，相比于沙利度胺和来那度胺，其不良反应相对较少，口服耐受性良好，具有更强的抗血管新生、抗肿瘤、抗炎症及抗骨髓瘤作用，目前尚未有太多的临床资料结论得出，但结果值得期待。

二、免疫检查点药物的进展令人欣喜

细胞的免疫检查点包括CTLA-4（cytolytic T-lymphocyte-associatedantigen-4）与PD-1（programmed death-1），是一种细胞膜蛋白受体，是调节免疫细胞功能的一个关键节点[13]。20世纪80年代末，法国科学家詹姆斯·阿利森发现人体血液内的T细胞表面有一种叫做CTLA-4的分子，它会阻止T细胞全力攻击"入侵者"，起着负性免疫调节的作用。如果"阻击"CTLA-4，那么T细胞受到的束缚会不会被解除进而全力对抗癌细胞呢？近10年后的1996年，阿利森利用小鼠实验证实了这一猜测。T细胞上的另一个负性免疫调节分子PD-1由日本京都大学本庶佑教授于1992年发现。

CTLA-4（cytotoxicT lymphocyte antigen 4），又名CD152，由CTLA-4基因编码的一种跨膜蛋白质，表达于活化的$CD4^+$和$CD8^+$T细胞，与T细胞表面的协同刺激分子受体（CD28）具有高度的同源性。CTLA-4和CD28均为免疫球蛋白超家族成员，二者与相同的配体CD86（B7-2）和CD80（B7-1）结合。CTLA-4的免疫调控功能的关键体现在控制$CD4^+$、$FoxP3^-$、$CD8^+$T细胞以及调节性T细胞（Treg）。CTLA-4能够中止激活的T细胞的反应（T cell response，TCR）以及介导Treg的抑制功能，从而起到负性免疫调节的作用。目前的研究表明CTLA-4抑制T细胞的反应主要是通过两种途径：一是通过与CD28竞争性的结合B7或者招募磷酸酶到CTLA-4的胞内结构域部分从而降低TCR和CD28的信号；另一种是降低CD80和CD86在抗原呈递细胞（APC）的表达水平或者通过转胞吞作用（transendocytosis）将它们从APC移除，这样就减少了CD28参与T细胞激活。此外，CTLA-4还会介导树突细胞结合CD80/CD86并诱导色氨酸降解酶IDO的表达，从而导致TCR的抑制。研究者临床上运用CTLA-4抗体通过结合CTLA-4来减少Treg，激活TCR。

PD-L1是由现任美国耶鲁大学医学院免疫生物学和医学系教授、耶鲁癌症中心肿瘤免疫学主任的中国科学家陈列平（Lieping Chen）教授于1999年发现。PD-L1是一种能和PD-1蛋白结合的配体，可导致负性免疫调节，如此，癌细胞可以逃脱淋巴细胞的攻击。由此，科学家们专门设计出了PD-1抗体或PD-L1抑制剂，用来阻止PD-L1与PD-1结合，解除肿瘤细胞逃脱免疫监视功能，成为一种新型抗癌药。它使肿瘤细胞重新被机体的免疫系统识别，从而遭受淋巴细胞的免疫袭击[14]。临床前研究发现，在NK/T细胞恶性淋巴瘤及多种实体肿瘤中，PD-1和PD-L1的高表达与不良预后密切相关。使用封闭PD-1和PD-L1的抗体可使肿瘤浸润淋巴细胞的PD-1和PD-L1的表达下降，增强抗肿瘤反应、延缓肿瘤生长和促进攻击肿瘤细胞的免疫反应。临床试验表明，原位免疫浸润对肿瘤消退至关重要，免疫响应的质量是治疗成功的关键因素[15, 16]。

目前已在研究中的PD-1抑制剂有Nivolumab，Pembrolizumab，Pidilizumab。PD-L1抑制剂有MED14736（MedImmune），MPDL3280A（Genetech/Roche）。CTLA-4的抑制剂有Ipilimumab等。

目前已经批准上市的PD-1抗体有Merck的pembrolizumab（商品名Keytruda）和BMS的nivolumab（商品名Opdivo）。这两种药物去年（2016年）都获得了比较好的销售成绩（Opdivo46亿美金，Keytruda14亿美金）。目前Opdivo的适应证有黑色素瘤、非小细胞肺癌（NSCLC）、肾细胞癌（renalcellcarcinoma）、经典型霍奇金淋巴瘤（classicalHodgkin lymphoma）、头颈鳞状细胞癌（squamous cell carcinoma of the head and neck）、膀胱尿路上皮癌（urothelialcarcinoma）。

目前获批上市的CTLA-4抗体只有BMS的Ipilimumab（商品名Yervoy，2011年获FDA批准用于治疗黑色素瘤）。Ipilimumab是CTLA-4抑制剂，Ⅰ期临床试验入组18例复发难治的B细胞恶性淋巴瘤患者，包括滤泡恶性淋巴瘤（FL），1级9例，FL，2级5例，弥漫大B细胞恶性淋巴瘤（DLBCL）3例，套细胞恶性淋巴瘤（MCL）1例。1例DLBCL获得31个月的持续缓解，1例FL取得19个月的部分缓解。pidilizumab是PD-1的抑制剂，通过抑制PD-1，激活T恶性淋巴瘤细胞，从而增强机体的抗肿瘤免疫反应[17]。一项Ⅱ期临床试验治疗复发/难治的滤泡恶性淋巴瘤，共有32例患者入组，所有患者接受pidilizumab联合利妥昔单抗治疗，ORR为66%，CRR为52%，PRR为14%。另外一项Ⅱ期临床试验评估pidilizumab在DLBCL中的疗效，66例AHSCT移植后的DLBCL接受pidilizumab的治疗，16个月的PFS为72%，提示PD-1抑制剂对于高风险的DLBCL是个可行选择，这种治疗可能对于移植后PET阳性患者减少复发具有作用。2015年NEJM杂志公布了PD-1单克隆抗体Nivolumab治疗23例复发难治霍奇金恶性淋巴瘤（HL）的Ⅰ期临床试验结果，中位随访40周，ORR为87%，4例CR，16例PR，结果令人振奋[18]。Pembrolizumab的Ⅰ期临床试验结果同样令人鼓舞，入组29例复发难治的HL患者，纳入的患者都是Brentuximab vedotin治疗失败或干细胞移植治疗失败的HL患者，ORR为66%，6例CR，13例PR，未出现严重的治疗相关不良反应，仅有3例患者出现轻度治疗相关不良反应[19]。Ipilimumab疗效有限，且相对毒性较大，性价比和效价比相对较低，应用前景有限。pidilizumab、Nivolumab、Pembrolizumab是目前恶性淋巴瘤治疗领域研究的热点，尤其在多线治疗的难治性人群中。多个检查点抑制剂的临床试验表明，原位免疫浸润对肿瘤消退至关重要，但并不是所有的免疫浸润都是相等的，免疫响应的质量是肿瘤治疗成功的关键因素。

三、CAR-T治疗带来的新进展

近年来，通过嵌合型抗原受体基因修饰的T细胞（CAR-T）的过继性细胞免疫疗法得到人们的广泛重视。通过基因修饰手段，使能特异性识别靶抗原的单克隆抗体的单链可变区（scFv）表达在T细胞表面，使scFv通过跨膜区与人工设计的T细胞胞内的活化增殖信号域相偶联，将T细胞的免疫功能与单克隆抗体对肿瘤细胞靶抗原特异性识别相结合起来，发挥特异性的杀伤作用。

CD19特异性表达于恶性和正常B细胞，因此针对CD19的CAR是目前临床上研究最多的CAR-T细胞[20]。应用CAR-T细胞治疗血液淋巴系统肿瘤最早的报道是通过CD19-CAR-T细胞治疗慢性淋巴细胞白血病[21]。令人欣喜的是，CAR-T细胞在复发难治性B细胞恶性淋巴瘤中同样收到了很好的疗效[22]。自从2010年美国国立癌症研究所的Kochenderfer首次报道了抗CD19的CAR-T细胞成功治疗复发难治FL的病例以来，类似的临床试验如雨后春笋，2012年Kochenderfer报道了8例复发难治B-NHL患者接受CAR-T细胞治疗的结果，其中3例FL，4例CLL，1例脾边缘区B细胞恶性淋巴瘤

（SMZL）：1例CR，5例PR，1例SD。2013年的ASH会议上Kochenderfer报道了14例复发难治B-NHL患者接受CAR-T细胞治疗，其中8例原发纵隔大B细胞恶性淋巴瘤（PMBCL）或DLBCL，4例CLL，1例SMZL，1例惰性B-NHL。8例PMBCL或DLBCL中有5例在细胞治疗后达到CR或PR。2013年ASH会议上Pennsylvania大学报道了他们的研究结果：14例复发难治CLL患者接受CAR-T细胞治疗，ORR为57%，其中3例患者持续CR，5例患者达到PR，取得令人振奋的实验结果。其中CTL019当是CAR-T疗法的领先者，CTL019来源T细胞表达的嵌合抗原受体，可特异性地与CD19结合，并可分别通过CD3-zeta及CD137（4-1BB）结构域，传递激活及共刺激信号。据2015年的国际恶性淋巴瘤会议上Ruella、Stephen J. Schuster等报道，CTL019应用于CD19⁺复发/难治恶性淋巴瘤患者的Ⅱa期临床试验，在一项复发难治B淋巴细胞急性白血病的临床研究中取得了近90%的完全应答率，治疗6个月的无进展生存率为67%，最长的肿瘤缓解时间达到2年。在试验中，抗CD19的CAR-T疗法可有效地应用于CD19⁺的复发/难治性DLBCL及FL患者，所有CR患者均可维持完全缓解状态，细胞因子释放综合征等副作用轻微，显示了良好的临床效果[23]。抗CD20的CAR-T细胞治疗亦有不断报道。Till等在2012年Blood杂志上报道了他们的探索性研究结果。4例复发难治的惰性恶性淋巴瘤和套细胞恶性淋巴瘤患者，接受了抗CD20的CAR-T细胞治疗后，2例患者取得了长期的无病生存。2014年中国研究者也报道了使用CD20-CAR-T细胞治疗难治性弥漫大B细胞恶性淋巴瘤的研究结果。研究总计纳入7例患者。在2名无大肿块的DLBCL患者中，1例患者取得了14个月的肿瘤持续缓解，另1名患者取得了6个月的肿瘤缓解。而在另外5例大肿块的DLBCL患者中，4例取得了3～6个月的肿瘤缓解时间。CAR-T细胞治疗在复发难治的恶性淋巴瘤病例中显示出了"神奇疗效"。该治疗的主要副作用为相关的输注反应，如发热、乏力、恶心、低血压、谵妄、肾衰竭等，值得关注。使用该疗法的病例数仍然有限，需要进一步的研究验证[24, 25]。

四、非特异性免疫治疗及肿瘤疫苗的研究进展

尽管特异性细胞毒性免疫机制是肿瘤细胞杀伤的重要机制，但非特异性免疫机制的调节仍然在免疫反应中占有重要地位并与特异性免疫机制有着密不可分的联系。Toll样受体（TLR）是参与非特异性免疫的一类重要分子，也是机体免疫系统中，连接特异性免疫和非特异性免疫的桥梁。小分子Toll样受体激动剂可以高效无毒性地提高机体的免疫活性，具有分子量小、易于合成改造、不影响机体免疫系统、体内稳定和代谢途径清晰等特点。Toll样受体激动剂诸多的优点使其成为现今肿瘤免疫治疗的又一新突破[26, 27]。

在2015年的ASH会议上，Dynavax科技公司报道了TLR9激动剂SD-101在低级别恶性淋巴瘤的Ⅰ/Ⅱ期临床试验的结果：肿瘤内注射SD-101联合低剂量的照射可引起肿瘤的消退；治疗耐受性良好；可引起T淋巴细胞（CD4及CD8）数量增加。国内中山大学姜文奇教授及其研究团队发现TLR-x的激动剂具有显著的免疫激活功能，通过研究靶向Toll样受体的免疫激活剂，显著激活机体免疫系统，激活T细胞免疫功能，探索新的免疫综合治疗技术。实验应用鼠源恶性淋巴瘤细胞系EL4构建恶性淋巴瘤小鼠荷瘤模型，并使用TLR-x激动剂和化疗药ADM进行治疗。体内实验结果显示，TLR-x激动剂联合化疗药ADM治疗恶性淋巴瘤效果明显优于单独使用TLR-x激动剂或化疗药物ADM，取得令人欣喜的成果[28]。

美国德克萨斯州立大学安德森癌症研究中心与国家癌症研究中心的研究人员通过研究发现一种实验性疫苗能帮助免疫系统对抗淋巴瘤，研究证明只需少量B细胞就可以引发有效的T细胞免疫反应，这样的防御非常需要。这改变了人们普遍认为人类免疫细胞都需要引发的观点。目前几种相关的疫苗已经在人体中进行测试。研究人员通过实验疫苗消除B淋巴细胞恶性肿瘤，46个月之后，26名患者中有89%的套细胞淋巴癌患者病情得到好转。该疫苗有望在不久的将来得到更广泛的运用。

五、总结

免疫治疗在恶性淋巴瘤的治疗上已经取得了令人瞩目的成就，涌现出多药物，多免疫途径，多靶点治疗的模式并在临床上取得了良好疗效，总体呈现出"多点开花"的可喜局面。虽然恶性淋巴瘤的免疫治疗已取得了重大突破，目前的单药治疗也已取得很好的效果，但是总体有效率仍然不尽如人意。在此基础之上，已经有研究表明，联合使用几种免疫疗法可能比它们单独使用时更有效。这种将不同类型的疗法组合到一起的方法，可能会产生更强大的治疗手段。例如，在加州大学旧金山分校进行的一项临床试验研究了联合使用sipileucel-T和CTLA-4检查点抑制剂的功效，另一些试验研究了对黑色素瘤患者进行PD-1和CTLA-4抑制剂联合治疗，结果证明，它们在相当多的患者身上表现出了积极的结果[29]。除此之外，对传统的放化疗以及靶向治疗和抗血管生成治疗在诱导抗肿瘤免疫反应的机制的理解，可能推动高效联合治疗策略的产生。然而如何将各种免疫治疗方法加以联合，或者免疫治疗如何与传统放化疗、抗血管生成药物及靶向药物相联合？其具体方式、合理的策略仍有待明确。我们还需要继续寻找可有效预测免疫治疗有效的分子标记，努力探讨适合用于评价免疫治疗疗效的肿瘤疗效评价方式。我们现在所见的，只是冰山一角。展望未来，对免疫反应更全面的认识和对预测治疗成功性的生物标志物更好的识别，也许是淋巴瘤免疫治疗安全和有效发展的关键之一。总体而言，目前的免疫疗法距离治愈恶性淋巴瘤还有很长的路要走，而新的靶点免疫治疗药物的开发以及各种不同机制的免疫疗法的联用、免疫治疗与其他治疗手段的联合可能会是治疗的未来趋势。

35. 原发结外DLBCL的治疗进展

李玉富

河南省肿瘤医院血液科

原发结外DLBCL的治疗

李玉富

河南省肿瘤医院血液科淋巴瘤病区

主要内容

- 原发结外非霍奇金淋巴瘤(NHL)概况
- 原发胃肠DLBCL(PGI-DLBCL)的治疗
- 原发中枢弥漫大B细胞淋巴瘤(PCNS-DLBCL)的治疗
- 原发纵隔DLBCL(PMBCL)的治疗
- 原发睾丸DLBCL(PT-DLBCL)的治疗
- 原发乳腺DLBCL（PB-DLBCL）的治疗
- 原发骨DLBCL（PBo-DLBCL）的治疗

主要内容

- **原发结外非霍奇金淋巴瘤(NHL)概况**
- 原发胃肠DLBCL(PGI-DLBCL)的治疗
- 原发中枢弥漫大B细胞淋巴瘤(PCNS-DLBCL)的治疗
- 原发纵隔DLBCL(PMBCL)的治疗
- 原发睾丸DLBCL(PT-DLBCL)的治疗
- 原发乳腺DLBCL（PB-DLBCL）的治疗
- 原发骨DLBCL（PBo-DLBCL）的治疗

结外淋巴瘤发病情况

- 国外数据表明(LYFO registry)：原发结外NHL中DLBCL占45.7%
- 不同性别的原发结外NHL部位也有不同，如女性患者中原发乳腺NHL比率高

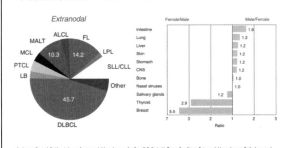

d' Amore F, et al. Epidemiology of extranodal lymphomas. In: Cavalli F, Stein H, Zucca E, editors. Extranodal Lymphomas Pathology and Management. 2008.

结外淋巴瘤发病情况

国外数据统计(LYFO registry)不同原发部位NHL的比例

1983-1999年各原发部位NHL发病率的变化
（数据源自LYFO Registry）

d' Amore F, et al. Epidemiology of extranodal lymphomas. In: Cavalli F, Stein H, Zucca E, editors. Extranodal Lymphomas Pathology and Management. 2008.

不同原发部位淋巴瘤的预后

国际结外淋巴瘤研究组(IELSG)的研究中原发结外淋巴瘤不同部位组织学类型的总生存

IELSG - INTERNATIONAL EXTRANODAL LYMPHOMA STUDY GROUP - www.ielsg.org

主要内容

- 原发结外非霍奇金淋巴瘤(NHL)概况
- **原发胃肠DLBCL(PGI-DLBCL)的治疗**
- 原发中枢弥漫大B细胞淋巴瘤(PCNS-DLBCL)的治疗
- 原发纵隔DLBCL(PMBCL)的治疗
- 原发睾丸DLBCL(PT-DLBCL)的治疗
- 原发乳腺DLBCL（PB-DLBCL）的治疗
- 原发骨DLBCL（PBo-DLBCL）的治疗

原发胃肠淋巴瘤的发病情况

- 结外淋巴瘤最好发于胃肠道(30%~40%)，占所有GI恶性肿瘤的1%~4%[1]
  - 中国西南部的6382例患者的单中心分析显示原发结外NHL中GI部位占所有部位的22.3%[2]
- PGIL常见发病部位为胃、其次为小肠，结肠和多部位受累[3]

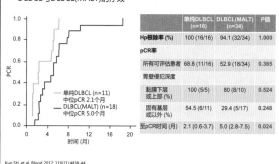

1. Li M, et al. Int J Clin Exp Pathol 2014;7(5):2718-2728.
2. Yang QP, et al. Diagn Pathol 2011;6;77.
3. Howell JM, et al. Can J Gastroenterol 2012; 26(7):452-6.

原发胃肠道DLBCL的诊断

- PG-DLBCL的诊断：
  - 腹部CT及内镜检查结果无特异性，临床上与胃溃疡、胃癌难以鉴别
  - 超声内镜可以准确检测到淋巴瘤浸润深度以及胃周淋巴瘤的状态
  - 确诊需要活检后标本的病理诊断，结合免疫组化检查可提高淋巴瘤术前活检的准确率
  - [18]FDG-PET不仅能显示淋巴瘤病灶形态及分布范围，还能提供病灶功能及代谢信息，有较高的诊断价值
- PI-DLBCL的诊断：
  - 需行病理学检查明确诊断，胶囊内镜与双气囊小肠镜可提高小肠淋巴瘤的确诊率
  - 多层螺旋CT小肠造影(MSCTE)以及磁共振小肠造影(MRE)是PSIL新的诊断技术，将成为重要有效的影像学检查方法

Ghimire P, et al. World J Gastroenterol 2011; 17(6): 697-707.
Miao F, et al. World J Gastrointest Oncol 2010; 2(5):222-8.

根除Hp治疗单纯胃DLBCL的回顾性分析

- 一项回顾性研究比较Hp根除治疗对治疗IE/IIE2期Hp阳性单纯原发性胃DLBCL与DLBCL(MALT)的疗效

	单纯DLBCL (n=16)	DLBCL(MALT) (n=34)	P值
Hp根除率 (%)	100 (16/16)	94.1 (32/34)	1.000
pCR率			
所有可评估患者 (%)	68.8 (11/16)	52.9 (18/34)	0.365
胃壁侵犯深度			
黏膜下层或以上 (%)	100 (5/5)	80 (8/10)	0.524
固有基层或以外 (%)	54.5 (6/11)	29.4 (5/17)	0.248
至pCR时间(月)	2.1 (0.6-3.7)	5.0 (2.8-7.5)	0.024

单纯DLBCL (n=11) 中位pCR 2.1个月
DLBCL(MALT) (n=18) 中位pCR 5.0个月

Kuo SH, et al. Blood 2012; 119(21):4838-44.

放疗作为化疗的巩固治疗

研究	患者数	方案	结果
Ferreri 1999[1]	21	所有患者接受含蒽环类化疗(CHOP或类CHOP)，随后8例接受局部放疗(中位40Gy)	RR: 90% 3例患者复发，均在化疗单药组，放化疗组无复发 50个月生存率：81% 5年病因特异性生存率：82% 胃保留率100%
Ishikura 2005[2]	55	3个周期CHOP化疗+40.5Gy局部放疗	CR：92% 3例进展，其中2例行胃切除手术 2年PFS：88%；2年OS：94%
Park 2006[3]	50	4个周期CHOP化疗+IFRT40.0Gy	CR：92% 2年PFS和OS：92%

- CHOP方案化疗后行局部放疗有效治疗局限期PG-DLBCL，耐受性好

1. Ferreri AJ, et al. Leuk Lymphoma 1999; 33(5-6):531-541.
2. Ishikura S, et al. Cancer Sci 2005; 96(6):349-52.
3. Park YH , et al. Leuk Lymphoma 2006; 47(7):1253-9.

PG-DLBCL 中国回顾性研究: IFRT仅在Chemo组观察到生存获益, 而在R-Chemo组未见明显获益

(A) Cum survival — Group A / Chemo + IFRT, Group A / Chemo — EFS (years) — P=0.011
(B) Cum survival — Group A / Chemo + IFRT, Group A / Chemo — OS (years) — P=0.028
(C) Cum survival — Group B / R-Chemo + IFRT, Group B / R-Chemo — EFS (years) — P=0.399
(D) Cum survival — Group B / R-Chemo + IFRT, Group B / R-Chemo — OS (years) — P=0.452

Jian Zhang *Leukemia & Lymphoma*, November 2012; 53(11): 21

R-CHOP为早期PG-DLBCL的有效治疗方案

- 一项15例早期原发胃DLBCL患者的报告显示，接受R-CHOP初始治疗的患者CR达87%，且所有CR患者除1例淋巴瘤无关死亡中位随访15个月生存，耐受性良好

No.	Sex	Age (years)	Stage	IPI	MALT	Additional therapy	Response	Follow-up (months)	Survival
1	F	59	I	0	–	Helicobacter pylori eradication	CR	32	Alive
2	F	88	II2	3	–		CR	36	Dead
3	F	70	III	1	–		CR	18	Alive
4	M	59	I	0	–		CR	42	Alive
5	M	73	I	1	–		CR	8	Alive
6	F	70	I	1	–	H. pylori eradication	CR	12	Alive
7	F	67	II2	1	–	H. pylori eradication	CR	12	Alive
8	M	62	I	1	–	H. pylori eradication	CR	15	Alive
9	F	71	III	2	Yes	H. pylori eradication, radiation	PR	17	Dead
10	F	69	I	1	–	H. pylori eradication.	CR	33	Alive
11	M	70	III	2	–	H. pylori eradication, radiation, ICE	PR	10	Dead
12	M	60	III	1	–		CR	4	Alive
13	M	66	III	1	–	H. pylori eradication	CR	19	Alive
14	M	67	III	1	Yes	H. pylori eradication	CR	5	Alive
15	F	70	III	1	–		CR	4	Alive

Wohrer S, et al. Ann Oncol 2004; 15:1086-1090.

中国多中心回顾性研究
R-CHOP vs CHOP治疗胃肠DLBCL

- 一项10年的回顾性分析评估来自上海6家医院*新诊断的114例胃肠DLBCL接受R-CHOP或CHOP联合或不联合手术治疗的疗效，研究终点为PFS和OS
- 入组胃肠DLBCL的患者81例为胃肠道侵犯，包括胃(n=62)、小肠(n=32)、结直肠(n=20)；33例为其他结外组织侵犯
- 研究结果：R-CHOP组(R-CHOP联合或不联合手术)治疗ORR显著高于CHOP组 (94.9% vs 87.2%，P=0.015)，且RFS显著更高(94.2% vs 79.5 %，P=0.039)

	CHOP+Sur (n=46)	CHOP (n=9)	R-CHOP+Sur (n=48)	R-CHOP (n=11)
CR (%)	80.4	77.8	89.6	81.8
PR (%)	8.7	11.1	6.3	9.1
NR/SD (%)	10.9	11.1	4.1	9.1
ORR (%)	94.9		87.2	

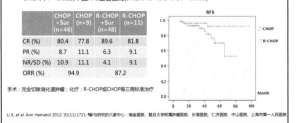

手术：完全切除消化道肿瘤；化疗：R-CHOP或CHOP每三周标准治疗

Li X, et al. Ann Hematol 2012; 91(11):1721-参与研究的六家中心：瑞金医院、复旦大学附属肿瘤医院、长海医院、仁济医院、中山医院、上海市第一人民医院

中国多中心回顾性研究
R-CHOP vs CHOP治疗胃肠DLBCL

- 中位随访86个月，R-CHOP治疗患者OS和PFS显著优于CHOP治疗患者，两组患者化疗联合手术与仅化疗治疗OS无显著差异，手术治疗没有显著生存获益

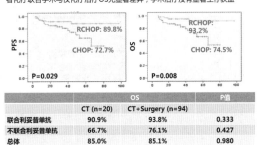

		OS	P值
	CT (n=20)	CT+Surgery (n=94)	
联合利妥昔单抗	90.9%	93.8%	0.333
不联合利妥昔单抗	66.7%	76.1%	0.427
总体	85.0%	85.1%	0.980

Li X, et al. Ann Hematol 2012; 91(11):1721-9.

PI-DLBCL的治疗尚无标准

- PI-DLBCL的治疗尚无标准，且治疗方法较传统，缺乏随机对照的临床研究
- 大约20%的PI-DLBCL患者临床表现具有急性梗阻或穿孔，需要立即手术干预
- 目前手术多应用切除病变肠段作为诊断和治疗
- 因PIL病灶多且弥散，放疗可能无法获益
- 有研究显示手术联合化疗对局限期患者有显著疗效，晚期患者手术并无获益

1. Ghimire P, et al. World J Gastroenterol 2011; 17(6):697-707.,
2. Aleman BM, et al. Best Pract Res Clin Gastroenterol 2010; 24(1):27-34.
3. Kim SJ, et al. Blood 2011; 117(6):1958-1965.

PI-DLBCL-瑞士回顾性研究的启示
综合治疗有提高疗效的趋势

- 一项66例PI-DLBCL患者的回顾性研究分析了不同治疗方法(手术、放疗、化疗)对疗效的影响，中位随访81个月
  - 单一治疗17%(仅手术3%，仅化疗14%)；综合治疗81%(手术+化疗65%，手术+化疗+放疗11%，手术+放疗5%)
- 与单一治疗相比综合治疗的CR更高，并显著延长DFS，但OS无显著改善

	单一治疗 (n=11)	综合治疗 (n=53)	P值
5年OS (%)	45	60	0.11

	单一治疗 (n=7)	综合治疗 (n=47)	P值
5年EFS (%)	29	62	0.03

- 与PG-DLBCL相比，PI-DLBCL拥有更多不良预后因素：
  - 年轻患者比例更高 (P<0.0001)　　体力状态不佳(PS 2-4)比例更高 (P<0.0001)
  - B症状比例更高 (P=0.03)　　　　　IIE-IV期患者比例更高 (P<0.0001)
- 外科手术可能更好改善PI-DLBCL患者预后(需要前瞻性研究证明)

Ibrahim EM, et al. Ann Oncol 2001; 12(1):53-58.

PI-DLBCL-韩国回顾性研究
手术联合辅助化疗

- 一项入组345例患者的回顾性队列研究比较手术对PI-DLBCL治疗和生活质量的影响
  - 345例患者中，54.5%的患者接受手术+化疗，40.3%的患者仅化疗；化疗的方案主要为CHOP和R-CHOP方案
- 局限性患者 (Lugano stage I/II)，手术加化疗较单纯化疗显著提高了CR率，3年OS、PFS以及复发率；但对于弥散期(Lugano stage IV)两组没有显著差异

		Lugano I/II			Lugano IV		
		S+CT(n=163)	CT (n=87)	P值	S+CT (n=163)	CT (n=87)	P值
缓解 (%)	CR	85.3	64.4	<0.001	52.0	46.2	0.971
	PR	1.2	14.9		20.0	25.0	
复发/进展 (%)	局部	8.6	27.6	<0.001	20.0	11.5	0.454
	全身	6.7	9.2		20.0	30.8	
生存 (%)	3年PFS	82	52	<0.001	52	34	0.518
	3年OS	91	62	<0.001	58	44	0.303

Kim SJ, et al. Blood 2011; 117(6):1958-1965.

PI-DLBCL-韩国回顾性研究
手术联合辅助化疗

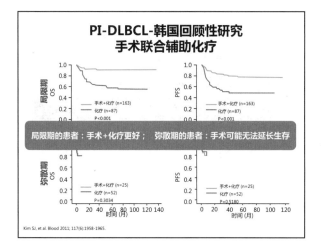

局限期的患者：手术+化疗更好； 弥散期的患者：手术可能无法延长生存

Kim SJ, et al. Blood 2011; 117(6):1958-1965.

PGI-DLBCL治疗小结

- 结外淋巴瘤最好发于胃肠道(30%～40%)；PGIL常见发病部位为胃、其次为小肠，结肠和多部位受累；

- 其诊断主要依靠内镜或手术活检，PET-CT有利于发现全身性病变及病变范围；

- 根除HP治疗显示一定的疗效；放疗通常作为化疗的巩固治疗方式，受限于疾病部位和范围；R-Chemo时代放疗的作用需要进一步阐明；

- RCHOP仍然是PGI-DLBCL一线治疗方案，局限期患者可考虑先进行手术治疗，晚期患者手术无获益。

主要内容

- 原发结外非霍奇金淋巴瘤(NHL)概况

- 原发胃肠DLBCL(PGI-DLBCL)的治疗

- **原发中枢弥漫大B细胞淋巴瘤(PCNS-DLBCL)的治疗**

- 原发纵隔DLBCL(PMBCL)的治疗

- 原发睾丸DLBCL(PT-DLBCL)的治疗

- 原发乳腺DLBCL（PB-DLBCL）的治疗

- 原发骨DLBCL（PBo-DLBCL）的治疗

PCNS-DLBCL的概况

- 原发中枢系统淋巴瘤(PCNSL)是一种罕见的原发结外NHL亚型，占新诊断的原发脑肿瘤的2.2%[1]，NHL的2-3%[2]；PCNSL总体发病率为0.47/10万人-年[3]

- PCNSL中95%以上为DLBCL类型，WHO造血与淋巴组织肿瘤分类将PCNS DLBCL归类为一个独立类型[4]

- 确诊的中位年龄为60-65岁[5]，未经治疗的患者未治疗的患者中位生存时间1.5-3.3个月[4]

- 男性患病率较高，种族没有差异[3]

- 免疫功能受损是PCNSL重要的发病危险因素[3]

- 一项248例PCNSI的大型调查显示70%的患者表现出局灶神经损害，33%有颅压升高，14%有癫痫发作，4%有眼部症状[6]

1. Dolecek, T, et al. Neuro Oncol 2012;14 (suppl. 5):v1-v49. 4. Schäfer N,et al. Expert Rev Neurother 2012; 12(10):1197-206.
2. Rubenstein J, et al. Leuk Lymphoma 2008; 49(Suppl 1):43-51. Lim T, et al. Ann Hematol 2011; 90(12):1391-8.
3. Villano JL, et al. Br J Cancer 2011;105:1414-1418. 6. Bataille B, et al. J Neurosurg 2000;92:261-6.

基线评价IPCG 标准

- 临床评价
  - 完整病例资料 神经病学检查（淋巴，睾丸）
  - 认知能力测试
  - 预后因素的判断（年龄，体能）
- 实验室检查
  - HIV，LDH，肌酐清除率
  - HBV
- 疾病范围评价
  - 脑- 增强头颅MRI
  - 脑脊液-细胞学，流式，IgH重排
  - 全身-胸腹盆腔CT，骨髓活检，睾丸，PET-CT

PCNS-DLBCL的手术治疗

- 开颅手术在PCNSL中既没有治疗获益，也不能改善预后，还可能导致神经功能缺陷，不作为治疗的常规程序，但立体定位活检术可明确诊断。

- 因激素可使病灶缩小，干扰活检，活检术前应避免使用激素，(颅压增高威胁生命除外)

Deckert M, et al. Leukemia 2011; 25(12):1797-1807.

放射治疗

- WBRT曾为标准治疗，照射剂量达60Gy，缓解率80%～90%，但几乎全部复发。中位OS只有12～16个月，5年OS只有10%～29%；
- 后续HD-MTX序贯WBRT的方法，因PFS(24-40个月)延长，CR率69%～87%而广泛应用，但之后长期随访却在老年人中发生神经毒性(痴呆、死亡)；
- 为避免神经毒性，引发了对放射剂量的探索，并在化疗得到CR的患者是否再给予放疗的讨论目前的报道结果仍然存在争议；

WBRT=全脑放疗

Deckert M, et al. Leukemia 2011; 25(12):1797-1807.

WBRT的一线治疗价值仍有争议

- 在OS上两组没有统计学差异，但在PFS中，显示了WBRT的价值
- 但是接受WBRT的患者神经毒性发生率较高：49% vs 26%，WBRT组PFS的获益可能受到神经毒性的影响，生存没有获益

	化疗联合全脑放疗一线治疗		化疗不联合全脑放疗一线治疗	
	患者	中位 (月, 95%CI)	患者	中位 (月, 95%CI)
所有患者				
PFS	154	18.3 (11.6-25.0)	164	11.9 (7.3-16.5)
OS	154	32.4 (25.8-39.0)	164	37.1 (27.5-46.7)
CR患者				
PFS	56	36.3 (19.3-53.3)	96	21.5 (12.5-30.5)
OS	56	38.8 (23.2-54.4)	96	39.4 (20.7-58.0)
无CR患者				
PFS	98	5.6 (1.6-9.5)	68	3.0 (2.7-3.3)
OS	98	24.3 (12.2-36.3)	68	18.6 (8.3-29.0)

Thiel E, et al. Lancet Oncol 2010; 11:1036-1047.

化学治疗

- 化疗在PCNSL的治疗中占有重要地位
- PCNSL的化疗需要药物能通过血脑屏障并保证使用常规剂量治疗的同时能够在脑实质、脑脊液中达到有效浓度
- 经过试验和临床证实，HD-MTX是各种化疗方案的核心；总剂量和输注速度是影响脑实质和脑脊液药物浓度的两个因素
- 其他药物还有大剂量阿糖胞苷、替莫唑胺、异环磷酰胺等

Deckert M, et al. Leukemia 2011; 25(12):1797-1807.

MTX为基础的化疗方案

类型	治疗顺序	甲氨蝶呤 (*g/m²/d)	ORR (%)	CRR (%)	中位随访 (月)	2年OS (%)	5年OS (%)	神经毒性 (%)
单药化疗	C	8/14d	35-100	30-52	23-56	51-70	25	0-20
		1/0d	48	42	36	45	NR	8
		5/21d	71	61	26	69	43	3
高剂量 MTX+R	CR	3.5/21d	88-92	56-88	30	58	38	8
	CRC	1/7d	64-87	NR-87	37	72	22	32
含高剂量 MTX+RT	CR	3/14, 21d	NR-81	33-78	24-27	69-70	0-12	
	CRC/CR	3.5/7,14,21d	76-NR	44-87	37-60	50-75	40-41	25
	CR	2.5/14d	94-NR	58-NR	56	64	32	15
	CR	2/15d	67-89	-	24	48	36	7
	CRC	1.5-3/14d	68-71	62-64	59	60	36	NS
HDCT& ASCT±RT	C	3.5/14d	57	NR-32	28	55	NR	0
	CR	3/21d	84	76	34	70	NR	NR
	R	8/10d	90	90	63	83	69	16
随机研究	CR	3.5/21d	40-74	18-64	30	39-56	26-46	6-20
	C±R	4/14d	54-NR	35-80	50.7	60	26-32	49

MTX 3.5 g/m² 每 2-3 周一次，加WBRT是较好的方案

C=单药化疗；CR=化疗后放疗；CRC=化疗、放疗后再化疗

Deckert M, et al. Leukemia 2011; 25(12):1797-1807.

HD-MTX的滴注时间
快速滴注患者OS优于常规滴注

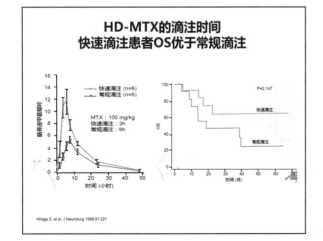

MTX : 100 mg/kg
快速滴注：3h
常规滴注：6h

Hiraga S, et al. J Neurosurg 1999;91:221

HD-MTX+R vs HD-MTX

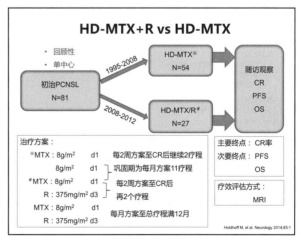

Holdhoff M, et al. Neurology 2014;83:1

HD-MTX+R vs HD-MTX

- 主要终点CR率在含R组提高了37%

	HD-MTX %	HD-MTX/R %	P值
CR	36	73	0.0145
ORR	60	89	NA
达到CR疗程数(跨度)	5(2-15)	5(2-21)	NA

- 含R方案显著提高中位PFS达22.2个月，且显著提高OS；

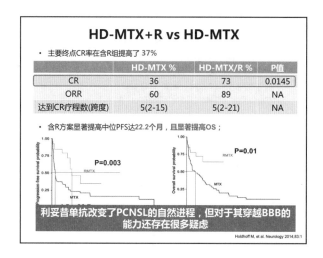

利妥昔单抗改变了PCNSL的自然进程，但对于其穿越BBB的能力还存在很多疑虑

Holdhoff M, et al. Neurology 2014;83:1

HD-MTX(3.5 g/m², d1)+HD-Arac(2 g/m², bid, d2-3) 相比HD-MTX显著提高患者 ORR, CR, FFS和OS

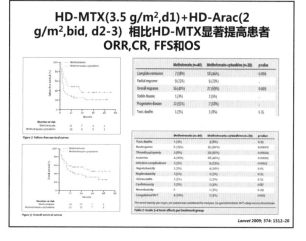

Lancet 2009; 374: 1512–20

IELSG32研究：MTX+阿糖胞苷 联合利妥昔单抗和噻替哌(MATRix方案)

- 塞替派透过BBB率为100%，联合抗代谢药物是可行的

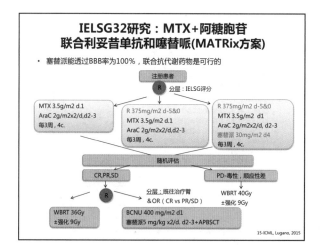

15-ICML, Lugano, 2015

IELSG32：毒副反应

	A组（N=75）	B组（N=69）	C组（N=75）	P
实际完成疗程数	223（74%）	236(86%)	274(91%)	
MTX RDI	92%	84%	85%	NS
Ara-c RDI	87%	81%	80%	NS
利妥昔单抗 RDI	-	82%	83%	NS
塞替派 RDI	-	-	76%	-
4级中性粒细胞减少	99(44%)	119(50%)	153(56%)	0.01
4级血小板减少	116(52%)	140(59%)	200(73%)	0.0001
4级贫血	9(4%)	6(3%)	14(5%)	NS
≥3级粒缺发热/感染	43(19%)	31(13%)	45(16%)	NS
4级肝脏毒性	6(3%)	3(1%)	1(1%)	NS
4级肾毒性	0(0%)	0(0%)	1(1%)	NS
因毒性中断	9(12%)	5(7%)	4(5%)	NS
毒性死亡	7(9%)	3(4%)	3(4%)	NS
APBSC收集	48/51(94%)	44/46(96%)	60/64(94%)	NS
中位ASC（x10⁶ c/kg bw）	12.3	15	8.2	NS

IELSG32：疗效

- MTX和Arac（阿糖胞苷）的基础上加入利妥昔单抗和塞替派都可以显著提高 PCNSL的PFS和OS

A组（N=75）	B组（N=69）	C组（N=75）	P

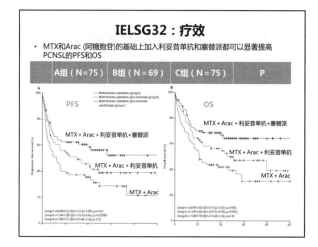

PCNSL治疗小结

- PCNSL是一种罕见的结外淋巴瘤类型，95%类型为DLBCL；

- 常规手术治疗不推荐，但立体定位活检术可明确诊断；因激素可使病损缩小，干扰活检，活检术前应避免使用激素；

- 放疗有一定疗效，但后续复发率高，生存并未显著提高，且有远期神经毒性；

- PCNSL现今治疗标准为HD-MTX为基础的化疗方案，快速滴注优于常规滴注；大剂量Arac的加入，及后续利妥昔单抗和塞替派的加入都进一步提高的PCNSL患者的生存数据。

- 多个前瞻性随机对照研究显示化疗后移植或放疗巩固显示相似的结果[1]。

1. 2016 ASH oral #511 & 782

主要内容

- 原发结外非霍奇金淋巴瘤(NHL)概况

- 原发胃肠DLBCL(PGI-DLBCL)的治疗

- 原发中枢弥漫大B细胞淋巴瘤(PCNS-DLBCL)的治疗

- **原发纵隔DLBCL(PMBCL)的治疗**

- 原发睾丸DLBCL(PT-DLBCL)的治疗

- 原发乳腺DLBCL（PB-DLBCL）的治疗

- 原发骨DLBCL（PBo-DLBCL）的治疗

PMBCL的发病情况

- 原发纵隔大B细胞淋巴瘤(PMBCL)上世纪80年代被人们认识，2008/2016年 WHO 将其归为DLBCL的一个独立亚型

- PMBCL占所有NHL的2-4%，占所有DLBCL的6-13%

- PMBCL较常发生于年轻女性，男女发病比例为1：2

2016年WHO DLBCL分类

Diffuse large B-cell lymphoma (DLBCL), NOS
  Germinal center B-cell type*
  Activated B-cell type*
T-cell/histiocyte-rich large B-cell lymphoma
Primary DLBCL of the central nervous system (CNS)
Primary cutaneous DLBCL, leg type
EBV⁺ DLBCL, NOS*
EBV⁺ mucocutaneous ulcer
DLBCL associated with chronic inflammation
Lymphomatoid granulomatosis
Primary mediastinal (thymic) large B-cell lymphoma
Intravascular large B-cell lymphoma
ALK⁺ large B-cell lymphoma
Plasmablastic lymphoma
Primary effusion lymphoma
HHV8⁺ DLBCL, NOS*

林桐榆等主编. 恶性淋巴瘤诊断治疗学. 人民卫生出版社. 2013年10月第一版.

PMBCL的临床表现

- PMBCL的临床特点为快速生长的前纵隔大肿块 (常 >10cm)，并且在局部产生压迫作用，出现呼吸困难、咳嗽、吞咽困难、上腔静脉阻塞

- 50%的患者有症状并且有上腔静脉综合征，颈部静脉扩张，面部水肿，结膜肿胀的迹象，并且偶尔手臂水肿

- 80%患者诊断时为I-II期，侵犯肺、胸膜、胸壁、心包

Features	PMBCL		DLBCL	cHL	MGZL
Female/male ratio	2:1	↑	1:1	1:1	1:2
Median age	35		55	28	35
Stage I-II	70-80 %	↑	30 %	55 %	70-80 %
Mediastinal invol.	All	↑	20 %	80 %	All ↓
Extranodal sites	Uncommon	↓	Common	Uncommon	Uncommon
Bone marrow	2 %	↓	10-15 %	3 %	3 %
Elevated LDH	70-80 %	↑	50 %	Rare	70-80 %
B symptoms	<20 %	↓	50 %	40 %	40 %
Bulky disease	70-80 %	↑	10-15 %	50 %	70-80 %

Johnson P, et al. Primary Mediastinal Large B-Cell Lymphoma. In: Dreyling M, Williams ME, editors. Rare Lymphomas. 2014.

PMBCL的诊断

- PMBCL的诊断需依据组织病理学，免疫表型，遗传学和临床特征

- 组织病理学：肿瘤细胞为中等到大细胞，胞质丰富，核仁明显，核分裂象多见。期间的纤维组分分割和挤压肿瘤细胞，使其成团块或变形，核仁可变得不明显，甚至出现类似R-S细胞的形态

- 免疫表型特点：
  - 膜表面和细胞质免疫球蛋白表达缺失
  - CD19, CD20, CD22, CD79a阳性
  - **CD30普遍表达(~80%)**，但为弱阳性
  - MUM1，BCL2，CD23，BCL6常阳性
  - CD10很少表达
  - 转录因子PAX5、BOB.1、OCT2、PU.1表达

Johnson P, et al. Primary Mediastinal Large B-Cell Lymphoma. In: Dreyling M, Williams ME, editors. Rare Lymphomas. 2014.

MInT研究：CHOP样±R治疗PMBCL

PMBCL	类CHOP化疗(n=37)	类CHOP+R (n=40)	所有患者(n=77)	P值
CR/CRu (%)	54.1 (38.0-70.1)	80.0 (67.6-92.4)	67.5 (57.1-78.0)	0.015
PR (%)	18.9 (6.3-31.5)	10.0 (0.7-19.3)	14.3 (6.5-22.1)	
NC (%)	2.7 (0.0-7.9)	5.0 (0.0-11.8)	3.9 (0.0-8.2)	
PD (%)	24.3 (10.5-38.2)	2.5 (0.0-7.3)	13.0 (5.5-20.5)	0.006
死亡 (%)	0.0	2.5	1.3	

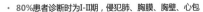

EFS图: PMBCL vs. 其他DLBCL P=0.131
R-PMBCL vs. R-其他DLBCL P=0.553
PMBCL vs. R-PMBCL P=0.012
其他DLBCL vs. R-其他DLBCL P<0.001

OS图: PMBCL vs. 其他DLBCL P=0.366
R-PMBCL vs. R-其他DLBCL P=0.463
PMBCL vs. R-PMBCL P=0.158
其他DLBCL vs. R-其他DLBCL P=0.001

图例: PMBCL, 其他PMBCL, R-PMBCL, R-其他PMBCL

利妥昔单抗联合类CHOP显著提高PMBCL患者完全缓解率，降低疾病进展的比例；显著改善EFS，有改善OS的趋势，可能由于样本量较小，没有显著性差异

Rieger M, et al. Ann Oncol 2011; 22(3):664-70.

DA-EPOCH-R有效治疗有高危因素的患者

- 对于没有胸腔/心包积液且IPI低危的患者多数患者能够治愈，对于具有胸腔/心包积液且IPI高危的患者DA-EPOCH-R能够有效治疗

（左图：OS，DA-EPOCH-R (n=9)，R-CHOP (n=187)，P<0.001，横轴 时间(月)）

（右图：PFS，DA-EPOCH-R (n=9)，R-CHOP (n=187)，P<0.001，横轴 时间(月)）

Aoki T, et al. Haematologica. 2014 Sep 12.

利妥昔单抗联合DA-EPOCH治疗PMBCL

- NCI前瞻性研究评估51例PMBCL接受DA-EPOCH-R (6-8周期，无放疗) 方案治疗的疗效

- 研究结果显示：5年EFS：93%；5年OS：97%，无晚期死亡或心脏毒性

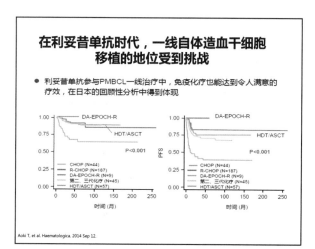

Dunleavy K, et al. N Engl J Med 2013; 368(15):1408-16.

IELSG-37：放疗在PMBCL治疗中是否仍然必要？等待随机研究的结果

This Trial is a Randomized, Open-label Two-arm Phase III Comparative Study Assessing the Role of Involved Mediastinal Radiotherapy After Rituximab Containing Chemotherapy Regimens to Patients With Newly Diagnosed Primary Mediastinal Large B-Cell Lymphoma

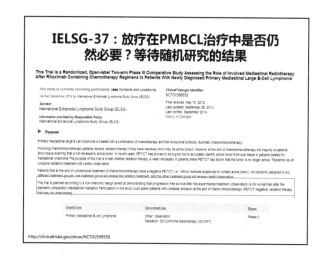

This study is currently recruiting participants. (see Contacts and Locations)

Verified September 2014 by International Extranodal Lymphoma Study Group (IELSG)

ClinicalTrials.gov Identifier:
NCT01599559

First received: May 10, 2012
Last updated: September 29, 2014
Last verified: September 2014
History of Changes

Sponsor:
International Extranodal Lymphoma Study Group (IELSG)

Information provided by (Responsible Party):
International Extranodal Lymphoma Study Group (IELSG)

▶ Purpose

Primary mediastinal large B cell lymphoma is treated with a combination of chemotherapy and the monoclonal antibody rituximab (chemoimmunotherapy)

Following chemoimmunotherapy patients receive radiation therapy if they have residues which may be active tumour. However at the end of chemoimmunotherapy the majority of patients show tissue scarring that is not necessarily active tumor. In recent years PET/CT has proved to be a good tool to accurately identify active tumor from scar tissue in patients treated for mediastinal lymphoma The purpose of this trial is to test whether radiation therapy is really necessary in patients where PET/CT has shown that the tumor is no longer active. Therefore we still compare radiation treatment with careful observation

Patients that at the end of conventional treatment of chemoimmunotherapy have a negative PET/CT (i.e. without residues suspected to contain active tumor) will randomly assigned to two different treatment groups. one treatment group will receive the radiation treatment, and the other treatment group will receive careful observation

The trial is planned according to a non-inferiority design aimed at demonstrating that progression free survival after the experimental treatment (observation) is not worse than after the standard comparator (mediastinal irradiation Participation in this study could spare patients with complete remission at the end of chemo immunotherapy (PET/CT negative) radiation therapy that may be unnecessary

Condition	Intervention	Phase
Primary Mediastinal B-cell Lymphoma	Other: observation Radiation 3D-Conformal Radiotherapy (3D-CRT)	Phase 3

http://clinicaltrials.gov/show/NCT01599559

在利妥昔单抗时代，一线自体造血干细胞移植的地位受到挑战

● 利妥昔单抗参与PMBCL一线治疗中，免疫化疗也能达到令人满意的疗效，在日本的回顾性分析中得到体现

Aoki T, et al. Haematologica. 2014 Sep 12.

Research Article

Primary mediastinal large cell lymphoma (PMBL): frontline treatment with autologous stem cell transplantation (ASCT). The GEL-TAMO experience[†]

José Rodríguez[1*], Eulogio Conde[2], Antonio Gutiérrez[1], Juan Carlos García[3], Juan José Lahuerta[4], María Rosario Varela[5], Catalina Pérez[6], Carmen Albo[7] and María Dolores Caballero[8]

*Correspondence to:
José Rodríguez, Oncology
Department, University Hospital
Son Dureta, Av. Andrea Doria, 55.
Palma de Mallorca, Balearic
Islands, 07014 Spain.
E-mail: jrodriguez@hss.es

Abstract

Given the excellent results obtained with present new induction regimens in PMBL, the role of frontline ASCT is controversial. We present 71 patients with PMBL receiving induction chemotherapy, followed by ASCT as frontline therapy from the GEL-TAMO registry. Most patients presented with high-risk clinical features. At transplant, 49% of patients were in CR, 32% in PR and 18% failed induction therapy; 53% received radiotherapy. After the transplant 75% of patients achieved CR. With a median follow-up of 52.5 months, the OS, PFS and DFS at 4 years from diagnosis were, respectively, 84%, 81% and 81% for the first CR patients and 49%, 42% and 82% for the induction failure (PR and refractory) patients. Disease progression was the main cause of death (79%). By multivariate survival analysis the tumour score, refractory disease at transplant and radiotherapy were independent variables associated with OS and PFS. Our experience, with a prolonged follow-up, shows that patients with PMBL presenting at diagnosis with high-risk features or PR response to induction therapy have an encouraging survival with frontline ASCT. However, patients who received the transplant after failing the induction regimen have a very poor prognosis and should be tested with other innovative approaches. Finally, only a randomized trial could prove the value of ASCT as frontline therapy and also must be considered that addition to Rituximab to induction treatments could make ASCT unnecessary. Copyright © 2008 John Wiley & Sons, Ltd.

Received: 26 November 2007
Revised: 5 March 2008

由于新的诱导方案在PMBL中非常好的疗效，一线ASCT作用存在争议；作者提到必须通过随机临床研究来确定一线ASCT的作用，且需要考虑诱导方案中R的加入可能让一线ASCT没有必要

Rodriguez J, et al. Hematol Oncol 2008; 26(3):171-8.

主要内容

- 原发结外非霍奇金淋巴瘤(NHL)概况

- 原发胃肠DLBCL(PGI-DLBCL)的治疗

- 原发中枢弥漫大B细胞淋巴瘤(PCNS-DLBCL)的治疗

- 原发纵隔DLBCL(PMBCL)的治疗

- **原发睾丸DLBCL(PT-DLBCL)的治疗**

- 原发乳腺DLBCL（PB-DLBCL）的治疗

- 原发骨DLBCL（PBo-DLBCL）的治疗

PT-DLBCL 流行病学和临床表现

- 流行病学
  - 占睾丸恶性肿瘤的5%
  - 占所有NHL的1-2%
  - 最常见的老年(> 60岁)睾丸恶性肿瘤

- 临床表现
  - 中位年龄：66-68岁
  - 临床表现：质硬、无痛性睾丸肿块，可伴有鞘膜积液
  - 双侧病变：6-10%
  - 全身症状：少见，如有预示有系统性播散

PT-DLBCL诊断和分期

- 检查手段
  - 睾丸B超：往往作为初始检查
  - 睾丸MRI：检查双侧、睾丸旁间隙、精索，典型表现为T2低信号，增强后伴有强化
- 病理诊断：腹股沟睾丸切除术
- 其他检查：全身PET、骨髓穿刺/活检、腰穿、脑MRI
- 分期：Ann Arbor
  - I/II期：60-79%
  - III/IV期：与睾丸继发累及很难鉴别

PT-DLBCL 治疗疗效提高

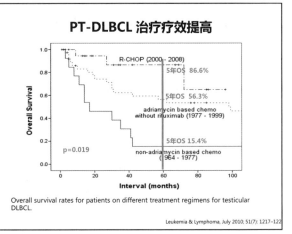

Overall survival rates for patients on different treatment regimens for testicular DLBCL.

Leukemia & Lymphoma, July 2010; 51(7): 1217–122

PT-DLBCL的治疗：手术和放疗

- PT-DLBCL是一种全身性疾病，即使是早期亦需采取综合治疗模式，接受CHOP类方案化疗、预防性鞘内化疗及预防性阴囊放疗者预后较好，3年生存率为88%[1]
- 手术：睾丸存在血睾屏障，是机体免疫的赦免区之一，睾丸切除不仅可以明确病理诊断，还可以去除肿瘤的庇护所[1]
- 预防性睾丸受累野放疗不仅可以减少对侧睾丸和局部复发，还可以改善总生存时间和疾病相关生存时间[1]；预防性对侧睾丸放疗可以将睾丸复发率由35%降低到8%[1]；阴囊预防照射可显著降低睾丸复发率(P=0.0011)并改善了5年PFS(70 v 36%, P=0.00001) 和 OS (66 v 38%, P=0.00001)[2]

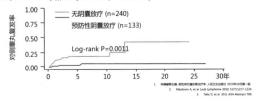

1. 林桐榆等主编. 恶性淋巴瘤诊断治疗学. 人民卫生出版社 2013年10月第一版.
2. Talio D, et al. 2011 ASH Abstract 780.

PT-DLBCL的治疗: 化疗

- 全身化疗 (化疗与利妥昔单抗)
  - 接受睾丸切除术+放疗，未行全身治疗，复发率高，可达50-80%，即使I期患者，主要发生在非放疗部位
  - 来自MDACC(MD Anderson 癌症中心)的回顾性研究显示，随着化疗方案的改进，PTL生存逐步改善[2]
  - Zucca等回顾总结373例原发睾丸淋巴瘤：含蒽环的方案 5年OS 52%, 不含蒽环的方案 5年OS 39%, (P < 0.05)；≥ 6周期比 < 6周期好，(P=0.03)
  - 一项来自英国哥伦比亚癌症机构(BCCA)的回顾性研究比较了R-CHOP(n=48)vs. CHOP(n=40)有效性，中位随访60个月：5年OS无差异；多因素分析显示，使用利妥昔单抗对TTP (P=0.006)和OS (P=0.009)均是良好预后因素，利妥昔单抗不会增加CNS复发的风险[3]

1. 林桐榆等主编. 恶性淋巴瘤诊断治疗学. 人民卫生出版社 2013年10月第一版.
2. Mazloom A, et al. Leuk Lymphoma 2010; 51(7):1217-1224.
3. Telio D, et al. 2011 ASH Abstract 780.
4. Zucca E,et al.J Clin Oncol,2003,21(1):20

R联合化疗(R + CT) PTL患者OS和PFS显著优于单纯化疗(CT) PTL患者

- R联合化疗(R + CT)患者OS和PFS显著优于单纯化疗(CT)患者；单纯化疗(CT)患者OS和PFS显著优于无化疗(No CT)患者
- 含R方案治疗患者累积复发率显著低于不含R方案治疗患者

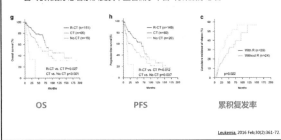

OS　　　　　　PFS　　　　　累积复发率

Leukemia, 2016 Feb;30(2):361-72.

CNS预防性鞘注或治疗： 化疗 + 鞘注 + 放疗(RT)显著改善PTL患者结局

- 化疗(CT) + 鞘注(IT) + 放疗(RT)患者OS和PFS显著优于CT±IT或RT患者
- 化疗(CT) + 鞘注(IT) + 放疗(RT)患者累积复发率显著低于CT±IT或RT患者

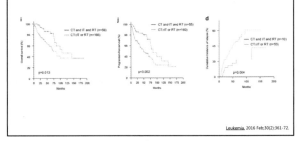

Leukemia, 2016 Feb;30(2):361-72.

CNS预防：MTX鞘注 vs MTX全身治疗

- Zucca等回顾总结373例原发睾丸淋巴瘤，18%的患者接受了预防性鞘注化疗，结果表明鞘注化疗可改善DFS(P=0.02)。
- IELSG10，53例(22-79 yrs)初治I/II期睾丸DLBCL；所有患者6~8程R-CHOP21 + 4次IT-MTX + 对侧睾丸放疗(30 Gy)，II期患者局域淋巴结放疗(30-36 Gy)；中位随访65个月，5-yrs PFS 74% OS 85%；10例复发：淋巴结（2）结外病灶（5）CNS（3）；5年累积CNS复发率6%，无对侧睾丸复发；
- 中枢神经系统侵犯6%-16%，主要在脑实质，脑膜侵犯较少。翟林柱等（中山大学附属肿瘤医院）回顾性总结了30例原发睾丸淋巴瘤，4例中枢侵犯，影像学检查病灶主要在脑实质，脑积液检查无肿瘤侵犯。因此，有观点认为鞘注化疗预防作用有限。
- HD-MTX化疗联合鞘注化疗可能更有效。翟林柱等（中山大学附属肿瘤医院）回顾性总结了30例原发睾丸淋巴瘤，5例接受了CHOP+大剂量MTX（5g/m2）及鞘注，只有1例中枢复发。
- Aviles A等前瞻性分析了34例原发睾丸淋巴瘤，用CHOP+大剂量MTX治疗，随访74月，无1例中枢复发。

Zucca E,et al.J Clin Oncol,2003,21(1):20
翟林柱等,中国肿瘤临床，2007，11：644
J Clin Oncol. 2011 Jul 10;29(20):2766-72.
Aviles A,et al. Oncology,2004,67(3-4):211

PT-DLBCL治疗小结

- PT-DLBCL占所有NHL的1-2%；常见于老年，中位年龄66-68岁；
- 手术可用于治疗及活检；对侧放疗可降低手术后对侧睾丸复发；
- 手术及放疗后不行化疗，多会在其他非放疗部位复发；因此需要给予全身化疗；
- 含蒽环的方案5年OS 52%，不含蒽环的方案5年OS 39%，（P<0.05）；≥6周期比<6周期好，（P=0.03）；
- 使用利妥昔单抗对TTP (P=0.006)和OS (P=0.009)均是良好预后因素，利妥昔单抗不会增加CNS复发的风险；
- CNS预防：鞘注或系统性MTX治疗的优劣需要进一步前瞻性研究的证实。

主要内容

- 原发结外非霍奇金淋巴瘤(NHL)概况
- 原发胃肠DLBCL(PGI-DLBCL)的治疗
- 原发中枢弥漫大B细胞淋巴瘤(PCNS-DLBCL)的治疗
- 原发纵隔DLBCL(PMBCL)的治疗
- 原发睾丸DLBCL(PT-DLBCL)的治疗
- **原发乳腺DLBCL（PB-DLBCL）的治疗**
- 原发骨DLBCL（PBo-DLBCL）的治疗

PB-DLBCL的发病情况

- 原发乳腺的NHL(PBL)是一种少见的原发结外NHL亚型，发病率低[1]
  - PBL占乳腺肿瘤的0.5%，PBL占所有NHL的1%，以及<3%的原发结外淋巴瘤
- PBL最常见的组织学类型为DLBCL
  - 国外文献报道中，PBL中56-84%为DLBCL，MZL占9-28%，还有FL(10-19%)和Burkitt淋巴瘤(<6%)[2]，国内文献中，DLBCL也占半数以上[3,4]
- 乳腺淋巴瘤分为原发性(PBL)和继发性(SBL)，根据1972年Wiseman和Liao首次对PBL定义，目前的诊断标准为[1]：
  - 有充分的组织病理学样本
  - 乳腺内淋巴瘤必须与乳腺组织紧密相连
  - 无其他脏器或组织淋巴瘤存在
  - 除患侧腋窝淋巴结被侵犯外
  - 其他淋巴结无同时发生病变
- 因此，PBL的患者按Ann Arb或分期基本为IE或IIE期[1]

1. Aviv A, et al. Annals of Oncology 2013; 24:2236-2244.
2. Cheah CY, et al. Cancer Treat Rev 2014; 40(8):900-8.
3. 王晓娜等. 中华病理学杂志 2010; 39(5):302-7.
4. 杨华等. 中华病理学杂志 2011; 40(2):79-84.

PB-DLBCL的诊断

- 部分患者通过乳腺X线筛查发现肿块，有学者认为可与乳腺癌区别
  - 淋巴瘤肿块大小在4-5cm(乳腺癌肿块2-3cm)，锯齿状消失，周围组织钙化以及结构扭曲，PB-DLBCL弥漫性不透明胞质，低度恶性的组织学类型则为结节状
- 超声和MRI影像诊断不具有特异性
- **活检是必要的诊断手段**
  - 当不扩大手术范围的前提下，行切除活检可以更明确诊断
  - 切除活检不可行时，则可用影像学引导中心组织活检替代
- 分期诊断
  - PET-CT和骨髓活检
  - 由于PB-DLBCLCNS侵犯风险高于结内DLBCL，需行腰椎穿刺的CSF细胞学和流式细胞学检测

Cheah CY, et al. Cancer Treat Rev 2014; 40(8):900-8.

PB-DLBCL的治疗 - 手术和放疗

- 手术治疗不能延长患者的生存，有研究结果显示接受乳腺切除术的患者OS有更短的趋势，乳腺根治术后死亡风险显著升高[1,2,4]
  - IELSG回顾性数据显示行根治性乳腺切除术的PB-DLBCL患者死亡风险升高，HR(CCS)=2.4(95%CI 1.2-4.8)，P=0.03[4]
  - 一项465例PBL的回顾性研究分析显示行乳腺切除术患者生存不如未行切除术患者[1]
  - 一项380例PBL的回顾性分析显示，乳腺切除术后腋窝淋巴结清扫不能显著延长5年生存[2]
- 放疗联合化疗显著改善生存，降低复发[3]
- 放疗目前常用剂量30-45Gy，范围为同侧乳腺±局部淋巴结[4]

1. Jennings WC, et al. Ann Surg 2007; 245:784-789.
2. Uesato M, et al. Breast Cancer 2005; 12: 154-158.
3. Avilés A, et al. Oncology 2005; 69: 256-260.
4. Aviv A, et al. Annals of Oncology 2013; 24:2236-2244.

PB-DLBCL的治疗 - 化疗

- PB-DLBCL化疗应采用含蒽环类药物的治疗，且至少接受3个周期[2]
- 利妥昔单抗有效降低CNS复发
  - 一项入组2210例侵袭性B细胞淋巴瘤患者的回顾性分析比较了含或不含利妥昔单抗化疗对CNS复发/进展的影响，结果表明利妥昔单抗有效降低CNS复发，特别是aaIPI较低的患者[3]

aaIPI	所有患者 (n=2196)		利妥昔单抗 (n=620)		无利妥昔单抗 (n=1576)	
	患者数	发生率	患者数	发生率	患者数	发生率
0	920	0.8%	166	0.0%	754	1.0%
1	858	2.0%	243	0.5%	615	2.6%
2	313	4.4%	157	4.2%	156	4.6%
3	104	11.4%	53	9.7%	51	13.2%

- 利妥昔单抗有延长生存的趋势
  - CISL研究回顾性分析68例新诊断的PB-DLBCL患者的不同治疗的结果，也未能得到利妥昔单抗联合化疗较仅化疗显著改善OS和PFS的证据，仅显示出趋势[1]

1. Yhim HY, et al. BMC Cancer 2010; 10: 321.
2. Ryan G, et al. Ann Oncol 2008; 19: 233-241.
3. schmitz N, et al. Ann Oncol 2012; 23: 1267-1273.

利妥昔单抗治疗PB-DLBCL疗效与结内DLBCL相似

- 回顾性分析68例DLBCL乳腺受累患者，中位随访35.0个月，PB-DLBCL组与结内DLBCL组接受RCHOP治疗PFS和OS相似

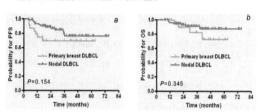

- 在利妥昔单抗时代，PB-DLBCL的治疗结果与结内DLBCL相似

Yhim HY, et al. Int J Cancer 2012; 131(1):235-43.

是否应常规进行CNS鞘内预防性化疗

- 是否行预防性鞘内化疗仍存在争议
- CNS复发的患者比例是否增高，是否值得在一线治疗时加入CNS预防鞘内化疗？
- 一些研究表明，PBL的CNS复发率较结内NHL常见，发生率在10%左右，但IELSG和Villa研究组的结果显示CNS复发仅为4%~5%
- 如果没有那些危险因素类似高IPI评分，LDH升高或是PS不佳存在，IE/IIE期PBL不需要常规接受CNS鞘内化疗

Aviv A, et al. Annals of Oncology 2013; 24:2236-2244.

PB-DLBCL治疗小结

clinical practice guidelines

Annals of Oncology 00: 1-12, 2016
doi:10.1093/annonc/mdw175

Extranodal diffuse large B-cell lymphoma (DLBCL) and primary mediastinal B-cell lymphoma: ESMO Clinical Practice Guidelines for diagnosis, treatment and follow-up[†]

PBL
- Diagnostic biopsy is mandatory [IV, A]
- In the rare instance of patients who have undergone surgical excision, they should still be managed identically as recommended below [V, B]
- Incorporation of rituximab should be routinely included in front-line chemoimmunotherapy as part of R-CHOP q 21d [III, B]
- The recommended treatment is 6 cycles of R-CHOP [III, A], followed by consolidative whole ipsilateral breast RT (30-36 Gy) [III, B]
- More aggressive or dose-escalated regimens as part of primary therapy are not indicated [III, B]
- CNS-directed prophylaxis should be considered for individual patients [III, B], it is recommended in high-risk patients, i.e. bilateral involvement [III, A]
- Patients with bilateral breast involvement represent a particularly high-risk group, and investigation of more intensive chemotherapy regimens in the context of clinical trials is justified in such cases [IV, C]
- After relapse, the management strategy should be as for other instances of relapsed DLBCL, with reinduction chemoimmunotherapy aiming to proceed to HDCT/ASCT, where feasible, in patients with responsive disease [IV, B]

主要内容

- 原发结外非霍奇金淋巴瘤(NHL)概况
- 原发胃肠DLBCL(PGI-DLBCL)的治疗
- 原发中枢弥漫大B细胞淋巴瘤(PCNS-DLBCL)的治疗
- 原发纵隔DLBCL(PMBCL)的治疗
- 原发睾丸DLBCL(PT-DLBCL)的治疗
- 原发乳腺DLBCL（PB-DLBCL）的治疗
- **原发骨DLBCL（PBo-DLBCL）的治疗**

PBo-DLBCL流行病学及病因

- 原发骨淋巴瘤约占结外淋巴瘤5%，占所有NHL <1%，占恶性骨肿瘤3-7%；据文献报道男性占比偏多(男/女:1.5)；中位诊断年龄约为45-60岁(范围：15-99)；无种族和地域性流行病学差异。
- 原发骨淋巴瘤被报道和多种特殊情况相关，比如HIV感染、结节病、戈谢病、遗传性外生骨疣、佩吉特病和一些特定的治疗包括髋关节置换、肾移植和克拉屈滨治疗，但所有这些都并不能一致性的被认为和原发骨淋巴瘤真正相关或者能导致原发淋巴瘤的发生。

Desai S, J Surg Oncol 1991;48(4):265-6.
Qureshi A, J Pathol Microbiol 2010;53:267-70.
Carlo Messina, Cancer Treatment Reviews 41 (2015) 235-246

PBo-DLBCL分期

- IELSG 骨DLBCL分期系统

IELSG分期		Ann Arbor分期
IE	单个骨病灶	IE
IIE	单个骨病灶伴有区域淋巴结累及	IIE
IVE	单个骨多发病灶或多个骨均有病灶，疾病仅局限于骨骼（无淋巴结或内脏疾病）- 也被称为"多病灶骨淋巴瘤，multifocal osteolymphoma" 或 "多发性骨淋巴瘤 polyostotic lymphoma"	IV
IV	播散性淋巴瘤伴有至少一个骨病灶，或通常的IV期淋巴瘤伴有骨累及	IV

Carlo Messina, Cancer Treatment Reviews 41 (2015) 235–246

PBo-DLBCL诊断

- 原发骨淋巴瘤除考虑临床和影像学特征外，必须依赖于组织病理确认；活检骨大小需要有一定的限制，主要是防止病理性骨折；并且某些部位比如颅底骨比较难进行活检；

- 在IIE期疾病中，区域淋巴结清扫活检后遗症风险较低且方便病理诊断；

- 有研究发现血清可溶性IL-2受体(sIL-2R)水平可作为非手术原发骨淋巴瘤诊断的方法，研究提示sIL-2R cut-off值为467U/ml时，其预测的敏感性、特异性和准确性分别为0.95、0.70和0.81，且预测价值显著优于LDH和CRP；

J Radiol 2002;83(1):55–8.
Clin Imaging 2000;24(3):160–73
J Orthop Sci 2009;14:248–52
J Surg Oncol 2009;84:151–9
Case Rep Oncol 2011;4(1):125–31

PBo-DLBCL治疗概览

- 疾病罕见，缺乏随机对照临床试验，手术治疗多不推荐
- 历史数据显示，单独放疗显示87 - 100%局部疾病控制率，但远处复发率较高；现今，化疗±放疗，5y OS 约为70%

Largest available series of bone lymphomas.

Reference	No. of patients	Median age	Years of enrollment	Most common primary site	Aggressive type (%)	Stage I–II (%)	CT (%)	RT (%)	CT + RT (%)	Rituximab (%)	ORR (%)	DFS	OS (years)
Ostrowski [6]	261	45	1907–1982	Femur (21%)	77	68	6	63	22	0	NA	NR	53% (10 – unil) 35% (10 – mul)
Heyning [81]	60	48	1943–1996	Femur (24%)	92	62	NR	8	58	0	56	46% (5)	61% (5)
Ozonoetz [57]	30	58	1950–1978	Femur (30%)	93	100	0	76	12	0	NR	40% (5)	63% (5)
De Camargo [125]	24	38	1955–1999	Spine (25%)	83	NA	37	8	43	0	NR	NR	70% (5)
Ueda [126]	34	56	1961–1988	Pelvis (29%)	53	44	26	10	41	0	NR	NR	75% (5 – st i) 50% (5 – st II)
Beal [1]	82	48	1963–2003	Femur (27%)	80	81	30	14	56	6	NR	81% (5)	88% (5)
Marshall [127]	28	52	1962–1997	Femur (18%)	100	100	0	32	68	0	100	48% (10)	53% (10)
Rathmell [5]	27	53	1967–1988	NR	85	100	0	56	33	0	NR	39% (10)	40% (10)
Dubey [128]	45	52	1967–1992	Femur (20%)	98	100	9	11	80	0	NR	63% (10)	60% (10)
Fidias [129]	37	41	1970–1995	Appendix (75%)	100	100	0	0	100	0	100	73% (10)	87% (10)
Fairbanks [1]	63	63	1970–1989	Long bone (57%)	93	100	3	79	16	0	NR	90% (5 – CT + RT) 57% (5 – RT)	NR
Horsman [27]	37	55	1970–2003	Pelvis (24%)	73	100	16	41	38	0	57	NR	50% (10)
Baco [82]	26	NR	1972–1982	Femur (23%)	80	100	0	0	100	0	100	88% (13)	88% (13)
Baar [116]	17	36	1975–1992	Femur (28%)	100	88	30	6	64	0	94	77% (3)	77% (3)
Christie	70	60	1973–1999	Spine (29%)	65	80	0	44	56	0	83	58% (5)	58% (5)

Carlo Messina, Cancer Treatment Reviews 41 (2015) 235–246

Reference	No. of patients	Median age	Years of enrollment	Most common primary site	Aggressive type (%)	Stage I–II (%)	CT (%)	RT (%)	CT + RT (%)	Rituximab (%)	ORR (%)	DFS	OS (years)
Stein [130]	19	54	1976–2000	NR	95	58	42	0	58	0	95	90% (6 – st I–II) 87% (8 – st IV)	NR
Messina [9]	37	53	1980–2005	Spine (65%)	100	0	35	0	65	0	92	56% (5)	74% (5)
Govi [55]	26	60	1980–2005	Pelvis (47%)	0	42	30	15	55	0	73	25% (10)	28% (10)
Bruno Ventre [26]	161	55	1980–2005	Femur (20%)	100	100	8	14	78	0	91	68% (5)	75% (5)
Zinzani [59]	52	58	1982–1998	Femur (27%)	85	79	16	21	63	0	90	84% (8 – CR pts)	68% (9)
Gianelli [62]	28	51	1982–1999	Femur (24%)	93	100	20	3	74	0	NA	75% (4)	78% (4)
Barbieri [76]	77	42	1983–2001	Extremities	97	100	0	13	87	0	95	76% (15)	88% (15)
Ramadan [29]	131	63	1983–2005	Spine (29%)	79	46	44	8	48	21	NR	40% (5)	41% (10)
Lewis [131]	28	45	1984–1994	Femur (39%)	89	71	36	14	50	0	NA	46% (6)	60% (6)
Ford [86]	22	50	1985–2003	Long bone (50%)	91	77	18	0	82	0	NR	85% (10)	74% (10)
Bayrakci [87]	20	48	1986–1997	Femur (24%)	100	70	35	0	65	0	NR	7% (st I) 16% (st IV)	NR
Cai [72]	116	51	1987–2008	Spine (28%)	86	100	13	12	75	3	91	62% (4)	72% (10)
Cadett [90]	30	49	1988–2005	Long bone (57%)	90	76	16	10	71	40	NR	NR	73% (5)
de Leval [65]	20	44	1990–2000	Femur (35%)	100	90	15	15	65	0	NA	NR	74% (5)
Kim [132]	33	40	1992–2010	Pelvis (39%)	100	39	48	0	52	39	88	NR	75% (4)
Maruyama [30]	28	47	1995–2004	Pelvis (41%)	68	32	50	0	50	0	89	77% (3)	84% (3)
Pellegrini [21]	34	59	1999–2009	Long bone (38%)	100	100	0	0	100	0	NR	100% (8 – CR pts)	95% (8)
Alencar [91]	53	52	2000–2007	Femur (24%)	90	77	12	21	62	37	92	83% (4)	100% (4)
Christie [133]	31	55	2000–2007	Femur (26%)	97	68	0	0	100	19	96	64% (5)	90% (5)
Nasiri [114]	28	41	2001–2009	Femur (25%)	100	30	3	66	0	0	NR	62% (2)	NR

Carlo Messina, Cancer Treatment Reviews 41 (2015) 235–246

PBo-DLBCL手术治疗

- 手术在原发骨淋巴瘤中的作用仅限于为组织病理诊断取样，稳定和固定受累骨和病理性骨折；
- 在某些承重骨广泛损坏的患者中有建议用手术代替放疗从而降低病理性骨折的风险；
- 承重骨切除或截肢不再用于局部病变的控制，因手术后并发症、化疗推迟和长期后遗症所带来的严重的不良后果。

Carlo Messina, Cancer Treatment Reviews 41 (2015) 235–246

PBo-DLBCL化疗方案

- 两个大型研究(Rare Cancer Network和IELSG)推荐蒽环类为基础的化疗方案和放疗作为原发骨淋巴瘤的一线治疗，ORR可达90%, 5yOS 84%;
- CHOP是最常用的一线方案，也有研究用米托蒽醌或者脂质体阿霉素代替阿霉素从而降低心脏毒性。

Carlo Messina, Cancer Treatment Reviews 41 (2015) 235–246

PBo-DLBCL: 利妥昔单抗的作用

- 美罗华已是多种淋巴瘤如DLBCL/FL一线治疗不可或缺的一部分，且在多种结外淋巴瘤中都显示疗效获益，如近期有研究提示R的加入可提高原发中枢淋巴瘤的PFS和OS数据；

- 在一原发骨淋巴瘤的小样本研究中，RCHOP治疗CR率达95%，8y OS为95%；

- 另一研究发现利妥昔单抗的加入可带来PFS的获益，RCHOP 3yPFS 80%~90%，CHOP 3y 50%~60%。

Carlo Messina, Cancer Treatment Reviews 41 (2015) 235–246

BCCA数据：
RCHOP 3y PFS显著优于CHOP

- 131例原发骨淋巴瘤，中位年龄63岁，1/3长骨，1/3脊柱

- 80% DLBCL，78%晚期疾病；79%CHOP，21% R-CHOP；103位原发骨DLBCL，5yOS 62%，10 OS 41%；

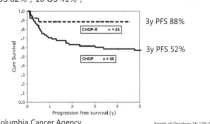

BCCA: British Columbia Cancer Agency

Annals of Oncology 18: 129–135, 20

PBo-DLBCL: 放疗的作用

- 受累骨放疗在原发骨淋巴瘤中存在争议；无前瞻性临床试验研究放疗在原发骨淋巴瘤中的作用；无论在美罗华时代还是前时代，都有文献表明放疗可以带来生存上的获益；但这些研究通常对入组患者没有限制，包括结内和结外，且放疗区域也没有前瞻性的进行界定和比较；

- 放疗的区域选择需要考虑风险获益比；要考虑对放疗风险敏感的器官，比如肺、脑、肠道或肾等；尽管多数放疗专家选择38-40Gy全骨放疗，但全骨和局部淋巴结放疗相关支持数据比较局限；若考虑到全骨放疗风险，可以在化疗前的受累区外界定3-5cm放疗边界；在软组织或骨外边界可以进一步局限到化疗后肿瘤边界外1-2cm；

- 放疗剂量主要取决于放疗区域大小、解剖部位和对化疗的反应情况；既往使用>40Gy显示较好结果的数据已经不适用了；IELSG-14研究显示，放疗剂量>36Gy或≤36Gy无显著性生存差异，5y PFS分别是75%和72%；

Carlo Messina, Cancer Treatment Reviews 41 (2015) 235–246

The Oncologist®   Lymphoma

Clinical Features, Management, and Prognosis of an International Series of 161 Patients With Limited-Stage Diffuse Large B-Cell Lymphoma of the Bone (the IELSG-14 Study)

ABSTRACT

Introduction. The clinical features, management, and prognosis of stage I–II diffuse large B-cell lymphoma of the bone (PB-DLBCL) included in an international database of 499 lymphoma patients with skeletal involvement were considered.

Methods. HIV-negative patients (n = 161) with diffuse large B-cell lymphoma of the bone (PB-DLBCL) after complete staging workup were reviewed. The primary objective of this study was to identify the most effective treatment modality; the secondary objectives were to define the contribution of irradiation fields and doses and the pattern of relapse.

Results. Median age was 55 years (range, 18–99 years), with a male/female ratio of 1:2; 141 (87%) patients had stage I, 14 (9%) had B symptoms, 37 (23%) had bulky lesion, 54 (33%)

91% (95% CI, 87%–95%). At a median follow-up of 54 months (range, 3–218), 107 (67%) patients remained relapse-free, with a 5-year progression-free survival of 68% (SE: 4). Four (2.5%) patients had meningeal relapse; 119 patients were alive (113 disease-free), with a 5-year overall survival of 75% (SE: 4). Patients managed with primary chemotherapy, whether followed by radiotherapy or not, had a significantly better outcome than patients treated with primary radiotherapy. The addition of consolidative radiotherapy after primary chemotherapy was not associated with improved outcome; doses >36 Gy and the irradiation of the whole affected bone were not associated with better outcome.

1. 化疗后放疗的加入并未提高患者的生存数据（5-year PFS: 74% ± 5% vs. 67% ± 14%，p = 0.47）
2. 放疗剂量>36Gy（58患者）相比≤36Gy（47患者）未能提高生存数据（5 year: 72% ± 7% vs. 75% ± 7%，p = 0.57）；
3. 受累骨全骨放疗也未能带来生存数据提升，化疗+全骨放疗或化疗+受累区域放疗的5yPFS分别是：76% ± 5% vs. 64% ± 9%，p = 0.31

TheOncologist 2014;19:191–2

河南省肿瘤医院数据

- 我中心自2006-2015共有9例原发骨淋巴瘤就诊，中位年龄38.2岁(3-58)，有两例儿童，年龄分别是3岁和5岁；

- 男性4例，其中包括2例儿童；女性5例；

- 首发症状通常为疼痛，包括部位有牙、锁骨、双上臂、右上臂、右下肢、腰、腰骶部、左髋部；

- 3例(33.3%)出现B症状；一例左下颌肿物为首发症状；

- 病变多累及疼痛部位和附近骨，呈多样性，4例累及单个骨，5例为多发骨淋巴瘤

河南省肿瘤医院数据

- 其中8例进行活检确认，3例为间变大细胞淋巴瘤/ALK阳性，两例B细胞非霍奇淋巴瘤，DLBCL、霍奇金淋巴瘤(混合细胞型)、Burkitt淋巴瘤和浆细胞淋巴瘤各一例；

- 2位LDH未查，余检测结果均显示正常；

- β微球蛋白也是2例未查，剩余检测患者中，2例升高，5例正常；

- 骨髓象2例未查，余检测患者者骨髓象均正常；

- 影像学检测方法呈多样性，1例使用PET-CT，5例CT或ECT，一例X线；

河南省肿瘤医院数据

- 患者PS评分中位73.3(60-90)；分期I期4例，IVE期5例；治疗方案见如下表格，多为CHOP /CHOP样方案或某些联合方案，2例加入放疗；治疗后ORR 88.8%，CR 55.5%（5/9），PR 33.3(3/9)，一例SD 12.2%；中位随访43.3月(6.4-114.5)，5例(55.5%)仍处于生存状态，4例失访；2例患者出现疾病进展，一例是PR后6.5月进展，另一例是CR后16.4月出现进展。

患者编号	性别	年龄	首发症状	病理类型（具体）	影像学检查	体能评分(PS)	分期	治疗方案	疗效	至进展时间(月)	诊断后治疗	患者死亡时间/存活	随访时间(月)
1	男	5	牙痛	间变大细胞淋巴瘤，ALK阳性	X线示下颌骨密度不均	90		CTX 200mg d1,VCR 1mg d1/8, PDN 30mg d1-7; AA+BB+CC+AA+BB+D PBMO+CC(固格化骨髓)	CR	来进展	NA	存活	7.10
2	女	58	颈上臂疼痛	间变大细胞淋巴瘤，ALK阳性	X线示右侧股骨溶骨性破坏	90	IVE	SCHOP+GDP	PR	来进展	NA	存活	6.27
3	男	37	髂骨疼痛	弥漫细胞淋巴瘤	PET-CT示	70	IVE	SCHOPE+6R+2周瘤放疗(IRBT+450T	CR	来进展	NA	存活	21.27
4	女	38	右下肢疼痛	普通大细胞淋巴瘤	CT示	70	I	SCHOP+300CT+阿尿 IRRTBOT	PR	6.53	无人旁平访随时		45.53
5	女	56	左髋部疼痛	非霍奇金淋巴瘤细胞性	X线	60	I	SCHOP	CR	来进展	NA	存活	43.20
6	女	34	腰骶部疼痛	霍奇金淋巴瘤（混合细胞型）	/	70	I	6AEFD+COPP	CR	16.43	放疗49gy	无人旁	56.77
7	男	5	左下颌肿物	Burkitt淋巴瘤	CT示下颌青骨折伴局部软组织肿块	90	I	SPR90-AA+BB+SPR90-CC+SPR9O-	CR	来进展	NA	存活	6.50
8	男	45	腰痛	非霍奇金淋巴瘤，B细胞性	间瘤CT示骨溶透质内广泛低密度影	70	IVE	SCHOP	SD	NA	NA	死亡	114.47
9	女	46	右上臂疼痛	间变大细胞淋巴瘤，ALK阳性	间瘤X示右肱骨上段	60	IVE	2CHOPE	PR	NA	NA	无人旁	88.30

PBo-DLBCL治疗小结

clinical practice guidelines

Annals of Oncology 00: 1-12, 2016
doi:10.1093/annonc/mdw178

Extranodal diffuse large B-cell lymphoma (DLBCL) and primary mediastinal B-cell lymphoma: ESMO Clinical Practice Guidelines for diagnosis, treatment and follow-up†

PBoL

- R-CHOP ± consolidation RT (30-40 Gy) remains the standard approach for the patients with any stage of DLBCL with bone involvement [III, B]
- CNS prophylaxis is not routinely required in these patients [III, B]; however, an accurate assessment (CSF flow cytometry and brain MRI) and prophylaxis can be recommended in patients with involvement of anatomic areas in close apposition to the CNS (skull and/or spine) [II, B]
- Patients with a pathological fracture should be initially managed similarly to standard PBoL. Consolidation RT (30-40 Gy) to the fractured bone may be given [IV, C]
- Initial surgery should be considered only if chemotherapy delays can be avoided [IV, C]

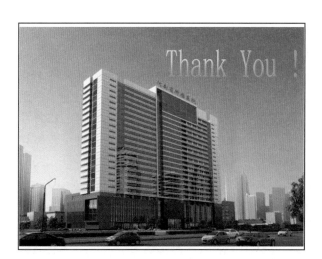

36. 蛋白组学在急性髓细胞白血病研究及临床应用进展

王 洋 吕 跃

中山大学附属肿瘤医院血液肿瘤科

一、引言

众所周知，AML 是一组高度异质性的疾病。经典的 FAB（法英美协作组）分型按照细胞形态及细胞化学染色将 AML 分为 M_0、$M_1 \sim M_7$ 共 8 个型别。随着对白血病发病机制、遗传学特征、分子生物学方面认识的不断深入，为了适应临床诊疗的发展，WHO 于 2001 年提出一种新的分型标准，将 AML 分为急性髓系白血病伴重现染色体异常、急性髓系白血病伴多系增生异常、治疗相关的急性髓系白血病和骨髓异常增生综合征、急性髓系白血病非特指型等四大类，并于 2008 年对其进行修订，将急性髓系白血病这一大类更名为急性髓系白血病及相关前体髓系肿瘤，并下分为 AML 伴重现性染色体异常、AML 伴 MDS 相关改变、治疗相关的髓系肿瘤、AML 非特指型、髓细胞肉瘤、唐氏综合征相关的髓系增殖症、母细胞性浆细胞样树突细胞肿瘤等七大类，以下又包含多个亚类。但即便是 WHO 的最新分类方法，也远未达到对 AML 患者进行精确地诊断、指导治疗、评估预后的要求，对于许多 AML 患者，尤其是标危组，这一点表现得十分突出。我们因此也急需发现 AML 的更多新的标志，对 AML 患者进行更加精确的分层，以便指导后续的治疗。此外，以 APL 为例，原先这是一类预后很差的疾病，但自发现 APL 特征性的 PML-RARA 融合基因之后，针对该基因进行的以全反式维 A 酸及砷剂为基础的促分化治疗起到了巨大的成效。因此，对 AML 的发病机制、异常的信号通路及特征性靶点的深入认识，对于设计新的治疗药物、改善 AML 的治疗现状也是至关重要的。

另一方面，随着人类基因组计划（Human Genome Project）的基本完成，基因组学的研究迅速兴起并风靡全球。但在随后的研究过程中人们发现，通过基因组学的方法并不足以窥见疾病的全貌。中心法则虽然只是简单地揭示了从 DNA→RNA→蛋白质的过程，而其中的转录、翻译、翻译后修饰等则是相当复杂。据报道 mRNA 和蛋白质之间的相关系数只有 $0.4 \sim 0.5$ [1]，而 DNA 与蛋白质的关系则更加捉摸不透。可以说仅通过对细胞 DNA 方面的了解而推断出较为精确的蛋白质方面的信息乃至细胞的功能状态，几乎是不可能的。况且，蛋白质是细胞功能的最终执行者，对蛋白质以及蛋白质组进行直接研究可为我们提供另一个角度的知识。然而到目前为止，蛋白质组学（Proteomics）还是一种新兴的研究思路与方法，仍有许多缺点尚待克服，但通过把这种新兴的方法渗透进生理、病理过程的研究中，人们做出了许多颇有意义的尝试。AML 的研究与蛋白质组学方法相结合，也是大势所趋。本文的目的即是对 AML 蛋白组学研究方法及相关进展做一综述。

二、AML 蛋白质组学相关方法与技术

现今被广泛采纳的蛋白质组的定义为"一个细胞、一类组织或一种生物的基因组所表达的全部蛋白质"。在相应的蛋白组学研究中，主要包含两种策略，即"由下至上"和"由上至下"。由上至下（Topdown）策略需要分辨率极高的质谱技术，目前少用。下面介绍的内容主要都是 AML 蛋白组学常

用的策略，即由下至上（bottom up）策略。

（一）蛋白质组学的基本方法

蛋白质组学的分析方法，主要包括蛋白质组分离、蛋白质鉴定、蛋白质组信息学等几大部分。

蛋白质组分离最经典的方法是 2-DE（2-dimensionalgel electrophrosis），即双向凝胶电泳。其基本原理为：在一个方向上根据不同蛋白质的等电点（pI）不同对其进行电泳分离（等电聚焦，IEF），在与之正交的方向上再根据分子质量大小之间的差异进行分离。2-DE 法在检测低丰度蛋白、极端酸碱性蛋白等时有明显不足，且重复性不佳。但因其分辨率高、高通量的优点在蛋白组学研究中仍有重要价值，仍为现今的主导技术。人们针对 2-DE 法的缺陷提出了一些改良的方法，如非平衡 pH 梯度电泳（NEPHGE）、BN/SDS-PAGE 双向电泳、对角线双向电泳等，在蛋白组学研究中也分别有一定的应用。

除 2-DE 法外，还有其他一些蛋白质分离技术，如蛋白质芯片技术，其优点主要为高通量、检测速度快、灵敏度高、适合于临床应用等；液相色谱技术，尤其是多维色谱技术，通过改变洗脱剂、固定相的种类，可实现对低丰度蛋白、特殊性质蛋白（如极端酸碱蛋白）的更好分离。这些方法也都有很好的应用价值及发展前景[2]。

蛋白质分离过后即要对蛋白质进行鉴定。蛋白组学中蛋白质的鉴定主要依赖于质谱技术。将分离后的蛋白质样品经酶（主要是胰蛋白酶、Lys-C 等）消化后，即可进行质谱分析。样品经电离后（电离方法主要有基质辅助激光解吸电离，MALDI 和电喷雾电离，ESI），在各种不同形式的质谱仪内进行分析，即可得到所研究蛋白质相关的信息。

（二）蛋白质组学中一些新的方法与改进

近年来，精确、定量的要求越来越渗透进生物分析的方法中。定量蛋白组学即是顺应这一潮流的产物。其基本原理是引入化学性质相同但质量不同的稳定同位素标记肽段，在质谱分析中出现有恒定质量差异的一对对应的峰，通过比较二者的比率即可获得其相对定量信息。同位素标记的方法主要分为体内标记、体外标记。体内标记的代表性方法为稳定同位素标记必需氨基酸标记法（SILAC）[3]，体外标记则主要包括同位素亲和标签技术（ICAT）[4]、相对和绝对定量的等重标签技术（iTRAQ）[5]等。此外，尚有纳流体技术，也有很好的灵敏度、分析速度，且所需分析样品的量很小（仅纳升级别即足够），有着广泛的应用前景。

另外，对传统的蛋白组学方法也有一些新的改进，这些改进大多是在原来技术的基础上使一些具体环节更加优化，或者更加适用于某些特定性质的样品分析等。例如，M.Hernandez-Valladares[6]等人报道在样品准备过程中，他们改良了一种称为滤器辅助的样品制备技术（filter-aidedsample prepara-tion，FASP）。这种技术因其高效的蛋白水解作用和较高的灵敏度而越来越广泛的被人们采用，但是由于蛋白质水解不完全造成的滤网堵塞以及偶尔发生的滤器故障造成的样品成分的丢失，也对这种方法的应用造成了不小的困扰。研究者通过在上样前对滤器质量进行检验，并将 FASP 技术与 StageTip 分离技术、固定金属离子亲和色谱（IMAC）等技术相结合，明显提高了蛋白质组学或磷酸化蛋白质组学分析的效率及可重复性[6-7]。

传统的 2-DE 法在第一向等电聚焦（IEF）过程中，其固相 pH 梯度条（IPG）均有一个 pH 范围，范围之内没有重叠的球区段，且有时在分离时会遇到分辨率不够高、极酸极碱蛋白超出 pH 分析范围等问题。QH.Shi 等人[8]运用了一种高分辨率的"极端放大"（ultra-zoom）2-DE 法，在研究中他们运用多个固相 pH 梯度条，每个梯度条的覆盖范围较窄，但相互之间有一定重叠（pH3.9～5.1、4.7～5.9、5.5～6.7、6.3～8.3），他们用这种方法对多柔比星敏感和耐药的细胞系进行了比较蛋白组学研究，提高了 2-DE 的分辨率。样品中有些蛋白在不同 pH 梯度条上的重叠范围内均有出现，这种相互印证也加强了实验的说服力。

在 Zhang[9]等人对地西他滨诱导的组蛋白修饰的研究中，研究者在组蛋白酸提取的过程中加入丙酮，使得无论是连接组蛋白还是核心组蛋白的富集效率明显提高。他们对待分析的肽段进行丙酰化处理，使得肽段在色谱柱中的疏水性及滞留时间显著提升，增加了分析的分辨率，并能够识别更多的组蛋白修饰。

FSelheim 及其同事[10]结合临床、细胞遗传学、分子分层及预后等特征，根据互补性综合选取了5种 AML 细胞系，Molm-13、NB4、MV4-11、THP-1、OCI-AML3。例如，NB4 和 THP-1 细胞系含有 p53 基因突变，Molm-13 和 MV4-11 细胞系含有 FLT3-ITD 突变，这些均与不良预后相关。而 OCI-AML3 细胞系含有 NPM 基因突变而不含 FLT3-ITD 突变，与良好预后相关。研究者将5种细胞系的细胞经培养后的裂解液等摩尔量混合，制成超级 SILAC 混合物。经过患者样本的验证，作者认为以这种混合物作为内标，能够较好的涵盖 AML 蛋白组，可以作为定量蛋白组学一个很好的参照体系。

虽然现已报道数量繁多的改进方法，而在这里需要说明的是，这些分析方法虽然并不一定有普适性的价值，不一定能够广泛应用于各类标本的分析，但对某些种类特定样品的分析，往往具有独到的优势。因此具体研究过程中，应根据不同的标本类型和研究目的，选取适宜的研究方法。

蛋白质组学研究技术发展迅速，但重复性不够高、分辨率不足、受实验条件影响较大等仍然是普遍存在的问题。在许多实验研究中，研究者对从蛋白组学研究得出的结果，往往还要用其他各种方法（如免疫印迹、RNAi 或其他基因技术等）证实其结论。因此，目前蛋白质组学方法以其高通量、信息量大的优势，在研究应用中更像是一种"搜索"的方法。单一的蛋白组学结果目前来看说服力似乎还不够充分。尽管有不少研究者对蛋白组学方法的工作流程进行了优化的尝试，但总体上看还是存在不小的改进空间。

三、蛋白质组学方法在 AML 研究中的进展

蛋白质组学方法在 AML 研究中的应用尚属一个比较新兴的领域，但已积累了非常多的成果。有时在蛋白质组学研究开始之前，研究者甚至不需要对所研究的方向有足够的了解，而可以待蛋白质组学研究结果提供下一步研究的线索。或者如果事先已对研究方向有一定的认识，可借此进一步探究其具体机制、相关分子通路等，增加对相关领域的深入认识、指导进一步的研究方向。目前在 AML 研究领域，多数研究进展集中在比较蛋白组学（即 AML 细胞系与同起源正常细胞，或耐药与非耐药 AML 细胞系蛋白表达谱差异）、发现特征性分子标志（指导治疗，评估预后）、翻译后修饰、药物治疗前后细胞系蛋白表达谱变化（可借以分析药物治疗机制）、分子通路及相关靶分子探索、磷酸化蛋白质组学等许多方面。下面简要介绍一些与之相关的研究成果。

（一）比较蛋白组学

比较蛋白组学主要针对的问题是不同细胞系或是不同结局患者来源的细胞蛋白表达谱的差异。这种研究思路可在对所研究问题缺少较深入了解的情况下进行，通过分析不同细胞或组织表达谱，找到差异表达的感兴趣的蛋白，从而为下一步更深入的研究（如差异表达的蛋白是否参与致病过程，其详细分子机制，以及是否可以作为有意义的指导治疗或评估预后的指标等）提供指导。这方面的相关研究非常多，在不同 AML 细胞系或是不同结局组之间发现了非常多的目标分子。如 Kornblaun 等人[11]通过蛋白组学的研究发现，$M_0 \sim M_2$ 系 AML 的细胞相对于 M_4 及 M_5 系的 AML 细胞高表达磷酸化的 STAT1、5 及一些与凋亡相关的蛋白，而低表达如 AKT、TP38、PKC 等与信号转导相关的蛋白。因此，研究者推测 $M_0 \sim M_2$ 型 AML 的致病机制可能主要与凋亡相关，而 M_4、M_5 等型别的 AML 的致病机制则可能主要依赖于异常的信号转导通路。YGKwak[12] 等人的研究中，研究者抽取了12名 FAB 分型为 M_2 或 M_4 的 AML 患者的静脉血，并抽取12名健康成人的静脉血作为对照。用 2-DE 加银染的方法，研究者发现了8种显著差异表达的蛋白质。其中3种蛋白在 AML 患者中表达上调，5种蛋白表达下调。之后将这些蛋白用 MALDI-TOF 进行质量指纹图谱分析，运用 ESI-串联质谱进行肽段序列分析。结果显示3种在 AML 患者中表达上调的蛋白分别为 immunoglobulin heavy-chain variants、proteasome 26S

ATPase subunit 1 以及 haptoglobin-1（片段），下调的5种蛋白分别为 α-2-HS-glycoprotein（片段）、complement-associated protein SP-40、RBP4 gene product、lipoprotein C-Ⅲ 和一种 pI 为 5.58、分子质量为 11.7kD 的未知蛋白。继而他们结合相关资料对这8种蛋白的功能进行了探讨。在 AL.He[13] 等人的研究中，他们运用蛋白组学方法，对新诊断 AML 患者与健康对照组人群蛋白表达谱进行分析，发现了47种差异表达的蛋白，其中在新诊断 AML 患者组中，12种蛋白相对上调，35种蛋白相对下调。研究者继而通过 HPLC-ESI-MS 方法鉴定出其中3种蛋白，即分子量为 3216.57D 的 UBA1（Ubiquitin-like modifier activating enzyme 1）蛋白、分子量为 4089.7D 的 Isoform 1 of Fibrinogen alpha chain precursor 蛋白以及分子量为 7762.87D 的 PF4（Platelet Factor 4）蛋白。而之前已有关于这些蛋白分子是如何参与致病过程的研究报道：泛素化是细胞清除多余蛋白的一种重要途径，有研究表明在一些白血病细胞系中，泛素化的蛋白含量均显著增加，但与泛素化作用相关的 UBA1 蛋白含量并未观察到有明显增加，因而推测在恶性转化细胞中其作用机制主要是活性增加而非量的改变。用 RNAi 技术或一些药物也能显著抑制 UBA1 的活性，其结果便是增加胞内 p53 蛋白含量，并诱导细胞死亡[14]。纤维蛋白原被观察到在许多恶性肿瘤中都有高表达[15]，且可以作为肿瘤转移、总体生存等指标的独立预后因子[16]。PF4 是一种由巨核细胞合成的趋化因子类物质，有研究观察到 PF4 血象恢复的一个较好指标[17]。他们的研究显示，虽然鉴定出的这三种不同分子量蛋白的表达在正常对照组与完全缓解组之间，或是新诊断组与复发组之间的对比并无显著差异，但如果将新诊断组合并复发组与正常对照合并完全缓解组进行比较，就会发现 UBA1 有显著性的表达上调，而 Isoform 1 of Fibrinogen alpha chain precursor 和 PF4 则有显著表达下调。且这三种蛋白的表达水平可较好的对患者预后进行估计[13]。在 H. Mano 的另一项研究中[18]，研究者抽取了从13例患者（包括5例 AML，4例 MDS 相关性 AML，3例 MPD，1例 ALL）骨髓中抽取了 AC133 阳性细胞进行分析，他们运用 2-DE 法鉴定出11个表达丰度不同的斑点，对其进一步鉴定（MALDI-TOF-MS）则明确其属于 NuMA（nuclear protein associated with mitotic apparatus）、HSPA5（Heat shock 70kD protein-5）、HSPA8（Heat shock 70kD protein-8）、ADA（腺苷脱氨酶）、aldolase A、TPI1（磷酸三糖异构酶1）、GST-pi、SOD2（超氧化物歧化酶2）、PPIA（肽酰脯氨酰异构酶A）、HSPA9B（Heat shock 70kD protein-9B）等10类不同蛋白。他们找到其中的 NuMA 作为进一步分析的对象，发现 NuMA 的过表达可扰乱细胞正常有丝分裂，促进非整倍体（aneuploidy）的形成。而在前述 QH.Shi 等人[8] 的研究中，研究者运用蛋白组学方法（前面曾提到的极端放大 2-DE 法）对多柔比星敏感与耐药的细胞系的蛋白表达进行比较分析，他们发现差异表达的蛋白其功能主要与以下几方面相关：①能量代谢：研究者发现果糖二磷酸醛缩酶A、烯醇化酶等多种与能量代谢相关酶类在耐药细胞系高表达，而这也与之前研究报道的肿瘤细胞因相关酶类表达增加而使其糖酵解速度加快，会消耗更多的葡萄糖这一结果相吻合[19-20]。②胞内离子调控：研究者发现了 sorcin、蛋白 S100-A4 等几种钙结合蛋白在耐药细胞中的表达改变。之前也有研究[21] 证实一些钙结合蛋白与细胞的耐药性相关。③细胞运动及结构：研究者发现波形蛋白在耐药细胞中表达显著增加，而这种蛋白对细胞生长、抵抗外界不利应激具有重要作用。④分子伴侣：在这项研究中，研究者发现耐药细胞中热休克蛋白70（HSP70）有明显的表达上调，而热休克蛋白27（HSP27）则明显表达下调。根据相关研究，HSP70 可能与细胞增殖有关，而 HSP27 则可能与细胞生长迟滞及分化相关。⑤氧化还原反应：研究者发现耐药细胞中 peroxiredoxins 等数种蛋白表达改变。而这些蛋白除了参与氧化还原反应外，在细胞信号转导、解毒作用等过程中也有一定的作用。

从上述结果中我们可以看到，在 AML 或者是其他肿瘤相关的研究中，发现的差异表达蛋白大多都与热休克蛋白（分子伴侣、与蛋白分子折叠等相关）、泛素化、抗氧化、能量代谢等相关，而很多研究的结果都集中在这些种类的蛋白，如 Wadleigh M[22] 等人的结果，因此对这些相关功能的蛋白质分子的进一步深入研究也是现今的热门领域，深入了解这些分子在致病过程中所起的作用也对人们理解 AML 的发病机制提供了很大帮助。

还有研究者从代谢组学的角度进行探索，如SJChen等人[23]对183名AML患者和年龄、性别与之相匹配的232名健康对照血清之间的代谢组学差异用磁共振的方法进行了研究。结果显示，与健康对照相比，AML患者血清中苯丙氨酸、酪氨酸、N-乙酰糖蛋白等多种物质水平升高，而胆碱、甘油磷酰胆碱、磷酸胆碱、缬氨酸等物质水平则有所下降。由于183名AML患者中高危组人数较少，结果偏差较难控制，研究者对标危组和低危组患者的样本进行比对，发现标危组中异亮氨酸、亮氨酸等几种氨基酸和胆碱、HDL等血清水平升高，而LDL和VLDL等则水平下降。他们认为研究中发现的这些物质以及核磁共振的方法未来有可能在AML的诊断和预后估计等方面显示出其价值

需要注意的是，在H Mano等人的研究中[18]，他们谨慎地将所研究的对象界定为AC133阳性细胞，这提醒我们有时在运用蛋白组学方法分析过程中，需注意所分析细胞或组织来源背景问题。对来源差异较大的细胞、组织进行分析，如果仅仅考虑蛋白组学分析中各蛋白表达的差异，而没有相关蛋白已有知识的辅助，得出的结果就有可能是偏离事实的，或者是无意义的。这启发我们选择来源相近的细胞进行分析，并对所分析蛋白功能加以适当了解，这样可有助于我们对实验结果的正确解读，减少盲目性。另外，这种大范围的（global）比较基因组学有时受实验条件、人为操作等因素的影响较大，其重复性、说服力有时不够，因此在现阶段，运用如免疫印迹、RNAi等其他技术方法对所得结果进行证实，很多时候也是必要的。

（二）药物干预前后蛋白表达谱变化及耐药机制探索

这一类研究主要关注药物作用前后的细胞或组织，其蛋白表达谱（或者是磷酸化蛋白质谱）发生了何种变化，进而为药物作用机制、新药设计等相关领域提供更深入的知识或启发进一步的研究思路。因TKI治疗带有BCR-ABL融合基因CML的显著效果，很多研究的重点都集中在CML细胞系的蛋白质表达谱在经过TKI处理后是如何变化的。而相关的研究在AML方面也积累了一定的资料。例如，染料木素（Genistein，GEN）是一种天然的蛋白酪氨酸激酶抑制剂[24]，CS.Chen等人的研究[25]运用2-DE和串联质谱的方法对HL-60细胞系在GEN治疗前后的蛋白表达进行了分析（50μm，48小时GEN处理vs对照），他们发现了14种差异表达的不同蛋白，其中GEN处理后上调的有PA2G4（与细胞增殖相关）、HSP70 protein8、丙酮酸脱氢酶（代谢相关）、6-葡萄糖磷酸内酯酶、异柠檬酸脱氢酶、NADPH、hnRNP H1、cyclophilin A，下调的有hnRNP A1、hnRNP C、Rab14。这些蛋白大致归属于6类，即细胞信号转导（包括Rab14）、代谢（包括丙酮酸脱氢酶、6-葡萄糖磷酸内酯酶、异柠檬酸脱氢酶、NADPH）、转录后修饰（包括hnRNP A1、hnRNP C、hnRNP H1）、细胞增殖（包括PA2G4）、分子伴侣（包括HSP70 protein8）及结构重组等。他们还用免疫印迹技术证实了HL-60细胞对GEN时间及剂量依赖性的蛋白表达差异。研究者继而推断GEN对HL-60生长的抑制作用是通过多条途径完成的。可以注意到，他们的研究发现的差异表达的蛋白也和前面比较蛋白组学中的蛋白种类相近。

先前已有资料表明Vav1（一种受酪氨酸磷酸化调节其活性的蛋白分子）在ATRA诱导的APL细胞的分化过程中起着很重要的作用。在SCapitani等人[26]的研究中，研究者以APL细胞系HL-60和NB4为研究对象，利用蛋白组学方法对其更为详细的机制进行了探讨。他们发现，在ATRA治疗过程中，如果用siRNA减少Vav1蛋白的表达，或者用一种称为白皮杉醇（piceatannol）的药物抑制Vav1的酪氨酸磷酸化，会导致一些蛋白的表达上调，另一些蛋白的表达下调（在两个不同实验细胞系中并不完全一致）。这些蛋白的功能主要属于酶类；细胞周期以及凋亡相关；蛋白合成、折叠与降解；以及细胞骨架蛋白。而在siRNA组，14-3-3 protein epsilon、Tubulin α-chain在两个不同细胞系中均表达上调，α-enolase和splice isoform 2 of proteasome subunit alpha type 3均表达下调。在piceatannol组，则tubulin α-chain均表达下调。作者进而探讨了上述这些分子在蛋白合成、降解及细胞分化、凋亡等不同过程中可能起到的作用。值得注意的是Tubulin α-chain这种蛋白在siRNA下调Vav1表达和piceatannol抑制Vav1磷酸化两种情况下，其表达调节方向不一致。鉴于piceatannol主要抑制Syk激酶介导的

磷酸化，作者认为这可能是 Vav1 本身具有多种功能，其本身也受到多种不同机制调节的结果。

VPA 和 SAHA 为组蛋白去乙酰化酶抑制剂，先前的研究报道这两种药物对 AML 均具有治疗作用，但其中的机制不甚清楚。XYZhu 的团队[27] 联合 SILAC、高效液相色谱、串联质谱技术，对 VPA 和 SAHA 处理后的 HL-60 细胞系蛋白组、乙酰化组进行研究。蛋白组的结果显示 VPA 治疗诱导 359 种蛋白表达上调，426 种蛋白表达下调；SAHA 治疗则使 323 种蛋白表达上调，452 种蛋白表达下调。结果提示，从 GO（gene ontology）和 KEGG 通路分析的角度来看，两种药物对 HL-60 细胞系的治疗作用是类似的，但二者诱导的蛋白复合体的改变则有着明显的不同。对乙酰化组的分析显示，VPA 治疗使 164 种蛋白的 186 个赖氨酸乙酰化位点乙酰化水平上调，使 104 种蛋白的 135 个乙酰化位点乙酰化水平下调；SAHA 治疗则使 124 种蛋白的 139 个乙酰化位点乙酰化水平上调，88 种蛋白的 94 个乙酰化位点乙酰化水平下调。同样从 GO、KEGG 和蛋白复合体等几个角度进行分析，研究者也发现了 VPA 和 SAHA 治疗诱导的许多相同或不同的乙酰化水平的改变。对蛋白-蛋白相互作用的分析，则显示与 VPA 治疗相关的有 234 个关键节点和 814 对相互作用，与 SAHA 治疗相关的有 188 个关键节点和 542 对相互作用。二者之间也有着一定的差异。这项研究结果为我们深入认识组蛋白去乙酰化酶抑制剂治疗过程中相关调节网络及参与分子的变化情况，提供了帮助。

表皮生长因子受体（epidermalgrowth factor receptor，EGFR）突变可见于一部分非小细胞癌患者肿瘤细胞，EGFR 拮抗剂厄洛替尼和吉非替尼治疗这些肿瘤细胞有不错的反应[28]。而有研究报道[29] EGFR 拮抗剂也有诱导 AML 分化的作用，可抑制其细胞活性，且尚有一些临床证据的支持[30]。在一个稍近的研究中，K.Stegmaier 和同事[31] 在其研究中运用蛋白组学方法，认定 Syk 是 EGFR 拮抗剂发挥作用的一个重要靶点。Syk 是一种非受体酪氨酸激酶，在正常的 B 细胞分化及造血细胞信号转导中均发挥重要作用，并且据称与 MDS 或淋巴瘤的形成有关[32-33]。Stegmaier 的研究发现 Syk 在经吉非替尼治疗后磷酸化程度降低，最终结果是诱导细胞分化，使细胞活性降低。他们还用 shRNA 抑制 Syk 的功能，也得到了相同的结果。在其他一些 AML 细胞系中，同样的作用也得到了证实。研究者因而认为 Syk 是 EGFR 抑制剂的一个治疗靶点。有趣的是，在稍后的一项研究中，H.Daub[34] 和同事运用基于 SILAC 的定量质谱法对 KG1 AML 细胞在厄洛替尼和吉非替尼处理前后的磷酸化蛋白质组进行了分析，鉴定出 Syk、Btk、SFKs（Src family kinase）等多种磷酸化明显下调的蛋白激酶分子。他们还运用了一种称为化学蛋白组学的较新颖的方法[29]，对厄洛替尼/吉非替尼和靶蛋白的解离常数（K_d）进行了估计，并结合一些体外的实验分析，最终得出结论认为 SFK 和 Btk 更像是厄洛替尼和吉非替尼的直接靶点，而 Syk 则是间接作用位点，可能是在 SFK 或 Btk 受抑制后其功能才间接受到影响。我们看到这两篇研究得出的结论是不一致的，这也体现出了信号转导通路及药物治疗机制的复杂性。

T Yamauchi 等人[35] 以 5 种 AML 细胞系（HL-60、K562、CEM、THP1、U937）为基础，分别培养出与之对应的阿糖胞苷耐药的细胞株。用 DNA 微阵列和蛋白组学方法对这些耐药细胞株和其亲本进行对比分析，发现在所有 5 个细胞系中，2 种基因的表达上调，6 种基因表达下调。这些基因主要与细胞凋亡、细胞存活以及分子伴侣等相关，而在 CEM 细胞系/耐药 CEM 细胞系进行蛋白组学对比分析，发现耐药细胞系中一种叫做 Stathmin 1 的蛋白表达显著减少。之前的资料显示这是一种微管调节蛋白，与纺锤体的聚合与解聚相关，因此其表达水平的改变有可能参与到阿糖胞苷耐药的过程中。

在 AML 中，PI3K/AKt/mTOR 通路的异常活化与不良预后密切相关。J Bertacchini 和同事选取 80 名 AML 患者，抽取样本进行研究[36]。基于 RPPA（反相蛋白质阵列）技术，作者先对相关信号通路中蛋白分子磷酸化状态进行分析，从 80 例样本中筛选出 50 例 PI3K/Akt 通路异常活化的样本，用 PI3K、Akt 抑制剂对样本进行处理。出乎意料的是，经过一夜的处理后，50 例样本中有 35 例出现了反常的 Akt 及其下游分子（glycogen synthase kinase 3、PRAS40）磷酸化水平升高。而短时间的（不超过 4 小时）抑制剂处理，可使 Akt 的 S473、T308 位点及其下游分子磷酸化水平均下降。作者认为这与蛋白调节网络中的反馈作用有关。接着他们发现，对 Akt 和 mTOR 的共同抑制，虽可促进细胞死亡，但并不能完全抑制 Akt 活化。进一步，研究者对抑制剂抵抗组中的28例进行分析，发现其中21例 IGF-1R（PI3K 是其下游分子）均呈高度磷酸化状态。而在大多数 AML 标本中，PDGFR、EGFR 也是如此。作者认识到这些受体酪氨酸激酶可能是支持 PI3K/Akt 通路活化的根源。他们接下来用受体酪氨酸激酶抑制剂如 sunitinib、linsitinib、quizartinib 对样本进行处理，发现仅单药即能抑制 Akt 及其底物的磷酸化水平。如果将这些受体酪氨酸激酶抑制剂与 Akt 抑制剂联合，对样本进行较长时间处理，则更是使 Akt 的磷酸化水平大幅度降至基线水平以下，并能阻止其下游信号分子的再活化。作者认为 RPPA 等蛋白组学方法对于分析 AML 的磷酸化蛋白组，进而获取关于相关分子通路调节过程的认识，了解治疗反应或是治疗抵抗的机制，是一个有力的工具。

（三）分子通路及相关分子机制探索

增进对某种疾病分子通路的认识不仅对深入理解疾病大有裨益，而且对治疗靶点的发现、药物的设计、优化治疗等有极大帮助。蛋白组学方法因其信息量大、分辨率高的特点，很适合于分子通路的研究。C/EBPα 是一种重要的调节分化的蛋白，其一种分子量为 30kD 的突变体（C/EBPαp30）在 AML 患者中较为常见。Geletu M 等人[37] 通过蛋白组学研究发现 Ubc9 可能是可能是突变体 C/EBPαp30 的调节位点之一，表达上调的 Ubc9 可增加野生型 C/EBPα 的类泛素化修饰（SUMO 化），从而导致 C/EBPα 的降解增加，干扰其正常功能。我们知道，在 AML 中，染色体 t（8；21）q（22；22）是一种较常见的异常，其结果即导致融合蛋白 AML1-ETO 的产生。G Behre[38] 等人运用 2-DE 及质谱分析的方法，运用各种方法（如锌离子及去除四环素诱导）进行验证，最终阐明其分子通路，即：NM23（nucleosidediphosphate kinase A）是一分化抑制因子[39-40]，其过表达有重要的促白血病生成作用。而 C/EBP 可使 NM23 表达下调，从而起到促进分化的作用。研究者的结果显示正是 AML1-ETO 融合蛋白阻断了 C/EBP 下调 NM23 表达的功能，从而促进 NM23 过表达，继而促进了伴 t（8；21）AML 的发生发展，确定了 AML1-ETO→C/EBP→NM23 这一信号通路。C/EBPα 是一种重要的转录因子，Trivedi A 等人则运用蛋白组学方法从多种蛋白中识别出 JNK-1（c-Jun N-terminal kinase 1）和 TIP60 是可与 C/EBPα 的 DNA 结合域相互作用的蛋白。活化的 JNK-1 可抑制 C/EBPα 的泛素化过程，从而延长其半衰期，增强其 DNA 结合及反式激活作用[41]。而 TIP60 则是通过对其目标基因启动子区的 C/EBPα 和组蛋白进行乙酰化达到增强 C/EBPα 反式激活活性的作用[42]。

MY Balkhi 等人[43] 抽取了 42 名 AML 患者的骨髓标本，这 42 名患者分属于 t（8；21）、inv（16）、t（15；17）、复杂核型、正常核型、11q23（MLL/PTD）等不同类别。运用 2-DE 结合质谱的方法，在上述 6 个类别中分别分离并鉴定出 32、37、32、55、60、24 种蛋白，其中分别有 11、17、11、20、18、8 种蛋白是差异表达的。作者认为不同细胞遗传学改变对其表达的蛋白组有着显著的影响。他们将这些鉴别出的蛋白质用一种新颖的通路探测软件进行深入分析，显示出与每种细胞遗传学特征相对应的可能的主要调节网络与信号通路［如复杂核型可能主要是 MAPK8 和 MYC 通路，inv（16）则主要是 JUN 和 MYC 通路］。研究者发现，在这些鉴定出的蛋白质中，有些可以视为特定细胞遗传学类型的分子特征，在有些细胞遗传学类型中有所表达，而在另一些类型中则不能被鉴定出来。其他的一些在两种或以上不同细胞遗传学类型 AML 中均有表达的蛋白，其表达的量和翻译后修饰模式也有着明显的差异。这些发现对揭示不同细胞遗传学类型 AML 的特征性的分子改变、相关致病机制、分子通路和调节网络以及相应的诊断和分层、寻找可能存在的治疗靶点，均有很大帮助。

TLy 等人[44] 以 NB4 细胞系（一种髓系白血病细胞系）为研究材料，分别用血清饥饿法、羟基脲、RO-3306（一种选择性 CDK1 激酶抑制剂），使分裂细胞停滞于 G_0/G_1 期、S 期以及 G_2 期，然后以蛋白组学方法探究停滞于这些分裂时期细胞的蛋白表达差异。结果显示有 484 种蛋白与细胞周期停滞相关。这些蛋白可分为 4 类，分别在 G_0/G_1、S 期、G_2 期出现表达峰值，以及在 S 期表达出现最低值。他们根据实验结果，结合之前的研究资料，发现血清饥饿法（细胞停滞于 G_0/G_1 期）主要使细胞代谢相关蛋白（与糖、脂、氨基酸代谢及呼吸作用相关，如 FAHD2A、FADS2 等）、胆固醇合成相关蛋白

（如 HMGCS1、DHCR7）以及染色质修饰蛋白（如 HIST1H4A、H2AFX 等）表达发生显著变化；羟基脲（细胞停滞于 S 期）主要使 p53 信号通路蛋白表达增加（如 DDB2、BAX、APAF1、Caspase-3 等，还有其他一些分子，如 cyclin E2、GTSE1 等）；RO-3306（细胞停滞于 G_2 期）主要使 G_2/M 细胞周期检查点相关蛋白（如 MCM6、ORC1）和驱动蛋白系统表达上调，同时使翻译相关蛋白（如 eIF、EF-1、EF-2 等）表达下调。研究者的结果，为我们提供了有关细胞周期调控的一幅更加清晰的图景，这对深入认识 AML 的致病机制以及启发新的治疗药物或治疗方案，无疑是有益的。

AD Schimmer 的小组 [45] 运用 shRNA 敲除技术，通过大量筛选，识别出 ClpP 对 AML 细胞的活性非常重要。ClpP 为核基因编码，是一种线粒体蛋白酶，与胞质中的蛋白酶体具有相似的结构。在胞质中合成后转运至线粒体基质，并在线粒体内行使其功能。这种蛋白对维持 AML 细胞的活性十分重要，对这种蛋白进行基因敲除后能显著抑制高表达 ClpP 的 AML 细胞的生长和活性。研究者用 RPPA 技术对 511 份 AML 患者样本和 21 份健康人来源的 CD34$^+$ 细胞进行对比分析，发现相较于正常的 CD34$^+$ 细胞，ClpP 在大约 45% 的 AML 样本中均过度表达。他们运用一种称为 BioID-质谱的技术，揭示出与 ClpP 相互作用的蛋白主要属于呼吸链相关蛋白和线粒体代谢酶类。对 ClpP 的抑制能够影响细胞的氧化磷酸化过程，且 ClpP 抑制剂（A2-32-01）在体外实验（AML 细胞系）和体内实验（SCID 小鼠模型）均显示出抗 AML 的作用。这项研究成果也为我们提示了一种新的治疗思路。

JF Tong 的小组 [46] 对 AML 患者骨髓标本和健康对照的磷酸化酪氨酸蛋白（pY）、酪氨酸激酶（PTKs）和磷酸酶（PTPs）均进行了蛋白组学分析。对整个蛋白组的分析显示，无论是形态较为成熟的与较为原始的 AML 之间（462 种），还是 AML 与正常对照之间（376 种），其蛋白表达均有显著的差异。研究者接着对磷酸化酪氨酸蛋白组（pYome）、酪氨酸激酶组（PTKome）和磷酸酶组（PTPome）进行了分析，发现 pYome 的改变主要发生在细胞表面受体信号通路、对肽的反应以及酪氨酸磷酸化过程相关的蛋白，而 PTKome 与整个 pYome 的水平呈显著正相关，但 PTPome 与 pYome 的水平并非简单地呈负相关，相反甚至呈现正相关，尽管并没有统计学显著性。结果提示酪氨酸激酶和磷酸酶对酪氨酸磷酸化位点的磷酸化水平均有着非常明显的影响。这种对磷酸化酪氨酸蛋白组（pYome）、酪氨酸激酶组（PTKome）和磷酸酶组（PTPome）的综合分析研究，为我们提供了一个关于信号通路与调节网络更加全面的认识，开辟了一种新的思路。我们不仅可以从激酶的角度，还可以从磷酸酶的角度，去探索相关的调节过程，寻求新的治疗策略。

蛋白组学的研究方法还在对白血病干细胞（Leukemiastem cell，LSC）的研究中有不少应用。近来相关研究风靡一时，人们对 LSC 特征的认识正在不断深入，期望通过识别其与正常造血干细胞之间的差异，设计出有针对性的靶向治疗药物。LSC 的丰度一般很低（<1%），且在分离时缺乏可靠的表面标志，使得分离 LSC 成为一件颇有难度的工作。G Sauvageau 和同事们 [47] 培育出两种起源于原始表型小鼠胎肝细胞的细胞系 FLA2 和 FLB1。两种细胞系均表达水平相仿的 Hoxa9 和 Meis1 癌基因，其表面标志也十分类似，但二者的 LSC 比例则差别悬殊，分别为 FLA2 的 71%（1/1.4）和 FLB1 的 0.3%（1/347）。研究者用蛋白组学方法对两个细胞系的核蛋白及胞质蛋白表达谱分别进行提取分析，识别出多种表达水平各异的蛋白、不同的蛋白磷酸化位点及其参与的调节网络、差异化的 PcG 蛋白（目前认为是一种表观遗传控制系统）磷酸化位点和分布模式，这些差异大多与表观遗传修饰、RNA 加工、细胞核输入/输出等细胞功能有关。这项工作对我们认识 LSC 自我更新的机制及其相关分子和通路起到了积极作用。SM Kornblau [48] 等人从 73 名非 APL 的初治/复发 AML 患者中抽取了骨髓或外周血标本，用 CD34、CD38 等表面标志对其进行分类纯化，逐步分离出 bulk（从标本中除去表面 CD3、CD19 等淋系细胞）、CD34$^-$、CD34$^+$、CD34$^+$CD38$^+$、CD34$^+$CD38$^-$（LSC）等几群细胞。他们应用反相蛋白质阵列（reverse phase protein array，RPPA）对 121 种蛋白的表达进行了研究。结果显示，CD34$^+$CD38$^-$（LSC）细胞与其他几群细胞相比，多数蛋白的表达均有显著性差异。与正常的 CD34$^+$ 细胞相比，CD34$^+$CD38$^-$ 细胞 P27、STAT3、Caspase 7、Caspase 8 等多种蛋白在 ≥60% 的病例样本中表达均明显上

调，而BCL-2、β-Catenin、SMAC等多种蛋白则明显下调，之后还对这些蛋白质参与的调节网络及其功能进行了分析，发现了BAX、MAPK14、P53等多种相关的通路及其关键分子。作者认为，LSC是导致AML再生长和复发的主要原因，而其转录组、蛋白组相较于正常的HSC或非干性的AML细胞，均有显著不同。这些不同在未来有着巨大的临床价值，可以为估计预后、靶向治疗靶点的选择等提供很大的帮助。

LSC表面蛋白也引起了人们很大的关注，相关认识也可为人们提供更加详细的有关信号转导的认识，同时也可据此设计相应的单克隆抗体药物。BWollscheid等人[49]以HL-60和NB4两种细胞系作为研究对象。他们在研究中应用了一种"细胞表面捕获"技术。这种技术运用3种互补且有部分重叠的方法（Cys-Glyco-CSC，Glyco-CSC，Lys-CSC）使细胞表面蛋白生物素化，然后用亲和色谱分离之。将这种技术与质谱技术联合使用，使得细胞表面蛋白能够被有效的富集并得到有效的分析。他们发现经过ATRA处理，AML细胞系中多种表面蛋白（如CD11b、CD35、CD55、EMR1、EMR3等）表达均有改变。这项研究扩展了人们对于细胞表面蛋白的认识范围，对人们理解其在AML发病、治疗过程中的相应变化，以及有价值标志物的发现，都有一定的作用。T Fugmann及同事[50]也对NB4、THP1、K562、PLB985、HL60等5个髓系白血病细胞系和正常人外周血中粒细胞（PMN）的细胞表面蛋白进行了深入分析。他们利用生物素化将表面蛋白富集纯化，继而用液相色谱联合质谱的方法对这些蛋白加以研究。结果发现一些蛋白，如CD166、integrin alpha-4、embigin等相较于CML细胞系和PMN在AML细胞系中表达显著上调，而采用流式分选技术对上面结论的验证，也获得了成功。研究者进一步选取CD166为靶标（这种表面蛋白在所有4种AML细胞系中均表达增高），设计出抗CD166抗体SIP（H8），并将一种细胞毒药物——duocarmycin与之结合，生成单克隆抗体药物SIP（H8）-Duo。在离体实验中，这种新的药物对于HL60细胞系的IC50是8.4nm，证明这可能是一种有效的抗AML药物。研究者认为对这些差异表达的细胞表面蛋白的深入研究，可为我们提供更加全面的关于表面靶抗原的认知，对今后发展单克隆抗体药物有着不可或缺的价值。

值得注意的是，上面列出的几项仅仅是为了叙述方便，而所有类别之间其实是互相交融、不可分割的。如药物治疗前后蛋白组学与磷酸化蛋白组学、比较蛋白组学与特征性分子标志的发现都有着非常密切的联系。许多研究也融合了其中的多种方法。因此在研究中可以根据需要灵活的选用不同的研究思路，来达到研究的目的。而这些研究的方法与结论也或多或少地在临床方面进行了相应的尝试。

四、蛋白质组学方法的临床应用

上面所述的种种方法都有可能在临床得到相关应用。虽然从研究结果到实际的临床应用，中间还有许多待解决的问题，如可重复性、灵敏度、特异度、经济成本、操作性等，但蛋白组学的研究结果大大拓展了人们关于分子标志物的知识，使很多新的分子进入人们的视野，有着极大的启发意义。随着研究的不断深入和转化医学的不断发展，蛋白组学研究成果会越来越多的在诊断、危险度分层、预后预测、分子标志物发现、药物靶点设计等临床诊治相关方面显示其非凡的意义。

在上述AL He[13]等人的研究中，研究者通过对AML患者和健康对照的对比，发现了3种差异表达的蛋白，即UBA1、Isoform1 of Fibrinogen alpha chain precursor以及PF4。进一步结合72名患者的临床资料进行分析，发现高表达UBA1以及低表达PF4的患者OS显著缩短，提示预后不良，而高表达Isoform 1 of Fibrinogen alpha chain precursor的患者相比OS时间延长，提示预后良好。研究结果提示上述三种蛋白有一定的预后的意义。

A Bedalov等人[51]分别提取了4名AML患者、5名ALL患者的白血病细胞中的蛋白，并抽取6名健康志愿者外周血中动员的CD34⁺细胞和2名健康志愿者外周血中的单个核细胞作为对照，运用液相色谱联合串联质谱，结合一种称为无标记比对算法的方法，试图发现一些可以区别不同种类白血病的分子标志物。研究结果显示，在CD34⁺细胞和ALL的比对中，CD10在所有ALL样本中均表达，在所有CD34⁺样本中均不表达。提示CD10可作为ALL一个很好的分子标志物。同样在AML和ALL的比对中发现nicastrin，在CD34⁺与AML的比对中发现retinal dehydrogenase、nicastrin、3-ketoacyl CoA thiolase均可作为区分不同类别的良好标志。作者还研究了这些样本的转录组，发现依靠转录组并不能对不同类别作出良好区分，因而蛋白组的上述差异不能由转录组的研究结果推得。研究者期待运用这种方法在更大规模的研究中，发现更多有意义的标志物。

在ENicholas[52]等人对37名初治AML患者的研究中，于治疗前采集患者的外周血或骨髓单个核细胞标本，之后患者均予标准的蒽环类联合阿糖胞苷方案进行治疗，并对其进行随访。患者中位随访时间84个月。在开始资料分析时，有22名患者死亡，15名患者持续缓解状态。对患者标本运用蛋白芯片-SELDI-TOF质谱进行分析，研究者考察了分子量介于3~175kD的164个峰的强度，运用无监督聚类分析，根据这些峰的强度差异将患者分为两类。结合前面的随访资料，发现死亡患者的72.7%均归为第2类，而生存患者的86.6%均归为第1类。两个不同类间的OS和EFS均有显著差异。接下来，研究者对上述两个不同类患者间的质谱结果进行深入分析，共发现了30个强度有显著性差异的峰，并在其中选出了最有意义的一种分子量为10800D的蛋白（S100A8）。研究者将这种蛋白作为一种分子标志物，对患者的临床资料进行比较，结果显示无论在第一类和第二类患者，还是在持续生存和死亡患者之间，这种蛋白的峰强度均有十分显著的差异。研究者将上述结论在另一组与之相互独立的患者（共17名患者，中位随访时间57个月，资料分析开始时7人死亡，10人为持续缓解状态）上进行验证，也得到了同样的结果。这些研究结果提示运用蛋白组学方法发现的这种蛋白，或可作为一种有意义的分子标志，应用于临床。

在MFiglerowicz[53]等人的研究中，研究者对38名FAB分型为M₁或M₂的患者在治疗前、用标准3+7方案诱导完全缓解时、复发时分别提取骨髓和外周血标本运用2D凝胶电泳和MALDI-TOF质谱进行分析，并抽取来源于17名健康志愿者的标本作为对照。他们对AML患者及健康志愿者蛋白组差异、化疗诱导的白血病细胞表达蛋白组的改变、治疗反应及复发与蛋白组之间的关系、不同型别（M₁或M₂）AML蛋白组的差异等进行了一系列研究，发现了一些可能有意义的差异表达蛋白。如他们比较治疗获得CR和治疗抵抗的患者的蛋白组，发现了3种有意义的差异表达的蛋白：annexin I、glutathione transferase omega和esterase D/formylglutathione hydrolase。后两者仅在获得CR患者中有表达，前者虽在CR和治疗抵抗患者均有表达，但CR的患者表达水平明显更高。同样对获得长期缓解（CR时间大于一年）患者及短期缓解（CR时间小于一年）患者的蛋白组进行比对分析，也发现了一种差异表达的蛋白：gamma 1 actin。相较于获得长期缓解的患者，这种蛋白在短期缓解的患者中表达水平显著增高。研究结果提示上述蛋白分子均有可能作为具有预测治疗反应、评估预后价值的标志物应用于临床。

在分子标志物发现的过程中，有一些研究的视线也集中在AML细胞表面分子上。这些分子直接与胞外环境相联系，是信号转导过程中非常活跃的一环，也是药物设计中重要的靶点，因而具有异乎寻常的意义。JJ Schuringa和同事[54]对AML患者样本中的膜蛋白进行了分析。他们选取了2名AML患者获取标本，1人为高危组，有FLT3 ITD、inv（3q）、-7、-10等多种突变；另一人为CML急变期，有inv（16）、t（9；22）等遗传学异常。标本被分为CD34⁺和CD34⁻的两群。之后通过液相色谱联合串联质谱的方法，鉴定出数百种蛋白质，并且发现无论是同一患者来源的CD34⁺和CD34⁻细胞之间，还是不同患者来源的CD34⁺细胞之间，其表达蛋白均只有有限的重叠。这说明了AML有很大的异质性。研究者继而对40份CD34⁺正常骨髓标本、60份CD34⁺AML标本及47份匹配的CD34⁻AML标本的转录组进行比对，结果显示在CD34⁺AML中表达上调的基因有200种。将蛋白组学的结果与转录组学的结果比较，结果中互相重叠的仅有59种。对这59种基因/蛋白进行深入分析，最终研究者鉴定出8种表面蛋白标志物，即FLT3、GPR114、ITGA5、CD44、TNFRSF10B、PTH2R、FCGR1A、TMEM5。研究者认为，利用这些标志物，不仅能够将AML与正常的CD34⁺细胞区分，而且对预后还有一等的指导意义（如GPR114、TMEM5和不良预后相关，而FLT3、CD44、PTH2R、ITGA5、FCGR1A则和较好预后相关）。

上述研究所发现的各种蛋白分子，均有可能应用于临床，为临床诊疗过程提供帮助，虽然其具体实施可能受到可重复性、可操作性、灵敏性、特异性、经济因素等许多方面的影响。但是无论如何，这些研究为我们提供了向临床应用发展的方向和思路，在相关的研究成果与临床接轨方面有着不可忽视的作用。

另外值得一提的是 M Albitar [55] 等人的一项研究。研究者运用蛋白组学方法对确诊AML患者（共41人，其中17人治疗有效，24人治疗无效）的血样进行分析时，在质谱图中发现了m/z为3223、6611、10002等几个和治疗反应相关的峰。研究者并未直接运用这些相关的峰对患者的治疗反应进行评估，而是结合了患者的其他指标，如年龄、细胞遗传学分层、外周血单核细胞数、β$_2$-微球蛋白水平等，建立起一个治疗反应评估模型。对所有41名患者，首先从年龄分层（＞68岁认为治疗无效），≤68岁者再用m/z 3223峰进行分层，其结果预测治疗有效的准确率达到83%，预测无效的准确率是67%。而另一种分层方法先用m/z 6611峰进行分层，之后再根据外周血单核细胞数及细胞遗传学危险度进行分层，其预测治疗有效的准确率达到95%，而预测无效的准确率达85%。同样，对细胞遗传学中危组的29名患者，用m/z 6611进行分层，预测治疗有效及无效的准确率分别为86%、73%。而另一种方法中，先运用血β$_2$-微球蛋白水平进行分层，继而再用m/z 10002峰进行分层，其预测治疗有效和无效的准确率则分别为81%、73%。

这项研究启示我们，在临床应用过程中，鉴于蛋白组学方法尚有重复性较差、可信度不够高、技术方法欠成熟的弱点，而临床诊治是一个非常复杂的过程，仅仅依据蛋白组学分析的单一结果便做出预后评估或指导治疗，往往并不恰当。但如果把蛋白组学方面的分析结果融入到整体的综合诊治过程中，将之与其他指标结合起来，则能够更加精确地反映患者的情况。

五、结语与展望

蛋白质组学研究可以说是在基因组学崛起之后，随着组学的研究思路风靡全球而兴起的。基因组学的技术相对来说较为成熟化、标准化，重复性较好，也识别出了许多有意义的基因改变（如FLT3、PML-RARα等），对从认识发病机制、阐释分子通路、发现治疗靶点到指导治疗、评估预后等一系列过程均已显示出重要作用。但如同人们在后基因组时代遇到的困难一样，在AML的研究当中，人们也迫切需要对细胞功能的具体执行者—蛋白分子进行深入了解，而不能仅仅停留在基因层面上。从基因到其相应蛋白的结构、功能，中间有巨大的知识空白需要填补，而对蛋白质的研究相对于基因无疑能为我们提供更为直接的印象与认知。在现今的蛋白组学研究中，研究者的焦点逐渐向某些具体的通路或某些特殊类型分子（如细胞表面分子、线粒体蛋白）转移。而相应的研究成果，与基因组学、转录组学等方面的成果相辅相成，无疑为我们更加深入的认识相关过程的分子机制，理解其调控过程，并选择可能的治疗靶点，进行药物设计，从诊、治、预后预测等各个方面，都提供了极大的帮助。相信随着技术的进步，相关的研究成果会不断深入，大大拓宽人们的视野。但同时随这些好处而来的也是巨大的复杂性与挑战。毕竟对蛋白质的研究最终落脚点应在其空间结构及与其他生物分子的相互作用上。对蛋白组学研究结果的正确解读，需要大量其他方面的知识，以及强大的数据处理分析能力。所以，蛋白质组学的研究是不可替代的，却又是非常困难的。

上述的种种困难在与具体诊治、临床应用结合的过程中，变得更为明显。因为现阶段蛋白组学的研究结果可变性很大，重复性不好，样品处理、蛋白分离、蛋白鉴定、人为操作、实验条件等方方面面都有可能轻易地影响到研究的结果，这对蛋白组学应用的推广普及具有非常大的阻碍作用，使其只能处在一种相对边缘化的地位。因此逐渐摸索、建立一种标准化的蛋白组学方法，对AML患者或是其他来源的样本进行分析，使其结果在不同时空条件下可以较好的重复，并依此发现一些可信的、稳定性好的、有意义的蛋白分子标志，是必要的。这无论对于蛋白组学方法本身的发展，还是对蛋白组学在相关医学领域的应用、促进相关领域的进步，都是不可或缺的。

另外，我们注意到，在研究过程中蛋白分子经过各种各样的复杂处理，蛋白分子在分析仪器中的状态与在活体细胞中的状态相去甚远，如在2-DE结合质谱分析的经典方法中，基本只是考虑了蛋白的等电点、分子质量以及经水解、电离后肽段的荷质比等参数，似乎对于一个具有完整空间结构的蛋白质来讲，信息丢失过多（好比一个统计过程中，如果所得信息大量丢失，统计推断的价值将大打折扣）。因此，虽然困难非常大，或许仍可以借助当今发达的技术条件，在这方面进行一定的尝试，力图多涵盖一些蛋白质分子所包含的内在信息，使其研究结果更加接近于真实。

参 考 文 献

[1] Anderson L, Seilhamer J. A comparison of selected mRNA and protein abundances in human liver. Electrophoresis, 1997, 18: 533-537.

[2] 邱宗萌, 尹一兵, 等. 临床蛋白组学. 北京: 科学出版社, 2008: 32-35

[3] Shao-En O, Blagoy B, Irina K, et al. Stable isotope labeling by amino acids in cell culture, SILAC, as a simple and accurate approach to expression proteomics. Mol Cell Proteomics, 2002, 1: 376-386

[4] Gygi SP, Rist B, Gerber SA, et al. Quantitative analysis of complex protein mixtures using isotope-coded affinity tags. Nat Biotechnol, 1999, 17: 994-999

[5] Ross PL, Huang YN, Marchese JN, et al. Multiplexed protein quantitation in Saccharomyces cerevisiae using aminereactive isobaric tagging reagents. Mol Cell Proteomics, 2004, 3(12): 1154-1169

[6] M Hernandez-Valladares, Elise A, Olav M, et al. Reliable FASP-based procedures for optimal quantitative proteomic and phosphoproteomic analysis on samples from acute myeloid leukemia patients. Biological Procedures Online, 2016, 18: 13

[7] M Hernandez-Valladares, et al. Selecting sample preparation workflows for mass spectrometry-based proteomic and phosphoproteomic analysis of patient samples with acute myeloid leukemia. Proteomics, 2016, 4(3): 24.

[8] Shi QH, Gao S, Song L, et al. Comparative proteomics analysis of differential proteins in respond to doxorubicin resistance in myelogenous leukemia cell lines. Proteomic Science, 2015, 13: 1

[9] Zhang CC, Samir H, et al. Quantitative proteomic analysis of histone modifications in decitabine sensitive and resistant leukemia cell lines. Clin Proteom, 2016, 13: 14

[10] F Selheim, E Aasebo, et al. Performance of super-SILAC based quantitative proteomics for comparison of different acute myeloid leukemia(AML)cell lines. Proteomics, 2014, 00: 1-6

[11] Kornblau SM, Tibes R, Qiu YH, et al. Functional proteomic profiling of AML predicts response and survival. Blood, 2009, 113(1): 154-164

[12] JY Kwak, TZ Ma, MJ Yoo, et al. The comparative analysis of serum proteomes for the discovery of biomarkers for acute myeloid leukemia. Experimental Hematology, 2004, 32: 836-842

[13] Bai J, He AL, et al. Potential biomarkers for adult acute myeloid leukemia minimal residual disease assessment searched by serum peptidome profiling. Proteome Science, 2013, 11: 39

[14] Xu GW, Ali M, Wood TE, et al. The ubiquitin-activating enzyme E1 as a therapeutic target for the treatment of leukemia and multiple myeloma. Blood, 2010, 115: 2251-2259

[15] Tao YL, Li Y, Gao J, et al. Identifying FGA peptides as nasopharyngeal carcinoma-associated biomarkers by magnetic beads. J Cellul Biochem, 2012, 113: 2268-2278

[16] Palumbo JS, Kombrinck KW, Drew AF, et al. Fibrinogen is an important determinant of the metastatic potential of circulating tumor cells. Blood, 2000, 96: 3302-3309

[17] Kim JY, Song HJ, Lim HJ, et al. Platelet factor 4 is an indicator of blood count recovery in acute myeloid leukemia patients in complete remission. Mol Cell Proteomics, 2008, 7: 431-441

[18] J Ota, H Mano, et al. Proteomic analysis of hematopoietic cell-like fractions in leukemic disorders. Oncogene, 2003, 22: 5720-5728

[19] Song S, Finkel T. GAPDH and the search for alternative energy. Nat Cell Biol, 2007, 9(8): 869-870

[20] Tsutsumi S, Fukasawa T, Yamauchi H, et al. Phosphoglucose isomerase enhances colorectal cancer metastasis. Int J Oncol, 2009, 35(5): 1117-1121

[21] Colotti G, Poser E, Fiorillo A, et al.. Sorcin, a calcium binding protein involved in the multidrug resistance mechanisms in cancer cells. Molecules, 2014, 9(9):13976-13989

[22] Wadleigh M, DeAngelo DJ, Griffin JD, et al. After chronic myelogenous leukemia: tyrosine kinase inhibitors in other hematologic malignancies. Blood, 2005, 105: 22-30

[23] SJ Chen, YH Wang, et al. Rapid diagnosis and prognosis of de novo acute myeloid leukemia by serum metabonomic analysis. J Proteome Res, 2013, 12: 4393-4401

[24] AkiyamaT, Ishida J, Nakagawa S, et al. Genistein, a specific inhibitor of tyrosine-specific protein kinase. J Biol Chem, 1987, 262: 5592-5595

[25] Zhang DH, Chen CS, et al. Molecular response of leukemia HL-60 cells to genistein treatment, a proteomics study. Leukemia Reasearch, 2007, 31: 75-82

[26] V Bertagnolo, S Grassilli, A Bavelloni, et al. Vav1 modulates protein expression during ATRA-induced maturation of APL-derived promyelocytes: A proteomic-based analysis. J Proteome Res, 2008, 7: 3729-3736

[27] XY Zhu, X Liu, ZY Cheng, et al. Quantitative analysis of global proteome and lysine acetylome reveal the differential impacts of VPA and SAHA on HL-60 cells. Sci Rep, 2016, 6: 19926

[28] Pao W, Chmielecki J. Rational, biologically based treatment of EGFR-mutant non-small-cell lung cancer. Nat Rev Cancer, 2010, 10: 760-774

[29] BoehrerS, Ades L, Braun T, et al. Erlotinib exhibits antineoplastic off-target effects in AML and MDS.: a preclinical study. Blood, 2008, 111: 2170-2180

[30] ChanG, Pilichowska M. Complete remission in a patient with acute myelogenous leukemia treated with erlotinib for non small-cell lung cancer. Blood, 2007, 110: 1079-1080

[31] CynthiaKH, Jacob EB, Kimberly S, et al. Proteomic and genetic approaches identify Syk as an AML target. Cancer cell, 2009, 16: 281-294

[32] Chen L, Monti S, Juszczynski P, et al. Syk-dependent tonic B-cell receptor signaling is a rational treatment target in diffuse large B cell lymphoma. Blood, 2008, 111: 2230-2237

[33] Cheng AM, Rowley B, Pao W, et al. Syk tyrosine kinase required for mouse viability and B-cell development. Nature, 1995, 378: 303-306

[34] Christoph W, Thiemo BS, Henrik D. Dual phosphoproteomics and chemical proteomics analysis of erlotinib and gefitinib interference in acute myeloid leukemia cells. J Proteomics, 2012, 75: 1343-1356

[35] E Negoro, T Yamauchi, Y Urasaki, et al. Characterization of cytarabine-resistant leukemic cell lines established from five different blood cell lineages using gene expression and proteomic analyses. Int J Oncol, 2011, 38: 911-919

[36] J Bertacchini, M Guida, B Accordi, et al. Feedbacks and adaptive capabilities of the PI3K/Akt/mTOR axis in acute myeloid leukemia revealed by pathway selective inhibition and phosphoproteome analysis. Leukemia, 2014, 28: 2197-2205

[37] Geletu M, Balkhi MY, Peer Zada AA, et al. Target proteins of C/EBP alphap30 in AML:C/EBP alphap30 enhances sumoylation of C/EBP alphap42 via up-regulation of Ubc9. Blood, 2007, 110(9): 3301-3309

[38] SM Singh, AK Trivedi, S Lochab, et al. Proteomics of AML1/ETO target proteins: AML1-ETO targets a C/EBP-NM23 pathway. Clin Proteom, 2010, 6: 83-91

[39] MelhemRF, Strahler JR, Hailat N, et al. Involvement of OP18 in cell proliferation. Biochem Biophys Res Commun, 1991, 179(3): 1649-1655

[40] Okabe-Kado J, Kasukabe T, Honma Y, et al. Identity of a differentiation inhibiting factor for mouse myeloid leukemia cells with NM23/nucleoside diphosphate kinase. Biochem Biophys Res Commun, 1992, 182(3): 987-994

[41] Trivedi AK, Bararia D, Christopeit M, et al. Proteomic identification of C/EBP-DBD multiprotein complex:JNK1 activates stem cell regulator C/EBP alpha by inhibiting its ubiquitination. Oncogene, 2007, 26(12): 1789-1801

[42] Bararia D, Trivedi AK, Zada AA, et al. Proteomic identification of the MYST domain histone acetyltransferase TIP60 (HTATIP)as a coactivator of the myeloid transcription factor C/EBP alpha. Leukemia, 2008, 22(4): 800-807

[43] MY Balkhi, AK Trivedi, M Geletu, et al. Proteomics of acute myeloid leukaemia: cytogenetic risk groups differ specifically in their proteome, interactome and post-translational protein modifications. Oncogene, 2006, 25: 7041-7058

[44] T Ly, A Endo, AI Lamond. Proteomic analysis of the response to cell cycle arrests in human myeloid leukemia cells. Elife,

2015,4

[45] AD Schimmer, A Cole, ZZ Wang, et al. Inhibition of the mitochondrial protease ClpP as a therapeutic strategy for human acute myeloid leukemia. Cancer cell,2015,27(6): 864–876

[46] JF Tong, M Helmy, et al. Integrated analysis of proteome, phosphotyrosine-proteome, tyrosine-kinome, and tyrosine-phosphatome in acute myeloid leukemia. Proteomics,2017,17(6)

[47] M Trost, M Sauvageau, O Herault, et al. Posttranslational regulation of self-renewal capacity: insights from proteome and phosphoproteome analyses of stem cell leukemia. Blood,2012,120(8): e17–27

[48] SM Kornblau, A Qutub, H Yao, et al. Proteomic profiling identifies distinct protein patterns in acute myelogenous leukemia CD34+CD38- stem like cells. Plos One,2013,8(10): e78453

[49] A Hoffmann, B Gerrits, A Schimidt, et al. Proteomic cell surface phenotyping of differentiating acute myeloid leukemia cells. Blood,2010,116(13): e26–34

[50] V Strassberger, KL Gutbrodt, N Krall, et al. A comprehensive surface proteome analysis of myeloid leukemia cell lines for therapeutic antibody development. J Proteomics,2014,99: 138–151

[51] EJ Foss, D Radulovic, A Bedalov, et al. Proteomic classification of acute leukemias by alignment-based quantitation of LC-MS/MS data sets. J Proteome Res,2012,11: 5005–5010

[52] Nicolas E, Ramus C, Berthier S, et al. Expression of S100A8 in leukemic cells predicts poor survival in de novo AML patients. Leukemia,2011,25: 57–65

[53] LuczakM, Kazmierczak M, Handschuh L, Lewandowski K, Komarnicki M, Figlerowicz M. Comparative proteome analysis of acute myeloid leukemia with and without maturation. J Proteomics,2012,75: 5734–5748

[54] F Bonardi, F Fusetti, P Deelen, et al. A proteomics and transcriptomics approach to identify leukemic stem cells(LSC)markers. Mol cell proteomics,2013,12(3): 626–637

[55] Maher A, Steven JP, M Albitar, et al. Proteomics-based prediction of clinical response in acute myeloid leukemia. Experimental Hematology,2009,37: 784–790

37. 原发纵隔大B细胞淋巴瘤的疾病特点及优化治疗

秦 燕 石远凯

国家癌症中心/中国医学科学院北京协和医学院肿瘤医院

原发纵隔大B细胞淋巴瘤（primary mediastinal large B-cell lymphoma，PMBL）在1980年被定义和命名为一种特殊类型的弥漫大B细胞淋巴瘤（diffuse large B-cell lymphoma，DLBCL），发病率可占DLBCL的10%。PMBL从流行病学特征、临床特点和免疫组化和基因表型上都与其他的DLBCL不尽相同，但却与结节硬化型霍奇金淋巴瘤（nodular sclerosing Hodgkin lymphoma，NSHL）具有很多的相似性。例如认为两者均起源于胸腺B细胞，临床上主要表现为前纵隔肿物，发病年龄均较轻，尤其是在基因表达谱上，PMBL与NSHL的重叠性高于其他的DLBCL，如生发中心B细胞样（germinal center B-cell like，GCB）和活化B细胞样（Activated B-cell like，ABC）DLBCL。更加有趣的是，从病理诊断角度，实际存在着一种介于PMLB和NSHL之间的纵隔灰区淋巴瘤（mediastinal grey zone lymphomas，MGZLs），提示两者之间的存在着过渡性的内在联系。

有关PMBL的最佳治疗始终存在争议，主要与缺少前瞻性的随机对照临床研究有关。多数的回顾性研究，均采用与其他DLBCL相似的治疗，如CHOP或R-CHOP（利妥昔单抗、环磷酰胺、多柔比星、长春新碱、泼尼松）方案联合放疗。但一些研究显示，强化剂量的化疗可以进一步提高疗效，提示PMBL的治疗可能具有特殊性。目前有关PMBL治疗方面的其他争议还包括：化疗后获得完全缓解的患者是否应进行巩固性放疗和FDG-PET疗效评估的准确性等。

一、临床特点

PMBL的发病年龄较其他DLBCL轻，常见于年轻人（中位年龄约35岁），女性居多，男女比例约1∶2[1]。临床主要表现为前纵隔肿物，肿块通常较大，上腔静脉压迫综合征常见。肿块倾向局限于纵隔区域，有时侵犯临近器官，如前胸壁、肺和心包等。播散性的病变可以侵及结外器官，如肾脏、肝脏、肾上腺和中枢神经系统等。

二、病理特点

推测PMBL起源于胸腺髓质B细胞，在形态学和细胞学上不同病例间具有较大的变异。肿瘤细胞体积为中~大，具有圆形或分叶状的细胞核和丰富的胞质，有时肿瘤细胞与HL的Reed-Stenberg细胞具有相似性。在多数情况下可以见到分割肿瘤组织的纤维条带。少数情况下表现为介于PMBL和经典型霍奇金淋巴瘤（Classical Hodgkin lymphoma，CHL）经典中间的"灰区淋巴瘤"[1]。

PMBL具有B细胞表型，表达CD19、CD20，CD22和CD79a等，B细胞转录相关因子PAX5、OCT2和BOB-1通常强阳性。但不表达膜表面免疫球蛋白，因此不能通过检测K和λ轻链的表达，鉴别单克隆性增殖，这是与多数B细胞肿瘤的不同之处。CD30约80%阳性，但与CHL相比，个体差异较大，且通常较弱。CD15一般为阴性。肿瘤细胞多为IRF4/MUM1（75%）和CD23（70%）阳性，BCL2阳性率在55%~80%，BCL6 45%~100%，CD10 8%~32%，多数病例有MHC Ⅰ类和Ⅱ类分子的表达缺陷[1]。

从基因表达谱上，将DLBCL分为：ABC型、GCB型、第3型（type 3）和PMBL型。PMBL的基因型与NSHL更相似。PMBL常见的染色体异常包括9p24（高达75%）、2p15（约50%）和Xp11.4-21（33%）、Xq24-26（33%）。可能影响的基因包括JAK2、PDL1和PDL2（染色体9p），REL和BCL 11A（染色体2p）。PMBL通常存在NF-κB和JAK-STAT信号通路的激活。BCL2、BCL6和MYC相关染色体易位罕见，可有P16和TP53的失活[2]。

三、预后

IPI预后指数在PMBL中的预后判断价值不大，因为PMBL患者通常具有相似的特征，包括多为年轻患者、局限期和乳酸脱氢酶升高等特点。一些研究认为，一般情况欠佳、III/IV期病变和一线治疗的选择与预后有关[4-7]。复发和耐药的患者，预后较差，解救化疗的有效率低，因此提高一线治疗的疗效非常重要。

四、治疗

有关PMBL的治疗，目前的争论主要包括三点，即是否应该采用强化的化疗方案、是否应行巩固性放疗和FDG-PET疗效评估的价值等。

（一）强化化疗方案有可能提高疗效

强化的化疗方案包括MACOP-B（甲氨蝶呤、多柔比星、环磷酰胺、长春新碱、泼尼松、博来霉素）、VACOP-B（依托泊苷、多柔比星、环磷酰胺、长春新碱、泼尼松、博来霉素）、ProMACE-Cyta-BOM（环磷酰胺、多柔比星、依托泊苷、阿糖胞苷、博来霉素、长春新碱、甲氨蝶呤和泼尼松）以及剂量调整的EPOCH方案（依托泊苷、环磷酰胺、多柔比星、长春新碱、泼尼松）等。1993年的新英格兰杂志发表了CHOP方案对比强化方案治疗晚期侵袭性非霍奇金淋巴瘤（non Hodgkin lymphoma，NHL）的III期随机对照临床研究的结果，认为强化方案并未能提高疗效[3]，但此后多项的非随机性临床研究提示，强化的化疗方案有可能提高PMBL患者的疗效。在一项前瞻性II期临床研究中[4]，Zanzani等应用MACOP-B方案联合放疗治疗初治的PMBL患者，51例（I/II期占84%）患者的8年的总生存率（overall survival，OS）达到82%。进而在一项扩大样本的回顾性研究中[5]，89例PMBL患者应用MACOP-B方案治疗，结果9年的OS为86%。在一项更大大样本的回顾性对照研究中[6]，对比了426例初治的PMBL患者，分别接受过MACOP-B（204例），VACOP-B（34例），ProM-ACE-CytoBOM（39例）或CHOP样（105例）方案治疗，结果MACOP-B和CHOP样方案组10年OS分别为71%和44%（P=0.0001）。另一项研究也得出了MACOP-B/VACOP-B的疗效明显优于CHOP样方案的结论[7]。剂量调整的EPOCH（dose adjusted EPOCH，DA-EPOCH）方案治疗PMBL的数据有限，一项研究报道了应用DA-EPOCH方案治疗18例PMBL患者，16年的OS为78%[8]。

联合利妥昔单抗可以显著提高PMBL患者的疗效[10, 12, 15]。一项前瞻性、随机对照的III期国际多中心临床研究[9]，在入组的824例DLBCL中，87例为PMBL，结果R-CHOP与CHOP方案治疗组患者的CR率、治疗中疾病进展发生率和EFS分别为：54%和80%（P=0.015）、2.5%和24%（P<0.001）和78% vs 52%（P=0.012）。一项研究显示不含利妥昔单抗的强化方案的疗效与R-CHOP相当[10]，该研究回顾性分析了153例PMBL患者，分别采用MACOPB/VACOPB，CHOP-R和CHOP样方案化疗，结果三组患者的5年OS分别为87%、81%和71%，MACOPB/VACOPB与R-CHOP组无显著性差异。在强化方案基础上，联合利妥昔单抗，有可能进一步提高疗效。一项前瞻性的II期临床研究，115例PMBL患者接受了R-MACOPB/VACOPB联合受累野放疗，结果5年OS和PFS分别为92%和86%[11]。另一项II期研究，单纯应用DA-EPOCH-R方案治疗，未联合巩固性放疗，5年EFS和OS分别为93%和97%[13]。

（二）巩固性放疗的作用存在争议

早期的研究显示，对于PMBL患者，化疗后的巩固性放疗是达到治愈的重要组成。这一治疗策略获得广泛接纳的基础，是多项研究显示，化疗后的放疗可以显著提高CR率。最初的一项前瞻性的Ⅱ期临床研究[4]，50例PMBL患者均给予MACOP-B方案化疗后联合纵隔放疗，并增加镓扫描进行疗效评估。结果化疗结束后，66%的患者镓扫描阳性，但在放疗结束后，仅有19%的患者为阳性。由此化疗后的巩固放疗成为常规治疗。但是，由于缺少随机对照的临床研究，巩固性放疗确否提高了PFS和OS尚无定论。随着利妥昔单抗的应用，化疗后完全缓解（complete response，CR）患者的比例明显增加，有研究认为，并不是所有化疗后获得CR的患者均需要进行巩固性放疗[10, 13-15, 17]。最近的一项前瞻性Ⅱ期临床研究，应用DA-EPOCH-R治疗了51例PMBL患者，中位随访5年，EFS和OS分别为93%和97%，只有2例明确为化疗后残存的患者接受了放疗。一项回顾性研究，对比了R-CHOP方案治疗后，FDG-PET评价为阴性的患者，不接受或接受巩固性放疗的远期疗效[17]，32例未放疗的患者中3例复发，31例接受放疗的患者中0例复发，但两组的无复发生存率分别为91%和100%（$P=$ 0.08），提示对于大部分FDG-PET阴性的患者，可能无需巩固性放疗。

（三）FDG-PET的疗效评估价值

PMBL治疗结束后，CT上通常会显示残存的肿块影，特别是初治时肿块很大或纤维成分较多的患者。这些残存的肿块影，是肿瘤组织、纤维组织或反弹的胸腺，通过CT无法准确鉴别。近年来，几项研究探索了应用FDG-PET作为疗效评价手段[11, 13, 17]，结果阴性患者的阴性预测值可达95%以上，但阳性预测值仍偏低，Deauville评分4～5分患者的阳性预测值仅约30%[11, 13, 17]。除了Deauville评分标准外，同时参考最大标准摄取值（standard uptake value，SUV），有可能进一步提高准确性，研究显示[13, 17]SUV值>5的患者，疾病残存的可能性明显增高。

（四）复发难治患者的治疗

PMBL倾向于早期复发，多见于治疗结束后的12～18个月，复发难治的PMBL患者的预后较差。一项纳入了106例PMBL患者的临床研究中[18]，原发耐药和复发患者接受解救治疗的有效率分别为0（0/35例）和22%（4/18）。另一项研究对180例复发耐药的DLBCL进行了回顾性分析[19]，其中PMBL患者解救治疗的有效率明显低于其他DLBCL，分别为25%和48%，2年OS分别为15%和34%。对于解救治疗敏感的患者，自体造血干细胞移植有可能提高疗效。

目前正在研究阶段的治疗PMBL的新药包括：PD-1抑制剂pembrolizumab和Nivolumab、抗CD30结合型抗体Brentuximab Vedotin和JAK抑制剂等。另外PMBL多伴有NFκB通路的激活，作用于此通路的药物也在探索之中。由于75%的PMBL存在染色体9p24的扩增，故约70%的PMBL表达PDL-2，40% PDL-1阳性[20-21]，提示PD-1单抗可能有效。近期报道了PD-1单抗Pembrotuzumab治疗复发难治的PMBL的Ⅰb期研究结果[22]，入组的18例患者中81%出现不同程度的肿瘤缩小，CR率11.8%，部分缓解（partial response，PR）率29.4%。中位随访11.3个月时，尚未达到中位缓解和生存时间，2例患者已治疗2年。因80%的PMBL表达不同程度的CD30，推测CD30单抗可能有效。一项Ⅱ期有关Brentuximab Vedotin治疗复发难治DLBCL的研究中[23]，纳入了6例PMBL，客观有效率17%，半数患者维持稳定。随后进行的扩大样本的Ⅱ期临床研究入组了15例复发难治的PMBL[24]，既往中位化疗方案数为3个，结果2例患者PR，有效率13.3%。但2例PR患者中，1例在第7周期时进展，另一例缓解后进行了异基因造血干细胞移植，3月后复发。

五、小结

PMBL与其他DLBCL相比，在临床特点和肿瘤基因型上均有所不同。强化的化疗方案有可能优于CHOP方案。联合利妥昔单抗可以显著提高疗效。对于化疗后CR的患者，不一定需行巩固性放疗，一项前瞻性研究正在进行中。FDG-PET疗效评价的阴性预测值高，但阳性预测值欠理想。复发耐药患者的预后较差，需探索新型作用机制药物的治疗。

参 考 文 献

［1］ Swerdlow SH，Campo E，Harris NL，et al. WHO Classification of Tumours of Haematopoietic and Lymphoid Tissues. 4th ed. Lyon，France: IARC；2008.

［2］ Rosenwald A，Wright G，Leroy K，et al. Molecular diagnosis of primary mediastinal B cell lymphoma identifies a clinically favorable subgroup of diffuse large B cell lymphoma related to Hodgkin lymphoma. J Exp Med，2003，198(6):851－862.

［3］ Fisher RI，Gaynor ER，Dahlberg S，et al. Comparison of a standard regimen(CHOP)with three intensive chemotherapy regimens for advanced non-hodgkin's lymphoma. New Engl J Med，1993，328:1002-1006.

［4］ Zinzani PL，Martelli M，Magagnoli M，et al.Treatment and clinical management of primary mediastinal large B-cell lymphoma with sclerosis: MACOP-B regimen and mediastinal radiotherapy monitored by ^{67}Gallium scan in 50 patients.Blood，1999，94(10):3289-3293.

［5］ Zinzani PL，Martelli M，Renzo AD，et al. Primary mediastinal large B cell lymphoma with sclerosis: a clinical study of 89 patients treated with MACOP-B chemotherapy and radiation therapy. Haematologica，2001，86: 187-191.

［6］ Zinzani PL，Martelli M，Bertini M，et al；International Extranodal Lymphoma Study Group(IELSG). Induction chemotherapy strategies for primary mediastinal large B-cell lymphoma with sclerosis: a retrospective multinational study on 426 previously untreated patients. Haematologica，2002，87(12): 1258-1264.

［7］ Todeschini G，Secchi S，Morra E，et al. Primary mediastinal large B cell lymphoma(PMLBCL):long-term results from a retrospective multicentre Italian experience in 138 patients treated with CHOP or MACOP-B/VACOP-B. Br J Cancer，2004，90:372-376.

［8］ Wilson WH，Grossbard ML，Pittaluga S，et al. Dose-adjusted EPOCH chemotherapy for untreated large B-cell lymphomas: a pharmacodynamic approach with high efficacy. Blood，2002，99:2685-2693.

［9］ Rieger M，Österborg A，Pettengell R，et al. Primary mediastinal B-cell lymphoma treated with CHOP-like chemotherapy with or without rituximab:results of the Mabthera International Trial Group study. Ann Oncol，2011，22:664-670.

［10］ Savage KJ，Rajhi NAI，Voss N，et al. Favorable outcome of primary mediastinal large B-cell lymphoma in a single instititution: the British Columbia experience. Ann Oncol，2006，17:123-130.

［11］ Martelli M，Ceriani L，Zucca E et al.［18F］Fluorodeoxyglucose positron emission tomography predicts survival after chemoimmunotherapy for primary mediastinal large B-cell lymphoma: results of the International Extranodal Lymphoma Study Group IELSG-26 Study. J Clin Oncol，2014，32(17):1769-1775.

［12］ Dunleavy K，Pittaluga S，Janik J，et al.Primary mediastinal large B-cell lymphoma(PMBL)outcome is significantly improved by the addition of rituximab to dose adjusted(DA)-EPOCH and overcomes the need for radiation. Blood 2005；106: 623. abstract.

［13］ Dunleavy K，Pittaluga S，Maeda LS，et al. Dose-adjusted EPOCH-rituximab therapy in primary mediastinal B-cell lymphoma. N Engl J Med，2013，368:1408-1416.

［14］ Cazals-Hatem D，Lepage E，Brice P et al.Primary mediastinal large Bcell lymphoma. A clinicopathologic study of 141 cases compared with 916 nonmediastinal large B-cell lymphomas，a GELA("Groupe d'Etude des Lymphomes de l'Adulte") study. Am J Surg Pathol，1996，20:877-888.

［15］ Savage KJ. Primary mediastinal large B-cell lymphoma. Oncologist，2006，11: 488-495.

［16］ Vassilakopoulos TP，Pangalis GA，Katsigiannis A，et al.Rituximab，Cyclophosphamide，Doxorubicin，Vincristine，and Prednisone with or without radiotherapy in primary mediastinal large B-cell lymphoma: the emerging standard of care. Oncologist，2012；17:239-249.

［17］ Vassilakopoulos TP 1，Pangalis GA2，Chatziioannou S，et al. PET/CT in primary mediastinal large B-cell lymphoma responding to rituximab-CHOP: An analysis of 106 patients regarding prognostic significance and implications for subsequent radiotherapy. Leukemia，2016，30，238－260.

［18］ Lazzarino M，Orlandi E，Paulli M，et al.Treatment outcome and prognostic factors for primary mediastinal(thymic)B-cell lymphoma: a multicenter study of 106 patients. J Clin Oncol，1997；15(4): 1646-1653.

［19］ Kuruvilla J，Pintilie M，Tsang R，et al. Salvage chemotherapy and autologous stem cell transplantation are inferior for relapsed or refractory primary mediastinal large B-cell lymphoma compared with diffuse large B-cell lymphoma. Leuk Lymphoma,2008;49(7): 1329-1336

[20] Wang Z , Cook JR. PDCD1LG2(PD-L2)RNA in situ hybridization is a sensitive , specific , and practical marker of primary mediastinal large B-cell lymphoma., Br J Haematol. 2017 Apr 3. doi: 10.1111/bjh.14670. [Epub ahead of print].

[21] Menter T, Bodmer-Haecki A, Dirnhofer S, et al. Evaluation of the diagnostic and prognostic value of PDL1 expression in Hodgkin and B-cell lymphomas. Human Pathology, 2016, 54:17-24.

[22] Zinzani PL, Ribrag V, Moskowitz CH, et al. Safety & tolerability of pembrolizumab in patients with relapsed/refractory primary mediastinal large B-cell lymphoma.Blood, 2017, May10. Dol:10.1182/blood-2016-12-758383 [Epub ahead of print].

[23] Jacobsen ED, Sharman JP, Oki Y, et al. Brentuximab vedotin demonstrates objective responses in a phase 2 study of relapsed/refractory DLBCL with variable CD30 expression. Blood,2015;125(9): 1394-1402.

[24] Zinzani PL, Pellegrini C, 1Chiappella A, et al. Brentuximab vedotin in relapsed primary mediastinal large B-cell lymphoma: results from a phase 2 clinical trial. Blood,2017,129(16):2329-2330.

38. 淋巴瘤诊断与治疗进展十年回顾

石远凯

国家癌症中心/中国医学科学院北京协和医学院肿瘤医院

淋巴瘤是一类起源于淋巴造血系统的单克隆增殖性疾病，主要分为霍奇金淋巴瘤（Hodgkin's lymphoma，HL）和非霍奇金淋巴瘤（non-Hodgkin's lymphoma，NHL）两大类。NHL 在过去 30 年间，发病率以每年 3%~5% 的速度递增，世界范围内其发病率增长了约 1 倍，在我国常见恶性肿瘤中男性居第 8 位，是增长速度最快的常见恶性肿瘤之一。HL 的发病率远低于 NHL，近 20 年其发病率一直呈下降趋势。

近 20 年来，分子诊断技术的进步使淋巴瘤的分类、分型不断更新，治疗效果不断提高。随着肿瘤基因组学研究的不断深入，淋巴瘤的诊断和治疗也开启了新篇章。

一、淋巴瘤病理分类的演变历程

淋巴瘤准确的诊断与分类是影响其治疗及预后的关键。2008 年世界卫生组织（World Health Organization，WHO）发布的第四版造血与淋巴组织肿瘤分类的主要原则是在 1994 年欧美淋巴瘤（revised European and American lymphoma，REAL）分类的基础上，综合细胞起源、形态学、免疫表型、遗传及临床特征，将淋巴瘤分为前驱细胞淋巴瘤和成熟细胞淋巴瘤。

2016 版更新版 WHO 造血和淋巴组织肿瘤分类是在 2008 版的基础上纳入了临床、形态学、免疫表型及分子遗传学的标准，将一些之前认为是不同的疾病种类整合为一个整体，同时利用最近几年新的发现来描述一些暂定的疾病种类，并纳入一些对疾病生物学有重大意义的分子生物学结果。

（一）成熟 B 细胞肿瘤更新要点

1. 慢性淋巴细胞白血病/小淋巴细胞淋巴瘤（chronic lymphocytic leukemia/small lymphocytic lymphoma，CLL/SLL）与单克隆 B 淋巴细胞增多（Monoclonal B Lymphocytosis，MBL）　2016 版提出 MBL 为 CLL/SLL 的早期阶段，MBL 分为低计数 MBL 及临床 MBL 两类。

2. 淋巴浆细胞淋巴瘤（lymphoplasmacytic lymphoma，LPL）与 MYD88 L265P 突变　LPL 与淋巴结边缘区淋巴瘤及 CLL/SLL 的鉴别诊断较为困难。2016 版将 MYD88 L265P 突变作为 LPL 的诊断性标记，尤其是伴有华氏巨球蛋白血症（waldenstrom macroglobulinemia，WM）的病例，其突变率高达 90% 以上。虽然 MYD88 L265P 突变不是 LPL 特异性的分子标记，但对 LPL 的诊断具有重要价值。

3. 滤泡性淋巴瘤（follicular lymphoma，FL）与儿童型 FL　2008 版中曾提出过"儿童 FL"这一亚型，但未将其清晰地定义为一独立的实体。2016 版明确定义"儿童型 FL"为 FL 的一独立实体。

4. 结内边缘区 B 细胞淋巴瘤（nodal marginal zone B-cell lymphoma，NMZL）与儿童 NMZL　NMZL 增加了"儿童 NMZL"这一亚型，其发生多见于青年，以男性居多，主要累及头颈部，病灶单纯手术切除及观察即可，预后良好。

5. EB 病毒阳性弥漫大 B 细胞淋巴瘤（diffuse large B cell lymphoma，DLBCL）　"老年人 EB 病毒阳性 DLBCL"更名为"EB 病毒阳性 DLBCL，非特指型"。将"老年人"删除是由于随着 EB 病毒检测方法的不断更新，发现该病可发生于任何年龄组。

6. 高级别B细胞淋巴瘤非特指型 2016年版中"高级别B细胞淋巴瘤 非特指型"取代了2008年版"B细胞淋巴瘤，特征介于DLBCL和伯基特（Burkitt）淋巴瘤之间不能分类型"。其包含以下两类：

（1）所有双重打击的B细胞淋巴瘤，即伴有BCL2（和/或BCL6）及MYC重排的高级别B细胞淋巴瘤，不管形态学是DLBCL还是Burkitt样均归于此类；

（2）形态学介于DLBCL和Burkitt淋巴瘤之间的病例。

7. 伯基特（Burkitt）淋巴瘤 2016年版Burkitt淋巴瘤新增了"伴11q异常的Burkitt样淋巴瘤"这一亚型。Burkitt淋巴瘤几乎所有的病例均存在MYC重排，而伴11q异常的Burkitt样淋巴瘤却无MYC重排，在11q同时存在获得和缺失异常，过表达PAFAH1B2。该亚型主要发生于儿童和青年，主要表现为结内病变，形态学及免疫表现与经典Burkitt淋巴瘤非常类似。

（二）成熟T和NK细胞肿瘤更新要点

1. 肠道T细胞淋巴瘤

（1）肠病相关性T细胞淋巴瘤（enteropathy associated T cell lymphoma，EATL）：2016年版EATL指的是2008年版中的EATL Ⅰ型（经典型）。

（2）单型性亲上皮性肠道T细胞淋巴瘤：原EATL Ⅱ型更名为单型性亲上皮性肠道T细胞淋巴瘤，成为与EATL同等地位的一种肠道淋巴瘤类型。

（3）胃肠道惰性T细胞淋巴瘤增殖性疾病：该病化疗敏感性差。识别该病的重要性在避免误诊为侵袭性T细胞淋巴瘤而导致患者不必要的化疗。

（4）肠道T细胞淋巴瘤非特指型："肠道T细胞淋巴瘤 非特指型"为一排除性诊断。在排除EATL、单型性亲上皮性肠道T细胞淋巴瘤、胃肠道惰性T细胞淋巴组织增殖性疾病及结外T/NK细胞淋巴瘤后，作出该诊断。

2. ALK阴性间变大细胞淋巴瘤（anaplastic large cell lymphoma，ALCL） 2016年版明确了"ALK阴性ALCL"与伴CD30表达阳性的外周T细胞淋巴瘤（非特指型）的区别。同时，新增"乳腺假体植入相关ALK阴性ALCL"这一亚型。

3. 原发性皮肤外周T细胞淋巴瘤罕见亚型

（1）原发性皮肤CD4阳性小/中等大小T细胞淋巴组织增殖性疾病：2008年版"原发性皮肤CD4阳性小/中等大小T细胞淋巴瘤"在2016年版中更名为"原发性皮肤CD4阳性小/中等大小T细胞淋巴组织增殖性疾病"。

（2）原发性皮肤肢端CD8阳性T细胞淋巴瘤：2016年版新增加"原发性皮肤肢端CD8阳性T细胞淋巴瘤"。该病多见于男性，中位发病年龄55岁，临床过程表现为惰性，虽可复发，但所有接受病灶完整切除的患者均存活，预后好。

4. 儿童系统性EBV阳性T细胞淋巴瘤 为了强调疾病侵袭性的临床过程，2016版采用"儿童系统性EBV阳性T细胞（包括种痘样水疱病样淋巴瘤）"取代了2008版"儿童EBV阳性T细胞淋巴组织增殖性疾病"这一诊断术语。

二、影像诊断技术的进步对淋巴瘤诊断与疗效评价体系发展的影响

由于淋巴瘤的疗效评价与实体瘤有所不同，为规范淋巴瘤的治疗，1999年Cheson等人提出了国际工作组（International Working Group，IWG）疗效评价体系，将淋巴瘤的疗效分为完全缓解（complete response，CR）、未确认的完全缓解（uncomfirmed complete remission，CRu）、部分缓解（partial remission，PR）、疾病稳定（stable disease，SD）以及疾病进展（progressive disease，PD）或复发（relapse）。然而，这一疗效评价体系存在以下缺点：①对于淋巴结明显消退，但仍有残存的CRu患者，可能存在2种可能，一是残留淋巴结无肿瘤活性，即实际上的CR；二是确实有肿瘤残存。然而针对这两种情况，随后的治疗方案是不同的，因此需要有进一步的方法可以将这两种情况加以鉴别。

②对于其他病灶完全消退，仅骨髓受侵、治疗后情况无法判定的患者，也同样存在着后期治疗策略的选择。

针对上述问题，2007年Cheson等对IWG疗效评价体系进行了修订，首次将正电子发射计算机断层显像（positron emission tomography，PET）引入淋巴瘤疗效评价体系。对治疗前PET阳性，对氟脱氧葡萄糖（F-deoxyglucose，FDG）高亲和性的淋巴瘤（如DLBCL，FL，HL等），只要治疗后PET阴性，无论有无残留结节，均可视为CR，去除了CRu的概念。同时增加了对骨髓的评判标准，即在形态学上无法辨别骨髓是否受侵的情况下，进一步行免疫组化确认。

自2007年，Cheson等人将PET引入淋巴瘤疗效评价系统以来，PET在淋巴瘤的诊断、分期和疗效评价中的地位日益得到认可。尽管2007年版的IWG标准解决了1999年版的两大缺点，但当时并未常规推荐PET用于淋巴瘤的分期和疗效评价，而且视觉判断法本身也存在重复性差、不够具体量化等缺点。随着PET在临床日常工作和各项临床研究中的广泛应用，其在淋巴瘤分期和疗效评价中的地位也越来越高。

2012年在法国召开的第四届国际PET协会与2013年在瑞士召开的第十二届国际淋巴瘤会议上，制定了新的淋巴瘤分期-Lugano分期，并采用Deavuille标准进行疗效评价。由于不同类型淋巴瘤对FDG摄取率不同、稳定性存在差异，故新的Lugano分期和疗效评价体系主要将PET/CT推荐应用于HL，DLBCL及FL三种类型的淋巴瘤。新的疗效评价体系推荐应用五分法，1、2分被认为是完全代谢缓解（complete metabolic response，CMR）；3分在治疗结束也被认为是CMR，但若发生在中期疗效评价而后期希望以减少治疗强度为目的，3分不应视为CMR，否则有可能会导致治疗不足；若FDG代谢降低但结果为4、5分者被认为是部分代谢缓解（partial metabolic response，PMR），若代谢无明显变化则被认为疾病稳定（no metabolic response），若代谢升高或有新病灶出现则被认为疾病进展（progressive metabolic disease）。

三、新药研究

（一）单克隆抗体

1. CD20单克隆抗体　Obinutuzumab（GA-101）是一种人源化的IgG1抗体，并且经过改造增加了Fc段的亲和力、增加了抗体依赖的细胞介导的细胞毒性（antibody-dependent cell-mediated cytotoxicity，ADCC）的效果。其单药Ⅱ期临床试验（NCT00517530）已在惰性及非惰性淋巴瘤中进行，客观缓解率（objective response rate，ORR）分别为55%和28%。此外，Obinutuzumab与化疗联合在复发/耐药FL中可获得优异的ORR，且患者对双药治疗的耐受性较好（NCT00576758）。

由上海复宏汉霖生物技术有限公司研发的利妥昔单抗（美罗华）生物类似药HLX01于2015年通过临床试验审批，目前正在我国开展多中心Ⅲ期临床试验（NCT02787239），而由神州细胞研发的SCT400也已完成临床前研究及前期临床研究，目前正在开展Ⅲ期临床试验（NCT02772822）。

2. CD38单克隆抗体　Daratumumab为人源化抗CD38单克隆抗体，可作用于过度表达CD38的肿瘤细胞，通过多种免疫介导机制杀灭肿瘤细胞。2015年，FDA批准其用于治疗多发性骨髓瘤（multiple myeloma，MM）。CD38在部分ENKTL患者中过度表达，与不良预后相关，提示CD38可能成为ENKTL的治疗靶点。

（二）抗体偶联药物（antibody-drug conjugate，ADC）

ADC是将抗体与细胞毒性药物连接起来，通过抗体的靶向作用将细胞毒药物靶向肿瘤，进而降低化疗中常见的药物非特异性全身毒性。

Brentuximab vedotin（SGN-35，BV）：是一种新型抗体偶联药物，其以HRS细胞表面高表达的CD30分子为靶点的单克隆抗体，携带细胞毒性化疗物MMAE，当其与CD30结合，MMAE通过内吞作用在细胞内释放，造成微管破坏，细胞死亡，从而消灭肿瘤细胞。对于复发/难治性HL的Ⅱ期临床试验（NCT00848926）结果显示3年OS和PFS分别为73%和58%，5年OS和PFS分别为41%和22%。

2011年8月，FDA加速批准了BV用于治疗复发/难治性HL和系统性间变大细胞淋巴瘤。随后对于AS-CT后HL的巩固治疗的Ⅲ期临床试验（NCT01100502）结果显示BV组与安慰剂组的3年PFS分别为61%和43%，由于该试验的优异疗效，美国FDA扩大批准该药用于ASCT后具有复发或进展风险HL的巩固治疗。

（三）Bruton's 酪氨酸激酶（Bruton's tyrosine kinase，BTK）抑制剂

BTK是一种B细胞受体信号通路的重要介质，介导肿瘤微环境的相互作用，并促进CLL细胞的存活和增殖。

1. Ibrutinib（PCI-32765，依鲁替尼）　是一种首创的口服BTK抑制剂，通过抑制肿瘤细胞复制和转移所需的BTK发挥抗癌作用。Ibrutinib单药及联合应用在血液系统肿瘤中疗效喜人，包括CLL、MCL、Waldenstrom巨球蛋白血症（WM）、DLBCL、FL、MM以及MZL等。

Ibrutinib用于复发/难治性CLL/SLL的Ⅰb/Ⅱ期多中心临床试验（NCT01292135）结果显示两剂量组的总体应答率相似（71%），在26个月是，预期PFS为75%，OS为83%。另一项评估口服Ibrutinib对111例复发/难治性MCL疗效的Ⅱ期临床试验（NCT01236391）结果显示：ORR为68%，21%的患者取得CR和47%的患者取得PR。最常见的治疗相关不良反应为：轻度或中度的腹泻、乏力和恶性。

此外，一项针对复发/难治性DLBCL的Ⅱ期多中心临床试验（NCT01325701），评价Ibrutinib用于DLBCL的活化B细胞（ABC）亚型是否比用于生发中心（GCB）亚型更有效。研究结果显示：单药治疗时，ABC亚型与GCB亚型相比，对Ibrutinib有效性更高（ORR分别为41%和5%）。两种亚型的中位OS分别为9.7个月和3.35个月。常见的不良反应包括：乏力、低钠血症、肺炎、脱水及胸膜渗出。

2. 我国BTK抑制剂的研发　由百济神州研发的BGB-3111是国内首个进入临床研究的BTK抑制剂，于2016年通过临床试验审批，目前正在我国开展针对B细胞淋巴瘤安全性和耐受性的Ⅰ期临床试验（NCT02343120）。此外，由北京赛林泰研发的CT-1530目前也正在针对复发/难治性B细胞淋巴瘤，CLL和WM进行Ⅰ期临床试验（NCT02981745）。

（四）磷脂酰肌醇3-激酶（phosphatidylinositol 3-kinase，PI3K）抑制剂

PI3K是一种脂激酶，由α、β、γ和δ4个亚基组成。PI3K的激活可以在细胞膜产生磷脂第二信使，进一步激活多种胞内酶，后者是细胞增殖、存活和细胞活性的调节因素。许多组织中都有α、β亚基的广泛表达，而β、γ亚基仅在造血细胞中高表达。在B淋巴细胞中，δ亚基（PI3Kδ）在正常B细胞发育和功能、B细胞受体以及多种细胞因子、趋化因子、整合素信号转导中起着重要的调节作用。

Copanlisib（BAY80-6946）：是一种新型的静脉注射型泛1类PI3K抑制剂，与Idelalisib只选择性作用于δ亚基不同，Copanlisib对PI3K-δ和PI3K-α异构体均具有抑制活性。

Ⅱ期CHRONOS-1临床试验（NCT01660451），Copanlisib用于治疗既往接受过至少2次治疗的复发/难治性惰性NHL，ORR为59.2%，CR为12%，DOR超过98周（687天）。最常见的治疗相关不良反应为血糖升高和高血压。

（五）组蛋白去乙酰化酶（histone deacetylase，HDAC）抑制剂

HDAC抑制剂可以影响多种外生机制，比如通过核染色质凝结和组蛋白乙酰化，诱导肿瘤细胞分化、细胞周期停滞、细胞凋亡。

1. 罗米地辛（romidepsin）　是一种选择性的HDAC抑制剂。在复发/难治性PTCL中，罗米地辛单药治疗的ORR为25%，其中15%达CR或CRu，DOR为17个月；最常见的3级以上不良事件包括血小板减少（24%）、中性粒细胞减少（20%）和感染；病理类型及前期治疗对缓解率无影响[26]。另有一项Ⅱ期临床试验显示，纳入47例既往接受治疗PTCL，罗米地辛单药治疗的ORR为38%，CR为18%，DOR为8.9个月[27]。2011年，美国FDA批准罗米地辛用于复发性PTCL。

2. 贝林司他（Belinostat）　是Ⅰ、Ⅱ和Ⅳ类HDAC抑制剂。有临床试验显示，在129例既往接受过治疗的复发/难治性PTCL，贝林司他单药平均治疗2个周期后，ORR可达26%，其中10%获得

CR，DOR 为 8.3 个月。最常见的 3～4 级不良事件包括：血小板减少（13%）、中性粒细胞减少（13%）、贫血（10%）、呼吸困难（6%）、肺炎（6%）及乏力（5%）[28]。2014 年，美国 FDA 批准贝林司他用于复发/难治性 PTCL。

3. 西达本胺（Chidamide） 是一种新型选择性 HDAC 抑制剂。血管免疫母细胞 T 细胞淋巴瘤及 PTCL 的表现遗传基因（TET2、DNMT3A 等）存在频发突变[6]，这些突变可能是 HDAC 抑制剂作用的分子基础。

西达本胺治疗复发/难治性 PTCL 的 II 期临床试验（CHIPEL 研究）结果显示，在 79 例可评价疗效的患者中，ORR 为 28%，中位 PFS 和 OS 分别为 2.1 个月和 21.4 个月，其中血管免疫母细胞 T 细胞淋巴瘤患者的 ORR 达 50%。最常见的 3 级以上不良反应包括血小板减少（22%）、白细胞减少（13%）和中性粒细胞减少（11%）[7]。西达本胺与普拉曲沙、罗米地辛及贝利司他的近期疗效相近，但西达本胺治疗复发/难治性 PTCL 的 OS 更好。《中国恶性淋巴瘤诊疗规范（2015 年版）》[8] 和《中国淋巴瘤诊治专家共识（2016 年版）》[9] 均推荐西达本胺用于复发/难治 PTCL 的治疗。

（六）B 细胞淋巴瘤-2（B-cell lymphoma，Bcl-2）抑制剂

肿瘤凋亡过程中关键因子就是 BCL-2 分子家族蛋白。该家族的蛋白包括抗凋亡蛋白（BCL-2 和 BCL-xl），以及促凋亡蛋白（Bak、Bad、Bax、Noxa 和 Puma）。BH3 类蛋白能够与 Bax 和 Bak 相关作用，使其激活、穿透线粒体，进而诱发肿瘤细胞凋亡。这一蛋白的发现，促进了 BH3 类似物作为药物的研发。

1. Venetoclax（ABT-199） I 期临床试验结果显示出 Venetoclax 在不同病理类型中有不同的反应率，在 WM（4/4，100%）和 MCL（21/28，75%）中反应率最高。FL、Richer's 病和 DLBCL 当中也有一定的反应率。

2. PNT-2258 除了 BH3 类似物以外，另外一个针对 BCL-2 通路靶向治疗策略就是用 DNA 干扰来阻止转录、启动凋亡。PNT-2258 是一个含有单链 24 碱基 DNA 的纳米脂质颗粒，能够特异性靶向结合 BCL-2 基因。前期的临床试验结果显示，复发耐药的 NHL 对该药的响应率和耐受性较好，目前正在进行相关 II 期临床试验。

（七）免疫检查点抑制剂

免疫检查点抑制剂是一种单克隆抗体，可以封闭患者细胞毒性 T 细胞上的抑制性受体，如程序性细胞死亡蛋白 1（programmed death protein-1，PD-1）抑制剂，就是针对 PD1 的人类单克隆 IgG 抗体，可以重新激活肿瘤特异性 T 细胞，特别是那些被 HRS 细胞上的程序性死亡受体-1（PD-L1）和 PD-L2 抑制的 T 细胞。一旦存在于肿瘤细胞上的 HLA-1 识别了环境中的非被踢性抗原，被激活的细胞毒性 T 细胞便会杀灭肿瘤细胞。其在复发/难治性淋巴瘤的治疗中显示出了较好的疗效及良好的耐受性，开启了淋巴瘤治疗的新时代。

1. Nivolumab 是一种完全人源化的 IgG4 抗 PD-1 单克隆抗体，在 nivolumab 单药治疗多种类型复发/难治性恶性淋巴瘤的 I 期临床试验中，nivolumab 单药治疗 FL 和 DLBCL 患者的 ORR 分别为 40% 和 36%，其中 5 例复发/难治性 PTCL 患者的 ORR 为 40%[14]。

此外，一项 II 期应用 Nivolumab 治疗 BV 和 ASCT 治疗后复发或进展 cHL 临床试验结果显示其 ORR 为 66%，9% 患者达到 CR，58% 的患者达到 PR，6 个月的 PFS 为 77%，因此，2016 年美国 FDA 批准该药用于经 BV 和 ASCT 治疗后复发进展的 cHL 患者。

2. Pembrolizumab 2017 年 3 月 FDA 批准 Pembrolizumab 用于治疗成人或儿童复发/难治性 cHL。该适应症的批准基于一项多中心 210 例成人 cHL 临床研究的结果。中位随访 9.4 个月，ORR 为 69%，其中 CR 为 22%，PR 为 47%。DOR 为 11.1 个。

3. 我国免疫检测点抑制剂的研发 由君实生物研发的重组人源化抗 PD-1 单克隆抗体注射液（JS001）目前正在我国开展针对肺癌、淋巴瘤等晚期实体肿瘤安全性和耐受性的 I 期临床试验

（NCT02836834）。信达生物研发的IBI308单药或联合化疗治疗晚期实体瘤的Ⅰ期临床试验也正在我国开展多中心研究。此外，由恒瑞医药研发的SHR-1210目前也正在针对晚期实体瘤患者进行Ⅰ期临床试验（NCT02721589），同时还进行了一项SHR-1210联合甲磺酸阿帕替尼治疗晚期胃癌和肝细胞癌的探索性临床试验（NCT02942329）。

（八）CAR-T细胞研究

为一种激活细胞毒性T细胞的治疗方法，是有患者产生的细胞毒性T细胞经过转基因后表达一种嵌合性受体，可以识别肿瘤细胞的特异性分子如CD30，导致T细胞激活并产生杀伤肿瘤细胞的作用。

关于CAR-T细胞的研究已经取得了令人满意的结果。美国国家肿瘤研究所（NCI）进行的一项CAR-T临床研究（NCT01218867）共纳入15例淋巴瘤患者，其中9例为DLBCL，6例为惰性NHL。在7例可测量肿瘤的DLBCL患者中，有6例患者对治疗有反应。由诺华与宾夕法尼亚大学共同研发的CAR-T疗法CTL019的一项针对复发/耐药DLBCL的Ⅱ期临床试验的研究中期结果显示出，在接受治疗3月后，ORR为45%，其中CR为37%，PR为8%（NCT01864889）。

虽然CAR-T疗法有着优异的疗效，但治疗相关不良反应重，存在较大风险。其中，CAR-T疗法JCAR015治疗复发难治B-ALL的临床试验，CR可达89%（n=24/27），但在该试验中两例患者因严重的神经毒性而死亡。2016年7月9日美国FDA停止JCAR015的Ⅱ期临床试验（NCT02535364）。

四、展望

近10年来，淋巴瘤的分子诊断技术不断进步，越来越多的研究开始探索淋巴瘤的信号传导通路与治疗靶点的关系，随着研究技术的不断发展和基础研究的不断深入，淋巴瘤的分类、分型不断更新，新的作用机制的药物正在逐步进入临床。准确的病理分类、完善的疗效评价体系以及基于分子靶点和信号转导通路的新药研发，为淋巴瘤的诊断与治疗开启了新的篇章。

参 考 文 献 （ 略 ）

39. CAR-T细胞的临床研究现状及展望

宋永平　刘秉珊　吕晓东　高全立　刘德龙

河南省肿瘤医院；河南省血液病研究所

嵌合性抗原受体T（chimeric antigen receptor T，CAR-T）细胞是一种基因改造后获得靶抗原单克隆抗体单链可变区（single chain fragment of variable region，scFv）的T细胞。它可以通过抗原抗体结合的原理特异性识别肿瘤细胞表面的抗原，从而靶向杀死肿瘤细胞。主要由胞外、胞内两部分组成，胞外区包含靶抗原单克隆抗体单链可变区（scFv），主要负责特异性识别肿瘤细胞表面抗原，胞内区包含单细胞信号转导区域（CD3）和协同共刺激信号区，前者负责连接胞内信号转导通路和抗原识别受体，激活T细胞。后者可促使CAR-T细胞在体内不断增殖并持续存活，增强抗肿瘤活性。第1代CAR-T细胞仅由scFv和TCR CD3胞内信号区区域偶联组成，在体内扩增效率差，且维持时间短，随后改进纳入1个（第2代CAR-T细胞，常见CD28或4-1BB）或2个协同共刺激信号区（第3代CAR-T细胞，常见CD27、CD28、4-1BB或OX40 ICOS0等），使其在体内的维持时间延长和抗肿瘤效应显著增强。

CAR-T细胞治疗取得成功的关键不仅在于有效的CAR结构，合适的靶标也极为重要。它需要满足条件：在所有的肿瘤细胞表面表达，同时在正常细胞表面缺失。目前临床中应用最成功的CAR-T细胞治疗是靶向CD19的白血病和淋巴瘤临床试验。以CD19为靶标的治疗主要作用原理为诱导B细胞发育不良。而且现有研究认为B细胞清除可能会阻止CAR-T细胞抗体的产生。目前进行的多组靶向CD19治疗复发、难治的B细胞恶性血液病的试验，虽然采用了CD28或CD137等不同的共刺激域，受试者有着不同的治疗背景，但均取得了较高的缓解率。今年，诺华和Kite Pharma均有一款靶向CD19的CAR-T细胞疗法获FDA颁发的优先审批资格。这使得CAR-T细胞治疗离上市又近了一步。诺华的CTL-019获得优先审批的适应证是儿童和年轻成人复发和难治性B细胞急性淋巴性白血病。Kite的axicabtageneciloleucel（KTE-C19）获得优先审批的适应证是复发或难治性侵袭性非霍奇金淋巴瘤。

CD19 CAR-T细胞输注前一般均需要预处理，清除内源性T细胞。如果预处理方案强度过大，会加重细胞因子释放综合征和神经毒性等不良反应。然而，释放细胞因子提示着T细胞的激活，一定程度上这也是期待看到的结果。但其导致的神经毒性的机制还未阐明。通常，积极应用IL6抗体和激素等进行治疗后，细胞因子释放综合征可得到有效控制。CD19 CAR-T细胞治疗仍需进一步研究改善策略、预防不良反应发生。值得注意的是，应用同样CAR-T细胞的临床试验，ALL的缓解率要高于CLL和淋巴瘤。通过临床观察，认为疾病的发生部位可能与治疗效果相关，ALL和CLL均发生于骨髓，相比较髓外更容易被清除。虽然临床试验中关于T细胞生活分布的数据还很少，但是这提示了CAR-T细胞治疗的有效性受到肿瘤微环境中抑制性分子的影响。

类似于CD19 CAR在血液病治疗中取得的良好效果，近期有2个新的靶标被确认：ALL治疗中的CD22和多发性骨髓瘤治疗中的BCMA。CD22是B细胞抑制性受体，表达于B细胞恶性疾病，包括早前B-ALL。CD22 CAR-T细胞用于治疗CD19 CAR或博纳吐单抗（blinatumomab）治疗后复发儿童，现已取得了较好的结果。但相比较于CD19 CAR-T细胞治疗，复发率更高。BCMA是TNF超家族受体成员，表达于骨髓瘤细胞、正常浆细胞等。第1个临床试验应用BCMA CAR-T细胞治疗12例难治多发性骨髓瘤患者已经取得了较好的结果。经典的CAR靶标是HLA独立、肿瘤组织学高频表达的，在实体瘤靶标选择的问题中，存在着肿瘤组织表达、正常组织可能也会表达的问题。相比较CD19、CD22或者BCMA等抗原，ROR1和PSMA这些应用较多的靶标在正常组织中均可被检测到。EGFRvⅢ具有严格的肿瘤特异性，但是表达的异质性局限了它清除肿瘤的能力。IL-13Rα-2作为靶标在1例恶性胶质瘤的治疗中取得了长达数月的完全缓解。

实体瘤的免疫抑制微环境对所有免疫治疗都是个巨大的障碍。它由多种细胞组成，包括T细胞，B细胞，髓系细胞（巨噬细胞、树突状细胞、粒细胞、单核细胞），基质细胞和内皮细胞。细胞外环境对T细胞来说并不是最好的环境，因为低氧、酸性环境、缺乏营养（葡萄糖、谷氨酰胺、L-精氨酸）及其他多种免疫抑制分子（PD-L1、IL-10、TGF-β、吲哚胺2-3双加氧酶）。通常在T细胞输注前会进行预处理以减轻这种不良反应，但并不足以清除所有的抑制性因素。仍需要其他处理措施强化T细胞克服免疫抑制的微环境状态。一些小分子如IDO抑制剂、来那度胺和腺苷拮抗剂等可干扰免疫抑制细胞或通路，对T细胞发挥作用有协同效应。BTK抑制剂依鲁替尼（ibrutinib），对CLL治疗有效，已被临床前试验验证可有效提高CAR-T细胞功能。检查点阻滞剂可能有助于维持T细胞功能及体内持续时间，但仍需进一步研究。

近年来，关于CAR-T细胞的临床研究证明了此疗法能够在难治复发恶性病患者中产生有效的治疗作用，但仍需进一步优化。一方面，虽然利用这类疗法治疗的B细胞恶性肿瘤患者获得完全缓解的比率很高，但多达一半的患者可能出现复发。另一方面，虽然CAR-T细胞治疗的不良反应研究取得了部分进展，但对于严重细胞因子释放综合征和神经毒性的发生机制仍不清楚，不能对这些副作用进行有效预防。

我们统计了登记在clinicaltrials.gov上的99例来自中国的CAR-T细胞治疗的临床试验（以CAR-T China为关键词搜索，截止至2017年4月10日）。其中靶向CD19的临床试验46例，其他靶标用于治疗血液肿瘤的18例，治疗实体瘤的35例。在可统计的临床试验中，应用CD28作为共刺激域的6例，CD137的24例，CD28或CD137的2例，第3代CAR-T细胞免疫治疗临床试验同时应用CD28和CD137的6例，CD27 1例。应用第4代CAR-T细胞治疗的临床试验有8例。基因修饰的方法多是使用慢病毒转染（27例），也有使用逆转录病毒（14例）或同时使用两者的（2例）。细胞来源多为自体T细胞（58例），供者来源的3例，二者皆有的6例。大部分临床试验都采用氟达拉滨、环磷酰胺做输注前预处理。CAR-T细胞输注方法大多采用静脉输注，仅有5例采用肿瘤病灶局部输注，其中2例为影像学引导下局部注射。大部分临床试验都在北京进行（25例），其余进行临床试验较多的省市为重庆（15例）、上海（12例）、广东（12例）、江苏（9例）和安徽（9例）。在这99个CAR-T细胞治疗临床试验中，1例试验的目的是用来治疗系统性红斑狼疮（靶标为CD19），其余皆为治疗恶性肿瘤。目前来自中国已经发表的CAR-T细胞治疗临床试验的文章及摘要共14篇，其中7篇为靶向CD19。在这些报道中，我国CAR-T细胞治疗临床试验也取得了较高的缓解率及较好治疗反应。细胞因子释放综合征是最常见的不良反应，可能与输注细胞数量、高瘤负荷和患者的炎症状态有关。

我院于2016年8月开展CAR-T细胞治疗，至今已治疗12例。初步观察，我们应用CAR-T细胞治疗难治、复发白血病和淋巴瘤有明确疗效。具体见表1～表4：

表1　B-ALL患者入组情况

缩写	年龄	性别	体重（kg）	诊断	确诊日期	治疗	备注
ZSJ	26	男	70.5	B-ALL	2013年12月	2次干细胞移植后复发	—
LYX	2	女	15	B-ALL	2015年2月	多周期化疗后	对门冬酰胺酶过敏
GAY	24	女	49	B-ALL	2015年8月	多周期化疗后复发	—

缩写	年龄	性别	体重（kg）	诊断	确诊日期	治疗	备注
FJF	36	男	93	B-ALL	2016年3月	多周期化疗后复发	胰腺炎、糖尿病、腰椎间盘突出
ZCX	22	男	72	B-ALL	2010年10月	多周期化疗、全脑全脊髓放疗后复发	髓外复发、脑膜白血病
LWJ	28	女	61	B-ALL	2016年2月	多周期化疗后复发	—
MGL	60	女	55	B-ALL	2016年7月	多周期化疗后复发	脾大

表2　B-ALL患者CAR-T细胞回输量与不良反应处理

缩写	预处理	回输日期	共回输CAR-T细胞	不良反应	处理	疗效
ZSJ	FC	2016年8月13日	$1.3395×10^8$	高热，毛细血管渗漏综合征，CRS Ⅱ级	物理降温，利尿，抗感染	CR，9个月
LYX	FC	2017年2月14日	$1.5×10^7$	发热，CRS反应Ⅰ级	物理降温，抗感染	CR，2个月，复发
GAY	FC	2016年12月13日	$9.8×10^7$	发热，CRS Ⅰ级	物理降温，抗感染	CR，6个月
FJF	FC	2016年12月24日	$3.72×10^8$	高热、低血压、多器官衰竭、神经系统毒性等，CRS Ⅳ级	物理降温、升压、吸氧、抗感染等对症治疗，托珠单抗、干细胞移植、地塞米松等	CR，3个月，死亡
ZCX	FC	2017年2月15日	$1.15×10^8$	发热，CRS反应Ⅰ级	物理降温，抗感染	CR，4个月
LWJ	FC	2017年3月22日	$1.03×10^8$	无	无	CR，2个月
MGL	FC	2017年4月13日	$5.5×10^7$	发热	物理降温，抗感染	CR，2个月

表3　B-NHL患者入组情况

缩写	年龄	性别	体重（kg）	诊断	确诊日期	治疗	备注
CSQ	52	男	63	B-NHL	2012年7月	多周期化疗后复发，脾脏切除	脾大
XCX	39	女	64.5	B-NHL	2015年11月	多周期化疗后复发	—
ZL	35	男	61	B-NHL	2016年5月	多周期化疗后复发	—
BBL	60	女	60	B-NHL	2009年3月	多周期化疗后	高血压
TZM	51	女	50	B-NHL	1994年	多周期化疗后	脑出血史，高血压

表4 B-NHL患者CAR-T细胞回输量与不良反应处理

缩写	预处理	回输日期	共回输 CART细胞	不良反应	处理	疗效
CSQ	FC	2016年10月27日	1.7×10^8	发热，CRS I 级	物理降温，抗感染	PR，8个月
XCX	FC	2017年1月17日	1.29×10^8	发热，CRS I 级	物理降温，抗感染	PR，2个月，复发
ZL	FC	2017年2月18日	9.76×10^7	发热，CRS I 级	物理降温，抗感染	PR，3个月
BBL	FC	2017年4月6日	7.8×10^7	无	—	PR，1个月
TZM	FC	2017年5月24日	8.5×10^7	无	—	待评估

40. 2016～2017年霍奇金淋巴瘤治疗新进展

王华庆

天津市人民医院肿瘤诊治中心；天津市中西医结合肿瘤研究所

一、概述

作为人类应用药物为主的综合治疗治愈恶性肿瘤，霍奇金淋巴瘤（HL）的治疗应该是最成功的典范。WHO分类将霍奇金淋巴瘤分为两种类型：结节性淋巴细胞为主型（NLPHL，5%），经典型（CHL，95%）。根据中国抗癌协会淋巴瘤专业委员会病理学组的回顾性调查，我国的霍奇金淋巴瘤仅占恶性淋巴瘤的9%，远低于欧美国家的30%。男性多于女性，男女之比约1.3：1。在西方国家，霍奇金淋巴瘤呈典型的年龄双峰分布（15～30岁以及≥55岁）。HL治愈率高，约80%的患者经过规范的治疗可得到治愈。近年来，该病的治疗又得到进一步提升，特别是免疫检查点抑制剂的临床应用以及分层治疗理念的深入人心，使得HL的治疗几乎接近完美。现将2016～2017年该病的治疗归纳整理，报告如下。

二、霍奇金淋巴瘤的分层治疗共识

众所周知，HL按照AnnArbor分期，可分为早期（Ⅰ、Ⅱ期）和晚期（Ⅲ、Ⅳ期）两大类。对于早期患者，又根据有无4大高危因素即：超过3个淋巴结区受累，红细胞沉降率加快，大肿块特别是纵隔大包块以及结外器官侵犯等，分为早期预后良好型和早期预后不良型。来自德国淋巴瘤研究组和北美NCCN的专家共识指出，对于早期预后良好型，两大组织均建议应用ABVD方案2个周期联合局部肿瘤受累野20Gy的放疗。而对于早期预后不良型，即Ⅰ或Ⅱ期伴有至少1个高危因素者，北美专家建议实施ABVD方案6个周期化疗联合局部肿瘤受累野30～36Gy的放疗；德国淋巴瘤研究组建议应用增强剂量的BEACOPP方案2个周期序贯ABVD方案2个周期，联合局部肿瘤受累野30Gy的放疗。对于晚期霍奇金淋巴瘤患者，北美专家建议实施ABVD方案6～8个周期化疗加或不加放疗；德国淋巴瘤研究组建议应用增强剂量的BEACOPP方案6个周期加或不加放疗。

上述共识并经过临床实践，可使约80%的患者经过规范的治疗而得到治愈。而临床上更加关注合并症的预防和治疗，对青少年患者的生殖能力影响，第二继发肿瘤的发生以及治疗所带来的心脏毒性和肺毒性等，在获得长期生存的同时，提高患者的生活质量。总之，如何进一步提高治疗的疗效，降低或平衡治疗毒性是近年来追求的目标。

三、PET/CT在HL治疗中的价值

2016年发表在肿瘤学年鉴（Annalsof Oncology）的欧洲肿瘤内科学会专家共识指出，在HL的初始治疗过程中，应尽早应用PET/CT检查评估治疗效果，并及时调整治疗方案。来自数个循证医学（LYSA AHL 2011，RATHL，UK RAPID，GHSG HD15）的研究发现，无论HL早期还是晚期，在初始应用化疗2～4个周后，应用PET/CT评估，如果患者的病灶达到完全缓解（SUV水平降到正常），则患者的无进展生存期乃至总生存期皆获得明显延长。对于疗效明显者，下一步治疗可以减轻治疗强度；而疗效不佳者，则应调整应用更强烈的化疗，方可达到提高疗效的目的。

四、Brentuximab vedotin（BV，SGN-35）

抗CD30单克隆抗体偶联抗微管蛋白药物是近年来治疗HL的突破性药物。由于HL表达CD30，故该药物的出现并应用到HL的治疗中，其疗效堪比B细胞淋巴瘤的利妥昔单抗（美罗华）。最早报告总共102例HL患者，均接受过二线化疗并且行造血干细胞移植后出现复发的病例，应用SGN-35，1.8mg/kg，每3周1次，最长应用16次。结果：ORR76%，其中CR35%，PR41%，中位生存期22.4个月。副作用包括外周神经毒性，疲乏，恶心及腹泻，中性粒细胞减少等。

2016年ASH年会上报告，应用SGN35（BV）联合ESHAP方案作为造血干细胞移植的预处理方案，结果：总有效率高达95%，CR71%，PR24%，而毒性可控，值得临床推荐。另外，Brentuximab-vedotin作为复发难治HL移植后的维持治疗的Ⅲ期研究（AETHERA试验）正在临床试验中，初步的结果显示，SGN35在PFS和OS方面，明显优于安慰剂。

鉴于ABVD方案中博来霉素的肺毒性，有学者应用SGN35代替博来霉素形成AVD-A方案，并且与ABVD方案对比，其临床试验正在进行中（ECHELON-1试验），结果令人期待。

五、免疫检查点抑制剂（Checkpoint inhibitors，CPI）

恶性肿瘤的免疫治疗是近年来肿瘤药物治疗最大的亮点。以PD-1抑制剂Nivolumab和Pembrolizumab为代表的免疫药物在各种实体肿瘤的临床试验中亮点频闪。而Nivolumab在HL的疗效首屈一指。文献报道，该药治疗HL的有效率高达87%。Checkmate205研究：在复发难治的HL，应用SGN35和造血干细胞移植治疗后又出现进展后，应用Nivolumab，3mg/kg，每2周1次，直至肿瘤进展或患者出现不可耐受的毒性。结果，截至2016年4月，ORR 68%，中位无进展生存15个月；CR和PR患者的PFS尚未达到。在KEYNOTE-013研究中：Pembrolizumab治疗曾用过SGN35和造血干细胞移植失败的HL患者，10mg/kg，每2周1次，共31例患者，截至2016年9月，总有效率65%，CR15%，中位有效维持时间尚未达到。安全性可控。之后在Keynote 087研究中，Pembrolizumab，200 mg，每3周1次，治疗复发难治的HL患者，共3组，ORR 69%，CR 22.4%，该研究的结果被FDA于2017年3月批准用于复发难治HL。

上述如此优异的疗效，使得复发难治的HL迈进治愈行列。甚至人们设想将SGN35（BV）联合CPI，用于治疗复发难治的HL。目前正在进行中的研究包括：BV+Nivo，BV+Nivo+Ipillumab等，如何将这些药物联合，进而找到最佳方案是未来研究的热点。

六、总结

PET/CT作为评估手段在HL应用的效果日益显现，改变了HL的治疗现状。Brentuximab Vedotin无论单药还是与其他方案联合，都进一步提高了疗效，成为HL治疗的重要选择。Checkpoint inhibitors展现了很高的反应率，标志着HL治疗进入了免疫治疗的时代。

在复发难治HL中，PET Scans、Brentuximab Vedotin和Checkpoint inhibitors以及ALLO-ASCT的精准联合将进一步提高HL的疗效。HL是预后非常好的疾病，临床工作中必须注重治疗后第二肿瘤和心血管疾病的管理，为患者赢得更好的生存。

41. 高级别B细胞淋巴瘤的研究进展

张会来

天津医科大学肿瘤医院淋巴瘤科；中美淋巴血液肿瘤诊治中心

2016年第四版WHO淋巴细胞肿瘤最新分类取消了"B细胞淋巴瘤、非特指型，形态学介于弥漫大B细胞淋巴瘤和Burkitt淋巴瘤之间"的暂定分类，取而代之的定义了高级别B细胞淋巴瘤（HGBL）。根据该版本WHO淋巴细胞肿瘤最新分类[1]，HGBL可分为两类：①高级别B细胞淋巴瘤，伴Myc、BCL-2和（或）BCL-6重排，即双打击/三打击淋巴瘤（DHL/THL）；②高级别B细胞淋巴瘤，非特指型（HGBL-NOS），即形态学介于弥漫大B细胞淋巴瘤和Burkitt淋巴瘤之间不能分类的B细胞淋巴瘤。前者需要除外滤泡淋巴瘤和淋巴母细胞淋巴瘤；后者包括母细胞样大B细胞淋巴瘤以及不伴Myc、BCL-2和（或）BCL-6重排但形态学介于弥漫大B细胞淋巴瘤和Burkitt淋巴瘤。现就HGBL的最新研究进行总结如下：

一、双打击淋巴瘤（DHL）

（一）临床特征及诊断

DHL中位发病年龄为51~65岁，儿童及青少年罕见，男性多见。临床通常表现为白细胞增多、LDH水平升高、分期晚、Ki-67指数较高、IPI中高危或高危、疾病发展迅速等特点，此外DHL容易伴结外侵犯、特别是骨髓和中枢神经系统受累[2,3]，故DHL患者预后较差，中位生存期为0.2~1.5年，且目前缺乏有效治疗方案。90%DHL淋巴瘤来源于GCB亚型；其中Myc与BCL-2发生重排的DHL占据了所有DHL的80%，主要来源于GCB亚型，且增殖能力和侵袭能力非常强，在细胞遗传学上也较Myc与BCL-6发生重排的DHL更为复杂；Myc与BCL-6发生重排的DHL仅占据所有DHL的20%，主要来源于ABC亚型，常常伴有结外受累，很少表达BCL-2。DHL目前病理诊断主要依赖于FISH检测，需要同时检测出Myc和BCL-2或BCL-6重排阳性且形态学符合高级别B细胞淋巴瘤的特征，需要注意区别Myc重排单阳性的患者（单打击淋巴瘤），该类患者尽管临床预后同样较差，但并不伴BCL-2和（或）BCL-6重排。

由于FISH检测成本较高，不少病理诊断中心采用免疫组化（IHC）方法检测Myc、BCL-2和（或）BCL-6表达水平来替代FISH检测去预测DHL淋巴瘤。采用IHC预测DHL需要考虑Ki-67、Myc、BCL-2和（或）BCL-6表达的cut-off值，目前国际上没有统一的阈值标准，一般认为Ki-67表达高、Myc阳性表达>30%且BCL-2和（或）BCL-6表达阳性的患者DHL概率大；当Myc阳性表达大于70%时，预测的灵敏度和准确度高达93%~100%[4]。同时，我们需要清楚，约20%DHL淋巴瘤不表达Myc、BCL-2和（或）BCL-6，这部分患者预后往往较双表达患者预后要好。

（二）预后

DHL患者预后较差，但Myc基因易位的伙伴基因不同是否带来不同的预后目前尚存争议。Pedersen等[5]的研究显示，DHL患者中只有发生Myc与Ig基因易位（包括IgH、IgK或Igλ），其预后才差；而发生Myc与其它基因易位，其预后与非DHL患者没有差异。然而，2016年12月第58届美国ASH会议上，MayoClinic对DHL患者Myc基因易位的伙伴基因（Myc/IgH基因易位39例，Myc/IgK基因易位6

例，Myc/IgL 基因易位 7 例，Myc/non-Ig 基因易位 35 例）进行的回顾性分析进行了报告。结果显示 Myc/Ig 基因易位与 Myc/non-Ig 基因易位总生存（OS）并无显著性统计学差异（$P=0.85$），因此认为 Myc 基因易位伙伴基因对 DHL 总生存无影响。此外，该团队还分析了 Myc、BCL-2 重排与 Myc、BCL-6 重排的预后差异，结果显示 Myc、BCL-2 重排患者的 2-year OS 较 Myc、BCL-6 重排患者更差，但没有观察到显著性统计学差异（73%vs 43%，$P=0.13$）。

采用 Myc 与 BCL-2 状态评估 DLBCL 患者临床风险的模型中，一般认为 Myc、BCL-2 蛋白水平表达高且伴有 Myc/Ig 基因易位的 DHL 或 DEL 患者为高危，而 Myc、BCL-2 蛋白水平表达中等且伴 Myc/non-Ig 基因易位的 DHL 或不伴 Myc 基因易位的 DEL 患者为中危，低危的患者表现为 Myc、BCL-2 蛋白水平表达低或者非双表达的 DHL 或者其他非双表达的 DLBCL 患者 [6]。需要提醒的是，并不是所有 DHL 患者预后都不好，其中少部分患者（约7%）仍然表现出良好预后 [7]，导致这部分 DHL 患者预后良好的原因尚需进一步研究。

随着 DHL 的深入研究，一些重要癌基因或抑癌基因可能也参与了 DHL 淋巴瘤或者 DEL 淋巴瘤的发病过程，如 TP53。美国麻省总医院的一项单中心回顾性研究显示，10 例 DEL 患者中 7 例（70%）表现为 TP53 过表达，而 55 例非 DEL 患者中仅 10 例（18%）表现为 TP53 过表达。该研究认为 TP53 表达可能与 DEL 的关系密切，但是长期的随访发现，TP53 过表达并未改变患者 OS 和 PFS。另外一项研究显示 [8]，TP53 过表达的 DLBCL 患者具有显著不良预后，且 TP53 过表达能增强 Myc 重排或过表达或 Myc/BCL-2 双表达 DLBCL 患者的不良预后效应（$P<0.05$），TP53 过表达也对 DHL 患者预后存在影响但尚未观察到显著性统计学差异（$P=0.06$）。TP53 表达对 DHL/DEL 的准确预后价值影响尚需进一步研究。回顾性研究很难保证统一的治疗方案及其他因素，未来前瞻性研究或许能准确回答该问题；此外，TP53 表达的 cut-off 值也是需要探索的因素之一。目前 ESMO 共识表明，除 CLL 外的其他淋巴瘤中，无论临床试验还是临床实践，ESMO 专家组对 TP53 的检测状态表现为消极，不鼓励也不建议检测，主要原因在于对目前干预研究结果的失望，除非有特异性针对 TP53 的药物进入临床研究，这一现状或许可能发生改变。美国南佛罗里达大学和 Moffitt 癌症中心也探索了血清白蛋白（SA）对 DHL/DEL 的预后价值，并构建了 SEA 预后评分体系（包括分期、ECOG 和 SA）。结果显示，SEA 评分能够很好区分 DHL/DEL 中具有不同预后的患者并对患者进行预后分层，SA<37 g/L 是独立的预后不良因素。

（三）治疗

DHL 目前尚缺乏标准一线治疗方案，采用的治疗方案包括 R-DA-EPOCH、R-HyperCVAD、R-CODOX-M/IVAV、R-CHOP 等。国际上多个中心目前将 R-DA-EPOCH 作为 DHL 的优选诱导方案，Sesques 等 [9] 对 311 例 DHL 淋巴瘤进行研究，结果显示 R-DA-EPOCH 较 R-CHOP 能显著延长患者 PFS（22 个月 vs 8 个月），但并未改变其总生存。另外，据第 58 届 ASH 会议报道，R-DA-EPOCH 也无法克服 DHL 患者 TP53 突变带来的不良预后影响。另外一项来自 Mayo Clinic 的研究显示，R-CODOX-M/IVAV 治疗后，DHL 患者 5 年 OS 为 48%，提示部分 DHL 患者仍然显示出长期的治愈率；此外，R-CODOX-M/IVAV 对年轻<60 岁的 DHL 患者显示了更好的疗效。美国芝加哥大学的一项来那度胺联合 R-DA-EPOCH 治疗 DHL 淋巴瘤的前瞻性多中心 I 期临床试验结果显示，来那度胺联合 R-DA-EPOCH 初步显示出良好疗效，目前 II 期临床研究正在进行。

美国宾夕法尼亚大学探索了造血干细胞移植在 DHL 淋巴瘤中的治疗价值，该团队回顾性分析了 163 例 DHL 患者，其中 68 例（42%）患者达到 CR1 后接受 ASCT 巩固治疗，95 例（58%）患者达到 CR1 后未接受 ASCT 巩固治疗，中位随访 23.5 月（0.2～104.2 个月）。结果显示，ASCT 并未改变 DHL 患者 3-year PFS（87%vs 74%，$P=0.21$）和 3-year OS（89%vs 80%，$P=0.49$）；但接受强化方案（R-DA-EPOCH、R-HyperCVAD、R-CODOX-M/IVAV）的患者较 R-CHOP 方案更不易复发（HR=3.45，95%CI 1.59～7.45，$P=0.002$）。

总之，针对 DHL 淋巴瘤，以 R-DA-EPOCH、R-HyperCVAD、R-CODOX-M/IVAV 等方案为代表的强化方案仍然是目前的主流选择，可提高患者疗效、改善患者 PFS、降低复发。但必须承认，这些强化方案并未使患者 OS 获益，此外也无法克服 TP53 带来的不良预后作用。即使患者达到 CR1 后接受 ASCT 也未改变患者 PFS 和 OS，与来那度胺的联合治疗策略初步显示出良好疗效，期待未来进一步的临床试验研究。总的来说，DHL 淋巴瘤难治且易复发，复发难治的 DHL 预后更差，异基因造血干细胞移植在 DHL 研究较少，美国 Dana-Farber、麻省总医院、City of Hope 开展的多中心异基因造血干细胞移植治疗复发难治性 DLBCL，共纳入 103 例患者包括 14 例 DHL 和 48 例 DEL 以及其他类型 DLBCL。结果显示，异基因造血干细胞移植可克服 DHL/DEL 患者的不良预后因素。其他新的治疗手段、新的药物、新的联合治疗策略包括 CAR-T 细胞疗法、免疫检查点抑制剂、BCL-2 抑制剂、BET 抑制剂、Aurora 激酶抑制剂、PI3K 抑制剂、mTOR 抑制剂、免疫检查点抑制剂 prembrolizumab 联合来那度胺等可能有希望进一步改善 DHL 患者的预后。另一方面，中枢神经系统的预防也是 DHL 淋巴瘤治疗过程需要积极采取的措施。

二、高级别 B 细胞淋巴瘤，非特指型（HGBL-NOS）

2016 年 12 月，第 58 届美国 ASH 会议报道了美国匹茨堡大学对 HGBL-NOS 和 DHL 治疗疗效的回顾性研究，共纳入 63 例 HGBL 患者，包括 50 例 HGBL-NOS 患者和 13 例 DHL 患者。结果显示，HGBL-NOS 患者预后好于 DHL 患者，除了强化方案外，可接受 R-CHOP 治疗，不同治疗方案 OS 仍无显著性统计学差异。

三、总结

HGBL 是高度侵袭性淋巴瘤，包括 DHL/THL 淋巴瘤和 HGBL-NOS 类型，前者预后较后者更差，Myc/BCL-2 重排 DHL 患者预后较 Myc/BCL-6 重排更差，TP53 表达对 DHL 淋巴瘤患者预后需要进一步研究，低 SA 的 DHL 患者预后更差。治疗方面，强化治疗方案可使患者 PFS 获益，但并不改善 OS。诱导治疗联合 ASCT 并未改善患者预后，联合来那度胺的方案有望提高 DHL 疗效，其他新新的治疗手段、新的药物、新的联合治疗策略有待进一步探索。

参 考 文 献

［1］ Swerdlow SH, et al. Blood, 2016, 127(20):2375-90.

［2］ Aukema SM, et al. Blood, 2011, 117:2319-31.

［3］ Sesques P, et al. Blood, 2017, 129(3):280-8.

［4］ Green TM, et al. Am J SurgPathol, 2012, 36(4):612-9.

［5］ Pedersen MØ, et al. Eur J Haematol, 2014, 92(1):42-8.

［6］ Sesques P, et al. Blood, 129(3):280-8.

［7］ Petrich AM, et al. Blood, 2014, 124:2354-61.

［8］ Wang XJ, et al. Mod Pathol, 2017, 30(2):194-203.

［9］ Sesques P, et al. Blood, 2017, 129(3):280-8.

42. 霍奇金淋巴瘤诊疗进展

张清媛

哈尔滨医科大学附属肿瘤医院

霍奇金淋巴瘤（Hodgkin lymphoma，HL）是一种累及淋巴结及淋巴系统的恶性肿瘤。男性多于女性，男女之比为（1.3~1.4）∶1。其发病年龄在欧美发达国家呈较典型的双峰分布，分别在15~30岁和55岁以后；而包括中国在内的东亚地区，发病年龄多在30~40岁之间，呈单峰分布。有报道，中国人移民至加拿大后，HL发病率增高，但仍比加拿大当地人的发病率低，这提示HL可能是遗传因素和环境因素共同作用的结果。中国淋巴瘤病理研究协作组对国内多中心10002例患者分析后得出我国HL占淋巴瘤的8.54%。

一、临床表现

约90%HL以淋巴结肿大为首诊症状，多起始于一组受累的淋巴结，以颈部和纵隔淋巴结最常见，此后可逐渐累及其他淋巴结区域，晚期可累及脾、肝、骨髓等。患者初诊时多无明显全身症状，20%~30%的患者可伴有B症状（发热、盗汗、6个月中不明原因的体重减轻超过全身体重的10%），此外还可以有瘙痒、乏力、饮酒后疼痛等症状。

二、病理诊断

目前仍沿用2001年世界卫生组织（WHO）淋巴瘤分类，将HL分为经典型HL（classical Hodgkin lymphoma，CHL）和结节性淋巴细胞为主型两大类型（nodular lymphocyte-predominant Hodgkin lymphoma，NLPHL），其中结节性淋巴细胞为主型少见，约占HL的5%；CHL又分为4种组织学亚型，即富于淋巴细胞的经典型、结节硬化型、混合细胞型和淋巴细胞消减型，其中混合细胞型及结节硬化型比较多见。R-S细胞及变异型R-S细胞被认为是HL的肿瘤细胞。典型R-S细胞为双核或多核巨细胞，核仁嗜酸性，大而明显，细胞质丰富；若细胞表现为对称的双核则称为镜影细胞。诊断HL应常规检测的免疫组化标志物包括CD45、CD20、CD15、CD30、PAX5、CD3和EBV-EBER等。

三、分期及不良预后因素

2014年lugano会议以来，HL分期强调在AnnArbor分期基础上结合PET-CT检查。根据病人是否存在预后不良因素，将早期（Ⅰ~Ⅱ期）HL分为2个亚组，即预后良好组和预后不良组。有以下任意一个不良预后因素：大纵隔（肿块最大径/胸腔最大径>0.33）、巨大肿块>10cm、B症状、ESR≥50及>3个淋巴结区受累，即为预后不良组。对于进展期（Ⅲ~Ⅳ期）HL，常用国际预后评分（IPS评分）来评估预后，包括：清蛋白<40 g/L、血红蛋白<105 g/L、男性、年龄≥45岁、Ⅳ期、白细胞>15×10^9/L、淋巴细胞绝对值<0.6×10^9/L或比值<白细胞总数的8%，每个因素计1分，有文献报道每个因素每年降低生存率7%~8%。

四、PET-CT的作用

HL是一种治愈率很高的恶性肿瘤，因此如何降低治疗引起的长期不良反应成为人们关注的焦点。PET-CT不仅可提高分期的准确性，还可以判断预后和治疗效果。近年引入了PET-CT进行风险调整治疗策略（risk-adapted therapy），以实现高治愈率同时降低毒性，而风险调整依赖于治疗过程中尽早获得可靠的预后分层。目前 Deauville 标准（即5分类法）已被广泛接受。PET-CT 已成为 HL 患者首次分期及疗效评估的一项重要手段。NCCN 指南推荐：对于早期预后良好的患者，若采用化放联合方案治疗，ABVD 2~4 周期后行中期 PET 评估；若采用单独化疗，ABVD 2 周期后评估；若采用 Stanford V 方案，8 周化疗结束后放疗开始前评估。对于早期预后不良和进展期 HL 患者，中期 PET 评估对治疗方案的调整有着重要的作用，但评估时机尚不明确。在一项前瞻性研究中，2 周期和 4 周期后 PET 评估的预后无明显差异；而另一项研究显示，ABVD 2 周期后 PET 评估具有较好的预后价值，其 3 年 EFS 显著。目前推荐 2 周期或 4 周期 ABVD 或 4 周期剂量递增 BEACOPP 后行 PET 中期评估；对于 Stanford V 方案，8 周或 12 周化疗后、放疗开始前行 PET 评估。治疗结束后残留灶 PET 评估阳性，也是判断其预后不良的一个重要因素。Sher 等报道了一项 73 名患者的研究，残留灶 PET 阴性患者 2 年 FFS 为 95%，阳性患者 FFS 为 69%。在 HD15 研究中，BEACOPP 治疗后残留灶 PET（+），提示后续治疗失败风险高。患者残留灶 PET（-）与 PET（+）48 个月的 PFS 分别为 92.6% 和 82.6%（$P=0.022$）。然而 PET 在常规复查中的作用存在争议，因考虑到 PET 结果假阳性及辐射暴露风险，目前指南尚不推荐 PET 作为常规复查手段。

五、治疗方案

（一）结节性淋巴细胞为主型 HL（NLPHL）

NLPHL 占 HL 的 5% 左右，一般为惰性淋巴瘤，预后较好，多数患者为早期，很少患者具有 B 症状、大肿块及结外受累。ⅠA/ⅡA 期（无大肿块）患者可以观察或受累区域淋巴结局部放疗（ISRT），单独放疗目前被认为是针对早期无症状患者的标准治疗，照射剂量为 30~36Gy，10 年 PFS 率为 89%，10 年 OS 率达 96%~100%。ⅠB/ⅡB 期和 IA/ⅡA 期（有大肿块），可行短程化疗+ISRT±利妥昔单抗治疗（NLPHL 常表达 CD20）。Ⅲ期和Ⅳ期较少见，仅占 NLPHL 的 20%~30%，可采用化疗±利妥昔单抗±ISRT，对没有全身症状的老年患者也可采用局部放疗或利妥昔单抗单药治疗。NLPHL 常用化疗方案有 ABVD、BEACOPP。复发后可考虑再次化疗、美罗华及 Brentuximab vedotin 治疗等。

（二）经典型 HL

预后良好的Ⅰ期和Ⅱ期 HL 可选择：ABVD 方案化疗+ISRT、ABVD 方案单独化疗或 Stanford V 方案化疗。GHSG HD10 研究为针对Ⅰ/Ⅱ期无危险因素 HL 患者，观察是否可以减少 ABVD 化疗周期数和降低 IFRT 剂量，结果表明，对于不伴危险因素的早期 HL 患者，2 个周期 ABVD 化疗加 20Gy 的受累野放疗方案已经足够，并能最大限度地减少放化疗带来的毒性风险。因此，目前 2 周期 ABVD 后行 PET-CT 中期评估，Deauville 评分 1~4 分的患者 20Gy 的 ISRT 作为 NCCN 的 1 类推荐。没有条件 PET-CT 评估，可以 ABVD 方案化疗 2~4 周期±ISRT20~30Gy。

预后不良的Ⅰ期和Ⅱ期 HL 行 ABVD 方案化疗 4~6 周期，然后行局部放疗 20~30Gy，有大肿块部位局部放疗 30~36Gy。德国 HL 研究组的 HD14 研究比较了 4 个周期的 ABVD 方案（Arm A）与 2 个周期增强剂量 BEACOPP+2 个周期 ABVD 方案（Arm B），再序贯 30Gy 放疗效果，结果：Arm A 组无失败生存（FFTF）率 87.3%，而 Arm B 组为 95.0%（P<0.001），说明强剂量化疗优于 ABVD 方案。在此基础上，对 Arm B 组引入 PET-CT 评估，如阴性则不加放疗，而阳性组加受累野放疗 20Gy，即 HD17 研究，正在随访中。

Ⅲ期和Ⅳ期：可以选择 ABVD 方案化疗 6~8 周期，未达 CR 或有大肿块的患者，行局部受累野放疗。德国 HL 研究组则建议应用 BEACOPP 方案增强型 6 个周期±放疗。化疗方案目前集中在 ABVD 和 BEACOPP 两大方案的应用，以及 PET-CT 指导下的个体化治疗。来自美国的 E2496 研究，比较 ABVD 方案和 Stanford V 方案的Ⅲ期临床试验表明，在完全缓解方面 ABVD 方案优于 Stanford V 方案；中位随访 6.4 年后，两组 FFS 和 OS 均无明显差异，而 Stanford V 方案的毒性远大于 ABVD 方案，且操作复杂。欧洲的三大组织（GHSG、EORTC、LYSA）目前正在开展循证医学临床试验，即首先应用BEA-COPP方案化疗，继之以PET-CT评估，如为阴性则换成ABVD方案巩固治疗，如阳性则继续应用强化的BEACOPP方案化疗。而来自美国、英国、意大利的研究则先应用ABVD方案，若PET阳性，则转为BEACOPP方案治疗。

总之，有条件的患者应行PET中期评估，评估为阴性的患者，无论是否有大肿块，可以考虑不进行局部放疗。ABVD后中期PET评估3～4分可采用更强的剂量递增BEACOPP化疗方案，1～3分则可减少化疗药物，如采用AVD方案。若Deauville评分为5分则建议组织活检，活检阴性建议ISRT后观察，阳性则按难治性HL处理。GHSGHD13研究共入组1294例HL患者，其目的是研究将ABVD方案去除博来霉素（B）变成AVD方案否是可行，结果是ABVD组与AVD组相比，PFS和OS均无明显差异。正在开展的HD16研究在前述研究的基础上，又加入PET-CT评估，即在2个周期ABVD方案化疗后行PET-CT检查。如为阴性则单纯随访，阳性者再实施20Gy受累野放疗，我们期待着结果的公布。

（三）复发难治性经典型HL

30%～40%的HD患者初治未达到缓解或治疗缓解后再次复发，目前还没有复发难治HD标准方案和预后预测模型，推荐个体化治疗。初发难治、复发时间<1年及复发时分期Ⅲ～Ⅳ期者预后更差。解救化疗后自体造血干细胞移植（ASCT）是目前推荐的治疗策略。解救治疗要考虑既往治疗情况和患者的耐受性，解救治疗方案包括DHAP、DICE、ESHAP、GDP、GVD、ICE、IGEV、miniBEAM和MINE等。对于一般状态好的年轻患者，解救治疗缓解后，应该选择高剂量化疗联合自体造血干细胞移植（HDCT+APBSCT）作为巩固治疗，对于初治时未曾放疗的部位，也可局部放疗。解救性化疗后达CR的患者，行ASCT预后好。ASCT前PET-CT阴性，3～5年PFS>70%，而PET-CT阳性，3～5年PFS仅为25%～30%。ASCT后仍复发难治的患者，可尝试新药。

（四）新药研究进展

Brentuximab vedotin是第一个用于治疗霍奇金淋巴瘤的靶向治疗药物，该药物为抗微管药MMAE与抗CD30单克隆抗体的偶联物。在Ⅰ/Ⅱ期试验中，Brentuximab vedotin显示了卓越的活性。已有研究证明该药的维持治疗可使自体造血干细胞移植后高危的患者获益（AETHERA研究）。目前在晚期患者中比较Brentuximab vedotin+AVD和ABVD的前瞻性随机对照研究正在开展。虽然BEACOPP方案疗效肯定，但临床上也注意到该方案的近期心脏毒性、远期毒性如生育功能损伤、继发第二肿瘤以及生活质量下降等问题，故含有Brentuximab vedotin的改良BEACOPP方案已在德国开始，被称为BrECADD方案。该研究亦称为HD21研究，其结果我们将拭目以待。PD-1/PD-L1抗体在难治和移植失败的患者中取得了一定疗效，可成为一种新的治疗选择。其他还有苯达莫司汀、伊维莫司和雷那度胺，比较适合于难治及老年患者。

六、总结

HL是一种治愈率较高的恶性肿瘤，已有相对成熟的治疗模式。在倡导个体化治疗的今天，风险调整治疗策略也应运而生，包括治疗前、治疗中期和疗程结束的风险评估，这对HL的临床转归和治疗方案选择有重要的指导意义。目前CHL各期选用的ABVD、BEACOPP和Standford V等经典方案也在不断优化，而临床研究重点是如何提高治愈率，在生存率最大化的同时使治疗的不良反应降至最低。NLPHL和复发难治HL的方案仍在不断探索。此外，一些靶向药物如Brentuximab vedotin及PD-1/PD-L1抗体等也在复发难治肿瘤中看到了很好的疗效，这也意味着HL治疗进入了精准治疗时代。

参 考 文 献

[1] ZhuYJ, Sun YL, Xia Y, et al. Clinical characteristics and prognostic factors in Chinese patients with Hodgkin's lymphoma [J]. Med Oncol, 2012, 29: 1127-1133.

[2] AuWY, Gascoyne RD, Gallagher RE, et al. Hodgkin's lymphoma in Chinese migrants to British Columbia: a 25-year survey

［J］. Ann Oncol,2004,15: 626-630.

［3］ EichenauerDA, Engert A, Andre M, et al. Hodgkin's lymphoma: ESMO Clinical Practice Guidelines for diagnosis, treatment and follow-up dagger［J］. Ann Oncol,2014,25 Suppl 3: iii70-iii5.

［4］ HarrisNL. Shades of gray between large B-cell lymphomas and Hodgkin lymphomas: differential diagnosis and biological implications［J］. Mod Pathol,2013,26(Suppl 1): S57-70.

［5］ GlaserSL, Hsu JL. Hodgkin's disease in Asians: incidence patterns and risk factors in population-based data［J］. Leuk Res,2002,26: 261-269.

［6］ AuWY, Gascoyne RD, Gallagher RE, et al. Hodgkin's lymphoma in Chinese migrants to British Columbia: a 25-year survey ［J］. Ann Oncol,2004,15: 626-630.

［7］ IsasiCR, Lu P, Blaufox MD. A metaanalysis of 18F-2-deoxy-2-fluoro-D-glucose positron emission tomography in the staging and restaging of patients with lymphoma. Cancer 2005;104:1066-1074.

［8］ PodoloffDA, Advani RH, Allred C, et al. NCCN task force report:positron emission tomography(PET)/computed tomography (CT)scanning in cancer. J Natl Compr Canc Netw 2007;5 Suppl 1:S1-S22;quiz S23-22.

［9］ SherDJ, Mauch PM, Van Den Abbeele A, et al. Prognostic significance of mid- and post-ABVD PET imaging in Hodgkin's lymphoma: the importance of involved-field radiotherapy. Ann Oncol 2009;20:1848-1853.

［10］ EngertA, Haverkamp H, Kobe C, et al. Reduced-intensity chemotherapy and PET-guided radiotherapy in patients with advanced stage Hodgkin's lymphoma(HD15 trial): a randomised,open-label,phase 3 non-inferiority trial. The Lancet 2012; 379:1791-1799.

［11］ SchlembachPJ, Wilder RB, Jones D, et al. Radiotherapy alone for lymphocyte-predominant Hodgkin's disease. Cancer J 2002;8:377-383.

［12］ Chen RC, Chin MS, Ng AK, et al. Early-stage, lymphocytepredominant Hodgkin's lymphoma: patient outcomes from a large,single-institution series with long follow-up. J Clin Oncol 2010;28:136-141.

43. 乳腺癌相关雄激素受体的研究进展

李麦冬　胡长路

安徽省肿瘤医院肿瘤内科

全世界每年约有120万妇女发生乳腺癌，有50万妇女死于乳腺癌，乳腺癌是全球女性发病率和病死率最高的恶性肿瘤。乳腺癌是一种与性激素密切相关的激素依赖性恶性肿瘤，目前研究较为深入的是雌激素和孕激素与乳腺癌的关系。雌激素刺激乳腺导管增生、孕激素刺激乳腺腺泡增生。一项涉及2428例（患者663例，对照1765例）的9项前瞻性研究显示[1]，血液中持久的高雌激素水平与发生乳腺癌的风险相关，雌激素的长期暴露是乳腺癌重要的确定危险因素。Schairer等用流行病学队列研究方法分析激素替代治疗对于发生乳腺癌的危险性，随访46 355例绝经后妇女运用雌孕激素联合治疗相比单用雌激素治疗对于乳腺癌发生的危险性，结果表明，雌孕激素联合治疗对乳腺的危险性高于单用雌激素[2]，长期的雌孕激素治疗会加速乳腺导管细胞的增殖，Raafat等用小鼠作为动物模型试验也证明了暴露在雌孕激素联合制剂中乳腺组织较暴露在单雌激素中细胞增生更为明显[3]。乳腺癌组织ER、PR的表达情况是判断预后的重要因素，是指导内分泌治疗的重要依据。与ER、PR相比，雄激素受体（AR）表达率同样较高，在50%～100%的乳腺癌组织中有AR表达[4]，但是在乳腺癌中AR的作用远没有ER或PR研究的深入。在日常临床及病理工作中，对于AR的检测和研究相对较少，近年来，随着相关AR与乳腺癌发病机制、分子分型、临床病理特征、预后关系的研究发现，AR在乳腺癌的发病机制中的作用也受到关注，不少研究提示AR有可能成为乳腺癌治疗的新靶点，本文将AR与乳腺癌的发病机制、乳腺癌分子分型、临床病理特征、预后的关系等作一综述。

一、AR与乳腺癌发病机制的相关研究

雄激素受体（AR）是位于X染色体长臂（Xq11～12）上一段含有8个外显子和7个内含子的全长约90kb的基因编码的核受体，与ER、PR同属于核受体超家族中的类固醇受体，雄激素与AR结合后能形成激素受体复合物，从而影响相关蛋白的表达。研究发现，AR对于乳腺癌细胞的作用，可因其调控方式而不同：既能促进乳腺癌细胞增殖[5]，也可以诱导乳腺癌细胞凋亡[6]。近年来的研究表明AR通过与ER、PR、HER-2、细胞周期蛋白等信号通路发生相互作用参与乳腺癌的发生发展过程。

1. AR对ER表达的调控　ER受体有两种形式ERa、ERβ，Peters等[7]证实活化后的AR可以抑制ERa的活性，抑制由ERa诱导的细胞增殖，在MDA-MB-231乳腺癌细胞中转入能表达AR、ERa的质粒后分组进行试验，一组使用双氢睾酮（DHT）联合雌二醇（E_2）处理细胞，另一组单用雌二醇E_2，结果显示前者ERa活性明显低于后者；该研究还发现[7]，AR还可通过干扰ERa与靶基因的雌激素应答元件（ER E）结合，进一步阻断ERa对靶基因的反式激活作用从而促进细胞凋亡，该研究说明，AR与ERa之间有联系，AR对ERa有负性调控作用。ERβ介导乳腺癌细胞增殖分化的作用与ERa相反，ERβ能抑制乳腺癌细胞的生长与侵袭[8]。活化的AR可以上调ERβ的表达，从而抑制肿瘤细胞增殖。以上结果表明：对于不同受体形式的ER，AR的调控作用迥异，AR抑制ERa的活性，促进ERβ活性，抑制肿瘤细胞增殖，促进肿瘤细胞凋亡。

2. AR对PR表达的调控　孕激素对乳腺癌的进展也有促进作用，孕激素受体PR是核受体超家族之一，主要有两种亚型：PRA和PRB，侵袭性乳腺癌中主要表达PRA，Cops等[9]研究证实将米勃龙（AR激动剂）及DHT（双氢睾酮）分别作用于AR、ER、PR均阳性的T47D乳腺癌细胞中均能抑制E2诱导的细胞增殖及PRA、PRB的表达。在T47D细胞，加入相同浓度的米勃龙与E_2（1nmol/L），24小时后检测PRA、PRB的表达情况发现被完全抑制。进一步将PRA阴性的MCF-7及PRA阳性的MCF-7M11 PRA细胞用米勃龙处理后，结果显示米勃龙对PRA阳性的MCF-7M11 PRA细胞的增殖抑制作用明显强于PRA阴性的MCF-7细胞，整个试验的结果提示对于PR阳性乳腺癌细胞，AR不仅能抑制E_2诱导的细胞增殖及PR表达，同时这种抑制作用的强弱与PRA表达的呈正相关。这表明：AR对肿瘤细胞的抑制作用可能与PRA的状态有关。

3. AR对HER-2表达的调控　NI等[10]通过实验证明AR通过HER-2发挥作用，两者存在共同通路，CHIA等[11]的实验发现MDA-MB-453细胞在雄激素的作用下增殖明显，同时该细胞的HER-2的表达在雄激素刺激下也显著提升，而当加入抗雄激素药物氟他胺后该细胞的增殖效应受到抑制，在凋亡方面同时应用氟他胺和HER-2抑制剂AG825时MDA-MB-453细胞株凋亡反应明显提高，这些结果提示在针对抗HER-2靶向治疗的同时对AR进行抑制或许可以完全消除HER-2信号通路的效应，从而提高治疗效果。Hodgson等[12]运用重组酶系统和转基因技术，将小鼠体内的AR基因敲除（MARKO），然后将携带HER-2基因的乳腺致瘤病毒（MMTV-NeuNT）转染到小鼠体内，结果显示，发生乳腺癌的受转染组小鼠体内存在AR表达缺失，其HER-3mRNA表达水平显著上调，而该组性激素水平、ER表达、PR表达与MARKO组及对照组无明显区别，因此推测，AR表达缺失加速了乳腺组织细胞的恶变，AR表达缺失能够促进MMTV-NeuNT小鼠发生乳腺癌，同时AR可能阻断由HER-3/HER-2信号通路诱发乳腺肿瘤的过程。

4. AR对细胞周期蛋白的调控　细胞周期（cell cycle）是指细胞从一次分裂完成开始到下一次分裂结束所经历的全过程，分为间期与分裂期两个阶段，真核细胞的细胞周期失控是导致细胞增殖过度和癌变的重要原因。细胞周期紊乱、异常增殖和细胞代谢旺盛是肿瘤发生发展的主要机制。细胞周期得以运行需要细胞周期蛋白（cyclin）的调控，近年很多实验证实，Cyclin家族主要成员的表达与乳腺癌、胃癌等多种恶性肿瘤的发生发展密切相关[13, 14]。细胞周期蛋白（cyclin）是一组具有时限性基因编码的蛋白，研究发现，在MCF-7乳腺癌细胞中，被双氢睾酮DHT活化了的AR能下调细胞周期素D1（cyclin D1）的转录，抑制乳腺癌细胞由G_1期进入S期，将癌细胞阻滞在G_1期，起到抗增殖作用[15]。

二、各型乳腺癌中AR的表达分布

2013年的St.Gallen国际乳腺癌会议[16]根据肿瘤组织ER、PR、HER-2、Ki-67的表达情况，制订了乳腺癌的分子分型：①LuminalA型（腔面A型）：ER+和（或）PR+，HER-2-，Ki-67低表达；②Luminal B型（腔面B型），该型包括HER-2阴性型［ER+和（或）PR+，HER-2-，Ki-67高表达］和HER-2阳性型［ER+和（或）PR+、HER-2+、Ki-67任何水平］；③HER-2过表达型：ER-、PR-、HER-2+、Ki-67任何水平；④三阴型：ER-、PR-、HER-2-、Ki-67任何水平。近年来，乳腺癌的分子分型已成为指导治疗和判断预后的重要依据，目前已成功应用于临床，关于AR在各分子分型中的研究较少，Laura等[17]研究发现AR的表达最常见于Luminal A型和Luminal B型乳腺癌，阳性率分别为91%、68%。而HER-2阳性乳腺癌中，阳性率略低，为59%的AR表达率，而在三阴型乳腺癌中只有32%的AR表达率，综合国外的报道[18, 19]，AR在非三阴乳腺癌中的表达率超过70%，在三阴乳腺癌的表达小于40%，王永恒[20]研究发现，AR在Luminal B型乳腺癌中具有较高的表达率，且其与肿瘤临床分期有关，这提示AR在Luminal B型乳腺癌中具有重要的临床意义，李文金[21]对105例局部晚期乳腺癌中的AR表达水平与临床病理进行分析，研究结果显示，AR在Lumina A、Lumina

B、HER-2阳性型及三阴型乳腺癌中的阳性表达率分别为88.6%、100.0%、75.0%、39.40%，此研究显示在乳腺癌中AR较ER表达更广泛，且AR表达情况因乳腺癌分子类型的不同差异较大，而AR的表达都与较好的临床预后相关，因此有理由相信随着对AR信号转导途径的进一步研究，AR有望成为乳腺癌治疗的新靶点。

三、AR与乳腺癌临床病理特征之间的关系

在正常的乳腺上皮细胞中，AR有着广泛的表达，AR在乳腺癌的发病过程中所起的作用仍备受争议，缺乏大样本、多中心的研究证据。阎语[22]等通过组织芯片、免疫组化技术对310例乳腺癌患者的AR与临床病理特征进行研究发现：AR阳性表达、弱阳性表达、阴性表达患者分别为155例（50%）、100例（32%）、55例（18%），AR的表达程度与患者年龄、分子分型、组织学分级、ER及P53表达程度有关。Narita等[23]分析156例乳腺癌中AR表达的结果显示，AR在乳腺癌中呈高表达，其表达情况与淋巴结转移呈负相关。张静[24]等对于224例不同雌激素受体状态下的乳腺癌雄激素与临床病理特征的关系进行研究和探讨，结果为：AR在浸润性导管癌中的阳性表达率高，ER$^+$组、ER$^-$组中AR的表达率分别为：80.2%、55.8%，ER$^+$组中AR的表达与肿瘤大小、组织学分级、pTNM分期和有无淋巴结转移相关，ER$^-$组中AR的表达与组织学分级、HER-2表达、绝经状态相关，该研究还发现在ER阴性患者中，AR表达与组织学分级较低、Ki-67细胞增殖活性低、无瘤生存相关，也有相关研究报告了硫酸脱氢表雄酮可通过AR途径抑制ER$^-$/AR$^+$乳腺癌增殖。多数的研究结果表明AR阳性是预后较好的指标。综上所述，我们有理由相信，AR的检测应当成为乳腺癌病理检查的常规项目，以指导临床治疗。

四、AR与乳腺癌预后的关系

对于ER阳性乳腺癌，研究往往表明AR$^+$提示预后良好。但在ER阴性、三阴乳腺癌中，AR与预后的关系存在不同的观点。阎语[22]等对于310例乳腺癌的研究表明：AR$^+$表达、AR弱表达组患者的OS明显高于AR阴性表达组，但AR$^+$与AR弱表达组之间的OS无明显差异。最新的研究发现[25]：AR阴性的三阴乳腺癌患者较早复发的可能性更大。一项对于184例原发性女性乳腺癌患者的临床研究表明[26]：对于淋巴结阴性的乳腺癌，AR的表达情况与预后关系不大，而对于淋巴结阳性的乳腺癌，AR阳性组5年生存率及中位生存时间均优于阴性组（89.3%vs 67.3%和56个月 vs 37个月）；同样发现对于HER-2阴性组，AR的表达情况对于生存无影响，而对于HER-2阳性组，AR阳性组5年生存率及中位生存时间均优于阴性组（80.0%vs57.1%和57个月 vs37个月）。多数研究提示AR阳性者的预后相对较好，复发风险相对较低，对于luminalA型和luminalB型乳腺癌中AR阳性表达者生存期较长。国内外开展的AR表达情况与乳腺癌预后关系的各项研究提示AR可作为乳腺癌的预后预测因子，亦有学者提出质疑，认为AR与预后的关系依赖于ER的表达，实则是ER与预后的关系，因此，仍需要大量的后续研究和长期随访来了解AR与乳腺癌预后的关系。

临床上有人应用雄激素治疗乳腺癌，刘宇光等[27]1989年报道了将雄激素用于治疗7例乳腺癌骨转移患者，结果显示：雄激素不仅能控制癌瘤本身的生长，也能在骨转移部位出现钙化和修复。综上所述，AR在乳腺癌中表达较为普遍，AR在乳腺癌中的表达情况临床及实验室研究日益增多，AR能够与多种信号分子结合，产生促进或者抑制肿瘤的作用，近几年，随着精准医疗理念应用于临床，越来越多的临床医生根据乳腺癌的分子分型来制定治疗计划，AR有望被纳入分子分型中，成为精准医疗的新靶点，在今后的临床和科研工作中，更加深入地研究和探讨AR在乳腺癌中所发挥的作用的机制，将为乳腺癌提供更加精准的治疗策略。

44. 乳腺癌"两全"管理模式，服务"健康中国"战略规划

马 飞

国家癌症中心/中国医学科学院北京协和医学院肿瘤医院

"健康中国"规划的内涵就是加快健全国家基本医疗卫生制度，让人民群众看得上病、看得起病、看得好病。早在2012年国家原卫生部就启动编写"健康中国2020"战略研究报告。2015年全国两会期间，李克强总理首次在政府工作报告中提出这个规划，直至2015年10月26日，在中国共产党第十八届中央委员会第五次全体会议上，正式将"健康中国"规划升级为国家战略。这实际上是我国广大群众的民意在国家最高施政层面的体现，当然也无疑对政府的医疗卫生工作，以及广大医务工作者提出了更高的要求。

在2016年全国卫生与健康大会上，国家主席习近平发表重要讲话，对"健康中国"国家战略作出方向性指示，提出"树立大卫生、大健康的观念，把以治病为中心转变为以人民健康为中心""以体制化健康服务、完善健康保障、建设健康环境、发展健康产业为重点，将健康融入所有政策、加快转变健康领域发展方式""全方位、全周期维护和保障人民健康，大幅度提高健康水平"，最终为实现"两个一百年"奋斗目标和中华民族伟大复兴的中国梦提供坚实的健康基础。习主席的指示，一方面强调了"健康中国"规划对于国家和民族的重大战略意义，同时也为未来的卫生健康事业发展指明了方向。

在"健康中国"战略规划中，对癌症这一重大疾病的防控提出了更高标准，要求到2030年将我国癌症的总体5年生存率进一步提高15%。这是一项远大而艰巨的任务，需要我们深谋远虑、科学创新、积极进取、步步攻坚。为逐步实现这一目标，国务院办公厅于2017年2月14日印发了《中国防治慢性病中长期规划（2017~2025）》，明确在今后5~10年，包含癌症在内的慢性病综合防控总体思路是，"以提高人民健康水平为核心，以深化医药卫生体制改革为动力""坚持统筹协调、共建共享、预防为主、分类指导，推动由疾病治疗向健康管理转变"。

该规划的主要特点在于：一是将癌症纳入慢性病管理；二是不同于既往的3年或5年规划，本规划从2015年着手制订，到2025年，是一个长达10年的中长期规划。该规划中要求，总体癌症5年生存率（%）在2020年提高5%，到2025年提高10%，逐步提高居民健康期望寿命，有效控制慢性病疾病负担。然而以乳腺癌为例，目前我国的乳腺癌5年生存率已经达到80%~90%，再提高5%~10%已然比较艰难，如何实现"健康中国"战略规划中生存率提高15%，更是难于登天。

所幸《中国防治慢性病中长期规划》针对政策支持、社会支持和技术支持等方面，提出了相应的八项实施措施，其中包括：积极推进分级诊疗，规范诊疗行为；以及促进医防协同，实现全流程健康管理。为乳腺癌生存率的显著提高，指明了卫生发展方向。

首先是分级诊疗。目前我国看病就医存在"上热、中温、下凉"的现象。三级医院数量占5%，接诊了全国30%的患者，床位使用率超过90%；一级医院数量占47%，只接诊了14%的患者，床位使用率仅为50%，从而造成我国目前医疗资源利用效率低、医疗结构不合理的现状。实施分级诊疗，理论上可以通过优化就医流程、改善就医秩序，合理使用现有的医疗资源。2015年，国务院办公厅出

台《关于推进分级诊疗制度建设的指导意见》，提出到2020年逐步形成基层首诊、双向转诊、急慢分治、上下联动的分级诊疗模式。遵照该指导意见，在癌症领域，预后相对较好的乳腺癌和甲状腺癌就被首选为试点。

2016年12月29日，国家卫生计生委和国家中医药管理局共同组织制订了乳腺癌和甲状腺癌分级诊疗服务技术方案（国卫办医函〔2016〕1446号）。在本版乳腺癌分级诊疗路径中，患者一旦可疑为乳腺癌，直接要求在二级以上医院开展手术、放疗、化疗等多学科综合诊疗；随后的伤口换药、化疗后观察、长期内分泌治疗管理、中医药康复以及随访，都可以下沉到基层医疗机构开展；期间患者一旦发生严重并发症，或者可疑复发转移，也需要立即转诊至二级以上医院就诊。这种路径强调了"以乳腺癌为中心，规范化、全程、多学科综合诊疗"的重要性。

其实在既往的半个世纪以来，乳腺癌手术、放疗、化疗、内分泌治疗、靶向治疗等多学科诊疗取得了快速发展，已经形成了"以乳腺癌为中心、全程多学科综合诊疗"的成熟模式，极大地提高了乳腺癌患者的生存期。目前虽然全球乳腺癌发病率仍有上升趋势，但死亡率已然得到有效控制，在大量的癌症幸存者中，40%以上是乳腺癌患者，我国乳腺癌的5年生存率也已经显著提高到80%以上。

然而，在长期带瘤生存的乳腺癌患者中，疾病本身或治疗引起了大量的非癌症死亡风险。比例在心血管领域，一项美国开展的社区回顾性队列研究发现，乳腺癌患者具有更高的心血管疾病风险。而心血管疾病也显著增加了乳腺癌患者的死亡风险。美国曾对6万余例老年早期乳腺癌患者进行长期监测与随访，发现老年患者首位死亡原因不再是乳腺癌，而是心血管事件。再者，长期服用芳香化酶抑制剂的乳腺癌患者，17%发生骨折风险，甚至增加死亡与截瘫事件。近半数乳腺癌患者存在精神抑郁，显著增加了患者的复发风险。因为各种不良事件或精神因素，导致乳腺癌内分泌治疗的依从性逐年下降，也成倍增加了患者复发风险。5～10年他莫昔芬的内分泌治疗，也会导致子宫内膜增厚，增加子宫内膜癌的风险。这些非乳腺癌相关健康问题，严重制约了乳腺癌患者生存期的进一步提高，也显著影响了乳腺癌患者的生活质量。

因此，未来仅仅强调"全程、多学科综合诊疗"模式已经遇到生存改善的瓶颈，我们需要将时间轴扩展到空间轴，建立诸如肿瘤心脏病学、肿瘤内分泌学、肿瘤心理学、肿瘤生殖学等众多新兴亚学科，进一步开启乳腺癌"全方位、跨学科"健康管理模式，以期通过"全程、全方位"管理，进一步显著提高乳腺癌生存期。

2017年3月25日，全国乳腺癌专家、相关跨学科学术带头人、两院院士及国家卫计委、国家中医药管理局的相关领导等近80位代表，共同出席了在北京召开的"首届中国乳腺癌全程、全方位管理首席专家论坛"，以乳腺癌为代表，共同探讨未来我国癌症控制新模式，助力"健康中国"战略目标。当日，新华社、人民日报、光明日报、参考消息、北京电视台等传统媒体以及搜狐、网易、人民网等新媒体代表，共23家莅临会议现场报道，两天以内经120余家媒体转载，覆盖了1915万大众，引起了强烈的社会反响。

针对我们提出的未来乳腺癌"两全"管理模式，与会学者达成共识，未来我国乳腺癌的诊疗，需要继续坚持"以疾病为中心、多学科全程诊疗模式"，同时需要开创"以患者为中心、跨学科全方位管理模式"，实现乳腺癌急病周期全程多学科诊疗、慢病周期全方位健康管理的"两全"管理模式。甚至未来，为了达到癌症的极大控制和生存期的显著提高，癌症的防治战线需要前移，在急病周期和慢病周期的基础上，还需要纳入预防周期，实现健康人群的癌症预防与早诊早治，才能达到《中国防治慢性病中长期规划》中要求的"医防协同"，实现全方位、全生命周期的健康管理。未来的乳腺癌"两全"模式的进一步发展，还需要由"全程、全方位"，进步到"全方位、全周期"，才能最终实现习近平主席在全国卫生与健康大会要求的"全方位、全周期"维护和保障人民健康，才能完成"健康中国"的国家战略规划。

45. mTOR启动子区功能性单倍体-141G/T调控乳腺癌药物敏感性并介导ZEB1的转录激活

陈秋晨　吴慧哲　张　晶　王艺霖
赵鹏飞　姚维范　赵海山　魏敏杰*

中国医科大学药学院

目的：mTOR基因5'UTR区单核苷酸多态性位点（SNPs）与多种肿瘤发生、化疗药物敏感性个体差异形成相关。但是mTOR启动子区遗传变异与乳腺癌易感性及化疗敏感性的相关性以及具体调控机制不清。

方法：本研究采用病例对照研究挖掘mTOR启动子区与乳腺癌易感性以及紫杉醇化疗敏感性密切相关单核苷酸多态性位点（SNPs）以及构成的单倍型（haplotype）。进一步采用CCK8法、流式细胞术、免疫荧光以及western blot检测转染mTOR-Ht1：-78C/-141G，mTOR-Ht2：-78G/-141T单倍型后，细胞增殖以及药物敏感性的变化。最后采用融合蛋白-LUC报告基因验证特异结合mTOR单倍型的转录因子对mTOR表达调控作用。

结果：①病例（n=574）-对照（n=504）研究发现mTOR转录起始点上游~1,100bp序列中存在-78G/C（rs2295079）、-141G/T（rs2295080）构成的2种主要单倍型mTOR-Ht1：-78C/-141G，mTOR-Ht2：-78G/-141T。基因型分布差异分析发现mTOR-Ht2单倍型显著增加乳腺癌易感性［P=0.009, adjusted OR（95% CI）=1.336（1.073～1.662）］；且与乳腺癌患者紫杉醇NCT化疗敏感性降低［P=0.006；OR（95%CI）=2.391（1.198～4.772）］以及预后OS缩短相关。②乳腺癌病例组（n=76）检测发现mTOR-Ht2/Ht2基因型mTOR、CCND1以及ABCB1蛋白存在显著高表达，且与患者预后缩短相关联。③CCK8实验发现在MCF7敏感细胞中转染mTOR-Ht2使细胞对紫杉醇的药物敏感性显著降低。流式细胞术进一步检测发现，转染mTOR-Ht2后MCF7细胞的SPF值（S期细胞%）明显增高。同时Western blot和免疫荧光检测也发现转染mTOR-Ht2后，mTOR、CCND1和ABCB1蛋白显著高表达。HPLC/MS检测发现转染mTOR-Ht2后MCF7细胞的紫杉醇药物浓度明显降低。荷瘤鼠在体实验也证实了转染mTOR-Ht2后荷瘤鼠移植瘤对紫杉醇药物抵抗相关联。④为了阐明理论预测到的KLF5、ZEB1对mTOR启动子区单倍体的差异结合以及调控作用，本研究采用Nano-Glo双报告基因和CHIP检测mTOR启动子活性和KLF5、ZEB1蛋白表达的相关性，结果发现ZEB1能通过与mTOR-Ht2的-141T结合上调mTOR转录及表达；而KLF5能与mTOR-Ht1的-78C结合，抑制mTOR转录活性，从而从分子调控角度找到影响乳腺癌细胞表型以及紫杉醇药物敏感性的机制。

结论：本研究在细胞、裸鼠移植瘤水平及临床病理组织中，证实了乳腺癌细胞药物敏感性调控的新机制—mTOR-Ht2单倍型与关键转录因子ZEB1差异结合调控乳腺癌细胞紫杉醇药物敏感性的分子机制，为发现乳腺癌个体化精准诊治的候选基因SNPs构成的单倍型提供依据。

＊为通讯作者

资助项目：国家自然科学基金（No.81402948）

46. 三阴性乳腺癌PIK3CA突变和p-mTOR表达与临床病理特征及预后的相关性研究

杨红鹰　王　洁　朱信信

国家癌症中心/中国医学科学院北京协和医学院肿瘤医院病理科

乳腺癌是女性发病率最高的恶性肿瘤，死亡率排名仅次于肺癌[1]。目前将乳腺癌分为以下4种分子亚型：Luminal A型、Luminal B型、人表皮生长因子受体2（human epithelial growth factor receptor 2，HER2）过表达型和三阴性乳腺癌（triple negative breast cancer, TNBC）[2]。与其他乳腺癌亚型相比，TNBC异质性显著，具有更高的侵袭性生物学行为和较低的存活率，并且目前缺少特异的靶向药物[3]，因此得到广泛的关注与研究并成为乳腺癌临床和病理研究的热点之一。TNBC是指雌激素受体（estrogen receptor，ER）、孕激素受体（progesterone receptor，PR）和HER2表达均为阴性的乳腺癌，约占全部乳腺癌的16%[4]。根据基因表达谱和分子生物学特征将TNBC进一步分成基底细胞样亚型乳腺癌（BLBC）和非基底细胞样亚型乳腺癌（non-BLBC）[5]。BLBC免疫组化（immunohistochemical，IHC）表达表皮生长因子受体（EGFR）和（或）细胞角蛋白（CK5/6），较non-BLBC预后更差[6]。

Phosphoinositide 3-kinase（PI3K）/Akt/mammalian target of Rapamycin（mTOR）（PAM）信号传导通路是一条复杂的细胞内传导通路，参与调节肿瘤细胞生存、增生、分化以及新陈代谢[7]。PI3K是由一个催化亚基p110和一个调节亚基p85组成的异二聚体，可被各种生长因子（PDGF、EGFR、IGF等）及胰岛素受体激活[8]。PIK3CA基因最早是于1994年由Volinia等通过DNA原位杂交技术发现，定位于染色体3q26.3上一段长34 kb的基因。由1068个氨基酸组成，含20个外显子，编码PI3K的催化亚基p110a[9]。mTOR是1994年Brown等人通过克隆哺乳动物的TOR基因而发现，位于染色体1p36.2上，由2549个氨基酸残基组成[10]的基因。mTOR是位于PAM转导通路下游的信号分子，属于丝苏氨酸激酶。磷酸化的mTOR（p-mTOR）是该分子公认的活化形式，能够促使蛋白合成增加，促进癌细胞生长和肿瘤进展[11]。近年来有研究指出，相比于TP53和RB1信号转导通路，PI3K信号通路在BLBC/TNBC的激活水平最高，并且PIK3CA基因突变和下游分子mTOR磷酸化表达是PAM通路异常激活的重要组成部分[12]。但是目前关于该信号通路上所涉及的关键分子在TNBC发生发展中的作用及预后影响，特别是与BLBC关系的研究报道尚少，且结论存在争议。

基于以上结论，探索PAM信号通路上有效的预后因子和治疗靶点对于TNBC患者具有重要的临床应用价值。因此，本研究拟通过对信号通路上、下游两个关键调控因子在TNBC中的作用进行研究，即探讨TNBC中PIK3CA突变水平和下游分子p-mTOR蛋白的异常表达情况，以及它们与临床病理特征的关系及对预后的可能作用，以期为散发性三阴性乳腺癌患者靶向治疗和预后评估提供新的理论依据。

本研究收集1999～2008年中国医学科学院肿瘤医院完整病理及临床资料的女性乳腺癌患者共计218例。所有患者均无乳腺癌及卵巢癌家族史，术前未接受放化疗并且生存资料完整。临床病理资料包括年龄、月经状态、肿瘤大小、淋巴结转移、组织学类型、分级、脉管瘤栓、病理分期、临床分期。采用电话及门诊复查的方式对患者进行随访，全部患者均从手术之日开始计生存时间，末次随访日期为2014年8月24日。患者的中位生存时间为77.25个月，随访期限为2.13～168.47个月。

在TNBC中，25例突变均为错义突变。发生在外显子20的点突变全部为c.3140A＞G（p.H1047R），共15例，是发生频率最高的突变。发生在外显子9的点突变，1例为c.1625A＞T（p.E542V），1例为c.1633G＞A（p.E545K），8例为c.1634A＞C（p.E545A）（表1）。

表1 PIK3CA基因突变情况

外显子	突变类型	区域	例数
9	c.1625A＞T（p.E542V）	螺旋区	1
9	c.1633G＞A（p.E545K）	螺旋区	1
9	c.1634A＞C（p.E545A）	螺旋区	8
20	c.3140A＞G（p.H1047R）	激酶区	15

根据基底细胞标记物CK5/6、EGFR的表达情况将其分为BLBC和non-BLBC（图1）。218例患者中，BLBC为134例（61.5%），non-BLBC为84例（38.5%）。PIK3CA基因突变组与非突变组在年龄、月经状态、肿瘤大小、淋巴结转移、组织学类型、组织学分级、脉管瘤栓、临床分期方面，差异均无统计学意义（P＞0.05）。相对于野生型，PIK3CA基因突变型在基底细胞样亚型乳腺癌中的比例更高，差异具有统计学意义（84% vs 16%，P＜0.05）（表2）。

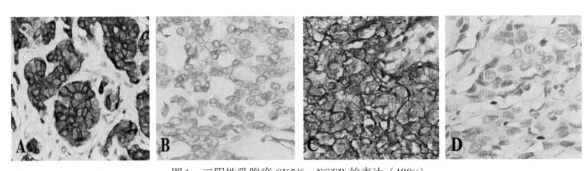

图1 三阴性乳腺癌CK5/6、EGFR的表达（400×）
注：A.CK5/6阳性；B.CK5/6阴性对照；C.EGFR阳性；D.EGFR阴性对照

表2 PIK3CA基因突变与三阴性乳腺癌患者临床病理特征的关系

临床病理特征	参数	PIK3CA			P值
		总数	突变型（%）	野生型（%）	
年龄（岁）	≤50	105	14（56）	91（47.2）	0.405
	＞50	113	11（44）	102（52.8）	
月经状态	未绝经	172	20（80）	152（78.8）	0.886
	绝经	46	5（20）	41（21.2）	
肿瘤直径大小（cm）	≤2	73	10（40）	63（32.6）	0.463
	＞2	145	15（60）	130（67.4）	
淋巴结转移	有	79	12（48）	67（34.7）	0.194
	无	139	13（52）	126（65.3）	
肿瘤分级	G_2	78	10（40）	68（35.2）	0.447

临床病理特征	参数	PIK3CA			P值
		总数	突变型（%）	野生型（%）	
组织学类型	G₃	118	11（44）	107（55.4）	0.422
	IDC NOS	196	21（84）	175（90.7）	
	ILC	2	0（0）	2（1）	
	其他类型	20	4（16）	16（8.3）	
脉管瘤栓	有	24	5（20）	19（9.8）	0.121
	无	194	20（80）	174（90.2）	
BLBC	是	134	21（84）	113（58.5）	0.014
	否	84	4（16）	80（41.5）	
临床分期	Ⅰ和Ⅱ期	177	19（76）	158（81.9）	0.320
	Ⅲ期	41	6（24）	35（18.1）	

注：IDC NOS：浸润性导管癌，非特殊类型；ILC：浸润性小叶癌；BLBC：基底细胞样型乳腺癌

在 TNBC 中，p-mTOR 蛋白阳性部位可呈现为细胞质、细胞膜及细胞核三种形态（图2）。p-mTOR 阳性表达共104例（47.7%），其中细胞质阳性83例（38.1%），细胞核阳性17例（7.8%），细胞膜阳性4例（1.8%）。我们对 p-mTOR 蛋白表达与218例 TNBC 患者临床病理特征之间的关系进行统计学分析，结果如表3所示。由于细胞膜阳性仅有4例，样本例数过少，不单独进行卡方检验。p-mTOR 总体阳性表达在肿瘤直径＞2cm 患者的表达率高于肿瘤直径≤2cm 的患者，在淋巴结有转移患者的表达率高于无转移患者，在临床进展期（Ⅲ期）患者的表达率高于临床早期（Ⅰ和Ⅱ期），在 PIK3CA 基因突变型患者的表达率高于野生型，几组间的差异均有统计学意义（$P=0.025$，$P=0.019$，$P=0.010$，$P=0.010$）。而与病理参数年龄，绝经水平，肿瘤级别，肿瘤类型，脉管瘤栓及 BLBC 无相关性。此外，p-mTOR 细胞核阳性表达者淋巴结转移水平更高，脉管瘤栓数量更多（$P=0.002$，$P=0.026$）。

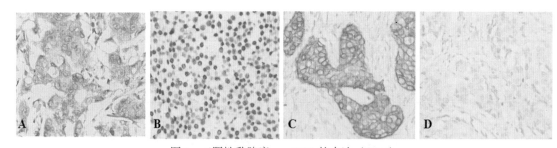

图2　三阴性乳腺癌 p-mTOR 的表达（400×）

表3 p-mTOR表达与三阴性乳腺癌患者临床病理特征的关系

临床病理特征	p-mTOR总体表达		P值	p-mTOR细胞质着色		P值	p-mTOR细胞核着色		P值
	阴性	阳性		阴性	阳性		阴性	阳性	
年龄（岁）									
≤50	58（55.2）	47（44.8）	0.401	67（63.8）	38（36.2）	0.581	96（91.4）	9（8.6）	0.681
>50	56（49.6）	57（50.4）		68（60.2）	45（39.8）		105（92.9）	8（7.1）	
月经状态									
未绝经	94（54.7）	78（45.3）	0.119	110（64.0）	62（36.0）	0.233	158（91.9）	14（8.1）	0.499
绝经	20（43.5）	26（56.5）		25（54.3）	21（45.7）		43（93.5）	3（6.5）	
肿瘤直径（cm）									
≤2	46（63.0）	27（37.0）	0.025	51（69.9）	22（30.1）	0.087	69（94.5）	4（5.5）	0.365
>2	68（46.9）	77（53.1）		84（57.9）	61（42.1）		132（91.0）	13（9.0）	
淋巴结转移									
有	33（41.8）	46（58.2）	0.019	47（59.5）	32（40.5）	0.577	67（84.8）	12（15.2）	0.002
无	81（58.3）	58（41.7）		88（63.3）	51（36.7）		134（96.4）	5（3.6）	
肿瘤分级									
G₂	42（53.8）	36（46.2）	0.896	50（64.1）	28（35.9）	0.844	71（91.0）	7（9.0）	0.880
G₃	60（50.8）	58（49.2）		71（60.2）	47（39.8）		110（93.2）	8（6.8）	
组织学类型									
IDC NOS	102（52.0）	94（48.0）	0.909	121（61.7）	75（38.3）	0.912	181（92.3）	15（7.7）	1.000
ILC	1（50.0）	1（50.0）		1（50.0）	1（50.0）		2（100.0）	0（0）	
其他类型	11（55.0）	9（45.0）		13（65.0）	7（35.0）		18（90.0）	2（10.0）	
脉管瘤栓									
有	9（37.5）	15（62.5）	0.124	14（58.3）	10（41.7）	0.701	19（79.2）	5（20.8）	0.026
无	105（54.1）	89（45.9）		121（62.4）	73（37.6）		182（93.8）	12（6.2）	
BLBC									
是	71（53）	63（47.0）	0.796	84（62.7）	50（37.3）	0.770	124（92.5）	10（7.5）	0.816
否	43（51.2）	41（48.8）		51（60.7）	33（39.3）		77（91.7）	7（8.3）	
临床分期									
Ⅰ和Ⅱ	100（56.5）	77（43.5）	0.010	114（64.4）	63（35.6）	0.117	166（93.8）	11（6.2）	0.075
Ⅲ	14（34.1）	27（65.9）		21（51.2）	20（48.8）		35（85.4）	6（14.6）	
PIK3CA									
突变型	7（28.0）	18（72.0）	0.010	13（52.0）	12（48.0）	0.277	21（84.0）	4（16.0）	0.114
野生型	107（55.4）	86（44.6）		122（63.2）	71（36.8）		180（93.3）	13（6.7）	

注：IDC NOS：浸润性导管癌；ILC：浸润性小叶癌；BLBC：基底细胞样型乳腺癌

Kaplan-Meier生存分析显示（图3），PIK3CA突变组OS显著低于非突变组，经log-rank检验两组差异有统计学意义（P=0.001）；p-mTOR总体阳性表达组的OS低于阴性表达组，经log-rank检验两组差异有统计学意义（P=0.001）。进一步对患者的OS进行单因素分析，发现肿瘤大小、淋巴结转移、临床分期、p-mTOR表达、PIK3CA突变对OS有显著影响（P<0.05）。并且Cox多因素分析证实PIK3CA突变，p-mTOR表达和淋巴结转移是TNBC的OS的独立性影响因素（P<0.05）（表4）。

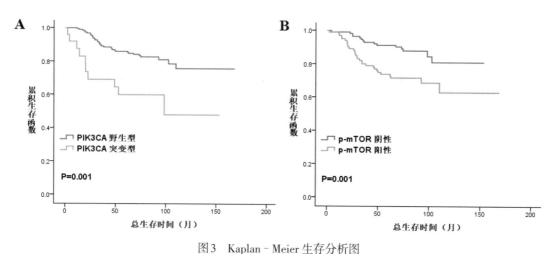

图3　Kaplan‑Meier生存分析图

注：A：PIK3CA基因突变与非突变患者的OS有显著差异(P<0.05)；B：p-mTOR蛋白表达阳性与阴性患者的OS有显著差异(P<0.05)

表4　Cox回归模型(N=218)

临床病理参数	单因素分析		多因素分析	
	HR*（95%CI）	P值	HR*（95%CI）	P值
肿瘤大小	0.394（0.183~0.846）	0.017	0.553（0.244~1.254）	0.156
淋巴结转移	0.227（0.122~0.423）	<0.001	0.253（0.121~0.529）	<0.001
临床分期	0.353（0.191~0.650）	0.001	1.332（0.626~2.832）	0.457
PIK3CA突变	0.614（0.450~0.837）	0.002	0.400（0.193~0.830）	0.014
p-mTOR表达	0.324（0.160~0.655）	0.002	0.710（0.514~0.980）	0.037

在我们的TNBC队列中PIK3CA基因突变率为11.5%，比人类癌症相关体细胞突变数据库COSMIC数据库统计的三阴性乳腺癌PIK3CA基因突变率（13%）略低一点。有研究指出不同的基因测序方法能够导致基因突变率的差异[13]。其他研究还指出病例的选择、样本保存及DNA提取方法也是导致突变率不同的重要原因[14]。文献报道PIK3CA基因热点突变为E545K、E542K、H1047R，其中H1047R突变率最高[15]。与文献报道一致，我们实验中H1047R位点突变占主要比例。Wallin等[16]发现H1047R位点突变相对于野生型，能够提高PI3K通路活性，促进上皮-间质间的转化及乳腺上皮细胞的侵袭特性，结合我们的结果提示该位点高频突变在三阴性乳腺癌进展中的作用。另外，我们的研究还发现E545A在外显子9突变频率最高，而非通常报道的E545K或E542K在外显子9突变频率最高。一篇来自秘鲁乳腺癌患者样本的测序结果显示，E545A位点突变频率高于E545K、E542K[17]，与我们研究结论相符。由此我们认为TNBC肿瘤本身的异质性导致原癌基因PIK3CA突变位点类型的多样化，不同种群样本间差异的影响有待进一步研究证实。在基因突变与临床病理特征关系方面，我们实

验 Sanger 测序结果显示 PIK3CA 突变组与非突变组在大多数临床病理参数间未显示出统计学差异（$P > 0.05$），与 Barbareschi 等[18]研究结论一致，该研究者采用 PCR-SSCP（聚合酶链反应-单链构象多态性）技术，结合 DNA 测序方法检测 PIK3CA 基因突变，同样未发现该基因突变与肿瘤大小、病理分级及淋巴结转移等临床病理参数相关。

有学者根据基底细胞标志物 CK5/6、EGFR 表达是否阳性分为 BLBC 和 non-BLBC 两组，发现蛋白表达阳性的患者预后比阴性者差[19]。本研究发现 PIK3CA 基因在 BLBC 组较 non-BLBC 组突变率更高（$P=0.014$），提示 PIK3CA 突变的 TNBC 患者与 BLBC 关系密切，可以导致不良预后作用。EGFR 作为细胞外信号因子，能特异性结合并磷酸化细胞膜上酪氨酸激酶受体（receptor tyrosine kinase, RTKs），活化的 RTKs 与 PI3K 结合并使其磷酸化激活。PI3K 激活后催化 PIP2 转化为 PIP3，PIP3 作为第二信使对于下游分子 Akt 激活有至关重要的作用[20]。PIK3CA 突变能够增强 PI3K 的活性，促使其磷酸化激活 Akt，发挥抗凋亡作用并增强肿瘤细胞的侵袭性。PI3K 通路作为 EGFR 信号通路下游作用信号，EGFR 过表达与 PIK3CA 突变对 TNBC 患者无复发生存时间产生负调控作用[21]。PIK3CA 基因突变与乳腺癌患者预后的关系尚存在争议，本研究证实 PIK3CA 基因突变的 TNBC 患者较非突变者 OS 更短。文献报道 PIK3CA 突变显示预后良好的患者分子分型大部分属于 Luminal A 型，并且通常有接受内分泌治疗的病史[22]。与其相反的是，在 Luminal B 亚型中 GFR/PI3K 信号通路激活水平高可对患者生存时间产生不良影响[23]。另外，在 HER2 过表达型乳腺癌中，接受曲妥珠单抗治疗后的患者若伴有 PIK3CA 基因突变对预后会产生不良影响[24]。乳腺癌是一个高度异质性肿瘤，尤其在 TNBC 中表现显著，PIK3CA 突变对预后的复杂作用包含众多信号和基因的相互调控作用，应该基于不同乳腺癌分子亚型去分析和深入探讨。

p-mTOR 作为 mTOR 的磷酸化形式，代表激活状态的 mTOR。p-mTOR 水平的高低能够更敏感地反映 mTOR 通路的活化状态[25]。我们实验中，近一半 TNBC 患者（47.7%）IHC 表达 p-mTOR。并且该蛋白在 PIK3CA 基因突变型中表达率比野生型更高（$P < 0.05$），提示两者是异常激活的 PAM 信号通路的两个重要因素。就蛋白表达特点而言，本研究 p-mTOR 可呈现为细胞质、细胞膜及细胞核 3 种着色形态。Walsh 等[26]通过观察 p-mTOR 在 89 例 TNBC 和 99 例 non-TNBC 表达，发现蛋白核阳性表达水平在 TNBC 组较 non-TNBC 组更高，差异有统计学意义（$P < 0.05$）。Ueng[27]等也指出 p-mTOR 核阳性表达在 TNBC 中起着一定作用。与以上结论一致，我们研究中有一部分 p-mTOR 呈现核阳性表达，并且 p-mTOR 核阳性表达者淋巴结转移水平及脉管瘤栓数量更多。Tsang 等[28]指出 p-mTOR 核阳性定位可以介导 rDNA 和 tDNA 的转录，对于蛋白合成具有重要作用。Vazquez-Martin 等[29]发现 p-mTOR 核阳性表达可以提高乳腺癌细胞株的增殖能力。本研究中 p-mTOR 表达与不良预后因素肿瘤较大（直径 >2cm），淋巴结转移及临床进展期相关，提示该蛋白在 TNBC 中的侵袭性生物学行为作用。另外，本研究 p-mTOR 阳性表达者 OS 较阴性者更低（$P < 0.05$），与之前报道的结论一致。p-mTOR 在 TNBC 中对患者疾病行为及预后主要产生不良作用[27]。Zhang 等[30]证实 mTOR 抑制剂作用于 TNBC 裸鼠模型能够抑制肿瘤细胞生长，提示 TNBC 患者接受 mTOR 靶向治疗的潜在预后价值。有研究表明 PIK3CA 基因外显子 9 发生突变是信号通路抑制剂的潜在重要作用靶点[31]。从以上实验可以看出，探索信号通路关键分子的激活机制及相互作用联系有望为 TNBC/BLBC 提供新的有效靶点和预后评估指标。

综上所述，本研究表明 PIK3CA 突变和 p-mTOR 表达是异常激活的 PAM 信号通路上从基因到蛋白水平的两个重要组成部分。两个调节因子作为 TNBC 患者 OS 的独立预后因素对于预后评估发挥重要作用。PAM 是 TNBC/BLBC 潜在的治疗靶点，患者伴有 PIK3CA 突变和 p-mTOR 表达有希望从 PAM 通路抑制剂中获益，今后需要进一步的临床试验去证实这两个标志物能否作为可靠的药物靶点。

参 考 文 献

［1］ Siegel, R. L.,et al. Cancer Statistics. CA Cancer J Clin,2017, 67（1）: 7-30.

［2］ Coates, A. S. ,et al. Tailoring therapies-improving the management of early breast cancer: St Gallen International Expert

Consensus on the Primary Therapy of Early Breast Cancer 2015. Ann Oncol,2015, 26(8):1533-1546.

[3] Mouh, F. Z. et al. Recent Progress in Triple Negative Breast Cancer Research. Asian Pac J Cancer Prev,2016, 17: 1595-1608.

[4] Shah, S. P. et al The clonal and mutational evolution spectrum of primary triple-negative breast cancers. Nature,2012, 486 (7403): 395-399.

[5] Lehmann, B. D. et al. Identification of human triple-negative breast cancer subtypes and preclinical models for selection of targeted therapies. J Clin Invest, 2011,121(7): 2750-2767.

[6] Tischkowitz, M. et al Use of immunohistochemical markers can refine prognosis in triple negative breast cancer. BMC Cancer,2007, 7: 134.

[7] Yuan, T. L. et al. PI3K pathway alterations in cancer: variations on a theme. Oncogene,2008,27(41): 5497-5510.

[8] Zhao, L. et al. Class I PI3K in oncogenic cellulartransformation. Oncogene ,2008,27(41): 5486-5496.

[9] Zardavas, D. et al PIK3CA mutations inbreast cancer: reconciling findings from preclinical and clinical data. Breast Cancer Res,2014,16(1): 201.

[10] Brown, E. J. et al.A mammalian protein targeted by G1-arresting rapamycin-receptor complex. Nature,1994,369(6483): 756-758.

[11] Dowling, R. J. et al. Dissecting the role of mTOR: lessons frommTOR inhibitors. Biochim Biophys Acta,2010,1804(3): 433-439.

[12] The- Cancer- Genome- Atlas- Network. Comprehensive molecular portraits of human breast tumours. Nature,2012,490 (7418): 61-70.

[13] Arsenic, R. et al. Comparison of targeted next-generation sequencing and Sanger sequencing for the detection of PIK3CA mutations in breast cancer. BMC Clinical Pathology ,2015,15(1):20.

[14] Arsenic, R. et al. Analysis of PIK3CA mutations in breast cancer subtypes. Appl Immunohistochem Mol Morphol,2014,22: 50-56.

[15] Janku, F. et al. PIK3CA mutations frequently coexist with RAS and BRAF mutations in patients with   advanced cancers. PLoS One ,2011, 6(7): e22769.

[16] Wallin, J. J. et al. Active PI3K Pathway Causes an Invasive Phenotype Which Can Be Reversed or Promoted by Blocking the Pathway at Divergent Nodes. PLoS One ,2012, 7(5): e36402.

[17] Castaneda, C. A. et al. PIK3CA mutations in Peruvian patients with HER2-amplified and triple negative non-metastatic breast cancers. Hematology/Oncology & Stem Cell Therapy,2014,7(4):142-148.

[18] Barbareschi, M. et al. Different prognostic roles of mutations in the helical and kinase domains of the PIK3CA gene in breast carcinomas. Clin Cancer Res ,2007, 13(20): 6064-6069.

[19] Santarosa, M. et al. BRACking news on triple-negative/basal-like breast cancers: how BRCA1 deficiency   may result in the development of a selective tumor subtype. Cancer Metastasis Rev,2012,31(1-2): 131-142.

[20] Carvalho, S. et al. Potential role of PI3K inhibitors in the treatment of breast cancer. Future Oncol,2010, 6(8): 1251-1263.

[21] Jacot, W. et al. High EGFR protein expression and exon 9 PIK3CA mutations are independent prognostic factors in triple negative breast cancers. BMC Cancer ,2015, 15:986.

[22] Ellis, M. J. et al. Phosphatidyl-inositol-3-kinase alpha catalytic subunit mutation and response to neoadjuvant endocrine therapy for estrogen receptor positive breast cancer. Breast Cancer Res Treat ,2010,119(2): 379-390.

[23] Creighton, C. J. et al. Proteomic and transcriptomic profiling reveals a link between the PI3K pathway and lower estrogen-receptor (ER) levels and activity in ER+ breast cancer. Breast Cancer Res ,2010, 12(3): R40.

[24] Cizkova, M. et al. Outcome impact of PIK3CA mutations in HER2-positive breast cancer patients treated with trastuzumab. Br J Cancer,2013,108(9): 1807-1809.

[25] Eto, M.et al. Brautigan, Endogenous inhibitor proteins that connect Ser/Thr kinases and phosphatases in cell signaling. IUBMB Life,2010,64(9): 732-739.

[26] Walsh, S. et al. mTOR in breast cancer: differential expression in triple-negative and non-triple-negative tumors. Breast, 2012, 21(2): 178-182.

[27] Ueng, S. H. et al. Phosphorylated mTOR expression correlates with poor outcome in early-stage triple negative breast carci-

nomas. Int J ClinExp Pathol,2012, 5(8): 806-813.

[28] Tsang, C. K. et al. mTOR binds to the promoters of RNA polymerase I- and III-transcribed genes. Cell Cycle ,2010,9(5): 953-957.

[29] Vazquez-Martin, A. et al. The serine 2481-autophosphorylated form of mammalian Target Of Rapamycin (mTOR) is localized to midzone and midbody in dividing cancer cells. Biochem Biophys Res Commun ,2009,380(3): 638-643.

[30] Zhang, H. et al. Patient-derived xenografts of triple-negative breast cancer reproduce molecular features of patient tumors and respond to mTOR inhibition. Breast Cancer Res,2014,16(2): R36.

[31] Barbareschi, M. et al. Different prognostic roles of mutations in the helical and kinase domains of the PIK3CA gene in breast carcinomas. Clin Cancer Res ,2007,13(20): 6064-6069.

47. 晚期三阴性乳腺癌的治疗——路在何方？

樊 英

国家癌症中心/中国医学科学院北京协和医学院肿瘤医院内科

三阴性乳腺癌（triple negative breast carcinoma，TNBC）是一种特殊亚型的乳腺癌，特指雌激素受体（ER）、孕激素受体（PR）及人类表皮生长因子2（HER2）三种受体均为阴性的乳腺癌。TNBC在人群中发病率占所有乳腺癌的12%～17%。此类型乳腺癌好发于40岁以下的妇女，细胞分化差、具有高度侵袭性TNBC对内分泌治疗及分子靶向治疗往往不敏感，化疗是其主要的全身治疗手段。TNBC的治疗，尤其是晚期TNBC的治疗已成为国际乳腺癌研究的热点及难点。目前围绕着三阴性乳腺癌的研究进展主要集中在三个方面：化疗、靶向治疗、免疫治疗。下面就这三方面主要的研究进展做一个简要的回顾。

一、化疗药物

1. 铂类药物

三阴性乳腺癌化疗药物和方案的探索主要集中在铂类药物。之所以铂类这一"老药"被重新关注，是因为研究发现TNBC的病理特征与BRCA1相关性乳腺癌相似，常伴BRCA1突变或BRCA1功能的异常。80%～90%的BRCA1相关性乳腺癌都是TNBC。在正常情况下，BRCA1可利用基因同源性重组修复断裂的DNA双链，但在BRCA1突变性乳腺癌中，存在一定程度的DNA损伤修复缺陷。因此，铂类药物作为一种DNA烷化剂，可使DNA双链交联与断裂，从而令DNA复制与转录受阻，最终导致细胞死亡。故在理论上，铂类药物治疗TNBC应该更有效。

2010年《临床肿瘤学杂志》（J ClinOncol）发表的一项顺铂单药新辅助治疗Ⅱ期～Ⅲ期TNBC的研究显示，达到病理学完全缓解（pCR）和临床完全或部分缓解的患者分别占22%和64%。该研究还显示，可通过治疗前肿瘤标本BRCA1 mRNA表达的高低预测TNBC对顺铂是否敏感。随后在一系列的新辅助临床研究如GeparSixto和GeparQuinto中得到类似结论，给晚期TNBC带来了希望，但是在晚期乳腺癌中结论并不完全一致。首先在2010年12月圣安东尼奥乳腺癌会议（SABCS）首次介绍了BALI-1临床研究。在该研究中，对照组为顺铂单药一线或二线治疗的转移性TNBC患者，对照组的客观有效率（ORR）仅为10.3%（6/58），患者中位无进展生存（PFS）期仅为1.5个月。同样在另一个Ⅲ期随机对照的TNT研究中，在未经选择的晚期TNBC或BRCA1/2突变乳腺癌中，卡铂和多西他赛的主要终点ORR和次要终点PFS均相似，无显著差异；而在43例存在BRCA突变的患者中发现卡铂ORR显著高于多西他赛。该研究提示在未选择的非亚裔晚期TNBC中，卡铂并不优于多西他赛，但在BRCA1/2突变患者中卡铂治疗存在显著的优势。以上均为铂类单药治疗的研究，但是在含铂方案的两药联合方面却取得了阳性结果。这方面国内走在了世界前列。一项国内Ⅱ期研究结果显示，在53例局部晚期或转移性三阴性乳腺癌患者的一线治疗中，与TX方案（多西他赛+卡培他滨）相比，TP方案（多西他赛+顺铂）的ORR更高（63.0%vs15.4%，$P=0.001$），中位PFS（10.9个月 vs 4.8个月，$P<0.001$）和OS（32.8个月 vs 21.5个月，$P=0.027$）显著延长。随后我国多中心的随机、对照、Ⅲ期CBCSG 006试验对比了GP方案与紫杉醇+吉西他滨（GT）方案一线治疗转移性TNBC的疗

效，共纳入 240 例初治转移 TNBC 患者，mITT 分析显示，主要终点 PFS 在 GP 和 GT 组分别达到了 7.73 个月和 6.47 个月，非劣效检验和优效性检验均显示有统计学的差异，这种差异在 PPS（符合方案集）人群中也得到了验证；次要终点提示 GP 对比 GT 提高了将近 15% 的有效率，同时毒性可控。这提示至少在亚裔人群中，GP 是 GT 方案的合理替代或更优选择。目前 GP 方案一线治疗 TNBC 已经被德国的 AGO 指南和中国 CACA 指南推荐。

由上述研究可以看出，顺铂单药方案在新辅助治疗和晚期治疗中表现出的疗效不一致。这是否与 *J ClinOncol* 和 SABCS 所报告研究的入组人群不同有关，尤其是是否与受试者中 BRCA1 突变相关性乳腺癌所占比重大小有关，或是否还存在其他更深层次的原因，目前还不得而知。还需要进一步寻找生物标志物来明确哪些患者有可能对铂类药物更敏感，对于 TNBC，是否含有顺铂的联合方案疗效优于顺铂单药方案，这也是个未知数。这些问题都有待于更多大样本Ⅲ期临床试验的开展，以揭晓答案。而这也必将确定未来铂类药物在 TNBC 治疗中地位。

2. 白蛋白紫杉醇

与普通紫杉醇相比，白蛋白紫杉醇具有特殊的转运和结合机制，它可通过 gp60 穿胞途径 caveolin-1 受体通路主动转运通过内皮细胞，也能结合于肿瘤细胞外间质的富含半胱氨酸的酸性分泌蛋白（SPARC）途径来提高肿瘤外药物浓度。国内外的研究显示 SPARC 蛋白和 caveolin 在 TNBC 中表达率高于非 TNBC 患者，提示在 TNBC 这一特殊类型 Nab-pac 的效果可能更好。在 GeparSepto 研究中，白蛋白紫杉醇和普通紫杉醇相比，pCR 率从 30.7% 提高到 49.3%（*P*=0.03）。而白蛋白紫衫醇在 TNBC 中的临床试验只有一项是只在 TNBC 中进行的。这是一项多中心Ⅱ期临床研究，34 名患者一线接受白蛋白紫杉醇（100mg/m^2 on days 1, 8 and 15）加卡铂和贝伐单抗。ORR 达到 85%，中位 PFS9.2 个月。另一项Ⅲ期随机研究（CALGB 40502）比较了周疗紫杉醇 90mg/m^2（qw3/4）或白蛋白紫杉醇 nab-paclitaxel 150mg/m^2 qw3/4 或伊沙匹隆 16mg/kg qw3/4 加上贝伐单抗 10 mg/kg（q2w），在 TNBC 亚组三者并未见到显著差异。因此，白蛋白紫杉醇在晚期 TNBC 中是否有特殊的地位还需要进一步探索。

3. 其他化疗药物

301 研究共纳入 1102 例女性患者，均为接受过包括蒽环类和紫杉类三线以内化疗方案的乳腺癌患者，1：1 随机接受艾日布林或卡培他滨，结果显示，艾日布林同卡培他滨相比，PFS 在统计学上无显著优势，但艾日布林表现出了不太明显的改善 OS 的优势。在 284 例预设的三阴性乳腺癌亚组中，中位总生存为 14.4 个月 vs 9.4 个月，差异有统计学意义。伊沙匹隆一项纳入 2 个Ⅲ期临床的回顾性研究数据显示，蒽环类、紫杉类耐药的转移性 TNBC 患者中，卡培他滨单药或联合伊沙匹隆治疗的 ORR、PFS 有显著差异，分别为 15% vs.31%、1.7 个月 vs. 4.2 个月，联合组 OS 有延长趋势。而 081 研究中，蒽环类、紫杉类及卡培他滨耐药的转移性 TNBC 患者中，伊沙匹隆单药治疗的 ORR 和中位 PFS 分别为 17% 和 2.7 个月（95%CI 为 1.5～5.9 个月）。上述数据表明卡培他滨联合伊沙匹隆治疗蒽环类、紫杉类耐药的转移性 TNBC 的疗效优于卡培他滨单药治疗。而从中位 PFS 来看，单药伊沙匹隆用于蒽环类、紫杉类及卡培他滨耐药的转移性 TNBC 似乎也能使患者获益，但这仍有待进一步研究。

二、靶向治疗

1. 表皮生长因子受体抑制剂

TNBC 中 EGFR 表达率高达 60%～70%，其过度表达成为 TNBC 的特征之一，因而可能成为潜在的治疗靶点。 BALI-1 Ⅱ期临床研究纳入曾接受≤1 个化疗方案治疗的转移性 TNBC 患者，并将其按 2：1 的比例随机分为两组，一组接受西妥昔单抗+顺铂治疗，另一组接受顺铂单药治疗。该研究结果显示，与单药组相比，联合用药组患者 ORR（20%vs 10.3%）及 PFS 期（3.7 个月 vs 1.5 个月）均获显著改善。TBCRC 001 Ⅱ期研究显示西妥昔单抗联合卡铂一线治疗晚期 TNBC 患者，与西妥昔单抗单药病情进展后序贯卡铂组比较，明显提高客观有效率（18% vs. 6%）。2007年SABCS公布的一项US Oncology II期临床研究中，转移性乳腺癌患者被随机分为伊立替康+卡铂治疗组或伊立替康+卡铂+西妥昔单抗治疗组，在TNBC亚组分析中，两组的客观有效率分别为30%和49%。但是最近发表的伊沙匹隆单药或联合西妥昔单抗治疗晚期TNBC之间在ORR和PFS上均无明显差异。西妥昔单抗在晚期TNBC中的研究目前都是一些小样本的III期研究，尚需随机III期临床研究的证实。针对EGFR靶点TKI治疗的小样本研究则显示疗效不确切。

2. 多聚二磷酸腺苷核糖聚合酶1抑制剂

多聚二磷酸腺苷核糖聚合酶1（PARP-1）是细胞增殖和DNA修复过程中的关键酶之一。如果细胞存在着DNA修复的异常（如BRCA突变导致DNA双链修复异常），此时，如果PARP的功能如果受到抑制，细胞将无法进行修复而导致死亡。因此对于BRCA1存在缺陷的乳腺癌，如果同时抑制PARP，能导致肿瘤细胞的凋亡。这就是通常所说的联合致死。虽然2009年ASCO年会上公布的BSI-201（Iniparib）治疗晚期TNBC II期临床研究的结果令人振奋，但其联合吉西他滨/卡铂的III期验证性临床并未得到PFS和OS显著获益的结果。因此，PARP抑制剂在TNBC的作用目前尚不明朗，但是在BRCA相关性乳腺癌肿，已经得到了初步的证实，另一个PARP抑制剂，Olaparib，在最近结束的2017年ASCO大会上，发表了OlympiAD研究，提示在BRCA突变的晚期乳腺癌患者中，Olaparib同医生的常规治疗选择相比，能显著延长。

3. 抗血管药物

肿瘤的生长和转移依赖于新生血管，针对晚期TNBC抗血管生成治疗的探索一直在进行中。2010年ASCO年会上，O'Shaughnessy报告了E2100、AVADO、RIBBON-1三项研究的荟萃分析结果，其中621例TNBC结果显示，贝伐珠单抗联合化疗可显著延长PFS，但OS无获益；结合毒副反应和成本效益的考量，贝伐珠单抗尚不能确立在晚期TNBC中的地位。此外，还有一些抗血管生成的小分子受体酪氨酸激酶抑制剂（TKI）如索拉菲尼、舒尼替尼、阿帕替尼、帕唑帕尼等在TNBC中进行的研究显示出了部分疗效，但尚需大规模临床试验进一步验证。

4. 其他靶向药物

针对PI3K-AKT-mTOR通路的GDC-0941、GSK2141795、Temsirolimus等药物正在I/II期开展，尚无明确的结果。针对SRC的一项II期临床试验中达沙替尼单药对TNBC的有效率仅为4.7%。针对Chk1的一项II期临床试验中UCN-01（Chk1抑制剂）联合伊立替康治疗蒽环紫杉经治的晚期TNBC有效率仅为4%。抗体药物共轭物似乎有不错的应用前景。IMMU-132是一个SN-38（伊立替康活性代谢产物）偶联Trop2抗体的全新药物，Trop2是一个泛上皮肿瘤抗原。在2014SABCS报告的一期结果显示，在17例患者中7例PR，9例稳定，只有1例出现了PD，有效率超过40%。针对糖蛋白NMB（gpNMB）过度表达的转移性TNBC，多中心前瞻II期METRIC试验（NCT01997333）将既往使用过蒽环/紫杉类药物的转移性TNBC患者（招募约300例）按2：1随机接受靶向gpNMB抗体-药物偶联物Glembatumumabvedotin（CDX-011）或卡培他滨的治疗，并比较疗效。OS 10个月 vs 5.5个月（$P=0.003$），gpNMB是在乳腺癌中的特异性表达的蛋白质，它促进癌细胞的迁移、侵袭和转移，在TNBC中多高表达。2010年5月，美国FDA授予Glembatumumabvedotin快速通道资格，用于晚期难治性/耐药的gpNMB高表达乳腺癌的治疗。

三、免疫治疗初露锋芒

随着免疫治疗，尤其是PD-1/PD-L1在其他瘤种的成功，其在TNBC的地位也得到了高度重视。PD-1，即程序性死亡受体1，是一种重要的免疫抑制分子。PD-1结合配体PD-L1和PD-L2影响T细胞功能，肿瘤能够通过高表达PD-L1，与PD-1结合，使肿瘤细胞逃避免疫监控。2014年SABCS上公布的KEYNOTE-012 Ib期部分研究结果显示，PD-1抗体Keytruda（pembrolizumab）治疗 PD-L1 表达阳性转移性 TNBC 的 ORR 达到 18.5%，达到缓解的 5 例患者中有 3 例治疗持续超过了 11 个月，中位缓解时间尚未达到。Ⅱ期临床研究将会启动，进一步明确 PD-1/ PD-L1 相关免疫治疗在晚期 TNBC 治疗中的地位。目前国内有多个自主研发的 PD-1 抗体在早期临床试验中。

同样，PD-L1 抗体，Atezolizumab（MPDL3280A）在晚期 TNBC 中也具有相似的活性。在Ⅰa期研究中，Atezolizumab 的单药有效率 19%，Sylvia 等报道的 Atezo 联合白蛋白结合型紫杉醇用于既往未超过 3 线治疗的 TNBC 的单臂Ⅰb期研究。一线有效率 46%，三线有效率也有 40%。最常见的治疗相关不良事件为中性粒细胞减少。ORR 为 71%，CR 和 PR 分别为 4% 和 67%。PD-L1 蛋白表达或低表达的 TNBC 均有缓解，且白蛋白紫杉醇未影响 Atezo 引起的循环活化 CD8+T 细胞的增殖，首次证实 Atezo 联合白蛋白紫杉醇用于 TNBC 的有效性和安全性。

四、小结

三阴性乳腺癌是目前乳腺癌治疗最棘手的亚型之一，且 TNBC 作为一类新的类型实际上自身就有多个亚型组成，它们之间的生物学行为截然不同，因此，应该对 TNBC 进行全方位研究与探索。目前晚期 TNBC 的患者治疗手段仍有限，急需新的有效安全的治疗方法或药物，化疗药物中铂类的地位得到了初步的肯定，PARP-1 抑制剂，抗体化疗共轭物，免疫治疗，极可能为 TNBC 的治疗带来一片曙光。

48. 前哨淋巴结在子宫恶性肿瘤中的研究进展

刘 路 王 静

湖南省肿瘤医院

　　子宫恶性肿瘤是指发生在子宫颈、子宫内膜和子宫体的恶性肿瘤，包括宫颈癌、子宫内膜癌及子宫肉瘤等，严重危害女性健康，淋巴结转移作为子宫恶性肿瘤的重要转移途径，是影响患者生存率及预后的重要因素。诊疗中掌握淋巴结的状态有助于肿瘤分期、评估预后、评价治疗效果及指导制定更好的治疗方案。然而，如何检测和评估子宫恶性肿瘤的盆腔淋巴结状态仍处于初步探索中，且淋巴清扫术在子宫恶性肿瘤中的价值也开始出现争议。随着"精准医学"概念的提出，肿瘤治疗愈来愈强调个体化原则，如何避免过度医疗，重视生活质量，准确的实施淋巴结清扫术，成了肿瘤治疗的突出问题。近年发展起来的前哨淋巴结（sentinel lymphnode, SLN）活检技术为此提供了思路。

一、子宫恶性肿瘤概述及淋巴结切除并发症

　　宫颈癌在女性恶性肿瘤中，居第2位，发病率仅次于乳腺癌，严重威胁女性健康[1]。2012年全球宫颈癌发病数约为52.8万例，年死亡数约26.6万例[2]。85%的宫颈癌发生在发展中国家，这也是该地区癌症死亡的主要原因。目前，宫颈癌治疗多以手术、放化疗为主，淋巴结转移是宫颈癌主要转移途径，为影响肿瘤复发和生存率的独立危险因子，所以目前除了 I A₁期外手术多进行双侧甚至腹主动脉旁淋巴结清扫。

　　在发达国家，子宫内膜癌是最常见的妇科恶性肿瘤。美国癌症协会发布的2016年新发病例数约为60050例，死亡约为10470例[3]。因不规则阴道为其主要症状，早期诊断率较高，超过75%的患者为FIGO I 期。治疗以手术为主，辅以放化疗、激素治疗。目前对于符合深肌层浸润、G₃、浆液性腺癌、透明细胞腺癌或癌肉瘤等高危因素至少一项的患者需同时行盆腔和腹主动脉旁淋巴结切除术。但是对于子宫内膜癌淋巴结切除存在争议，既往指南建议对所有子宫内膜癌患者均行全面分期手术。淋巴结转移影响了生存率[4-6]，但部分盆腔淋巴结切除增加了手术难度及术后并发症发生率，甚至是死亡率。

　　子宫肉瘤是一种少见的妇科恶性肿瘤，占子宫恶性肿瘤的2%～4%，具有恶性程度高，预后差等特点。子宫肉瘤是否切除淋巴结存在争议，最新NCCN指南不推荐切除淋巴结。淋巴转移并非子宫肉瘤的主要转移途径。早期、低级别子宫肉瘤淋巴结转移率不高，预后较好；晚期、高级别子宫肉瘤复发率高，预后差，生存期不长，切除淋巴结的意义不大。对于子宫内膜间质肉瘤淋巴结的处理同子宫平滑肌肉瘤。腺肉瘤是一种具有低度恶性肿瘤，遂不推荐切除淋巴结。早期癌肉瘤推荐切除盆腔淋巴结，晚期癌肉瘤不推荐行淋巴结切除术。

　　淋巴结切除的并发症一直都是人们关注的问题，盆腔淋巴结切除会造成下肢淋巴水肿、淋巴囊肿、乳糜漏等不同程度并发症，严重的可影响患者生活质量，同时也增加了术中损伤大血管、周围重要器官、术后出血等手术风险。还有报道[7]，淋巴结是机体抗肿瘤免疫的重要器官，其淋巴结链可阻滞癌细胞扩散，而切除淋巴结影响了其正常的防御功能。

二、前哨淋巴结

SLN是指最有可能最先发生肿瘤转移的淋巴结，是肿瘤淋巴引流的第一站淋巴结，反映了整个区域淋巴结受累情况。随着个体化治疗的发展，SLN越来越受重视，越来越多的出现在最新指南中。SLN可通过淋巴绘图（lymphatic mapping）识别，淋巴绘图是在原发肿瘤病灶附近注射某种生物染料或其他标记物，其随淋巴引流至局部淋巴结，从而暴露最先接受引流的淋巴结位置，之后可经过肉眼或仪器识别。SLN绘图已成为黑色素瘤和乳腺癌的一个被广泛接受的方法[8,9]。

（一）生物活性染料示踪法

生物活性染料示踪法，术前在局部瘤体周围注射一定量的生物活性染料,如亚甲蓝（methylene blue）、专利蓝（patent blue）[10]等，使肿瘤引流区域内的淋巴管及淋巴结着色,术中最先着色的淋巴结为SLN，此方法是最早的SLN识别方法。有学者[11]研究发现亚甲蓝是较好的前哨淋巴结示踪剂，可提高术中淋巴结检出率。单独应用染料方法进行前哨淋巴结示踪具有简便易行、价格低廉、无需放射医师配合、无放射危害等特点。但是可能出现淋巴结显影时间不一，出现多枚染色的淋巴结，识别并切取蓝染淋巴结的时间难以掌握。

（二）放射性核素示踪法

放射性核素示踪法，术前在肿瘤病灶周围组织内注射如锝-99m（^{99m}Tc）标记的硫胶体、锑胶体、人血白蛋白和右旋糖酐等放射性核素标记的药物,再通过术前淋巴系闪烁造影术（lymphoscintigraphy, LSG）及术中应用γ探测仪探测组织内高计数热点（hotspot），可识别SLN的存在部位。应用放射性核素示踪法显著提高了SLN检出率,但放射性胶体在肿瘤周围注射点形成一个较大的辐射区，易受注射部位的背景干扰。若SLN靠近原发灶，受到放射性干扰，可能漏诊或假阳性可能。同位素注射和检测，对设备要求高，其费用高，耗时，且存在放射性污染的风险。

（三）近红外荧光探针示踪法

近红外荧光探针示踪法，通过术前在肿瘤病灶周围组织中注射近红外荧光探针，如吲哚花菁绿、七甲川花青染料等，检测SLN。Murawa D等[12]通过对采用吲哚花菁绿作为淋巴结示踪剂的30例乳腺癌患者研究，发现其SLN检出率为96.7%，假阴性率为9.5%。但由于这些荧光染料分子粒径小，易干扰了成像效果，生物相容性问题有待进一步解决，且手术中无影灯本身发出的近红外光束，会干扰荧光法SLN示踪剂的成像，操作须在较暗环境中进行，从而限制了术中对淋巴结示踪和切除SLN[14]，所以在临床还未大规模开展。

（四）纳米炭示踪

纳米炭是一种新型的淋巴结示踪剂，也越来越广泛的被使用。由于毛细血管内皮细胞间隙为20～50nm，而毛细淋巴管内皮细胞间隙为120～500nm，且基膜发育不完全，粒径150nm的纳米炭颗粒对毛细淋巴管有良好的通过性，且不进入血管。其迅速进入淋巴回流系统，将区域淋巴结染成黑色，起到术中淋巴结示踪定位并指导淋巴结清扫的目的。Wang X等[15]对270例乳腺癌患者，予以纳米碳对SLN示踪定位，结果显示活检成功率、准确率、敏感性和假阴性率分别为92.2%、97.6%、93.1%和6.8%，提示纳米碳示踪法是SLN活检中可靠的方法。

（五）磁共振成像造影剂示踪

近几年，有人利用一种磁共振成像造影剂（Sienna+）来显影SLN，Sienna+的核心由具有超顺磁性的氧化铁纳米颗粒（SPIO）组成，由于它外面包裹着葡聚糖，因此其不易聚集且具有良好的生物相容性。将注射到肿瘤边缘后，它们迅速被巨噬细胞吞噬，并转移、滞留集聚于淋巴结，配合手动磁强计（SentiMag）使用，达到示踪淋巴结的目的。已有学者将该技术用于乳腺癌[16]、结直肠癌[17]、子宫内膜癌[18]前哨淋巴结检测。Pouw JJ等[17]研究显示，Sienna+显影SLN有高灵敏度和精读，在临床实践中可行，可提高结直肠癌患者的淋巴结检出率。最近一篇meta分析[19]也指出Sienna+不逊于放射性同位素和蓝色染料SLN示踪剂，其可能是放射性同位素和蓝色染料示踪剂的有效替代品，Sienna+已被批准在欧洲使用。

三、子宫恶性肿瘤与前哨淋巴结

对于子宫恶性肿瘤前哨淋巴结的研究中，以子宫内膜癌和宫颈癌为主，其中子宫内膜癌研究较多。

子宫内膜癌淋巴结转移方式不同于宫颈癌的"阶梯式"转移，早期子宫内膜癌同样存在腹主动脉旁淋巴结转移的可能性，所以术前评估腹主动脉旁淋巴结情况对选择恰当手术方式至关重要。SLN绘图在子宫内膜癌手术中越来越受欢迎，其目的是发现最可能转移性癌细胞的相关淋巴结或SLN，从而评估手术范围，减少手术并发症和与淋巴结清除相关的并发症[20]。SLN绘图在评估腹主动脉旁淋巴结转移时发挥重要作用，但其检出率受到示踪剂注射途径的影响。子宫内膜癌SLN示踪剂的注射部位主要有宫腔镜下子宫内膜注射、子宫体浆膜下或肌层注射、宫颈注射。宫腔镜下子宫内膜注射的有点为，可直视下操作，精确地将示踪剂注射在肿瘤病灶周围。但是这对术者的技术要求较高，学习周期较长，难以普及，且肿瘤体积较大时不宜操作。Favero G等[21]，术前对42名子宫内膜癌患者进行宫腔镜下 ^{99m}Tc SLN示踪剂注射，后予以根治性子宫加双附件切除加手术分期，术后检出SLN的特异性为100%，阴性预测值为89%，但灵敏度仅为58%，说明通过宫腔内注射 ^{99m}Tc指示SLN活检是一种可行和安全的方法，但是此研究样本数较少，有待大样本研究证据。曾有人质疑宫腔镜下注射示踪剂检测SLN可能造成盆腔转移，研究显示[22,23]，宫腔镜下子宫内膜注射示踪剂是相对安全的，但仍然需要大样本研究证实。子宫浆膜或肌层注射操作较子宫内膜注射容易，且SLN检出率较高。如Robova等[24]发现，SLN的检出率为73%，阳性淋巴结检出率率为5.5%，无假阴性。但是Sawicki S等[25]指出子宫浆膜下注射较宫颈注射只能用作SLN检测的辅助方法。与前两种方法相比，宫颈注射是最简单方便的方式，且SLN检出率高，但有时对腹主动脉旁SLN的情况反映较差。

由于宫颈癌和内膜癌的淋巴结引流在宫颈癌和子宫内膜癌中有差异，所以宫颈注射示踪剂能否正确的反映子宫内膜癌SLN还存在争议。Buda A等[26]通过吲哚花菁绿与 ^{99m}Tc和（或）蓝色染料对早期子宫内膜和宫颈癌SLN检测的研究中发现，使用吲哚花菁绿检测SLN比其他检测具有更高的检出率，且双侧映射数量越多，淋巴结清扫总数越少，手术治疗的持续时间和额外的费用越少。研究显示[27]， ^{99m}Tc的宫颈癌SLN检出率最高。有或没有新辅助化疗的晚期宫颈癌患者可能不适合SLN检测，病灶直径＜2cm的宫颈癌患者具有优异的检测率。目前对于子宫内膜癌及宫颈癌SLN示踪剂主要为亚甲蓝、吲哚花菁绿及 ^{99m}Tc，对于SLN的研究较少，缺乏大样本病例分析，但是SLN的临床价值还是值得肯定。一种新的、有效的、高度安全的SLN结示踪方法，可使临床医生能够更加清楚、全面、动态地了解到示踪剂在区域淋巴结的引流情况，清楚分辨显色淋巴结，实现微创及个体化的治疗理念。

四、小结

目前子宫恶性肿瘤的主要治疗方案仍是手术治疗，盆腹腔淋巴结转移程度与患者的预后正相关，且决定术后治疗方案的选择。对于子宫内膜癌，大部分患者接受了盆腔甚至腹主动脉淋巴结清扫术，以确定病理分期，但研究证实全面的盆腔及腹主动脉旁淋巴结切除对于早期子宫内膜癌预后意义不大，并未延长患者总生存时间，反而一些淋巴结切除术后的并发症严重影响患者生活质量。对于宫颈癌亦是如此。这些研究结果的发现使得SLN绘图、SLN活检受到广泛关注，这使得患者享受到创伤小、效益好的个体化治疗方案，使得子宫恶性肿瘤在"精准医学"的方向上又推进了一步。随着SLN的发展，一些问题也需要人们解决，如在子宫恶性肿瘤中SLN示踪剂的选择、注射部位，如何提高SLN的检出率、真阳性率及降低假阴性率。对此仍然需大样本多中心前瞻性的临床研究来确定子宫恶性肿瘤SLN的临床意义。

参 考 文 献

［1］ Lertkhachonsuk AA, Yip CH, Khuhaprema T, et al. Cancer prevention in Asia: resource－stratified guidelines from the Asian Oncology Summit 2013. Lancet Oncology,2013,14(12):497-507.

［2］ Ferlay J, Soerjomataram I, Dikshit R, Eser S, et al. Cancer incidence and mortality worldwide: sources, methods and major patterns in GLOBOCAN 2012. International Journal of Cancer,2015,136(5):E359.

［3］ Siegel RL, Miller KD, Jemal A. Cancer statistics. CA: a cancer journal for clinicians,2016,66(1):7-30.

［4］ Perissinotti A, Paredes P, Vidal-Sicart S, et al. Use of SPECT/CT for improved sentinel lymph node localization in endometrial cancer. Gynecologic Oncology,2013,129(1):42.

［5］ A K, T T, D B, O T, G CK, G T, et al. Lymph Node Metastasis in Patients With Endometrioid Endometrial Cancer: Overtreatment Is the Main Issue.

［6］ Frost JA, Webster KE, Morrison J. Lymphadenectomy for Treatment of Early-Stage Endometrial Cancer. Jama Oncology, 2017,3(1):117.

［7］ Stoll S, Delon JM, Brotz TM, et al. Dynamic imaging of T cell-dendritic cell interactions in lymph nodes. Science, 2002,296 (5574):1873.

［8］ Huang TW, Kuo KN, Chen KH, et al. Recommendation for axillary lymph node dissection in women with early breast cancer and sentinel node metastasis: A systematic review and meta-analysis of randomized controlled trials using the GRADE system. International Journal of Surgery,2016,34:73-80.

［9］ Pham DN, Cassier S, Mulliez A, et al. Eight Years´ Experience of Sentinel Lymph Node Biopsy in Melanoma Using Lymphoscintigraphy and Gamma Probe Detection After Radiocolloid Mapping. Dermatologic surgery : official publication for American Society for Dermatologic Surgery,2016,1.

［10］ Paulinelli RR, Freitas-Junior R, Rahal RMdS, et al. A prospective randomized trial comparing patent blue and methylene blue for the detection of the sentinel lymph node in breast cancer patients. Revista da Associação Médica Brasileira,2017, 63(2):118-23.

［11］ Jozaghi Y, Richardson K, Anand S, et al. Frozen section analysis and sentinel lymph node biopsy in well differentiated thyroid cancer. Journal of Otolaryngology - Head & Neck Surgery,2013,42(1):48.

［12］ Murawa D, Hirche C, Dresel S, et al. Sentinel lymph node biopsy in breast cancer guided by indocyanine green fluorescence. British Journal of Surgery,2009,96(11):1289lymp

［13］ Kusano M, Tajima Y, Yamazaki K, et al. Sentinel node mapping guided by indocyanine green fluorescence imaging: a new method for sentinel node navigation surgery in gastrointestinal cancer. Digestive Surgery, 2008,25(2):103-8.

［14］ 黄林平, 刘军. 荧光法前哨淋巴结活检在早期乳腺癌中的应用(附文献复习). 中日友好医院学报,2013,27(4):195-9.

［15］ Wang X, Liu J, Hou Y, et al. Logistic regression analysis for factors affecting the successful rate of nano-carbon in sentinel lymph node biopsy. Zhong nan da xue xue bao Yi xue ban= Journal of Central South University Medical sciences,2016,41 (4):411-6.

［16］ Sato K, Hiraide H, Mochizuki H. Sentinel lymph node (SLN) in breast cancer: prediction of axillary metastasis confined to the SLN spares patients further axillary dissection. Nihon Geka Gakkai zasshi,2001,102(6):445-8.

［17］ Pouw JJ, Grootendorst MR, Klaase JM, et al. Ex vivo sentinel lymph node mapping in colorectal cancer using a magnetic nanoparticle tracer to improve staging accuracy: a pilot study. Colorectal Disease,2016,18.

［18］ Rzepka JK, Misiek M, Zalewski K, et al. Sentinel lymph node identification using a magnetic tracer for endometrial cancer: A pilot study. American Society of Clinical Oncology, 2014.

［19］ Teshome M, Wei C, Hunt KK, et al.Use of a Magnetic Tracer for Sentinel Lymph Node Detection in Early-Stage Breast Cancer Patients: A Meta-analysis. Annals of Surgical Oncology,2016,23(5):1-7.

［20］ Khoury-Collado F, St CC, Abu-Rustum NR. Sentinel Lymph Node Mapping in Endometrial Cancer: An Update. Oncologist, 2016,21(4):461-6.

［21］ Favero G, Pfiffer T, Ribeiro A, et al. Laparoscopic sentinel lymph node detection after hysteroscopic injection of technetium-99 in patients with endometrial cancer. International Journal of Gynecological Cancer,2015,25(3):423-30.

［22］ Maccauro M, Lucignani G, Aliberti G, et al. Sentinel lymph node detection following the hysteroscopic peritumoural injection of 99m Tc-labelled albumin nanocolloid in endometrial cancer. European Journal of Nuclear Medicine and Molecular

Imaging, 2005,32(5):569-74.

[23] Gien LT, Kwon JS, Carey MS. Sentinel node mapping with isosulfan blue dye in endometrial cancer. Journal of obstetrics and gynaecology Canada : JOGC = Journal d'obstl of Nuclear Medicine and Molecular Ima,2005,27(12):1107.

[24] Robova H, Charvat M, Strnad P, et al. Lymphatic mapping in endometrial cancer: comparison of hysteroscopic and subserosal injection and the distribution of sentinel lymph nodes. International Journal of Gynecological Cancer Official Journal of the International Gynecological Cancer Society,2009,19(3):391-4.

[25] Sawicki S, Lass P, Wydra D. Sentinel Lymph Node Biopsy in Endometrial Cancer——Comparison of 2 Detection Methods. International Journal of Gynecological Cancer,2015,25(6).

[26] Buda A, Crivellaro C, Elisei F, et al. Impact of Indocyanine Green for Sentinel Lymph Node Mapping in Early Stage Endometrial and Cervical Cancer: Comparison with Conventional Radiotracer 99m Tc and/or Blue Dye. Annals of Surgical Oncology,2016,23(7):1-9.

[27] Tanaka T, Terai Y, Ashihara K, et al. The detection of sentinel lymph nodes in laparoscopic surgery for uterine cervical cancer using 99m-technetium-tin colloid, indocyanine green, and blue dye. Journal of Gynecologic Oncology,2016:e13.

49. 脑胶质瘤药物临床试验研究

李文斌

首都医科大学附属北京世纪坛医院脑胶质瘤科

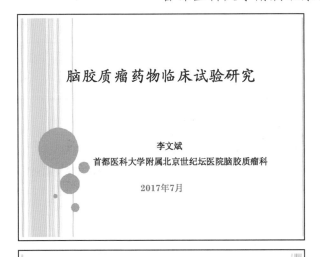

脑胶质瘤药物临床试验研究

李文斌
首都医科大学附属北京世纪坛医院脑胶质瘤科

2017年7月

本团队主持的脑胶质瘤I期临床试验

○ 注射用绿原酸治疗晚期恶性脑胶质瘤的安全性、耐受性和药代动力学研究Ⅰ期临床试验

○ 伯瑞替尼肠溶胶囊在ZM融合基因阳性的复发高级别脑胶质瘤患者中的耐受性和药代动力学的I期临床研究

○ 替莫唑胺胶囊在中国间变型星形细胞瘤及多形性胶质母细胞瘤患者人群中单次空腹口服给药的一项开放、随机、双周期交叉生物等效性试验

○ 注射用替莫唑胺人体生物利用度和生物等效性研究

○ 尼妥珠单抗联合术后同步放化疗治疗华人恶性胶质瘤的I期临床试验 中国肿瘤临床2013,40(23):1455-1459

临床试验

○ 目的：新药研发、新适应证、新技术、新模式应用

○ 药物临床试验是指在人为条件控制下，以特定人群为受试对象(患者或健康志愿者)，以发现和证实干预措施（药品、特殊治疗手段）对特定疾病的防治、诊断的有效性（包括药物的作用、吸收、分布、代谢和排泄）和安全性（不良反应）

临床试验分期

○ Ⅰ期：临床药理学及人体安全性初步评价。观察人体对于新药的耐受程度和药代动力学，为制定给药方案提供依据。（20-80例）

○ Ⅱ期：疗效初步评价。初步评价药物对目标适应证患者的疗效和安全性，为Ⅲ期设计和给药剂量方案提供依据。包括RCT（100-300例）

○ Ⅲ期：疗效确证阶段。进一步验证药物对目标适应证患者的疗效和安全性，评价利益与风险，为药物注册申请提供依据RCT（1000-3000例）

○ Ⅳ期：新药上市后应用研究阶段。考察广泛使用的药物的疗效和不良反应;评价在普通或者特殊人群中使用的利益与风险关系;改进给药剂量等

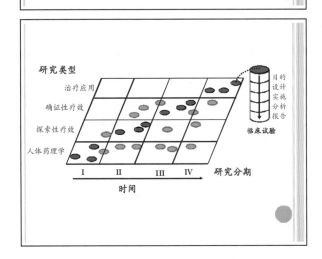

研究类型

治疗应用
确证性疗效
探索性疗效
人体药理学

Ⅰ　Ⅱ　Ⅲ　Ⅳ　研究分期

时间

目的 设计 实施 分析 报告

临床试验

临床研究设计方法的探索

○ 临床试验阶段划分"精确化"

0期概念（phase 0）

探索性IND研究（exploratory IND study）

微量研究（microdose study）

○ 临床试验阶段划分"模糊化"

Ⅰ/Ⅱ期联合设计

多阶段Ⅱ期设计

Ⅱ/Ⅲ期联合设计

自适应设计（adaptive design）

肿瘤药品研发的特殊性

	一般药品	肿瘤药品
受试者	健康志愿者或患者	患者
风险效益比	安全性/疗效	疗效/安全性
安慰剂对照	可行	一般不允许
起始剂量	标准剂量	可从较高剂量开始
目标人群	选择性小	靶向药要求基因分型

分子靶向药物与传统化疗药物的区别

	传统化疗药物	分子靶向药物
选择特异性	弱	强
不良反应	骨髓抑制、消化道反应、脱发、乏力、肝肾功能损害	乏力、皮疹、高血压、蛋白尿、骨髓抑制轻
入组患者	一般状况较好（ECOG 0，1）	可以入组一般状况稍差的（ECOG 0-2）
给药方式	间歇给药	连续给药多见
既往治疗	常规治疗失败的	无标准治疗的瘤种初治患者也可以入组

脑胶质瘤的治疗现状与新药开发的迫切性

○ 生存期（OS）：

  WHO II级一般超过5年，III级一般在2～3年间，IV级GBM约为12～15个月，复发GBM中位PFS和OS分别为10周和30周

○ NCCN指南推荐的化疗药TMZ，其他？

○ 目前对脑胶质瘤复发后患者无标准的治疗方案

胶质瘤转归判断标准
RANO标准

项目	完全缓解（CR）	部分缓解（PR）	稳定（SD）	进展（PD）
T1增强	未见	缩小≥50%	变化在-50%--+25%	增加≥25%
T2/Flair	稳定或减少	稳定或减少	稳定或减少	增加*
新增病灶	未见	未见	未见	可见*
皮质激素应用	无需	稳定或减少	稳定或减少	不作为标准
临床表现	稳定或改善	稳定或改善	稳定或改善	恶化*
判断标准所需条件	以上全部	以上全部	以上全部	以上任何一项

注：含*项目出现任何一项即可判定进展；不作为标准：如无临床恶化，单独皮质激素使用增加不能判定进展。

高级别胶质瘤的治疗反应评价标准

Wen Patrick Y 注考

	评价标准（更新）
完全缓解（CR）	所有可测量及不可测量病灶完全消失4周以上；没有新发病变；非强化病变稳定或改善；患者停用激素或仅使用生理替代；临床症状稳定或改善。
部分缓解（PR）	与治疗前相比，所有强化病灶的在最大截面的两条最长垂直径的乘积之和至少减少50%，且需持续4周以上；不可测量病变无进展；没有新发病变；在同一或更低剂量激素使用下，非强化病变稳定或改善；患者临床症状稳定或改善。
病情稳定（SD）	若患者不符合完全有效、部分有效及疾病进展，且符合以下条件，视为病情稳定：与治疗前相比，在同一或低剂量激素下非强化病变（T2/FLAIR像）稳定，且临床状态稳定。若患者因临床症状或体征加重需要增加激素剂量而无影像学证实的疾病进展，而在随后的复查扫描中证实存在疾病进展，疾病稳定的时间点应是无激素增加的最后一次证实疾病稳定的扫描时点。
病情进展（PD）	发生任何如下情形可视为疾病进展：在激素用量不变或增加下，强化病灶的最大截面的两条最长垂直径的乘积之和增加超过25%，增加超过25%；T2/FLAIR像上非增强病灶显著增大；出现任何新发病变；不可测量病变发生明确进展；排除其他原因或激素剂量减少引起的临床症状显著恶化。

区分假性进展和肿瘤复发的方法

	肿瘤复发	假性进展
发生时间	任何时间	多见于放化疗后3个月内，少数病人可见于10月内
临床症状	恶化	不变或恶化
MRI增强	多病灶和胼胝体受侵通常是复发	大片的长T1和长T2异常信号灶，内有不规则的gadolinium强化灶，占位效应明显。瑞士奶酪样表现（Swiss cheese-like）
MRI灌注	通常高灌注	通常低灌注
MRI波谱	Cho/NAA，Cho/Cr较高，常高于1.71	Cho/NAA，Cho/Cr较低，常低于1.71
DWI	高信号	比肿瘤信号低
葡萄糖PET	通常高代谢	高代谢或低代谢
11C-methionin 和 18F-FLT 等示踪剂PET	高代谢	低代谢

中华医学杂志，2016，96(7)：485-509.

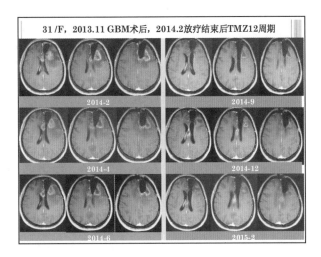

31 /F，2013.11 GBM术后，2014.2放疗结束后TMZ12周期

2014-2　　　　2014-9

2014-4　　　　2014-12

2014-6　　　　2015-2

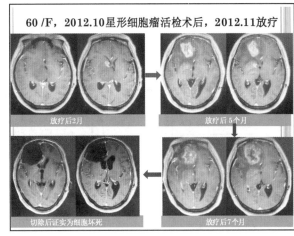

60 /F，2012.10星形细胞瘤活检术后，2012.11放疗

放疗后2月　　　　放疗后5个月

切除后证实为细胞坏死　　　　放疗后7个月

临床试验主要事项

1. 赫尔辛基宣言伦理原则、GCP 指导原则、SFDA注册要求。
2. 在制订试验方案前应充分评估这项试验的利益与风险。
3. 充分考虑到受试者的权利、利益、安全与隐私。
4. 临床试验方案、病例报告表、受试者知情同意书应在试验开始前报送伦理委员会审议批准，并获得批准件。
5. 治疗开始前应从每名受试患者中获得自愿签署的知情同意书。
6. 试验过程严格按照试验方案执行。
7. 每个参加试验的研究人员应具有合格的资格并经过很好的训练。
8. 病情观察与AE和SAE的处理。
9. 试验数据的客观性。

绿原酸治疗晚期恶性脑胶质瘤的Ⅰ期临床试验

ClinicalTrials.gov ID: NCT02728349

CFDA: CTR20160113

国家卫计委十三五重大新药创制科技
重大专项 2016ZX09101017。

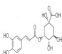
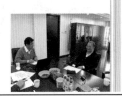

绿原酸通过诱导巨噬细胞从M1向M2型方向极化抑制胶质母细胞瘤生长

CHA促使由脂多糖（LPS）和干扰素(IFN-?) 诱导的巨噬细胞向M1型转化

CHA抑制由白介素-4（IL-4）诱导的巨噬细胞向M2型转化

CHA通过促进STAT1激活和抑制STAT6激活来调节巨噬细胞的极化

CHA通过影响巨噬细胞和癌细胞的相互作用来抑制肿瘤细胞的生长

Chlorogenic acid inhibits glioblastoma growth through
repolarizating macrophage from M2 to M1 phenotype

Chen Xianguang, et al, scientific reports,2017，7:39011

绿原酸和替莫唑胺有协同作用

绿原酸抑制小鼠异位神经胶质瘤G422的生长，抑瘤率约50%左右，与TMZ相近。绿原酸和替莫唑胺联用具有协同作用，抑瘤率增加到约70%。

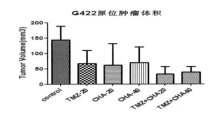

G422原位肿瘤体积

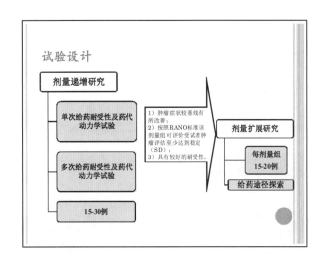

试验设计

剂量递增研究

- 单次给药耐受性及药代动力学试验
- 多次给药耐受性及药代动力学试验
- 15-30例

1）肿瘤症状较基线有所改善；
2）按照RANO标准该剂量组可评价受试者肿瘤评估至少达到稳定（SD）；
3）具有较好的耐受性。

剂量扩展研究
- 每剂量组 15-20例
- 给药途径探索

试验方案

起始剂量： 临床前研究提示注射用绿原酸的低毒安全性，1.0 mg/kg、2.0mg/kg均具有较好的安全性，为尽可能减少受试者暴露于无效剂量的风险，将2.0mg/kg设定为递增起始剂量，根据费氏改良法计算剂量爬坡。

组号	1	2	3	4	5
递增比例	起始量	50%	33%	33%	33%
用药剂量 mg/kg晦-1	2.0	3.0	4.0	5.5	7.0
受试者人数	3+3	3+3	3+3	3+3	3+3

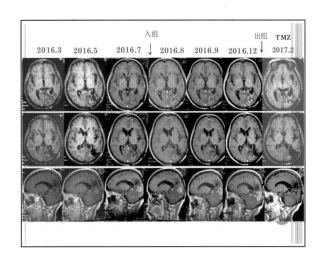

| | 2016.3 | 2016.5 | 2016.7 入组↓ | 2016.8 | 2016.9 | 2016.12 出组↓ | 2017.2 TMZ |

伯瑞替尼肠溶胶囊在 ZM 融合基因阳性的复发高级别脑胶质瘤患者中的耐受性和药代动力学的Ⅰ期、开放、剂量递增研究

CTR20160683
CLINICALTRIALS.GOV ID：NCT02978261

伯瑞替尼是选择性c-MET抑制剂

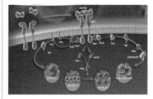

伯瑞替尼给药25天

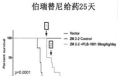

RNA-seq of 272 gliomas revealed a novel, recurrent *PTPRZI-MET* fusion transcript in secondary glioblastomas

Zhao-Shi Bao,[1,2,3,13] Hui-Min Chen,[4,13] Ming-Yu Yang,[4,13] Chuan-Bao Zhang,[1,2,3] Kai Yu,[4] Wan-Lu Ye,[4] Bo-Qiang Hu,[4] Wei Yan,[5] Wei Zhang,[2,3] Johnny Akers,[6] Valya Ramakrishnan,[6] Jie Li,[6] Bob Carter,[6] Yan-Wei Liu,[1,2,3] Hui-Min Hu,[1] Zheng Wang,[1,2,3] Ming-Yang Li,[1,2,3] Kun Yao,[3,7] Xiao-Guang Qiu,[3,8] Chun-Sheng Kang,[3,9] Yong-Ping You,[3,5] Xiao-Long Fan,[10] Wei Sonya Song,[1,11] Rui-Qiang Li,[4] Xiao-Dong Su,[4] Clark C. Chen,[6] and Tao Jiang[1,2,3,11,12]

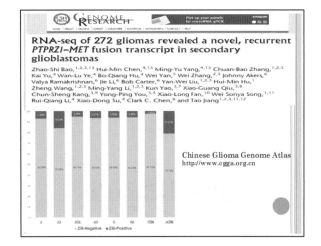

Chinese Glioma Genome Atlas
http://www.cgga.org.cn

入选标准

- 经组织学证实的复发高级别脑胶质瘤患者，既往至少接受过替莫唑胺标准治疗方案失败的。

- 经研究中心实验室检测证实存在*ZM*融合基因阳性。*ZM*融合基因阳性定义如下：PCR检测*ZM*融合基因阳性。

- 至少有一处可测量病灶（按RANO标准）或复发后手术解除

- KPS≥50，可吞咽药物并保持口服给药。

排除标准

- 先前曾经接受过c-Met抑制剂或HGF靶向性治疗。

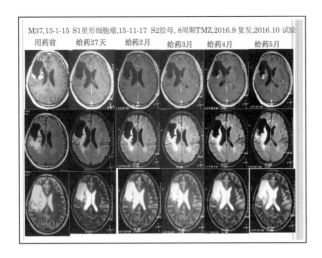

M37,13-1-15 S1星形细胞瘤,15-11-17 S2胶母,8周期TMZ,2016.9复发,2016.10 试验

用药前　　　给药27天　　　给药2月　　　给药3月　　　给药4月　　　给药5月

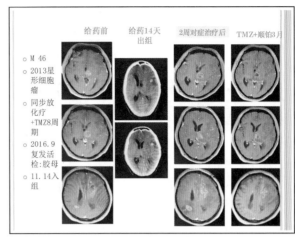

给药前　　给药14天出组　　2周对症治疗后　　TMZ+顺铂3月

- M 46
- 2013星形细胞瘤
- 同步放化疗+TMZ8周期
- 2016.9复发活检:胶母
- 11.14入组

国际多中心脑胶质瘤临床试验研究项目

国际多中心脑胶质瘤临床试验GBM Adaptive Global Innovative Learning Environment（GBM AGILE）由美国、中国、澳大利亚和德国等联合开展，包括40多个癌症研究机构的150名参与者，中国参与单位包括首都医科大学附属北京天坛医院、首都医科大学附属北京世纪坛医院、中国人民解放军总医院、北京协和医院、复旦大学华山医院及四川大学华西医院等。

适应性创新性临床试验

临床试验采用适应性试验设计，综合受试者的分子分型及个人全面信息定制治疗方案，建立大数据平台，通过生物信息学处理海量数据，试验开始后依据前期试验所得的部分结果及时调整后续试验方案（前提是不破坏试验的整体性和有效性），能够更加精准、快速、有效试验多种药物或药物组合。

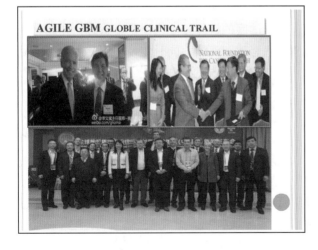

AGILE GBM GLOBLE CLINICAL TRAIL

谢谢

邮箱：neure55@126.com

微博：李文斌主任医师

www.weibo.com/glioma

50. 免疫营养在肿瘤治疗中的重要作用

周凤睿　陈公琰

哈尔滨医科大学附属肿瘤医院

随着肿瘤免疫治疗的迅猛发展及其机制的重大突破，人们逐渐意识到宿主的免疫状态是影响肿瘤发生发展的重要因素，结合肿瘤患者普遍存在营养不良的现象，免疫营养的概念应运而生。免疫营养是与肿瘤手术、化疗、放疗、靶向治疗、免疫治疗等肿瘤基本治疗方法并重的一种治疗方法。它贯穿于肿瘤治疗的全过程，并且融汇于其他治疗方法之中。本文论述营养与免疫及肿瘤的关系，揭示免疫营养在肿瘤中的重要作用，并探讨分析肿瘤患者免疫营养治疗的策略。

一、营养与免疫及肿瘤的关系

营养、免疫与肿瘤的关系密切，三者互为因果且相互影响。因此探讨学习三者之间的关系有助于更进一步完善肿瘤的作用机制，并为寻求肿瘤治疗方案提供理论依据。现从以下几个方面对三者关系进行阐述。

（一）病理状态可导致机体营养代谢及免疫系统发生变化

正常状态下机体的脂肪组织可以分泌免疫细胞及相关细胞因子来参与维持机体的免疫系统平衡状态，而病理状态下血清中的TNF-α、IL-6、IL-8及C反应蛋白增加，免疫系统发生改变。同时，生理状态下机体代谢呈胰岛素敏感型，而病理状态则呈胰岛素抵抗型及肌肉减少症。

（二）营养状态影响免疫细胞的行为

在良好的状态下，适当的营养状态能够保证免疫系统对病原体做出适当的反应。营养过度或不足都会导致免疫系统的改变，从而导致代谢疾病或感染。营养适度的机体处于代谢稳定状态，并拥有良好的免疫功能。营养过度的机体表现为肥胖，此时机体易患有代谢疾病，同时免疫细胞过度增多容易引发炎症反应。而营养不良的机体表现为消瘦及饥饿状态，此时机体活动减少，免疫细胞分泌降低，多导致感染的发生。

（三）营养不良对于免疫功能紊乱既是原因也是后果

营养不良包括：吸收障碍、发育不良、认知水平下降及代谢综合征。父辈的营养不良可直接导致子代的营养不良及免疫相关基因组的改变，从而使子代免疫功能紊乱。而免疫功能紊乱可引发无效的免疫反应，从而诱发慢性炎症及免疫异常激活及形成免疫异常记忆细胞，进而诱发机体反复感染，导致机体微生物群变化以及肠下垂，引起吸收障碍，导致营养不良。慢性炎症及免疫异常激活、反复感染及微生物群的变化可导致机体代谢需求增加，引发脂肪因子及HPA（下丘脑-垂体-肾上腺轴）信号通路失调、IGF-1（促生长因子）降低，导致饮食习惯及身体组成改变，最终导致营养不良。另外，不适当的饮食可同时引起免疫功能失调及营养不良的发生。

（四）肿瘤与代谢和免疫的关系

肿瘤的异常代谢与免疫逃逸密切相关。由于葡萄糖及能量大量消耗及Warburg效应，肿瘤通过糖酵解途径产生大量乳酸及CO_2，二者可抑制效应T细胞及树突状细胞对肿瘤的杀伤作用，从而使肿瘤发生免疫逃逸反应。

（五）肿瘤患者中营养不良是普遍存在的

WHO将营养不良定义为：能量、蛋白质及其他营养素缺乏、过剩或失衡的营养状况对组织机体形态、功能乃至临床结局造成不良影响。其在肿瘤患者中是普遍存在的：40%～80%的肿瘤患者存在营养不良，20%～40%肿瘤患者死于肿瘤相关的营养不良。不仅如此，肿瘤治疗过程中也可导致患者营养不良的发生，如胃肠道功能受损引起恶心、呕吐、腹泻；头颈部放疗后创伤、溃疡、疼痛而进食受限；放化疗造成的黏膜炎症，膳食摄入受限造成的体重下降等。

（六）营养不良能导致肿瘤患者死亡率增加

多个研究数据表明，营养不良的肿瘤患者死亡率明显增加。在肺癌、食管癌、胰腺癌中都显示，营养不良的患者生存率明显低于营养良好的患者。这充分说明了营养对于肿瘤患者的重要性。

二、免疫营养在肿瘤中的重要作用

（一）免疫营养概述

免疫营养定义为给以特定的免疫营养物质激活免疫细胞应答，维持正常适度的免疫反应；调控细胞因子的产生和释放；减轻有害的或过度的炎症反应；减少感染的发生；维持肠黏膜屏障功能；抑制肿瘤细胞生长等。免疫营养学指出：免疫系统是机体清除异种抗原及肿瘤细胞的重要防线，合理的营养摄入是免疫功能保持平衡和稳定的必要条件。而免疫失衡可导致炎症反应失控，继而诱发肿瘤形成。正常机体存在感染或慢性炎症时，促炎性因子释放（Th1细胞因子），同时受到抑炎因子（Th2细胞因子）调控。免疫失衡时促炎性因子过度释放，抑炎因子合成减少，过量的氧化物生成，导致DNA损伤、诱发基因突变产生致癌效应，炎症反应也能促进肿瘤细胞分裂及肿瘤新生血管形成。因此合理营养支持对于肿瘤预防治疗有积极意义，包括：足够的营养摄入来维持免疫系统运转；合理的营养配比减少机体免疫负担；特定营养素添加以调控炎症反应，增强免疫应答。

一项纳入21项研究，共1918例患者的meta分析中，作者根据营养类型不同及给予营养的不同时间将研究分为多个亚组进行分析：分别分为精氨酸组，鱼油组，精氨酸+鱼油术前组，精氨酸+鱼油术后组，精氨酸+鱼油围手术期组。并分析各亚组对发生感染性并发症的影响，结果发现：除单独使用鱼油组外其他亚组的免疫治疗均可降低患者获得感染的风险，且术后及围手术期接受精氨酸+鱼油的患者效果显著。同时结果提示：免疫营养治疗能够显著降低患者的伤口并发症发生率。

（二）主要的免疫营养物质及其主要作用

1. 谷氨酰胺

研究表明，谷氨酰胺能有效提高T和B淋巴细胞的功能，改善患者的免疫功能。同时，抑制细胞凋亡，维持肠道黏膜完整性，减少肠源性感染和死亡；降低肿瘤放化疗副反应，提高放化疗患者依从性。肠外营养补给量为每天0.3～0.4g/kg。Pak等人收集60名妇产肿瘤术后患者，随机分为两组：EIN组进行含谷氨酰胺的免疫肠内营养，另一组为含等氮和热量的传统肠内营养，称为EN组。术后第一天开始持续7天，评估营养及免疫指标。结果发现EIN组，即使用含谷氨酰胺的免疫营养的患者，术后第9天较术前第1天免疫指标（包括CD4T，CD4/CD8T及IgG）明显升高。同时EIN组较EN组免疫指标明显增加。说明谷氨酰胺能够明显提高患者的免疫功能。张海鸣等人收集110例行手术治疗的老年胃癌患者，随机分为两组：观察组行百普力+谷氨酰胺术后鼻饲7天，对照组行百普力术后鼻饲7天。最后评价两组营养状态及免疫指标。结果发现观察组使用谷氨酰胺后免疫指标明显提高。同时，与对照组相比，使用谷氨酰胺后，患者免疫指标明显增加。在一项研究谷氨酰胺对手术治疗肿瘤患者作用的研究中，作者收集776名行手术治疗的肿瘤患者，并随机分为四组，分别为：标准肠内营养组（SEN），免疫肠内营养组（IMEN），标准肠外营养组（SPN），免疫肠外营养组（IMPN），分别观察患者感染风险及预后。从图可以看出，免疫营养组的患者较标准饮食组的患者增加了谷氨酰胺和精氨酸。实验结果发现无论是在感染风险还是预后方面，肠内营养与肠外营养对比并无显著差别。而在肠内营养中，免疫肠内营养组（IMEN）较标准肠内营养组（SEN）感染风险明显降低，死亡率明显改善。

2. 精氨酸

精氨酸是合成NO的唯一底物（NO是近年来发现的重要的免疫细胞调节因子），能够通过促进胸腺增大和免疫细胞计数增多来增强细胞免疫功能；同时它能促进植物凝集素等有丝分裂原的产生和T淋巴细胞的增殖，显著提高T淋巴细胞对有丝分裂原的反应性；增强巨噬细胞的吞噬能力和自然杀伤细胞对肿瘤靶细胞的溶解作用。肠外营养补给量为每天补充1.5g/kg。2014年一项探讨精氨酸对免疫作用的研究纳入37例壶腹周围癌患者，随机分为免疫肠内营养含精氨酸（EIN组）及标准肠内营养不含精氨酸（EN组），于术前14天至术后7天进行营养支持治疗，最后评价营养及免疫指标。结果发现术后第3天免疫营养组较标准组总淋巴细胞（TLC）明显增加。说明精氨酸能够增强患者免疫功能。另一项研究纳入36例结肠癌手术患者，随机分为补充免疫营养剂（含精氨酸）＋标准饮食（supplemented group）及标准饮食组（control group）。于术前连续5天进行营养支持治疗，最后评价营养及免疫指标。结果发现免疫治疗组较标准组，细胞炎性因子IL-4明显下降，TH1/TH2比值明显增高。提示精氨酸可促进机体免疫反应。

3. 多不饱和脂肪酸

多不饱和脂肪酸可调节ω-3/ω-6多不饱和脂肪酸比例，降低机体炎症反应，从而维持改善患者的免疫状态。肠外营养补给量为每天补充1~2ml/kg，肠内营养补充的最佳剂量和给药时间尚存争议。一项探讨肠内免疫营养对食管癌化疗患者营养状况和免疫功能影响的临床研究纳入30例食管癌患者，随机分为TP方案化疗＋免疫营养治疗组（肠内免疫营养组）及TP方案化疗＋安慰剂组（对照组），评价化疗后营养及免疫指标的变化。结果发现与对照组相比，肠内免疫营养组的免疫因子明显增加，提示ω-3脂肪酸可明显提高化疗患者免疫功能。目前常使用血清蛋白质水平反映机体营养状况，包括PA（前白蛋白），TF（转铁蛋白）和ALB（血清白蛋白）。两组食管癌患者化疗后第7天PA和TF较化疗前均明显降低，第14天和第21天均无明显改善，而肠内免疫营养组第14天已恢复至化疗前水平，第21天甚至超过化疗前水平，说明免疫营养支持治疗有利于促进内脏蛋白的合成。另一项研究纳入60例肿瘤患者，分为口服ω-3脂肪酸饮食（A组）及口服安慰剂饮食（B组）。A组又分别分为营养良好患者（WNA）和营养不良患者（MNA）两个亚组。B组又分别分为营养良好患者（WNB）和营养不良患者（MNB）两个亚组。直至患者死亡，观察患者免疫指标及预后情况。结果显示在免疫不良的患者中，ω-3脂肪酸组（A组）免疫指标显著升高。说明ω-3脂肪酸对免疫不良的患者提高免疫功能效果明显。图中可以看出，使用ω-3脂肪酸后患者的T细胞功能增加，尤其在营养不良的患者中效果显著。

4. 核苷酸

核苷酸能够促进淋巴细胞的正常成熟同时增强皮肤迟发性超敏反应及淋巴结反应，逆转营养不良、饥饿、应激所诱导的免疫抑制。其最佳剂量和给药时间有待进一步研究。Pedro等人收集264名肠癌手术患者，随机分为两组：IMN组进行免疫肠内营养，另一组为含同等氮和热量的标准营养，称为NOIMN组。右侧食谱组成图中可以看出免疫营养组比标准组增加了核苷酸及抗氧化剂。术前7天至术后5天持续营养治疗，评估营养及免疫指标。免疫功能：术后0天较术前7天比较两组淋巴细胞均增加，两组间无显著差异。术后第3天与术后第0天比较两组淋巴细胞均有降低，但免疫营养组降低的程度较小，两组间对比差异有统计学意义。图中可以看出免疫营养组明显降低患者并发症及感染风险（包括手术部位的感染及表面和深部切口的感染）。2006年的一项研究纳入66例胃癌患者，行TRP方案化疗，随机分为专用型肠内营养乳剂supportan（EN组）及基本膳食（对照组），专用型肠内营养乳剂supportan富含核苷酸和抗氧化剂。化疗前3天至化疗后14天进行营养支持治疗，最后评价营养及免疫指标。结果发现EN组化疗前后各项营养指标无明显改变，而对照组化疗后总蛋白、转铁蛋白、血红蛋白、体重明显降低，差异有统计学意义。EN组化疗后CD4、CD4/CD8明显升高，与化疗前比较差异有统计学性意义；而NK、IL-1、IL-6明显降低。对照组IL-6及THF-α较化疗前明显升高，与化疗前比较差异有统计学意义。说明应用富含核苷酸及抗氧化剂的营养支持治疗后，患者的营养状态及免疫功能都得到明显改善。一项肺癌患者术前给予免疫配方的临床研究纳入58例非小细胞肺癌手术患者，随机分为免疫营养组（含精氨酸）及常规饮食组。结果发现，与正常饮食组比，免疫调节配方组的并发症较少，胸部引流管的留置时间短。

2009年ASPEN肿瘤患者营养支持治疗指南明确提出营养不良的手术肿瘤患者可明显受益于富含精氨酸，核苷酸及必要脂肪酸的免疫增强剂。中国肿瘤营养治疗通则中同样提到：开腹大手术患者，无论其营养状态如何，均推荐手术前使用免疫营养5～7天，并持续到手术后7天或患者经口摄食＞60%需要量时为止。

三、营养治疗的策略

PG-SGA由美国OtteryFD于1994年提出，是专门为肿瘤患者设计的肿瘤特异性营养评估工具。评估结果包括定性评估及定量评估两种。定性评估将患者分为营养良好、可疑或中度营养不良、重度营养不良三类；定量评估将患者分为0～1分（营养良好）、2～3分（可疑营养不良）、4～8分（中度营养不良）、≥9分（重度营养不良）。评分0～1分患者需定期进行筛查评估，进行抗肿瘤治疗；2～3分患者需进行膳食干预，同时行抗肿瘤治疗；4～8分患者需及早进行营养治疗，并根据病情决定是否同时抗肿瘤治疗；评分≥9分的患者急需强化营养治疗，并行先营养治疗再进行评估，然后决定后续治疗方案。目前营养不良的规范治疗遵循五阶梯治疗原则：首先选择营养教育，然后依次向上晋级选择口服营养补充（oral nutritional supplements，ONS）、全肠内营养（total enteral nutrition，TEN）、部分肠外营养（partial parenteral nutrition，PPN）、全肠外营养（total par-enteral nutrition，TPN）。参照ESPEN指南建议，当下一阶梯不能满足60%目标能量需求3～5天时，应该选择上一阶梯。

第一阶梯：饮食+营养教育。

包括营养咨询、饮食指导、饮食调整建议实施个体化食谱。营养教育包括：回答患者及家属的问题；告知营养筛查与评估的目的；查看血液及生化检验结果；完成QOL及PG-SGA；传授营养知识，提出营养建议；宣教肿瘤病理生理知识；讨论个体化营养干预目标。

第二阶梯：饮食+口服营养补充。

ESPEN指南指出：放疗或放化疗患者应加强膳食指导和口服营养补充（ONS），以增加膳食摄入，预防治疗引起的体重丢失和放疗中断。

第三阶梯：完全肠内营养。

肠内营养营养全面、均衡，能维护胃肠道功能，减少因细菌、内毒素移位引起的炎症反应，没有肠外长期应用导致的肝脏功能障碍，且能够缓解肠外高分解代谢；较PN更易控制血糖。管饲肠内营养包括以下常用途径：经口或鼻-胃途径；经鼻-十二指肠途径；经鼻-空肠途径；胃造瘘；空肠造瘘；经皮内镜下胃造瘘。多适用于短期内经口进食有障碍，患者胃肠功能正常，需要长期的管饲营养支持者即胃造瘘患者和术后因解剖位置改变，无法或不适应实施胃造瘘管的患者即空肠造瘘患者，前者包括中枢神经系统损伤引起的吞咽困难；呼吸功能障碍做气管切开者；食管穿孔，食管吻合口瘘；腹部手术后胃瘫，胃肠郁积者等。后者多半为胃大部切除术后，残胃位于肋弓下，无法经腹壁穿刺行胃造

瘘者；全胃切除，行食管-空肠吻合术后；食管切除术后胸腔胃，严重的反流致反复呼吸道吸入者及严重的反流性食管炎患者。

第四阶梯：部分肠内营养+部分肠外营养（TEN+PPN）。

在完全肠内营养不能满足目标需要量的条件下，应该选择部分肠内营养联合部分肠外营养，或者说在肠内营养的基础上补充增加肠外营养。一项RCT研究纳入82例晚期接受辅助化疗后肝癌患者，随机分为TEN组和PEN+PPN组，结果提示PEN+PPN组能显著延长患者的生存时间，提高患者的生存率。

第五阶梯：完全肠外营养。

ESPEN指南指出：如果患者有黏膜炎或者有严重放射性肠炎，推荐使用静脉营养。同时指出：静脉营养支持应该在不能耐受肠内营养的患者出现营养不良或者预计患者将有7天以上不能进食的情况时开始使用，当患者每日摄入能量低于每日能量消耗60%且超过10天时，应开始使用补充性的静脉营养。综上所述，肿瘤营养治疗是实现其他治疗的基础；免疫治疗已成为肿瘤重要的治疗手段。

良好的营养能更好地改善机体能量代谢，增强患者免疫功能，其临床应用价值已得到肯定，但仍存在较多悬而未决的问题：肿瘤的营养免疫治疗仍缺乏足够的重视，目前缺少大规模的临床研究；营养不良如何影响免疫功能，其机制尚不十分清楚；如何更好地改善营养代谢，避免出现或延时出现营养不良及恶病质，目前缺乏有效的治疗措施；目前已有的免疫营养制剂在给予的最佳剂量、时间、方法上也缺乏更多的理论依据；缺乏评价免疫营养功能的统一标准；免疫营养治疗的副作用也不十分清楚，缺少处理已知副作用的治疗方法。因此，免疫营养治疗任重而道远！

参 考 文 献

［1］ McClaveSA, Martindale RG, Vanek VW, et al. Board of Directors; American College of Critical Care Medicine; Society of Critical Care Medicine. Guidelines for the Provision and Assessment of Nutrition Support Therapy in the Adult Critically Ill Patient：Society of Critical Care Medicine（SCCM）and American Society for Parenteral and Enteral Nutrition（A.S.P.E.N.）. JPEN J Parenter Enteral Nutr, 2009,33(3):277-316.

［2］ vanBokhorst-devander Schueren MA, Guaitoli PR, Jansma EP, et al. Nutrition screening tools：Does one size fit all? A systematic review of screening tools for the hospital setting. Clin Nutr,2014, 33(1): 39-58.

［3］ Bourdel-MarchassonI, Blanc-BissonC, Doussau A, et al. Nutritional Advice in Older Patients at Risk of Malnutrition during Treatment for Chemotherapy：A Two-Year Randomized Controlled Trial. PLoS One, 2014,9(9):e108687.

［4］ DelanoMJ, MoldawerLL.The origins of cachexia in acute and inflammatory disease. Nutr Clin Pract,2006,21(1):68-81.

［5］ 石汉平,凌文华,李薇.肿瘤营养学.北京:人民卫生出版社,2012.

［6］ 石汉平.肿瘤营养疗法.中国肿瘤临床,2014,41(18):1142-1144.

［7］ ChenW, ZhengR, Baade PD,et al.CA Cancer J Clin. Cancer statistics in China,2016,66(2):115-132.

［8］ SongürN, KuruB, Kalkan F, et al. Serum interleukin-6 levels correlate with malnutrition and survival in patients with advanced non-small cell lung cancer. Tumori, 2004,90(2):196-200.

［9］ AmannT, HellerbrandC. GLUT1 as a therapeutictarget in hepatocellular carcinoma. Expert Opin Ther Targets, 2009, 13(12):1411-1427.

［10］VonEckardsteinA, Hersberger M, Rohrer L. Current understanding of the metabolism and biological actions of HDL.Curr Opin Clin Nutr Metab Care, 2005,8(2):147-152.

［11］HoldyKE.Monitoringenergymetabolism with indirect calorimetry：instruments, interpretation, and clinical application.Nutr Clin Pract,2004,19(5):447-454.

［12］石汉平.肿瘤营养学.北京:人民卫生出版社,2012.

［13］中国医师协会.临床诊疗指南(临床营养科分册).北京:人民军医出版社,2011.

［14］BozzettiF, ArendsJ, Lundholm K, et al. ESPENGuidelines on ParenteralNutrition：non-surgical oncology.Clin Nutr,2009, 28(4):445-454.

［15］ArendsJ, BodokyG, Bozzetti F, et al. ESPEN Guidelines onEnteral Nutrition：Non-surgical oncology.Clin Nutr, 2006, 25(2):245-459.

［16］CerraFB.Nutritionalpharmacology：Itsrole in the hypermetabo-lism-organ failure syndrome. Crit Care Med, 1990,18(suppl 2):154.

［17］BealeRJ, BrygDJ, BihariDJ.Immunonutrition in the Critically ill：A systematic review of clinical outcome.Crit Care Med,

1999,27(12):2799.

[18] GalbanC,MontejoJC,MesejoA,et al.An immune-enhancing enteral diet reduces mortalityrate and episodes of bacteremia in septicintensive care unit patients.CritCare Med,2000,28(3):643.

[19] GianottiL,BragaM,FortisC,et al.A prospective,randomized clinical trial on perioperative feeding with an arginine,Omega-3 fattyacid,and RNA-enriched enteral diet:effect on host response andnutritional status.JPEN,1999,23(6):314.

[20] SenkalM,ZumtobelV,Bauer KH,et al.Outcome and cost-effectiveness of perioperativeenteral immunonutrition in patients under-going elective upper gastrointestinaltract surgery.Arch Surg,1999,134(12):1309.

[21] KoretzRL.The impact of immunonutrition.Gastroenterology,1995,109(11):1713.

[22] WeimannA,BastianL,Grotz M,et al.The influence of an immune-enhanced enteral diet on systemic inflammatory response syndrome in patients with severe multiple injury.Nutrition,1998,14(8):165.

[23] ZalogaGP.Immune-enhancingenteral diets:Where's the beef? Crit Care Med,1998,26(4):1143.

[24] LiebermanMD,ShouJ,Torres AS,et al.Effects of nutrient substrates on immune function.Nutrition,1990,6(1):88.

[25] BragaM,GianottiL,Radaelli G,et al.Perioperative immunonutrition in patients undergoing cancer surgery:results of a randomized doubleblind phase 3 trial.Arch Surg,1996,131(11):1257.

[26] SenkalM,Kemen M,Eickhoff U,et al.Properative immunonutrition improves the postoperative immune response.Intensive CareMed,1996,22(suppl 3):353.

51. 肿瘤异病同治的新纪元——从 FDA 批准派姆单抗微卫星不稳定性或错配修复缺陷适应证说开去

陈正堂

第三军医大学新桥医院全军肿瘤研究所

5月23日，美国食品药品监督局（FDA）在其官网宣布，他们已加速批准了派姆单抗（KEYTRU-DA，pembrolizumab）用于治疗带有微卫星不稳定性高（MSI-H）或错配修复缺陷（dMMR）的实体瘤患者。FDA 药物评估与研究中心血液学与肿瘤学产品办公室执行主任 Richard Pazdur 博士指出，此次批准"对所有癌症患者而言是重要的第一次"。因为这是首次针对肿瘤标志物，而非肿瘤瘤种作为适应证进行治疗。也就是说，只要患者携带 MSI-H 或 dMMR 这两种肿瘤标志物，无论罹患哪一种实体瘤，均可使用派姆单抗治疗。一石激起千层浪。是否派姆单抗的适应证从近年熟知的非小细胞肺癌（NSCLC）等几种恶性肿瘤，一跃而为"广谱抗癌药"？MSI 和 dMMR 在恶性肿瘤发生发展中有何重要地位，其与派姆单抗治疗作用之间是何关系？派姆单抗跨瘤种使用的意义有哪些？本文对此予以简述。

一、MSI/dMMR 与恶性肿瘤

（一）微卫星不稳定性（MSI）

微卫星（microsatellite，MS）是 DNA 基因组中小于10个核苷酸的简单重复序列，随机均匀分布于人类基因组的内含子、间隔区、外显子及调控区，核心序列为 1~6bp，重复次数不超过60次，片段长度通常小于350bp。由于微卫星的重复特性，其在 DNA 复制过程中就表现出固有的不稳定性。然而，在正常细胞中完整 DNA 错配修复系统可以快速修正这类错误，从而保持微卫星的长度不变。与正常组织相比，肿瘤组织中重复单位插入或缺失导致微卫星长度的改变，从而表现为 MSI。MSI 既是机体细胞基因组遭受不断打击、导致基因突变累积、形成恶性肿瘤的过程和固有特征，更是恶性肿瘤发生、发展的关键机制。

（二）细胞 DNA 损伤修复

业已明确，DNA 损伤修复包括双链断裂修复、碱基切除修复（氧化修复）、核苷切除修复和碱基错配修复等4种机制。DNA 损伤修复缺陷可致基因组不稳定，从而导致肿瘤发生。虽然既往认为由 DNA 损伤修复缺陷导致的癌症仅限于罕见的遗传性突变（如 BRCA1 或2），最近发现相当一部分的临床肿瘤有获得性 DNA 损伤修复缺陷。而且，DNA 损伤修复通路系网状运作，有某种 DNA 损伤修复缺陷的肿瘤，会"成瘾性"地偏向其他 DNA 损伤修复通路，以确保细胞的存活和增殖。如果用药物抑制了这些救命性的修复通路，DNA 复制就不能进行，细胞因而凋亡（人为致死）。然而，在抑制救命性修复通路药物的选择压力下，肿瘤细胞可以发生进一步的突变，从而形成耐药。

由此可见，DNA 损伤修复缺陷或错配修复缺陷（dMMR）导致 MSI，在恶性肿瘤的发生、发展、乃至放化疗抵抗中起着非常重要的作用。

二、肿瘤免疫逃逸与免疫治疗对策

恶性肿瘤要发生，至少需要两个条件，一是基因突变，二是免疫逃逸。免疫细胞是体内的保护神。如果体内出现基因突变的坏细胞，绝大多数会立刻被免疫细胞所识别并且清除。要形成肿瘤，就必须摆脱免疫系统监管。

癌细胞摆脱免疫细胞的方法，有如黑社会摆脱警察，通常采取两种手段：一是伪装成好人，让警察根本识别不了；二是麻痹警察，让警察识别后不能攻击。

MSI-H/dMMR亚型肿瘤恰好大都选择第二条路。这是因为它们DNA突变多，和正常细胞差异巨大，几乎不可能装成"好人"，不被免疫细胞发现。它们唯有依赖第二条路来逃逸，其中一个重要方法，就是启动PD1-PDL1系统来麻痹（抑制）免疫细胞。PD1是免疫细胞上的一种受体，有些选择"麻痹警察"这条路的肿瘤细胞会分泌一种名为PD1-L1的配体来与PD1结合，让免疫细胞不再攻击自己。而Keytruda这类PD1抑制剂，可以阻断PD1受体和配体之间的结合，让免疫细胞保持杀伤肿瘤细胞的活性，也就是专门攻击利用PD1-PDL1系统躲避免疫系统的肿瘤，因而对这种亚型肿瘤尤为有效。

三、MSI-H/dMMR与肿瘤免疫治疗

在肿瘤研究的历史进程中，MSI-H/dMMR绝对不是一个新概念。之所以将其与近年来如火如荼开展的肿瘤免疫治疗结合起来，是基于这样一种认识：带有MSI-H/dMMR亚型肿瘤细胞修复DNA的一些重要蛋白失去功能，使得DNA在复制过程中出错的概率大大增加，导致这类癌细胞中出现大量的DNA突变，从而产生大量异源抗原。在外源性解除免疫细胞被抑制的情况下，这类癌细胞易于对免疫疗法产生响应。真正把这一认识付诸实践并取得巨大成功的是约翰•霍普金斯大学医学院的Le医生，他在2015年5月30日ASCO年会的专场上汇报了KEYNOTE-016研究结果，并在当天获得N Engl J Med全文在线发表的特权。KEYNOTE-016研究旨在探索MMR基因状态指导下的抗PD-1免疫治疗在晚期癌症的价值。该Ⅱ期临床研究纳入已经接受目前所有标准治疗后失败的晚期病例，根据MMR状态将患者分为3组：MMR缺陷（dMMR）的结直肠癌（CRC）、MMR正常（pMMR）CRC及dMMR其他肿瘤，并给予pembrolizumab 10mg/kg，每2周给药。主要研究终点是20周时免疫相关客观有效率（irORR）和免疫相关无疾病进展生存期（irPFS）。

研究计划入组71例，实际入组41例患者（dMMR CRC 11例，pMMR CRC 21例，dMMR其他肿瘤9例）时已达到主要研究终点。3组患者20周irORR分别为40%、0和71%；20周irPFS分别为78%、11%和67%；而按传统RECIST评估的ORR和疾病控制率（DCR，CR+PR+SD）分别为dMMR CRC组40%、90%，pMMR CRC组0、11%，dMMR其他肿瘤组71%、71%。dMMR组的中位无进展生存（PFS）和总生存（OS）均尚未达到，而pMMR CRC组的PFS期和OS期则分别为2.2个月（HR 0.103，$P < 0.001$）和5.0个月（HR 0.216，$P=0.02$）。

此后，针对MSI-H/dMMR亚型肿瘤的免疫治疗陆续展开。此次FDA加速批准pembrolizumab用于一类具有特异遗传特征（生物标志物，即MSI-H/dMMR）的成人和儿童晚期或转移性实体肿瘤患者，就是基于以下5项开放标签、多队列多部位肿瘤的Ⅰ/Ⅱ期临床研究结果：KEYNOTE- 016（58例），KEYNOTE- 164（61例），KEYNOTE- 012（6例），KEYNOTE- 028（5例）和KEYNOTE- 158（19例）试验。Keytruda剂量为200mg，q3w或10mg/kg，q2w直到疾病进展，或出现不可接受的毒性，或最多用药24个月。

共纳入149名患者，涵盖15种实体瘤，均经过MSI-H/dMMR检测确认，中位年龄55岁（其中 >65岁的患者占36%）；77%是白人，56%是男性，ECOG PS评分36%为0，64%为1。2%的患者有局部晚期、不可切除的疾病，98%的患者有转移性疾病。患者治疗前转移性或不可切除的病灶平均数量是两个。84%的转移性CRC患者，先前至少接受过两次治疗，其他实体肿瘤患者该比例为53%。

根据最终结果，病情部分缓解者48人，完全缓解者11人，ORR达到了39.6%。在病情出现缓解的患者中，缓解时长逾半年者超过78%。

除CRC外，治疗反应良好的其他类型肿瘤患者包括子宫内膜癌（5），胆管癌（3），胃或胃-食管结合部癌（5），胰腺癌（5），小肠肿瘤（3），乳腺癌（2），前列腺癌（1），食管癌（1），腹膜后腺癌（1）和小细胞肺癌（1）。

实际上，在围绕其开展临床研究的过程中，Keytruda曾连续获得6项突破性疗法认定；更因数次显著改善病情而提前终止临床试验。早些时候，这个药还曾因为联合放疗及手术，成功地临床治愈了美国前总统卡特的黑色素瘤，而成为一时热点。曾先后在黑色素瘤、肺癌、头颈部癌症、霍奇金淋巴瘤和尿路上皮癌获得适应证。

Keytruda常见的副作用包括疲劳、瘙痒症、腹泻、食欲下降、皮疹、发热、咳嗽、呼吸困难、肌肉骨骼疼痛、便秘和恶心。免疫介导的副作用包括肺炎、结肠炎、肝炎、内分泌病和肾炎。

四、派姆单抗跨瘤种使用的意义及思考

（一）跨瘤种使用实现了真正的肿瘤异病同治

传统的肿瘤药物，多是针对全身增殖细胞的杀灭（即一般所谓的化疗），或者针对某种特定肿瘤特定基因靶点进行治疗（即最新的基因靶向药物）。而Keytruda则是针对肿瘤标志物，而非肿瘤来源进行适应证治疗。依据靶点而非肿瘤来源开展异病同治，根据肿瘤的异质性情况开展同病异治，已成为越来越多学者所推崇的理念。此次派姆单抗跨瘤种使用于带有MSI-H/dMMR亚型肿瘤的适应证获批，无疑是在这一理念指导下的重大进步。可以设想，不少恶性肿瘤之间还具有其他一些共有的生物表型，针对这些特定的表型、而非具体瘤种的治疗是否会越来越多呢？比如，新生血管生成在不少肿瘤客观存在，临床能否找到其通用生物标志物，从而指导开展不拘泥于一个或几个瘤种适应证的治疗呢？

（二）跨瘤种使用不是"广谱"使用

此次导致FDA批准派姆单抗跨瘤种使用的临床试验，涉及的瘤种达10余种之多。这是否意味着派姆单抗可以"广谱地"使用于临床各种肿瘤呢？答案显然是否定的。因为现有资料表明，具有dMMR或MSI-H基因表型的肿瘤亚型不到所有实体瘤的1%，在最常见的结直肠癌也仅有5%～8%。因此，派姆单抗针对的不是广谱的，反而是特定的少数人群。从这个意义说，派姆单抗是窄谱的。

（三）跨瘤种使用亟待规范

既然派姆单抗不能"广谱地"使用于临床各种肿瘤，那就必须进行特定的少数人群的筛选。应强调dMMR或MSI-H基因表型的检测，同时要进行PD1-PDL1的检测。要规范检测的标本、试剂、技术和方法。临床上不规范地使用派姆单抗，不但造成医疗资源的巨大浪费，给患者及其家庭、社会带来沉重的经济负担，还会给患者带来不必要的痛苦和打击。

（四）跨瘤种使用面临新的挑战

前已述及，带有dMMR或MSI-H基因表型的肿瘤亚型不到所有实体瘤的1%，超过99%的肿瘤患者还期待着新的、更为有效的治疗措施。相信随着人们对肿瘤本质的认识不断加深、技术方法不断进步，肿瘤治疗的效果会越来越好。

52. 肿瘤抗血管生成治疗之路

姜 达

河北医科大学第四医院肿瘤内科

肿瘤血管生成被认为是实体瘤生长、侵袭的基本病理特征，抗血管生成治疗也已成为肿瘤综合治疗的一部分被广泛地用于临床。但不可否认的是耐药、优势人群的选择、生物标志物等诸多问题仍困扰着医生。在精准治疗时代下，解决这些问题的出路何在？抗血管生成治疗如何进一步的优化，提高疗效？等等，的确值得认真思考。

一、抗血管生成治疗的历史和现状

早在一百多年前，Virchow时代的科学家们通过观察，提出"生长中的肿瘤富含血管网"的概念。1939年，Ide等首先提出肿瘤释放能够刺激血管生长的特异性因子。1945年，Algire和Chalkley首先意识到，生长的恶性肿瘤可以不断地从宿主中引出（elicit）新的毛细血管生长。Angiogenesis（血管新生）这一术语也早在1787年由Hunter首先使用。但是，具有里程碑意义的是20世纪70年代初，Folkman首先用无可争辩的实验证实了肿瘤分泌某些因子刺激血管新生，滋养肿瘤生长；进而联想到阻断这一途径可达到治疗肿瘤的目的。而血管内皮生长因子（VEGF）的发现（Dvorak等，1983；Ferrara等，1989），更为Folkman的肿瘤血管生成理论提供了有力支持。觊觎抗肿瘤血管生成达到治疗肿瘤之目的，1980～2003年在Folkman实验室先后发现了11种血管生成抑制剂。正是Folkman及其团队的开创性工作奠定了当今肿瘤血管靶向治疗的基础。

目前，已经鉴定了超过40个分子在血管募集（bloodvessel recruitment）中起关键作用，但是迄今为止的大多数研究仍集中在VEGF及其受体。这在很大程度上与VEGF及其受体在血管新生中扮演的独特角色和不可替代作用有关。抗VEGF（包括其受体）治疗几乎成为抗血管生成治疗的代名词。在过去几十年中，超过40种抗血管生成药物在世界各地的临床试验中进行观察。表1示美国FDA已经批准目前作为单一试剂或与其他方案组合用于患者治疗的血管生成抑制剂。

在多年的临床试验后，抗VEGF似乎仅在有限的癌种中（肾细胞癌、肝细胞癌、卵巢癌、神经内分泌肿瘤和成胶质细胞瘤）作为单一药剂是有活性的。相比之下，其他如非小细胞肺癌（NSCLC）、结直肠癌和乳腺癌中，抗VEGF药物的应用仅在与化疗组合时才有效，与单独化疗相比PFS和OS有显著改善。表2Ⅲ期临床试验显示不同肿瘤对VEGF抑制剂治疗反应不同的敏感性。

Jain博士2001年提出的肿瘤"血管正常化"假说，堪称抗血管生成治疗领域里又一标志性大事件。Folkman的发现之初，人们甚至天真地认为，只要找到理想的血管生成抑制剂或破坏肿瘤血管就可以达到控制肿瘤的目的。Jain博士实验发现，只有最终增加肿瘤血流灌注，提高肿瘤微环境氧和（即使肿瘤"血管正常化"）从而改善细胞毒药物递送的抗血管生成治疗方可提高抗肿瘤的疗效。而血管生成抑制剂的过量或延长给药导致肿瘤血管的严重修剪（markedlypruned），并不能达到治疗目的，甚至可能适得其反。

表1　A list of all FDA-approved antiangiogenic therapies（2014）

Compound	Target	Indication
Antibody-based therapies		
Bevacizumab (Avastin)	Anti-VEGF antibody	Glioblastoma, metastatic colorectal cancer, metastatic RCC, some non-small cell lung cancers
Aflibercept (Eylea)	VEGF-trap recombinant fusion protein of VEGF-binding domains from VEGFR	Metastatic colorectal cancer
Ramucirumab (Cyrazma)	Human monoclonal VEGFR2 antibody inhibits VEGF binding	Advanced gastric or gastro-oesophageal junction adenocarcinoma
Small molecular inhibitors		
Axitinib (Inlyta)	VEGFR1-3, PDGFRβ, and c-KIT	Advanced RCC
Cabozantinib (Cometriq)	VEGFR1-3, MET	Metastatic medullary thyroid cancer
Everolimus (Afinitor)	mTOR	RCC, neuroendocrine tumours
Pazopanib (Votrient)	VEGFR1-3, PDGFR, c-KIT	RCC
Regorafanib (Stivarga)	VEGFR1-3, PDGFRβ, TIE2	Metastatic colorectal cancer
Sorafenib (Nexavar)	VEGFR1-3, PDGFR, RAF	Hepatocellular carcinoma, RCC
Sunitinib (Sutent)	VEGFR1-3, PDGFR, c-KIT, FLT3, RET, CSF-1R	RCC, neuroendocrine tumours
Vendatanib (Caprelsa)	VEGFR1-3, EGFR, RET	Medullary thyroid cancer in patients with unrespectable locally advanced or metastatic disease

表2　Tumor response to anti-angiogenic therapy

Tumor	Anti-angiogenic therapy			Reference
	Sensitive	Partially sensitive	Insensitive	
Breast cancer		✓		Fakhrejahani and Toi, 2014; Earl et al., 2015
Clear cell renal carcinoma	✓			Hutson et al., 2014; Rini et al., 2014
Colorectal cancer		✓	✓	Bennouna et al., 2013; Grothey et al., 2013
Gastroesophageal cancer		✓		Fuchs et al., 2014; Wilke et al., 2014
Glioma		✓		Gilbert et al., 2014
Hepatocellular carcinoma	✓			Bruix et al., 2015; Cainap et al., 2015
Lung cancer		✓		Garon et al., 2014; Liang et al., 2014
Neuroendocrine and thyroid cancer	✓			Brose et al., 2014
Ovarian and cervical cancer	✓			Pujade-Lauraine et al., 2014; Tewari et al., 2014
Pancreatic cancer			✓	Kindler et al., 2010
Prostate cancer			✓	Michaelson et al., 2014

　　研究表明，药理学实验诱导的血管正常化是短暂的，其特征在于"时间窗口"。有关肿瘤血管正常化窗口期的研究层出不穷（表3），但困扰临床的是，仍然很难整齐划一地根据这些"时间窗口"数据去指导临床实践。"时间窗口"的不确定性，很大程度上表现出肿瘤血管生成的异质性，而这一切之根源还在于肿瘤细胞的异质性。

表3 Studies reporting anti-angiogenic therapy-induced improvement in tumor oxygenation

Anti-Angiogenic Therapy	Tumor Model	Effect on Oxygenation	Time Window of Improved Oxygenation
Antibody therapy			
Bevacizumab	Melanoma, breast carcinoma, ovarian carcinoma	↑	2–4 Days after start of therapy (73)
Bevacizumab	GBM	↑	Up to 5 days (201)
DC101	GBM	↑	2–8 Days after start of therapy (298)
Anti-PlGF Ab	Pancreatic carcinoma	No change	(87)
TKI therapy			
Sunitinib	Squamous carcinoma	↑	O₂ measured 4 days after start of therapy (16)
Semaxanib	Melanoma	↑	O₂ measured 3 days after start of therapy (81)
PI-103 (PI3K inhibitor)	Fibrosarcoma, squamous carcinoma	↑	O₂ measured 10 days after start of therapy (231)
Gefitinib (EGFR inhibitor)	Fibrosarcoma, squamous carcinoma	↑	O₂ measured 10 days after start of therapy (231)
Erlotinib (EGFR inhibitor)	Squamous carcinoma, NSCLC	↑	O₂ measured 5 days after start of therapy (52)
Endocrine therapy			
Castration (androgen depletion)	Shionogi carcinoma	↑	O₂ measured 21 days after start of therapy (120)
Metronomic chemotherapy			
Low-dose gemcitabine	Pancreatic carcinoma	↑	O₂ measured 28 days after start of therapy (54)
Other therapies			
FTIs (Ras inhibitors)	Prostate carcinoma, bladder carcinoma, glioma, fibrosarcoma, squamous carcinoma	↑	O₂ increased ≤7–10 days (61, 66, 231)
Nelfinavir (AKT inhibitor)	Fibrosarcoma, squamous carcinoma	↑	O₂ measured 10 days after start of therapy (231)
TNP-470	Breast carcinoma	↑	O₂ measured 9 days after start of therapy (275)
Suramin	GBM	↑	O₂ measured 5–6 wk after start of therapy (23)
Thalidomide	Liver carcinoma	↑	O₂ increased from day 2–4 after start of therapy (255)
Thalidomide	Fibrosarcoma	↑	O₂ increased from day 2–3 after start of therapy (7)
Genetic models			
VEGF⁻/⁻ (myeloid cells)	Lung carcinoma	↑	(265)
nNOS⁻/⁻ (tumor cells)	Glioblastoma	↑	(162)
αᵥβ₃/αᵥβ₅ Integrin-FAK-Rho knockdown (tumor cells)	Glioblastoma	↑	(262)
SEMA3A overexpression (transgene delivery)	Insulinoma	↑	O₂ increased after 4 wk (194)
Rgs5⁻/⁻ (stroma)	Insulinoma	↑	(117)
PHD2⁺/⁻ (stroma or EC-specific)	Melanoma, pancreatic carcinoma	↑	(199)
IFN-β overexpression (transgene delivery)	Glioblastoma, neuroblastoma	↑	(72)

二、抗血管生成治疗的生物学基础

超微结构观察发现，肿瘤新生血管无序、迂曲、扩张、粗细不匀，分支过多；血管内皮细胞形态异常、重叠生长、突入管腔，细胞间隙增宽，并有很多开口（它们的孔径往往是正常生理条件下的100倍）。周细胞和血管平滑肌细胞不存在或很少附着于血管。血管基底膜厚薄不一，甚至缺如。这些结构上的异常必然导致功能上的障碍，同时也决定了肿瘤微环境以"缺氧、酸性环境、高间质液压（IFP）"为主要表现的病生理特征。其直接的不良后果：①诱导肿瘤"干细胞"表型（如Akt/β-连环蛋白、OCT4）；②放疗，化疗和免疫治疗的抵抗（如更少的氧自由基、细胞周期阻滞）；③肿瘤生长和基因组不稳定性：生长因子（如IGF1、TGF-α），致癌基因，肿瘤抑制基因的表达；④上皮-间质转化（EMT），侵袭和转移（如CXCR4、Snail、Lox、cMET）；⑤炎症，免疫抑制和纤维化（如IL-6、TGF-β、SDF1α、TAM极化、Tregs、MDSCs）；⑥异常血管生成（如HIFs/VEGF、Ang2）；⑦对凋亡/自噬（如BNIP3）的抵抗；⑧转换为厌氧代谢（如Glut1、LDHA、PGK1）。因此，改善肿瘤血液灌注的抗血管生成治疗，在一定程度上可以缓解这些不良后果，并且与放疗、化疗或免疫治疗等联合治疗，在理论上也因此具有了明确的生物学基础。

特别强调的是，血管发生和免疫系统功能是双向依赖的。缺氧通过激活缺氧诱导因子（HIF-1）和VEGF途径促进免疫抑制，其在促进肿瘤细胞生长和存活中起决定性作用。肿瘤缺氧通过炎症细胞向免疫抑制表型（如骨髓衍生的抑制细胞、肿瘤相关巨噬细胞和树突细胞）转化和积累产生免疫抑制微环境。抗血管生成疗法可以使肿瘤脉管系统正常化并减少缺氧肿瘤面积，调节肿瘤微环境和改善免疫治疗的潜力，因此可以是加强免疫治疗的有效方式。2012年，Huang等证明抗血管生成治疗通过其对肿瘤微环境的调节活性影响免疫治疗的有效性。近年来，关于血管靶向联合免疫治疗的研究越来越多（表4），这方面的信息也成为近几届ASCO会议人们关注的热门话题。

表4　Combination of immunotherapies with antiangiogenic agents

Antiangiogenic	Immunotherapy	Tumor models	Results
	Preclinical studies		
Anti-VEGFR2 mAb	Whole tumor cell vaccine (secreting GM-CSF)	Breast carcinoma (Neu-expressing)	↑ trafficking of CD8⁺ T cells ↑ regression of tumor in FVB mice (Manning et al., 2007)
Anti-VEGFR2 mAb	Whole tumor cell vaccine (Mitomycin treated)	Breast carcinoma	↑ recruitment of CD4⁺ and CD8⁺ T cells ↓ MDSCs and Tregs ↑ survival (Huang et al., 2012)
Adenoviral delivery of sVEGFR1/R2	Whole tumor cell vaccine (secreting GM-CSF)	Colon carcinoma Melanoma	↑ infiltration of CD4⁺ and CD8⁺ T cells. ↓ MDSCs and Tregs. ↑ survival (Li et al., 2006)
VEGF peptide mimic	HER-2 B cell epitope vaccine	Breast carcinoma	↑ High affinity HER-2 native antibodies. ↑anti-tumor and antiangiogenic effects. ↓ tumor growth (Foy et al., 2012)
SU 6668	Whole tumor cell vaccine (irradiated) and	Breast carcinoma	↑ recruitment of CD8⁺ T cells (Huang et al., 2002)
Sunitinib	Pox-virus based vaccine expressing carcinoembryonic antigen (CEA) and costimulatory molecules	Colon carcinoma	↑ intratumoral T cells ↓ MDSCs and Tregs ↓ tumor volume and ↑ survival (Farsaci et al., 2012)
Sorafenib	Anti-PD-1 antibody with a CXCR4 inhibitor (AMD3100)	Hepatocellular carcinoma	↑ intratumoral T cells ↓ MDSCs and Tregs ↓ primary and metastatic tumor volume and ↑ apoptosis
Anti-mouse VEGF mAb	Peptide-pulsed DCs	Sarcoma	↑ DC number and function. ↑ tumor growth delay (Gabrilovich et al., 1999)
Anti-mouse VEGF mAb	Anti-gp100 pmel-1 T cells, gp100 vaccine, IL-2 after lymphodepletion	Melanoma	↑ immune cell infiltration ↑ tumor growth delay ↑ survival (Shrimali et al., 2010)
	VEGFR-1 CAR-Modified T cells	Lung carcinoma	↓ endothelial tube formation in vitro ↑ tumor growth delay and ↓ metastasis (Wang et al., 2013)
Anti-VEGFR2	Anti-PD-1 antibody	Colon carcinoma	↑ inhibition of tumor neovascularization. ↑ T cell infiltration. ↑ expression of cytokines (Yasuda et al., 2013)

	Clinical Studies		
N/A	Peptide vaccine (VEGFR1, VEGFR2, URLC10, TTK or CDCA1)	NSCLC	↑ T cell response ↑ Stable disease for 2 months (Suzuki et al., 2013)
N/A	Antiangiogenic peptide vaccine	Different solid tumors	↑ activation of T cells. Anti-tumor activity being evaluated (Hayashi et al., 2013)
Sunitinib	Adoptive T cell transfer	RCC	↓ number and function of MDSCs and Tregs (Ko et al., 2009)
Bevacizumab	IFN-aplha2A	Metastatic RCC	↑ progression free survival (Escudier et al., 2010)
Bevacizumab	Ipilimumab	Advanced melanoma	↑ T cell infiltration (Hodi et al., 2014)
Bevacizumab	Nivolumab	NSCLC	(clinicaltrials.gov identifier: NCT01454102)
Bevacizumab	Nivolumab	GBM	(clinicaltrials.gov identifier: NCT02017717)

三、抗血管生成治疗的困惑

（一）耐药

这显然不单纯是抗血管生成治疗面临的问题。抗血管生成治疗的有效性或耐药很大程度上取决于肿瘤细胞和基质之间复杂的相互作用（图1）。

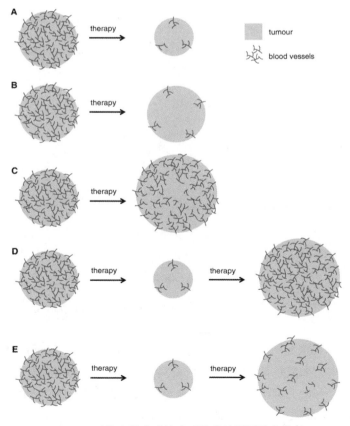

图1　显示抗血管生成治疗后肿瘤的不同反应状态

注：A.治疗导致强烈的血管反应(肿瘤血管的数量明显减少)，肿瘤缩小；

B.治疗导致强烈的血管反应(肿瘤血管的数量明显减少)，但只实现疾病的稳定；

C.治疗导致差的血管反应,肿瘤进展初始就无效,即原发耐药;D、E.初始有效,一段时间后,肿瘤进展,发生得性耐药。

耐药的发生常与多种替代途径激活导致的多种形式的肿瘤血管形成直接相关。这些替代激活途径导致包括套入式血管生长（Nico等，2010），肾小球样血管生成（Straume等，2002），Looping血管发生（Kilarski等，2009），血管共生和血管生成拟态（Folbergand Maniotis，2004），等等不同的血管生成模式，这些形式的血管生成在维持肿瘤持续恶性增殖方面具有特别的意义（图2）。应当指出的是，这些替代机制可以不依赖VEGF，因此，抗VEGF对其可能作用有限或没有作用，甚至起到反作用。例如，在多形性成人胶质细胞瘤中，显示VEGF信号传导被抑制引起肿瘤更具侵袭性，并且发现在抑制VEGF信号传导后激活MET，同时，肿瘤衍生的血管内皮细胞（EC）诱导的血管发生和血管生成拟态，参与了抗VEGF治疗抗性。实际上，目前对控制肿瘤血管生成替代途径的分子机制了解还很有限。

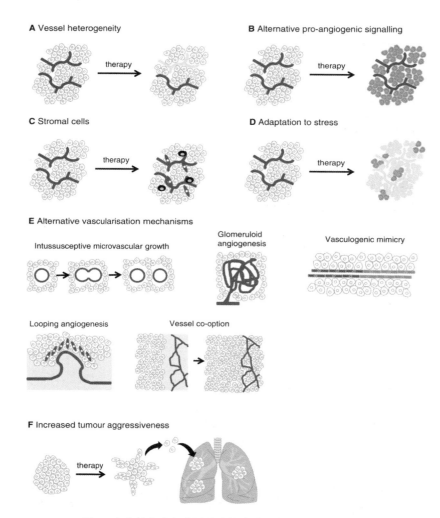

图2　多种替代途径激活导致的多种形式的肿瘤血管形成

肿瘤的特征还在于存在众多不同的基质细胞（Stromalcells），这些细胞通常也构成了对抗血管生成疗法的耐药原因。其中，未成熟骨髓细胞（Chung等，2013）、成纤维细胞（Crawford等，2009）和内皮祖细胞（Shaked等，2006）渗透肿瘤并将其自身并入血管或介导血管释放诸如BV8（Shojaei等，2007）或PDGF-C（Crawford等，2009）的促血管生成生长因子。

临床前研究还发现，VEGF靶向治疗抑制新的肿瘤血管生长，但对已形成的肿瘤血管的效果较差（Sitohy等，2012）。Nagy和Dvorak（2012）假定这种"早期"和"晚期"肿瘤血管可能对抗VEGF治疗的易感性不同。"早期"血管最初占优势；但随着肿瘤的生长，"晚期"的比例变大，肿瘤便失去其对生长因子的依赖性并且变得对抗VEGF-A/VEGFR治疗具有抗性。

（二）生物标志物

无论是预测生物标志物，还是预后生物标志物的寻找，在抗血管生成治疗领域其实从未停止。尽管目前这方面研究很多，但进展有限，用于直接指导临床实践的成果更是少之又少。

1. 微血管结构参数的预测　其检测对于个体的精准治疗十分必要。针对血管正常化，这些参数是基于磁共振成像（MRI）、血管结构成像（VAI）、微血管密度MVD）及正电子发射断层扫描（PET）等检查。但存在的限制和障碍是，理解脉管系统与肿瘤生物学的检测特性，方法学需要标准化等。

MRI测量血管口径是用于体内监测癌症患者治疗期间微血管发育的技术（Dennie等，1998）。一些基于MRI的研究表明，用抗血管生成药物治疗可使肿瘤微循环改善，通透性降低，周细胞覆盖增加（Goel等人，2011）。通过使用这种技术，可以获得肿瘤VAI的图像，其评估为监测疾病进展和治疗反应提供了有效的参数。Emblem等（2013年）对30例胶质母细胞瘤患者进行回顾性分析，并通过VAI研究肿瘤微循环的结构异质性，表明在抗血管生成治疗期间，治疗对象的肿瘤血管与正常对照组相似（Sikov et al，2015）。

Tolaney等（2015）已经证明乳腺癌中高MVD基线水平高被认为是贝伐珠单抗引起的血管正常化指数的阳性预测指标。在高MVD的情况下，抗血管生成药物的作用是通过诱导其血管正常化以增加抗肿瘤的功能。MVD低时，抗血管生成药物进一步剪除血管并防止其正常化，这使得一些肿瘤对治疗不敏感。因此，了解MVD基线值是预测用抗血管生成药物治疗成功的关键因素（Jeong等，2015）。

2. 缺氧的监测　缺氧是肿瘤微环境的重要标志之一，癌细胞的厌氧代谢与肿瘤侵袭性的增加密切相关。目前，已经开发了几种方法来评估肿瘤缺氧，并通过评估治疗期间的氧合状态来预测治疗结果。例如，通过缺氧可视化生物成像探针，蛋白转导结构域〔PTD〕-氧依赖性降解结构域〔ODD〕-HaloTag（POH）能够检测肿瘤细胞内HIF-1活性（Takata等，2015）。此外，缺氧示踪剂 ^{18}F-米索硝唑（^{18}F-FMISO），低 ^{18}F-FMISO-PET信号与缺氧程度的减少相关，并且它是血管正常化的预测因子（Hernandez-Agudo等，2016）。通过使用多种内源和外源标记物评估缺氧，动态对比增强磁共振成像（DCE-MRI）技术已被用于评估硼替佐米的效果（Sun等，2014）。借助DCE-MRI已经证明硼替佐米给药后肿瘤血流量显著降低，该研究的结果对于监测抗肿瘤药物疗效非常重要。

3. 血清VEGF水平　遗憾的是，迄今为止还没有证据表明血液或肿瘤活检中的VEGF水平可以满足预测性生物标志物的要求。对癌症患者中循环VEGF水平的研究已经显示VEGF作为预后而不是预测性生物标志物的重要性。

4. PDGFRβ检测　PDGFRβ驱动周细胞（pericytes）募集，其表达的增加是乳腺癌（Paulsson et al，2009）和前列腺癌（Hagglof等，2010）低生存率的预测因子。另有研究表明，PDGF过表达与黑素瘤细胞增殖和周细胞丰度增加有关（Furuhashi等，2004）。遗憾的是，伊马替尼（对PDGFRβ特异性的TKI抑制剂）在转移性非小细胞肺癌患者中的治疗没有产生令人鼓舞的结果（Tsao等，2011）。相反，双重PDGFRβ/VEGFR抑制对于各期肿瘤的治疗是有效的，特别是在具有高周细胞覆盖率的实体瘤中（Bergers和Hanahan，2008）尤其如此。

另一方面，已经证明，与抗血管生成剂相关的一些不良作用似乎与治疗反应呈正相关。例如，显示与贝伐珠单抗或TKI相关的高血压与乳腺癌，结肠直肠癌和NSCLC患者的临床反应相关，而皮疹与结肠直肠和肝细胞癌患者的药物反应相关。

（三）最佳应用模式、给药时间、治疗方案的优化（图 3）

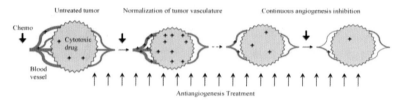

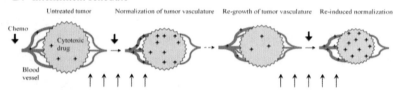

图 3　抗血管生成药物不同治疗方案

注：A.一些抗血管生成药物诱导肿瘤血管系统的功能正常化，导致肿瘤药物摄取的瞬时增加。然而，血管生成抑制剂的持续治疗最终导致肿瘤血流量的减少和共同应用的细胞毒性药物的肿瘤摄取减少；B.间歇性抗血管发生治疗计划可以允许在每个给药周期之间恢复肿瘤血管通畅，从而最小化血管生成抑制剂对细胞毒药物递送至肿瘤的不利影响。然而，需要考虑肿瘤血管系统重新正常化这种循环可能促进肿瘤细胞从细胞毒药物治疗中潜力的恢复。临床前和临床研究中获得的数据显示，抗血管生成治疗停止后，在肿瘤中快速发生血管重建，肿瘤得以快速再生长

与连续抗血管生成治疗相比，停止治疗后的肿瘤生长与肿瘤内缺氧，肿瘤血管生成，血管通透性和血小板渗透有关。血小板浸润依赖于血小板中的粘着斑激酶（FAK）表达，而抑制血小板本身或FAK抑制剂的应用阻止了治疗停止后的肿瘤生长。研究表明，FAK可能是撤消抗血管生成治疗情况下的独特靶标，并且FAK和VEGF的双重靶向可能对卵巢癌管理具有治疗意义。

对五项大型研究的回顾性分析，没有发现与安慰剂对照相比，贝伐珠单抗治疗的停药导致疾病进展加速的证据。但有趣的是，使用抗血管生成药物和化疗治疗卵巢癌的临床试验显示，对生存的影响与贝伐珠单抗治疗的持续时间恰好一致，无进展生存曲线在抗血管生成药物停止后趋于下行甚至交叉（和对照组曲线）。因此，提出对停止抗血管生成剂后肿瘤生长可能反弹的再次关注，并且展开了对卵巢癌患者的进一步研究，以客观评价长期和短期贝伐珠单抗治疗的效果（NCT01462890 和NCT01802749）。

（四）抗血管生成治疗是否增加肿瘤侵袭性

关于此问题，目前存在着相互矛盾的证据。对转移性肾癌（mRCC）患者的研究表明，应用舒尼替尼治疗后，原发肿瘤细胞的分级显示增加（Sharpe 等，2013）；停止抗血管生成治疗后，mRCC患者可以出现病情的暴发（flare-up）现象（Powles 等，2013）。AVANT试验强调用贝伐珠单抗治疗结肠直肠癌，导致复发和死亡的发生率更高（de Gramont 等，2012）；但NSABP-C08试验并没有证明贝伐珠单抗的有害作用（Allegra 等，2013）。抗血管生成治疗可能增加肿瘤侵袭性的原因，确切的机制并不十分清楚。普遍认为，可能的机制是抗血管生成治疗损害血管，引起癌细胞外渗；抗VEGF治疗可以促进上皮-间质转化（Lu 等，2012）。在临床前模型中，TKI可能通过损害脉管系统完整性来促进转移（Chung 等，2012）。

四、抗血管生成治疗，再问路在何方？

1. 既然只有肿瘤血管正常化，增加肿瘤血流灌注，提高氧合可提高抗肿瘤的疗效。那么，是否可应用促血管生成治疗（Pro-AngiogenicTherapy）来加强有利于药物运输的血管网络的建立呢？有理由相信，用促血管生成治疗代替抗血管生成治疗肿瘤的方法（或作为对抗血管生成治疗的补充）开辟

了治疗策略的新视野，并从临床角度出发引发深刻的变化。

2. 周细胞在抗血管生成治疗中的作用特别值得关注。周细胞在血管稳定和成熟中非常重要，其可促进血管正常化，并允许直接向癌细胞递送药物（LoDico等，2015）。数据显示，周细胞损失是肿瘤血管生成早期的关键事件（Anfuso等，2014；Lupo等，2014；Salmeri等，2013）。周细胞的存在确保了转移的预防（Xian等，2006）和氧合增加，增强了对局部治疗的敏感性（Cooke等，2012）。

3. 重视一些细胞毒药物引起的"抗血管生成副作用"，此时的细胞毒物更像一个"新药"。例如，每周甚至每天给药，对肿瘤生长的抑制比常用的最大耐受剂量方案更有效。节拍给药（metronomic schedule）时，多西他赛下调胃癌 BGC-823 细胞 VEGF 表达以及结肠腺癌 LS174T 细胞中 VEGF，bFGF，基质金属蛋白酶（MMP）-2 和 MMP-9 的表达，而上调了 HUVEC 细胞 TSP-1（thrombospondin 1，）表达（降低其 MVD 和 VEGF 表达）；增加了 BGC-823 模型中肿瘤组织的 TSP-1 表达。

4. 充分认识肿瘤血管内皮（TECs）和正常 EC（NECs）之间存在的分子差异、遗传改变和耐药性的不同。诸如，TEC 比 NEC 更响应 VEGF 和 bFGF（Matsuda等，2010）；广泛转移性肿瘤的 TEC 显示对 VEGF 的敏感性增加，周细胞覆盖率较低（Ohga等，2012）；肿瘤细胞能够转分化成 TEC（Wang等，2010）；等等，这些已经了解到的信息一定会为抗血管生成治疗提供有益的帮助。

五、结语

肿瘤血管生成的发现和随后的抗血管生成治疗的概念是抗癌治疗的重大突破，同时也极大地丰富了对肿瘤生物学复杂性的认识。临床研究表明，抗血管生成剂单独和或加入标准治疗中可使一些肿瘤的治疗效果得到改善。越来越多的临床前和临床观察表明，血管生成的过程远未得到清楚的了解。需要指出的是，不是单一细胞因子作用导致肿瘤血管生成潜力的发生，而是众多促血管生成细胞因子和抗血管生成细胞因子的作用总和叠加的结果。预后和预测性生物标志物的验证，克服耐药，探索靶向多种信号分子，合理、精准方案的进一步优化，仍将是今后临床研究努力的方向。已知的所有驱动基因可以通过 12 个途径赋予肿瘤细胞选择性生长优势，以维持细胞存活和肿瘤基因组稳定。理论上，抗 VEGF/VEGFR 乃至血管生成的多靶点封闭和（或）激活，并不能从根本上解决肿瘤的控制问题，因此，一系列的组学（omics）研究显得尤为重要。

53. 与其苦求"疗前预知"，何妨关注"因治而变"？——血管靶向治疗：如何筛选优势人群？如何预测疗效、耐药？

李凯

天津医科大学肿瘤医院

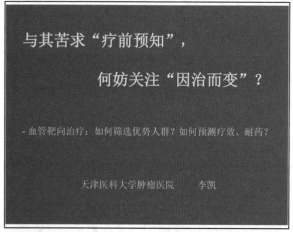

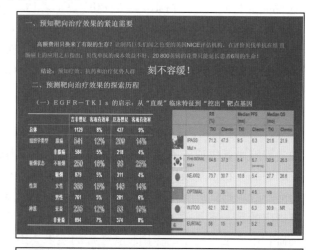

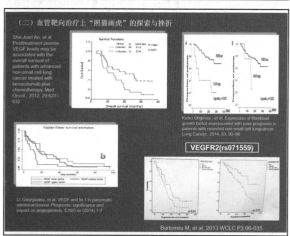

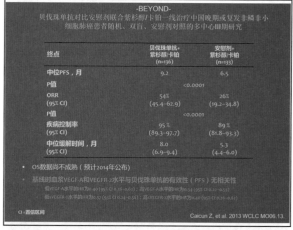

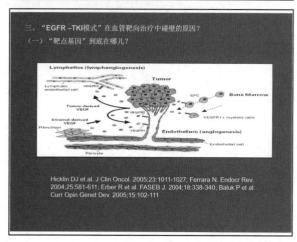

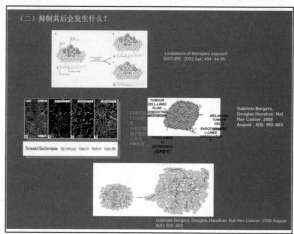

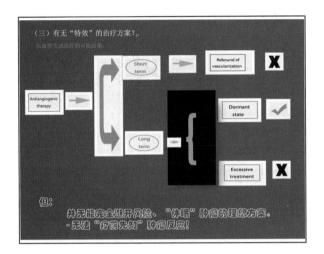

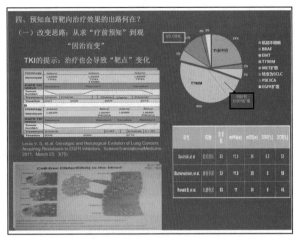

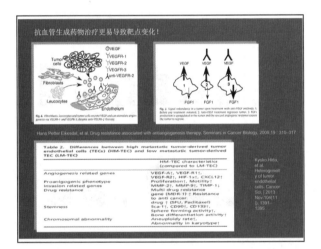

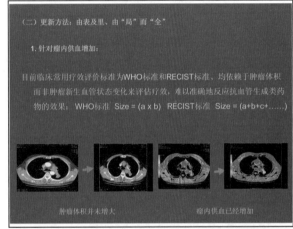

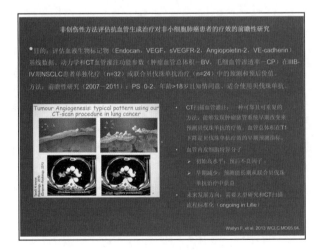

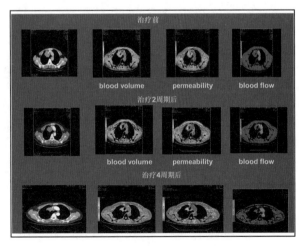

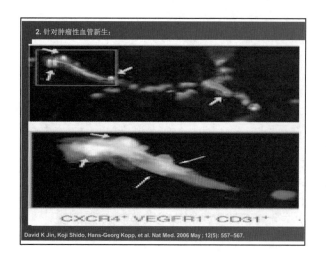

2. 针对肿瘤性血管新生：

CXCR4⁺ VEGFR1⁺ CD31⁺

David K Jin, Koji Shido, Hans-Georg Kopp, et al. Nat Med. 2006 May ; 12(5): 557–567.

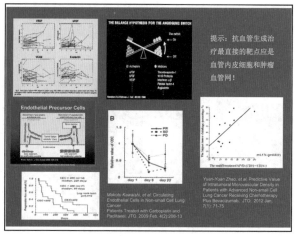

提示：抗血管成治疗最直接的靶点应是血管内皮细胞和肿瘤血管网！

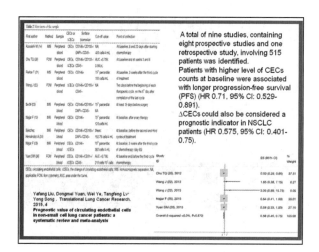

A total of nine studies, containing eight prospective studies and one retrospective study, involving 515 patients was identified.
Patients with higher level of CECs counts at baseline were associated with longer progression-free survival (PFS) (HR 0.71, 95% CI: 0.529-0.891).
ΔCECs could also be considered a prognostic indicator in NSCLC patients (HR 0.575, 95% CI: 0.401-0.75).

Yafang Liu, Dongmei Yuan, Wei Ye, Tangfeng Lv, Yong Song . Translational Lung Cancer Research. 2015.4
Prognostic value of circulating endothelial cells in non-small cell lung cancer patients: a systematic review and meta-analysis

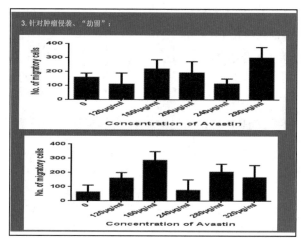

3. 针对肿瘤侵袭、"劫留"：

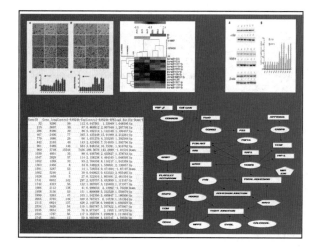

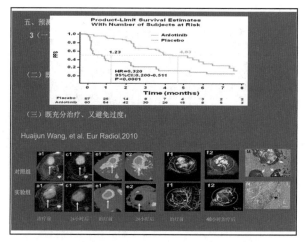

五、预测

3（一

（二）既

（三）既充分治疗、又避免过度：

Huaijun Wang, et al. Eur Radiol, 2010

254

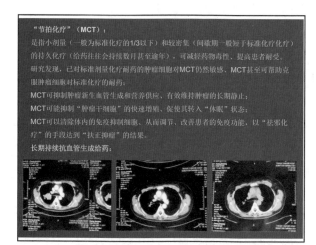

"节拍化疗"（MCT）：

是指小剂量（一般为标准化疗的1/3以下）和较密集（间歇期一般短于标准化疗化疗）的持久化疗（给药往往会持续数月甚至逾年），可减轻药物毒性、提高患者耐受。

研究发现，已对标准剂量化疗耐药的肿瘤细胞对MCT仍然敏感、MCT甚至可帮助克服肿瘤细胞对标准化疗的耐药；

MCT可抑制肿瘤新生血管生成和营养供应、有效维持肿瘤的长期静止；

MCT可能抑制"肿瘤干细胞"的快速增殖、促使其转入"休眠"状态；

MCT可以清除体内的免疫抑制细胞、从而调节、改善患者的免疫功能，以"祛邪化疗"的手段达到"扶正抑瘤"的结果。

长期持续抗血管生成给药：

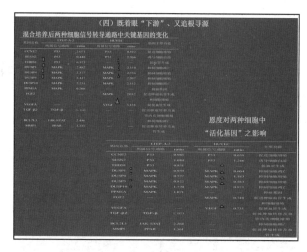

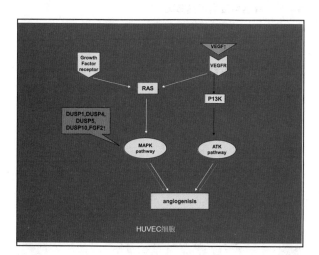

1）黄纯，李凯. 晚期非小细胞肺癌循环血管内皮细胞水平的研究. [J] 中华肿瘤杂志. 2006，28（10）：780-784
2）王晶，李凯. 血管内皮抑素对Calu-6小鼠移植瘤生物学效应的研究. [J] 中华肿瘤杂志. 2008, 30(4): 266-69
3）黄纯，王梅春，肖建宇，李凯. 重组人血管内皮抑素联合NP方案治疗晚期非小细胞肺癌中肿瘤空洞形成的意义. [J] 中华肿瘤杂志. 2008, 30(9): 712-15
4）WANG Jing, HUANG Chun, LI Kai, et al. Changes of activated circulating endothelial cells and survivin in patients with non-small cell lung cancer after antiangiogenesis therapy. [J] Chin Med J 2008, 121(22):2234-2240
5）袁静，吴春娃，刘竹君，魏熙胤，李凯. 重组人血管内皮抑素注射液与多西紫杉醇不同顺序用药的抗肿瘤效应观察. [J] 中华肿瘤杂志, 2010, 32（8）:580-85
6）张翠翠，李凯，魏熙胤，等. 重组人血管内皮抑制素对小鼠肿瘤和心肌中血管结构及血管生成相关因子表达的影响. [J] 中华肿瘤杂志, 2011, 33（5）: 415-420
7）XU Wenjing, HUANG Chun, WANG Jing, JIANG Richeng, WANG Liuchun, LIN Li, LIU Zhujun, SUN Baocun, LI Kai. Comparison of effects of recombinant human endostatin and docetaxel on human umbilical vein endothelial cells in different growth states. [J] Chinese Medical Journal 2011, 124(18): 2883-2889.
8）李娜，金子兵，刘竹君，王晶，李凯. 重组人血管内皮抑素注射液联合化疗 多周期治疗晚期非小细胞肺癌的疗效. [J] 中华肿瘤杂志, 2011, 33（12）: 917-42
9）Na Li, Dawei Zheng, Xiyin Wei, Ziliang Jin, Cuicui Zhang and Kai Li. Effects of recombinant human endostatin and its synergy with cisplatin on circulating endothelial cells and tumor vascular normalization in A549 xenograft murine model. [J] Journal of Cancer Research and Clinical Oncology. 2012, 138（7）: 1131-44
10）Zhu-Jun Liu, Jing Wang, Xi-Yin Wei, Peng Chen, Liu-Chun Wang, Li Lin, Bao-Cun Sun, Kai Li. Predictive value of circulating endothelial cells for efficacy of chemotherapy with Rh-endostatin in non-small cell lung cancer.[J] J Cancer Res Clin Oncol. 2012 Jun;138(6):927-37
11）Jing Wang, Jianyu Xiao, Kai Li, et al. Circulating endothelial cells and tumor blood volume as predictors in lung cancer. Cancer Science. [J] 2013, 104(4): 445-52
12）王晶，李凯，孙彤，等. 多西他赛联合重组人血管内皮抑素治疗 初治后进展或急性反应不可耐受的非小细胞肺癌的疗效和安全性. [J] 中华肿瘤杂志. 2013,35（8）: 618-22
13）刘薇，张翠翠，王晶，李凯. 抗血管生成药物增加血清饥饿环境中MDA-MB-231乳腺癌细胞的侵袭和迁移能力. 中华肿瘤杂志. 2015,37（4）: 244-50

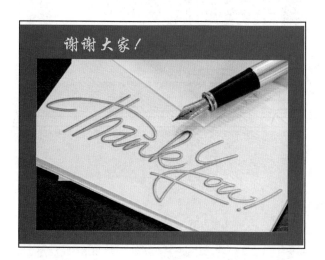

谢谢大家！

54. 免疫治疗毒副反应及处理

刘　莉

华中科技大学附属协和医院肿瘤中心

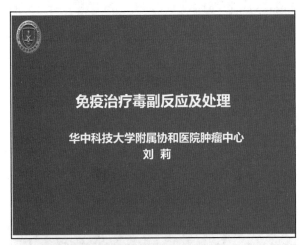

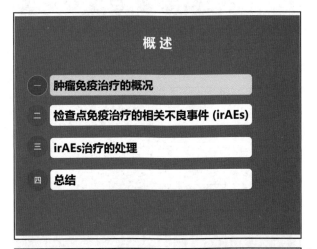

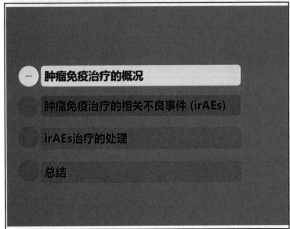

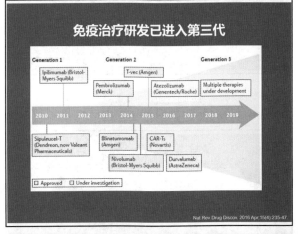

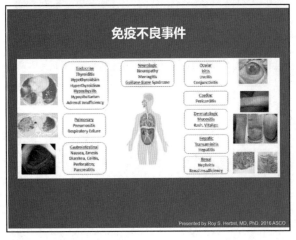

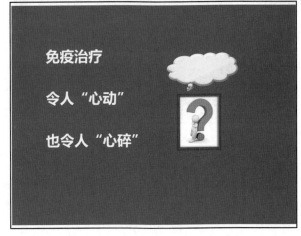

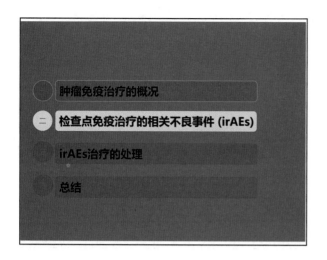

一 肿瘤免疫治疗的概况

二 检查点免疫治疗的相关不良事件 (irAEs)

三 irAEs治疗的处理

四 总结

免疫治疗不良事件的定义

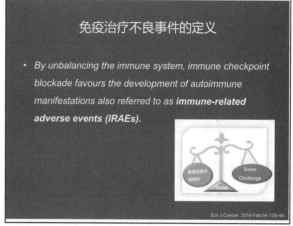

- *By unbalancing the immune system, immune checkpoint blockade favours the development of autoimmune manifestations also referred to as immune-related adverse events (IRAEs).*

Eur J Cancer. 2016 Feb;54:139-48.

免疫相关不良事件 (irAEs)特点

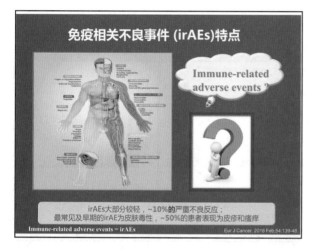

irAEs大部分较轻，~10%的严重不良反应；
最常见及早期的irAE为皮肤毒性，~50%的患者表现为皮疹和瘙痒

Immune-related adverse events = irAEs

Eur J Cancer. 2016 Feb;54:139-48.

---

irAEs的常见不良事件

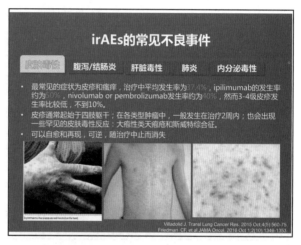

| 皮肤毒性 | 腹泻/结肠炎 | 肝脏毒性 | 肺炎 | 内分泌毒性 |

- 最常见的症状为皮疹和瘙痒，治疗中平均发生率为37.4%，ipilimumab的发生率约为50%，nivolumab or pembrolizumab发生率约为40%，然而3-4级皮疹发生率比较低，不到10%。
- 皮疹通常起始于四肢躯干；在各类型肿瘤中，一般发生在治疗2周内；也会出现一些罕见的皮肤毒性反应：大疱性类天疱疮和斯威特综合征。
- 可以自愈和再现，可逆，随治疗中止而消失

Villadolid J. Transl Lung Cancer Res. 2015 Oct;4(5):560-75.
Friedman. CF. et al.JAMA Oncol. 2016 Oct 1;2(10):1346-1353.

---

irAEs的常见不良事件

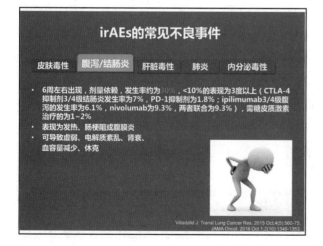

| 皮肤毒性 | 腹泻/结肠炎 | 肝脏毒性 | 肺炎 | 内分泌毒性 |

- 6周左右出现，剂量依赖，发生率约为30%，<10%的表现为3度以上（CTLA-4抑制剂3/4级结肠炎发生率为7%，PD-1抑制剂为1.8%；ipilimumab3/4级腹泻的发生率为6.1%，nivolumab为9.3%，两者联合为9.3%），需糖皮质激素治疗的为1~2%
- 表现为发热、肠梗阻或腹膜炎
- 可导致虚弱、电解质紊乱、肾衰、血容量减少、休克

Villadolid J. Transl Lung Cancer Res. 2015 Oct;4(5):560-75.
JAMA Oncol. 2016 Oct 1;2(10):1346-1353.

---

irAEs的常见不良事件

| 皮肤毒性 | 腹泻/结肠炎 | 肝脏毒性 | 肺炎 | 内分泌毒性 |

- 在PD-1中发生率<5%，Ipilimumab的临床研究中，2级肝脏毒性的发生率为2.5%，3级以上为2%
- 引起自身免疫性肝脏毒性，转氨酶及总胆红素↑↑
- 治疗后8~12周出现，需糖皮质激素治疗
- 治疗前应检查肝功能，如持续增高，应排除感染、非感染因素和疾病进展

Villadolid J. Transl Lung Cancer Res. 2015 Oct;4(5):560-75. doi: 10.3978/j.issn.2218-6751.2015.06.06.

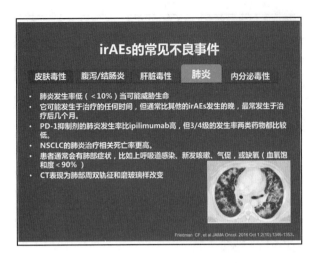

irAEs的常见不良事件

皮肤毒性　腹泻/结肠炎　肝脏毒性　**肺炎**　内分泌毒性

- 肺炎发生率低（＜10%）当可能威胁生命
- 它可能发生于治疗的任何时间，但通常比其他的irAEs发生的晚，最常发生于治疗后几个月。
- PD-1抑制剂的肺炎发生率比ipilimumab高，但3/4级的发生率两类药物都比较低。
- NSCLC的肺炎治疗相关死亡率更高。
- 患者通常会有肺部症状，比如上呼吸道感染、新发咳嗽、气促，或缺氧（血氧饱和度＜90%）
- CT表现为肺部周双轨征和磨玻璃样改变

Friedman CF, et al JAMA Oncol. 2016 Oct 1;2(10);1346-1353.

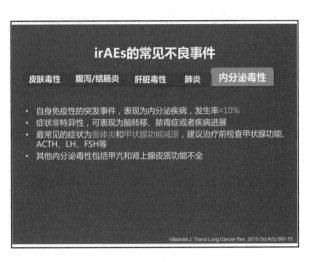

irAEs的常见不良事件

皮肤毒性　腹泻/结肠炎　肝脏毒性　肺炎　**内分泌毒性**

- 自身免疫性的突发事件，表现为内分泌疾病，发生率＜10%
- 症状非特异性，可表现为脑转移、脓毒症或者疾病进展
- 最常见的症状为垂体炎和甲状腺功能减退，建议治疗前检查甲状腺功能、ACTH、LH、FSH等
- 其他内分泌毒性包括甲亢和肾上腺皮质功能不全

Villadolid J. Transl Lung Cancer Res. 2015 Oct;4(5):560-75.

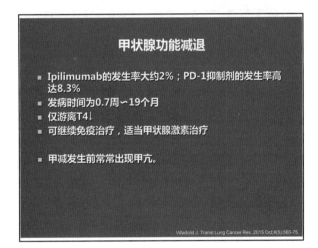

甲状腺功能减退

- Ipilimumab的发生率大约2%；PD-1抑制剂的发生率高达8.3%
- 发病时间为0.7周～19个月
- 仅游离T4↓
- 可继续免疫治疗，适当甲状腺激素治疗

- 甲减发生前常常出现甲亢。

Villadolid J. Transl Lung Cancer Res. 2015 Oct;4(5):560-75.

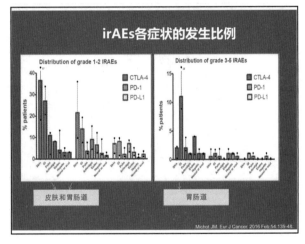

irAEs各症状的发生比例

Michot JM. Eur J Cancer. 2016 Feb;54:139-48.

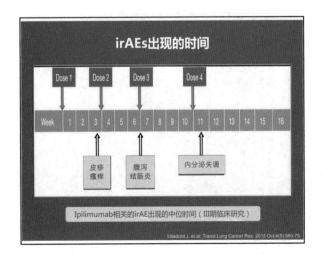

irAEs出现的时间

Villadolid J, et al: Transl Lung Cancer Res. 2015 Oct;4(5):560-75.

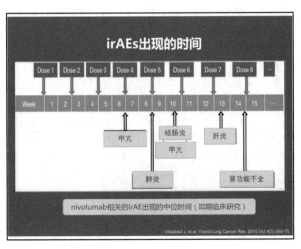

irAEs出现的时间

Villadolid J, et al: Transl Lung Cancer Res. 2015 Oct;4(5):560-75.

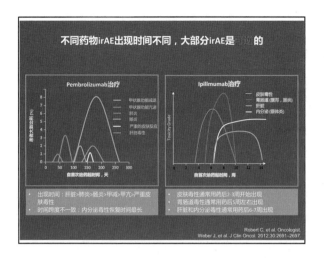

不同药物irAE出现时间不同，大部分irAE是可逆的

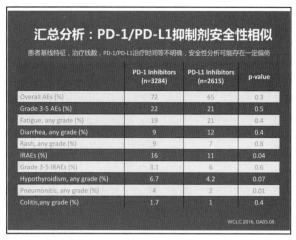

汇总分析：PD-1/PD-L1抑制剂安全性相似

患者基线特征，治疗线数，PD-1/PD-L1治疗时间等不明确，安全性分析可能存在一定偏倚

	PD-1 Inhibitors (n=3284)	PD-L1 Inhibitors (n=2615)	p-value
Overall AEs (%)	72	65	0.3
Grade 3-5 AEs (%)	22	21	0.5
Fatigue, any grade (%)	19	21	0.4
Diarrhea, any grade (%)	9	12	0.4
Rash, any grade (%)	9	7	0.8
IRAEs (%)	16	11	0.04
Grade 3-5 IRAEs (%)	3.1	6	0.6
Hypothyroidism, any grade (%)	6.7	4.2	0.07
Pneumonitis, any grade (%)	4	2	0.01
Colitis, any grade (%)	1.7	1	0.4

WCLC 2016, OA03.08.

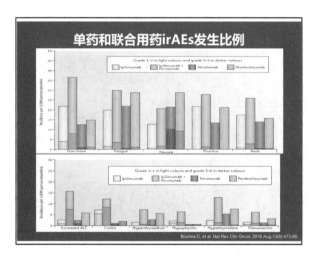

单药和联合用药irAEs发生比例

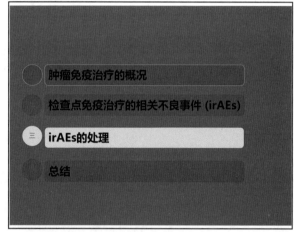

- 肿瘤免疫治疗的概况
- 检查点免疫治疗的相关不良事件 (irAEs)
- **irAEs的处理**
- 总结

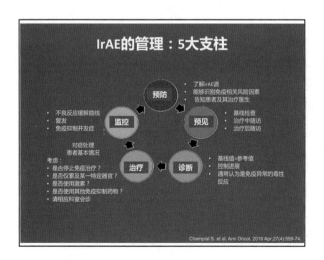

IrAE的管理：5大支柱

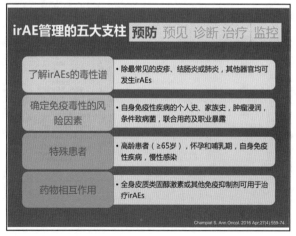

irAE管理的五大支柱 预防 预见 诊断 治疗 监控

了解irAEs的毒性谱	• 除最常见的皮疹、结肠炎或肺炎，其他器官均可发生irAEs
确定免疫毒性的风险因素	• 自身免疫性疾病的个人史、家族史，肿瘤浸润，条件致病菌，联合用药及职业暴露
特殊患者	• 高龄患者（≥65岁），怀孕和哺乳期，自身免疫性疾病，慢性感染
药物相互作用	• 全身皮质类固醇激素或其他免疫抑制剂可用于治疗irAEs

Champiat S. Ann Oncol. 2016 Apr;27(4):559-74.

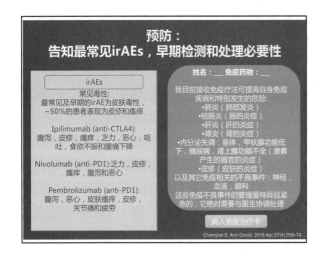

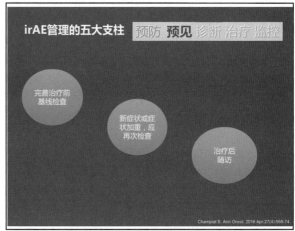

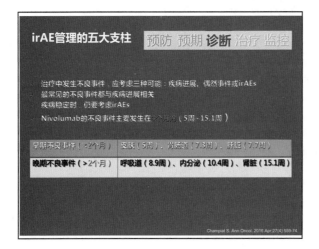

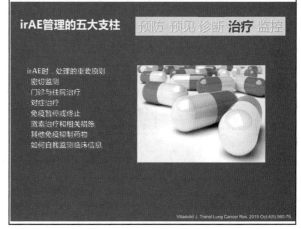

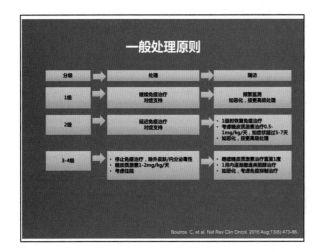

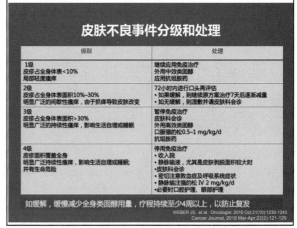

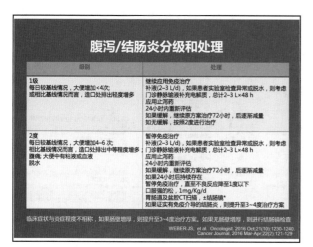

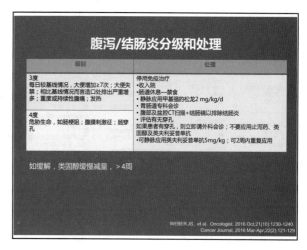

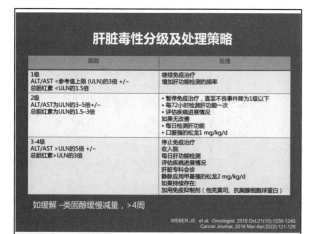

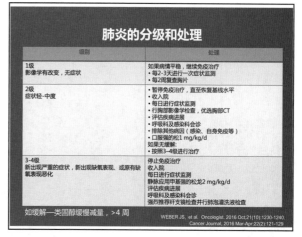

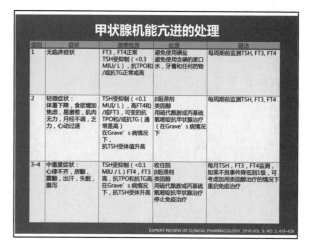

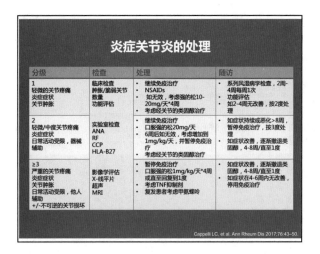

炎症关节炎的处理

分级	检查	处理	随访
1 轻微的关节疼痛 炎症症状 关节肿胀	临床检查 肿胀/脆弱关节 数量 功能评估	• 继续免疫治疗 • NSAIDs • 如无效，考虑强的松10-20mg/天*4周 • 考虑经关节的类固醇治疗	• 系列风湿病学检查，2周-4周每周1次 • 功能评估 • 如2-4周无改善，按2度处理
2 轻微/中度关节疼痛 炎症症状 日常活动受限，器械辅助	实验室检查 ANA RF CCP HLA-B27	• 继续免疫治疗 • 口服强的松20mg/天 • 6周后如无效，考虑增加到1mg/kg/天，并暂停免疫治疗 • 考虑经关节的类固醇治疗	• 如症状持续或恶化>8周，暂停免疫治疗，按3度处理 • 如症状改善，逐渐撤退类固醇，4-8周/直至1度
≥3 严重的关节疼痛 炎症症状 关节肿胀 日常活动受限，他人辅助 +/-不可逆的关节损坏	影像学评估 X-线平片 超声 MRI	• 暂停免疫治疗 • 口服强的松1mg/kg/天*4周或直至回复到1度 • 考虑TNF抑制剂 • 复发患者考虑甲氨蝶呤	• 如症状改善，逐渐撤退类固醇，4-8周/直至1度 • 如症状在4-6周内无改善，停用免疫治疗

Cappelli LC, et al. Ann Rheum Dis 2017;76:43–50.

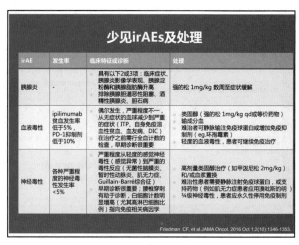

少见irAEs及处理

irAE	发生率	临床特征或诊断	处理
胰腺炎	-	具有以下2或3项：临床症状、胰腺炎影像学表现、胰腺淀粉酶和胰腺脂肪酶升高 排除胰腺胆道恶性胆塞、酒精性胰腺炎、胆石病	强的松 1mg/kg 数周至症状缓解
血液毒性	ipilimumab贫血发生率低于5%，PD-1抑制剂低于10%	偶尔发生，严重程度不一，从无症状的血球减少到严重的症状（ITP、自身免疫溶血性贫血、血友病、DIC） 在治疗之前需行全血计数的检查，早期诊断很重要	类固醇（强的松 1mg/kg qd或等价药物） 输成分血 难治者可静脉输注免疫球蛋白或增加免疫抑制剂（eg.环孢素） 轻度的血液毒性，患者可继续免疫治疗
神经毒性	各种严重程度的神经毒性发生率<5%	严重程度从轻度的感觉神经毒性（感觉异常）到严重的毒性反应（无菌性脑膜炎、暂时性动脉炎、肌无力症、Guillain-Barré综合征） 早期诊断很重要；腰椎穿刺有助于诊断，白细胞计数明显增高（尤其高淋巴细胞比例）指向免疫相关病因学	高剂量类固醇治疗（如甲泼尼松 2mg/kg）和/或血浆置换 难治性者需要静脉注射免疫球蛋白，或支持药物（例如肌无力症患者应用溴吡斯的明） ¾级神经毒性，患者应永久性停用免疫抑制剂

Friedman CF, et al. JAMA Oncol. 2016 Oct 1;2(10): 1346-1353.

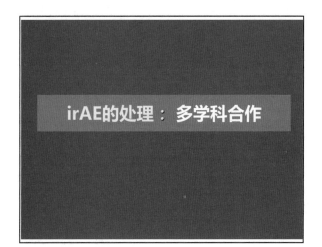

irAE的处理：多学科合作

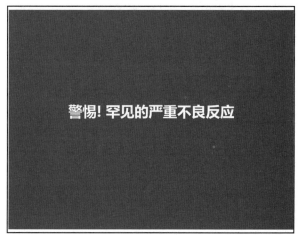

警惕! 罕见的严重不良反应

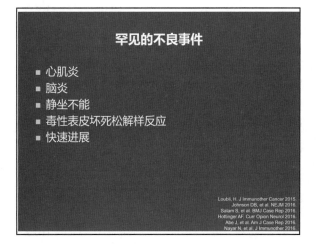

罕见的不良事件

- 心肌炎
- 脑炎
- 静坐不能
- 毒性表皮坏死松解样反应
- 快速进展

Loubli, H. J Immunother Cancer 2015.
Johnson DB. ed al. NEJM 2016.
Salam S, et al. BMJ Case Rep 2016.
Hottinger AF. Curr Opion Neurol 2016.
Abe J, et al. Am J Case Rep 2016.
Nayar N, et al. J Immunother 2016.

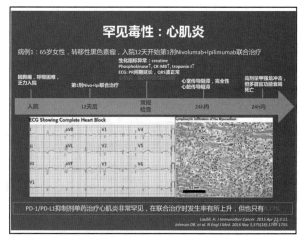

罕见毒性：心肌炎

病例1：65岁女性，转移性黑色素瘤，入院12天开始第1剂Nivolumab+Ipilimumab联合治疗

Loubli, H. J Immunother Cancer. 2015 Apr 21;3:11.
Johnson DB, et al. N Engl J Med. 2016 Nov 3;375(18):1749-1755.

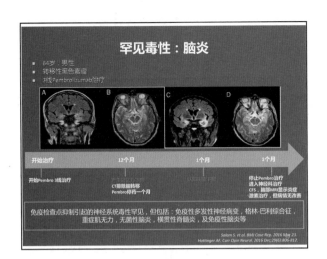

罕见毒性：脑炎

- 64岁；男性
- 转移性黑色素瘤
- 3线Pembrolizumab治疗

开始治疗	12个月	1个月	1个月
开始Pembro 3线治疗	CT排除脑转移 Pembro停药一个月		停止Pembro治疗 进入神经科治疗 CFS、脑部MRI显示脑炎 激素治疗，但病情无改善

免疫检查点抑制引起的神经系统毒性罕见，但包括：免疫性多发性神经病变，格林-巴利综合征，重症肌无力，无菌性脑炎，横贯性脊髓炎，及免疫性脑炎等

Salam S. et al. BMJ Case Rep. 2016 Mar 23.
Hottinger AF. Curr Opin Neurol. 2016 Dec;29(6):806-812.

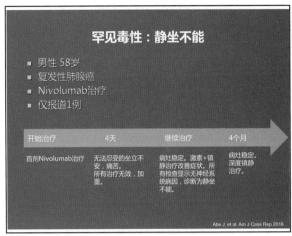

罕见毒性：静坐不能

- 男性 58岁
- 复发性肺腺癌
- Nivolumab治疗
- 仅报道1例

开始治疗	4天	继续治疗	4个月
首剂Nivolumab治疗	无法忍受的坐立不安，痛苦。所有治疗无效，加重。	病灶稳定。激素+镇静治疗改善症状。所有检查显示无神经系统病因，诊断为静坐不能。	病灶稳定。深度镇静治疗。

Abe J. et al. Am J Case Rep 2016.

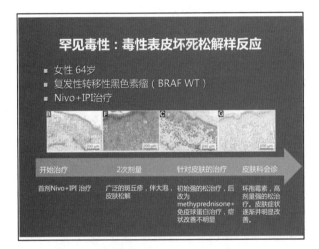

罕见毒性：毒性表皮坏死松解样反应

- 女性 64岁
- 复发性转移性黑色素瘤（BRAF WT）
- Nivo+IPI治疗

开始治疗	2次剂量	针对皮肤的治疗	皮肤科会诊
首剂Nivo+IPI治疗	广泛的斑丘疹，伴大泡，皮肤松解。	初始强的松治疗，后改为methyprednisone+免疫球蛋白治疗，症状改善不明显。	环孢霉素，高剂量强的松治疗。皮肤症状逐渐并明显改善。

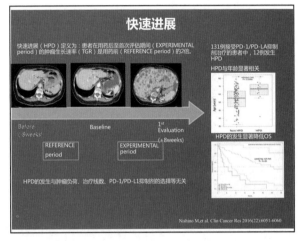

快速进展

快速进展（HPD）定义为：患者在用药后至首次评估期间（EXPERIMENTAL period）的肿瘤生长速率（TGR）为用药前（REFERENCE period）的2倍。

131例接受PD-1/PD-LA抑制剂治疗的患者中，12例发生HPD

HPD与年龄显著相关

HPD的发生显著降低OS

HPD的发生与肿瘤负荷、治疗线数、PD-1/PD-L1抑制剂的选择等无关

Nishino M,et al. Clin Cancer Res 2016(22):6051-6060

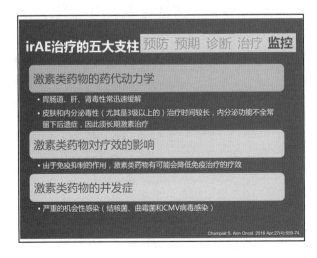

irAE治疗的五大支柱　预防　预期　诊断　治疗　**监控**

激素类药物的药代动力学

- 胃肠道、肝、肾毒性常迅速缓解
- 皮肤和内分泌毒性（尤其是3级以上的）治疗时间较长，内分泌功能不全常留下后遗症，因此须长期激素治疗

激素类药物对疗效的影响

- 由于免疫抑制的作用，激素类药物有可能会降低免疫治疗的疗效

激素类药物的并发症

- 严重的机会性感染（结核菌、曲霉菌和CMV病毒感染）

Champiat S. Ann Oncol. 2016 Apr;27(4):559-74.

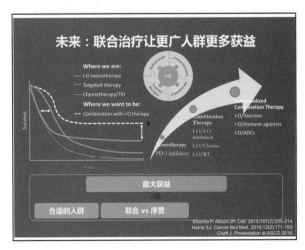

未来：联合治疗让更广人群更多获益

最大获益

合适的人群　　联合 vs 序贯

Sharma P, Allison JP. Cell. 2015;161(2):205-214.
Harris SJ. Cancer Biol Med. 2016;13(2):171-193.
Chaft J. Presentation at ASCO. 2016.

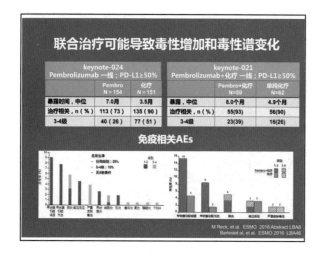

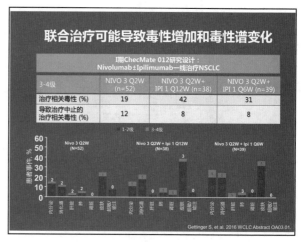

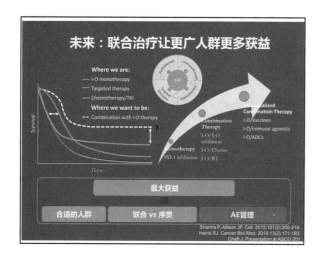

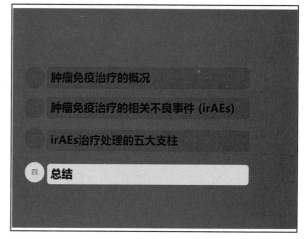

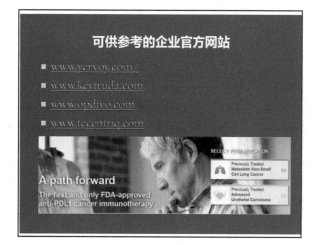

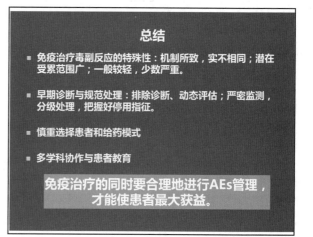

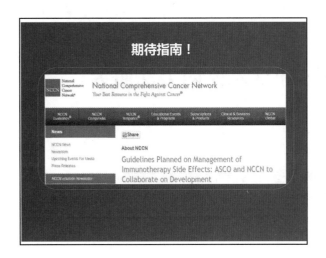

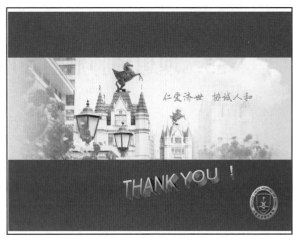

55. 理想场肿瘤治疗电脉冲导入体内方法研究

吕　毅

西安交通大学第一附属医院肝胆外科；陕西省再生医学与外科工程研究中心；
西安交通大学先进外科技术与工程研究所

一、概述

恶性肿瘤是严重威胁人类健康的重大疾病，是当前全球面临的最严重的公共卫生挑战，恶性肿瘤的有效治疗一直都是医学基础与临床研究的热点。传统的恶性肿瘤治疗手段包括手术切除、化学治疗和放射治疗等。除此之外，一些物理肿瘤消融治疗技术，如射频消融、微波消融及冷冻消融治疗等，也在恶性肿瘤的治疗中发挥了重要作用。然而，由于恶性肿瘤侵袭性生长的特点及早期诊断能力的不足，很多肿瘤在确诊时已出现邻近侵犯或远处转移，丧失了根治性治疗的机会。特别是现有的基于热效应的肿瘤消融治疗手段对于一些侵犯血管、胆管等的肝胆胰肿瘤难以有效应用，难以开展有效的治疗。

不可逆电穿孔（irreversible electroporation，IRE）是近年来新兴的一种非热能肿瘤消融技术。该技术通过在肿瘤细胞周围施加微秒级别脉宽的高压脉冲电场，破坏肿瘤细胞膜表面的稳定性，使其表面出现多个亲水性微孔，进而破坏细胞稳态，最终导致细胞死亡。不可逆电穿孔理论的出现为恶性肿瘤的治疗提出了一种新的思路，特别是其针对性地作用于细胞膜磷脂双分子层结构的特点，不借助热能杀伤细胞，可以有效保护血管、胆管及神经等结构。这种优势对于邻近血管、胆管和胰管等结构复杂的肝胆胰肿瘤具有重要应用价值。此外，经IRE消融治疗后的病灶组织与正常组织间界限清晰，损伤范围可以有效控制，治疗后可以较快恢复。

不可逆电穿孔技术在临床肿瘤治疗中表现出一定的优势，但是对于该技术的研究还存在诸多局限。通过对该技术深入系统的研究，可以更好地应用这种非热能肿瘤消融技术。本文综述了本研究中心在高压脉冲电场生物效应理论研究方面的经验及当前临床肿瘤治疗中应用不可逆电穿孔技术的研究进展。

二、不可逆电穿孔肿瘤消融技术原理

高压脉冲电场的生物效应已经被广泛研究，其关键因素包括电压强度、脉冲宽度、脉冲频率和脉冲个数等。此外，作用目标本身的生物和物理特性，如细胞类型、细胞形态、细胞外基质性质等，也会影响实际产生的电场。

当前，临床上使用的高压脉冲电场治疗设备的主要理论依据是不可逆电穿孔原理。研究发现，通过在细胞周围施加一定电场强度的微秒脉冲（µsPEF），可以快速在细胞膜两侧形成一个跨膜电压（transmembranepotential，TMP），细胞膜表面的磷脂双分子层会形成微孔以分流（图1），阻止永久性损伤。然而当外加的电场强度超过某一阈值时（1000 V/cm），细胞膜表面的微孔难以自行修复还原，进而形成不可逆性电穿孔。穿孔后细胞膜稳定性被破坏，内环境稳态发生改变，大分子物质可以发生内外交流，最终导致细胞死亡。

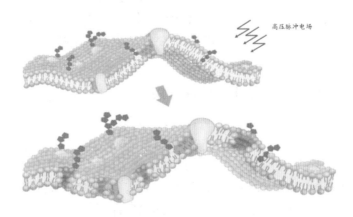

图1 高压脉冲电场作用下细胞膜表面磷脂双分子层出现纳米级亲水性微孔

图1是利用计算机模拟后胞膜表面磷脂双分子层出现纳米级亲水性微孔的示意图。在不可逆电穿孔导致细胞死亡的过程中可能同时存在细胞凋亡与细胞坏死两种机制。细胞坏死主要是电损伤导致，尽管在施加高压脉冲电场的过程中会产生焦耳热（Joule Heating），但是由于脉冲作用时间极短，难以发生有效的热交换，产热的能量也很微小，可以忽略不计，这也是不可逆电穿孔非热能损伤的理论基础。细胞凋亡主要发生在电穿孔形成后的一段时间内，由于细胞稳态发生变化，可以诱发细胞内各种凋亡机制的响应，最终发生细胞程序性死亡（programed cell death）。本课题组研究人员在前期的研究中发现，随着电场强度不断升高，细胞先后出现细胞膜可逆电穿孔、诱发细胞凋亡机制以及细胞膜不可逆电穿孔三种过程。

此外，IRE的作用目标为磷脂双分子层结构，对于以蛋白、胶原和多糖等组成的细胞外基质（extracellular matrix，ECM）及支架结构没有损伤，可以保证肿瘤邻近重要血管、胆管、神经等结构的完整性。同时也可以确保细胞增殖、再生环境的稳定性，在PEF作用后的很短时间内正常细胞会在支架结构内重新生长，不会引起重要结构不可逆性损伤，这是IRE相比传统RFA最大的优势。此外，也有研究人员将IRE应用于组织工程脱细胞支架的构建。

基于IRE的NanoKnife在临床应用已有五年多，积累了一定的临床研究数据：其在治疗过程中所需场强一般不超过3kV/cm，脉宽一般为70～150μs。但是IRE在临床使用过程中存在两个关键问题：①易引起心律失常；②易引起骨骼肌强直收缩，因此患者需在全身麻醉下加用骨骼肌松弛剂，同时需密切监测心电，配置心电再同步装置。尽管临床上有关IRE发生严重不良严重反应的报道不多，但是这两个问题增加了IRE应用的难度和局限，降低了IRE应用的安全性。

三、理想场肿瘤治疗电脉冲的设计关键

应用不可逆电穿孔技术消融恶性肿瘤组织的关键在于"电场"的形成，而决定电场形成的一个重要因素就是排布在肿瘤组织周围的治疗电极。治疗电极的间距、排布的形式、接触组织的深度（面积）等，都会直接影响最终形成的有效电场的范围。因此，在治疗前需要精确规划电极组成形式、间距等，并且术者还需在排布电极时将其"精准"地插入预先计算好的位置，而电极间距离一旦出现毫米级的误差，都会使最终形成的电场出现偏差，这也是当前临床应用IRE中主要的技术挑战。此外，针对不同的肿瘤类型，其所需的有效治疗电场强度也有所差异，在治疗时需要特异化的设置脉冲参数。因此，在应用高压脉冲电场技术进行治疗时，治疗前精准地规划电极排布形式，确定治疗参数是非常重要的。在临床应用中，利用不可逆电穿孔技术治疗恶性肿瘤的技术关键是治疗方案的设计。设计不可逆电穿孔治疗恶性肿瘤治疗方案的总体思路很明确，即根据恶性肿瘤的类型、部位、尺寸、电导率等特性，确定能够杀死全部肿瘤细胞，同时尽可能减少对健康细胞损伤的外加脉冲电场。目前已

有一系列利用数值方法仿真模拟不可逆电穿孔对生物组织效应结果的研究报道。所采用的动物模型包括大鼠、兔、猪、狗；组织包括肿瘤组织和健康组织；器官包括肝、脑、肺、肾、前列腺、胰腺、心脏等。所采用数值模型涵盖一维模型到三维模型；生物组织内电学特性的仿真模拟结果包括电场分布、温度分布、电流变化、热损伤等。

四、不可逆电穿孔肿瘤消融技术的临床应用

(一)应用现状

美国AngioDynamics公司生产的IRE消融设备NanoKnife(纳米刀)已于2011年获FDA批准应用于临床，是当前批准上市的唯一一款产品，我国CFDA于2015年批准引进(图2)。该装置主要由高能脉冲发生器、计算机控制系统、脚踏开关和电极针组成。其治疗电极针分为单极针(16G)和双极针(18G)，长度分别为15cm和25cm；双极针有2个间隔8mm、长7mm电极，单极针电极长度可通过滑动绝缘套在5~40mm之间变化；单极针消融时至少要使用2个或更多电极针，NanoKnife最多支持6根电极。发生器可产生直流(25~45A)高压(1500~3000V)电脉冲，每次消融由连续75~150μs的9组(10次脉冲/组)共90次脉冲组成。其治疗电极通过开腹、经皮穿刺和经腹腔镜的形式排布于目标肿瘤区域。当前NanoKnife主要应用于难治性肝癌、胰腺癌、肾癌和前列腺癌等实质器官肿瘤，其非热能、无化学毒性损伤的特点，在治疗过程中不损伤血管、胆管等重要结构，相比其他消融手段具有一定优势。

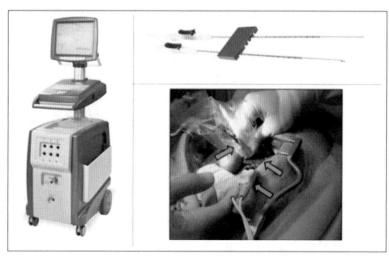

图2　NanoKnife主机、电极实物图及开腹治疗过程

然而在纳米刀临床应用过程中也发现了一些问题：①应用范围有限：受电极结构设计所限，NanoKnife只能应用于经皮穿刺、开腹或腹腔镜条件下，对管腔结构内肿瘤没有治疗能力；②治疗模式单一：NanoKnife基于微秒高压脉冲电场不可逆电穿孔原理，在诱导肿瘤细胞死亡的同时会引起心律失常及骨骼肌强直收缩等并发症，需要在术中密切心电监测，同时全麻下还应配合使用肌松药缓解骨骼肌强直收缩。这些问题在一定程度上增加了NanoKnife的操作难度。

(二)在肝脏肿瘤

在肝脏肿瘤的治疗方面，经过动物实验证实，对于靠近肝门区、血管、胆管及神经等结构周围的肝癌，IRE消融与传统消融方式相比较，具有明显的优势。

Cannon等对44例患者的肝癌行48次IRE消融进行了相关报道。44例肝癌患者的肿瘤均为血管周围肝癌。术中根据肿瘤大小采用一个或多个电极，电极间隔0.5~2.0mm。消融治疗参数为电场强度3000V/cm，脉冲90个，脉冲宽度20~100微秒。所有IRE消融治疗手术均顺利完成，仅有5例患者发生并发症，所有并发症在30天内均完全恢复。术后3个月、6个月和12个月无局部复发，生存率分别

为97.4%、94.6%和59.5%。Cheung等报道了采用IRE技术治疗11例肝细胞癌患者18个肿瘤病灶，结果显示肿瘤的完全消融率达72%，其中＜3cm瘤灶更是达到93%，平均随访（18±64）个月，肿瘤局部均无复发。Kingham等对28例血管周围肝恶性肿瘤患者进行了IRE消融治疗，术中及术后分别有1例患者发生心律失常和门静脉血栓，无IRE治疗相关死亡发生。Frühling等对30例肝癌患者行IRE消融治疗。所有患者肿瘤直径小于3cm。术后6例患者发生微小并发症，1例患者发生胆管扩张和门静脉狭窄，30天内无患者死亡。Kasivisvanathan等报道了1例61岁乙状结肠癌肝转移患者，经肝切除手术和化疗9个月之后复发，复发肿瘤灶较之前增大。再次化疗无效、患者接受超声引导下IRE消融后次日出院。3个月后复查肿瘤体积较前缩小。学者们不仅对IRE治疗晚期肝癌及血管周围肝癌进行了临床研究，同时还尝试了对IRE消融能否替代手术治疗早期肝癌进行了尝试。Lencioni等尝试以IRE消融治疗1例早期肝细胞癌患者，5个月后肿瘤完全消失。

（三）在胰腺肿瘤

胰腺癌一般早期没有明显症状，发现时多为晚期，很多患者没有切除机会，预后较差。针对晚期胰腺癌患者，放化疗往往是他们唯一选择，然而其治疗效果则并不理想。因此，探索治疗晚期胰腺癌的新治疗方法显得尤为重要。

近年来，IRE作为一种新兴的肿瘤微创治疗方法，也开始逐渐被应用于胰腺癌的治疗。Narayanan等对14例胰腺癌患者进行IRE治疗，其中10例肿瘤灶包绕肠系膜上动脉或肝动脉大于180°，术后CT检查未发现消融区血管损伤，无治疗相关死亡事件发生；治疗后对2例实施肿瘤切除术，病理检查显示切除边缘无瘤细胞，其余病例随访11～14个月，未发现局部复发。Martin等采用IRE对27位胰腺癌患者进行了肿瘤消融，肿瘤消融成功率达到100%，术后淀粉酶及脂肪酶有短暂性轻度增高（72小时后恢复正常），无胰腺炎及胰瘘等并发症发生（图3）。

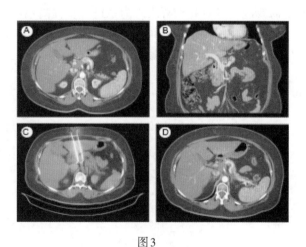

图3

（四）ERCP联合高压脉冲电场治疗中晚期肝胆胰肿瘤的设计

中晚期肝胆胰肿瘤是临床上最为常见的一组消化道肿瘤，据国家癌症中心统计，我国每年肝脏、胆管和胰腺恶性肿瘤的新发病例数分别为46.61万、5.28万和9.01万；每年的新增死亡病例数分别为42.20万、4.07万和7.94万。外科切除是根治性治疗胆管癌的主要手段，但胆管癌起病隐匿，发病早期缺乏典型症状，导致多数病例在确诊时已处于中晚期，肿瘤侵犯邻近血管或发生远处转移，失去根治性切除的机会。其较高的促结缔组织增生能力，肿瘤周围微环境的有力支持，以及复杂的基因遗传异质性等，都促进了胆管癌对传统化学治疗药物的抵抗。与胆管癌相似，胰腺癌也是一种恶性度极高的肿瘤，除早期病例可以行外科根治性切除治疗外，多数病例由于侵犯邻近胆管、血管等重要结构，只能接受以化学治疗为主的姑息性治疗。不可逆电穿孔肿瘤消融技术非热能消融的特点为这类肿瘤的治疗提供了一种新的接近根治性治疗的可能。本中心结合多年来在肝胆胰肿瘤的诊断和治疗经验，通过利用ERCP技术联合不可逆电穿孔技术，设计了一种经十二指肠镜通道置入不可逆电穿孔治疗电极的治疗思路（图4）。

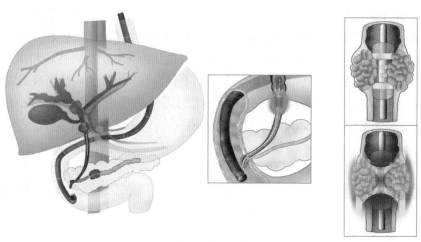

图4　ERCP联合IRE治疗胆管内恶性肿瘤

五、结论

不可逆电穿孔作为一种新兴的肿瘤消融技术，虽然目前在部分肿瘤的治疗上显现出了较好的效果，但尚仍有诸多关键问题需要进一步研究和解决。为了进一步提高不可逆电穿孔肿瘤消融技术的安全性和有效性，需要从分子、细胞、组织以及动物多个层面展开进一步实验研究，同时需进行随机化、多中心、大样本的临床研究来进一步验证其效果。

56. 肿瘤免疫治疗的是与非

罗荣城

南方医科大学肿瘤中心

实现中华民族伟大复兴的中国梦凝聚了几代中国人的夙愿，习近平总书记提出中国梦的目标是到中国共产党成立100年时全面建成小康社会，到新中国成立100年时建成富强、民主、文明、和谐的社会主义现代化国家。党的十八大明确提出："健康是促进人的全面发展的必然要求""人民健康是全面建成小康社会的重要内涵，是每一个人成长和实现幸福生活的重要基础""以全民健康来促进全面小康，为实现中国梦提供健康支撑"。

恶性肿瘤是目前全世界患者的主要死亡原因之一，已经成为严重危害人类生命健康、制约社会经济发展的一大类疾病。有这样一组数据，我国每年新发肿瘤病例400～450万，肿瘤死亡病例280～320万，每年肿瘤造成的经济损失至少2000亿，给家庭和社会带来巨大负担，成为社会和经济发展中不可回避的重大问题。我国癌症发病率接近世界平均水平，但死亡率远高于世界水平，肺癌、胃癌、食管癌和肝癌死亡率居高不下，位于世界第一。而目前我国医疗卫生投入仅占GDP的4.1%，远远低于发达国家。面对癌症，我们如何应对？尽管癌症目前仍是医学尚未攻克的难题，但从过去的摸着石头过河，到如今火热的精准医疗，科学技术的发展让我们面对癌症并非束手无策。精准医学是公众的需求，也是临床发展的要求和方向，随着基因组测序技术和生物信息的快速发展，对于大样本人群与特定疾病类型进行生物标记物的分析与鉴定、验证与应用，寻找疾病原因和治疗靶点，最终实现对患者个体化治疗，提高疾病诊治与预防的效益。而分子诊断是精准医疗的基础，随着科学技术的发展，运用人类和医学遗传学、基因组及蛋白组科学信息与技术检测特定人体基因DNA及其表达产物，可以对尚无任何临床症状但欲了解特定发病风险的受检者提供风险预测，为受检者、保健医生提供保健方案制订依据，还能为那些具有临床症状但尚未能确诊的患者提供诊断信息和治疗方案的依据。

免疫治疗是继肿瘤传统治疗，手术、放疗、化疗之后新兴的治疗方法，是近年来肿瘤治疗研究领域的热点。Science杂志将肿瘤免疫治疗列为2013年十大科学突破的首位。

肿瘤免疫的概念起源于20世纪初，1909年Ehrlich首先提出，免疫系统不仅负责防御微生物侵犯，而且能从机体内清除改变了的宿主成分，并提出了细胞免疫直接对抗肿瘤的概念。随着人们对机体抗肿瘤免疫应答及肿瘤免疫逃逸机制的认识不断深入，以免疫细胞、分子、基因为基础的干预手段应用于肿瘤治疗成为热点，肿瘤疫苗、免疫检测点抑制性单克隆抗体、基因修饰的T淋巴细胞等已在临床应用中取得了令人鼓舞的结果，使免疫治疗成为目前肿瘤治疗发展最快、近期最有希望取得新突破的领域。目前免疫治疗主要有以下几种方法。

一、细胞因子诱导的杀伤细胞（CIK）

自从20世纪90年代CIK技术应用临床以来，CIK已经被证明是细胞免疫治疗肿瘤的有效方法之一。2011年，在867例临床对比研究中，426例各种实体瘤的各不同阶段的患者接受CIK治疗，总反应率为24%，患者的生存质量显著提高，副作用轻微。2014年CIK治疗肝癌Ⅱ期临床试验结果显示，不适合手术治疗的肝癌患者CIK治疗可以显著延长其OS和PFS。尽管CIK研究前景广阔，但临床广泛应用仍存在很多问题和不足亟需解决：①各医疗单位所用的材料、方法不一致，缺少规范化管理；②细胞培养时间不足，细胞扩增未达到临床应用要求，回输周期安排不合理；③回输细胞数量不足；④反应率较低等。通过建立统一的方案和质量控制体系，从细胞培养回输、回输间隔时间、疗程之间的间隔期、随访和疗效判定都实行规范化操作与全程管理，加强和经典疗法相结合的综合治疗，提高CIK临床应用效果。

二、肿瘤浸润性淋巴细胞（TIL）

自1986年Rosenberg利用TIL对荷瘤小鼠进行治疗发现其疗效是淋巴因子激活的杀伤细胞疗效的50～100倍后，TIL开始应用于临床抗肿瘤，且已进入临床阶段。2002年Rosenberg实验室在Science上发表了研究成果，他们采用TIL对13例化疗无效的晚期恶性黑色素瘤患者进行免疫替代疗法，结果6例获得部分缓解，4例取得混合型疗效。TIL首次治疗转移性黑色瘤，取得了较好的疗效。TIL目前主要应用于黑色素瘤的治疗，在其他肿瘤中的应用未取得较好的效果。

三、DC疫苗

2010年Provenge疫苗获得美国FDA批准，用于治疗无症状或症状轻微的转移性前列腺癌，它是首个被FDA批准的治疗性疫苗。Provenge是一种自体源性树突状细胞疫苗，Ⅲ期临床试验证实，Provenge可降低患者死亡风险，平均延长生存期4.1个月。然而，Provenge疫苗自2010年获批以来，没有冷冻活化的商品化免疫细胞，未获得保险公司理赔资格，一直销量不佳，2014年开发该疫苗的公司被拖入破产程序，申请自动破产。欣喜的是，DC疫苗在脑胶质瘤的治疗中重燃希望，2015年临床研究入组13例新诊断的脑胶质瘤患者，对比DC疫苗和Td联合DC疫苗的效果，结果显示Td联合DC疫苗组的PFS和OS明显延长。

虽然大量的研究已证明DC疫苗在肿瘤治疗方面的良好前景，但是疫苗的开发仍存在核心问题：①DC培养的最佳条件及作用机制尚未完全明确；②肿瘤抗原的选择及负载方式；③DC回输途径及频次；④肿瘤微环境免疫抑制因素、共抑制分子激活等。目前DC疫苗联合其他的免疫治疗方案或联合微环境改造或许是一个新的发展方向。

四、嵌合抗原受体T细胞（CAR-T细胞）

通过基因改造技术，使T细胞表达肿瘤抗原受体，经过纯化和扩增的T细胞，称之为CAR-T细胞。CAR-T细胞在体内外都具有对特定肿瘤抗原高度亲和性及对抗原负载细胞高效杀伤特性。2014年CTL019已获得FDA突破性治疗药物资格，目前在各种类型淋巴瘤、白血病、神经胶质瘤均已进入Ⅱ期或Ⅲ期临床研究。在治疗白血病获得巨大成功的同时，对CAR-T细胞治疗也带来了新的挑战。实体瘤肿瘤微环境的免疫抑制作用更强，免疫细胞不易进入实体瘤内部，CAR-T在实体瘤的治疗中疗效欠佳。未来可以通过探索更加适合的CAT信号组合，增加人工基因调控开关，产生合理的细胞因子分泌，诱导T细胞特异性归巢，相信CAR-T细胞会给肿瘤治疗带来新的希望。

五、T细胞免疫检测点单抗

免疫检测点是一类免疫抑制分子，可以调节免疫反应，从而避免正常组织破坏，在肿瘤的发生、发展过程中，免疫检测点成为免疫逃逸的主要原因之一。肿瘤目前研究最广泛的免疫检测点是CTLA-4和PD-1。两种受体的激活都会引起免疫反应的下调和抑制。抗CTLA-4和PD-1/PD-L1单抗通过抑制CTLA-1和PD-1信号转导，逆转CTLA-4、PD-1/PD-L1对效应T细胞的活性和增殖抑制，从而激活肿瘤患者体内的免疫效应细胞的抗肿瘤应答。2011年FDA批准Ipilimumab（抗CTLA-4）用于治疗晚期黑色素瘤，这是近30年首个被证明能延长晚期黑色素瘤患者生存时间的药物。2014年FDA批准Nivolumab（抗PD-1）用于治疗对其他药物没有应答的不可切除的或转移性黑色素瘤患者。临床试验表明，与达卡巴嗪单药组相比较，Nivolumab组ORR显著提高，也显著延长了患者的OS和PFS。之后FDA于2015年批准了Nivolumab用于治疗在经铂为基础化疗期间或化疗后发生疾病进展的转移性肺鳞癌。2016年又批准Atezolizumab（抗PD-L1）用于NSCLC。多个病例报道结果让我们看到了免疫检测点抑制剂抗肿瘤作用的巨大潜力。2015年4月，《新英格兰医学杂志》发表了一位晚期恶性黑色素瘤患者联合使用CTLA-4联合PD-1治疗的奇迹。用药3周之后，患者乳房下面的严重溃烂肿瘤就消失了，留下了一个空洞。2015年8月，90多岁的卡特总统不幸患了恶性黑色素瘤，而且发生了脑转移，治疗团队给他用了"手术+放疗+免疫治疗（PD-1）"后，肿瘤奇迹般消失了。恶性黑色素瘤基因突变率很高，除了早期根治性手术外，放疗、化疗的疗效很有限，但免疫治疗却非常有效。从20世纪80年代的LAK/IL-2、TIL/IL-2取得了突破性成果，到近年来新一代细胞免疫治疗和检查点免疫靶向单抗治疗，免疫治疗"频频得手"。2016年最新临床数据显示，PD-1单抗能使晚期恶性黑色素瘤的5年生存率从16.6%提高到34%。事实上，仍有许多患者对PD-1治疗没有反应，PD-L1作为疗效预测的指标值得更深入研究，免疫组合疗法和综合治疗是未来肿瘤免疫治疗的方向。检测点单抗免疫治疗除了对恶性黑色素瘤疗效肯定之外，对其他多种晚期肿瘤也相继取得振奋人心的疗效。最近报道了一例巨大腹膜转移瘤的大肠癌患者经过PD-1治疗后，肿块持续缩小。这位患者因大肠癌三期接受了手术和8周期辅助化疗。术后一年复发转移，又行5周期化疗无效，腹膜转移瘤长到了11cm×11cm×14cm，ECOG评分3，遂接受了PD-1（200mg q3w）治疗。该患者属于MSI-H类型。临床数据表明，这种类型的肠癌患者采用PD-1治疗，控制率高达70%；POLE突变的肠癌患者对PD-1治疗也很有效。

在肿瘤免疫治疗领域，CTLA-4、PD-1、PD-L1检测点靶向单抗，CAR-T细胞、DC疫苗、多肽疫苗、TIL基因细胞等细胞免疫治疗有重大的临床进展之外，γ分泌酶抑制剂（GSI）也大有前途，有研究报道，使用GSI抑制notch通路可增强多西他赛对前列腺癌的抗肿瘤效应。

尽管肿瘤免疫治疗是近年来肿瘤研究的热点，但2016年5月发生的"魏则西事件"也让这一治疗方法深陷舆论漩涡，暴露出CFDA的无作为、乱作为导致我国生物医药产业一派乱象，国家医学教育体系的严重混乱、分级诊疗体系的严重错位和医疗服务本质的严重扭曲，极大地制约了卫生事业的发展，也极大地制约了干细胞研究、免疫治疗研究的进程。几十种临床试验正在进行中，但新疗法的潜在毒性和性价比依然是值得关注的问题。

肿瘤生物治疗及免疫治疗与分子靶向治疗、手术、放疗、化疗、中医药等结合的多学科综合治疗（MTT、MDT）、免疫组化疗法是未来肿瘤治疗的新模式，我们期待免疫治疗成为人类攻克肿瘤的先锋。

57. 肿瘤微环境与肿瘤转化医学

覃文新

上海市肿瘤研究所

肿瘤微环境（tumor microenvironment）是近十年来癌症研究进展最快的领域之一，是当前癌症研究的热点。肿瘤微环境是指由肿瘤细胞与其周围环境所组成的高度异质性的且随着肿瘤发展而不断进化的微小生态系统。它主要包括肿瘤细胞、肿瘤相关成纤维细胞、免疫细胞，细胞外基质及其降解酶、多种生长因子、炎症因子以及特殊的理化特征（如低氧、低 pH）等。肿瘤细胞可以改变肿瘤微环境，而改变了的肿瘤微环境又反过来作用于肿瘤细胞，影响肿瘤恶性行为。

以往的癌症研究较多集中于肿瘤细胞自身和肿瘤细胞内发生的分子事件。近年来，肿瘤微环境在肿瘤基础研究和肿瘤转化医学中的作用受到广泛关注。肿瘤治疗的新方法不仅仅限于肿瘤细胞，还可以针对非肿瘤细胞，肿瘤是肿瘤细胞、基质细胞、分泌因子和基质成分的复杂整合体，不仅仅是肿瘤细胞，肿瘤微环境中的每一个成员或成分都可能预示着潜在的癌症治疗靶点。

58. 恶性肿瘤治疗化疗药物相关性肝损伤的再认识

吴密璐

青海大学附属肿瘤医院

一、概论

药物性肝损伤（drugInduced liver injury，DILI）是指药物在使用过程中，由于药物本身或者其代谢产物引起的肝细胞毒性或肝脏对药物及其代谢产物的过敏反应所致的疾病，其临床表现可无任何症状，如发展到急性肝衰竭（acuteliverfailure，ALF）可至死亡。化疗相关性肝损伤（chemotherapy associated liver injury，CALI），广义上说属于药物性肝损伤（DILI）的范畴。世界卫生组织（WHO）统计，药物引起的肝功能异常发生率达22.8%，已经上升为全球肝病死亡原因的第5位；我国急性DILI发病率为1.4%~8.1%，约占急性肝损伤住院比例的20%；最常引起DILI的药物中，抗肿瘤药物居第5位，占15%。因DILI引起的急性肝衰竭中，抗肿瘤药物位居第2位，占11.9%。抗肿瘤药毒性作用仍是限制其应用的主要因素，其导致的急性或慢性肝脏损害影响生存质量和存活率。因此，CALI成为肿瘤治疗过程中不可忽视的问题。

二、药物性肝损伤发生机制

肝脏是许多抗肿瘤药代谢的重要器官，部分抗肿瘤药及其代谢产物可引起肝细胞损伤、变性、甚至坏死及胆汁淤积等改变。近年以下几个观点备受重视：①代谢异常（遗传多态性）性肝损伤：即基因突变导致肝脏微粒体内1相或2相酶作用改变，引起具有毒性原药或毒性代谢产物增加，通过直接毒性作用损伤肝细胞；②免疫介导性肝损伤：过敏反应或药物诱发自身免疫性肝炎；③特异体质性肝损伤：与机体的适应性免疫反应相互作用机制有关，主要为半抗原学说和P-I概念（P-I concept）两点。

三、危险因素

肝损害的发生率和以下因素密切相关：①药物相互作用。化疗药物的化学性质、剂量、疗程以及药物相互作用常可影响DILI的潜伏期、临床表型、病程和结局。一种药物可改变其他药物的吸收、分布、代谢、排泄和药理作用。例如抗微管药多烯紫杉醇与DNA合成酶类抑制剂（卡培他滨或吉西他滨）联合使用可以使药物性肝损伤的发病风险增加1.47倍；②患者自身基础疾病，如有慢性病毒性肝炎病史、肿瘤侵犯肝脏（包括原发性肝癌和转移性肝癌）的患者，发生肝毒性的概率增加。我国属于乙型肝炎病毒（HBV）感染的高流行区，对于病毒性肝炎患者，应用抗肿瘤药时更需注意。即使在治疗前肝功能完全正常的病例，也可因抗肿瘤药的给予而使HBV激活增殖，并可致肝炎病情加重；③身体体重指数（BMI）大于27 kg/m² 和高血糖是与肝脂肪变性相关的独立因素；④高龄、女性及遗传易感性等；⑤所使用的化疗药物种类及化疗方案；⑥化疗药物的给药方式，如肝动脉内注射抗肿瘤药，比静脉给药更易引起化学性肝炎、肝功能损害。

四、病理改变

（一）CALI损伤的靶细胞

肝细胞、胆管上皮细胞及肝窦和肝内静脉系统的血管内皮细胞是主要损伤的细胞，损伤模式复杂多样，与基础肝病的组织学改变也会有相当多的重叠，故其病理变化几乎涵盖了肝脏病理改变的全部范畴。

1. 肝细胞坏死　中间毒性产物造成肝细胞坏死；也可为中间产物与人体蛋白质结合引起自身免疫性肝细胞损伤。

2. 肝细胞脂肪变性　与细胞毒性化疗药物造成肝细胞线粒体损害有关，如小儿白血病在联合化疗中易发生Reye综合征。

3. 胆汁淤积　引起肝细胞与胆汁排泌有关细胞器的损伤，或毛细胆管、小胆管、小叶间胆管的损伤，引起胆管结构破坏、硬化，导致胆汁淤积。

4. 肝血管损伤　不少细胞毒性化疗药物可引起肝静脉阻塞性疾病，特别是大剂量联合化疗或肝动脉灌注化疗时更易引起。

（二）抗肿瘤细胞毒性药物所致的肝细胞损伤

肝细胞损伤的表现主要分为两大类：

脂肪变性和肝窦损伤。两种病理分别代表了很广谱的一系列镜下变化。脂肪变性，从最简单的脂肪变性到脂肪性肝炎（CASH）；血管损伤也称为肝窦损伤，从单纯轻度肝窦扩张（SD）、SOS直至出现结节再生性增生（NRH），引起门脉高压、脾功能亢进等。

1. 脂肪变性其是一种常见的肝脏组织病理学改变。正常人中发生比例在30%以上，CRLM患者肝切除后所报道的脂肪变性在20%～80%不等。引起脂肪变性的原因主要有3点：①肥胖；②术前化疗；③酒精摄入。主要组织学特征：脂肪变性产生特有的黄色外观。组织病理学特征包括脂肪变性、小叶炎症、肝细胞的空泡变性。化疗相关性脂肪变性的严重程度采用2005年AASLD提出的非酒精性脂肪性肝病活动性评分（NAFLD activity score，NAS）来进行评估：脂肪变性（0～3分）、小叶内炎症（0～3分）、肝细胞气球样变（0～2分）3个指标，共8分，其中如果5分或5分以上，就称为脂肪性肝炎（CASH），与化疗相关的脂肪性肝炎被称为化疗相关的脂肪性肝炎。文献分析指出：脂肪变性会增加手术患者尤其大范围肝切除的术后并发症和死亡率。

2. 肝窦阻塞综合征（SOS）其是另一种最常见的化疗性肝损伤，其本质是一种血管损伤，肝窦内皮细胞受损会导致肝窦闭塞，引起红细胞堆积，称为肝窦阻塞综合征。组织病理学特征包括中心带肝细胞水肿，肝纤维化、肝窦闭塞，导致肝窦水平的红细胞挤塞情况。SOS的分级通常采用2004年日内瓦大学病理教授Rubbia-Brandt提出的方法，即根据肝窦扩张（SD）累及小叶的范围：不存在SD视为0级；SD累及肝小叶区域小于1/3视为1级，轻度；SD累及肝小叶范围扩展至2/3为2级，中度；SD累及整个肝小叶为3级，重度。宏观证据的特点是蓝色肝变色。更严重的损伤会出现小叶中心坏死和再生结节性增生（NRH），是一种非肝硬化性肝脏疾病，临床上可表现为门脉高压、脾功能亢进、腹水，血常规可见三系降低。

化疗性肝损伤会持续很长时间，SOS和NRH在停止化疗后9个月才会消退，而脂肪变性和脂肪性肝炎则持续存在。

五、化疗相关性肝损伤（CALI）

CALI肝损伤诊断标准：①肝损伤大多出现在用药1～4周内，但也可用药数月后出现肝病表现，少数药物潜伏期可更长；②初发症状可能有发热、皮疹、瘙痒等过敏现象；③周围血液中嗜酸性粒细胞＞6%；④有肝内胆汁淤积或实质细胞损害等临床和病理征象；⑤淋巴细胞转化试验或巨噬细胞移动试验阳性；⑥肝炎标志物阴性；⑦偶然再次给药后又发生肝损害。凡具备上述①加上②～⑦条中任意两项即可考虑诊断为药物性肝损害。

六、化疗相关性肝损伤（CALI）的临床分型及分级

（一）临床分型

根据国际共识会议意见，损伤类型如下述。

1. 肝细胞损伤型丙氨酸转氨酶（ALT）＞2倍正常值上限（ULN）或丙氨酸转氨酶/碱性磷酸酶（ALP）≥5。

2. 胆汁淤积型碱性磷酸酶＞2×ULN 且 ALT/ALP≤2。

3. 混合型 ALT 和 ALP 均＞2×ULN 且 ALT/ALP 介于 2～5 之间。

（二）临床严重程度分级

目前国际上通常将急性 CALI 的严重程度分为 1～5 级。结合我国肝衰竭指南，对分级略作修正：

0 级（无肝损伤）：患者对暴露药物可耐受，无肝毒性反应。

1 级（轻度肝损伤）：血清 ALT 和（或）ALP 呈可恢复性升高，TBil＜2.5ULN（2.5mg/dL 或 42.75μmol/L），且 INR＜1.5。多数患者可适应。可有或无乏力、虚弱、恶心、厌食、右上腹痛、黄疸、瘙痒、皮疹或体质量减轻等症状。

2 级（中度肝损伤）：血清 ALT 和（或）ALP 升高，TBil≥2.5ULN，或虽无 TBil 升高但 INR≥1.5。上述症状可有加重。

3 级（重度肝损伤）：血清 ALT 和（或）ALP 升高，TBil≥5ULN（5 mg/dL 或 85.5μmol/L），伴或不伴 INR≥1.5。患者症状进一步加重，需要住院治疗，或住院时间延长。

4 级（ALF）：血清 ALT 和（或）ALP 水平升高，TBil≥10ULN（10mg/dL 或 171μmol/L）或每日上升≥1.0mg/dL（17.1μmol/L），INR≥2.0 或 PTA＜40%，可同时出现①腹水或肝性脑病；或②与 DILI 相关的其他器官功能衰竭。

5 级（致命）：因 DILI 死亡，或需接受肝移植才能存活。

七、化疗相关性肝损伤（CALI）的临床表现

抗肿瘤药所致的肝损害可分为急性和慢性两种。

（一）急性肝损害

较为常见，为抗肿瘤药或其代谢产物的直接作用所致，在化疗中和化疗后 1 月内均可发生，以化疗后 1 周内多见，急性 CALI 的临床表现通常无特异性。潜伏期差异很大，可短至 1 至数日、长达数月。近一半病例无明显临床症状，容易被忽视，部分患者可有乏力、食欲减退、厌油、肝区胀痛及上腹不适等消化道症状。仅有血清 ALT、AST 及 ALP、GGT 等肝脏生化指标不同程度的升高。胆汁淤积明显者可有全身皮肤黄染、大便颜色变浅和瘙痒等。少数患者可有发热、皮疹、嗜酸性粒细胞增多甚至关节酸痛等过敏表现，还可能伴有其他肝外器官损伤的表现。病情严重者可出现 ALF 或亚急性肝衰竭（SALF）。

（二）慢性 DILI

急性 CALI 发生 6 个月后，血清 ALT、AST、ALP 及 TBil 仍持续异常，或存在门静脉高压或慢性肝损伤的影像学和组织学证据如慢性肝损害如肝纤维化、脂肪性病变、肉芽肿形成、嗜酸性粒细胞浸润等，多由长期用药引起。慢性 DILI 在临床上可表现为慢性肝炎、肝纤维化、代偿性和失代偿性肝硬化、慢性肝内胆汁淤积和胆管消失综合征（VBDS）等。少数患者还可出现 SOS/VOD 及肝脏肿瘤等。SOS/VOD 可呈急性，并有腹水、黄疸、肝大等表现。

在临床上，急性 CALI 占绝大多数，其中 6%～20% 可发展为慢性。有研究显示，急性 CALI 发病 3 个月后约 42% 的患者仍存在肝脏生化指标异常，随访 1 年约 17% 的患者仍存在肝生化指标异常。胆汁

淤积型DILI相对易于进展为慢性。

八、实验室、影像及病理组织检查

(一) 实验室检查

血清ALT、ALP、GGT和TBil等改变是目前判断是否有肝损伤和诊断CALI的主要实验室指标。血清ALT的上升较AST对诊断CALI意义可能更大，其敏感性较高，而特异性相对较低，一些急性DCALI患者ALT可高达正常值上限100倍以上，但也应注意某些CALI未必出现血清ALT显著上升。

对于ALP升高，应除外生长发育期儿童和骨病患者的非肝源性ALP升高。血清GGT对胆汁淤积型/混合型DILI的诊断灵敏性和特异性可能不低于ALP。

血清TBil升高、白蛋白水平降低和凝血功能下降均提示肝损伤较重。其中，血清白蛋白水平下降需除外肾病和营养不良等病因，凝血功能下降需除外血液系统疾病等病因。通常以凝血酶原时间国际标准化比率（INR）≥1.5判断为凝血功能下降，也可参考凝血酶原活动度（PTA）等指标加以判断。

(二) 影像检查

急性CALI患者，肝脏超声多无明显改变或仅有轻度肿大。少数慢性CALI患者可有肝硬化、脾脏肿大和门静脉内径扩大等影像学表现，肝内外胆管通常无明显扩张。影像学SOS/VOD的诊断有较大价值，CT平扫见肝大，增强的门静脉期可见地图状改变（肝脏密度不均匀，呈斑片状）、肝静脉显示不清、腹水等。超声、CT或MRI等常规影像学检查和必要的逆行胰胆管造影对鉴别胆汁淤积型DILI与胆管病变或胰胆管恶性肿瘤等有重要价值。

(三) 病理组织学检查

病理学检查应结合患者临床表现和用药史对组织学改变进行评估，同时描述肝损伤的类型和程度，这对于明确诊断至关重要。经临床和实验室检查仍不能确诊CALI或需进行鉴别诊断时，行肝活检病理组织学检查有助于进一步明确诊断和评估病损程度。下列情况应考虑肝组织活检：①经临床和实验室检查仍不能确诊CALI；②停用可疑药物后，肝脏生化指标仍持续上升或出现肝功能恶化的其他迹象；③停用可疑药物1～3个月，肝脏生化指标未降至峰值的50%或更低；④怀疑慢性CALI或伴有其他慢性肝病时；⑤长期使用某些可能导致肝纤维化的药物，如甲氨蝶呤等。

九、常见肝毒性药物

几乎所有化疗药物均可引起肝损害，轻者可出现肝功能异常，重者可导致中毒性肝炎或暴发性肝衰竭，其发生率占暴发性肝衰竭的20%～40%。肿瘤治疗相关性药物包括细胞毒药物、激素类药物、分子靶向药物、生物反应调节剂以及中草药等。

(一) 具有明显肝毒性的化疗药

主要有：环磷酰胺（CTX）、亚硝脲类药物如卡莫司汀（BCNU）、甲氨蝶呤（MTX）、6-巯基嘌呤（6-MP）、阿糖胞苷（Ara-C）、放线菌素D、依托泊苷（VP-16）、长春新碱（VCR）、达卡巴嗪（DTIC）、甲基苄肼、左旋门冬酰胺酶（L-ASP）等。

1. 烷化剂

CTX可致暂时的转氨酶升高，停药后可恢复。卡莫司汀（BCNU）大剂量使用时，少数患者可产生肝毒性，表现为转氨酶、碱性磷酸酶及胆红素水平升高。尼莫司汀（ACNU）和洛莫司汀（CCNU）亦可引起肝毒性，表现为肝功能短期异常，常为可逆性。

2. 抗代谢药

氟尿嘧啶是现代化疗中的基石，已经证明他与脂肪性肝炎，SOS的发生有关。接受5-FU治疗后患者中40%～47%发展成脂肪变性，虽然有些变化可能是可逆的。氟尿嘧啶联合奥沙利铂或伊立替康增加肝损伤毒性。

3. MTX为叶酸拮抗药，与二氢叶酸还原酶结合后阻止二氢叶酸还原为四氢叶酸，从而干扰DNA的合成，可引起肝功能异常，静脉输注时间长者、较大剂量间歇用药者更易发生。长期小剂量用药可引起转氨酶及碱性磷酸酶升高，肝脂肪变性、纤维化及坏死性肝硬化等，停药后可恢复。

4. 长期大量使用6-MP可能引起肝功能损害，甚至出现黄疸，一般停药后可恢复。长期应用硫唑嘌呤也可致慢性肝内脂肪变性。

5. Ara-C偶尔可引起肝功能异常，出现转氨酶升高及轻度黄疸，停药后即可恢复，大剂量可引起阻滞性黄疸。

6. 奥沙利铂是最常见的与SOS发生有关药物。研究证实了肝窦损伤与化疗药的相关性：接受奥沙利铂化疗的患者79%出现肝窦损伤，而接受其他药物治疗的患者只有23%出现肝窦损伤，具有统计学差异（P<0.001）。同样发现SOS的患者中78%以上的患者接受过奥沙利铂的治疗。奥沙利铂还可以通过免疫反应途径引起血细胞减少。根据MD Anderson的研究，FOLFOX化疗后高达86%患者会出现脾脏体积增大，脾脏体积增大越多，血小板越低，镜下肝窦损伤越严重。因此，奥沙利铂化疗后出现血细胞减少时，除了考虑骨髓抑制，应警惕肝窦损伤导致脾功能亢进这一途径，尤其是发现血小板降低时。另奥沙利铂可以明显影响患者术后恢复。Karoui等报道奥沙利铂为基础的化疗与对照组相比显著增高患者术后并发症发生率（38% vs 14%，P=0.03）。Karoui等报道接受全身化疗（主要是奥沙利铂）患者较没有化疗者有较高肝窦扩张率（49% vs 13.6%，P=0.005）和术后并发症（38 % vs 13.5%，P=0.03），接受大于6周期化疗者术后并发症与小于6个周期比较大大提高（54%vs19%，P=0.047）。此外化疗周期大于10周期者术后观察到5例肝功能衰竭者，在化疗组较高（11% vs 0）。Aloia等发现奥沙利铂使用后更有可能增加围手术期输血率（平均1.9%-0.5个单位，P=0.03），并且住院时间较长（15天 vs 11天，P=0.02），患者接受一个以上的单位输血患者有死亡率增加的趋势。斯特拉斯堡报道通过术前测量吲哚青绿排泄实验测定伴发SOS的患者受损肝储备功能，与正常肝组织相比CLM肝大部切除术有较高的发病率（P=0.03）和住院时间较长（P=0.006）。最近的研究把SOS分成的两个组成部分即肝窦纤维化和扩张，纤维化与术中输血需求增加和肝切除术后肝功能衰竭的发生有关。MDT密切协作可最大限度地发挥效益毒性比和优化患者前化疗的选择。

7. 抗肿瘤抗生素类吡柔比星（THP）有时会引起肝功能异常。放线菌素D可产生肝肿大及肝功能异常。少数患者在接受大剂量丝裂霉素C（MMC）治疗后，产生肝静脉阻塞性疾病综合征，表现为进行性的肝功能损害、胸水及腹水等。

8. 植物来源的抗肿瘤药：长春地辛（VDS）和长春瑞滨（NVB）在少数患者中可引起转氨酶或碱性磷酸酶升高。VP-16偶可引起中毒性肝炎，出现黄疸及碱性磷酸酶升高。

9. 其他抗肿瘤药L-ASP通过分解肿瘤组织中的门冬酰胺而起抗肿瘤作用，可致肝功能异常，部分患者于用药后2周内出现，表现为转氨酶、碱性磷酸酶、胆红素水平升高，多可自行恢复，组织学检查可见肝脂肪病变。他莫昔芬可致非酒精性脂肪性肝炎。DTIC亦可致转氨酶的暂时升高，极少数患者可出现严重肝毒性，甚至可能导致死亡，主要表现为过敏性肝栓塞性静脉炎，并继发肝细胞坏死。

（二）具有肝毒性的抗肿瘤靶向药物

多数靶向药物在肝脏内代谢，肝毒性的具体表现包括胆红素水平升高、转氨酶水平升高、肝炎等。伊马替尼、索拉非尼、吉非替尼、厄罗替尼有相关报道。

厄洛替尼经肝脏代谢和胆道分泌，治疗过程中易发生肝损伤，最常见的肝脏不良反应为3或4级，并有患者在治疗中因肝肾综合征和急性肝衰竭而死亡的报道。FDA发出了安全警告：总胆红素>3ULN的患者使用厄洛替尼时应十分慎重。

吉非替尼也有类似不良反应报道。应用吉非替尼和厄罗替尼期间，若总胆红素增加1倍和/或转氨酶增加2倍，应中断或停止靶向治疗。

伊马替尼会产生较为严重的肝毒性，病理学表现为肝细胞局部灶坏死和炎症细胞浸润，3～4度转氨酶水平升高发生率为1%～1.5%，3～4度胆红素升高发生率0.4%～3.5%，并且已有数例患者因严重的肝损伤导致死亡。在使用伊马替尼的患者中，转氨酶水平的升高通常发生在用药的最初3个月内，但也有3个月后发生，甚至1年后发生转氨酶水平升高的病例。而3～4度转氨酶水平升高的发生率为1%～1.5%，已有因严重肝损伤发生细胞溶解性肝炎导致死亡的病例报道。

建议对使用靶向药物的患者进行肝功能监测，特别是Child-Pugh B、C级和使用CYP3A4/CYP3A5抑制剂（酮康唑、伊曲康唑、环丙沙星等）的患者，若转氨酶值高于正常值上限5倍，应先中断甲磺酸伊马替尼的治疗，待转氨酶恢复正常时可继续治疗，但应减低剂量，而当转氨酶值再次高于正常值上限5倍时，应终止治疗。应用分子靶向药物治疗期间，避免合用可致肝损伤的药物和食物，如对乙酰氨基酚和乙醇。

十、抗肿瘤药肝损伤的防治

（一）降低抗肿瘤药肝损害的发生率

1. 化疗前全面了解患者有无传染性肝炎等肝病史，对肝功能状况进行全面评估，正确选择化疗药物及剂量。

2. 化疗期间应严密监测肝功能同时给予保护肝脏的药物，可减轻抗肿瘤药对肝脏的损害。正确使用解毒抗氧化药物联合抗炎药、抗氧化、解毒、降酶、退黄药物进行护肝治疗。两种不同机制的药物联合使用即可，目前无证据显示两种或以上抗炎保肝药物对CALI有更好的疗效，故不推荐两种或以上抗炎保肝药物联用。在CALI发生风险相对高的治疗中，目前也无确切证据表明预防性应用抗炎保肝药物可减少CALI的发生，但应在用药期间，特别是用药的前3个月加强生化检测，及时发现肝损并给予合理的治疗。

3. 一旦诊断，原则上立即停用可疑抗肿瘤药，2周内综合有效率达90%以上，药物和可能导致肝损伤的药物合用ALT、AST的复常率达70%以上。对于不能停药的轻度肝损伤需要在严密监控下减少可疑化疗导致的肝损伤，急性期建议减少药物的用量。同时加强支持治疗，如卧床休息，清淡饮食、戒酒、控制体重、密切监测肝功能指标等。

4. 积极治疗基础疾病，肝脏基础性疾病可以增加药物性肝损伤的发病风险。恶性肿瘤合并慢性病毒性肝炎病史、肿瘤侵犯肝脏（包括原发性肝癌和转移性肝癌）患者，发生肝毒性的概率升高。我国是乙型肝炎病毒（HBV）感染的高发区，在应用抗肿瘤药物时需更加注意，对于乙肝表面抗原阳性的患者，即使治疗前肝功正常，也建议采用拉米夫定预防治疗。

（二）肝脏功能损害时抗肿瘤药的剂量调整（表1）

许多抗肿瘤药在肝脏代谢，当肝脏功能受到损害时，对药物的代谢能力降低，药物容易在体内蓄积，毒副作用增加。应根据患者的全身状态、肝功能及合并用药情况对一些抗肿瘤药的剂量进行适当调整。

表1 肝脏功能损害时抗肿瘤药的剂量调整

| 肝功能 | | 抗肿瘤药剂量 | | | | |
胆红素/mmol·L⁻¹	AST/IU·L⁻¹	ADM	DNR	VLB/VCR/VP-16	CTX/MTX	5-FU
<1.5	<60	100%	100%	100%	100%	100%
1.5～3.0	60～180	50%	75%	50%	100%	100%
3.1～5.0	>180	25%	50%	不用	50%	100%
>5.0		不用	不用	不用	不用	不用

注：ADM：多柔比星；DNR：柔红霉素；VLB：长春碱

（三）停药标准

怀疑CALI诊断后立即停药，约95%患者可自行改善甚至痊愈；少数发展为慢性，极少数进展为ALF/SALF。有报道，肝细胞损伤型恢复时间约（3.3±3.1）周，胆汁淤积型约（6.6±4.2）周。为避免贸然停药可能导致原发疾病加重的风险，FDA药物临床试验中的停药标准可供参考（出现下列情况之一）。

1. 血清ALT或AST > 8ULN。

2. ALT或AST > 5ULN，持续2周。

3. ALT或AST > 3ULN，且TBil > 2ULN或INR > 1.5　由于机体对药物肝毒性的适应性在人群中比较普遍，ALT和AST的暂时性波动很常见，真正进展为严重DILI和ALF的情况相对少见，所以多数情况下血清ALT或AST水平升高≥3ULN而无症状者并非立即停药的指征；但出现TBil和（或）INR升高等肝脏明显受损的情况时，若继续用药则有诱发ALF/SALF的危险。

4. ALT或AST > 3ULN，伴疲劳及消化道症状等逐渐加重，和（或）嗜酸性粒细胞增多（> 5%）（1B）。

十一、结语

化疗药物在恶性肿瘤治疗中是一把双刃剑。化疗药物性肝损伤的预测和预防是个难题，对于肝损伤发生的高危人群，应遵循各种化疗药物剂量调整的方式。建议对于合并基础肝病、既往抗肿瘤治疗后曾出现肝损伤，使用抗肿瘤药物肝毒性明显或用药剂量较大的患者，抗肿瘤治疗的同时除了密切监视肝脏血清学指标以外，可酌情合用抗炎、解毒、护肝药物，以期达到预防性护肝确保治疗顺利完成的目的。临床医生识别和重视抗肿瘤药物的危险因素有助于正确地做出诊断、加强临床监测及提高合理化用药水平。

59. 肿瘤与心脏疾病关系的研究现状与进展

谢晓冬* 詹 鹏

沈阳军区总医院全军肿瘤诊治中心 沈阳军区总医院肿瘤科

近年来，随着肿瘤的发病率逐年上升，人们对肿瘤的认识也逐步加深。抗肿瘤新药的不断问世，使肿瘤患者获得了长期生存。抗肿瘤治疗引起的相关恶心、呕吐、骨髓抑制的防治也已经建立了完善的诊疗规范。肿瘤患者取得生存获益的同时又不得不面临另一个困境——抗肿瘤治疗相关心脏毒性。抗肿瘤治疗可直接导致心脏疾病、加速心血管疾病的发生或增加心血管疾病发生的风险，严重影响了癌症患者生活质量和健康状况[1]。患者集心脏疾病和肿瘤疾病于一身，使诊疗过程错综复杂。如何将心脏科和肿瘤科有机的整合起来？美国MD Anderson的Dr Edward Yeh早在15年前就提出了建立心脏-肿瘤学项目。2009年，北美国际心脏-肿瘤学会（ICOS）由Dr Carlo Cipolla和Dr Daniel J. Lenihan发起。2011年，加拿大心脏肿瘤网（CCON）也由Susan Dent发起。目前，几大肿瘤专科治疗中心如美国休斯敦的MD Anderson癌症中心、纽约的Sloan-Kettering癌症中心及意大利米兰的欧洲肿瘤研究所已经建立了完整的心脏病学单元[2,3]。在我国，这门新兴学科也逐渐受到重视。2014年中国医学论坛报首次刊登了《祸不单行，催生新兴学科——心脏肿瘤学》等文章，详细介绍了肿瘤心脏病学这门学科的发展历程。2015年中国心脏大会也报道了肿瘤与心脏关系的相关研究进展。笔者现将肿瘤与心脏疾病相关问题阐述如下。

一、抗肿瘤药物相关心脏毒性

（一）化疗药物相关心脏毒性

1. 蒽环类

蒽环类药物引起的心脏毒性反应分为急性、慢性和迟发性三种。临床上主要表现为心功能衰竭和心律失常[4]。急性心脏毒性在给药后数小时或数天内发生，表现为心内传导紊乱和心律失常，极少数病例表现为心包炎和急性左心衰。慢性心脏毒性临床最为常见，多在化疗的一年内发生，表现为左心室功能障碍，最终可导致心衰。迟发性心脏毒性在完成化疗一年后发生，主要表现为隐匿性心室功能障碍、充血性心力衰竭及心律失常。Fumolea等研究表明，慢性、迟发性心脏毒性发生的危险因素为累积剂量高、静脉给药的方式、心脏病史、高血压及纵隔放疗等[5]。有研究认为心脏毒性与氧自由基形成及铁离子代谢紊乱有关[6]。蒽环类药物心脏毒性与累积剂量呈正相关且不可逆。有关研究表明，多柔比星的最大累积量为550mg/m²（放疗或合并用药的最大累积量为350～400 mg/m²）；表柔比星的最大累积量为900～1000mg/m²（使用过多柔比星的最大累积量为＜800 mg/m²）[7]。

2. 烷化剂

烷化剂环磷酰胺的心脏毒性通常表现为QRS波群波幅降低，非特异性T波或sT段异常、快速型心律失常和完全性房室传导阻滞。在接受大剂量CTX治疗（在1周内使用120～170mg/kg）的患者中，急性起病的暴发型充血性心力衰竭（CHF）发生率高达28%。顺铂与室上性心动过速、心动过缓、ST-T改变、急性心肌缺血等有关。心脏损害可能继发于顺铂的肾小管毒性引起的低镁血症或顺铂引起的高血压[8]。

3. 紫杉类

作用于细胞微管的紫杉醇（TAX）引起的心脏毒性目前多有报道，但因其引起的心脏症状多不典型且轻微，临床上常常被忽略。紫杉醇可引起无症状可逆性心动过缓、血压改变、心律失常、心肌炎、心包炎、心包填塞等一系列心脏改变。其中心动过缓是最常见的心脏不良反应。TAX引发胸痛临床发生率为0.2% ~ 4%[9-10]，其机制可能为心血管内皮细胞功能失调引起的血管痉挛。TAX可以激活蒽环类药物代谢物的产生途径，提示它可能会加剧蒽环类药物对心脏的损伤[11]。

4. 抗代谢类药物

5-FU常常导致心肌缺血而诱发胸痛，发生率为1% ~ 18%。胸痛的产生可以非常迅速，甚至在全身血药浓度达到顶峰时即可产生。胸痛的种类包括劳累型心绞痛、静息型心绞痛、变异型心绞痛。卡培他滨引起胸痛的发生率约为5-FU的一半。其共同的机制可能为氟尿嘧啶类药物改变了控制血管平滑肌细胞张力的信号通路从而引起血管收缩[12-13]。

（二）分子靶向治疗药物相关心脏毒性

分子靶向治疗以其高度的靶向性、治疗的方便性和较轻微的不良反应被广泛的应用于恶性肿瘤的治疗中。然而分子靶向药物也常常会导致心血管不良反应。曲妥珠单抗（herceptin）是治疗乳腺癌常用的靶向药物，其心脏毒性与剂量无关，且往往是可逆的[14]。研究显示，单独使用曲妥珠单抗的患者中，心功能不全的发生率为1% ~ 7%，尤其是充血性心力衰竭（CHF）和左心室射血分数（LVEF）的降低。曲妥珠单抗与紫杉类联用所致的心功能不全的发生率为4% ~ 13%。与蒽环类和环磷酰胺联用的发生率为19% ~ 27%[15]。小分子化合物酪氨酸激酶抑制剂伊马替尼（imatinib）以其较高的有效率和缓解率成为靶向治疗成功的典范，是全球第一个获得批准的肿瘤发生相关信号传导抑制剂，已成为α-干扰素治疗失败的慢性粒细胞白血病（CML）和复发难治性胃肠道间质瘤（GIST）患者的首选药物。有报道显示CML患者在给予伊马替尼数月之后出现了严重的心脏损伤，甚至充血性心力衰竭，心肌活检可见心肌细胞超微结构异常[16]。硼替佐米（bortezomib）在使用过程中也有过出现严重不可逆的充血性心力衰竭的报道[17]。克唑替尼临床试验阶段曾观察到QT间期延长。有报道指出，每100ng/ml克唑替尼会使心率下降2.5次，1.3%的患者会出现QT间期延长。多靶点药物索拉非尼和舒尼替尼可引起心肌病理性损伤，左心室射血分数（LVEF）下降，甚至充血性心力衰竭。其发生机制目前可认为与多种激酶受到抑制、心脏毛细血管密度降低、内皮细胞修复能力减弱、ATP耗竭、细胞凋亡增多有关。若LVEF下降超过基线20%应停药。高血压是抗血管生成靶向治疗药物贝伐珠单抗的最常见不良反应[18]。部分研究者报道血管紧张素转换酶抑制剂（ACEI）可以治疗贝伐单抗引起的高血压[19]。重组人血管内皮抑素（endostar）是我国自主研发的抑制肿瘤血管生成的抗癌新药。Ⅰ ~ Ⅲ期临床研究中，对非小细胞肺癌取得良好疗效，但也发现了其心脏毒性，例如窦性心动过速、轻度ST-T改变、房室传导阻滞、房性早搏、偶发室性早搏等，常见于有冠心病、高血压病史的患者。

（三）放射治疗相关心脏毒性

放疗是恶性肿瘤治疗的一个重要的组成部分，放射线对心脏的损伤是胸部肿瘤放疗常见的并发症之一。心脏的损害可发生在放疗过程中或放疗结束后。可能的机制目前认为主要是：①放射线损伤血管内皮细胞，使其破坏，内腔闭塞，出现微循环障碍，发生心肌缺血，最后导致纤维化；②放射线引起的组织破坏和早期炎症所致的免疫反应及淋巴管上皮损伤引起的淋巴循环障碍；③放射线损伤冠状动脉内皮细胞，与高脂血症、化疗药物等协同作用诱发或加重冠状动脉粥样硬化[20, 21]。心脏组织对放射线的耐受能力差别大，其中以心肌细胞最强，而微循环系统则较弱。因此，放射线首先损伤心脏的微循环系统，引起心脏毛细血管内皮细胞的损伤，致微循环障碍而发生心肌缺血、缺氧，出现心功能损伤，进而累及结缔组织和心肌细胞。心脏受照射的剂量和面积越大，心脏损伤的发生率越高[22]。心脏放射损伤，轻者表现为血清酶谱升高、心功能降低，各种心律失常及心电图异常，重者则表现为急慢性心包炎、心肌炎，甚至全心炎，远期会导致心肌硬化及冠心病[23, 24]。2013年3月14日《新英格兰医学杂志》发表了一项病例对照研究显示，乳腺癌放疗可导致以后缺血性心脏病的发生率增加。即使最小的辐射剂量也会增加风险（1Gy辐射与冠脉事件增加7.4%有关）。冠脉事件风险出现于放疗后5年，并在20年内持续存在，放疗前已存在心脏危险因素的患者风险更高[25]。

二、心脏肿瘤

心脏肿瘤根据来源分为原发和继发性肿瘤。心脏肿瘤的临床表现多样，无特异性，以胸闷、胸痛等血流阻塞症状最常见，其他症状包括心悸，头晕，器官栓塞，发热、消瘦等全身症状和咳嗽、咳血等呼吸道症状。

（一）心脏原发肿瘤

心脏原发肿瘤是指起源于心包、心肌或心内膜的原发性肿瘤，发病率为0.001%～0.3%，其中约80%为良性肿瘤[26, 27]，多为黏液瘤，最常见于左心房，其次为右心房，其他的有脂肪瘤、血管瘤、纤维瘤、错构瘤畸胎瘤等。心脏恶性肿瘤种类较多，绝大多数来源于间叶组织，其中约95%为肉瘤[28]，包括血管肉瘤、横纹肌肉瘤、脂肪肉瘤等，常发生于右心。

（二）心脏继发肿瘤

心脏继发肿瘤为恶性肿瘤的心脏转移。最常见的转移部位是心包，约占90%，心腔和心肌受累约为10%。转移途径多以血行为主，其次也可经淋巴道转移或由邻近的肺部、纵隔、胸壁和乳腺等肿瘤向心脏浸润。除颅内、脊髓肿瘤外，身体各部位肿瘤均可侵犯心脏，以肺癌和食管癌多见。原发性肝癌通过肝静脉转移至下腔静脉、心脏，在下腔静脉、右心房内形成癌栓。黑色素瘤心脏转移发生率高达50%～71%，由于恶性黑色素瘤为血行转移，大部分转移性恶性黑色素瘤位于心肌内，可以累及心脏所有结构，以右心腔更常见，心瓣膜非常少见[29]。肾癌、软组织肉瘤引起的心脏转移也有报道。

三、肿瘤分泌的细胞因子对心血管的影响

肿瘤及其治疗过程中分泌的细胞因子及代谢产物对心血管的影响，目前国内外鲜有报道。一些实体瘤及血液系统肿瘤，例如急性淋巴细胞白血病、Burkitt淋巴瘤、小细胞肺癌等，对放化疗敏感，但在治疗过程中易出现肿瘤溶解综合征（TLS）。临床表现为高钾血症、高磷血症、低钙血症、酸中毒和肾功能衰竭等。高钾血症可引起严重的心律失常、心电图改变甚至心脏骤停。血磷升高，磷酸盐沉积在心血管系统也易出现恶性心律失常。肾功能衰竭使心脏前负荷增加，诱发或加重充血性心力衰竭。放射线可直接损伤血管内皮细胞，内皮功能障碍可以降低血管阻力并增加趋化因子和黏附因子等释放，如肿瘤坏死因子（TNF）、白细胞介素（IL-1、IL-6、IL-8）、单核细胞趋化因子、血小板源性生长因子（PDGF）、生长转化因子（TGF-β）、成纤维细胞生长因子（FGF）、金属基质蛋白酶（MMPS）、金属蛋白酶组织抑制物（TIMP）、核因子κB（NF-κB）等，还有一些原癌基因（c-fos、c-myc、c-jun等）暂时性高表达，促使纤维化及炎症反应发生，从而导致心肌细胞损伤[30]。晚期恶性肿瘤本身可产生诸多细胞因子[31]，如肿瘤坏死因子α（TNF-α）、血管紧张素Ⅱ、干扰素γ（IFN-γ），及白介素（ILs）。TNF-α由激活的巨噬细胞产生，发挥抗肿瘤作用，同时也参与恶病质形成。TNF-α参与了急性心肌缺血事件及充血性心力衰竭的过程[32]，其异常释放可以促使心肌远端微血管的收缩，并造成微循环的功能障碍[33]。另外，最近Noemi Pavo等的研究显示[34]，无心脏毒性药物治疗史的恶性肿瘤患者，随着肿瘤的进展，血液中N端脑钠肽前体（NT-proBNP）、中间段肾上腺髓质素原（MR-proADM）、c端内皮缩血管肽前体1（CT-proET-1）和高敏肌钙蛋白（hs-TnT）水平都会逐渐升高，提示肿瘤进展与亚临床功能和形态的心肌损伤的发生直接相关，但机制尚不明确。

心脏和肿瘤的关系密不可分。在肿瘤的诊疗过程中，都需要心脏科医生和肿瘤科医生的共同参与。2016年6月，笔者参加了在中国大连举办的由夏云龙教授、张运院士、刘基巍教授、刘强教授、

于世英教授、王珊珊女士等发起的我国首届肿瘤心脏病学专家研讨会，针对肿瘤心脏病学的现状与发展、抗肿瘤治疗的相关心脏毒性、心血管疾病与恶性肿瘤的相关危险因素分析等进行了讨论。肿瘤心脏病学作为肿瘤科和心脏科的交叉学科，通过肿瘤专家和心脏专家的合作，全面评估治疗效果和潜在风险，对心脏损害进行早期监管和预防，优化恶性肿瘤的治疗，从而将不利于患者预后的因素降到最低[35]。

参 考 文 献

［1］ Weaver KE,Foraker RE,Alfano CM,et al. Cardiovascular risk factors among long-term survivors of breast,prostate, colorectal,and gynecologic cancers:a gap in survivorship care?［J］.J Cancer Surviv,2013,7(2):253-261.

［2］ Cardinale D,Colombo A,Lamantia G,et al.Cardio-oncology:a new medical issue［J］.Ecancermedicalscience,2008,2: 126.

［3］ Yeh ET.Onco-cardiology:the time has come［J］.Tex Heart Inst J,2011,38(3):246-247.

［4］ 刘良,刘兆喆.小剂量卡维地洛联合坎地沙坦在乳腺癌辅助化疗中预防蒽环类药物心脏毒性的作用［J］. 中华肿瘤杂志,2013,12,35(12):936-940.

［5］ Fumoleau P,Roehe H,Kerbrat P,et a1. French adjuvant study group lon g-terra cardiac toxicity after adjuvant epirubicin-based chemotherapy in early breast cancer:French adjuvant study group results［J］. Ann Oncol,2006,17(1):85-92.

［6］ Ammar e1. SM,Said SA,Suddek GM,et a1. Amelioration of doxorubicin-induced cardiotoxicity by deferiprone in rats ［J］.Can J Physiol Pharmacol,2011,89(4):269-76.

［7］ 中国临床肿瘤学会.(CSCO),中华医学会血液学分会. 蒽环类药物心脏毒性防治指南(2013版)［J］. 临床肿瘤学杂志,2013,18(10):925-933.

［8］ Nieto Y,Cagnoni P,Bearman SI,et a1. Cardiac toxicity follow-ing high-dose cycl0ph0 phamide,cisplatin and BCNU for breast cancer［J］. Biol Blood Marrow Transplant,2000,6(2A):198-203.

［9］ Schrader C,Keussen C,Bewig B,et a1. Symptoms and signs of an acute myocardial ischemia caused by chemotherapy with Paclitaxel in a patient with metastatic ovarian carcinoma［J］. Eur J Med Res. 2005,10:498-501.

［10］ Shah K,Gupta S,Ghosh J,et a1. Acute non-ST elevation myocardial infarction following paclitaxel adminisration for ovari-an carcinoma:a case report and review of literature［J］. J Cancer Res Ther. 2012,8:442-444.

［11］ Gianni L,Salvatorelli E,Minotti G. Anthracycline cardiotoxicity in breast cancer patients:synergism with trastuzumab and taxanesl［J］. Cardiovasc Toxicol,2007,7(2):67-71.

［12］ Sudhoff T,Enderle MD,Pahlke M,et a1. 5-Fluorouracil induces arterial vasocontractions［J］. Ann Oncol, 2004, 15: 661-664.

［13］ Polk A,Vistis K,Vaage-Nilsen M,et a1. A systematic review of the pathophysiology of 5-Fluorouracil-induced cardiotox-icity［J］. BMC Pharmacol Toxicol,2014,15:47.

［14］ Ewer MS. Vooletich MT.Durand JB. Reversibility of trastuzumab-rdated cardiotoxidty,new insights based on clinical course and response to medical treatment［J］. JClin Oncol,2005,23(31):7820-7826.

［15］ Seidman A,Hudis C,Pierri MK,et a1. Cardiac dysfunction in the trastuzumab clinical trials experience［J］. Jclin Oncol, 2002,20(5):1215-1221.

［16］ Kerkela R,Grazette L,Yacobi Rt et a1. Cardiotoxicity of the cancer therapeutic agent imatinib mesylate［J］. Nat Med, 2006. 12(8)I 908-916.

［17］ Jens V,Giuseppe G.Severe reversible cardiac failure after bonezomib treatment combined with chemotherapy in a non-small cell lung cancer patient,a case report［J］. BMC Cancer,2006,6,129.

［18］ Zhu X,Wu S,Dahut wL,et a1. Risks of proteinuria and hypertension with bevacizumab. an antibody against vascular en-dothelisl growth factor,systematic review and meta-analysis［J］. Am J Kidney Dis,2007,49(2):186-193.

［19］ Dincer M,Ahundag k. Angiotensin-converting enzyme inhibitors for bevacizumab induced hypertension［J］. Ann Phar-macother,2006,40(12):2278-2279.

［20］ 范风云,石梅,张丙芳. 放射性心脏损伤及防护的研究进展［J］.心脏杂志,2006,18(6):721-723.

［21］ 武霞,王宇,汪延明. 胸部肿瘤放射治疗对心脏损伤的研究进展［J］. 实用医药杂志,2011,28(5):470-473.

［22］ 贾丽,王仁本,于金明,等.食管癌放疗后复发的再放疗32例疗效观察［J］. 中华肿瘤防治杂志,2006,13(11):863-

864.

[23] 蔡广,李全岳,王德文,等.雷达微波暴露对人心电图的影响[J]. 心脏杂志,2006,18(3):325.

[24] Lee PJ,Mallik R. Cardiovascular effects of radiation therapy:practical approach to radiation therapy-induced hean disease[J]. 2005,13(2):80-86.

[25] Darby SC,Ewertz M,McGale P,et al. Risk of ischemic heart disease in women after radiotherapy for breast cancer[J]. N Engl J Med,2013,368(11):987-998.

[26] Patel J,Sheppard MN.Pathological study of primary cardiac and pericardial tumours in a specialist UK Centre:surgical and autopsy series[J].Cardiovasc Pathol,2010,19(6):343-352.

[27] Lamba G,Frishman WH.Cardiac and pericardial tumours[J].Cardiol Rev,2012,20(5):237-252.

[28] Look Hong NJ,Pandalai PK,Hornick JL,et al. Cardiac angiosarcoma management and outcomes:20-year single-institution experience[J]. Ann SurgOncol,2012,19(8):2707-2715.

[29] Chert RH ,Gaos CM ,Frazier OH ,et al. Completeresection of right atrial intracavitary
. Metastatic melanoma[J]. Ann Thorac surg,1996,61:1255-1257.

[30] 叶江枫 , 蒙育林 , 杜志强 . 放射性心脏损伤初期核因子κB 的变化及影响.中华临床医师杂志(电子版),2007,1(5):113.

[31] Martins T,Vitorino R,Moreira-Goncalves D,et al. Recent insights on the molecular mechanisms and therapeutic approaches for cardic cachexia[J]. Clin Biochem,2014,47(1-2):8-15.

[32] 潘晓明,吴宗贵,黄佐,等. TNF-α水平对急性心肌梗死预后的影响[J]. 心脏杂志,2004,16(1):39-40.

[33] 张庆勇,葛均波,朱建华,等. 肿瘤坏死因子及内皮素的异常与心肌微循环功能障碍程度相关性的研究[J]. 中华心血管病杂志,2006,7(34):635-638.

[34] Pavo N,et al. Cardiovascular biomarkers in patients with cancer and their association with all-cause mortality[J]. Heart,2015,101:1874-1880.

[35] 彭毅,谭文勇.抗肿瘤治疗相关的心脏血管毒性:肿瘤心脏病学亟待跟进[J]. 临床与病理杂志,2015, 35(3):434.

60. 胸腺瘤的诊断与内科治疗

许建萍

国家癌症中心/中国医学科学院北京协和医学院肿瘤医院

胸腺瘤/胸腺癌来源于胸腺上皮，有别于胸腺非上皮来源的肿瘤，如淋巴瘤、精原细胞瘤、脂肪瘤等。其通常位于前上纵隔，然而纵隔的其他区域、颈部、肺门、甲状腺、肺或胸膜也可出现胸腺瘤。大多数胸腺瘤患者为40~60岁，中位发病年龄为45岁，并且稍微以男性患者为主。胸腺瘤发病率低，约为0.15/10万，占纵隔肿瘤的20%左右，在所有恶性肿瘤中约占0.2%~1.5%，多位于前上纵隔，约占成人前上纵隔肿瘤的50%。

胸腺肿瘤往往与多种自身免疫综合征相关，如重症肌无力、单纯红细胞再生障碍性贫血（PR-CA）等。胸腔播散是胸腺肿瘤独特的生物学行为，且存在组织学异质性。自1901年Laquer等首先报道1例伴重症肌无力（MG）的胸腺瘤患者后，1910年德国的von Haberer进行了首例胸腺瘤切除术。目前主要治疗方法包括手术、放疗、化疗及靶向治疗。胸腺瘤的治疗以手术为主，手术完整切除后的胸腺瘤复发率为10%~30%；不完全切除或者仅做活检的侵袭性胸腺瘤术后放疗地位已经明确；30%的患者确诊时即为进展期胸腺瘤，包括侵犯邻近脏器，向胸膜、心包播散，以及胸腔外脏器的转移。对于进展期胸腺瘤，化疗可降低肿瘤负荷为后续手术或放疗创造机会，减少远处转移，提高患者生存率。研究表明胸腺瘤对某些细胞毒性化疗药物较为敏感，而胸腺癌对这些药物的敏感性较胸腺瘤差。以铂类为基础的化疗有一定作用。近年来，不少研究机构对胸腺肿瘤的分子特征进行了研究，以期找到新的个体化靶向治疗靶点和更好的预后分子标志。目前，针对胸腺肿瘤的分子靶向治疗多为个案报道和小样本的研究。

一、病理分类

现广泛使用世界卫生组织（World Health Organization，WHO）对其进行的分类：

A型（髓质型胸腺瘤）：组织学上由非恶性的梭形细胞和少量淋巴细胞组成，镜下见梭形/卵圆形肿瘤上皮细胞均匀分布，缺乏核异型性。

AB型（混合型胸腺瘤）：肿瘤由具有A型胸腺瘤特征的局限小灶和富含淋巴细胞的局限小灶混合而成。

B1型（皮质为主型胸腺瘤）：肿瘤表现为类似于正常功能胸腺样组织，即由与正常胸腺皮质无法区别的膨大区和与其相连的近似胸腺髓质的区域组成，镜下可见含空泡状核和小核仁的上皮细胞及丰富的淋巴细胞群。

B2型（皮质型胸腺瘤）：一种淋巴细胞为主型胸腺瘤，大量的淋巴细胞背景中，散在分布着空泡状核的圆形细胞；镜下在可见饱满的带有囊状核及清晰核仁的肿瘤细胞，血管周围区域正常。

B3型（分化良好的胸腺癌）：肿瘤主要由圆形或多角形、轻中度异型的上皮细胞组成，其间夹杂少量淋巴细胞和鳞状化生灶。

C型（胸腺癌）：组织学呈恶性表现，由高度异型性细胞组成，其细胞结构特征与胸腺器官不同，而与其他器官中所见的癌类似。尽管其基质可见许多淋巴细胞，但它们是B细胞和成熟T细胞。

胸腺癌缺乏胸腺瘤中存在的不成熟T淋巴细胞根据组织学形态的不同，分为鳞癌、淋巴上皮瘤样癌、肉瘤样癌（癌肉瘤）、透明细胞癌、基底细胞样癌、黏液表皮样癌、小细胞癌、鳞状小细胞癌、腺癌、腺鳞癌及类癌。

二、临床分期

胸腺肿瘤（包括胸腺瘤和胸腺癌）的分期主要依赖于原发肿瘤的范围以及是否存在对毗邻结构的侵犯和（或）播散。Masaoka分期系统是当今应用最广泛的分期标准。该标准是1981年Masaoka总结的分期方案，其与预后有明显的相关性。

1994年Masaoka修订分期：

Ⅰ期：肉眼所见，完整的包膜，显微镜下，包膜未受侵；

Ⅱa期：显微镜下见包膜受侵；

Ⅱb期：肉眼所见，周围脂肪组织或纵隔胸膜受侵；

Ⅲ期：肉眼所见，邻近器官受侵（如心包、大血管或肺）；

Ⅲa期：没有侵犯大血管；

Ⅲb期：侵犯大血管；

Ⅳa期：胸膜和（或）心包播散；

Ⅳb期：淋巴系统或血行转移。

数项大型病例系列研究表明，使用Masaoka系统分期与生存率密切相关：Ⅰ期5年总体生存率为94%～100%；Ⅱ期5年总体生存率为86%～95%；Ⅲ期5年总体生存率为56%～69%；Ⅳ期5年总体生存率为11%～50%。

三、临床表现

胸腺瘤的临床表现各异，主要分为三种形式。

第一，患者无症状，在体检行胸部影像学检查时偶然发现。多数胸腺瘤生长缓慢，30%～50%的胸腺瘤患者可无症状，多在偶然的体检X线片检查时发现。

第二，局部（胸部）症状为主要临床症状。胸腺瘤通常局限于胸腺及其周围器官，前纵隔肿块引起的胸部症状与肿瘤大小以及其对邻近器官的影响有关，常见的表现有咳嗽、胸痛、呼吸困难，也可见吞咽困难、声音嘶哑、喘鸣、霍纳综合征、上腔静脉综合征等。此外肿瘤胸腔内播散导致的胸膜腔积液或心包积液亦可引起相关的局部症状。此外，少数侵袭性强的肿瘤还可引起全身症状，如发热、体重下降、食欲减退、盗汗等，

胸腺癌往往比胸腺瘤更具侵袭性，大多数这类患者常常表现为纵隔结构侵袭的临床表现，可表现为咳嗽、胸痛、膈神经麻痹或上腔静脉综合征。胸腺瘤转移通常发生在胸腔内（胸膜、肺、心包），而胸腺癌转移则可能发生在远处（肝脏、骨、脑部、腹部）以及胸腔，约7%的患者在就诊时，有胸外转移的相关症状，常见转移的部位有肾脏、胸外淋巴结、肝脏、脑、肾上腺、甲状腺和骨。

第三，以副肿瘤综合征为主要表现。胸腺瘤与多种副肿瘤性疾病有关，其中最常见的是重症肌无力，见于0～40%的病例。

四、治疗

对于不同分期的患者，具体临床治疗策略如下。

Ⅰ期：患者首选手术治疗。对于无包膜浸润的胸腺瘤患者，根治术后复发的风险较低，术后无需行放疗或化疗。但该类患者需每年行胸部影像学检查（CT或MRI）来复查，定期随访以排除复发。

Ⅱ期：Ⅱ期定义为镜下（Ⅱa）或肉眼可见（Ⅱb）的肿瘤侵透包膜。术后治疗策略取决于手术切除的范围和有无其他高危因素。对于肿瘤完整切除且切缘阴性（R0）的患者，如果术后病理提示存

在高危因素（病理分期为Ⅱb期、切缘较窄、WHO分级病理类型为B型、肿瘤与心包粘连），为了降低复发风险，应该考虑术后放疗。Ⅱa期疾病且无其他高危因素的患者术后通常不需要任何治疗。但对于术后病理标本提示镜下（R1）或肉眼（R2）切缘不净的患者，需要术后辅助化疗。对于胸腺癌患者，虽然证据较弱，但可能要在放疗基础上联合全身化疗。

Ⅲ期：Ⅲ期定义为肿瘤侵犯心包或肺、伴或不伴大血管侵犯。Ⅲ期患者应该考虑多学科治疗，可能的治疗策略包括新辅助放化疗后手术，术后辅助化疗或术后放疗；①对于Ⅲ期疾病患者，应该尽量争取手术机会。手术可在初诊时或新辅助治疗后进行，手术的目标是完全切除肿瘤且切缘阴性。由于存在复发的风险，完全切除后应进行辅助放疗；②如果术中发现无法完整切除，则应最大程度地减瘤然后行术后放疗。由于可能损伤呼吸功能，应该避免双侧膈神经切除；③新辅助化疗常用于提高完全切除的概率。新辅助化疗前，尽量完善穿刺活检明确病理诊断。尚不确定新辅助化疗的最佳时机、持续时间及药物。新辅助化疗后患者应该再次接受评估，以明确肿瘤是否可切除。如果病变可切除，患者应进行手术，可能要联合术后放疗。如果仍无法切除，可考虑放疗联合化疗。

Ⅳ期：对于有广泛胸膜和（或）心包转移的患者及手术无法切除的患者，目前推荐内科治疗。但对于部分Ⅳa期患者仍有根治性切除机会，术前可先行新辅助化疗，后续根据治疗效果选择合适的手术，具体治疗策略参见Ⅲ期患者。日本名古屋大学的Yano等进行了一项回顾性研究，发现扩大根治性性手术切除可使Masaoka Ⅳa期胸腺瘤患者获益，胸膜转移结节数影响其完全切除率。该回顾性研究共纳入了1991年至2010年日本32家医院的2835例胸腺瘤患者，其中136例出现胸膜转移并接受了手术切除，研究结果显示，少量胸膜转移结节（≤10个）利于完全切除，且预后也较大量胸膜转移结节＞10个好，接受完整切除的患者预后也比姑息切除患者的预后好。所以如果胸膜是胸腺瘤的唯一转移部位，积极的多学科治疗仍然可行并且可能实现疾病的长期控制。

五、化疗

对于进展期胸腺瘤，化疗的作用有两点，第一是降低肿瘤负荷为后续手术或放疗创造机会，其次是减少远处转移，提高生存率。化疗后复发或进展的患者，可进行二线治疗。尽管胸腺癌发病率很低，但诊断时多已是晚期，全身性治疗尤为重要。对于局部进展期胸腺瘤，化疗是治疗的重要组成部分，常采用化疗联合局部治疗的模式，如术前化疗后手术、手术联合术后化疗或同步放化疗。对于进展期或已发生远处转移的胸腺瘤患者，化疗是姑息性治疗，可改善肿瘤相关症状，延长肿瘤控制时间，以期延长患者生存期，提高患者生活质量。由于侵袭性胸腺瘤患者手术治疗后生存率较低，尤其是在次全切除术后或存在术后残留病灶的患者，即使接受纵隔放疗，疗效仍不令人满意；因此，化疗在侵袭性胸腺瘤治疗中所起的作用正日益受到重视。近来国外已开展将手术切除前、后辅以化疗作为胸腺瘤的治疗，有较高的疗效和完全缓解率。多项研究的结果分析显示，有效的术前化疗使Ⅲ期患者肿瘤完全切除率由单纯手术的50%提高到72%，5年生存率也从65%提高为78%。因此对Ⅲ期～Ⅳ期侵袭性胸腺瘤应行化疗，对术后判断为Ⅱ期及其以上的胸腺瘤患者应辅以术后辅助性化疗，以减少复发。1995年Cowen等研究结果表明，预后不良与以下四个因素有关：①出现纵隔压迫症状；②未施行化疗；③年龄小；④分期为Ⅲ期以上者。因而化疗可以作为Ⅲ、Ⅳ期患者术后的辅助治疗。术前化疗可使肿块缩小从而提高手术切除率。对于晚期不能手术，或复发、转移的患者可作为姑息治疗。目前，对于出现复发或转移的Ⅲ～Ⅳ期患者的治疗，国际上普遍采用化疗，均认为化疗可使部分患者肿瘤得到缓解，并使生存时间得到延长。

化疗是不可切除性或转移性胸腺瘤或胸腺癌患者的首要姑息治疗方式。多项研究结果支持以顺铂为主的联合方案作为晚期或复发、转移的恶性胸腺瘤的首选治疗方案。尽管顺铂（DDP）的单药有效率经ECOG组织的多中心随机研究观察仅10%，中位生存期仅76周，然而临床上用含顺铂的联合化疗方案治疗手术、放疗后进展或出现远处转移的病例，多可取得满意疗效。有报道以DDP为基础的联合化疗能明显提高疗效. 总有效率为84%，而不含DDP者为58%。疗效与DDP剂量相关，小剂量DDP（50mg/m²）疗效不明显。一线治疗可选择方案包括：环磷酰胺/多柔比星/顺铂、环磷酰胺/多柔比星/顺铂/泼尼松、环磷酰胺/多柔比星/长春新碱/顺铂、依托泊苷/顺铂、依托泊苷/异环磷酰胺/顺铂、紫杉醇/顺铂。二线治疗可选择的药物：依托泊苷、异环磷酰胺、培美曲塞、吉西他滨、紫杉醇、奥曲肽联合或不联合泼尼松。

虽然胸腺瘤和胸腺癌的起源肿瘤细胞相同，但胸腺癌更具侵袭性，化疗的效果也较差，发生远处转移的可能性高。B1型胸腺瘤的10年生存率能够达到95%，而胸腺癌的5年生存率仅为30%～50%。研究显示，以铂类药物为基础的化疗方案治疗胸腺癌，虽然试验例数都较少，但55%～90%的患者获得客观缓解，5年生存率为30%～55%。而对于铂类化疗失败的患者，目前仍没有标准治疗方案，常用于二线治疗的药物有很多种，包括：依托泊苷、异环磷酰胺、培美曲塞、奥曲肽、5-FU加亚叶酸、吉西他滨和紫杉醇。由于预后差，胸腺癌缺乏全身性治疗方法的困境现状更为突出，一些靶向治疗药物的疗效也不尽如人意。

Loehrer等采用CAP方案化疗，在30例手术未能切除的局限期恶性胸腺瘤患者，具体方案为DDP50mg/m²静脉滴注，第1天；CTX 0.5/m²静脉推注，第1天；ADM50mg/m²静脉推注，第1天；3周为1周期，化疗2～4周期，病情缓解或稳定予以胸部放疗（54Gy）。结果显示，完全缓解（CR）3例，部分缓解（PR）12例，总有效率（CR+PR）69.6%，中位生存期38个月。5年生存率32%。未见明显毒副作用。作者认为，CAP方案化疗加放疗可提高患者生存期，是局限期未能切除的恶性胸腺瘤较理想的方案。

Giaccone等用PE方案（DDP+VP-16）治疗了16例晚期或复发性恶性胸腺瘤。具体方案为DDP 60mg/m²静脉滴注，第1天；VP-16 120mg/m²静脉滴注，第1、2、3天，3周为1周期，每个患者平均化疗6个周期。结果显示：CR5例，PR4例，有效率56.3%，中位无瘤生存期及生存时间分别为2.2年、4.3年。该方案毒副作用不大，主要为白细胞减少、恶心、呕吐、脱发，患者可耐受，可见PE方案不失为恶性胸腺瘤的有效化疗方案之一。

Fornasiero等采用由阿霉素（ADM）、DDP、长春新碱（VCR）、环磷酰胺（CTX）组合的ADOC方案（DDP 50mg/m² d1，ADM 40mg/m² d1，VCR 0.6mg/ m² d3，CTX 700mg/m² d4，21天为一个周期）治疗37例晚期浸润型胸腺瘤，RR91.8%，CR43%，16例CR患者中7例随后接受根治手术达到病理CR（PCR），中位生存期15个月。Koizumi等报道一组8例胸腺癌患者应用ADOC方案化疗，总临床有效率为75%，中位生存期19个月。

2001年Loehrer等报道了应用VIP方案治疗34例晚期胸腺瘤及胸腺癌患者，依托泊苷（VP-16）75mg/m2 dl～4，异环磷酰胺（IFO）1.2g/m2 dl～4，DDP 20mg/m2 dl～4，21天为一个周期，化疗4周期。可评价疗效者28例，无CR病例，PR9例，总有效率（CR+PR）32%，中位至进展时间11.9个月，中位生存期31.6个月，1年和2年生存率分别为89%和70%，毒副反应可耐受。因而认为VIP方案适合用于晚期胸腺瘤及胸腺癌患者。

日本的研究显示CODE（DDP+VCR+ADM+VP-16）方案在12例晚期胸腺癌患者中的疗效，PR9例，PD1例，总有效率42%，中位生存期46个月，1年和2年生存率分别为80%和58%，毒副反应轻微。2007年日本Yokoi等报道应用CAMP方案：顺铂、阿霉素、甲基泼尼松龙，治疗14例晚期侵袭性胸腺瘤患者，有效率高达92.9%，5年和10年生存率皆为80.7%。

2006年ASCO报道了培美曲塞治疗复发性胸腺瘤或胸腺癌的Ⅱ期临床试验，23例患者中CR2例，PR2例，PD5例。从而认为对于以前曾经多次治疗过的复发性胸腺瘤患者，培美曲塞是一种非常有效的药物。在美国的一项协作组研究中，29例转移性或进展性胸腺瘤患者接受了CAP方案（顺铂、多柔比星加环磷酰胺）化疗。总体缓解率和完全缓解率分别为50%和10%，中位生存期为38个月。

通常胸腺癌的缓解率要低于胸腺瘤，但目前发表的临床研究仅纳入了很少的胸腺癌患者。目前认为治疗胸腺恶性肿瘤有效药物有：顺铂、多柔比星、环磷酰胺、异环磷酰胺、紫杉醇、皮质类固醇等。研究显示胸腺恶性肿瘤应用含铂类化疗方案的患者缓解率及远期生存率优于使用非铂类方案的患者。

六、靶向治疗

近年来，一些研究报道了胸腺瘤中的分子转变，提示也许可以在有选择的患者中应用靶向治疗。生物靶向治疗以其针对性强、副作用小等优势，逐渐应用于晚期胸腺肿瘤的治疗，并使部分患者临床获益。与胸腺瘤相关的基因有表皮生长因子受体（epidermal growth factor receptor， EGFR）、Kit、K-ras、Bcl-2、血管内皮生长因子（vascular endothelial growth factor， VEGF）和肿瘤侵袭因子等，为靶向治疗提供了分子基础。

近年来，多项研究发现KIT基因在60%～88%的胸腺癌组织中高表达，而在胸腺瘤组织中表达率仅为0～23%。c-Kit属于生长因子受体类原癌基因，具有酪氨酸激酶活性。在胸腺癌中c-Kit过度表达较常见，但在胸腺瘤中较少见。有研究显示20名胸腺瘤及15名胸腺癌患者经免疫组化检测，其中5%（1/20）胸腺瘤患者c-Kit阳性，73%（11/15）胸腺癌患者c-Kit阳性。伊马替尼是一种口服靶向抑制c-Kit等的多激酶抑制剂。Salter等报告了一项伊马替尼治疗c-Kit或PDGFR表达阳性胸腺癌患者的前瞻性临床研究结果，共入组11例患者，无有效病例，3例（27%）SD，中位疾病稳定时间为6个月。Giaccone等报告了伊马替尼治疗2例B3型胸腺瘤和5例胸腺癌的临床试验，无有效病例，2例（29%）SD，5例PD。中位疾病进展时间为2个月，中位生存时间为4个月。

目前，多项研究证实表皮生长因子受体（EGFR）过度表达在胸腺瘤和胸腺癌中很常见，但EGFR突变很少见。而在胸腺瘤患者中EGFR的表达高于胸腺癌患者。EGFR靶向药物的疗效往往与EGFR基因突变关系更为密切。由于胸腺肿瘤中EGFR突变的发生率很低，故而EGFR分子靶向药物（吉非替尼、厄洛替尼、西妥昔单抗等）在胸腺瘤中疗效不佳。Kurup等报道了吉非替尼治疗26例患者（19例胸腺瘤，7例胸腺癌）的II期临床研究，PR1例，SD15例，无完全缓解患者。中位肿瘤进展时间为4个月（1～17个月）。Palmieri等报道2例EGFR高表达的胸腺瘤患者应用西妥昔单抗治疗后近期疗效达PR;Farina等报道1例EGFR高表达的B2型胸腺瘤患者应用西妥昔单抗治疗6个月，近期疗效为PR。

组蛋白去乙酰化酶（histone deacetylase， HDAC）参与组蛋白的翻译后修饰，从而影响DNA的包装和染色质重塑。HDAC抑制剂通过改变基因表达模式，导致细胞分化、生长停滞，和（或）肿瘤细胞凋亡。有报道HDAC抑制剂Belinostat在治疗转移性胸腺瘤患者中有效。II期临床研究显示，在21例可评价疗效的患者中，2例PR（均为胸腺瘤），13例SD，6例PD。目前正在进行Belinostat联合化疗治疗晚期或复发的胸腺瘤的临床研究。

生长抑素（somatostatin，SST）受体属于G蛋白偶联受体超家族，在很多肿瘤中表达，包括胸腺上皮肿瘤。奥曲肽是一种八肽生长抑素类似物，对选择性的SST亚型受体（SST2）有高亲和力，可能通过阻断胰岛素样生长因子1（insulin-like growth factor 1， IGF-1）或抑制VEGF，发挥在胸腺上皮细胞中的体外抑制作用。东部肿瘤协作组（Eastern Cooperative Oncology Group，ECOG）进行的一项奥曲肽（或者联合泼尼松）治疗晚期、无法切除、奥曲肽显像阳性的胸腺肿瘤患者的II期研究显示奥曲肽与泼尼松联合可作为治疗复发或转移的晚期胸腺瘤的新方法。38名患者接受奥曲肽0.5mg皮下注射，每日3次，2月后如病情进展则退出治疗组，如治疗有效则继续奥曲肽单药治疗，如病情稳定则行奥曲肽联合强的松0.6mg/kg口服，每日1次治疗。接受奥曲肽单药治疗的38名患者中4例部分缓解（PR）占10.5%。其中21人行奥曲肽与泼尼松联合治疗，2例达完全缓解（CR），6例部分缓解（38%）。全组总的有效率为31.6%（12/38）。联合治疗组的患者无进展生存期（progression-free survival，PFS）较好，患者获得了更好的生活质量和更长的生存期。

胸腺癌与胸腺瘤患者中IGF-1受体（IGF-1 receptor， IGF-1R）有较高表达水平，Cixutumumab是一种人源化的抗体，通过高亲和性地结合于IGF-1R阻断受体及有效介导受体内化和降解，抑制受体活化和信号转导，从而抑制肿瘤生长。Rajan等报道了Cixutumumab治疗49例胸腺上皮肿瘤（37例胸腺瘤，12例胸腺癌）的Ⅱ期临床研究结果：37例胸腺瘤患者中5例PR，28例SD，4例PD。12例胸腺癌患者中无PR，5例SD，7例PD。

胸腺癌患者血清中可检测到高浓度的血管内皮细胞生长因子（vascular endothelial growth factor，VEGF）和碱性成纤维细胞生长因子（b-fibroblast growth factor， b-FGF）。据报道，80%的胸腺癌中发现KIT过表达，10%的这类病例携带编码该受体的基因突变型。胸腺上皮细胞可见PDGF和PDG-FRα的过表达。有研究曾经提示，以VEGF、KIT和PDGF为治疗靶点的药物可能对胸腺上皮癌有疗效。Strobel等报道了舒尼替尼治疗4例胸腺癌患者，其中3例有效。有记录显示胸腺上皮肿瘤患者出现一定程度的免疫功能障碍，免疫监视异常可能导致肿瘤发生和肿瘤进展。据报道，舒尼替尼可调节免疫细胞从而提高T细胞功能，并且逆转免疫抑制作用。

Thomas等进行了舒尼替尼治疗胸腺上皮肿瘤的Ⅱ期临床试验，旨在探讨舒尼替尼对于接受过至少一种铂类药物化疗后疾病进展的胸腺上皮肿瘤患者的疗效。这项试验开展于2012年5月15日~2013年10月2日期间，入选患者既往接受过至少一种含铂类方案的药物化疗后疾病进展，患者每日1次口服50mg舒尼替尼，6周为一周期（即治疗4周停药2周），服药直到肿瘤进展或出现不可耐受的毒性反应。该研究共入组41例患者，其中胸腺癌25例，胸腺瘤16例。1例胸腺癌入组后经确认未符合入选标准，故没有按方案进行治疗。1例接受治疗的患者由于死亡而未能评价。试验的中位随访期为17个月。23例能够进行评估的胸腺癌中，6例部分缓解，15例疾病稳定，2例进展。16例胸腺瘤中，1例部分缓解，12例疾病稳定，3例进展。常见的Ⅲ、Ⅳ度治疗相关毒副反应为淋巴细胞减少症（8例）、乏力（8例）和口腔黏膜炎（8例）。5例患者出现左心室射血分数（LVEF）下降，其中3例为Ⅲ度毒副反应。治疗期间死亡患者3例，其中1例患者死于心脏骤停，可能与治疗相关。研究认为，舒尼替尼在胸腺癌治疗中表现出抗肿瘤活性，需要进一步研究以确定可能的有关生物标志物。该研究系首个靶向治疗对复治胸腺癌患者能够产生持久肯定疗效的临床试验。在胸腺癌患者中的客观缓解率达到26%，中位缓解持续时间为16.4个月，由于本研究大多数胸腺癌患者之前接受了多线治疗，其中58%的患者治疗无效，因此本研究的结果意义深远。

另一项研究发现，p53在胸腺癌中的表达高于胸腺瘤，并且p53的高表达与晚期及不可切除两因素相关。90%的混合型和淋巴细胞型胸腺瘤为CD20阳性，因此采用美罗华（Rituximab）治疗胸腺瘤也将是令医生感兴趣的课题。此外，原肌球蛋白受体激酶（tropomyosin receptor kinase， Trk），细胞周期蛋白依赖性激酶（cyclin-dependent kinase， CDK）A抑制剂和类固醇受体辅活化子（steroid receptor coactivator， Src）抑制剂等用于治疗难治性胸腺瘤或胸腺癌患者的研究也已开展。

七、小结

目前胸腺肿瘤的发病原因尚不清楚，手术完整切除是其最主要的治疗方式，在复发和局部晚期无法手术切除的患者中，放疗、化疗和分子靶向治疗发挥着重要的作用。由于胸腺恶性肿瘤发病率低，其化学治疗至今尚无大宗报告，从目前研究显示胸腺肿瘤的化疗指征是：手术不能完全切除的侵袭性患者，Ⅲ、Ⅳ期或术后、放疗后复发、转移的患者。有效的化疗方案有CAP、PE、COAP、PACE等。对术前肿瘤太大而难以手术切除者术前化疗可能有利于手术完整切除。对于化疗后复发的患者可考虑其他方案再次化疗，仍有望缓解。随着对胸腺肿瘤分子生物学研究的日益深入，分子靶向药物在胸腺肿瘤的个体化治疗中有着广阔的研究前景。今后在提高胸腺肿瘤化疗以及靶向治疗疗效、探索一些新的治疗方式以及准确地预测肿瘤的恶性程度等方面仍需进一步的研究。

61. 抗肿瘤药物剂量个体化在临床运用中的意义

马宇翔　张　力

中山大学附属肿瘤医院

一、前言

大多数细胞毒类抗肿瘤药物（化疗药物）都具有陡峭的剂量-效应关系和狭窄的治疗窗。然而，在临床上大部分化疗药物的使用剂量是依据患者体表面积而计算的。一般来讲，依据体表面积而制定的给药剂量，患者个体间药代动力学（pharmacokinetic，PK）存在着较大的差异。引起患者这种药理差异的主要因素包括基因组成、生理状态、遗传表征和其他外界因素。现在已有很多临床数据证明：患者药理上个体间差异是引起化疗药物毒性过高和治疗失败的重要原因之一。这一矛盾导致如何个体化的给予化疗药物的合适剂量成为临床上的一个重要问题。既往的研究显示，细胞毒类抗肿瘤药物最相关的药代动力学参数是血浆药物浓度-时间曲线下面积（plasma concentration versus time curve，AUC）。令人遗憾的是，剂量个体化的尝试在大多抗肿瘤药物临床运用中仍然不常见，本文将着重讨论在临床工作中使用治疗药物监测（therapeutic drugmonitoring，TDM）在抗肿瘤细胞毒类药物中运用的意义。

治疗药物监测（TDM）是指通过测定人体生物样品中（通常采用血浆）某个药物或其活性代谢物的水平，进而调节给药剂量达到个体化治疗的药物剂量和（或）计划，最终提高疗效和（或）减少毒性。抗肿瘤化疗的临床实践中，TDM在不能充分实施有多个原因，如确立合适的药物浓度靶值区间有难度，多药联合治疗在众多肿瘤中的应用，前体药物分析的挑战，药代动力学临床试验数据的缺乏等。

近年来随着技术的改进和观念的更新，这些限制逐渐被克服，TDM在临床上的应用也逐渐引起关注，如TDM在大剂量甲氨蝶呤、氟尿嘧啶连续静脉灌注、多西他赛单药化疗中逐渐开始应用等。TDM在儿科肿瘤中已经有很好的尝试，建立一个良好TDM治疗模式可以更好的发挥出现有抗肿瘤药物的能力，达到提高疗效或者减轻毒性的目的。

二、抗肿瘤药物剂量决定的临床现状及其局限性

抗肿瘤药物一般根据体表面积（body surface area，BSA）或体重计算剂量[1]。Pinkel等首次提出如果按照体表面积计算（mg/m²）在不同种属中对抗肿瘤药物的最大耐受剂量（maximum tolerated dose，MTD）是相似的[2]。因此，在化疗药物早期研发的过程中，采用体表面积来换算人与动物的有效剂量有着重要的参考意义。BSA与人体生理功能存在一定的相关性，如心输出量、肾小球滤过率等，使用BSA进行剂量调整在某种程度上的确可以在一定程度上矫正药物暴露在个体之间的差异。

但是，Mathijssen的回顾性研究表明，影响药物个体暴露的因素众多，如患者特征（性别、年龄、种族）、遗传因素（代谢酶及转运体的单核苷酸多态性SNP）、不同生活习惯（烟酒、偏好饮食习惯）、器官功能（肝肾）、合并药物作用（抗生素、PPIs）、不同的临床症状（胸腹腔积液）等，体表面积只是其中一个影响因素，权重有限[3]。Reilly的研究表明，BSA规范剂量对达到持续的药物暴露

意义不大，清除率与BSA不相关的药物越来越多[1]。Felici和Freireich的研究显示，BSA给药仅降低化疗中个体化差异的15%，最多降低15%～35%的代谢差异[4-5]。

氟尿嘧啶的剂量通常是基于患者的BSA计算的。然而患者个体药理差异例如血浆中的氟尿嘧啶血药浓度高达10倍。现在已有很多临床结果证明患者药理学上个体间及自身差异是引起氟尿嘧啶毒性过高和治疗失败的主要原因[6-8]。同样的，依据BSA而制定的多西他赛给药剂量，血药浓度曲线下面积（AUC）最高可达到7倍差距以及总体清除率（clearance）最高可达到10倍差距。Rudek等证实在所有接受六个不同治疗方案的患者中，多西他赛总体清除率（Clearance）的变化系数（CV%）高达35%，而使用体表面积进行正常化修正只能使总体清除率的变化系数减少1.7%[9-10]。

上述结果表明，按照体表面积计算化疗药物的剂量存在着较大的个体差异，而这种个体差异有会影响到药物的疗效和毒性。因此，需要探索其他的的药物个体化给药方法。

三、药代动力学参数与疗效和毒性相关性良好

（一）氟尿嘧啶与血药浓度曲线下面积（AUC）

Kirkwood等最早展示了氟尿嘧啶药理差异与血药浓度曲线下面积的相关性，并且建议对此药物进行常规监测已降低毒性[11]。Au等观察到使用120小时的静脉滴注患者对氟尿嘧啶的代谢速率与血液毒性成反比例相关，并且根据结果确认了氟尿嘧啶的临界毒性血药浓度值[12]。Yoshida等观察到使用72小时的患者群中，氟尿嘧啶的巨大药理差异以及血药浓度曲线下面积和毒性的相关性[13]。Yoshida等的临床结论进一步被Trump等验证，他使用试验中42个使用72小时氟尿嘧啶滴注的患者数据，通过Hill统计方程得出了口腔炎毒性反应及白细胞数与氟尿嘧啶的定量关系[14]。

（二）紫杉醇与临界血药浓度以上暴露时间（Tc>0.05μmol/L）

Joerger研究组于2007年发表了一个多中心人群药代及药效动力学临床试验，这个试验入组了135个使用紫杉醇（滴注3小时）和卡铂联用化疗方案的卵巢癌患者[15]。研究发现，经历严重血小板减少症的患者中的临界血药浓度以上暴露时间（Tc>0.05μmol/L）的统计平均值远远高于没有或者经历轻微血小板减少症的患者人群的统计平均值（74.1小时 vs 50.3小时，P=0.02）；同时，临界血药浓度以上暴露时间（Tc>0.05）也对疾病进展时间（TTP）有非常有效的预测作用：Tc>0.05高于61.4的患者群的TTP平均值显著高于那些低于该Tc>0.05临界值的患者（89.0周 vs 61.9周，P=0.05）。

其他研究组也发现了中性粒细胞减少症与临界血药浓度以上暴露时间之间的统计相关性。Gianna研究组通过对30个卵巢癌患者发现0.05μm以上血药暴露时间越长，中性粒细胞减少的程度越高，这个统计关系可以可靠地用通讯最大响应模型（Sigmod Maximum Response Model）来表示[16]。

（三）多西他赛与血药浓度曲线下面积（AUC）

关于多西他赛药动力学表征与其药物疗效的相关性的报道相对较少，但已有大量证据证实了多分他赛血药浓度曲线下面积（AUC）与其血液毒性的相关性，血液毒性是多西他赛限制用药剂量的主要毒性。

Bruno对640个接受多西他赛静脉滴注的患者（剂量75 mg/m²或100 mg/m²，1小时滴注）的药代数据统计分析，发现了多西他赛的浓度曲线下面积与其骨髓抑制毒性（四级毒性：中性粒细胞减少以及发热中性粒细胞减少）具备统计相关性[17]。此外，研究者还发现了在非小细胞肺癌患者中，多西他赛的AUC可以成为其疾病进展期以及严重副作用（Severe Adverse Events，SAEs）的重要预测指标。根据预测，AUC从4.2（μg·h）/ml增加到6.5（μg·h）/ml可导致AEs的发生概率增加两倍[17-19]。Goh更早的研究也证明了在亚裔病患中多西他赛的AUC与中性粒细胞绝对数量减少的AUC显著具备统计相关性[20]。在这个报道中，使用75 mg/m²剂量的患者平均血药浓度曲线下面积为5.1（μg·h）/ml。Baker等也报道了证实AUC和肝脏毒性相关的临床结果[21]。

总之，氟尿嘧啶、紫杉醇、多西他赛等抗代谢化疗药的药代动力学可以用来预测其药物疗效及毒

副作用已被数次证明，而对于单个患者个体的研究也表明药物AUC或Tc>0.05等参数与其接受静脉滴注剂量成正比。因此，依据患者药代参数对不同患者进行个体化调节剂量给药对优化药物疗效，减少药物副作用，具有重要的临床意义。

四、TDM在临床中的运用

（一）基于药代动力学的TDM模型

适合使用PK指导下的TDM的药物都具有以下特点：①治疗窗狭窄，大部分抗代谢化疗药物，如氟尿嘧啶、紫杉醇、多西他赛、卡培他滨等。达到毒性发生的血浆暴露往往不超过起效血浆暴露的2倍，狭窄的治疗窗导致进入窗内的患者比例降低，为TDM的运用提供了先决条件。②代谢快的药物、口服给药的药物，比静脉给药且给药间隔时间长的药物，更适合采用TDM。代谢快、口服给药可以使TDM的操作空间更大，便于随时调节用药，在毒性发生或疗效不足的早期及时调整用药。

1. 氟尿嘧啶持续剂量调节在肠癌中的运用

5-FU是经典的抗代谢类化疗药物，是肠癌的术后辅助化疗，一二线化疗中的基石。同时，5-FU具有最典型的适合TDM特点，代谢极快，治疗窗极其狭窄，E Gamlin在其早期的结直肠癌5-FU药代动力学研究中证实，临床常规BSA给药剂量计算方案，17%的患者剂量过大，导致毒性发生率很高，而68%的患者未能接受到足够剂量的治疗，导致药效下降，肿瘤控制率下降以及缓解时间的降低。大规模的PK数据荟萃分析表明，对肠癌患者使用5-FU治疗，其血浆暴露在AUC=20～25（mg·h）/L的区间下，可有效降低毒性发生率，并且不影响药物疗效[8, 23]。

E Gamelin开展的一项Ⅲ期多中心随机对照临床试验，对氟尿嘧啶（5-FU）常规剂量联合亚叶酸治疗与根据药代动力学监测调整5-FU剂量治疗的有效性、耐受性和生存期进行比较[24]。208例有可测量病灶的转移性结直肠癌患者随机分为两组。A组（104例，96例可评估），按体表面积计算5-FU的剂量；B组（104例，90例可评估），根据药代动力学监测个体化调整5-FU的剂量。初始方案为5-FU 1500 mg/m²联合亚叶酸200 mg/m²持续8小时静脉滴注，每周一次。B组中，在单点监测5-FU稳态血药浓度的基础上，每周调整其剂量，直至达到既往研究确定的治疗浓度范围［目标药-时曲线下面积20～25（mg·h）/L］。研究结果显示，客观缓解率A组18.3%，B组33.7%（P=0.004）。中位生存期A组16个月，B组22个月（P=0.08）。治疗期间5-FU平均剂量A组1500 mg/（m²·周），B组为（1790±386）mg/（m²·周）［范围，900～3300 mg/（m²·周）］。A组的不良反应发生率及严重程度明显高于B组（P=0.003）。根据药代动力学监测个体化调整5-FU剂量可明显提高客观缓解率，生存率也有升高的趋势，且3/4级不良反应更少。该结果肯定了在转移性结直肠癌治疗中根据药代动力学监测调整5-FU剂量的价值。

2. 紫杉醇剂量调节在非小细胞肺癌中的运用

紫杉醇与顺铂联用的方案被广泛应用于卵巢癌、胸腺癌以及非小细胞肺癌（NSCLC）的一二线以及辅助化疗中。Miller以及Joerger等多个研究组的荟萃分析已经证实，Tc>0.05（紫杉醇血药浓度超过0.05μmol/L持续时间）与临床毒性及疗效数据相关性良好，Tc>0.05为26～31小时为最佳的紫杉醇暴露区间[15, 24]。

Joerger在一项开放、随机的Ⅲ期临床试验中[25]，比较了PK指导下紫杉醇个体化剂量决定方案对比传统BSA给药剂量决定治疗晚期非小细胞肺癌。304例符合条件的患者纳入研究中，接受总共不超过6个疗程的紫杉醇联合卡铂方案化疗，在3周给药方案治疗中，A组患者接受了200mg/m²的固定剂量治疗，B组患者接受了根据年龄、性别等因素调节后150～200mg/m²的起始剂量，并在每一个疗程中，根据上一个疗程紫杉醇Tc>0.05的结果，进行±5%到±25%的剂量调节，每疗程调整其剂量，直至达到既往研究确定的治疗浓度范围（目标Tc>0.05为26～31小时）。研究结果显示，采用PK指导下的剂量决定方案减低了4度粒细胞下降的发生率（16% vs 19%，P=0.10），降低了2度神经毒性（23%

vs 38%，$P<0.001$），降低了3度神经毒性（2% vs 9%，$P<0.001$）。B组患者末个疗程紫杉醇的绝对剂量显著降低（150 mg/m² vs 199 mg/m²，$P<0.001$），紫杉醇Tc>0.05超窗率从第1疗程的41%降低到第6个疗程的2%。同时疗效并未受到影响，ORR：31%和27%（P=0.405）；PFS：5.5个月和4.9个月（HR=1.1，95% CI 0.8～1.4，$P=0.54$）。

（二）基于药效动力学的TDM模型

药物进入体内后，一般要经历吸收（absorption）、分布（distribution）、分泌（excretion）、代谢（metabolism）等四个阶段，参与其中的众多酶由于直接影响药物的暴露，对患者临床治疗的毒性和疗效关系重大。

FDA确认与用药相关的多个代谢酶单个核苷酸多态性（single nucleotide polymorphism，SNP）包括参与药物代谢的CYP家族，药物转运的ABC家族等，其中与肿瘤药物相关的有DPYD酶（氟尿嘧啶类药物，如氟尿嘧啶、卡培他滨），UGT1A1（拓扑易构酶抑制剂伊立替康）等，必须要在用药前检测其表型，以免发生严重的治疗相关毒性。

UGT1A1是伊立替康代谢中的关键酶，位于肝细胞中，参与多种物质的葡萄糖醛基化，从而增加底物的水溶性，增加其从胆汁和尿液中的排泄量。伊立替康的活性产物SN38清除途径便是通过UGT1A1的糖基化作用转变为无活性的SN-38G，排除体内。既往研究发现UGT1A1的表达是高度可变的，其不同表型之间糖基化的速率差别高达50多倍。UGT1A1*28位点6/6野生型的活性较强，称为野生型；6/7活性略低，称为杂合子突变型；7/7活性最低，称为纯合子突变型Sushma的研究显示纯合子调整后中性粒细胞发生风险是其余两种类型的3倍以上，FDA要求伊立替康包装上注明，纯合子突变型患者容易产生中性粒细胞减少，推荐检测该基因型[26]。

Marcuello在一项不同基因型患者一线治疗CRC的一期剂量爬坡试验中显示[27]，对于不同UGT1A1*28基因型的患者，应该给与不同剂量的FOLFIRI方案进行治疗，6/6型野生型患者最大耐受剂量为450mg/m²，6/7型野生型患者最大耐受剂量为390mg/m2，6/6型野生型患者最大耐受剂量为150mg/m²。亚洲人群中，同样存在UGT1A1*6的基因突变，也可以影响伊立替康的代谢，UGT1A1*28 G/G型活性最强；G/A型活性下降，见于12%～13%的亚洲人群；A/A型活性最低，见于1%的亚洲人群。

TDM运用于伊立替康的个体化治疗证据充分，多个研究已证实基于UGT1A1*28和UGT1A1*6的基因型给药可以保证疗效的情况下，减轻伊立替康的毒性。研究证实UGT1A野生型使用正常剂量FOLFIRI方案〔伊立替康330mg/（m²·2周）〕治疗，单点变异型患者使用减量剂量FOLFIRI方案〔伊立替康270mg/（m²·2周）〕治疗，UGT1A两点变异型患者应将伊立替康减量至150mg/（m²·2周）[28]。

对于靶向治疗药物，同样也有研究证实药物靶点或者信号通路的SNP与药物疗效和毒性密切相关，Han SW和Nie Q发现表皮生长因子受体（EGFR）中内含子1的胞嘧啶/腺苷（cytosine/adenosine，CA）重复序列导致EGFR高表达，最终可以影响吉非替尼的疗效[29-30]。类似的研究还有EGFR下游信号KRAS和ALK的表达，也与吉非替尼疗效相关，AKT1-SNP4 A/A基因表型与吉非替尼原发耐药相关。但是这些研究只阐述了一个现象，是否能够通过检测基因型的表达达到TDM的目的，还需要前瞻性研究证实。

五、根治性治疗中剂量强度

对于根治性治疗中的组成部分，根治术后的辅助化疗可以消灭残存的微小转移病灶，减少肿瘤复发和转移的机会，提高治愈率。辅助化疗的剂量强度与治疗效果密切相关，TDM在辅助化疗运用中的意义在于，在毒性可以接受的范围内，尽可能的给予合适剂量的抗肿瘤药物，以达到最佳的临床获益。

既往多个研究已经证实，在乳腺癌、肠癌、肺癌以及卵巢癌等多个癌种中辅助化疗的剂量强度与无疾病进展时间以及生存率密切相关。Bonadonna G 在一项针对淋巴结阴性的乳腺癌患者[31]，使用环磷酰胺、甲氨蝶呤以及氟尿嘧啶方案辅助治疗 20 年随访的研究中证实，实际用药剂量为计划剂量 85% 以上的患者，无复发生存期以及总生存期均明显优于，实际剂量为 65%~84% 以及 65% 以下的患者。Budman 同样得到了类似的结论，辅助化疗剂量强度高的乳腺癌患者无疾病生存期明显长于剂量强度较低的患者。

上述研究均证实，在根治性化疗患者中，保证足够的剂量强度，对疾病的治疗非常重要。TDM 的运用是在保证患者足够安全的情况下，尽量满足计划的剂量强度。调节办法如下：①成分输血，化疗后出现治疗相关性贫血、血小板下降等可采用成分输血缓解毒性，保证剂量强度；②造血生长因子，如粒细胞集落刺激因子、粒细胞-巨噬细胞集落刺激因子、白介素-11 等，可以在化疗前后使用，预防以及治疗化疗引起的粒细胞下降以及血小板下降等；③联合镇吐治疗，使用 5-羟色胺受体拮抗剂、NK-1/P 物质受体阻断剂、地塞米松三联镇吐方案，预防以及治疗高致吐性化疗药物，甚至可联合三环类抗抑郁药或奥氮平等精神类药物四联镇吐；④对存在潜在心脏毒性的药物，可以使用右丙亚胺预防性治疗，同样的氨磷汀联合顺铂可减轻其毒性，美司钠用于异环磷酰胺的治疗可减轻其膀胱损害。

参 考 文 献

[1] Reilly JJ, Workman P. Normalisation of anti-cancer drug dosage using body weight and surface area: is it worthwhile? A review of theoretical and practical considerations. Cancer Chemother Pharmacol, 1993, 32(6): 411-418.

[2] PINKEL D. The use of body surface area as a criterion of drug dosage in cancer chemotherapy. Cancer Res, 1958, 18(7): 853-856.

[3] Mathijssen RH1, Sparreboom A2, Verweij J1. Determining the optimal dose in the development of anticancer agents. Nat Rev Clin Oncol, 2014, 11(5): 272-281.

[4] Felici A1, Verweij J, Sparreboom A. Dosing strategies for anticancer drugs: the good, the bad and body-surface area. Eur J Cancer, 2002, 38(13): 1677-1684.

[5] Freireich EJ, Gehan EA, Rall DP, et al. Quantitative comparison of toxicity of anticancer agents in mouse, rat, hamster, dog, monkey, and man. Cancer Chemother Rep, 1966, 50(4): 219-244.

[6] Undevia SD, Gomez-Abuin G, Ratain MJ. Pharmacokinetic variability of anticancer agents. Nature Rev Cancer, 2005, 5: 447-458.

[7] Baker SD, Verweij J, Rowinsky EK, et al. Role of body surface area in dosing of investigational anticancer agents in adults, 1991-2001. J Nat Cancer Inst, 2002, 94: 1883-1888.

[8] Gamelin E, Boisdron-Celle M, Guérin-Meyer V, et al. Correlation between uracil and dihydrouracil plasma ratio, and 5-fluorouracil pharmacokinetic parameters and tolerance in patients with advanced colorectal cancer. A potential interest for predicting 5-FU toxicity and for determining optimal 5-FU dosage. J Clin Oncol, 1999, 17: 1105-1110.

[9] Rudek MA1, Sparreboom A, Garrett-Mayer ES, et al. Factors affecting pharmacokinetic variability following doxorubicin and docetaxel-based therapy. Eur J Cancer, 2004, 40(8): 1170-1178.

[10] Engels FK, Loos WJ, van der Bol JM, et al. Therapeutic drug monitoring for the individualization of docetaxel dosing: A randomized pharmacokinetic study. Clin Cancer Res, 2011, 17: 353-362.

[11] Kirkwood JM, Ensminger W, Rosowsky A, et al. Comparison of pharmacokinetics of 5-fluorouracil and 5-fluorouracil concurrent thymidine infusions in a Phase I trial. Cancer Res, 1980, 40: 107-113.

[12] Au JL, Rustum YM, Ledesma EJ, et al. Clinical pharmacological studies of concurrent infusion of 5-fluorouracil and thymidine in treatment of colorectal carcinomas. Cancer Res, 1982, 42: 2930-2937.

[13] Yoshida T, Araki E, Iigo M, et al. Clinical significance of monitoring serum levels of 5-fluorouracil by continuous infusion in patients with advanced colonic cancer. Cancer Chemother Pharmacol, 1990, 26: 352-354.

[14] Trump DL, Egorin MJ, Forrest A, et al. Pharmacokinetic and pharmacodynamic analysis of fluorouracil during 72-hour continuous infusion with and without dipyridamole. J Clin Oncol, 1991, 9: 2027-2035.

[15] M Joerger, AD Huitema, DJ Richel, et al. Population pharmacokinetics and pharmacodynamics of paclitaxel and carboplatin in ovarian cancer patients: a study by the European organization for research and treatment of cancer-pharmacology and molecular mechanisms group and new drug development group. Clin Cancer Res, 2007, 13: 6410-6418.

[16] L Gianni, CM Kearns, A Giani, et al. Nonlinear pharmacokinetics and metabolism of paclitaxel and its pharmacokinetic/pharmacodynamic relationships in humans. J Clin Oncol, 1995, 13: 180-190.

[17] Bruno R, et al, Population pharmacokinetics/pharmacodynamics of docetaxel in phase II studies in patients with cancer. J Clin Oncol, 1998, 16(1): 187-196.

[18] Bruno R, et al, Population pharmacokinetics/pharmacodynamics of docetaxel in phase II studies in patients with cancer. J Clin Oncol, 1998, 16(1): 187-196.

[19] Lustig V, Rosing H, Van Warmerdam LJC, et al. Limited sampling models for the pharmacokinetics of docetaxel. Clin Drug Invest, 1997, 13(5): 247-254.

[20] Goh B, et al. Explaining interindividual variability of docetaxel pharmacokinetics and pharmacodynamics in Asians through phenotyping and genotyping strategies. J Clin Oncol, 2002, 20(17): 3683-3690.

[21] Baker SD, et al, Relationship of systemic exposure to unbound docetaxel and neutropenia. Clin Pharmacol Ther, 2005, 77 (1): 43-53.

[22] Gamelin E, Boisdron-Celle M, Guérin-Meyer V, et al. Correlation between uracil and dihydrouracil plasma ratio, and 5-fluorouracil pharmacokinetic parameters and tolerance in patients with advanced colorectal cancer. A potential interest for predicting 5-FU toxicity and for determining optimal 5-FU dosage. J Clin Oncol, 1999, 17: 1105-1110.

[23] Gamelin E, Jacob J, Merrouche Y, et al. Individual 5-fluorouracil dose adjustment based on pharmacokinetic follow-up compared with conventional dosage: results of a multicenter randomized trial in patients with metastatic colorectal cancer. J Clin Oncol, 2008, 26: 2099-2105.

[24] AA Miller, GL Rosner, MJ Egorin, et al. Prospective evaluation of body surface area as a determinant of paclitaxel pharmacokinetics and pharmacodynamics in women with solid tumors: Cancer and Leukemia Group B Study 9763. Clin Cancer Res, 2004, 10: 8325-8331.

[25] Joerger M, von Pawel J, Kraff S, et al. Open-label, randomized study of individualized, pharmacokinetically (PK)-guided dosing of paclitaxel combined with carboplatin or cisplatin in patients with advanced non-small-cell lung cancer (NSCLC). Ann Oncol, 2016, 27(10): 1895-1902.

[26] Sushma M Patel, Jim Chan, Rita L, et al. Evaluation of the role of UGT1A1 genotype testing in colorectal cancer patients administered irinotecan and the occurence of grade 3 and 4 neutropenia. 2011 ASCO GI Abstract 412.

[27] Marcuello E, Páez D, Paré L, et al. A genotype-directed phase I-IV dose-finding study of irinotecan in combination with fluorouracil/leucovorin as first-line treatment in advanced colorectal cancer. Br J Cancer, 2011, 105(1): 53-57.

[28] Satoh T, Ura T, Yamada Y, et al. Genotype-directed, dose-finding study of irinotecan in cancer patients with UGT1A1* 28 and/or UGT1A1*6 polymorphisms. Cancer Sci, 2011, 102(10): 1868-1873.

[29] Han SW, Jeon YK, Lee KH, et al. Intron 1 CA dinucleotide repeat polymorphism and mutations of epidermal growth factor receptor and gefitinib responsiveness in non-small-cell lung cancer. Pharmacogenet Genomics, 2007, 17(5): 313-319.

[30] Nie Q, Wang Z, Zhang GC, et al. The epidermal growth factor receptor intron1 (CA) n microsatellite polymorphism is a potential predictor of treatment outcome in patients with advanced lung cancer treated with Gefitinib. Eur J Pharmacol, 2007, 570(1-3): 175-181.

[31] Bonadonna G, Valagussa P, Moliterni A, et al. Adjuvant cyclophosphamide, methotrexate, and fluorouracil in node-positive breast cancer: the results of 20 years of follow-up. N Engl J Med, 1995, 32(14):901-906.

[32] Budman DR1, Berry DA, Cirrincione CT, et al. Dose and dose intensity as determinants of outcome in the adjuvant treatment of breast cancer. The Cancer and Leukemia Group B. J Natl Cancer Inst, 1998, 90(16): 1205-1211.

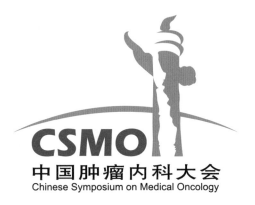

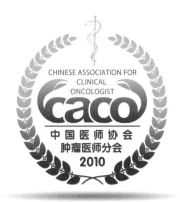

CSMO
中国肿瘤内科大会
Chinese Symposium on Medical Oncology

CHINESE ASSOCIATION FOR CLINICAL ONCOLOGIST
caco
中国医师协会
肿瘤医师分会
2010

第三篇

论文摘要

1. Prognostic Difference in Stage Ⅰ B Lung Adenocarcinoma Sub-classified according to Visceral Pleural Invasion and Tumor Size

Qian Jie   Xu Jianlin   Yang Wenjia   Qian FangfeiWang
Shuyuan   Zhang Bo   Zhang Xueyan   Han Baohui

Department of Pulmonary Medicine, Shanghai Chest Hospital, Shanghai Jiao Tong University

Objective: This retrospective study aimed to evaluate whether different status of visceral pleural invasion (VPI) and tumor size would affect prognosis in Stage IB ($T_{2a}N_0M_0$) lung adenocarcinoma within the context of the 8th edition TNM classification. **Methods**: Medical records of all Stage IB lung adenocarcinoma patients who underwent complete lobectomy at the Shanghai Chest Hospital between January 2008 and December 2014 were reviewed. TNM stage was determined according to the AJCC 8th edition classification. The patients were categorized into three groups as follows: Group 1 (n=903): tumor ≤3cm with VPI; Group 2 (n=274): tumor >3cm and≤4cm without VPI; Group 3 (n=212): tumor >3cm and ≤4cm with VPI. Multivariate Cox regression analysis was applied to assess the association of VPI and tumor size with survival, adjusting other clinical characteristics of age, gender, smoking history, pathological subtype, and lymphovascular invasion. **Results**: Of the 1389 eligible Stage IB patients, the median age was 61 years (range, 31 to 84 years) and male patients accounted for 46.7%. The median follow-up time was 51.55 months (mean, 54.85 months; range, 7.3 to 104.8 months). VPI was presented in 80.3% of Stage IB patients. The 5-year overall survival rate of Group 1, Group 2, and Group 3 was 87.3%, 89.8% and 73.0%, respectively. Multivariate analysis revealed that the VPI combined with tumor size was an independent negative prognostic factor of overall survival, along with elder age (≥65 years), solid or micropapillary pathological subtype and lymphovascular invasion. Group 3 had a significant poorer overall survival compared with Group 1 (HR = 2.243, 95% CI: 1.622 ~ 3.101; P=0.000) while Group 1 and 2 had comparable overall survival (HR = 0.859, 95% CI: 0.550 ~ 1.342; P=0.505). **Conclusions**: Stage IB adenocarcinoma patients with VPI and tumor size > 3 cm and ≤ 4 cm have significantly worse prognosis than other patients. This finding suggests upstaging these patients to the advanced stage.

2. The Study of ROS1 Rearrangement in Advanced Primary Non-small Cell Lung Cancer and Associated Metastatic Lesions

Xu chunwei[1]   Wang Wenxian[2]   Zhuang Wu[1]   Chen Gang[1]
Tian Yuwang[3]   Zhang Junping[4]   Wang Lin[1]   Qi Dongdong[5]
Fang Meiyu[2]   Lv Tangfeng[6]   Song Yong[6]

[1]Fujian Provincial Cancer Hospital; [2]Zhejiang Cancer Hospital; [3]General Hospital of Beijing Military Area Command; [4]Shanxi Da Hospital, Shanxi Academy of Medical Sciences; [5]Zhongshan Hospital, Dalian University; [6]Jinling Hospital

Background: ROS1 rearrangement in non-small cell lung cancer (NSCLC) patients has recently been identified as a driver gene and benefited from crizotinib treatment. However, no data are available for ROS1 rearrangement NSCLC about relationship between primary and metastatic patients. The aim of this study is to examine the positive rate of ROS1 rearrangement in primary and metastatic NSCLC, and to investigate their relationships. **Methods:** From January 2013 to May 2015, 384 cases of primary NSCLC consisting of 246 cases of matched metastatic tumors and 47 cases of normal lung specimens as the control group were collected in multicenter. The positive rate of ROS1 rearrangement among NSCLC population was figured out, thus the consistency of ROS1 rearrangement in advanced primary NSCLC and associated metastases and the relationship between ROS1 rearrangement and clinical data was analyzed. **Results:** The positive rate of ROS1 rearrangement on primary tumor was 2.60% (10/384). For those 246 paired cases, the positive rate on primary tumor was 2.85% (7/246), with that of metastases 1.63% (4/246). Among the 246 cases, there was one case whose metastases was positive but primary tumors negative and 4 case whose primary tumor were positive but metastases were negative. Positive rate of ROS1 rearrangement was higher in the primary lesions than metastases. It was of statistical significance between the two groups ($\chi^2=52.341$, $P<0.001$). The positive rate of primary tumors could be predicted by metastases ($\kappa=0.536$, $P<0.001$). The sensitivity was 42.86% (3/7) and the specificity was 99.58% (238/239). **Conclusion:** The metastases of NSCLC can predict ROS1 rearrangement of the primary lesions. It can be used as alternative means for metastases to detect ROS1 rearrangement which are not readily available.

3. NSCLC患者外周血T细胞表面CTLA-4、PD-1、TIM-3的表达水平与临床病理特征的关系

郭 洋 李宝兰* 胡 瑛 钱 哲 贾文韬 胡明明 贺加贝

首都医科大学附属北京胸科医院

目的：机体及肿瘤微环境中存在大量耗竭性T细胞及抑制性T细胞，其表面高表达抑制性分子，导致T细胞功能的障碍或丧失，诱导T细胞凋亡。本研究首次同时检测外周血中CD3$^+$T细胞、CD4$^+$T细胞、CD8+T细胞及T-reg细胞表面CTLA-4、PD-1和TIM-3表达水平，分析其与患者临床病理特征之间的关系，以及三个共抑制因子各自在不同T细胞表面表达的相关性，初步探讨肿瘤免疫抑制网络中各抑制性分子分别在不同淋巴细胞亚群表面表达的关系。进一步认识肿瘤诱导的免疫抑制网络的状况，为靶向共抑制分子药物的联合应用提供一定依据。**方法**：应用流式细胞术检测64例NSCLC患者和18例健康志愿者外周血中CD3$^+$T细胞、CD4$^+$T细胞、CD8$^+$T细胞及T-reg细胞表面CTLA-4、PD-1和TIM-3的表达水平。**结果**：①NSCLC患者外周血中CD4$^+$比例、CD4$^+$/CD8$^+$比值分别低于健康组。T-reg/CD4$^+$比值、T-reg比例明显高于健康组。②NSCLC患者外周血CD3$^+$T细胞表面PD-1$^+$、TIM-3$^+$表达率分别高于健康组。NSCLC患者外周血CD4$^+$T细胞表面PD-1$^+$、TIM-3$^+$表达率分别高于健康组。CD8+T细胞表面CTLA-4$^+$和PD-1$^+$表达率分别高于健康组。T-reg细胞表面CTLA-4$^+$和TIM-3$^+$表达率分别高于健康组。③T-reg/CD4$^+$比值和T-reg细胞表面CTLA-4$^+$表达率与NSCLC患者的TNM分期相关，TNM分期为Ⅲ～Ⅳ期患者外周血T-reg/CD4$^+$比值、T-reg细胞表面CTLA-4$^+$表达率明显高于Ⅰ～Ⅱ期患者（$P < 0.05$）。CD4$^+$T细胞表面PD-1$^+$和TIM-3$^+$表达率分别与NSCLC患者的淋巴结转移状态相关。淋巴结转移阳性的患者CD4$^+$T细胞表面PD-1$^+$表达率、TIM-3$^+$表达率分别高于淋巴结转移阴性的患者（$P < 0.05$）。④T-reg/CD4$^+$比值与CD4$^+$T细胞表面PD-1$^+$表达率、T-reg细胞表面CTLA-4$^+$表达率、T-reg细胞表面TIM-3$^+$表达率均显示正相关（$P < 0.05$）。T-reg细胞表面CTLA-4$^+$表达率与T-reg细胞表面TIM-3$^+$表达率呈正相关（$P < 0.05$）。CD8$^+$T细胞表面的PD-1$^+$表达率与TIM-3$^+$表达率呈正相关（$P < 0.05$）。**结论**：NSCLC患者外周血中淋巴细胞表面CTLA-4和（或）PD-1和（或）TIM-3阳性表达率升高；部分共抑制分子和抑制性细胞表达水平的升高与NSCLC患者的TNM分期或淋巴结转移状态具有相关性；可能是参与肿瘤细胞免疫逃逸、促进疾病进展的机制之一。T-reg细胞表面TIM-3和CTLA-4呈正相关提示TIM-3也可能是T-reg细胞的表面标记分子；CD4$^+$PD-1$^+$T细胞可能参与T-reg细胞增殖和分化的调控；CD8$^+$T细胞表面TIM-3和PD-1的相关性提示TIM-3和PD-1可能存在共表达状态。

4. 高剂量短程放疗与胃肠旷置手术融合创新模式治疗胰头颈癌的 I 期临床试验

任 刚 冯志强 王颖杰 朱 峰 吴伟章 夏廷毅

空军总医院

目的：观察高剂量短程放疗与胃肠旷置手术融合模式治疗局部胰头颈癌的安全性及近期疗效。**方法**：前瞻性收集局部胰头颈癌患者，采用螺旋断层放疗设备，靶区仅包括胰腺肿瘤及周围转移性淋巴结，给予GTV60Gy，每日1次，连续5次完成，放疗后1周内开腹行胃肠旷置术，不切除肿瘤。观察治疗期间及术后毒副反应，依据美国国立癌症研究院常见毒性标准（NCI-CTCAE 4.02）评价，采用RECIST1.1、PERCIST1.0标准评价肿瘤局部控制情况。**结果**：至2017年5月共完成7例患者，年龄39～61岁，5例肿瘤位于胰头部，1例胰头颈部，1例胰颈部，肿瘤体积9.42～279cm³，其中4例影像学提示周围淋巴结转移。所有患者放疗及手术过程顺利，胃D10cc平均值25.72Gy，十二指肠D5cc平均值35.33Gy，十二指肠D10cc平均值D10cc30.58Gy，明显高于美国物理协会（AAPM）胃肠剂量限制标准。随访至放疗后1.5～16个月，治疗期间5例 I 级消化道反应，治疗后2例 II 级消化道反应。癌痛缓解率100%（5/5），局控率100%，6例患者接受RECIST1.1标准评价，客观缓解率（ORR）33.3%（2/6），均为PR，5例患者接受PERCIST1.0标准评价，2例CMR，PMR3例。**结论**：采用高剂量短程放疗与胃肠旷置手术融合创新模式治疗局部胰头颈癌安全可行，癌痛缓解率及近期肿瘤局控率高。

5. 非蒽环类方案化疗联合放疗治疗局限期结外NK/T细胞淋巴瘤的疗效及预后分析

黄 昱 石远凯* 杨建良 刘 鹏 何小慧 周生余
秦 燕 桂 琳 张长弓 杨 晟 孙 燕

国家癌症中心/中国医学科学院北京协和医学院肿瘤医院

目的：以蒽环类药物为主的传统化疗方案对结外NK/T细胞淋巴瘤，鼻型（extranodal natural killer/T-cell lymphoma，nasal type，ENKTL）的疗效欠佳，本研究探讨非蒽环类方案化疗联合放疗治疗局限期初治ENKTL患者的疗效及预后因素，并探讨化放疗顺序及放疗剂量对于疗效的影响。**方法**：回顾性分析2006年3月至2015年12月中国医学科学院肿瘤医院初治的98例接受非蒽环类方案化疗联合放疗的ENKTL患者的临床资料，化疗采用以培门冬酶或吉西他滨为主的方案，包括GDP（吉西他滨+地塞米松+顺铂）、培门冬酶+GDP和DIMG（地塞米松+异环磷酰胺+甲氨蝶呤+吉西他滨）方案等。**结果**：98例患者中仅5例患者年龄大于60岁，中位发病年龄为39（2～82）岁，男女比例为2.8：1。 I

期及Ⅱ期患者分别占56.1%及43.9%。94例患者体能状态评分为0-1分。71.4%的患者原发部位为鼻腔。接受GDP、培门冬酶+GDP和DIMG方案化疗的患者分别为62例、13例和8例，15例患者接受含培门冬酶、吉西他滨或依托泊苷的其他化疗方案。中位化疗4（1~6）周期，中位放疗剂量50（40~60）Gy。联合化放疗后89例患者获得完全缓解，3例患者部分缓解，客观缓解率为93.9%。98例患者中位随访39.5（5~102）个月，3年总生存（overall survival，OS）率及无进展生存（progression-free survival，PFS）率分别为86.4%和74.6%。化疗后放疗组（n=45）及放疗后化疗组（n=53）的3年OS率（86.8%比85.8%，$P=0.796$）和3年PFS率（75.1%比73.5%，$P=0.901$）无显著差异。≤50Gy放疗组（n=63）的中位放疗剂量为50Gy，其中60人接受50Gy放疗；>50Gy放疗组（n=34）的中位放疗剂量为56Gy，其中29人接受56Gy放疗。≤50Gy放疗组和>50Gy放疗组的3年OS率（82.4%比93.2%，$P=0.122$）和3年PFS率（70.0%比81.4%，$P=0.233$）差异无统计学意义。单因素分析显示影响预后的因素包括年龄、体能状态评分及治疗疗效。多因素分析显示，体能状态评分为2分（RR=11.221，$P=0.018$）和疗效未达完全缓解（RR=13.645，$P<0.001$）是影响患者3年OS的独立预后因素。**结论**：基于培门冬酶或吉西他滨的方案化疗联合放疗对于局限期ENKTL具有良好的疗效，化放疗顺序对治疗疗效无显著影响。

6. Upregulation of PD-L1 Expression by ALK translocation by activating ERK and Stat3 Signaling Pathways in pulmonary adenocarcinoma patients

Li Ma[1,2]   Xiaohong Han[2]   Jinghui Wang[1]   Jiarui Yao[2]

Ningning Zhang[2]   Jialin Lv[1]   Quan Zhang[1]   Jing Xu[1]   Ping Liu[1]

Yuankai Shi[*2]   Shucai Zhang[*1]

[1] Departments of Medical Oncology, Beijing Tuberculosis and Thoracic Tumor Institute, Beijing Chest Hospital, Capital Medical University; [2] Department of Medical Oncology, Beijing Key Laboratory of Clinical Studies on Anticancer Molecular Targeted Drugs, National Cancer Center/Cancer Hospital, Peking Union Medical College and Chinese Academy of Medical Sciences

Purpose: Recent studies show that the ALK translocation can enhance Programmed cell death Ligand 1 (PD-L1) Expression in pulmonary adenocarcinoma specimens. However, the mechanism of upregulation of PD-L1 expression by ALK translocation remains unclear. We have now examined PD-L1 expression and its regulation in pulmonary adenocarcinoma patients with EML4-ALK fusion gene. **Methods**: The expression of PD-L1 and ALK at protein level in pulmonary adenocarcinoma cell lines and surgically resected pulmonary adenocarcinoma specimens were evaluated by immunohistochemical analysis. The expression at DNA and RNA level was examined by flow cytometry and by real-time PCR analysis in cell lines, respectively. A549 cells without ALK-translocation and PD-L1 overexpression were transfected with EML4-ALK, and H2228 cells with ALK-translocation and PD-L1 overexpression were inhibited with ALK inhibitor (crizotinib). Forty-five ALK- translocated pulmonary adenocarcinoma tissues were immunohistochemically evaluated for PD-L1 and PD-1. **Results:** The PD-L1 expression level was higher in pulmonary adenocarcinoma cell lines with EML4-ALK fusion gene than in those cell lines without the fusion gene ($P<0.05$). Induced expression of EML4-ALK in A549 cells significantly increased PD-L1 expression, whereas PD-L1 expression in H2228 cells was downregulated by treatment with the ALK inhibitor (crizotinib treatment). Significant positive correlations between PD-L1 and pERK ($P<0.05$) or pSTAT3 expression levels ($P<0.01$) were observed in ALK-translocated tumors. PD-L1 expression was detected in 76% of ALK-translocated patients. The expression level of PD-L1 was positively associated with ALK translocation in pulmonary adenocarcinoma specimens. Among patients with ALK-translocated patients, PD-L1 overexpression was significantly associated with shorter progression-free ($P<0.01$) and shorter overall survival ($P<0.02$) after crizotinib treatment. **Conclusions:** Our findings demonstrate that adenocarcinomawith ALK translocationcan upregulate PD-L1 expression by activating ERK and STAT3-pathways, thus combined with a PD-1/PD-L1-targeted immunotherapy maybe a potential therapy strategy in ALK-translocated lung cancer in the future.

7. Clinical Trials Study: Phase Ⅰ Study of Personalized Peptide Vaccination Combined with Radiotherapy for Advanced Hepatocellular Carcinoma Patients

Shen Jie[1] Wang Lifeng[1] Zou Zhengyun[1] Kong Weiwei[1]
Yan Jing[1] Meng Fanyan[1] Chen Fangjun[1] Du Juan[1] Shao Jie[1]
Xu Qiuping[1] Ren Haozhen[2] Li Rutian[1] Wei Jia[1]
Qian Xiaoping[1] Liu Baorui[1]

[1]Comprehensive Cancer Centre of Drum Tower Hospital, Medical School of Nanjing University, Clinical Cancer Institute of Nanjing University; [2]Department of Hepatobiliary Surgery, Drum Tower Hospital, Medical School of Nanjing University

Aim: To conduct a new treatment modality, meaning a cellular immune therapy based on personalized peptide vaccination (PPV-DC-CTL) combined with radiotherapy, to treat advanced hepatocellular carcinoma (HCC). **Methods:** A total of 9 patients with advanced HCC were admitted. Multidisciplinary consultation confirmed that all the patients were clearly no surgical opportunity.4 patients with multiple liver metastases (liver lesions >3 pieces), 1 patient with liver metastasis and portal vein tumor thrombosis, 1 patient with lung and bone metastases, 2 patients with liver and lung metastases, and 1 patients with liver metastasis and peritoneal metastasis. Patients with metastasis were treated with precise radiotherapy combined with PPV-DC-CTL. **Results:** Following radiotherapy and 1-3 cycles of PPV-DC-CTL treatment, AFP levels were significantly decreased in 6 patients, and imaging assessment of the lesions showed a partial response

（PR）in 3 patients and stable disease （SD）in the other 3 patients. Response rate （RR）was 33% and disease control rate （DCR）was 66%. This regimen was found to be safe and well tolerated. None of the patients developed liver or kidney side effects. Only one patient developed Grade 2 bone marrow suppression，and the remainder had no significant side effects on hemogram. **Conclusions**： Radiotherapy combined with PPV-DC-CTL provides a new therapeutic strategy for patients with advanced HCC，which is well tolerated，safe，feasible，and effective.

8. 赫赛汀治疗67例HER-2阳性晚期胃癌患者预后影响相关因素的分析

刘　棋　戴广海

中国人民解放军总医院

目的：回顾性分析应用曲妥珠单抗注射液治疗的HER-2阳性晚期胃癌患者的一般状况特征及生存情况，为曲妥珠单抗注射液治疗的HER-2阳性晚期或复发性胃癌和食管胃结合部腺癌癌患者的临床决策提供参考依据。**方法**：回顾性分析了中国人民解放军总医院从2010年1月1日到2016年12月31日所收治的应用曲妥珠单抗注射液治疗的病理学诊断为HER-2阳性晚期胃癌患者67例，收集这些患者的资料，并进行随访，应用SPSS22.0分析影响预后的相关因素，探索赫赛汀药物在不同用药时机疗效的情况。**结果**：①入组的所有67例患者中，50例死亡，中位总用药OS为14.9个月。所有患者中，达到CR的患者0例，达到PR的患者31例，SD的患者24例，PD的患者12例。总的药物有效率RR为：46.3%，总的疾病控制率DCR为：82.1%。②存在肝转移、转移个数大于1、ECOG评分大于等于2分，患者的死亡风险分别是无肝转移、转移部位个数为1、ECOG评分0~1患者的1.895、1.442、1.481倍。③治疗时机的选择结果：用药总生存时间（以患者应用赫赛汀治疗的时间为起点，截止随访终点2017年3月1日）：入组所有67例患者中，赫赛汀用于一线治疗的患者为50例，中位用药总生存期为16.7个月；用于二线治疗的患者为13例，中位用药生存时间为8.4个月；中位用药总生存期为6.7个月。$P=0.039$，差异具有统计学意义。患者总生存生存期（定义起始事件为患者一线治疗的开始时间，观察终点仍为患者死亡的患者总生存生存期）赫赛汀用于一线治疗的中位OS为16.7个月，用于二线治疗的中位OS为14.2个月，用于三线的中位OS为13.2个月，$P=0.830$，差异不具有统计学意义。无进展生存期方面：入组患者中一线使用赫赛汀治疗的患者较未使用赫赛汀治疗的患者一线中位无进展生存期明显提高（mPFS1 9.6个月 vs 4.4个月，$P=0.032$），且差异具有统计学意义。二线治疗中应用赫赛汀的患者二线中位无进展生存期mPFS2为5.3个月。④赫赛汀跨线治疗的结果：在总生存期方面，对于一线使用赫赛汀治疗失败后，继续使用赫赛汀治疗较不继续使用赫赛汀总生存期有所延长（mOS 18.9个月 vs 12.2个月），但差异不具有统计学意义（$P=0.140$）。二线应用赫赛汀治疗失败后，继续用药可使病人总生存期延长（mOS 18.9个月 vs 4.3个月，$P=0.046$），差异具有统计学意义。赫赛汀跨线治疗一线治疗失败后患者的无进展生存期较不应用赫赛汀的患者有显著延长（mPFS2 3.4个月 vs 1.9个月 $P=0.049$），差异具有统计学意义。二线跨线组mPFS3=4.6个月对比二线非跨线组mPFS=3.1个月，$P=0.690$，差异不具有统计学意义。

9. 原发胃淋巴瘤临床特点与预后分析

王文佳　李玉富

河南省肿瘤医院

目的：提高对原发胃淋巴瘤（primary gastric lymphoma，PGL）的认识。**方法：** 收集2005年1月至2015年1月收治的146例PGL患者的病例资料，并对其进行统计学分析。**结果：** ①一般资料：本组共146例患者，男女性别之比为1.39∶1，发病年龄以40~70岁居多，平均年龄54.4岁。②肿瘤病变部位：贲门2例（1.4%）、胃底11例（7.5%）、胃体45例（30.8%）、胃窦39例（26.7%）、累计2个及2个以上部位49例（33.6%）。③病理类型：HL 1例（1.3%），弥漫大B细胞淋巴瘤（DLBCL）78例（53.4%），黏膜相关淋巴瘤（MALT）62例（42.5%），MALT向DLBCL转化型2例（1.4%），滤泡细胞淋巴瘤2例（1.4%），富于T细胞的大B细胞淋巴瘤1例（0.7%）。惰性淋巴瘤的生存率高于侵袭性淋巴瘤，差异有统计学意义（$P < 0.001$）。④临床分期：Ⅰ、Ⅱ期PGL患者生存率高于ⅡE、Ⅳ期患者，差异有统计学意义（$P = 0.001$）。⑤临床表现：146例患者出现上腹部疼痛发生频率为62.3%、腹胀为33.6%，消瘦为26.7%，其次为恶心呕吐、反酸嗳气等。50.7%患者血红蛋白浓度< 110g/L。⑥消化道钡餐、CT、普通内镜、超声内镜对PGL的诊断符合率分别2.4%、22.4%、53.2%、77.3%。对普通内镜和EUS两种检查方法的诊断符合率进行统计学分析，其差异有统计学意义（$\chi^2 = 4.489$，$P = 0.034$）。⑦随访：1例HL患者OS为37个月；对于145例NHL患者，其1年的生存率为98.6%（143/145）；3年生存率为89.6%（130/145）；5年生存率为85.5%（124/145）。⑧治疗**方法：**非手术组患者生存率高于手术组，差异不具有统计学意义（$P = 0.141$）；⑨78例DLBCL患者：EPOCH组患者的CR率、PR率、CR患者2年无进展生存率均优于CHOP组（$P = 0.046$，0.034，0.032）；EPOCH组长期生存率高于CHOP组，差异具有统计学意义（$P=0.016$）；两组化疗方案的不良反应相近，均未发生治疗相关死亡。EPOCH组患者Ⅲ、Ⅳ度骨髓抑制的发生率高于CHOP组，差异具有统计学意义（$\chi^2 = 4.550$，$P = 0.033$）。⑩联合利妥昔单抗组的患者生存率高于未联合组，差异不具有统计学意义（$P = 0.337$）。实验室检查：血清LDH升高患者生存率低于血清LDH正常患者，差异有统计学意义（$P = 0.016$）。血清$\beta2$-MG升高患者生存率低于未升高组，差异有统计学意义（$P = 0.030$）。多因素预后分析结果提示，年龄、病理类型和临床分期为PGL独立的预后影响因素。**结论：** PGL好发于胃体及胃窦部，临床表现缺乏特异性，以消化道症状为主。EUS鉴别诊断价值高于普通内镜。手术不能使PGL患者受益，其地位受到挑战，EPOCH方案可推荐为NHL类型PGL的一线治疗方案。年龄、病理类型、临床分期、化疗方案、血清LDH水平、β_2-MG水平是影响PGL预后的重要因素，而年龄、病理类型、临床分期是其独立预后影响因素。

10. NK/T 细胞淋巴瘤相关噬血细胞综合征患者预后的多因素分析

金志丽　王旖旎　王　昭

首都医科大学附属北京友谊医院

目的：淋巴瘤相关噬血细胞综合征（lymphoma-associated hemophagocytic syndrome，LAHS）患者预后差，死亡率高，而在 LAHS 患者中，NK/T 细胞淋巴瘤较 B 细胞淋巴瘤预后更差，死亡率更高。为了探究哪些因素对 NK/T-LAHS 患者预后存在影响，我们进行了相关研究。**方法**：回顾性分析 2008 年 6 月至 2016 年 6 月首都医科大学附属北京友谊医院诊治的 42 例 NK/T-LAHS 患者的临床信息。通过生存分析计算 NK/T-LAHS 患者 1 月，2 月，3 月，6 月，12 月的生存率，通过多因素分析计算 "性别" "年龄" "初始治疗是否达到 OR" "异基因造血干细胞移植情况" "是否合并外周血 EBV 阳性" "HLH 是否出现于肿瘤化疗中及化疗后" 等 6 个因素对 NK/T-LAHS 患者预后影响。**结果**：42 例 NK/T-LAHS 患者 1 月生存率为 48.9%，2 月生存率为 36.7%；3 月生存率为 28.8%；6 月生存率为 23.0%；12 月生存率为 15.4%。异基因造血干细胞移植（$P=0.000$）；外周血 EBV 阳性（$P=0.004$）；初始诱导治疗缓解达到 OR（$P=0.007$）对 NK/T-LAHS 患者生存时间的影响有统计学意义，而性别（$P=0.181$）；年龄（$P=0.056$）；HLH 是否出现于肿瘤化疗中及化疗后（$P=0.081$）对 NK/T-LAHS 患者预后的影响没有统计学意义。**结论**：NK/T-LAHS 是一种预后极差，可严重危及生命的疾病。初始诱导治疗缓解达到 OR 的 NK/T-LAHS 患者预后优于未缓解的患者，异基因造血干细胞移植是使 NK/T-LAHS 患者长期存活的有效途径，外周血 EBV 阳性是 NK/T-LAHS 患者预后不良的因素。

11. 二代测序技术在结外 NK/T 细胞淋巴瘤中的应用及相关预后因素分析

李　媛　马光宇　高玉环*

河北医科大学第四医院

目的：结外 NK/T 细胞淋巴瘤（extranodal NK/T cell lymphoma，Nasal type，ENKTL）是 T 细胞淋巴瘤中最常见的亚型，具有独特的流行病学分布特点，东亚和南美地区多见，侵袭性强，疾病进展迅速且预后差，目前具体的发病机制尚不明确。为更进一步了解疾病本质，探索其治疗策略的潜在靶点，我们通过查阅近 10 年国内外文献，挑选出 9 个与该疾病相关度高的基因，采用二代测序技术检测目的基因突变情况，分析其与疾病预后和临床特征的关系，为 ENKTL 发病机制、临床诊断和靶向治疗提供依据。**方法**：①选择 2010 年 8 月至 2016 年 11 月期间在河北医科大学第四医院确诊和初治并且临床资料完整的ENKTL患者29例，通过二代测序技术检测所有入组患者病理组织标本中9个目的基因突变情况。②应用SPSS21.0统计软件分析疾病预后、临床特征和目的基因突变情况三者间的关系。**结果：**①目的基因的突变情况：ARID1A 34.48%（10例），KMT2D 31.03%（9例），TP53、MGA、STAT3突变率均为24.13%（7例），EP300和ASXL3突变率均为17.24%（5例），DDX3X和STAT5B突变率均为6.89%（2例）。②Kaplan-Meier生存分析显示：KMT2D野生型患者总生存优于伴有KMT2D基因突变型患者（$P = 0.006$）。STAT3突变型患者PFS优于STAT3野生型患者（$P = 0.032$）。③基因突变情况与ENKTL患者临床资料分析发现，KMT2D基因突变型与患者临床分期、Ki67水平、治疗前CRP、白蛋白以及淋巴细胞计数水平存在统计学相关性（$P < 0.05$）。STAT3基因突变型患者中6例为局限期（Ⅰ/Ⅱ期），结外累及数目小于2且Ki67水平小于70%，5例LDH水平正常。④通过COX回归多因素分析得出：KMT2D基因具有统计学意义（$P = 0.005$）。**结论：**①KMT2D基因在EN-KTL中高频突变，并与患者临床分期、治疗前CRP、白蛋白、外周血淋巴细胞计数及Ki67水平密切相关。②KMT2D基因突变型ENKTL患者预后差，且为一项独立预后因素。推测KMT2D基因可能作为一种肿瘤抑制基因在ENKTL发生发展中起重要作用。③STAT3基因突变可能通过JAK-STAT信号通路的调控异常在ENKTL的肿瘤细胞增殖和侵袭等方面发挥作用。

12. 280例老年淋巴瘤临床特点及预后分析

国　巍　戴伊奇　王兴彤　李　佳　白　鸥

吉林大学第一医院

目的：探讨老年淋巴瘤的临床特点及预后相关因素。**方法：**回顾性分析2008年1月~2016年12月期间就诊于吉林大学第一医院肿瘤中心的280例初诊的老年（年龄≥65岁）淋巴瘤患者的临床资料。应用SPSS22.0进行统计分析，P<0.05为具有统计学差异。**结果：**①初诊老年淋巴瘤患者，以男性多见，男：女为1.5：1，中位年龄72岁（65~90岁）。②280例老年淋巴瘤患者中，NHL 257例，占91.8%，HL 5例，占1.8%，其余18例为病理类型未明确的淋巴瘤。③257例NHL中，B-NHL 207例，占80.5%，T/NK-NHL 35例，占13.6%，其他类型15例，5.8%。最主要的病理类型为弥漫大B细胞淋巴瘤（DLBCL），134例，占总数的47.9%，占NHL的52.1%，占B-NHL 64.7%，其次为滤泡性淋巴瘤（FL），18例，占总数的6.4%，占NHL的7.0%，占B-NHL 8.7%；④治疗方案主要包括：利妥昔单抗联合CHOP或CHOP类似化疗方案；DA-EPOCH或HyperCVAD强化疗方案；联合硼替佐米的化疗方案；放疗。⑤158例老年淋巴瘤患者（占全部56.4%）接受3疗程及以上规律治疗。158例患者中，平均年龄为76岁（65~87岁），男/女为1.3：1，根据Ann-Arbor分期，Ⅲ~Ⅳ期者为103例，占65.2%。NHL 155例，占98.1%，HL 3例，占1.9%。NHL中病理表型为B细胞者为138例，占89.0%，病理表型为T/NK细胞及其他类型者为17例，占11.0%。其中主要的病理类型仍为DLB-CL，88例，占规律治疗者的55.7%，占NHL的56.8%，占B-NHL 63.8%；其次为FL，15例，占规律治疗者的9.5%，占NHL的9.7%，占B-NHL 10.9%；套细胞淋巴瘤（MCL），8例，占规律治疗者5.1%。⑥随访至2016年12月，中位随访时间18个月（6~32个月）。89例存活，存活率为56.32%。Kaplan-Meier生存分析显示中位生存时间为41个月。3疗程化疗后，治疗总反应率ORR 83.5%，>PR 33例（33/158，20.89%），PR 99例（99/158，62.66%）。⑦对年龄（≥65岁 vs <65岁）、性别、分期（Ⅰ/Ⅱ期 vs Ⅲ/Ⅳ期）、IPI评分（≤2分 vs >2分）、B症状、LDH水平（增高 vs 正常范围内）、血沉、β2

微球蛋白进行单因素分析，结果显示B症状、LDH增高者与OS相关（*P*=0.042，0.012）。COX回归分析显示，LDH水平是老年淋巴瘤患者的OS独立不良预后因素。**结论**：2008年开始的9年间我院初诊老年惰性淋巴瘤患者280例，男性多于女性，中位年龄72岁，NHL为主，且DLBCL比例过半，采用多种联合治疗方案，完成3疗程以上规律治疗者不足60%。规律治疗患者，ORR超过80%，中位生存41个月，LDH增高为影响OS的独立不良因素。

13. 分次立体定向放疗治疗脑膜转移瘤的前瞻性Ⅱ期临床研究

肖建平　赵瑞芝　毕　楠　张　烨　刘清峰
马玉超　杨斯苒　李晔雄

国家癌症中心/中国医学科学院北京协和医学院肿瘤医院

目的：本研究为前瞻性Ⅱ期临床研究，探索脑膜转移（LMs）患者接受分次立体定向放疗治疗（FSRT）的疗效及安全性。**方法**：入组患者为脑膜转移癌，可同时伴有脑实质转移。根据既往是否行全脑放疗分为初程治疗（FSRT + WBRT）及挽救治疗（FSRT），FSRT采用TOMO、IMRT或X刀实现。WBRT剂量40Gy/2Gy/20f，受累脑膜及脑转移灶局部加量至60Gy/3Gy/20f。根据病情选择性加入替莫唑胺（TMZ）75mg/（m²·d）同步化疗及150mg/（m²·d）*5d辅助化疗。根据脑脊液细胞学选择性行椎管内化疗（甲氨蝶呤+阿糖胞苷+地塞米松），化疗结束后复查脑脊液是否转阴。疗后2～3个月以Recist 1.1标准评估疗效，毒性评估采用CTCAE 4.0标准。Kaplan-Meier法进行生存评估，主要观察终点为局部控制（LCR），次要观察终点为颅内无疾病进展生存（IPFS），无进展生存（PFS）、总生存（OS）及毒性。**结果**：自2010.8.13至2016.10.13，共入组28例患者（男性：女性=10：18），中位年龄53岁（34～72岁），原发灶病理主要为非小细胞肺癌（71.4%），中位KPS 80分（50～90分）。20例（71.4%）伴多发脑转移（≥3个），13例（46.4%）伴大体积脑转移灶（>6cc）。22例（78.6%）为初程治疗，6例为挽救治疗（既往3例WBRT、2例SRT、1例WBRT+SRT）。放疗前19例（67.9%）行靶向治疗。本次采用WBRT+FSRT、FSRT、WBRT分别为19例、7例和2例。其中22例（75.9%）应用TOMO技术。中位GTV和全脑剂量分别为60Gy（14～60Gy），40Gy（25～50Gy）。15例（51.7%）同步TMZ，其中4例行同步+辅助TMZ化疗。8例（28.6%）接受椎管内化疗，治疗后2例脑脊液瘤细胞转阴。中位随访时间11.7个月（95%CI：10.8～12.5个月），疗效评价CR、PR、SD者分别为15例（53.6%）、4例（14.3%）、9例（32.1%）。中位生存时间13.0个月（3.4～22.7月）。全组1年LC、IPFS、PFS和OS分别为62.6%、43.6%、19.0%和48.3%。无3级以上不良反应发生。全组共12例（42.9%）患者死亡，死于脑部进展4例（生存时间分别为5.9m，7.0m，8.5m，9.2m），其他死亡原因包括全身衰竭6例，原发灶进展和内科原因各1例。**结论**：对于脑膜转移癌患者，WBRT+局部FSRT推量治疗安全有效，结合脑脊液病理结果可联合椎管内化疗。仍需进一步增加样本量分析。

14. 肿瘤增殖和加速再增殖时病理图像与 ^{18}F-FLT PET 显像的空间一致性：应用 PET 指导放疗靶区剂量雕刻的基础研究

李澄明[1,2]　张晓丽[1]　黄　勇[1]　高永生[1]

孙新东[1]　于金明[1]　孟　雪[1]

[1]山东省肿瘤医院；[2]济南大学山东省医学科学院

目的： ^{18}F-FLT PET 显像对识别肿瘤亚靶区有潜在的指导作用，从而据此勾画增加放疗剂量的区域。本研究的目的是利用 ^{18}F-FLT PET 显像 SUV 值的变化在分次放疗期间监测肿瘤细胞的增殖和再增殖，并分别验证其在病理图像中 Ki-67 的表达与 ^{18}F-FLT PET 显像 SUV 值的空间一致性。**方法：** 荷瘤鼠模型（A549 人肺腺癌细胞系）被分为放疗组（3f/6d 组，6f/12d 组，9f/18d 组，12f/24d 组和 18f/36d 组，共 5 组，分次放疗剂量均为 2Gy）与作为对照的未放疗组。放疗组完成放疗后即行小动物 ^{18}F-FLT PET 扫描，通过每组的 SUV 最大值（SUV_{max}）确定放疗过程中肿瘤细胞加速再增殖的时间点。移植瘤薄层切片后获得在体瘤内 FLT 示踪剂的分布和 Ki-67 增殖指数，进而层对层地验证 SUV_{max} 和 Ki-67 指数的空间一致性，包括特定的 FLT 摄取区域和相应层的病理切片中肿瘤细胞增殖区域的最大重合率（ORR）。**结果：** 相较于未放疗组，SUV_{max} 在 3f/6d 组显著降低（$P=0.000$），但是在随后的 6f/12d 组 SUV_{max} 较 3f/6d 组又显著增高（$P=0.000$），较未放疗组无显著变化（$P=0.056$）；在其后的几组中，随着放疗次数的增加，SUV_{max} 又逐渐降低。在移植瘤病理切片中对肿瘤细胞增殖的测定也得到了相同的结果：在未放疗组，Ki-67 增殖指数为 79.82%，在 3f/6d 组增殖指数为 78.47%，在 6f/12d 组 Ki-67 增殖指数达到最大为 82.33%，$P=0.06$；在其后的 12f/24d 组和 18f/36d 组中增殖指数下降（$Ps=0.000$）。在所有体外肿瘤细胞增殖组的感兴趣区域（ROI）均显示 SUV_{max} 和 Ki-67 增殖指数有明显的相关关系（$Ps<0.001$）。在每一个加速再增殖组的肿瘤中也得出了相同的结论（$Ps<0.001$）。此外，在肿瘤细胞增殖和加速再增殖组，每一层的 ORR 均大于 50%。^{18}F-FLT 高摄取区在病理切片中 Ki-67 染色也较密集。**结论：** 通过影像与病理切片层对层的比较，得出：在肿瘤分次放疗过程中，^{18}F-FLT PET 显像可以反应出肿瘤在放疗期间的增殖情况，更有助于据此制定合适的放疗计划。

15. Ⅲ 期结直肠癌中 LRG1 通过 PI3K/AKT 和 MEK/ERK 双通路促进 VEGFA 介导的血管生成

孙德聪　石　燕　王玲兄　吕　瑶　戴广海

中国人民解放军总医院

目的： 富含亮氨酸 α-2 糖蛋白 1（LRG1）是亮氨酸重复序列蛋白家族成员之一，既往研究证明其参与粒细胞分化、免疫应答、细胞增殖。近年来有研究证明 LRG1 在脉络膜疾病中通过 TGFβ 通路调控血管生成。且陆续有文章指出 LRG1 参与多肿肿瘤发生发展。目前对 LRG1 在肿瘤中是否调控血管生成尚无大量研究。本研究旨在探索 LRG1 在Ⅲ期结直肠癌的表达及其是否调控血管生成过程，并探讨作用机制。**方法：**首先，制作Ⅲ期结直肠癌组织芯片，通过免疫组化染色检验 LRG1 水平，并分析表达水平与各个临床病理及癌症预后的相关性，后通过对 CD34-微血管密度（MVD）免疫组化检测结果的分析，判断 LRG1 与 MVD 的相关性；其次，构建 LRG1 过表达和敲降细胞系，通过敲降和过表达细胞株的体外侵袭、迁移功能和共培养的人脐静脉血管内皮细胞（HUVEC）的体外增殖、迁移和成管功能的改变，判断 LRG1 是否在体外影响癌细胞和 HUVECs 的繁殖、运动和成管能力；再次，将过表达细胞系和对照组细胞系在裸鼠皮下注射，观察瘤体成长速度，并利用免疫荧光检测瘤体内 VEGFA 和 CD34 的表达水平，通过体内实验判断 LRG1 促进肿瘤生长和血管生成的能力；最后利用 ELISA 和 Western Blot 等技术，探索 LRG1 促进 VEGFA 表达的相关信号通路。**结果：**①研究共纳入 312 例Ⅲ期结直肠癌标本。免疫组化染色结果显示 LRG1 在癌组织内表达水平高于癌旁正常组织（X^2=35.412，$P < 0.001$），单因素分析显示 LRG1 与肿瘤分化较差、T_4 分期和血管浸润明显相关（$P=$ 0.035，0.028，0.007）。多因素分析显示 LRG1 是影响 312 例Ⅲ期结直肠癌患 OS 和 DFS 的独立预后因素（HR=1.517，$P =0.020$；HR=1.754，$P =0.013$）。LRG1 水平与肿瘤 MVD 正相关（t=−8.603，$P < 0.001$）。②对 HT29 和 DLD1 结直肠癌细胞系，分别建立敲降和过表达稳转细胞株。体外实验证明 LRG1 促进癌细胞的侵袭和迁移。利用共培养 HUVECs 细胞进行体外功能实验，LRG1 促进血管内皮细胞的细胞增殖，迁移和成管功能（$P < 0.01$）。③裸鼠成瘤模型的肿瘤生长曲线显示 LRG1 促进体内移植瘤生长（$P < 0.01$）。过表达组瘤体平均重量大于对照组（$P < 0.05$）。瘤体切片的 HE 染色结果发现过表达组的移植瘤浸润肌层。CD34-MVD 和 VEGFA 荧光染色证明过表达组促进为血管形成和 VEGFA 表达。④LRG1 可促进 VEGFA 表达和分泌。Western Blot 结果显示 LRG1 促进 PI3K/AKT/HIF-1α 和 Ras/MEK1/ERK1/2 通路的激活。并且 LRG1 诱导 HIF-1α 从细胞质移位至细胞核，作为 VEGFA 的转录因子。利用通路抑制剂分别抑制 AKT 和 ERK 通路后，细胞 VEGFA 表达量均有所下降，且 LRG1 诱导内皮细胞的小管形成能力被抑制。**结论：**LRG1 与Ⅲ期结直肠癌发生发展、临床预后和血管生成密切相关。肿瘤细胞中 LRG1 可通过 PI3K/AKT/HIF1α 和 MEK/ERK 双通路上调 VEGFA 分泌介导的血管生成。

16. Methylation of TMEM176A Is an Independent Prognostic Marker and Is Involved in Human Colorectal Cancer Development

高　丹[1,2]　韩英杰[1]　杨　洋[3]　James G Herman[4]　令狐恩强[1]

詹启敏[5]　François Fuks[6]　鲁　志[3]　郭明洲[1]

[1]中国人民解放军总医院；[2]南开大学；[3]清华大学；
[4]University of Pittsburgh Cancer Institute；[5]北京大学；[6]Free University of Brussels

结直肠癌是世界常见的恶性肿瘤，是癌症致死的主要原因之一，其发病率和死亡率具有地域差异。结直肠癌以前被认为是西方国家的常见恶性肿瘤，然而在亚洲地区，随着饮食习惯和生活方式的改变，结直肠癌已经成为亚洲第三大恶性肿瘤，在中国结直肠癌发病率呈逐年上升趋势，目前仍缺乏早期诊断方法和有效的治疗手段，其主要原因是发病机制不明确。表观遗传可以调控基因的表达，基因启动子区DNA甲基化是目前研究最广泛的表观遗传改变，被认为是肿瘤中普遍发生的分子事件。本研究通过在结直肠癌细胞系和正常结肠黏膜中进行RNA测序分析和验证，鉴定出一批在肿瘤中异常表达的基因。其中TMEM176A在肿瘤中低表达。在8株结直肠癌细胞系中通过RT-PCR、MSP和硫化测序分析，发现TMEM176A基因的表达受到启动子区甲基化的调控。在130例结直肠癌组织中通过MSP发现，TMEM176A在结直肠癌中频繁发生甲基化，甲基化率达到50.77%，结合临床病理资料分析发现TMEM 176A的甲基化与肿瘤的转移有关。通过Cox回归分析和生存分析发现，TMEM176A甲基化的患者生存时间缩短，且可作为结直肠癌五年生存率的一个独立预后因素（$P < 0.05$）。通过MTT和克隆形成实验发现TMEM176A基因能抑制结直肠癌细胞的生长和增殖。通过流式细胞技术分析TMEM176A能诱导细胞凋亡，通过transwell实验发现TMEM176A抑制细胞的侵袭和迁移能力。在裸鼠成瘤实验中发现TMEM176A能抑制肿瘤的生长。**结论**：TMEM 176A基因在结直肠癌中的表达受到启动子区甲基化的调控，TMEM176A是一个抑癌基因，其甲基化可作为结直肠癌五年生存率的独立预后因素。

17. 大剂量奥施康定治疗晚期实体瘤中重度癌痛的疗效及安全性分析

王文娴　　宋正波　　张沂平

浙江省肿瘤医院

目的：观察大剂量奥施康定治疗实体瘤癌性疼痛的疗效及安全性。**方法**：回顾性分析2011年3月~2015年12月在浙江省肿瘤医院应用大剂量奥施康定（日剂量 > 150mg）患者，观察其治疗过程的止痛方案、止痛疗效以及药物相关的不良反应。**结果**：共纳入131例患者，其男性80例（61.1%），女性51例（38.9%），中位年龄53岁。肺癌61例，肝癌23例，肠癌12例，其他癌肿47例。基线时，中度疼痛患者有104例（79.4%），重度疼痛有27例（20.6%）。131例患者在转换为大剂量前，92例（70.23%）为使用小剂量奥施康定止痛，12例为使用芬太尼贴剂（9.16%），10例（7.63%）为小剂量美施康定，9例（6.87%）非甾体类抗炎药物止痛，8例（6.11%）弱阿片类药物止痛。所有患者在转换为大剂量前的平均NRS评分为7.10分，经奥施康定大剂量镇痛后，平均NRS为2.15分。中度疼痛患者的止痛有效率为90.4%（94/104），重度疼痛有效率为88.9%（24/27）。控制疼痛的奥施康定剂量均值为277.18±11.71mg/d，范围为160~1040mg/d。其中51例患者获取到平均镇痛时间情况，控制疼痛的奥施康定剂量均值为313.33±20.48mg/d，满意止痛平均时间为49.98±11.71d。所有患者在大剂量的治疗期间出现不良反应有便秘48.1%、恶心呕吐17.6%、排尿困难7.6%、头晕3.8%、嗜睡1.5%、皮肤瘙痒1.5%、呼吸抑制0.8%。针对发生率较高的不良反应包括便秘、恶心呕吐及排尿困难，比较了第1周的发生率与使用大剂量奥施康定期间的发生率，便秘在第1周的发生率是35.9%（47/131），而在大剂量使用期间发生率升高为48.1%（63/131）。恶心呕吐的发生率在大剂量期间并未升高（23.7%：17.6%），而排尿困难的发生率有一定升高，在第1周是5.3%（6/131），在大剂量期间为7.6%（10/131），三组比较统计学均有差异（$P < 0.001$）。此外，老年患者中的大剂量奥施康定使用不良反应发生情况与年龄小于65岁的患者相比，其便秘、恶心呕吐及排尿困难并未见更高。**结论**：大

剂量奥施康定可以缓解和有效的管理晚期实体瘤患者的中重度癌痛，不良反应未增加，仍然是安全有效的止痛手段。

18. 阿帕替尼治疗难治性恶性肿瘤43例疗效观察

李　玲　张芳文　南飞飞　武晓龙　肖　洒　段文静　张明智*

郑州大学第一附属医院

目的：探讨阿帕替尼治疗难治性恶性肿瘤的临床疗效及安全性。**方法**：二线及二线以上治疗失败的恶性肿瘤患者43例，均给予阿帕替尼850mg/次，1次/天，口服，4周为1个周期；有明显不良反应者可减量至425 mg/次，1次/天，口服，至疾病进展或不能耐受药物不良反应停药。随访1 a，观察治疗1a时临床疗效及不良反应发生情况。**结果**：治疗1a时，客观缓解率为4.7%，疾病控制率为41.9%；中位无进展生存期为6.1（3.2～12.5）个月，中位总生存期为7.0（5.8～12.5）个月；治疗期间骨髓抑制发生率为34.9%，高血压发生率27.9%，蛋白尿发生率25.6%，手足综合征发生率23.2%，多为Ⅱ级以下。**结论**：阿帕替尼治疗二线及二线以上化疗失败的恶性肿瘤有较好效果，不良反应主要为骨髓抑制、高血压、蛋白尿。

19. MAPK 基因遗传变异与肺腺癌脑转移风险的相关性研究

李　博　刘彦伟　刘　帅　邱晓光

首都医科大学附属北京天坛医院

目的：有研究显示，伴EGFR突变的肺腺癌患者有更高的脑转移风险。MAPK作为EGFR下游的信号转导通路之一，在介导非小细胞肺癌的脑转移发生中起重要作用。因此，我们在病理确诊的肺腺癌患者中，对MAPK基因遗传变异与脑转移风险的相关性进行了研究。**方法**：入组标准为病理确诊的肺腺癌患者。患者入组后，根据患者的临床分期，按照目前的非小细胞肺癌治疗指南进行治疗。治疗结束后常规进行随访。入组时留取患者外周血标本5ml，应用MassArray系统（Sequennom），对MAPK的28个备选基因座位的遗传变异进行检测。应用Logistic回归模型进行多因素分析，研究上述基因遗传变异与脑转移风险的相关性。校正因素包括年龄、性别、临床分期、吸烟、手术和胸部放疗。**结果**：从2012年3月至2014年4月，总共入组228例患者，最终191例患者进入分析（15例DNA样本量不足，19例临床资料不完整，3例失访）。多因素分析显示，MAPK的rs131408基因遗传变异与脑转移风险存在相关性。CC基因型（odds ratio ［OR］ = 3.162，95% confidence interval ［CI］ = 1.185 – 8.438，$P = 0.021$）或CT基因型（OR = 2.893，95% CI = 1.046 – 8.004，$P = 0.041$）患者，较TT基因型患者有更高的脑转移风险。即使在剔除了同时性脑转移的患者之后，CC 基因型患者仍显示出了较 TT 基因型患者更高的脑转移风险（OR = 3.777，95% CI = 1.089 ~ 13.096，P = 0.036），而 CT 基因型患者相对于 TT 基因型患者的脑转移风险达到统计学边缘水平（OR = 2.366，95% CI = 0.938 ~ 12.076，P = 0.063）。此外，在 73 例检测了 EGFR 突变状态的患者中，伴有脑转移患者的 EGFR 突变率，显著高于无脑转移的患者（53.5% vs 33.3%，P = 0.003）。而且在伴有脑转移的患者中，CC 基因型（60.0% vs 33.3%，P < 0.001）和 CT 基因型（50.0% vs 33.3%，P = 0.015）患者的 EGFR 突变率也显著高于 TT 基因型患者。结论：EGFR 下游的 MAPK 信号转导通路中，rs131408 基因座位的遗传变异与肺腺癌患者的脑转移风险相关，CC 基因型或 CT 基因型患者较 TT 基因型患者有更高的脑转移风险。

20. 舌诊在食管癌及癌前病变筛查中的应用探索

贾立群[1]　段锦龙[1,2]　邓　博[1]　陈志峰[3]　宋国慧[4]

[1]中日友好医院；[2]北京中医药大学；[3]河北医科大学第四医院肿瘤研究所
[4]磁县肿瘤防治研究所

研究背景：中国是食管癌高发国家，发病人数占世界 50% 以上。癌前病变和早期癌的早期发现、早期诊断是降低发病率、死亡率的主要措施。舌诊是中医的特色诊法之一，器官的条件、性质和功能的变化可以通过舌诊反映出来。**目的**：通过分析食管癌及癌前病变患者与正常人之间舌象颜色空间值与特征的不同，分析食管癌及癌前病变的舌象危险因素，以促进舌诊这一非创伤性诊断方法用于食管癌高发区食管癌的筛查。**方法**：取食管癌高发现场河北省磁县 40 ~ 69 岁高危人群，采用舌面诊测信息采集系统（DS01-B），观测记录筛查者舌色、苔色、苔质、舌型及局部瘀斑等舌象特征及数字化颜色空间色值。依据胃镜及病理诊断分为正常组、低级别上皮内瘤变组和高级别上皮内瘤变组。分析各组间舌象特征差异，并对相关临床变量进行 Logistic 多因素回归分析。**结果**：共纳入食管癌高发现场高危人群舌象特征共 3053 例。HSV 颜色空间色值中，正常组 R 值为与食管癌组和患病组、食管癌组与食管轻增组的 R 值（P < 0.05），及 LAB 颜色空间色值中，正常组与患病组的 B 值（P < 0.05）显示出明显的统计学差异。Logistic 多因素回归分析入组模型危险因素变量为年龄（P < 0.0005）、舌体瘀斑（P < 0.001）及舌体颜色红（P < 0.005）。此模型对食管癌初筛者的诊断特异性为 80.35%，敏感性为 63.41%，总符合率为 79.51%。**结论**：舌体瘀斑及舌体颜色红为食管癌前病变及早期癌的舌象危险因素，基于舌象特征的 Logistic 多因素回归预测模型具有临床应用价值。

21. The Role of Circulating T Follicular Helper Cells and Regulatory Cells in Non-small Cell Lung Cancer Patients

Guo Zhenxing

First Hospital of Tsinghua University

Objectives: T follicular helper (Tfh) cells and T follicular regulatory (Tfr) cells are identified as the new subset of immune cells. This study aims to investigate the role of circulating Tfh cells (cTfh) and Tfr (cTfr) cells in the pathogenesis of non-small cell lung cancer (NSCLC). **Methods:** A total of 27 NSCLC patients and 19 age and sex matched healthy controls were enrolled. The percentage of cTfh and cTfr was detected by flow cytometric analysis. **Results:** Compared to healthy controls, a significantly higher percentage of both cTfh and cTfr cells were observed in NSCLC patients (for cTfh, 18.88%±16.84% vs. 5.98%±3.70%, $P<0.01$; for cTfr, 2.67%±2.20% vs. 1.14%±0.76%, $P<0.01$). There was no significant difference in the cTfh/cTfr ratio between the two groups. Furthermore, there was a positive correlation between cTfh/cTfr ratio and age in NSCLC patients ($P<0.05$). When taking age 60 as a cut-off, the percentage of both cTfh cells and cTfr cells were higher in older patients than younger patients (for cTfh, 23.43%±18.48% vs. 9.78%±7.51%, t=2.719, $P<0.05$; for cTfr, 3.19%±2.48% vs. 1.63%±0.86%, t=2.393, $P<0.05$). Moreover, our data showed there was lower percentage of cTfh cells in NSCLC patients with early stage disease (Ⅰ and Ⅱ) (12.10%±12.22%) than that in advanced stage disease (Ⅲ and Ⅳ) (30.41%±17.87%) ($P<0.01$). However, no significant relationship was observed between cTfr cells and clinical stage in NSCLC patients. A higher percentage of cTfh cells was observed in patients with squamous cell carcinoma compared with adenocarcinoma (31.70%±20.73% vs.13.48%±11.78%, $P<0.05$). **Conclusions:** there was significantly higher percentage of cTfh and cTfr cells in NSCLC patients. cTfh and cTfr cells might play an important role in the pathogenesis of NSCLC patients.

22. Conformance Assessment of 22C3 Assays and SP142 Assays for PD-L1 Expression in Non-Small Cell Lung Cancer

Jiang Kan   Huang Cheng   Li Chao   Lin Gen   Wu Biao
Miao Qian   Zheng Xiaobing

Fujian Cancer Hospital

Objectives: The clinical application of anti-PD-1 and anti-PD-L1 agents should be hinged on the magnitude of PD-L1 expression justified by testing assays. However, Different drugs bind different reagents. whether two reagents, SP142 assay for Atezolizumab and 22C3 assay for Pembrolizumab can interchange anti-PD-1 and anti-PD-L1 agents immunotherapy thus far remains largely unknown. **Methods:** One hundred and thirty-five cases from NSCLC patients were retrospectively obtained from Fujian Cancer Hospital in China with known PD-L1 expression detected by 22C3 on Autostainer Link 48. Each case was stained with SP142 on Ventana platform meanwhile. The concordance of PD-L1 expression between 22C3 and SP142 were assessed by weighted Kappa Coefficient and McNemar-Bowker test, respectively. Additionally, We associated PD-L1 expression detected by different assays with clinicopathological features and prognosis. **Results:** Based on Dako 22C3-IHC platform, 105 (77.78%) of 135 cases had the same results with SP142 protocol (Kappa value: 0.481, $P<0.001$). ., 16 cases with weakly positive PD-L1, 13 cases with strongly positive PD-L1 and 1 case with negative PD-L1 according to the 22C3 were misdiagnosed as negative, weak positive and weak positive PD-L1 by SP142 protocol respectively (McNemar-Bowker analysis: $P=0.001$). Based on Ventana Benchmark platform, 69 (51.11%) of 135 cases had the same results with 22c3 protocol (Kappa value: 0.324, $P<0.001$). 4 cases with negative PD-L1, 9 cases with negative PD-L1 and 21 case with negative PD-L1 according to the SP142 were diagnosed as strongly, moderately positive and weak positive PD-L1 by 22C3 protocol (McNemar-Bowker analysis: $P=0.001$). PD-L1 expression by 22C3 assay was significantly correlated with smoking status, however, it was correlated with not only smoking status but also sex and histology by SP142 assay. **Conclusions:** Compared with 22C3 assay, PD-L1 expression scores were usually underestimated both in TC and IC by the SP142 assay. The two can not be interchanged by each other, but if the SP142 interpretation is positive and the 22C3 interpretation is negative, we can trust the interpretation. Our findings also suggest that different reagents are one of the reason about inconsistent association between the expression of PD-L1 and clinical pathological features.

23. Ⅲ期结肠癌术后FOLFOX/XELOX 辅助治疗获益人群的探讨

秦　琼[1]　周爱萍[2]　应建明[2]　张　雯[2]　王金万[2]

[1]天津医科大学总医院；[2]国家癌症中心/中国医学科学院北京协和医学院肿瘤医院

目的： Ⅲ期结肠癌术后以氟尿嘧啶类药物联合奥沙利铂进行半年的术后辅助治疗是目前的标准治疗，但是大约50%患者单纯手术就能根治，不能从术后辅助化疗中获益；还有20%～30%患者即使接受术后辅助化疗仍然会复发转移。因此对于积极探讨哪些患者能从术后辅助治疗中获益，将术后治疗获益最大化，减少不必要的术后辅助治疗非常重要。**方法：** 回顾性分析2008年1月～2010年12月在中国医学科学院肿瘤医院行结肠癌根治术Ⅲ期患者的临床病理及随访资料。采用Kaplan-Meier生存曲线分析DFS和OS。针对年龄、性别、病理分化程度、部位、分期、MMR状态等多种因素分析是否为影响化疗获益因素。**结果：** 有293例Ⅲ期患者接受结肠癌根治术，其中2例患者术后接受含伊立替康辅助治疗方案，21例患者接受氟尿嘧啶类单药治疗方案，均被排除，入组患者共270例。随访期内，114例患者复发转移，98例患者死亡。术后观察组，5年DFS和OS为40.0%和45.0%；奥沙利铂联合氟尿嘧啶化疗组，5年DFS和OS为60.9%何67.0%，两组具有明显统计学差异（$P=0.005$和0.002）。亚组分析，年龄、肿瘤分化程度、术前肿瘤标志物情况均和术后辅助治疗获益无关；MMR状态、肿瘤部位、分期和辅助治疗获益相关。dMMR患者不能从辅助治疗中获益（化疗VS观察，5年DFS 66.7% VS 80%，$P=0.651$），pMMR患者能从术后辅助治疗中获益（化疗VS观察，5年DFS 61.5% VS 26.9%，$P<0.001$）；Ⅲa期患者不能获益（化疗VS观察，5年DFS均为100%，$P=1.000$），Ⅲb、ⅢC术后辅助治疗获益明显（化疗VS观察，5年DFS 60.4% VS 35.1%，$P=0.001$）；近端结肠不能从术后辅助治疗中获益（化疗VS观察，5年DFS 40% VS 51%，$P=0.227$），远端结肠能从术后辅助治疗中获益（化疗VS观察，5年DFS 69.0% VS 40.0%，$P=0.007$）。进一步剔除dMMR患者及3a期患者，术后辅助化疗5年DFS由28.1%提高到60.0%；和常规治疗人群相比，绝对获益有20.9%提高到31.9%。**结论：** dMMR、Ⅲa期结肠癌患者可能不能从氟尿嘧啶联合奥沙利铂中获益，可以考虑不进行术后联合方案化疗，化疗获益人群主要为pMMR和Ⅲb、Ⅲc期患者。有待进一步扩大样本量及用前瞻性数据证实，以期减少不必要术后辅助治疗人群。

24. Lipid–insertion Enables Targeting Functional–ization of Paclitaxel Loaded Erythrocyte Membrane Nanoparticle by Tumor–penetrating Bispecific Recombinant Protein

Sha Huizi   Chen Hong   Liu Baorui

Comprehensive Cancer Centre of Drum Tower Hospital, Medical School of Nanjing University, Clinical Cancer Institute of Nanjing University

Objectives: There is a great interest in targeting and penetrating of cancer cells for research or therapeutic purposes. Red blood cells (RBCs) are readily available and fully biocompatible long–circulating intravascular carriers that are amenable to chemical modifications, drug loading and reinjection. The purpose of this study was to design a tumor–targeting biocompatible drug delivery system for delivery of antitumor drugs. **Methods:** DSPE–PEG–MAL, phospholipid derivatives was used to insert into erythrocyte membrane nanoparticles. To make nanoparticles active targeting to the tumor site, a tumor–penetrating bispecific recombinant protein named anti–EGFR–iRGD was used. The characterization, bio–distribution, tumor targeting ability and antitumor activity of paclitaxel loaded anti–EGFR–iRGD modified erythrocyte membrane nanoparticle were evaluated. **Results:** In this study, anti–EGFR–iRGD–RBC–PTX nanoparticles was successfully constructed with a size of around 100 nm. A lipid–insertion method is employed to functionalize these nanoparticles without the need for direct chemical conjugation. It showed signifcantly targeted skill and increased cytotoxic effect toward both nontargeted RBC–PTX and combination of anti–EGFR–iRGD and RBC–PTX. The tissue distribution and antitumor assays in mice bearing gastric cancer xenograft confrmed the superior penetration tumor effcacy and antitumor activity of anti–EGFR–iRGD–RBC–PTX. **Conclusions:** We designed and successfully prepared a novel anti–EGFR–iRGD decorated, erythrocyte membrane sourced nanoparticle for targeted drug delivery, with enhanced tumor targeting and anti–tumor effect. Anti–EGFR–iRGD–RBC–PTX represents a potential effective nanomedicine against gastric cancer.

25. 个体间多西紫杉醇药代动力学参数变异性及其与血液学毒性的关系的研究

张初峰　郭其森

山东省肿瘤医院

目的：本研究的目的是分析个体间的多西紫杉醇药时曲线下面积（AUC）变异性及其与血液学毒性的关系，建立一个利用多西紫杉醇AUC预测其血液毒性的数学模型，为将来的个体化调节奠定理论基础。**方法：**选择山东省肿瘤医院自2014年10月～2015年12月内接受多西紫杉醇单药化疗的不同肿瘤患者32例。对该32例肿瘤患者进行化疗后静脉血采样，采用Mycare®试剂盒测定血药浓度并通过非混合效应模型软件计算多西紫杉醇AUC。经过标化处理后，分析个体间AUC的变异性、AUC与化疗前后中性粒细胞减少量之间的关系及与3/4级中性粒细胞减少发生率之间的关系。建立利用AUC预测化疗后中性粒细胞减少百分比及3/4级中性粒细胞减少发生率的关系的数学模型。**结果：**①按照75mg/m^{2}标化处理后，32例患者第1周期多西紫杉醇AUC在1.8～4.7ug/（h·ml），个体间最大差距可达2.6倍。②按照75mg/m^{2}标化处理后的1～4周期平均AUC值分别为3.32 μg/（h·ml）、3.41 μg/（h·ml）、3.46 μg/（h·ml）、3.47 μg/（h·ml），AUC值具有随周期数增加而增加的趋势，但化疗周期数对AUC的影响无统计学意义（F=0.186，P=0.824），即在同一给药剂量下，同一个体不同化疗周期的AUC没有显著差异。③利用多西紫杉醇AUC预测中性粒细胞减少百分比的模型为：$y_1=1.4812x^2 + 3.0217x + 29.061$（第1周期）、$y_2=4.3981x^2 + 14.006x + 50.532$（第2周期）、$y_3=2.0683x^2 + 2.1257x + 19.604$（第3周期）、$y_4=4.683x^2 - 19.273 + 61.398$（第4周期）；利用第一周期多西紫杉醇AUC预测3/4级中性粒细胞发生率的模型为：$y=19.383\ln（x）+2.4005$。（x=AUC）。**结论：**多西紫杉醇根据体表面积给药方式会产生较大的个体间AUC差异性，本研究建立了利用AUC预测中性粒细胞减少百分比及3/4级中性粒细胞发生率的数学模型，为提前筛选高风险血液学毒性患者提供依据，并为将来根据AUC进行个体化调节奠定了理论基础。另外，第一周期的多西紫杉醇AUC具有重要参考价值，建议初次接受多西紫杉醇化疗的患者均要接受AUC检测。

26. Apaf-1和Ki-67在乳腺癌中的表达及临床意义

刘　卓　李晓凤

包头市肿瘤医院

目的：研究Apaf-1和Ki-67在乳腺癌组织及正常乳腺组织中的表达，并探讨两蛋白与临床病理因素的关系及两者表达的相关性。**方法：**收集包头市肿瘤医院病理科2014年1月～2015年12月乳腺癌存档蜡块60例，应用免疫组织化学法分析检测Apaf-1和Ki-67的表达情况同时分析两者表达的相关性。**结果：** Apaf-1在乳腺癌组织中的阳性表达率为21.6%（13/60），明显低于在正常乳腺组织中的阳性表达率70%（21/30），差异有统计学意义（$P < 0.05$）。而Ki-67在乳腺癌组织中的阳性表达率为62.8%（44/60），明显高于在正常乳腺组织中的阳性表达率36.6%（11/30），差异有统计学意义（$P < 0.05$）。两者的表达与年龄、BMI指数均未见明显相关（$P > 0.05$），与肿瘤大小、淋巴结转移与否及临床分期密切相关（$P < 0.05$）。两者在组织中表达呈负相关（r=-0.413，$P=0.018$）。**结论：** Apaf-1和Ki-67在乳腺癌的发展和侵袭中发挥着重要作用，且有可能作为临床判断乳腺癌预后的标志物。

27. 甲磺酸阿帕替尼二线以上治疗晚期消化道肿瘤的疗效及毒副反应的临床观察

仲悦娇　滕　悦　朱梁军

江苏省肿瘤医院

目的： 甲磺酸阿帕替尼是我国自行研发的血管内皮生长因子-酪氨酸激酶抑制剂，是口服的小分子抗血管生成新药。通过高度选择性竞争细胞内VEGFR-2的ATP结合位点，导致酪氨酸激酶激活失败，阻断下游信号传导，从而抑制肿瘤血管生成，发挥抗肿瘤作用。前期的基础实验及临床试验均证实了甲磺酸阿帕替尼二线以后治疗晚期胃癌或胃食管结合部腺癌的疗效确切，毒副反应可耐受。现将我中心使用甲磺酸阿帕替尼二线以后治疗晚期消化道肿瘤的临床疗效和毒副反应报道如下。**方法：** 2015年02月～2017年02月就诊我科晚期消化道肿瘤患者49例。所有患者均经组织病理学明确诊断，其中胃癌28例，结直肠癌15例，食管癌4例，胰腺癌4例。并经CT、MRI等影像学检查证实至少有一个可测量的远处转移病灶。其中男性35例，女性14例。年龄34～79岁，中位年龄59岁。所有患者血常规、肝功能、肾功能、心功能、肺功能基本正常，ECOG评分为0～1分，预期生存期≥3个月。二线治疗患者10例，三线治疗患者19例，四线治疗患者16例，五线治疗患者3例，六线治疗患者1例。所有患者均口服甲磺酸阿帕替尼500mg/d，应用直至病情进展、患者拒绝继续应用或死亡。采用RECIST 1.0标准进行疗效评定。每个周期评价毒副反应，每2个治疗周期进行1次疗效评价。按照NCI-CTC 3.0美国国立癌症研究所标准评定毒副反应。**结果：** 49例患者的PFS为4.4个月，二线治疗患者PFS为3.65个月，三线治疗患者PFS为5.03个月，四线治疗患者PFS为3.21个月。主要不良反应为高血压、手足皮肤反应、蛋白尿、乏力、嗜睡、消化道反应、血液学毒性等。其中病人出现高血压35例、手足皮肤反应11例、乏力嗜睡4例、大便隐血+～+++3例、蛋白尿2例、恶心呕吐2例、血液学毒性2例、腹泻1例、肝功能异常1例。**结论：** 本中心的观察数据说明，甲磺酸阿帕替尼能延长晚期消化道肿瘤患者的生存期，改善患者生活质量，临床治疗效果确切，值得临床进一步研究。相关毒副反应耐受性良好，剂量中断或减量可以解决大部分不良反应，没有危及生命的严重不良反应发生，安全性总体较好。目前，已开展了大量有关甲磺酸阿帕替尼的临床研究和实验工作，但仍然无法明确阐述该药物的代谢、疗效、不良反应等问题。关于甲磺酸阿帕替尼尚需要进一步的研究探索，优化治疗方案，更好的治疗肿瘤同时控制不良反应。

28. Feasible and Efficient Identification of Neoantigens for Personalized Cancer Immunotherapy in Advanced Refractory Epithelial Cancer Patients

Chen Fangjun   Zou Zhengyun   Du Juan   Wei Jia   Shao Jie
Meng Fanyan   Su Shu   Xu Qiuping   Ding Naiqing   Wang Qin
Zhou Shujuan   Sun Zhichen   Liu Baorui

Comprehensive Cancer Centre of Drum Tower Hospital, Medical School of Nanjing University, Clinical Cancer Institute of Nanjing University

Objectives: Recent genomic and bioinformatic technological advances have made it possible to dissect the immune response to personalized neoantigens encoded by tumor-specific mutations, and accumulating evidence suggests that neoepitope-reactive T cells is a dominant factor that mediate clinical responses in cancer patients received tumor-infiltrating lymphocytes or immune checkpoint inhibitors. However, rapid and efficient identification of neoantigens is still fraught with difficulty, and a systematic evaluation of personalized neoantigens based immunotherapy in advanced refractory epithelial tumors is lacking. **Methods:** Tumor and ctDNA samples from 16 advanced epithelial cancer patients were underwent mutational profiling by cancer-associated genes panel. Neoantigens identification were performed by two strategies: ①As classic mode, somatic mutations were subjected to in silico analysis to predict potential high-affinity epitopes and mutated peptides were denovo synthesized;②Hotspot mutations were matched to our customized driver mutation-derived neoantigens peptide library. Candidate neoepitopes were identified. Approximately 10^8 neoantigen loaded DC vaccine and 10^{10} bulk T cells composed of 10^9 neoantigen reactive CD8+T cells were generated for personlized immunotherapy. **Results:** Among the sequenced patients, 1~2 neoantigens recognized by autologous T cells have been successfully identified in 3 of 4 patients who utilized the classic mode and 6 of 12 patients who performed customized neoantigens library, respectively. Subsequently, a total number of 6 patients received immunotherapy targeting personalized neoantigen following immunomodulatory chemotherapy or radiotherapy. To date, one patient with metastatic thymoma is achieving a complete and durable response beyond 10 months. In addition, immune related partial response was observed in another advanced pancreatic cancer patient. The remaining 4 patients achieved prolonged stabilization of disease with median PFS of 8.6 months. **Conclusions:** Our costomized neoantigens library can provide a novel approach for neoantigens screening in advanced epithelial cancer patients. Besides, targeted sequencing is sufficient for somatic variant and neoantigen identification. The combination of two strategies can accelerate the neoantigen-based translational immunotherapy research into the paradigm of precision medicine.

29. Clinical Observation on the Treatment of Advanced Non Small Cell Lung Cancer With Crizotinib and Clinical and Pathological Features of ALK Positive Lung Cancer

Lv tongshuai   Tong shuai   Ding Cuimin

Fourth Hospital of Hebei Medical University

Part One Clinical observation on the treatment of advanced non small cell lung cancer with Crizotinib.

Objectives: At Lung cancer is one of the most common malignant tumors in the world. The incidence and mortality of lung cancer are increasing year by year in China.Because of the late listing in China, lack of large-scale real world research. In this study, we took part in the actual work of patients who took part in the oral administration of the drug. **Methods:** 47 patients with advanced or locally advanced non-small cell lung cancer were treated with oral administration of crizotinib during October 2012 to January 2017.All the patients in the study group were confirmed by histopathology and cytology, and were detected as positive ALK rearrangement gene or ROS1 gene rearrangement. In order to treatment within 1 months before the imaging data as a baseline for the first time, to assess efficacy after 1 months of treatment, after every 2 months for an imaging detection, using standard RECIST1.1 solid tumor evaluation of lesions, and adverse events were recorded before and after the treatment period. Until the disease progression or adverse reactions can not be tolerated. **Results:** The objective response rate was 61.7%, the disease control rate was 93.6%, and the mPFS was 19 months.The number of metastatic sites were analyzed, number of metastatic sites more than 3 patients with ORR, DCR and mPFS were 45.5%, 91%, 11months;3 of the number of metastatic sites "in patients with ORR, DCR and mPFS were 63.9%, 94.5% and 19months, there were significant differences between the mPFS, $P=0.040$.On the age of 60 years of age or older patients in ORR and DCR were 40%, 100%; age less than 60 years in patients with ORR and DCR were 71.9%, 90.6%, two ORR with significant difference, $P=0.036$; there was no significant difference between DCR and $P=0.225$.The timing of treatment were analyzed, the first application of crizotinib ORR and DCR were 78.2%, 100%;the second and above application of crizotinib in patients with ORR and DCR were 45.8%, 87.5%, two ORR with significant difference, $P=0.022$; there was no significant difference between DCR and $P= 0.083$.Age, sex, smoking history, stage, duration of treatment, baseline brain metastasis, pathological type, test specimen acquisition, detection methods and TTF-1 were not associated with PFS. The patient's gender, smoking history, stage, baseline brain metastasis, the number of organ metastases, pathological type, test specimen acquisition methods, detection methods, and whether the TTF-1 positive and ORR unrelated.This group was the main adverse reaction for gram oral imatinib patients for visual abnormalities, nausea and vomiting, diarrhea and elevated transaminases, limb edema, neutrophil count, reduce anemia, albumin decreased, the majority of 1-2 grade, grade 3 adverse reactions include nausea and vomiting in 1 cases (2.1%), 2 cases of transaminase increased

(4.3%), neutrophil count decreased in 1 cases (2.1%), 1 cases of limb edema (2.1%). No adverse events occurred in 4 patients, no severe adverse reactions were terminated and no new adverse events occurred.Adverse reactions were similar between the two age groups, but there was no statistically significant difference. In this study, 25.5% (12/47) patients had baseline brain metastases. The occurrence of disease progression in crizotinib during the treatment of patients with 9 cases of new onset cerebral metastases or original lesions increased, most of them take the treatment strategies for continued crizotinib or replacement of the second and three generation of ALK-TKI treatment combined with local radiotherapy for brain metastases.This study included 3 cases (6.4%) of ROS-1 positive patients, 1 cases (2.1%) crizotinib efficacy evaluation of SD PFS for 7 months; 1 cases (2.1%) had disease progression after treatment in January; 1 cases of crizotinib efficacy evaluation of SD PFS for 5 months.This study included 2 cases (4.3%) patients with ALK positive lung squamous cell carcinoma, 1 cases (2.1%) crizotinib efficacy evaluation of PR has been used for 19 months, the other 1 cases were stable; (2.1%) crizotinib efficacy evaluation for SD, PFS for 7 months.The study included 1 patients (2.1%) in ALK positive patients with sarcomatoid carcinoma of young, combined with immunohistochemical C-MET (3+), but not for FISH testing further confirmed that the application of crizotinib therapy for PR has the best curative effect, orally for 9 months, is currently in a stable condition.

Conclusions:

①For patients with ALK/ROS-1 positive advanced NSCLC, the disease control rate, objective remission rate and median progression free survival of patients with positive were 93.6% and 9 months, respectively.

②The efficacy of the treatment of patients with advanced NSCLC with regard to the number of transferred organs but sex, smoking history, staging, pathological type, detection method, acquisition method, the existence of brain metastases, TTF-1 positive and is independent.

③Crizotinib for lung cancer have the curative effect of ROS-1 positive and ALK positive special pathological type.

④The development of intracranial is easy to develop with the use of crizotinib, and the progression of brain metastasis is not the indication of stopping the use of crizotinib.

⑤The common adverse reactions in the treatment of nausea, vomiting, elevated transaminase, abnormal vision.

Part Two Clinical and pathological features of ALK positive lung cancer.

Objectives: In recent years, with the development of molecular medicine and the emergence of targeted drugs, the treatment of advanced non-small cell lung cancer has entered the era of individualized treatment and has made remarkable progress. At present, the concept of precision medical has been deeply rooted among the people, targeted therapy in the treatment of lung cancer in the status of individual treatment is particularly prominent.In this study, we collected the clinicopathological characteristics of 87 patients with NSCLC, and further defined the clinical and pathological features of ALK positive patients.Methods: 87 patients with non-small cell lung cancer (ALK) were examined by pathology or cytology during April 2008 to January 2017and collected the clinicopathological characteristics.Results: Of the 87 patients, there were male (n=42.2%) and female (n=51) with a mean age of 53.6±11.4 years.Non smoking accounted for 75.6%, of which Ⅰ accounted for 7.3%, Ⅱ accounted for 6.1%, Ⅲ accounted for 26.8%, Ⅳ accounted for 59.8%.The pathological diagnosis was adenocarcinoma, 73 cases (83.9%), squamous cell carcinoma in 4 cases (4.3%), adenosquamous carcinoma in 6 cases (6.9%), sarcomatoid carcinoma in 1 cases (1.2%), the pathological type of unknown in 3 cases (3.4%). 61 cases (70.1%) were obtained from the primary lesion, and the pathological changes were obtained from the metastatic lesions in 26 cases

（29.9%）. Histopathology accounted for 95.4%, cytology and pathology accounted for 4.6% .49 cases（56.3%）Ventana IHC detection of ALK positive, 32 cases（36.8%）of FISH ALK was detected in 5 cases（5.7%）, RT-PCR detection of ALK positive, 1 cases（1.2%）NGS detection of ALK positive, including 13 cases of ALK Ventana IHC were detected with immunohistochemical C-MET（+）; 1 cases of ALK Ventana IHC detection positive with immunohistochemical C-MET（3+）FISH, but without further verification. The positive of TTF-1 was 58.6%, and the negative was accounted for 3.5%, unknown accounting for about 37.9% .3 cases with immunohistochemical ALK（D5F3, 3+）by FISH was further confirmed as positive; 2 cases of ALK Ventana IHC and FISH detection were all positive; 1 cases of ALK Ventana IHC, Rt-PCR detection was positive.Conclusions：

①The dominant population of ALK gene fusion was young, non-smoking adenocarcinoma patients；

②The ALK gene fusion is also present in the lung of the special pathological type；

③The common detection methods of ALK gene are FISH, Ventana IHC and Rt-PCR, the advantages and disadvantages of the three techniques are different, and there is a certain complementarity between them.

30. 不同化疗方案一线治疗晚期胃癌的临床分析

范　垚　张瑞星　李　上

河北医科大学第四医院

目的：观察并比较FOLFOX、SOX、TO三种化疗方案治疗晚期胃癌的临床疗效及不良反应，分析影响晚期胃癌生存预后的因素。**方法**：收集2009年9月1日~2015年12月31日于河北医科大学第四医院消化内科确诊且首次行化疗治疗的112例胃癌Ⅳ期患者，进行回顾性分析。根据化疗方案的不同，将患者分为三组，分别为FOLFOX组（n=33）、SOX组（n=48）、TO组（n=31）。收集患者临床资料，包括性别、年龄、肿瘤部位、KPS评分、组织学病理、肿瘤标志物、化疗周期数等14项指标。电话随访患者的生存状态。采用SPSS21版统计软件对数据进行统计处理，不同方案的疗效及毒性比较采用卡方检验，生存分析应用Kaplan-Meier曲线及Log-Rank检验，多因素分析采用Cox比例风险回归模型，计算P值、相对危险度及95%可信区间，以P＜0.05为差异有统计学意义。**结果**：FOLFOX组、SOX组、TO组，总有效率分别为18.2%vs31.3% vs25.8%；临床获益率分别为72.72%vs79.16%vs74.19%。三组有效率及临床获益率之间未见明显差异。三组方案无进展生存时间分别为7m vs9m vs. 7m（P=0.527）。总生存时间分别为12m vs12m vs11m，（P=0.233）。三组间无进展生存期及总生存期差异无显著统计学意义。主要不良反应为骨髓抑制、消化道反应及周围神经炎等，以Ⅰ、Ⅱ度为主。三组周围神经毒性发生率分别为9.09% vs 4.2% vs12.9%（P>0.05），骨髓抑制发生率分别为24.2% vs 39.6% vs 29.0%（P>0.05）。消化道不良反应发生率分别为54.5% vs 29.2% vs 51.6%（P<0.05）。三组的骨髓抑制发生率及周围神经炎发生率无显著差异，但在消化道不良反应方面，SOX组发生率明显低于FOLFOX组及TO组。单因素分析表明：KPS评分、化疗前CEA水平、化疗周期数与患者OS存在相关性（P<0.05），而年龄、性别、病理类型、肿瘤部位等与总生存期无相关性。经过COX回归多因素分析后，确定影响OS的因素为KPS评分、化疗前CEA水平、化疗周期数。**结论**：FOLFOX、SOX、TO方案都是治疗晚期胃癌比较有效的方法。SOX组消化道不良反应较低，患者耐受性更好，生活质量相对较高。患者的KPS评分、化疗前CEA水平、化疗周期数为影响晚期胃癌患者

31. NEDD4 介导的 PTEN 泛素化降解促进 NSCLC EGFR-TKIs继发耐药

孙华科

第三军医大学第二附属医院（新桥医院）

目的： NSCLC EGFR-TKIs继发耐药已成为一个亟待解决的问题。NSCLC EGFR-TKIs继发耐药的原因多种多样，常见的有EGFR T790M突变、MET基因扩增、HGF过表达以及PTEN（gene of phosphate and tension deleted on chromsome ten）的低表达等。课题组在前期的研究中也发现了PTEN在厄洛替尼继发耐药的NSCLC细胞中低表达的现象。PTEN蛋白能在PI3K/AKT信号通路的中间环节负性调节其活性，影响细胞多种生物学功能。且PTEN表达降低与肿瘤TKIs耐药相关，EGFR-TKIs继发耐药患者的临床标本中也发现了PTEN的下调。随着对PTEN调节机制研究的深入，有学者发现，NEDD4（Neuralprecursor cell expressed developmentally down-regulated 4，也被称为NEDD4-1）作为一种E_3泛素链接酶，在细胞中能有效促进PTEN与泛素蛋白结合，从而导致PTEN多泛素化降解，在负性调节PTEN蛋白表达的过程中发挥着重要作用。多组数据证实，NEDD4介导的PTEN泛素化降解与肿瘤的发生发展均有着密切的关系。但这一过程与NSCLC EGFR-TKIs继发耐药是否相关还鲜见报道。本课题以HCC827细胞和HCC827/ER细胞为研究对象，对NEDD4介导的PTEN泛素化降解在NSCLC厄洛替尼继发耐药中的作用及相关机制做一探讨，以期为NSCLC EGFR-TKIs继发耐药机制的研究打开新的思路，并为克服其耐药提供新的靶点。**方法：** ①检测并比较HCC827和HCC827/ER细胞中中NEDD4、PTEN的mRNA和蛋白的表达差异；蛋白酶体抑制剂MG132处理HCC827/ER细胞后，观察细胞中PTEN蛋白的变化情况。②敲低HCC827/ER细胞中的NEDD4。检测NEDD4和PTEN的表达变化以及NEDD4敲低对HCC827/ER细胞的耐药性的影响。③建立裸鼠移植瘤模型，体内实验验证NEDD4在NSCLC厄洛替尼继发耐药中的作用。**结果：** ①HCC827/ER细胞的耐药指数为118.23±23.77，其NEDD4的在mRNA和蛋白水平均有明显升高，PTEN的mRNA和蛋白表达均有降低，但蛋白降低的更为明显，p-AKT的表达明显升高。MG132处理HCC827/ER细胞后，其PTEN的表达有明升高。②NEDD4敲低后，细胞对厄洛替尼的耐药性降低，NEDD4 mRNA和蛋白均有明显降低，PTEN mRNA基本没有变化，但PTEN蛋白的表达升高，p-AKT的表达也明显降低。③裸鼠移植瘤实验中，NEDD4敲低组对厄洛替尼的敏感性也明显优于对照组。**结论：** NEDD4介导的PTEN泛素化降解在NSCLC EGFR-TKIs继发耐药中发挥着重要作用。

32. 腺病毒介导的PTEN基因在皮肤T细胞淋巴瘤细胞株中的抗肿瘤作用及机制研究

张伟敏　马光宇　高玉环

河北医科大学第四医院

目的：研究腺病毒介导的PTEN基因在皮肤T细胞淋巴瘤细胞株Hut78细胞中有无抑制其增殖及促进其凋亡的作用，并进一步探讨其作用机制。**方法：**①腺病毒的制备：携带PTEN、GFP基因的腺病毒质粒ad-pten、ad-gfp转染入HEK293细胞进行腺病毒的扩增、纯化、滴度测定。②以感染复数MOI=1、10、50的ad-GFP感染Hut78，培养24、48小时后荧光显微镜观察绿色荧光蛋白的表达情况。③光学显微镜下观察ad-PTEN和ad-GFP分别以感染复数MOI=1、10、50感染Hut78细胞24小时、48小时后，细胞形态及生长状态变化。④将ad-PTEN，ad-GFP以感染复数MOI=1、10、50感染细胞，24、48小时后，cck-8法检测细胞增殖抑制情况。⑤ad-PTEN以MOI=1、10感染Hut78细胞，并设空白对照孔，感染24小时后行流式细胞术检测细胞凋亡情况。⑥Western Blot法检测PTEN蛋白及其下游信号通路蛋白PI3k，Akt，Caspase-3的表达情况。**结果：**①腺病毒滴度均是$1×10^9$pfu/ml；②腺病毒ad-GFP感染Hut78细胞的效率随感染复数的增高及感染时间的延长而增高；③光学显微镜下观察ad-PTEN感染组的Hut78细胞随着感染复数增高及感染时间的延长，细胞形态发生变化，细胞发生凋亡。空白对照组及ad-GFP感染组细胞生长状态及形态未发生明显变化；④感染24小时后ad-PTEN组（MOI=0、1、10、50）组抑制率分别为0，（35.87±12.95）%，（58.53±16.71）%，（73.04±5.07）%，$P<0.01$，差异具有统计学意义。ad-GFP组MOI=0、1、10、50的抑制率分别为0、（4.83±0.84）%、（16.93±4.35）%、（21.87±5.72）%，$P=0.39$，差异没有统计学意义。感染48h后ad-PTEN组MOI=0、1、10、50的增殖抑制率分别为0、（46.43±12.63）%、（64.28±13.40）%、（91.96±3.76）%，$P<0.01$，差异具有统计学意义。ad-GFP组MOI=0、1、10、50的抑制率分别为0、（18.98±5.28）%、（22.11±8.39）%、（20.31±1.56）%，$P=0.20$，差异没有统计学意义；⑤流式细胞术检测在空白对照组、ad-PTEN感染组MOI=1、10，Hut78早期凋亡率分别为6.5%、12.8%、18.2%；⑥空白对照组、ad-PTEN（MOI=1、10、50）组PI3k、Akt蛋白表达逐渐减弱，在空白对照组、MOI=1、10组PTEN蛋白、Caspase-3凋亡蛋白表达逐渐增强，MOI=50组二者表达均较MOI=10组有所减弱。**结论：**① 皮肤T细胞淋巴瘤细胞可被腺病毒感染且感染效率随腺病毒感染复数的增加及感染时间的延长而增加。②腺病毒导入的PTEN基因产生正常的PTEN蛋白具有抑制皮肤T细胞淋巴瘤细胞的生长增殖，诱导早期凋亡的作用，并提示我们PTEN基因可能通过PI3k/Akt通路发挥诱导细胞凋亡的作用。

33. 奥希替尼联合贝伐珠单抗治疗伴EGFR T790M突变肺腺癌的疗效与机制研究

熊志成　刘　洋　孙　鑫　马洁韬　张树玲
孙　丽　孙　婧　张小诺　韩玮波

中国医科大学附属盛京医院

目的： 第三代EGFR-TKIs奥希替尼对EGFR敏感突变和获得性T790M耐药突变都有很强的活性，本研究通过移植瘤动物实验探讨奥希替尼联合抗VEGF单克隆抗体靶向药物贝伐珠单抗的疗效及作用机制，为进一步临床试验提供理论依据。**方法：** 采用携带EGFR T790M突变的H1975人肺腺癌细胞系接种SPF级雌性BALB/C裸鼠，构建肺癌移植瘤动物模型。实验分组：低剂量奥希替尼组，高剂量奥希替尼组，低剂量奥希替尼联合贝伐珠单抗组，高剂量奥希替尼联合贝伐珠单抗组。每组各5只，给药方法：奥希替尼2.5mg/（kg·d）或5mg/（kg·d），采用每天灌胃处理；贝伐珠单抗5mg/kg，每周两次腹腔注射。接种后和给药期间绘制肿瘤生长曲线，给药两周后处死裸鼠，活检整个肿瘤。免疫组化SP法检测肿瘤HIF-1α、VEGF和微血管密度（MVD）。Western blot检测EGFR及其下游AKT和ERK信号通路蛋白的表达。**结果：** 给药两周后，高剂量奥希替尼单药组较低剂量奥希替尼单药组肿瘤体积明显缩小，血管生成相关指标HIF-1α、VEGF表达率和MVD显著降低（$P<0.05$），关键信号蛋白p-EGFR、p-AKT和p-ERK表达逐渐减少（$P<0.05$）。低剂量奥希替尼联合贝伐珠单抗组肿瘤体积明显小于低剂量奥希替尼单药组（$P<0.05$），上述因子均明显降低（$P<0.05$）。低剂量奥希替尼联合组与高剂量奥希替尼单药组比较，肿瘤体积差异不明显（$P=0.178$），p-EGFR、p-AKT、p-ERK表达差异无统计学意义（$P>0.05$）。高剂量奥希替尼联合组与高剂量奥希替尼单药组体积差异不显著（$P=0.642$）。两个联合组之间，体积差异无统计学意义（$P=0.072$），上述因子表达也均无统计学差异（$P>0.05$）。**结论：** 贝伐珠单抗能够显著增加奥希替尼对伴EGFR T790M突变的肺腺癌移植瘤的杀伤能力。贝伐珠单抗与奥希替尼协同作用是通过降低肿瘤中VEGF表达，改善肿瘤微环境，增强抑制EGFR下游信号通路激活而实现的。

34. PTTG1 Promotes Epithelial– Mesenchymal Transition and Metastasis of Esophageal Squamous cell Cancer Via GLI1 Signaling Pathway

Wang Feng   Fan Qingxia

The First Affiliated Hospital of Zheng Zhou University

Objectives: A few studies have shown that Pituitary tumor–transforming gene–1 (PTTG1) could acquire its metastasis–promoting effects via inducing epithelial–mesenchymal transition (EMT). However, its role and mechanism in EMT in esophageal squamous cell cancer (ESCC) had not been clearly elucidated. **Methods:** Immunohistochemistry was performed to check the PTTG1 and GLI1 protein expression in 50 human ESCC tissues and adjacent normal esophageal mucosa. siRNA targeting PTGG1 was chemically synthesized and transfected to 3 esophageal cancer cells (EC–1, EC9706 and ECa109). HH–GLI1 signaling pathway agonist purmorphamine was used for rescue assay. 48h after transfection, cells were also harvested for the additional experiments. Western blot and Real–time RT–PCR was used for testing PTTG1, GLI1, E–cadherin, vimentin and N–cadherin expression.Cell invasion assay, Wound healing assay, Colony formation assay and Cell growth assay were demonstrated for exploration of esophageal cancer cell malignant biological behaviour.Immunofluorescence assay was adopted to explore the interaction of different targeted proteins in esophageal cancer cells.Xenograft experiment was performed for testing and verification of in vitro experiments. **Results:** Here, we demonstrated that PTTG1 was overexpressed in ESCC cell lines and tissues especially those with deep invasion and lymph node metastasis. Down regulation of PTTG1 levels dampened the ESCC cells invasion, migration, proliferation ability and colony formation in vitro and inhibited the growth of mouse xenograft model of ESCC cells in vivo. In addition, our in vitro and in vivo experiments consistently showed that decreased PTTG1 led to the inhibition of EMT process. Glioma– associated oncogene homolog1 (GLI1), a key factor in HH–GLI signaling pathway, was also overexpressed in ESCC cells and tissues. Mechanistic studies demonstrated that decreased PTTG1 mitigated the expression levels of GLI1 in vitro and vivo.Furthermore, overexpression of GLI1 rescued the EMT inhibited by down regulation of PTTG1 in vitro. Together, these data suggested that PTTG1 promoted the invasion ability of ESCC cells via EMT, more important, PTTG1 participated in EMT via regulating the expression of GLI1 in ESCC. **Conclusion:** PTTG1 could be a candidate biomarker for defining ESCC metastasis and useful target for therapy.

35.　ZNF545 Suppresses Human Hepatocellular Carcinoma Growth by Inhibiting NF−kB Signaling

Yang Weili　Guo Mingzhou

Chinese PLA General Hospital

Hepatocellular carcinoma（HCC）is one of the most common cancers and the second leading cause of cancer related death worldwide. ZNF545 is located in the chromosome 19q13.13, which is frequent loss of heterozygosity in human astrocytoma. Methylation of ZNF545 was found frequently in a few kinds of cancers. While the function of ZNF545 in human HCC remains unclear. The purpose of this study is to explore the function and mechanism of ZNF545 in human HCC. Restoration of ZNF545 expression suppressed cell proliferation, migration and invasion, induced G1/S arrest and apoptosis in SNU449 and Huh7 cells. Further study suggested that ZNF545 suppressed HCC cell growth by inhibiting NF−kB signaling. These results were further validated by siRNA knocking down technique in ZNF545 highly expressed HXBF344 cells. In vivo, ZNF545 suppressed tumor growth in SNU449 cell xenograft mice. In conclusion, ZNF545 suppresses human HCC growth by inhibiting NF−kB signaling.

36.　Methylation of DACT2 Promotes Breast Cancer Development by Activating Wnt Signaling

Zhang Meiying　Guo Mingzhou

Department of Gastroenterology and Hepatology, Chinese PLA General Hospital

Breast cancer is the most common malignant tumor in women worldwide. To explore the role of DACT2 in breast cancer, 5 cell lines and 153 cases of primary cancer were studied. The expression of DACT2 was detected in BT474, MDA−MB−231 and BT549 cells, while no expression was found in MDA−MB−468 and HBL100 cells. Complete methylation of DACT2 was found in MDA−MB−468 and HBL100 cells, partial methylation was observed in BT474 and BT549 cells, and no methylation was detected in MDA−MB−231 cells. Restoration of DACT2 expression was induced by 5−Aza in MDA−MB−468 and HBL100 cells. DACT2 was methylated in 49.7%（76/153）of primary breast cancer samples. Methylation of DACT2 was significantly associated with tumor size（$P<0.05$）. Reduced DACT2 expression was significantly associated with promoter region methylation in primary breast cancer（$P<0.05$）. DACT2 suppressed breast cancer cell growth and induced G1/S phase arrest in breast cancer cells. DACT2 inhibited Wnt/β−catenin signaling in human breast cancer cells and suppressed breast cancer cell tumor growth in xenograft mice. In conclusion, our results demonstrate that DACT2 is frequently methylated in human breast cancer, methylation of DACT2 activates Wnt signaling, and DACT2 suppresses breast cancer cell growth both in vitro and in vivo.

37. Whole Transcriptome Sequencing Reveals Complex Mechanisms of Oxaliplatin Resistance in Gastric Cancer

Yang Liu   Dai Guanghai   Shi Yan

The General Hospital of the People's Liberation Army

Objectives: Gastric cancer is the most common type of malignant tumor in China. In order to increase the livability of gastric cancer patients, chemotherapy is routinely used as an important treatment, combined with surgical operation. Oxaliplatin is the third generation platinum anticancer agent after cisplatin and carboplatin. However, some patients may develop resistance to oxaliplatin during chemotherapy, resulting in poor prognosis. The mechanism of oxaliplatin resistance still remains unclear. In this study, we aimed to determine the potential mechanisms of oxaliplatin into drug resistancethe by whole transcriptome sequencing technologies. **Methods:** Gastric cancer cell line SGC-7901 (301 Hospital) and oxaliplatin resistant cell line L-OP (Xiangya Hospital) were grown in medium 1640 at 37℃, 5% CO_2, subcultured using 0.25% trypsin digestion. Morphological changes were observed using inverted phase contrast microscope.Total RNA extraction and library synthesis were prepared following standard Illumina´s protocol and sequenced on the Illumina platform. Experiments were repeated in triplicates. The differentiation of expression genes was validated using qRT-PCR and Western-blot. Drug resistance regulatory networks were predicted by the miRNA-ceRNA-mRNA interactions. **Results:** ①Oxaliplatin resistant cell lines L-OHP and SGC-7901 are both spindle-shaped adherent cells.②Sequencing was carried out according to the standard Illumina protocol. 61139 mRNA, 30048 lncRNA and 1269 circRNA were identified using bioinformatics analysis.③The DEG standard was used for normalization between the two cell lines. We identified 2340 transcripts, including 926 up-regulated transcripts and 1414 down-regulated transcripts. 2570 differentially expressed genes were found, including 1161 up-regulated genes and 1409 down-regulated genes.④We obtained 309 up-regulated and 205 down-regulated in GO annotations. 50 KEGG pathways including 30 up-regulated pathways and down-regulated pathways were annotated. ⑤Based on correlations between differentially expressed transcripts and differentially expressed genes, we constructed the HGF, GDF15 and HMCN2 gene co-expression network, which could reveal the main mechanism for drug resistance of gastric cancer cell. **Conclusions:** Compared to human gastric cancer SGC-7901 cells, the resistance of L-OHP is more stable. Therefore, L-OHP cell line could be an ideal experimental model for drug resistance studies. Co-analyses of regulatory elements and differentially expressed genes revealed gene co-expression pattern.The regulation network was focused on HGF, GDF15 and HMCN2, which indicated these molecules could be used as targets for precise intervention in gastric cancer drug resistance.

38. 缺氧诱导因子1-α在肝癌组织中的表达及其诱导索拉非尼耐药的作用和机制研究

李晨曦

中国人民解放军总医院；中国人民解放军总医院第一附属医院

目的：探讨原发性肝细胞癌组织中缺氧诱导因子1α（HIF1α）蛋白的表达情况，评估晚期肝癌患者口服索拉非尼的疗效，分析HIF1α蛋白表达与索拉非尼耐药之间的关系。在体外实验中探讨HIF1α诱导索拉非尼耐药的作用和可能的分子机制。**方法：**回顾性收集自2006年1月～2014年1月在我院接受过肝癌手术或肝癌穿刺活检术并且接受了正规索拉非尼治疗的患者的临床病理资料。对肝癌组织切片进行HIF1α蛋白免疫组化染色。收集HIF1α蛋白阳性表达和阴性表达病人的临床病理特征、口服索拉非尼后的总体生存时间、口服索拉非尼后的无疾病进展生存时间，分析索拉非尼的疗效，并分析HIF1α蛋白表达对索拉非尼疗效的影响。培养肝癌细胞，构建HIF1α过表达和下调慢病毒载体，并进行Western Blot、细胞增殖实验、细胞凋亡实验等实验，分析HIF1α对索拉非尼耐药的作用和机制。**结果：**①共有67人纳入本研究中，其中男性59名，女性8名，中位随访时间327.5天。HIF1α蛋白表达阳性患者共30例（44.8%），HIF1α蛋白阳性表达主要位于细胞质，也可以出现在细胞核，或者细胞质和细胞核。②HIF1α蛋白阳性表达与AFP高表达水平、肿瘤分化程度低、肿瘤直径大呈正相关。③口服索拉非尼后，部分缓解（PR）有7人（10.4%），疾病稳定（SD）有44人（65.7%），疾病进展（PD）有10人（14.9%），未获取到疗效评价信息的6人（9%）。PD组患者HIF1α蛋白阳性表达率为80%，显著高于SD组（36.4%），PR组（14.3%）（$P=0.0126$）。④生存分析结果发现HIF1α蛋白阳性表达、患者高龄、有肿瘤家族史、KPS评分低、肿瘤有肝内转移、肿瘤分化程度低、肿瘤直径大、口服索拉非尼前未行TACE治疗是影响总体生存时间的不良预后因素。⑤常规培养肝癌细胞，细胞增殖实验和凋亡实验结果显示，缺氧条件下，索拉非尼抑制肝癌细胞增殖的作用和促进肝癌细胞凋亡作用明显减弱（$P<0.05$）。⑥分别利用HIF1α过表达慢病毒和HIF1α下调慢病毒转染肝癌细胞。细胞增殖实验结果提示HIF1α过表达后，随着索拉非尼浓度的增加，细胞增殖率较常氧+空载转染组（对照组）明显增加（$P<0.01$）；相反，HIF1α下调后，随着索拉非尼浓度的增加，细胞增殖率与对照组相仿。凋亡实验结果提示，HIF1α过表达后，加入索拉非尼，细胞凋亡率较对照组明显减少（$P<0.01$）；相反，HIF1α下调后，加入索拉非尼，细胞凋亡率与对照组相仿。⑦将HIF1α过表达慢病毒转染肝癌细胞后，检测索拉非尼各靶点磷酸化水平的变化，我们发现其靶点蛋白表达水平较对照组明显升高。**结论：**①HIF1α蛋白在肝癌组织中阳性表达主要位于细胞质。肝癌组织中HIF1α蛋白的表达是预测索拉非尼疗效和肝癌预后的独立危险因素。②缺氧和HIF1α通过降低索拉非尼抑制肝癌细胞增殖和促进细胞凋亡的作用，可以诱导索拉非尼耐药。③HIF1α诱导索拉非尼耐药的分子机制可能是其上调了索拉非尼作用靶点的磷酸化水平。

39. 基于微流控芯片装置研究细菌肿瘤靶向的机制

宋　晶　张　羽　杜小慧　郭　哲　邝言斌
王莺燕　邹　堃　邹丽娟　王　琪

大连医科大学附属第二医院

目的： 肿瘤的治疗手段主要有手术、化疗、放疗和移植，这些治疗手段在临床上取得了很好的效果，但它们在杀伤肿瘤细胞的同时也损伤了机体的正常细胞，所以近年来细菌肿瘤靶向作为肿瘤治疗的新手段被提出，它可以特异性地杀伤肿瘤细胞而不损伤正常细胞，但在临床应用前需要探究清楚细菌特异性靶向肿瘤的机制。**方法：** 我们设计制作了新颖的微流控芯片用于细菌肿瘤靶向的机制研究。微流控芯片装置由两侧的三维细胞培养池、中央的细菌主通道和连接两者的微缝构成。在一侧细胞池内种入肺癌细胞，在另一侧细胞池内种入正常支气管上皮细胞，培养48小时，然后向细菌主通道内加入大肠杆菌，此时细胞池内的生化因子通过微缝进入细菌主通道内，形成持续的浓度梯度，细菌受其影响趋化于一侧。然后我们利用分泌液蛋白组学和生物信息学分析获得了肺癌细胞特异性表达的关键分泌蛋白，对其进行验证性试验。**结果：** 利用微流控芯片装置，当一侧种入肺癌细胞 NCI-H460，另一侧种入正常支气管上皮细胞 16HBE 时，细菌特异性趋化于肺癌细胞 NCI-H460 一侧；当一侧打入 NCI-H460 的分泌液，另一侧打入 16HBE 的分泌液，细菌特异性趋化于 NCI-H460 分泌液一侧。通过分泌液蛋白组学及生物信息学分析我们获得了肺癌细胞 NCI-H460 分泌液中的特异性关键分子 CLU、SRGN 和 TGFβ$_2$，在芯片的一侧加入关键分子，另一次加入空白对照，我们发现细菌特异性趋化于关键分子 CLU。**结论：** 我们成功地建立了细菌肿瘤靶向微流控芯片装置，并利用该装置发现细菌特异性趋化于肺癌细胞，探究其机制是由肺癌细胞特异性分泌的 CLU 引起的。

40. 重组人血管内皮抑素联合长春瑞滨节拍化疗对 Lewis 肺癌的实验研究

范　娟　秦蓉声　韩云炜

西南医科大学附属医院

目的： 目前在实体肿瘤的治疗中，抗肿瘤血管生成治疗成为一个热点问题。在晚期肺癌患者中，目前公认的治疗方式是一种抗血管生成靶向药物联合一种三代细胞毒性药物标准式化疗，但是标准式的化疗普遍存在一个毒副反应问题，尤其在老年患者中出现不易耐受这样一个现象。为了使患者在治疗过程中具有更好的耐受性及更高的生存质量，因此，探索一种新的治疗模式具有一定的必要性。在该实验中，我们探讨恩度联合长春瑞滨节拍化疗对荷瘤小鼠在抗血管和抗肿瘤效应方面是否具有叠加效应？探讨恩度联合长春瑞滨节拍化疗与恩度联合长春瑞滨常规化疗相比较，是否能够达到一样的抗肿瘤效应呢？探讨联合用药组对骨髓抑制是否具有较轻的毒副反应？以及探讨联合用药组在抗血管生成方面的可能机制。**方法**：为了证明这一效应，该研究建立了Lewis肺癌小鼠模型。当肿瘤体积达到了入组标准后，将荷瘤小鼠随机分为六组，它们分别是对照组；长春瑞滨（MTD）组；长春瑞滨（LDM）组；恩度组；恩度+长春瑞滨（MTD）组；恩度+长春瑞滨（LDM）组。按照实验预设计方案给药方式给药并观察小鼠的一般情况，每隔一日用游标卡尺测瘤体积的体积。动态给药14天后，每组随机选出6只小鼠做小动物PET-CT，以便观察肿瘤组织的代谢情况。次日用颈脱臼法处死小鼠，获得血液标本及肿瘤组织以待进一步检测。用流式细胞仪测外周血中循环内皮祖细胞（CEPs）的含量、Elisa检测VEGF/HIF-a含量、免疫组化监测肿瘤组织微血管密度MVD，这些反映了抗血管效应的大小。生长曲线的绘制、流式细胞仪测肿瘤组织的凋亡率、小动物PET-CT，这些反映了抗肿瘤效应的强弱。血液标本白细胞（WBC）的数目的多少，反映了给药方式不同，毒副反应的的大小不同。**结果**：在抑制血管形成方面，节拍化疗较常规化疗的抗血管效应强，并且恩度+长春瑞滨（节拍化疗LDM）组更明显地减少了微血管密度，而长春瑞滨（常规化疗MTD）单药组或恩度+长春瑞滨（常规化疗MTD）联合组的微血管密度高，并且高于对照组。在抑制肿瘤生长方面，所有给药治疗组效果强于对照组，在该研究中我们发现了一个新的现象，恩度+长春瑞滨（节拍化疗LDM）组的抗肿瘤效果不次于恩度+长春瑞滨（常规化疗MTD）联合组，具有等同的效果。在毒副反应方面，所有节拍化疗（LDM）组对骨髓抑制作用较轻。**结论**：所有联合用药组与单用药组相比较，具有较强的抗肿瘤效果；恩度+长春瑞滨（节拍化疗LDM）组不仅在抗血管生成方面具有协同作用，而且在抗肿瘤方面的效果也是最佳的，并且毒副反应轻。因此，这种治疗方式，将为临床治疗提供新的思路，尤其对于部分一般情况差的晚期NSCLS老年患者，将成为一种有前景的治疗模式。

41. Comparison of 22C3–PD–L1 Expression Between Surgically Resected Specimens and Paired Tissue Microarrays in Non–small Cell Lung Cancer

Wu Biao　Huang Cheng　Li Chao　Lin Gen　Miao Qian
Jiang Kan　Zheng Xiaobin

Fujian Cancer Hospital

Objectives：It remains unclear what extent intratumoral heterogeneity of PD–L1 expression causes discordances of PD–L1 expression between paired samples. Here，PD–L1 status was compared between whole sections from non–small cell lung cancers and the corresponding tissue microarrays（TMAs）surrogating biopsy specimens. **Methods**：PD–L1 expression was evaluated by 22C3 IHC assay on 190 archival surgical specimens and matched TMAs. PD–L1 expression was classified into negative，weakly positive and strongly positive. Agreement statistics were employed. **Results**：The percentage of PD–L1 expression on tumor cells differed greatly between individual TMAs and matched surgical specimens. When adopting three–level classification of PD–L1 expression，total 36/190（18.9%）discordance cases were observed and κ–value was 0.630 between paired samples. TMAs underestimated or overestimated PD–L1 status on 19/36（52.8%）and 17/36（47.2%）matched surgical specimens，respectively（$P=0.118$）. Discordance rate was much lower in cases with negative PD-L1 expression than in cases with weakly and strongly positive PD-L1 expression（18.4% vs. 56.7% and 43.3%，$P < 0.001$）. When using 50% as a cut-off point for PD-L1 expression，the discordance rate of negative PD-L1 expression was further reduced to 7.5%. Such discrepancies were mainly due to intratumoral heterogeneity of PD-L1 expression and non-significant association withclinicalpathological features. **Conclusions：** PD-L1 expression in TMAs correlated moderately with that in corresponding surgical specimens，indicating that evaluating PD-L1 expression in diagnostic biopsies could be misleading in defining the sensitivity to pembrolizumab treatment，yet it is reliable to exclude patients with less than 50% PD-L1 expression of tumor cells from the first-line pembrolizumab treatment.

42. 小细胞肺癌一例病例报道及文献回顾

彭艳梅[1] 崔慧娟[1] 刘 青[1] 段 桦[1,2] 邱钰芹[1,2] 李 嫱[1,2]

[1]中日友好医院；[2]北京中医药大学

小细胞癌是肺癌常见的病理类型，病情发展迅速，常发现时即出现远处转移。常见的转移部位包括脑、肝、骨、肾上腺，胃转移不常见。既往报道中出现胃肠道转移的恶性肿瘤以乳腺癌、肺癌和食管癌为主，小细胞肺癌胃转移者鲜有报道。本文报道一例因食欲缺乏、上腹痛就诊的77岁女性患者，影像学检查和CTC考虑患者存在恶性病变，经颈部淋巴结穿刺活检和胃镜活检，病理结合免疫组化确诊小细胞肺癌胃转移。经过10个周期化疗，患者最终死于肝门肿大淋巴结所致的肝衰竭，获得10个月的总生存期。我们回顾了既往文献，对10个小细胞肺癌胃转移的个案报道进行了分析，另外，5项回顾性研究中，报告了19例小细胞肺癌胃转移的病例。小细胞肺癌胃转移的发生为0.035%～3.4%，以老年男性患者为主，常通过支气管镜或淋巴结活检病理结合胃镜活检病理诊断，免疫组化主要呈现为TTF-1、CD56、CgA、Syn和Ki-67高表达的特点。胃部转移94.4%为单发灶，转移途径主是要血行转移。胃转移最常见的临床表现是上腹痛、黑便、食欲差、恶心呕吐、消瘦。依托泊苷联合铂全身化疗是小细胞肺癌胃转移首选的治疗方案，但化疗有导致胃部病灶坏死出血的风险，一旦出现出血、穿孔、梗阻的并发症，手术干预能使患者获益。我们报道一例小细胞肺癌胃转移的少见病例，并对相关文献做一个回顾，给临床诊疗提供参考。

43. 白蛋白结合型紫杉醇治疗实体瘤的临床病例分析

李 旭 艾 斌 李 琳 武晓楠 张 帅
刘文博 张子瑾 程 刚

北京医院；国家老年医学中心

目的：白蛋白结合型紫杉醇是通过将人血白蛋白与紫杉醇相结合的无需助溶剂的新型紫杉醇制剂，较传统的紫杉醇制剂有更好的临床活性同时不良反应较少，目前应用于晚期乳腺癌及非小细胞肺癌等实体肿瘤的治疗。本研究主要观察白蛋白结合型紫杉醇治疗晚期实体瘤的临床疗效及其安全性。**方法：**收集2011年11月～2014年12月收治的进展期/不可手术的实体肿瘤患者共91例。给予白蛋白结合型紫杉醇130mg/m^2，第1天、第8天单药方案或者联合方案治疗，21天为1个周期，观察每个周期不良反应，每2个周期按RECIST1.1标准进行影像学疗效评价。**结果：**白蛋白结合型紫杉醇治疗总体客观有效率（ORR）为26.4%，中位无进展生存时间（mPFS）为4个月。主要不良反应为胃肠道反应及血液学毒性但是均可耐受。**结论：**白蛋白结合型紫杉醇为基础的治疗方案治疗晚期多种实体瘤疗效肯定，不良反应可以接受，还可推荐用于多线治疗后的患者。

44. 阿帕替尼联合埃克替尼治疗埃克替尼耐药的晚期非小细胞肺癌的初步结果

许建萍 刘潇衍 杨 晟 张湘茹 石远凯*

国家癌症中心/中国医学科学院北京协和医学院肿瘤医院

目的：埃克替尼是一种表皮生长因子受体酪氨酸激酶抑制剂，应用于治疗晚期非小细胞肺癌，疗效明确，耐受性好。阿帕替尼是我国自主研发的一种小分子酪氨酸激酶抑制剂，通过选择性地抑制血管内皮细胞生长因子受体2（vascular endothelial growth factor receptor，VEGFR-2）的酪氨酸激酶活性，从而抑制肿瘤血管生成，抑制肿瘤生长。本研究拟探讨阿帕替尼联合埃克替尼治疗埃克替尼耐药的晚期非小细胞肺癌患者的疗效及毒副反。**方法：**回顾性分析27例晚期非小细胞肺癌患者的临床资料，在口服阿帕替尼之前所有患者均单独口服埃克替尼125mg tid，当患者出现缓慢进展时，加用阿帕替尼500mg qd口服。直到疾病进展、死亡或发生不可耐受的不良反应。**结果：**本研究全组27例晚期非小细胞肺癌患者，中位无进展生存时间（mPFS）为5.33个月。全组患者的RR和DCR分别为11.1%和81.5%。将服用单药埃克替尼6月内和服用埃克替尼6月后加用阿帕替尼的患者分为两组。其中服用单药埃克替尼小于6个月的有11例患者，其加用阿帕替尼后的mPFS为7.37；服用单药埃克替尼大于6个月的有16例患者，其加用阿帕替尼后的mPFS为2.60个月。不良反应方面，全组患者耐受性好，未观察到3/4级不良事件。常见的1/2级不良事件，包括高血压12例（44.4%）、心悸1例（3.7%）、手足综合征5例（18.5%）、乏力10例（37.0%）、食欲下降6例（22.2%）、恶心3例（11.1%）、肝功能损伤8例（29.6%）、腹泻1例（3.7%）。**结论：**阿帕替尼联合埃克替尼治疗埃克替尼耐药的晚期非小细胞肺癌患者有效率较高且耐受性较好，使用埃克替尼6月内即出现缓慢进展的患者，加用阿帕替尼后有较长的PFS，这提示阿帕替尼可以部分逆转EGFR-TKI耐药，尤其对于短期内出现EGFR-TKI耐药的患者，埃克替尼基础上早期加用阿帕替尼可以带来明显受益。两药联合可以作为晚期非小细胞肺癌患者的一种治疗选择。

45. 阿帕替尼治疗晚期非小细胞肺癌的初步结果

许建萍　刘潇衍　杨　晟　张湘茹　石远凯*

国家癌症中心/中国医学科学院北京协和医学院肿瘤医院

目的：阿帕替尼是我国自主研发的一种小分子酪氨酸激酶抑制剂，通过选择性地抑制血管内皮细胞生长因子受体2（vascular endothelial growth factor receptor，VEGFR-2）的酪氨酸激酶活性，从而抑制肿瘤血管生成，抑制肿瘤生长。本研究拟探讨阿帕替尼治疗晚期非小细胞肺癌的疗效及毒副反应。**方法：**回顾性分析25例晚期非小细胞肺癌患者的临床资料，所有患者均口服阿帕替尼500mg qd，直到疾病进展、死亡或发生不可耐受的不良反应。**结果：**本研究全组25例晚期非小细胞肺癌患者，截至末次随访时间，5例死亡，20例存活；8例进展，17例未进展。全组25例患者的总生存期（overall survival，OS）尚未达到，全组患者的无进展生存时间（progression free survival，PFS）中位随访时间为5.17个月（0.27～8.87个月，95%CI：0.76～9.57个月）。研究中全组患者的有效率（response rate，RR）和疾病控制率（disease control rate，DCR）分别为8%和68%。13例二线治疗患者的mPFS为7.37个月（0.43～8.13个月，95%CI：0.01～14.72个月），有效率（RR）和疾病控制率（DCR）分别为0.0%和61.5%。12例三线及三线以上治疗患者的mPFS分别为5.17个月（0.27～8.87个月，95%置信区间：1.78～8.55个月），RR和DCR分别为16.7%和75%。不良反应方面，全组患者耐受性好，未观察到3/4级不良事件。常见的1/2级不良事件：高血压18例（72.0%）、手足综合征6例（24.0%）、乏力6例（24.0%）肝功能异常5例（20.0%）、恶心3例（12.0%）、心悸2例（8.0%）。**结论：**阿帕替尼对晚期非小细胞肺癌患者有效率较高且耐受性较好，可以作为晚期非小细胞肺癌患者的一种治疗选择。

46. 小细胞肺癌EP方案化疗前后肠道菌群变化的相关研究

吴　敏

大连医科大学附属第二医院

目的： 目前，肺癌是全世界范围内最为常见的恶性肿瘤之一，其发病率和死亡率均高居恶性肿瘤之首。按组织学分类，肺癌可被分为非小细胞肺癌（NSCLC）和小细胞肺癌（SCLC）。SCLC是一类具有早期转移、生长迅速、对放化疗高度敏感等特点的神经内分泌肿瘤。依据最新NCCN指南，SCLC的治疗主要是全身静脉化疗，EP（依托泊苷+顺铂）为其标准的一线治疗方案。化疗药物会导致各种不良反应的发生，其中恶心、呕吐、腹痛、腹泻、腹胀等消化道症状是最常见的不良反应，它们不但降低了患者的生活质量，严重者可影响化疗的疗效。有研究表明化疗引起的消化道症状的发生与肠道菌群关系密切。然而，近年来有关肠道菌群与小细胞肺癌化疗的相关研究鲜有报道。现通过对小细胞肺癌EP方案化疗前、后肠道菌群的结构及组成进行定性分析，明确SCLC化疗与肠道菌群的变化之间的关系，减少化疗副反应的发生，更好地改善患者的生活质量，提高化疗疗效。**方法：** ①采集临床样本：筛选2015年6月～2016年11月由大连医科大学附属二院肿瘤内科初治的14例经病理学确诊为小细胞肺癌的患者，均接受EP方案化疗。于化疗前、后各采集新鲜粪便一次，采集后尽快保存于-80℃冰箱内。②提取粪便DNA：用E.Z.N.A.® Stool DNA Kit（200）提取收集样本的肠道细菌基因组DNA。③聚合酶链式反应-变性梯度凝胶电泳（PCR-DGGE）：应用PCR-DGGE技术探究肠道菌群的变化，进一步完成图谱分析。④将差异明显的条带进行切胶测序，以明确其菌属类别。⑤统计分析。**结果：** ①样本采集情况：14例患者均采集到化疗前后的粪便样本。②粪便DNA的提取情况：实验样本均成功提取到DNA，且各样本的DNA浓度均达到实验要求。③SCLC患者EP方案化疗前、后的肠道菌群特征：14例患者化疗后肠道菌群的多样性指数较化疗前略降低，但差异不显著（$P > 0.05$），化疗前后丰富度差异不显著（$P > 0.05$）。④切胶测序**结果：** 对化疗前后存在明显差异的条带进行切胶测序，发现化疗后条带2、5、6、7较化疗前亮度减低，条带1、3、4较化疗前亮度增强。条带1为Parasutterella excrementihominis，同源性为95%，条带2可能为毛螺科菌，同源性为96%，条带3可能为梭状芽胞杆菌，其同源性为86%，条带4为Subdoligranulum variabile，同源性为96%，条带5可能为Peptoniphilus sp，同源性为83%，条带6为瘤胃假丁酸弧菌，其同源性为100%，条带7为Faecalibacterium prausni，同源性为100%。⑤SCLC患者肠道菌群的结构与患者年龄、性别、临床分期以及有无消化道不良反应等临床因素无显著相关性（$P > 0.05$）。**结论：** ①SCLC患者EP方案化疗前后的肠道菌群差异不显著。②SCLC患者EP方案化疗后的肠道菌群变化：梭状芽胞杆菌增多，毛螺科菌、瘤胃假丁酸弧菌数量减少。③SCLC患者肠道菌群的结构与患者年龄、性别、临床分期以及有无消化道不良反应等临床因素无显著相关性。

47. EGFR突变阳性伴脑转移的肺腺癌患者脑脊液与血液中EGFR突变状态的分析

杨 森 汤 虹 吴育锋 何 振 李少梅 马 杰
魏 冰 赵九州 郭永军 王启鸣

河南省肿瘤医院

目的： 近年来晚期肺腺癌患者尤其是EGFR突变阳性患者的生存期得到较大的改善，临床上也开始面临越来越多的中枢神经系统转移的患者。然而，对于EGFR突变阳性伴随脑转移患者的研究，尤其是对脑脊液的研究鲜有报道。通过了解脑脊液及血液中EGFR突变状态与原始肿瘤组织EGFR突变状态和其他临床特征的关系，为颅内外肿瘤的治疗提供参考依据。**方法：** 收集EGFR 19外显子和21外显子突变阳性，初治或进展的伴随脑转移患者的脑脊液和外周血。以微滴数字PCR技术（Dropplet Digital PCR，ddPCR）进行EGFR突变状态检测。对检测结果与临床资料进行统计分析。**结果：** 41例患者进行了脑脊液EGFR突变状态的检测，其中37例同时进行了外周血EGFR突变状态的检测。整体上脑脊液中EGFR突变的检出率显著低于外周血，尤其是在19外显子突变、未经酪氨酸激酶抑制剂（TKIs）治疗过或小于60岁的患者中。MRI提示有脑膜转移或脑脊液中肿瘤细胞学阳性的患者，脑脊液EGFR突变检出率明显高于MRI未提示有脑膜转移或脑脊液中肿瘤细胞学阴性的患者。有中枢神经系统症状的患者脑脊液EGFR突变检出率亦显著高于无中枢神经系统症状的患者。**结论：** EGFR突变阳性伴随脑转移的肺腺癌患者脑脊液中EGFR突变的检出率明显低于外周血，并且脑脊液中EGFR突变的检出率与多种临床特征有关。脑脊液EGFR突变状态的检测可以作为血液EGFR突变状态检测的重要补充。

48. PD-L1在非小细胞肺癌中的临床特征及意义

汤姝娴

大连医科大学附属第二医院

目的： 免疫卡控点抑制剂作为肿瘤治疗的新方向，以其高效、低毒的特点引起了极大的关注。本文主要研究了程序性死亡配体1（programmed death ligang-1，PD-L1）在非小细胞肺癌组织中的表达情况，对其与非小细胞肺癌患者临床特征的相关性进行分析，并讨论了其在非小细胞肺癌临床诊治中的应用价值，从而进一步指导非小细胞肺癌的个体化治疗。**方法：** 本文研究时收集了59例从2016年11月～2017年1月在XX医院接受治疗的非小细胞肺癌患者作为研究对象，均于我院行手术治疗病理确诊，且均行免疫组化检测。分析59例非小细胞肺癌患者一般临床资料（年龄、性别、肿瘤类型、分化程度、T分期、淋巴结转移、胸膜侵犯、脉管癌栓、分期、吸烟史、饮酒史、高血压病史、糖尿病史）和生化及病理免疫组化指标（白细胞值、淋巴细胞百分比、淋巴细胞绝对值、PD-L1、表皮生长因子受体、间变性淋巴瘤激酶、Ki-67）。对所得的试验数据通过SPSS 21.0软件进行统计分析，讨论试验结果，运用卡方检验或Fish精确检验方法进行相关分析，其中P＜0.05表明结果存在统计差异。**结果：**①PD-L1在59例非小细胞肺癌组织中的表达情况这些患者中，PD-L1阳性表达有13例，阴性表达有46例。对应的PD-L1阳性表达率为22.0%。②PD-L1表达水平与临床特征之间的关系：PD-L1表达水平受到以下因素的影响，主要有肿瘤类型、分化程度、胸膜侵犯、脉管癌栓、T分期、淋巴结转移、表皮生长因子受体（epidermal growth factor receptor，EGFR）、Ki-67、吸烟史等，其表达水平和这些因素之间存在显著相关性（均$P < 0.05$）。PD-L1表达水平与性别、年龄、分期、饮酒史、高血压病史、糖尿病病史、白细胞、淋巴细胞百分比、淋巴细胞绝对值、间变性淋巴瘤激酶（anaplastic lymphoma kinase，ALK）之间均无显著相关性，不存在统计学差异（均$P > 0.05$）。**结论：**①在非小细胞肺癌组织中：PD-L1的表达与肿瘤类型、分化程度、胸膜侵犯、脉管癌栓、T分期、淋巴结转移、EGFR表达、Ki-67指数、吸烟史相关，据此推断具有以下至少一种临床特征：腺癌类型、中、低分化、有胸膜侵犯、有脉管癌栓、T分期高、有淋巴结转移、EGFR表达高、Ki-67≥50%、无吸烟史的非小细胞肺癌患者可能更适合接受PD-1/PD-L1免疫治疗。②PD-L1的表达可能与非小细胞肺癌的进展正相关，并有可能成为判断非小细胞肺癌治疗预后的主要指标。

49. CT引导下经皮肺部肿瘤穿刺活检282例临床分析

吕　群　戴一帆　余瑜曼　阮肇扬　王建军　马　潜

杭州师范大学附属医院

目的：探讨CT引导下经皮肺部肿瘤穿刺活检的技术方法、要点、注意事项及临床应用的价值。**方法：**对282例行CT引导下经皮肺穿刺活检术后穿刺物经组织病理学检查确诊为肺癌的患者进行分析。**结果：**282例患者均经病理证实为肺癌，其中腺癌103例，鳞癌87例，病理分型不明确的非小细胞肺癌6例，小细胞肺癌56例，黏液腺癌8例，黏液表皮样癌3例，转移性肾癌4例，转移性直肠癌5例，转移性结肠癌3例，转移性肝癌7例。其中有1例为不明原因包裹性胸腔积液伴胸膜下多发结节，PET-CT检查可见SUV值增高，结合PET-CT于SUV增高处进行结节穿刺检查，病理结果提示为肺腺癌。另有7例结合PET-CT于SUV增高处进行结节穿刺检查，经病理明确均为肺腺癌。穿刺后出现22例气胸，仅1例为中度气胸，16例轻度出血，3例中度出血，均未发生大咯血、血胸、脓胸、空气栓塞等严重并发症。距胸膜距离大于3cm的病灶出血发生率明显高于小于3cm的病灶（$P < 0.05$），距胸膜距离大于3cm的病灶气胸发生率明显高于小于3cm的病灶（$P < 0.05$）。**结论：**CT引导下经皮肺穿刺活检术对于肺部肿瘤性病变的诊断是一个创伤小、确诊率高、安全性好的微创诊断方法。肺部肿瘤穿刺活检包括二次活检对于肺部肿瘤分子水平诊断具有重要的临床价值。根据PET/CT高摄取情况选择穿刺靶点，提高穿刺活检的阳性率、准确性，对疑似肿瘤患者的诊断有巨大临床应用价值。

50. NSCLC患者肿瘤组织中PD-1，TIM-3的表达水平与临床病理特征的关系

郭 洋 李宝兰 胡 瑛 钱 哲 贾文韬 胡明明 贺加贝

首都医科大学附属北京胸科医院

目的： 免疫共抑制分子在多种细胞表面表达，参与适应性免疫反应的负性调节，多种肿瘤细胞表面被发现高表达共抑制分子的配体，它们结合后调节诱导免疫耐受和免疫逃逸的抑制性通路，导致T细胞活化障碍、功能抑制甚至凋亡，从而形成肿瘤的免疫抑制微环境。一些共抑制分子在T细胞表面呈共同表达状态，表现为高度耗竭性T细胞。在某些慢性病毒感染病人中发现，TIM-3和PD-1在T细胞表面共同表达标记了一群活性更低的耗竭性T细胞。目前在NSCLC中尚未有研究较为准确地分析共抑制因子在T细胞表面共表达的情况。本研究首次尝试在NSCLC肿瘤组织中采用4色标记免疫荧光法及多光谱组织成像定量分析系统原位、在体地评价NSCLC患者肿瘤微环境中PD-1、TIM-3的表达情况，探讨NSCLC患者肿瘤组织中PD-1和TIM-3在T细胞表面的表达及其临床意义，深入了解肿瘤微环境中共抑制分子作用机制。**方法：** 本研究采用4色免疫荧光染色和多光谱组织成像定量分析系统检测21例NSCLC患者肿瘤组织中PD-1和TIM-3在NSCLC肿瘤组织中的表达及定位，分析其与临床病理特征的关系，为进一步研究共抑制因子在NSCLC免疫抑制环境中的作用奠定基础。**结果：** ①PD-1和TIM-3在NSCLC肿瘤组织中肿瘤浸润T淋巴细胞表面高表达，且TIM-3和PD-1普遍存在共表达现象；肿瘤组织中T细胞表面PD-1$^+$表达率为50.43±23.22%，肿瘤组织中T细胞表面TIM-3$^+$表达率为55.37±29.08%。PD-1$^+$TIM-3$^+$T细胞构成了肿瘤浸润T淋巴细胞的主要部分，占CD3$^+$T细胞的比例为43.76±23.65%。②与外周血相比，肿瘤浸润CD3$^+$T淋巴细胞中PD-1$^+$表达率显著上升；TIM-3$^+$表达率也显著上升；并且两者相关性分析显示外周血与肿瘤浸润CD3$^+$T淋巴细胞中PD-1$^+$、TIM-3$^+$表达率密切相关。③NSCLC患者肿瘤浸润CD3$^+$T淋巴细胞中PD-1$^+$表达率与淋巴结转移相关，肿瘤浸润CD3$^+$T淋巴细胞中TIM-3$^+$表达率和肿块直径相关，PD-1$^+$TIM-3$^-$CD3$^+$T细胞/CD3$^+$T细胞比例与淋巴结转移相关，PD-1$^+$TIM-3$^+$CD3$^+$T细胞/CD3$^+$T细胞比例与肿瘤淋巴结转移及患者分期相关。**结论：** PD-1和TIM-3在NSCLC肿瘤组织中浸润T淋巴细胞表面高表达，且TIM-3和PD-1共表达现象普遍，PD-1$^+$TIM-3$^+$T细胞是肿瘤浸润T淋巴细胞主要亚群；肿瘤浸润T淋巴细胞中PD-1$^+$，TIM-3$^+$表达率高于外周血；并且两者密切相关。PD-1$^+$TIM-3$^+$CD3$^+$T细胞/CD3$^+$T细胞比例与肿瘤淋巴结转移及患者分期相关，在肿瘤发展中起重要作用，可能是肿瘤组织中最重要的免疫抑制细胞亚群之一。

51. 弥漫大B细胞淋巴瘤的临床特征和预后因素分析以及Nm23-H1的表达意义

高　群　马光宇　高玉环

河北医科大学第四医院

目的：回顾性分析弥漫大B细胞淋巴瘤的临床特征、疗效及生存情况，分析预后相关因素；并检测Nm23-H1在DLBCL患者中的表达情况，探讨其与患者各临床特征及预后的相关性。**方法**：①研究对象：收集河北医科大学第四医院2012年4月~2016年11月期间血液科收治的初治DLBCL患者312例。记录所有患者治疗前的各项临床特征。患者均接受CHOP样及CHOP±R方案联合化疗，总结患者近期疗效，并评估预后相关因素。②从以上患者中随机选取50例患者的病理标本作为实验组，另选取同期淋巴结反应性增生者10例作为对照组。用免疫组化法检测病理组织中Nm23-H1蛋白的表达情况。分析不同临床特征与Nm23-H1蛋白表达水平的关系，并评估此蛋白与DLBCL预后的相关性。**结果**：①312例DLBCL患者化疗的总客观有效率（CR+CRu+PR）为80.1%；Ann Arbor分期（Ⅰ~Ⅱ）期比（Ⅲ~Ⅳ）期疗效好，差异有统计学意义（$P=0.02$）；IPI评分（0~2）分比（3~5）分者疗效好，差异有统计学意义（$P=0.001$）；应用美罗华比未应用美罗华者疗效好，差异有统计学意义（$P=0.033$）；②各临床特征中与预后相关的因素包括：年龄、Ann Arbor分期、B症状、血清LDH、α-羟丁酸脱氢酶、β_2-微球蛋白、C-反应蛋白、血红蛋白、血清白蛋白、IPI评分、免疫分型、原发部位、Ki-67表达水平以及是否应用美罗华。其中年龄、血清白蛋白、免疫分型和是否应用美罗华治疗是DLBCL患者的独立预后因素；③50例DLBCL患者Nm23-H1表达的总阳性率为90%；高表达率为64%。10例淋巴结反应性增生者均为低表达；④Nm23-H1的表达情况与Ki-67蛋白的表达水平存在相关性；⑤Nm23-H_1低表达的患者3年OS为88.9%，而Nm23-H1高表达者3年OS为53.1%，两组间生存差异有统计学意义（$P=0.005$）；⑥多因素分析显示Nm23-H1是DLBCL患者的独立预后因素。**结论**：①年龄、血清白蛋白、免疫分型和是否应用美罗华治疗是DLBCL患者的独立预后因素。②50例DLBCL患者中Nm23-H1的表达水平明显高于良性对照组。③Nm23-H1的表达强度与Ki-67的表达呈正相关。Nm23-H1的表达与患者的远期生存相关，高表达组3年OS显著低于低表达组。④结合对50例患者的单因素及多因素分析，证明Nm23-H1是DLBCL的独立预后因素。

52. PD-L1在DLBCL中的表达及临床意义

孙秀华　张铁山

大连医科大学附属第二医院

目的：评估PD-L1（programmed death-Lignd 1）在弥漫大B细胞淋巴瘤（diffuse large B cell lymphoma，DLBCL）中的表达情况及临床意义。**方法**：对31例患者初治时的DLBCL组织标本进行PD-L1免疫组织化学染色，评估PD-L1在肿瘤细胞以及肿瘤浸润的免疫细胞（主要是巨噬细胞）中的表达情况，分析PD-L1的表达与DLBCL患者的临床病理特征及治疗疗效之间的关系。**结果**：在31例DLBCL患者中检测到有16例患者（51.6%）的肿瘤组织PD-L1表达阳性。有B症状的患者组PD-L1阳性率高于无B症状组（85.7% vs 41.7%，$P=0.040$）；EB病毒感染患者组PD-L1阳性率高于无EB病毒感染组（100% vs 44.4%，$P=0.038$），PD-L1的表达与B症状及EB病毒感染有显著相关性；PD-L1在non-GCB（非生发中心来源）型淋巴瘤的表达高于GCB型（65.0% vs 27.2%，$P=0.044$）；PD-L$_1$在双表达组（Double Expression，DE）的DLBCL中的表达高于非双表达组（75.0% vs 36.8%，$P=0.038$）；PD-L$_1$的表达水平与患者的年龄、性别、临床分期、原发部位、ECOG评分、Ki67、血清LDH水平均无显著相关性。DLBCL患者经2个疗程CHOP或R-CHOP方案化疗后，除外15例不能评价疗效患者（无瘤状态），PD-L1表达阴性组1例CRu，4例PR，有效率（RR=5/7），PD-L1表达阳性组4例PR，有效率（RR=4/9），PD-L1阴性表达组化疗有效率（RR）优于阳性表达组（71.4% vs 44.4%，$c^2=1.165$，$P > 0.05$），差异无统计学意义，尚不能认为PD-L1表达与治疗疗效呈负相关。**结论**：①PD-L1在DLCBL中的表达与B症状及EB病毒感染有显著相关性，与其他临床及病理学特征无显著相关性。②PD-L1表达阳性组的患者的PFS短于PD-L1表达阴性组。③PD-L1在non-GCB型DLBCL中的表达高于GCB型，PD-L1的表达阳性率在双表达（DEL）组的DLBCL中高于非双表达组，尤其是合并有EBV感染的non-GCB型患者。

53. ERBB3突变在中晚期胃印戒细胞癌中的研究及对靶向治疗的影响

许 博 金沈樱 禹立霞 刘宝瑞 魏 嘉

南京大学医学院附属鼓楼医院肿瘤中心暨南京大学临床肿瘤研究所

目的：ERBB3突变在多种癌症中与临床较差的预后有关，该基因的突变可增加肿瘤转移及复发的概率，而针对ERBB3的靶向治疗可能对ERBB3突变驱动发生的肿瘤有抑制作用。ERBB信号通路在胃癌的发生发展中起着非常重要的作用，其中对ERBB2的研究最为广泛和深入，但胃印戒细胞癌中ERBB2的表达率及突变率均较低，因此，ERBB3可能作为胃印戒细胞癌患者治疗的新靶点。本研究的目的是预测ERBB3突变对胃印戒细胞癌患者预后的影响及其作为靶向治疗位点的价值。**方法**：选取92例组织学确诊的晚期胃印戒细胞癌患者作为研究对象，从石蜡包埋组织切片样本中提取DNA，扩增后通过二代测序方法检测ERBB3的突变，同时通过免疫组化检测ERBB2的表达情况。对ERBB3突变情况与样本临床病理特点及总生存期进行相关性分析。**结果**：92例样本均被诊断为局部晚期或转移性胃印戒细胞癌，其中Ⅲ期患者85例（92.4%），Ⅳ期患者7例（7.6%）。所有患者均接受以5-FU为基础的一线化疗。二代测序结果显示在14个样本中检测到ERBB3的突变，其中12个突变位点位于ERBB3基因的胞外结构域，2个在跨膜区。在这14例患者中有2例免疫组化结果显示ERBB2蛋白阳性。ERBB3的突变状态和肿瘤的浆膜层浸润（$P=0.389$）及淋巴结转移（$P=1.000$）未见明显相关性。ERBB3突变的患者中位生存期为20.5个月（95%可信区间为10.05～30.95个月），无ERBB3突变的患者中位生存期为19个月（95%可信区间为15.54～22.46个月）（$P=0.567$）。在ERBB3突变的患者中，ERBB2阳性患者的平均生存时间为14.8个月，阴性患者平均生存时间为20.5个月，其差异无统计学意义（P=0.374）。**结论**：我们的研究发现ERBB3在胃印戒细胞癌中突变率达15.2%，其可作为ERBB信号通路中潜在的靶向治疗位点。ERBB3突变患者与未突变患者相比总生存期未见显著差异，可能是相对小的样本规模所导致；而在ERBB3突变患者中ERBB2突变与未突变患者的总生存期无显著差异，可能是因为ERBB2在胃癌，尤其是胃印戒细胞癌患者中表达率较低所导致。期待更加系统深入的研究进一步探讨ERBB信号通路在胃印戒细胞癌中的作用机制及其作为药物治疗靶点的潜在价值。

54. HMGCS2对术后食管鳞癌的预后意义及对食管鳞癌细胞的抑制功能

汤　虹　吴育锋　王红艳　杨　森　王启鸣

河南省肿瘤医院

目的：探讨3-羟基-3-甲基戊二酰辅酶A合成酶2（HMGCS2）在河南食管癌高发区术后食管鳞状细胞癌组织中的表达情况及其对预后的意义；并进一步研究HMGCS2的功能。**方法**：采用组织微阵列技术，采用实时定量PCR和免疫组化，分别检测150例术后食管鳞癌患者中癌组织与相应的正常食管黏膜组织中HMGCS2在mRNA及蛋白水平的表达情况。并建立HMGCS2过表达的食管癌细胞株，验证HMGCS2对细胞增殖、迁移侵袭的影响。**结果**：鳞癌组织中HMGCS2的mRNA和蛋白水平的表达均明显低于正常食管黏膜组织（$P < 0.001$）；食管鳞癌组织中HMGCS2蛋白的下调与肿瘤细胞分化程度，肿瘤的局部浸润范围（pT分期），淋巴结转移（pN分期）和TMN分期有关（$P < 0.05$）；在HMGCS2蛋白表达缺失的食管鳞癌患者中5年疾病相关生存率（DSS）较正常表达的患者显著降低（$P < 0.05$）。多因素分析显示，pT分期和HMGCS2蛋白表达是影响ESCC患者预后的独立危险因素（$P < 0.05$）。体外试验发现过表达HMGCS2食管癌细胞株较对照组在细胞增殖，克隆形成及迁移能力显著下降（$P < 0.05$）。**结论**：HMGCS2的表达异常可能在食管鳞状细胞癌的发生、发展及预后中起重要作用，HMGCS2是影响食管鳞癌患者预后的一个新型生物指标。

55. KRAS、FCGR、CYP3A5与CYP1A1检测对转移性结直肠癌化学靶向药物临床疗效预测作用的研究

徐 蓉[1] 马 楠[2] 罗 健[3] 柳 江[1]

[1]新疆维吾尔自治区人民医院肿瘤科；
[2]新疆维吾尔自治区人民医院乳腺甲状腺外一科；
[3]国家癌症中心/中国医学科学院北京协和医学院肿瘤医院内科

目的：研究 KRAS、FCGR、CYP3A5与CYP1A1基因与转移性结直肠癌（mCRC）患者化疗疗效的动态关系，探讨其对临床疗效的预测作用。**方法：**收集采用C225（西妥昔单抗）联合CapeOx（卡培他滨联合奥沙利铂）化疗，且治疗前实施KRAS基因检测所证实的KRAS野生型结直肠癌患者12例，对每例病例实施FCGR、CYP3A5、CYP1A1基因的突变检测，运用免疫组织化学染色法（sp）检测PTEN在结直肠癌组织与对应的癌旁组织中的表达情况，分析FCGR、CYP3A5、CYP1A1突变和PTEN表达与生存期的关系。**结果：**12例KRAS野生型患者中，检测到FCGR突变率为16.7%，CYP3A5的突变率为25%，CYP1A1的突变率为16.7%。PTEN主要在细胞核内表达、呈黄褐色；在癌旁组织内完全表达、表达率为100%；在病灶组织内的表达率是41.7%；PTEN在病灶组织中表达降低或缺失。KRAS、FCGR、CYP3A5、CYP1A1均为野生型的患者对C225联合CapeOx化疗的有效（CR+PR）反应率为80%，但存在FCGR、CYP3A5、CYP1A1突变患者的有效（CR+PR）反应率分别为0.00%，33.6%以及50.00%%（$P < 0.05$）。PTEN表达阳性的患者有效（CR+PR）反应率为50%，明细高于PTEN表达阴性的患者有效反应率37.5%（$P < 0.05$）。KRAS/FCGR/CYP3A5/CYP1A1野生型患者无进展生存期，总生存期分别为15.56及25.03个月，明显大于FCGR、CYP3A5、CYP1A1突变患者无进展生存期，总生存期的8.12及19.21个月（$P < 0.05$）。PTEN阳性表达患者无进展生存期，总生存期分别为9.13及24.25个月，明显大于PTEN阴性表达患者无进展生存期，总生存期的7.87及18.74个月（$P < 0.05$）。**结论：**FCGR、CYP3A5、CYP1A1突变和PTEN表达的缺失明显影响C225联合CapeOx化疗的临床治疗效果及生存期，可用于mCRC临床疗效及预后的预测。

56. Non−V600E BRAF Mutations Recurrently Found in Non−small Cell lung Cancer in Chinese Patients

Xu Qian[1]　Wang Wenxian[2]　Xu Chunwei[3]　Chen Yanping[3]
Zhuang Wu[3]　Song Zhengbo[2]　Lin Gen[3]　Chen Xiaohui[3]
Xu Zhenwu[3]　Huang Yunjian[3]　Huang Zhangzhou[3]　Wu Biao[3]
Chen Rongrong[4]　Yi Xin[4]　Fang Meiyu[2]　Chen Gang[3]
Lv Tangfeng[5]　Song Yong[5]

[1]Fujian Union Hospital Affiliated Fujian Medical University; [2]Zhejiang Cancer Hospital; [3]Fujian Provincial Cancer Hospital; [4]Geneplus-Beijing; [5]Jinling Hospital

Objectives: Approximately half of BRAF−mutated non−small cell lung cancer (NSCLC) harbor a non−V600 BRAF mutation. Because of the rarity of those mutations, associated clinical features and prognostic significance have not been thoroughly described so far. **Methods:** A total of 2979 patients with non−small−cell lung cancer were recruited between July 2014 and December 2016. The status of BRAF mutation and other genes were detected by pyrophosphate sequencing or the next sequencing. **Results:** BRAF gene mutation rate was 0.91% (27/2979) in NSCLC, the median overall survival time was 14.0 months, including non−V600E (A308T, A569T, V377D, R626K, P345T, Q530*, A320T, G652E, N581S, T167I, G466V, L597V, D594G, D594G, R389C, G469A, W531S, 17 patients, 62.96%), the median overall survival time for 11.9 months and V600E (10 patients, 37.04%), the median overall survival time for 24.3 months (P=0.029). Including 17 cases non−V600E compound mutation, the median overall survival time for 11.9 months, 7 cases V600E compound mutation, the median overall survival time for 26.8 months, 3 cases simple mutation, the median overall survival time for 10.6 months (P=0.01). With EGFR mutations (non−V600E) in 2 cases, the median overall survival time was 25.6 months, with EGFR mutations (V600E) in 3 cases, the median overall survival time was 14.8 months and without EGFR mutations in 22 cases, the median overall survival time was 14.8 months (P=0.43); With TP53 mutations (non−V600E) in 12 cases, the median overall survival time was 11.9 months, with TP53 mutations (V600E) in 4 cases, the median overall survival time was 26.8 months and without TP53 mutations in 11 cases, the median overall survival time was 13.9 months (P=0.23); With ATM mutations (non−V600E) in 2 cases, the median overall survival time was 25.8 months, with ATM mutations (V600E) in 1 cases, the median overall survival time was 16.0 months and without ATM mutations in 11 cases, the median overall survival time was 12.9 months (P=0.71); With KRAS mutations (non−V600E) in 3 cases, the median overall survival time for 10.4 months, and without KRAS mutations in 24 cases, the median overall survival time for 15.3 months (P=0.14); With DNMT3A mutations in 5 cases, the median overall survival time for 13.4 months, and without DNMT3A mutations in 22 cases, the median overall survival time for 15.3 months (P=0.22). **Conclusions:** This one of the largest series of patients with BRAF mutant NSCLC. Our clinical datas suggest that BRAF non−V600E mutations define specific subsets of patients with NSCLC, the value of BRAF non−V600E mutations are poor prognosis than V600E mutations. And it may benefit of combined targeted therapy with a RAF inhibitor and a MEK−inhibitor in treating non−V600 BRAF mutantion NSCLC.

57. The Prevalence and Characteristic of Barrett Esophagus of General Population in High Risk Area of Esophagus Cancer in North China

Jia Liqun[1]   Wu Feize[1]   Lou Yanni[1]   Li Yuan[1]
Da Jiping[1]   Bai Wenlong[2]   Jin Guoliang[2]

[1]China Japan Friendship Hospital; [2]Cixian Cancer Hospital

Objectives: The prevalence of Barrett Esophagus (BE) has progressively increased in recent years in western countries, and there is a trend of increasing incidence in China. The Cixian County is a high risk area of esophagus cancer. It has been about 30 years since the Project of Early Detection and Treatment for cancer initiated in it. The data of cancer registration had been included by Cancer Incidence in Five Continents (International Agency for Research on Cancer, IARC). However, no epidemiological data of BE had been reported. **Methods:** From 2013 to 2014, residents officially registered by Cixian's authority that aged between 40 and 69, were mobilized to participate in the screening project. The process followed protocol of Project of Early Detection and Management. All eligibilities took endoscopy. If any abnormal lesion found, biopsies were taken for pathological examination. The diagnosis criteria were abided by AGA criteria 2008. Demographic data and endoscopic characteristic were retrospectively analyzed. **Results:** Of 24, 081 eligible residents, 5548 were participated in the screening. The compliance rate was 23.04%. Of the 5548, 2319 were male, the other 3329 were female, sex ratio 0.72. The mean age was 53.57±7.95. 4481 were accepted endoscopy, of which 2484 were taken biopsy for further pathological examination. The rate of biopsy was 50.89%. 226 were met the endoscopic diagnosis criteria of BE (4.63%), of which 118 were island types (52.21%), 75 were tongue types (33.19%), 33 were circumferential types (14.60%). In those endoscopic BE, only 4 were long segment BE (1.77%), the others were short segment (98.23%). At last, 28 BE were pathological confirmed. The detection rate of BE was 0.50%. Of those confirmed cases, 16 were male, the others female, the sex ratio was 1.33. The mean age was 56.36±8.08, and the mean BMI was 24.87±3.33. 15 had family history of cancer (53.57%). Only 5 had typical reflux symptom (17.86%), 4 of which were diagnosed GERD according to GerdQ (14.28%). **Conclusions:** Barrett Esophagus is an important precancerous lesion in the high risk area of North China. It's necessary to be brought into Project of Early Detection and Management as a routine item.

58. 恶性肿瘤患者血清D-乳酸的检测及结果分析

白小芳　张俊萍

山西医学科学院　山西大医院

目的：检测恶性肿瘤患者血清中D-乳酸的表达水平，并与正常人对照，探讨D-乳酸在恶性肿瘤中的诊断价值。**方法：**采集111例初诊恶性肿瘤患者（观察组）、60例正常对照组空腹静脉血标本，恶性肿瘤患者排除合并糖尿病、急性肠缺血及肠梗阻、短肠综合征、慢性胰腺功能不全、阑尾炎、细菌感染、寄生虫、真菌感染、服用非甾体药物者。依据PicoProbe™ D-Lactate Fluorometric Assay Kit说明书，利用比色法测定荧光信号（Ex/Em = 535/587 nm），计算111例恶性肿瘤患者和60例正常对照组血清中D-乳酸的浓度，并进行统计分析。**结果：**①恶性肿瘤患者治疗前，D-乳酸水平明显高于对照组，与对照组比较差异具有显著性（$P < 0.001$）。进一步分析不同病种血清D-乳酸的水平，结果显示肺癌组与胃癌组之间比较，差异具有统计学意义（$P=0.009$）；肺癌组与结直肠癌、其他组之间、胃癌组与结直肠癌、其他类型癌症组、结直肠癌组与其他类型癌症组之间比较，差异无统计学意义（$P > 0.05$）。②依据我科均测的肿瘤标志物CEA结果分组，结果显示血清D-乳酸的表达水平在CEA正常组及升高组差异不具有统计学意义（$P > 0.05$）。③初步检测35例初诊的恶性肿瘤患者经过治疗后的血清D-乳酸水平，发现较治疗前有所降低，与治疗前比较，差异具有统计学意义（$P < 0.001$）；进一步分析肺癌患者治疗前后血清D-乳酸水平的变化，统计结果表明小细胞肺癌患者治疗前后血清D-乳酸水平变化明显，差异具有显著性（$P=0.005$），而非小细胞肺癌治疗前后血清D-乳酸的水平的差异不具有统计学意义（$P > 0.05$）。④肺癌患者血清D-乳酸的水平与性别、吸烟与否、T分期、淋巴结转移、病理类型分组差异无统计学意义（$P > 0.05$）；与肺癌患者年龄、远处转移与否、肿瘤分期分组存在差异（$P < 0.05$）；另外肺腺癌患者血清中D-乳酸的水平的与EGFR是否突变比较，差异无统计学意义（$P > 0.05$）。⑤血清D-乳酸的诊断肺癌患者的临界值为0.1547mmol/L，以是否超过临界值判断血清D-乳酸的特异性和敏感性，血清D-乳酸的敏感性为85.5%，特异性为96.7%。**结论：**①恶性肿瘤患者血清D-乳酸水平明显高于正常人，提示血清D-乳酸的检测可能作为恶性肿瘤患者一种新的血清学标志物。②恶性肿瘤治疗前后血清D-乳酸的表达水平存在差异，提示其可能为恶性肿瘤疗效监测的一个指标。③肺癌患者血清D-乳酸的水平与临床分期以及有无远处转移相关，提示血清D-乳酸的水平与肺癌的发展有关，可能作为肺癌患者预后判断的指标及治疗的靶点。

59. 食管鳞癌淋巴结包膜外侵犯与预后相关因素研究

陈丹杰　王　峰　樊青霞

郑州大学第一附属医院

目的：2016年AJCC公布的第八版食管癌分期系统是基于区域淋巴结转移的数目，但未考虑淋巴结本身的特征，这可能会导致对预后的判断欠合理和准确。特别是淋巴结包膜外侵犯（extranodal extension，ENE），是影响食管癌预后不可忽视的一个重要的病理学因素。本研究通过对ENE的相关因素探讨分析，研究ENE对食管鳞癌病理分期和预后生存的影响。**方法**：收集郑州大学第一附属医院2010年2月~2012年2月R0切除、淋巴结阳性的食管鳞癌患者162例，HE染色检测淋巴结包膜外侵犯情况。162例患者采用门诊或住院复查方式进行至少5年随访或患者死亡。确定相关变量，建立数据库，采用卡方检验对ENE和临床病理特点相关性进行分析，单因素生存分析采用Kaplan-Meier方法中的log-rank检验，多因素分析应用COX比例风险回归模型以确定ENE对预后的影响。$P < 0.05$具有统计学差异。**结果**：87例（53.7%）患者发生ENE，年龄、性别、肿瘤位置、肿瘤的类型、脉管和周围神经浸润与ENE的发生率有一定相关性，但是差异无统计学意义（$P > 0.05$），但在T分期、N分期、TNM分期和肿瘤分化程度方面，伴淋巴结包膜外侵犯食管鳞癌患者具有统计学差异（$P < 0.01$）。单因素生存分析显示肿瘤类型、脉管浸润、周围神经浸润、辅助治疗、ENE状态、肿瘤的大小、肿瘤的分化程度、T分期、N分期、TNM分期均是影响食管鳞癌患者预后的重要因素。其中ENE阳性患者的生存期显著低于ENE阴性患者，24.326个月 vs 29.699个月（$P < 0.01$）。多因素分析显示，ENE为食管鳞癌预后生存的独立因素（$P < 0.01$），伴ENE阳性食管癌患者的全因死亡风险显著增加（RR=4.747，95%CI 3.092~7.290）。**结论**：①ENE的发生率与食管鳞癌的病理分期和肿瘤分化程度密切相关，如将ENE的状态纳入食管癌新的TNM分期系统，将更加准确和全面的评估肿瘤的特性，更好指导预后判断。②伴ENE阳性的食管鳞癌患者预后差，对于术中淋巴结检测ENE阳性，应行淋巴结扩大清扫术，且在术后应行积极的辅助放疗或化疗，延缓复发和延长生存期。

60. 晚期结直肠癌基于5-氟尿嘧啶药代动力学剂量管理的临床研究

沈　波　武　渊　张　琰　彭　伟　张莉莉　胡赛男　冯继锋

江苏省肿瘤医院

目的：通过随机的临床实验来评估5-氟尿嘧啶（5-Fu）在治疗晚期结直肠癌中基于药代动力学

的剂量管理方式对临床治疗的影响。**方法**：研究入组了2015年10月～2016年4月江苏省肿瘤医院收治的74例晚期结直肠癌患者，以含5-Fu药物的化疗方案，每2周为1周期，患者接受6轮化疗。74例患者随机分为两组，第一化疗周期所有病人均以传统的体表面积（BSA）方式给药，第二周期开始到化疗结束，对照组37例病人仍然采用传统的BSA给药的方式，实验组37例病人采用基于药代动力学参数AUC的给药方式。对比观察两组的血药浓度分布情况以及相关毒副反应的区别，并对短期疗效进行对比评定。**结果**：实验组通过5-Fu血药浓度检测结果进行剂量调节给药，从第3周期开始，AUC值落在治疗窗（20-30）范围内的人数多于BSA给药的对照组。两组实验对比显示3级及以上毒性发生率对照组为70.3%，实验组为32.4%，两组对比的 P 值0.0009。总体缓解率实验组（94.59%）也优于基于BSA给药的对照组（75.57%），P 值为0.022。**结论**：本研究结果表明基于5-氟尿嘧啶血药浓度监测给药的方式在中国人群晚期结直肠癌治疗中能有效的控制毒性，改善治疗效果。

61. 组织芯片技术检测IGF-1蛋白在NSCLC组织中的表达

高志强　黄艾弥　黄进肃　储天晴　赵怡卓　姜丽岩　韩宝惠

上海市胸科医院

目的：探讨组织芯片技术检测IGF-1蛋白在非小细胞肺癌（NSCLC）患者中的表达及其临床意义。**方法**：应用免疫组织化学 SP 方法检测 NSCLC 组织芯片中 IGF-1 蛋白的表达，其中肿瘤组织及相应癌旁组织均为150例。男性112例，女性38例；腺癌75例，鳞癌75例；Ⅰ期54例，Ⅱ期44例，Ⅲ期52例。**结果**：IGF-1蛋白在 150 例 NSCLC 组织中的表达率为84.0%（126/150），而相应癌旁组织IGF-1蛋白的表达为5.3%（8/150）（$P < 0.01$）；IGF-1蛋白的表达与患者的性别、年龄、吸烟状态、病理分化程度等因素无明显相关；IGF-1蛋白在鳞癌及腺癌组织中的表达率分别为90.7%及77.3%（$P=0.026$）；IGF-1蛋白在Ⅱ～Ⅲ期患者中的表达率（88.5%）高于Ⅰ期患者（75.9%），其差异在统计学上有显著性意义（$P=0.043$）；IGF-1蛋白表达阳性组的中位生存期为34.1月（95%CI为28.2～40.1月），阴性组的中位生存期为51.2月（95%CI为40.8～61.6月），差异在统计学上有显著意义（卡方值为3.884，$P=0.049$）。**结论**：NSCLC组织中存在IGF-1蛋白的高表达，IGF-1蛋白表达阴性组的中位生存期长于阳性组，提示IGF-1的高水平表达在肺癌发生及发展等过程中可能起重要作用。

62. 新型放化疗联合个体化特异性免疫细胞整合治疗模式对晚期胰腺癌的疗效研究

刘　芹　孔炜炜　孟凡岩　沙慧子　陈仿军

吕　青　刘宝瑞　邹征云

南京大学医学院附属鼓楼医院肿瘤中心暨南京大学临床肿瘤研究所

目的： 观察放化疗联合个体化特异性免疫细胞回输整合治疗模式对局部晚期不可切除或复发转移性胰腺癌的疗效、临床获益和毒性反应。**方法：** 对10例初治的局部晚期和复发转移性胰腺癌患者的临床资料进行随访分析，所有患者均至少接受2个周期的吉西他滨化疗联合放疗、个体化特异性免疫细胞回输治疗：每周期的第0天进行外周血单个核细胞采集及个体化特异性抗原肽筛选，第1、第6天行吉西他滨 $1000mg/m^2$ 静脉滴注，第6天行低剂量环磷酰胺 $250mg/m^2$ 静脉滴注调节肿瘤免疫微环境，第7天行个体化DC疫苗回输，第12～15天行个体化特异性免疫细胞回输。放疗模式：Ⅲ期胰腺癌，三维适形调强放疗模式，总剂量50～66Gy，治疗第1天开始；Ⅳ期胰腺癌，广泛播散者，关键病灶采取三维适形调强放疗以缓解症状。散在病灶，在第10和11天行0.5Gy bid*2d 的低剂量放疗。三维适形调强放疗只在第1周期时进行。在吉西他滨治疗期间口服维生素D提高肿瘤部位的药物浓度，在免疫细胞回输期间口服二甲双胍促进肿瘤浸润性淋巴细胞的活化、浸润，延缓其凋亡。**结果：** 近期疗效：部分缓解（PR）2例，稳定（SD）5例，进展（PD）3例，疾病控制率（DCR）为70%，中位无进展生存期（PFS）为6.4个月。100%（8/8）患者在治疗1周期后疼痛缓解，66.7%（4/6）患者治疗1周期后食欲改善。血液学毒性发生率为40%，有两例患者发生Ⅰ～Ⅱ度白细胞减少，两例患者发生Ⅲ～Ⅳ级血小板减少，三例患者出现吉西他滨相关的Ⅰ～Ⅱ度皮疹，以上不良反应经对症治疗后均可好转。无治疗相关的死亡。**结论：** 化疗、放疗联合个体化免疫细胞回输的胰腺癌整合治疗模式，将化疗、放疗及免疫细胞治疗独立的抗肿瘤效应及内在协同作用合理地发挥出来，有望提高晚期胰腺癌患者的疗效，延长生存时间及改善生活质量，且不良反应可耐受。

63. Treatment and Prognosis of Recurrence or Distant Metastasis in WHO Type A Thymoma

Wang Wenxian　Song Zhengbo　Zhang Yiping

Zhejiang Cancer Hospital

Objectives: For WHO type A thymoma, recurrence or metastases are rare and only a few cases have been reported previously. We evaluated the clinicopathological features of type A thymoma and explore the differential diagnosis, treatment and prognosis for this disease. **Methods:** We reported the treatment and prognosis in patients with WHO type A thymoma from June 2006 to March 2016 in Zhejiang Cancer Hospital. Data regarding to their diagnosis, pathology, treatment and follow - up were documented. **Results:** Seven patients of type A thymoma were included in this study. According to the Masaoka - Koga system, stage I in five patients, stage III and IV in 2 patients at diagnosis. Five stage I patients received surgery. For clinical follow up in these 5 patients ranged from 54 months to 129 months and all were alive without recurrence. In addition, the stage III patient received postoperative radiotherapy and chemotherapy. After 35.5 months, the presence of metastases in left supraclavicular tissue and needle biopsy showing type A indicated disease progression. Then she received chemotherapy and supraclavicular tumor radiotherapy. The patient was alive with no evidence of progression disease. The stage IV patient received first line chemotherapy and efficacy evaluation was stable disease. After 45.7 months, the presence of tumors mass increased in anterior superior mediastinum and multiple nodules in both lungs. The lung tumor biopsy also showed type A thymoma. Then he received second line chemotherapy. The efficacy was SD. And he was alive without progression disease. And we reviewed literatures that reported recurrence and metastasis in WHO Type A thymoma. **Conclusions:** Our retrospective study indicates that type A thymoma may recur or have malignant feature. This type disease has potential malignant and progresses more slowly than other types. It needs to under regular reexamination even after surgery.

64. Efficacy of Brain Radiotherapy plus EGFR–TKI for EGFR–mutated NSCLC Patients Who Develop Brain Metastasis

Wang Wenxian　Song Zhengbo　Zhang Yiping

Zhejiang Cancer Hospital

Introductions: To analyze the appropriate treatment methods or timing to use of EGFR tyrosine kinase inhibitors（TKIs）and brain radiation treatment（RT）for symptomatic and asymptomatic brain metastases（BM）in patients with epidermal growth factor receptor（EGFR）mutation NSCLC. **Materials and methods:** We retrospectively studied patients diagnosed with EGFR gene mutated NSCLC who develop brain metastasis from June 2006 to December 2015 at Zhejiang Cancer Hospital. Treatment data had been assessed in 181 patients of 49 symptomatic BM and 132 asymptomatic BM retrospectively. **Results:** In 49 symptomatic BM patients, the median OS of using SRS group was longer than in WBRT group（37.7 vs 21.1 months）（$P = 0.194$）. In the group of 132 asymptomatic brain metastasis patients, the mOS was longer in upfront brain radiotherapy compared with the upfront TKI group（24.9 vs 17.4 months）（$P = 0.035$）. Further analysis to the timing of using radiotherapy, all 74 patients, 33 were underwent concurrent TKI and brain radiation, 13 received TKI after first-line RT treatment and 28 patients received radiotherapy after TKI failure. The iPFS of three groups was 11.1 months, 11.3 months and 8.1 months（$P = 0.032$）, respectively. The mOS of three groups was 21.9 months, 26.2 months and 17.1 months, respectively（$P = 0.085$）. **Conclusions:** Our research indicated that delayed brain RT may result in inferior iPFS in EGFR mutated NSCLC patients with asymptomatic brain metastases, but no OS benefit was obtained. In addition, our study revealed that patients treated with SRS had a significantly longer OS for symptomatic BM. Future prospective study of optimal management strategy with WBRT or SRS and TKI for this patient cohort is urgently needed.

65. Mutational Subtypes and Prognosis of Non-Small-Cell Lung Cancer Harboring HER2 Mutations

Xu Chunwei[1]   Wang Wenxian[2]   Zhuang Wu[1]   Song Zhengbo[2]
Lin Gen[1]   Huang Yunjian[1]   Huang Zhangzhou[1]   Chen Xiaohui[1]
Fang Meiyu[2]   Lv Tangfeng[3]   Song Yong[3]

[1]Fujian Provincial Cancer Hospital; [2]Zhejiang Cancer Hospital; [3]Jinling Hospital

Backgrounds: HER2 is a driver gene identified in non-small-cell lung cancer（NSCLC）. The prevalence, clinicopathology and genetic variability of HER2 mutation non-small cell lung cancer patients are unclear. The aim of this study is to investigate mutational subtypes and prognosis of NSCLC harboring HER2 mutations. **Methods:** A total of 781 patients with NSCLC were recruited between July 2012 and December 2014. The status of HER2 mutation and other genes were detected by reverse transcription polymerase chain reaction（RT-PCR）or next generation sequencing. **Results:** HER2 gene mutation rate was 1.92%（15/781）in NSCLC, including S310F（2 patients）, A775_G776insYVM（2 patients）, S280F（2 patients）, P780_Y781insGSP（1 patient）, C630Y（1 patient）, L755P（1 patient）, T327S（1 patient）, K907R（1 patient）, R70W（1 patient）, E117D（1 patient）, L970V（1 patient）, and C965S（1 patient）. Mutation rate of female was much higher than male（3.76% vs 1.23, $P = 0.022$）, and current-smoker was much higher than no-smoker（3.17% vs 0.74%, $P = 0.027$）, the median overall survival time was 42.6 months, including 12 cases compound mutation, the median overall survival time for 42.6 months, 3 cases simple mutation, the median overall survival time for 40.3 months, but both no statistical difference ($P = 0.43$), with EGFR mutations in 8 cases, the median overall survival time for 50.6 months, and without EGFR mutations in 7 cases, the median overall survival time for 42.6 months ($P = 0.19$), with TP53 mutations in 9 cases, the median overall survival time for 40.4 months, and without TP53 mutations in 6 cases, the median overall survival time for 46.7 months ($P = 0.39$), with SMARCA4 mutations in 2 cases, the median overall survival time for 50.6 months, and without SMARCA4 mutations in 13 cases, the median overall survival time for 42.6 months ($P = 0.33$), with MTOR mutations in 2 cases, the median overall survival time for 44.3 months, and without MTOR mutations in 13 cases, the median overall survival time for 42.6 months ($P = 0.71$), with APC mutations in 2 cases, the median overall survival time for 39.0 months, and without APC mutations in 13 cases, the median overall survival time for 42.6 months ($P = 0.92$). **Conclusions:** There are some significant difference of molecular features in HER2 gene mutations with non-smoking women in NSCLC, along with the state of HER2 gene mutations little influence on prognosis. Afatinib treatment may displayed moderate efficacy in patients with HER2 mutations.

66. Relationship between RET Rearrangement and Thymidylate Synthase mRNA Expression in Non-Small Cell Lung Cancer Tissues

Xu Chunwei[1]   Wang Wenxian[2]   Zhuang Wu[1]   Song Zhengbo[2]
Lin Gen[1]   Huang Yunjian[1]   Huang Zhangzhou[1]   Chen Xiaohui[1]
Chen Gang[1]   Tian Yuwang[3]   Lv Tangfeng[4]   Song Yong[4]

[1]Fujian Provincial Cancer Hospital; [2]Zhejiang Cancer Hospital; [3]General Hospital of Beijing Military Area Command; [4]Jinling Hospital

Backgrounds: RET fusion gene is identified as a novel oncogene in a subset of non-small cell lung cancer (NSCLC). However, few datas are available about the prevalence and clinicopathologic characteristics in RET positive lung adenocarcinoma patients. The aim of this study is to investigate mRNA expressions and relationship of RET rearrangement and thymidylate synthase (TYMS) genes in NSCLC tissues. **Methods:** The positive rate of RET rearrangement and the mRNA expressions of of TYMS gene in NSCLC tissues of 642 patients were detected by using real-time fluorescent quantitative PCR method, and the relationship and its correlation between the expression and clinicopathological features were also analyzed. **Results:** The positive rate of RET rearrangement in NSCLC was 0.93% (6/642); High mRNA expression of TYMS gene was 63.55% (408/642). The expressions showed no relationship with gender, age, smoking, tumor size, lymph node metastasis and clinical stages ($P > 0.05$). The mRNA expressions between RET rearrangement and TYMS genes showed positive correlation ($P < 0.05$). **Conclusions:** Thymidylate synthase gene shows low expression level in NSCLC patients with positive RET fusion gene, which may benefit from pemetrexed of first-line chemotherapy drug.

67. TP53 Mutations Predict for Poor Survival in ALK Rearrangement Lung Adenocarcinoma Patients Treated with Crizotinib

Wang Wenxian[1]   Xu Chunwei[2]   Chen Yanping[2]   Chen Yu[2]
Huang Rongfang[2]   Zhuang Wu[2]   Lin Gen[2]   Chen Xiaohui[2]
Xu Haipeng[2]   Wu Biao[2]   Huang Yunjian[2]   Chen Rongrong[3]
Yi Xin[3]   Lv Tangfeng[4]   He Cheng[2]   Wang Xiaojiang[2]   Shi Yi[2]
Lin Xiandong[2]   Chen Gang[2]   Song Yong[4]

[1]Zhejiang Cancer Hospital; [2]Fujian Provincial Cancer Hospital; [3]Geneplus-Beijing; [4]Jinling Hospital

Backgrounds: Advanced non-small-cell lung cancer patients who harbor anaplastic lymphoma kinase (ALK) rearrangement are sensitive to an ALK inhibitor (Crizotinib), but not all ALK-positive patients benefit equally from crizotinib treatment. We analyze the impact of TP53 mutations on response to crizotinib in patients with ALK rearrangement non-small cell lung cancer (NSCLC). **Methods:** 66 ALK rearrangement NSCLC patients receiving crizotinib were analyzed. 21 cases were detected successfully by the next generation sequencing validation FFPE before crizotinib. TP53 mutations were evaluated in 8 patients in relation to disease control rate (DCR), objective response rate (ORR), progression-free survival (PFS) and overall survival (OS). **Results:** TP53 mutations were observed in 2 (25.00%), 1 (12.50%), 1 (12.50%) and 4 (50.00%) patients in exons 5, 6, 7 and 8, respectively. The majority of patients were male (75.00%, 6/8), less than 60 years old (62.50%, 5/8) and never smokers (75.00%, 6/8). ORR and DCR for crizotinib in the entire case series were 61.90% and 71.43%, respectively. Statistically significant difference was observed in terms of PFS and OS between TP53 gene wild group and mutation group patients ($P = 0.038$, $P = 0.021$, respectively). **Conclusions:** TP53 mutations reduce responsiveness to crizotinib and worsen prognosis in ALK rearrangement NSCLC patients.

68. Gene Mutational Feature in Lung Enteric Adenocarcinoma by the Next Generation Sequencing

Wang Wenxian[1]   Xu Chunwei[2]   Lin Li[3]   Zhuang Wu[2]
Chen Rongrong[4]   Yi Xin[4]   Shao Yun[3]   Tai Yanhong[3]
Chen Yanping[2]   Wu Meijuan[1]   Chen Gang[2]

[1]Zhejiang Cancer Hospital; [2]Fujian Provincial Cancer Hospital; [3]Affiliated Hospital Cancer Center, Academy of Military Medical Sciences; [4]Geneplus-Beijing

Backgrounds: Primary lung enteric adenocarcinoma is a rare type of invasive lung carcinoma. Its morphology and immunohistochemistry is close to colorectal carcinoma, but there is no associated primary colorectal carcinoma. The purpose of this study is to assess the gene mutational feature in lung enteric adenocarcinoma by the next generation sequencing. **Methods:** From February 2013 to December 2016, 11 lung enteric adenocarcinoma patients (5 males and 6 females) received treatment from three medical centers: including Beijing, Zhejiang and Fujian. All the patients were diagnosed by pathology. Analysis was used by the next generation sequencing. **Results:** ALK/ROS1 primary point mutations were confirmed in 5 patients (71.42%, 5/7). MSH2/MSH6 point mutations were confirmed in 3 patient (42.86%, 3/7). There was no case with drive genes changed, such as EGFR mutation, ALK rearrangement, ROS1 rearrangement, RET rearrangement, MET amplification or 14 exon skipping mutation. The median overall survival (OS) of 11 lung enteric adenocarcinoma patients was 9.0 months, Subgroup analysis the median OS of ALK/ROS1 primary point mutation patients was 6.5 months, the median OS of MSH2/MSH6 primary point mutation patients was 26.0 months. **Conclusions:** ALK/ROS1 primary point mutations or MSH2/MSH6 point mutations are the most frequent feature of heterozygous mutation in our study. The MSH2/MSH6 subgroup of the median OS is longer. Further investigations will be required to validate our findings.

69. Patients Harboring ALK Rearrangement Positive Adenocarcinoma after Acquired Resistance to Crizotinib and Transformation to Small-Cell Lung Cancer: A Case Report

Wang Wenxian[1]   Zhu Youcai[2]   Liao Xinghui[2]
Xu Chunwei[3]   Zhuang Wu[3]   Du Kaiqi[2]   Chen Yanping[3]
Chen Gang[3]   Fang Meiyu[1]

[1]Zhejiang Cancer Hospital; [2]Zhejiang Rongjun Hospital; [3]Fujian Provincial Cancer Hospital

Backgrounds: Anaplastic lymphoma kinase (ALK) rearrangement responds to ALK tyrosine kinase inhibitors (TKIs) in lung cancer. Many cases ultimately acquired resistance to crizotinib. Resistance mechanisms have been described including ALK dominant or ALK non-dominant. A mechanism of transformation to small-cell lung cancer is rare. **Methods:** A 49-year-old male diagnosed with adenocarcinoma, who shown EGFR wild and ALK rearrangement detected by RT-PCR and treatment with crizotinib. A re-biopsy showed a small cell lung cancer after disease progression. **Results:** The next generation sequencing (NGS) was carried out and it detected TP53 gene mutation and ALK rearrangement, no loss of retinoblastoma gene (RB). Regimen for small-cell lung cancer (SCLC) may be one of the treatment options. However, the heterogeneous tumor may be at diagnosed and the course of disease. **Conclusions:** Oncologists should realize the possibility of transformation to SCLC after patients acquire resistance to ALK-TKI therapy. A re-biopsy should be performed to enable histological and detect molecular analysis. And finding transformation to SCLC is important for choosing appropriate therapy due to the potential efficacy of standard SCLC treatments or combination of next generation AKL-TKIs.

70. Patients Harboring a Novel PIK3CA Point Mutation after Acquired Resistance to Crizotinib in ROS1 Rearrangement Adenocarcinoma: A Case Report

Xu Chunwei[1]   Wang Wenxian[2]   Zhu Youcai[3]   Fang Meiyu[1]
Huang Rongfang[1]   He Cheng[1]   Liao Xinghui[3]   Du Kaiqi[3]   Zhuang Wu[1]
Chen Yanping[1]   Chen Gang[1]

[1]Fujian Provincial Cancer Hospital; [2]Zhejiang Cancer Hospital;
[3]Zhejiang Rongjun Hospital

Backgrounds: The c-ros oncogene 1 receptor tyrosine kinase (ROS1) rearrangement has been identified in 1% ~ 2% of non-small cell lung cancer (NSCLC) cases, these patients would benefit from the inhibitor of anaplastic lymphoma kinase (ALK), crizotinib. But the resistance to crizotinib inevitably developed in the patients with ROS1 rearrangement NSCLC and shown a response to crizotinib initially. The mechanism of acquired resistance to crizotinib for the patients with ROS1 rearrangement NSCLC is not identified completely now. **Methods:** A 66-year-old female diagnosed with adenocarcinoma, who shown EGFR wild and ALK negative detected by Polymerase Chain Reaction (PCR). According to the detection of ROS1 rearrangement by the next generation sequencing (NGS) in blood after the patient received chemotherapy twice (pemetrexed and carboplatin), the addition of bevacizumab to chemotherapy 4 times (pemetrexed, carboplatin and bevacizumab) and maintenance therapy 3 times (pemetrexed and bevacizumab), crizotinib was used. Disease progressed explosively 6 months later, although the patient shown a response to crizotinib initially. Then NGS was carried out on blood again, a novel point mutation (p.L531P) of the PIK3CA gene was detected. **Results:** This case was the second report for bypass activation conferred crizotinib resistance to the patient with ROS1 rearrangement NSCLC. And it also was the fist report that confirmed mTOR signaling pathways activation would lead to acquired resistance to crizotinib in the clinical. And everolimus, the mTOR signaling pathway inhibitor, was used. However, the disease of the patient was too serious, and she still died of circulatory failure. In conclusion, progression-free survival was 5.0 months and overall survival was 16.0 months. **Conclusions:** Bypass activation is one of potential resistance mechanisms to ROS1 rearrangement NSCLC conferred crizotinib and regimen for mTOR signaling pathway inhibitor may be one of the treatment options.

71. Lung Cancer with Concurrent EGFR Mutation and ROS1 Rearrangement: A Case Report

Zhu Youcai[1]   Xu Chunwei[2]   Wang Wenxian[3]   Liao Xinghui[1]
Du Kaiqi[1]   Zhuang Wu[2]   Fang Meiyu[3]

[1]Zhejiang Rongjun Hospital; [2]Fujian Provincial Cancer Hospital;
[3]Zhejiang Cancer Hospital

Backgrounds: ROS1 rearrangement has recently emerged as a new molecular subtype in non-small cell lung cancer (NSCLC), and is predominantly found in lung adenocarcinomas compared with other oncogenes such as EGFR, KRAS, or ALK. Patients who have both mutations are extremely rare. **Methods:** A 50-year-old female diagnosed with adenocarcinoma with sarcomatoid differentiation, who was shown to have EGFR and ROS1 mutations by the next generation sequencing. **Results:** The patient was treated surgically and received three cycles of adjuvant postoperative chemotherapy. And the surgery and postoperative adjuvant chemotherapy showed a good response. **Conclusions:** For patients with this subtype, further research and experience are needed to summarize the biologic features and optimal modes of treatment, including targeted therapy in advanced lung cancer patients.

72. PIK3CA Mutations in Chinese Patients with Non-Small-Cell Lung Cancer

Wu Biao[1]   Xu Chunwei[1]   Wang Wenxian[2]
Zheng Xiaobin[1]   Zhuang Wu[1]   Song Zhengbo[2]   Lin Gen[1]
Chen Xiaohui[1]   Chen Gang[1]
Fang Meiyu[2]   Lv Tangfeng[3]   Song Yong[3]

[1]Fujian Cancer Hospital; [2]Zhejiang Cancer Hospital; [3]Jinling Hospital

Backgrounds: PIK3CA mutation represents a clinical subset of diverse carcinomas. We explored the status of PIK3CA mutation and evaluated its genetic variability and prognosis in patients with lung adenocarcinoma. The aim of this study is to investigate mutations and prognosis of non-small-cell lung cancer (NSCLC) harboring PIK3CA mutations. **Methods:** A total of 517 patients with NSCLC were recruited between July

2012 and December 2014. The status of PIK3CA mutation and other genes were detected by reverse transcription polymerase chain reaction (RT-PCR) or next generation sequencing. **Results:** PIK3CA gene mutation rate was 3.09% (16/517) in NSCLC, including H1047R (4 patients), E545A (2 patients), E453K (2 patients), H1065Y (2 patient), E545K (1 patient), E39K (1 patient), E542K (1 patient), C420R (1 patient), K111E (1 patient) and E545K plus L781F (1 patient), the median overall survival time was 23.0 months, including 12 cases compound mutation, the median overall survival time for 28.0 months, 4 cases simple mutation, the median overall survival time for 21.0 months, but both no statistical difference ($P = 0.06$). With EGFR mutations in 5 cases, the median overall survival time was 28.5 months, and without EGFR mutations in 11 cases, the median overall survival time was 21.0 months ($P = 0.45$), with TP53 mutations in 4 cases, the median overall survival time was 30.6 months, and without TP53 mutations in 12 cases, the median overall survival time was 21.0 months ($P = 0.51$). **Conclusions:** There is no significant difference of molecular features in PIK3CA gene mutations in NSCLC. Patients with complex mutations benefited more from therapy than those with single mutations.

73. Mutational Features and Prognosis of Non-Small-Cell Lung Cancer Harboring RAS Mutations

Zhu Youcai[1] Xu Chunwei[2] Wang Wenxian[3] Liao Xinghui[1]
Zhuang Wu[2] Song Zhengbo[3] Lin Gen[2] Huang Yunjian[2]
Huang Zhangzhou[3] Chen Xiaohui[2] Chen Gang[2] Fang Meiyu[3]
Lv Tangfeng[1] Song Yong[4]

[1]Zhejiang Rongjun Hospital; [2]Fujian Provincial Cancer Hospital;
[3]Zhejiang Cancer Hospital; [4]Jinling Hospital

Backgrounds: In non-small cell lung cancer (NSCLC) RAS-mutant status is a negative prognostic and predictive factor. The prevalence, clinicopathology and genetic variability of RAS mutation NSCLC patients are unclear. The aim of this study is to investigate mutations and prognosis of NSCLC harboring RAS mutations. **Methods:** We retrospectively reviewed clinical features from 41 patients with KRAS gene mutation NSCLC, and the survival rate was calculated by Kaplan-Meier method and log-rank test was used to compare the survival rates. **Results:** KRAS gene mutation rate was 8.00% (38/475) in NSCLC, including G12C (9 patients), G12D (8 patients), G12V (7 patients), G12A (2 patients), G12S (2 patients), G13D (2 patients), Q61H (2 patients), G12L (1 patient), G12 (1 patient), G12K (1 patient), G12fs*3 plus G12V (1 patient), G13C plus V14I (1 patient) and K5N (1 patient). Mutation rate of current-smoker was much higher than no-smoker (15.76% and 4.41%, $P < 0.01$), the median overall survival time was 18.3 months; NRAS gene mutation rate was 0.29% (1/346), G12D, the overall survival time was 14.2 months; HRAS gene mutation rate was 0.63% (2/315), including H27N and N85I, the overall survival time was 19.2 months. 18 cases of the 41 RAS mutation patients accompanied with other gene mutation, the median overall survival time was 28.0 months, the median overall survival time of the other 23 simple RAS mutation cases was 21.0 months, but no statistical difference between the two group ($P = 0.06$). With EGFR mutations in 4 cases, the median overall survival time was 40.0 months, and without EGFR mutations in 34 cases, the median overall survival time was 16.3 months ($P = 0.07$), with TP53 mutations in 3 cases, the median overall survival time was 36.4 months, and without TP53 mutations in 35 cases, the median overall survival time was 18.3 months ($P = 0.22$), with STK11 mutations in 3 cases, the median overall survival time was not reached so far, and without was mutations in 35 cases, the median overall survival time was 16.3 months ($P = 0.22$), with KEAP1 mutations in 2 cases, the median overall survival time was 43.6 months, and without was mutations in 36 cases, the median overall survival time was 16.3 months ($P = 0.06$). **Conclusion:** Mutation rate of KRAS gene in current-smoker NSCLC patients was higher than no-smoker, there is no other significant difference of molecular features in RAS gene mutations in NSCLC. Patients with complex mutations benefited more from therapy than those with single mutations. Immunotherapy may displayed moderate efficacy in patients with TP53 and RAS co-exist mutations.

74. 276 Cases of EGFR/ALK Gene Status and Predominant Histologic Subtype in Chinese Surgically Resected Lung Adenocarcinoma

Huang Zhangzhou[1]　Xu Chunwei[1]　Wang Wenxian[2]　Zhuang Wu[1]
Song Zhengbo[2]　Lin Gen[1]　Huang Yunjian[1]　Chen Xiaohui[1]
Chen Gang[1]　Fang Meiyu[2]　Lv Tangfeng[3]　Song Yong[3]

[1]Fujian Cancer Hospital; [2]Zhejiang Cancer Hospital; [3]Jinling Hospital

Backgrounds: A new lung adenocarcinoma classification proposed by WHO (2015) classification of tumors of the lung has recently been published. The aim of this study is to investigate the mutations of EGFR gene and ALK fusion gene in Chinese surgically resected lung adenocarcinomas. **Methods:** Reverse transcription polymerase chain reaction (RT-PCR) was used to detect the tissues in 276 patients of surgically resected lung adenocarcinomas with paraffin tissue EGFR gene mutation and ALK fusion gene. **Results:** The total mutation rate in 276 patients of surgically resected lung adenocarcinomas was 54.71% (151/276). EGFR gene mutation rate were found in 19del (28.99%, 80/276), L858R (23.19%, 64/276), 20-ins (0.72%, 2/276), L861Q (0.72%, 2/276), G719X (1.09%, 3/276), S768I (0.36%, 1/276) and T790M (0.72%, 2/276) in surgically resected lung adenocarcinomas, including one case of G719X plus S768I, 19del plus T790M, L858R plus T790M, respectively. The total fusion positive rate in 207 patients of surgically resected lung adenocarcinomas was 5.80% (12/207). There were statistically significant ($P < 0.001$, $P < 0.001$, $P = 0.023$, $P < 0.001$ and $P = 0.030$) in each subtype of lung adenocarcinoma of EGFR gene mutation, including lepidic predominant adenocarcinoma, acinar predominant adenocarcinoma, papillary predominant adenocarcinoma, solid predominant adenocarcinoma and invasive mucous adenocarcinoma, and there were not statistically significant （$P > 0.05$） among other types. There were not statistically significant （$P > 0.05$） among each types of lung adenocarcinoma of ALK fusion gene. **Conclusions**: Histologic subtyping was found to be associated with EGFR mutations. The EGFR mutation frequency of lepidic predominant, acinar predominant and papillary predominant subtypes was found to be more pronounced than that of other subtypes.

75. 218 Cases of EGFR/ALK Gene Status Anaysis in Chinese Lung Squamous Cell Carcinoma

Zhuang Wu[1]   Xu Chunwei[1]   Wang Wenxian[2]   Song Zhengbo[2]
Lin Gen[1]   Huang Yunjian[1]   Huang Zhangzhou[1]   Chen Xiaohui[1]
Chen Gang[1]   Fang Meiyu[2]   Lv Tangfeng[3]   Song Yong[3]

[1]Fujian Cancer Hospital; [2]Zhejiang Cancer Hospital; [3]Jinling Hospital

Backgrounds: Due to the low frequency of EGFR mutation and ALK fusion gene in lung squamous cell carcinoma. Thus the efficacy of icotinib and crizotinib for these patients is not well known. The aim of this study is to investigate the mutations of EGFR gene and ALK fusion gene in lung squamous cell carcinoma. **Methods**: The reverse transcription polymerase chain reaction （RT-PCR） method was used to detect the tissues in 218 patients of lung squamous cell carcinoma with paraffin tissue EGFR gene mutation and ALK fusion gene. **Results**: The total mutation rate in 218 patients of squamous cell carcinoma was 54.71% （151/276）. EGFR gene mutation rate was 2.29% （5/218）, which was both found in 19del and L858R, ALK fusion gene positive rate was 6.14% （7/114）. **Conclusions**: There are a certain proportion of EGFR gene mutation and ALK fusion gene in lung squamous cell carcinoma, and the detection the EGFR gene mutation and ALK fusion gene can not be ignored in squamous cell carcinoma.

76. 95 Cases of EGFR/ALK Gene Status Anaysis in lung Adenosquamous Carcinoma

Xu Zhenwu[1]   Xu Chunwei[1]   Wang Wenxian[2]   Xu Qian[1]
Zhuang Wu[1]   Song Zhengbo[1]   Chen Gang[1]   Fang Meiyu[2]
Lv Tangfeng[5]   Song Yong[5]

[1]Fujian Cancer Hospital; [2]Zhejiang Cancer Hospital; [3]Fujian Union Hospital Affiliated Fujian Medical University; [4]Zhejiang Cancer Hospital; [5]Jinling Hospital

Backgrounds: Adenosquamous carcinoma is a rare subtype of lung cancer, it is mixed glandular and squamous cell carcinoma with a more aggressive behavior and poor prognosis than the other histologic subtypes. The aim of this study is to investigate the characteristics of lung adenosquamous carcinoma and to analyze the prognostic factors. **Methods:** The reverse transcription polymerase chain reaction (RT-PCR) method was used to detect the tissues in 95 patients of lung adenosquamous carcinoma with paraffin tissue EGFR gene mutation and ALK fusion gene. And the survival rate was calculated by Kaplan-Meiermethod and log-rank test was used to compare the survival rates. Univariate and multivariate factors for survival were analyzed by COX proportional hazards regression model. **Results:** 95 cases of lung adenosquamous carcinoma were males, more than 60 years old and smoking patients predominant; COX univariate analysis revealed that gender, age, smoking history, EGFR gene status, ALK fusion gene status, stage, subtype patterns and subtype type were prognostic factors for lung adenosquamous carcinoma. COX multivariate analysis found that stage, subtype patterns and subtype type were independent prognostic factors for lung adenosquamous carcinoma (P < 0.05). **Conclusions:** Lung adenosquamous carcinoma mainly occurred in men patients over 60 years old with smoking. Stage, subtype patterns and subtype type are the crucial prognostic factors for lung adenosquamous carcinoma.

77. 65 Cases of Molecular Profiling Anaysis in Surgical Resected Pulmonary Neuroendocrine Carcinoma

Zhuang Wu[1]   Xu Chunwei[1]   Wang Wenxian[2]   Song Zhengbo[2]
Lin Gen[1]   Huang Yunjian[1]   Huang Zhangzhou[1]   Chen Xiaohui[1]
Chen Gang[1]   Fang Meiyu[1]   Lv Tangfeng[3]   Song Yong[3]

[1]Fujian Cancer Hospital; [2]Zhejiang Cancer Hospital; [3]Jinling Hospital

Backgrounds: Due to a low frequency of pulmonary neuroendocrine carcinoma, little is known for its molecular aberrations and prognosis. The aim of this study is to investigate the characteristics of surgical resected pulmonary neuroendocrine carcinoma and to analyze the prognostic factors. **Methods:** We retrospectively reviewed the clinical data and genetic status from 65 patients with pulmonary neuroendocrine carcinoma[small-cell cancer (SCLC), n = 26; large cell neuroendocrine carcinoma (PLCNC), n = 34; carcinoid, n = 5], and the survival rate was calculated by Kaplan-Meiermethod and log-rank test was used to compare the survival rates. Univariate and multivariate factors for survival were analyzed by COX proportional hazards regression model. **Results:** There was no significant difference with clinical characteristics in 65 cases of pulmonary neuroendocrine carcinoma ($P > 0.05$); The genetic change was given priority to with PIK3CA gene mutations, SCLC and PLCNC and carcinoid the median overall survival time (26.7 months vs 30.4 months vs did not reach) ($P = 0.039$) and staging was differences statistically significant by the single factor analysis in SCLC ($P < 0.05$). **Conclusions:** Pulmonary neuroendocrine carcinoma genetic change was rare, and it is given priority to with PIK3CA gene mutations, common genomic aberrations are rare for PNC. Molecular profiles vary widely among different subtypes of PNC. Carcinoid offers better survival than PLCNC and SCLC, whereas no survival difference existed between PLCNC and SCLC.

78. 58 Cases of EGFR/ALK Gene Status Anaysis in Pulmonary Sarcomatoid Carcinoma

Huang Yunjian[1] Xu Chunwei[1] Wang Wenxian[2] Zhuang Wu[1]
Song Zhengbo[2] Lin Gen[1] Huang Zhangzhou[1] Chen Xiaohui[1]
Chen Gang[1] Fang Meiyu[2] Lv Tangfeng[3] Song Yong[1]

[1]Fujian Cancer Hospital; [2]Zhejiang Cancer Hospital; [3]Jinling Hospital

Backgrounds: Sarcomatoid carcinomas are a rare type of cancer found in the lung and other organs. The aim of this study is to investigate the characteristics of pulmonary sarcomatoid carcinoma (PSC) and to analyze the prognostic factors. **Methods:** Fifty-eight patients with pulmonary sarcomatoid carcinoma were retrospectively reviewed on the clinical data and genetic state, and the survival rate was calculated by Kaplan-Meier method and log-rank test was used to compare the survival rates. Univariate and multivariate factors for survival were analyzed by COX proportional hazards regression model. **Results:** Fifty-eight cases of pulmonary sarcomatoid carcinoma were men, less than 65 years old and smoking patients predominant; COX univariate analysis revealed that gender, age, smoking history, EGFR gene status, ALK fusion gene status, stage, histologic subtype were prognostic factors for pulmonary sarcomatoid carcinoma. COX multivariate analysis found that ALK fusion gene status, histologic subtype were independent prognostic factors for pulmonary sarcomatoid carcinoma ($P < 0.05$). **Conclusions:** There is no specificity in the clinical characteristics of PSC and its successful diagnosis depends on pathological analysis. ALK fusion status and histologic subtype are the crucial prognostic factors for pulmonary sarcomatoid carcinoma.

79. 13 Cases of Molecular Features Analysis in Pulmonary Mucoepidermoid Carcinoma

Zhuang Wu[1] Xu Chunwei[1] Wang Wenxian[2] Song Zhengbo[2]
Lin Gen[1] Huang Yunjian[1] Huang Zhangzhou[1] Chen Xiaohui[1]
Chen Gang[1] Fang Meiyu[2] Lv Tangfeng[3] Song Yong[3]

[1]Fujian Cancer Hospital; [2]Zhejiang Cancer Hospital; [3]Jinling Hospital

Backgrounds: The cases of pulmonary mucoepidermoid carcinoma (PMEC) are extremely rare. There is only limited data on treatment outcome for chemotherapy in PMEC, and less so for targeted therapy such as targeted therapy with icotinib. The aim of this study is to investigate the molecular characteristics of pulmonary mucoepidermoid carcinoma （PMEC）. **Methods**：From July 2013 to December 2016， 13 PMEC patients received treatment. All the patients were diagnosed by pathology. We retrospectively reviewed the clinical data and genetic state. **Results**：EGFR mutation rate was 15.38% （2/13）， and 2 cases were both L861Q point mutations， the relationship between EGFR gene status and gender （$P = 1.000$）， age （$P = 1.000$）， smoking （$P = 0.848$） and stage （$P = 1.000$） were no significant， respectively; the positive rate of MAML2 fusion gene was 45.45% （5/11）. the relationship between MAML2 fusion gene status and gender （$P = 0.521$）， age （$P = 0.521$）， smoking （$P = 1.000$） and stage （$P = 0.924$） were no significant， respectively. **Conclusions**：The most common form change of pulmonary mucoepidermoid carcinoma was EGFR gene L861Q point mutation， MALM2 fusion gene exist in the EGFR gene wild type patients. icotinib treatment may benefit from patients with EGFR L861Q point mutations and MALM2 fusion gene.

80. Lung Adenocarcinoma Patient with EGFR Kinase Domain Duplication （KDD） and its Response to Icotinib： A Case Report

Wang Wenxian[1]　Xu Chunwei[2]　Tan Qing-he[3]　Song Zhengbo[1]
Zhuang Wu[2]　Chen Gang[2]　Fang Meiyu[1]　Xiong Lei[4]
Lv Tangfeng[5]　Song Yong[5]

[1]zhejiang cancer hospital； [2] Fujian Cancer Hospital； [3]Nantong Tumor Hospital； [4]3D Medicines； [5]Jinling Hospital

Backgrounds：EGFR exon 18 ~ 25 kinase domain duplication （EGFR-KDD） mutations has rencently emerged as a new EGFR gene molecular subtype in non-small cell lung cancer （NSCLC） is extremely rare. And the curative effect to icotinib is still unclear. **Methods**：A 63-year-old female diagnosed with adenocarcinoma， who was shown to have gene detected by the next generation sequencing （NGS） and treatment with icotinib. **Results**：Histopathological observations with hematoxylin and eosin staining was shown adenocarcinoma， immunohistochemical staining for the expression of TTF-1， NapsinA and CK7. The gene detected by NGS that found EGFR-KDD， PIK3CG p.R839C and NTRK2 p.P50Lfs*14. Our case is the first report EGFR-KDD in Chinese populations. The patient was treated surgically and received icotinib therapy. And the surgery and icotinib therapy showed a good response. **Conclusions**：For patients with this subtype， further research and experience are needed to summarize them. This case illustrates the value of in-depth molecular testing with NGS of EGFR wild type non-small cell lung cancer patients.

81. Association Between Icotinib Efficacy and Circulating Tumor Cell Levels in Advanced Non-small Cell Lung Cancer

Huang Yunjian[1]   Wang Wenxian[2]   Xu Chunwei[1]   Zhuang Wu[1]
Song Zhengbo[2]   Huang Zhangzhou[1]   Lin Gen[1]   Chen Xiaohui[1]
Wu Biao[1]   Chen Gang[1]   Fang Meiyu[2]   Lv Tangfeng[3]   Song Yong[3]

[1]Fujian Cancer Hospital; [2]Zhejiang Cancer Hospital; [3]Jinling Hospital

Backgrounds: Advanced non-small cell lung cancer (NSCLC) studies indicated a potential association between chemotherapy efficacy and circulating tumor cells (CTC) counts in peripheral blood. The icotinib efficacy and circulating tumor cells (CTC) counts in non-small cell lung cancer remain unknown. The aim is to investigate association between the icotinib efficacy and CTC counts in advanced NSCLC patients. **Methods:** A total of 74 advanced NSCLC patients consented to provide 5ml of peripheral blood before systematic therapy, and divided into two groups (those with high CTC counts and those with low CTC counts) based on the patients' median CTC counts. All the patients were treated with icotinib, and the icotinib efficacy and prognoses were compared. **Results:** The treatment efficacies were 46.88% (15/32) and 23.81% (10/42) for the low CTC group and the high CTC group, respectively. The median overall survival was 22.0 months (95% CI: 19.6 ~ 28.7 months) for the low CTC group and 18.3 months (95% CI: 15.3 ~ 25.4 months) for the high CTC group. The median progression-free survival was 11.6 months (95% CI: 8.7 ~ 15.6 months) and 7.2 months (95% CI: 3.4 ~ 8.7 months) for the low group and the high CTC group, respectively. **Conclusions:** The CTC counts can be used as a important biomarker for therapy monitoring the icotinib effect on patients with advanced NSCLC. Efficacy and prognosis of icotinib and CTC counts were considered important, and the CTC counts could be used to predict the efficacy of icotinib and prognosis of advanced NSCLC. The change in CTC count levels can be used as a biomarker for evaluating the prognosis of patients with advanced NSCLC.

82. Analysis of c–MET Amplification Non–Small Cell Lung Cancer Cell Blocks from Pleural Effusion

Xu Chunwei[1]   Wang Wenxian[2]   Zhuang Wu[1]   Chen Gang[1]
Tian Yuwang[3]   Xu Jianping[4]   Fang Meiyu[2]
Lv Tangfeng[5]   Song Yong[5]

[1]Fujian Provincial Cancer Hospital; [2]Zhejiang Cancer Hospital; [3]General Hospital of Beijing Military Area Command; [4]Anhui Chest Hospital; [5]Jinling Hospital

Backgrounds: The MET receptor tyrosine kinase and its ligand, hepatocyte growth factor, is identified as a treatment target in lung cancer. c–MET gene abnormality can be distributed to various mechanisms including: overexpression, kinase activation, exon mutation, and amplification. c–MET gene amplification has been described as one of the reasons responsible for acquired EGFR tyrosine kinase inhibitor resistance. The aim of this study is to investigate the clinical value of c–MET gene amplification non–small cell lung cancer (NSCLC) blocks cell from pleural effusion. **Methods:** Two hundred and fifeen cases of c–MET gene amplification non–small cell lung cancer (NSCLC) blocks cell from pleural effusion, Four hundred and four cases of tissues were detected by reverse transcription polymerase chain reaction (RT–PCR) method. The consistency of c–MET amplification was examined in 74 cases of patients with tissues and cell blocks. **Results:** c–MET amplification was found in 31 of 215 cell blocks (positive detection rate of 14.42%). c–MET amplification was detected in 35 of 404 tissue blocks (positive detection rate of 8.66%). Th ere were 68cases in the 74 (91.89%) cases had the same consistency as tissue block. c–MET amplification was detected in 9 of 74 (12.16%) cell blocks, and 13 of 74 (17.57%) tissue blocks. **Conclusions:** The rate of c–MET amplification in cell blocks of NSCLC is higher than in matched tissue blocks. The patients with malignant pleural effusion are likely to tend c–MET amplification.

83. NovoSV: Identify and Parse the Pattern of Chromosomal Structural Variation

Xu Chunwei[1]   Wang Wenxian[2]   Zhuang Wu[1]   Chen Gang[1]
Zhang Guangxin[3]   Yu Yang[3]   Jiang Zhi[3]

[1]Fujian Provincial Cancer Hospital; [2]Zhejiang Cancer Hospital;
[3]Novogene Bioinformatics Institute

Backgrounds: With the development of High-throughput DNA sequencing technologies, several tools have been developed aim at searching structural variations. However, most of available structural variation predication tools can only identity the abnormal connections, a systematically parsing the pattern of structure variation to obtain the length and connection type of SVs is still tough work. **Methods:** In this study, we present a tool, NovoSV, which can identify the abnormal connections precisely, and based on associated abnormal connections NovoSV will report the length and connection type of the structural variation. **Results:** NovoSV took a BWA mapped results as input and identified abnormal connections and pattern of chromosomal structure variations would be reported. For validation, NovoSV was applied to target sequencing data derived from 10 samples, NovoSV identified 8 abnormal connections, and 7 of these results could be validated by polymerase chain reaction (PCR). When applied to whole-genome sequencing data derived from 5 samples, NovoSV reported 46 SVs with their length and connection type. Of the 4 random selected identified results, 3 were validated by Sanger sequencing. **Conclusions:** NovoSV is an efficient tool for chromosomal variation detection, which can accurately identify abnormal connections and parse the pattern of chromosomal variations. NovoSV has been validated on GNU/Linux systems, and an open source PERL program is available.

84. Diagnosis and Treatment Analysis of Lung Enteric Adenocarcinoma: 6 Case Report and Review of the Literature

Xu Chunwei[1] Lin Li[3] Wang Wenxian[2] Zhuang Wu[1] Shao Yun[3]
Tai Yanhong[3] Chen Yanping[1] Chen Gang[1]

[1]Fujian Provincial Cancer Hospital; [2]Affiliated Hospital Cancer Center, Academy of Military Medical Sciences; [3]Zhejiang Cancer Hospital

Backgrounds: Primary lung enteric adenocarcinoma is a rare type of invasive lung carcinoma. This study mainly discusses the clinicopathological characteristics, diagnosis and treatment of primary lung enteric adenocarcinoma. **Methods:** Retrospectively analysed clinical records of 6 cases admitted in hospital from February 2013 to May 2016, and reviewed the literature of primary lung enteric adenocarcinoma. **Results:** Two patients were male and four patients were female with the age ranged from 25 to 78 years. Their symptoms consisted mainly of cough chest stuffy with 4 patients, neck mass with 1 case, dizziness nausea vomiting with 1 case; imagining scan showed mass of lung and or mediastinal, pathology form and the immunochemistry showed all positive for intestinal immune phenotypes and some positive for lung cancer immunophenotypic. But no tumor was found by gastrointestinal endoscopes; 1 case recurrence and metastasis after radical operation; 1 patient underdone palliative surgery, 1 patient with brain solitary metastasis onset received Cyber Knife and without system treatment, and 5 patients underwent chemotherapy. At the end of follow-up, 4 patients died, over survival time as long as 32 months. **Conclusions:** The primary lung enteric adenocarcinoma is easily confused with pulmonary metastases from colorectal cancer, confirmed diagnosis need to rule out intestinal lesion, the main early treatment is surgery, and systematic treatment programs need to be further studied.

85. Effectiveness of Icotinib on Uncommon EGFR Exon 20 Insert Mutations: A763_Y 764insFQEA in Non-Small-Cell Lung Cancer

Xu Chunwei[1] Wang Wenxian[2] Zhuang Wu[1] Song Zhengbo[2]
Lin Gen[1] Huang Yunjian[1] Huang Zhangzhou[1] Chen Xiaohui[1]
Chen Gang[1] Fang Meiyu[2] Lv Tangfeng[3] Song Yong[3]

[1]Fujian Provincial Cancer Hospital; [2]Zhejiang Cancer Hospital; [3]Jinling Hospital

Backgrounds: Clinical features of epidermal growth factor receptor (EGFR) mutations: L858R, deletions in exon 19, T790M, G719X, and L861Q in non-small-cell lung cancer (NSCLC) are well-known. The clinical significance of other uncommon EGFR mutations, such as A763_Y764insFQEA, is not well understood. This study aimed to improve the understanding of A763_Y764insFQEA, and the clinical response to icotinib of NSCLC patients with such an uncommon mutation. **Methods:** Six cases of EGFR exon 20 A763_Y764insFQEA mutation and twelve cases of EGFR exon 20 other insert mutation NSCLC patients were retrospectively analyzed until the progress of the disease or the emergence of the side effects and clinical efficacy was observed after months of followed-up. **Results:** Six cases with EGFR exon 20 A763_Y764insFQEA and twelve cases of EGFR exon 20 other insert mutation NSCLC patients mutation manifested the median PFS (9.0months vs 1.2months, $P < 0.001$). Clinical efficacy of icotinib with advanced NSCLC harboring EGFR exon 20 mutations between A763_Y764insFQEA and other insert mutation (ORR: 33.33%, DCR: 100% vs ORR: 0, DCR: 16.16%). **Conclusions:** EGFR exon 20 A763_Y764insFQEA mutation of clinical benefit from icotinib is remarkable, and it close to the common mutation of clinical benefit. It illustrates the value of in-depth molecular testing with NGS of EGFR wild type NSCLC patients.

86. Lung Adenocarcinoma Patient with EGFR 19 Exon Insert Mutation: I740_K745insIPVAIK and its Response to Icotinib: A Case Report

Xu Chunwei[1]　Wang Wenxian[2]　Zhuang Wu[1]　Chen Gang[1]
Fang Meiyu[2]　Chen Rongrong[3]　Yi Xin[3]
Lv Tangfeng[4]　Song Yong[4]

[1]Fujian Provincial Cancer Hospital; [2]Zhejiang Cancer Hospital;
[3]Geneplus-Beijing; [4]Jinling Hospital

Backgrounds: Screening for epidermal growth factor receptor (EGFR) mutation before choosing a therapeutic strategy for patients with advanced non-small-cell lung cancer (NSCLC) is universally accepted at present. One of the reasons that certain patients without activating EGFR mutation respond to EGFR-tyrosine kinase inhibitor (TKI) treatment is possibly due to false-negative EGFR mutation. However, none of the available methods can provide the entire information of EGFR mutation; while maintaining the best sensitivity and specificity. Uncommon mutations are often evasive due to the limitation of screening methods. **Methods:** A 74-year-old smoking male diagnosed with adenocarcinoma, who detected EGFR gene by reverse transcription polymerase chain reaction (RT-PCR) and the next generation sequencing (NGS). **Results:** Histopathological observations with hematoxylin and eosin staining was shown adenocarcinoma, Immunohistochemical staining for the expression of TTF-1, NapsinA and CK7. The gene detected by RT-PCR that found EGFR wild type, but it found EGFR p.I740_K745insIPVAIK and BRCA2 p.C315S by NGS. Albeit rare, this specific type of EGFR mutation deserves more attention because it was related to a good response to EGFR-TKI therapy. The patient received icotinib therapy, and icotinib therapy showed a good response. We report here, to our knowledge, the first case received icotinib in mainland China of EGFR exon 19 insert. **Conclusions:** To reduce the frequency of false negatives, hence not to lose any opportunities for a potential icotinib treatment, NGS for EGFR mutation examination according to the specimen quality and quantity (tumor load and DNA yield) is proposed.

87. Clinical Efficacy of Icotinib in Patients with Advanced Non-Small Cell Lung Cancer Harboring EGFR Exon 18 E709X Mutations

Xu Chunwei[1] Wang Wenxian[2] Zhuang Wu[1] Song Zhengbo[2]
Lin Gen[1] Huang Yunjian[1] Huang Zhangzhou[1] Chen Xiaohui[1]
Chen Rongrong[3] Yi Xin[3] Chen Gang[1] Fang Meiyu[2]
Lv Tangfeng[4] Song Yong[4]

[1]Fujian Provincial Cancer Hospital; [2]Zhejiang Cancer Hospital;
[3]Geneplus-Beijing; [4]Jinling Hospital

Backgrounds: EGFR exon 18 E709X mutation is only reported in small case numbers of non-small cell lung cancer (NSCLC) in the literature, and their influences on the effectiveness of icotinib have not been fully understood. The study of this aim is to investigate the efficacy of icotinib in patients with NSCLC that carrying EGFR exon 18 E709X mutation. **Methods:** Three cases of EGFR exon 18 E709X mutations were retrospectively analyzed until the progress of the disease or the emergence of the side effects and clinical efficacy was observed after months of followed-up. **Results:** The median progression-free survival (PFS) of three cases with EGFR exon 18 E709X (E709_T710 > D, E709A, E709K plus L858R) was 3.1 months, patients with complex mutations showed a better PFS than those with single mutations (7.2 months vs 2.7 months, $P = 0.225$). Clinical efficacy of icotinib with advanced NSCLC harboring EGFR exon 18 E709X mutation (ORR: 66.67%, DCR: 66.67%). **Conclusions:** Icotinib is less effective in patients with exon 18 E709X mutations. Patients with complex mutations benefited more from icotinib than those with single mutations.

88. Molecular Spectrum of STK11 Gene Mutations in Patients with Non–Small–Cell Lung Cancer in Chinese Patients

Chen Xiaohui[1] Xu Chunwei[1] Wang Wenxian[2] Zhuang Wu[1]
Huang Yunjian[1] Huang Zhangzhou[1] Zhu Youcai[3]
Chen Rongrong[4] Yi Xin[4] Fang Meiyu[1]
Lv Tangfeng[5] Song Yong[5]

[1]Fujian Provincial Cancer Hospital; [2]Zhejiang Cancer Hospital; [3]Zhejiang Rong-jun Hospital; [4]Geneplus-Beijing; [5]Jinling Hospital

Backgrounds: STK11 is commonly mutated in non–small cell lung cancer (NSCLC). In light of recent experimental data showing that specific STK11 mutantion can acquire oncogenic activities due to the synthesis of a short STK11 isoform, The aim of this study is to investigate whether this new classification of STK11 mutants can help refine its role as a prognostic marker. **Methods:** A total of 879 patients with NSCLC were recruited between July 2012 and December 2014. The status of STK11 mutation and other genes were detected by the next generation sequencing (NGS). **Results:** STK11 gene mutation rate was 0.91% (8/879) in NSCLC, including p.K269fs*18 (1 patient), p.K329stop (1 patient), c.464 plus 1G > T (1 patient), p.D194E (1 patient), p.D176V (1 patient), p.D53Tfs*11 (1 patient), p.D194A (1 patient) and p.Y118* (1 patient). The median overall survival time was 22.2 months, and all of them were compound mutations. With EGFR mutations in 2 cases, the median overall survival time was 29.0 months, and without EGFR mutations in 6 cases, the median overall survival time was 22.2 months (P = 0.73), with TP53 mutations in 5 cases, the median overall survival time was 29.0 months, and without TP53 mutations in 3 cases, the median overall survival time was 22.2 months (P = 0.95), with KRAS mutations in 3 cases, the median overall survival time was not reached so far, and without KRAS mutations in 5 cases, the median overall survival time was 13.8 months (P = 0.02), with SMARCA4 mutations in 2 cases, the median overall survival time was 14.0 months, and without SMARCA4 mutations in 6 cases, the median overall survival time was 37.0 months (P = 0.11), with KEAP1 mutations in 3 cases, the median overall survival time was not reached so far, and without KEAP1 mutations in 5 cases, the median overall survival time was 14.6 months (P = 0.20). **Conclusions:** STK11 mutations represent a distinct subset of NSCLC. NGS showed that STK11 mutations commonly co-existed with other driver genes. Our results show that STK11 mutations delineate an aggressive subtype of lung cancer for which a targeted treatment through STK11 inhibition might offer new opportunities.

89. Molecular Characteristics of Patients with PTEN Mutations in Chinese Non-Small Cell Lung Cancer

Zheng Xiaobin[1] Xu Chunwei[1] Wang Wenxian[2]
Zhuang Wu[1] Song Zhengbo[2] Lin Gen[1] Wu Biao[1]
Chen Xiaohui[1] Chen Rongrong[3] Yi Xin[3] Fang Meiyu[2]
Lv Tangfeng[4] Song Yong[4]

[1]Fujian Provincial Cancer Hospital；[2]Zhejiang Cancer Hospital；
[3]Geneplus-Beijing；[4]Jinling Hospital

Backgrounds: Phosphatase and tensin homolog deleted on chromosome 10 (PTEN) is a known tumor suppressor in non-small cell lung cancer (NSCLC). Because of the rarity of those mutations, associated clinical features and prognostic significance have not been thoroughly described so far. The aim of this study is to investigate mutations and prognosis of NSCLC harboring PTEN mutations. **Methods:** A total of 402 patients with non-small-cell lung cancer were recruited between July 2012 and December 2014. The status of PTEN mutation and other genes were detected by the next sequence. **Results:** PTEN gene mutation rate was 1.99% (8/402) in NSCLC, including A333fs*10 (2 patients), D252N (1 patient), P38S (1 patient), Q171E (1 patient), S59* (1 patient), S10R (1 patient) and Y225Ifs*18 (1 patient). The median overall survival time was 19.7 months, including 7 cases compound mutation, the median overall survival time for 23.3 months, one case simple mutation, the median overall survival time for 14.6 months, but both no statistical difference ($P = 0.35$). With EGFR mutations in 5 cases, the median overall survival time was 33.6 months, and without EGFR mutations in 3 cases, the median overall survival time was 16.0 months ($P = 0.33$), with TP53 mutations in 4 cases, the median overall survival time was 14.9 months, and without TP53 mutations in 4 cases, the median overall survival time was 33.5 months ($P = 0.18$), with DNMT3A mutations in 2 cases, the median overall survival time was 17.8 months, and without DNMT3A mutations in 6 cases, the median overall survival time was 24.8 months ($P = 0.27$). **Conclusions:** Our results demonstrated that decreased PTEN gene mutation correlated with poor overall survival in non-small-cell lung cancer patients. PTEN gene mutation may define a subset of patients with lung cancer appropriate for investigational therapeutic strategies.

90. Molecular Characteristics and Outcome of Patients with Non-Small Cell Lung Cancer Harboring NFE2L2 Mutations

Chen Xiaohui[1] Xu Chunwei[1] Wang Wenxian[1] Song Zhengbo[2]
Zhuang Wu[1] Lin Gen[1] Chen Gang[1] Fang Meiyu[2]
Chen Rongrong[3] Yi Xin[3] Lv Tangfeng[4] Song Yong[1,4]

[1]Fujian Provincial Cancer Hospital; [2]Zhejiang Cancer Hospital;
[3]Geneplus-Beijing; [4]Jinling Hospital

Backgrounds: Recently, the nuclear factor (erythroid derived 2) -like 2 (NFE2L2) gene mutations are identified in non-small cell lung cancer (NSCLC). While the genetic variability of NFE2L2 mutation NSCLC patients is unclear. The aim of this study is to investigate mutations and prognosis of NSCLC harboring NFE2L2 mutations. **Methods:** A total of 375 patients with non-small-cell lung cancer were recruited between July 2012 and December 2014. The status of NFE2L2 mutation and other genes were detected by the next sequence. **Results:** NFE2L2 gene mutation rate was 2.40% (9/375) in non-small cell lung cancer, including R34Q (2 patients), R34G (2 patient), D77Y (2 patients), D29N (1 patient), E79Q (1 patient) and D29H (1 patient). The median overall survival time was 33.6 months, including 7 cases compound mutation, the median overall survival time for 37.4 months, 2 cases simple mutation, the median overall survival time for 18.1 months, but both no statistical difference ($P = 0.12$), with EGFR mutations in 4 cases, the median overall survival time for 33.6 months, and without EGFR mutations in 5 cases, the median overall survival time for 28.6 months ($P = 0.76$), with TP53 mutations in 4 cases, the median overall survival time for 33.6 months, and without TP53 mutations in 5 cases, the median overall survival time for 19.7 months ($P = 0.88$), with CDNK2A mutations in 2 cases, the median overall survival time for 37.4 months, and without CDNK2A mutations in 7 cases, the median overall survival time for 26.7 months ($P = 0.72$). **Conclusions:** There are some significant difference of clinical features in NFE2L2 gene mutations with smoking advance non-small-cell lung cancer. TP53 accompanied mutations might play a good prognosis in NFE2L2 gene mutation non-small cell lung cancer.

91. 一例一代测序EGFR19外显子突变型艾德ARMS方法野生型非小细胞肺癌病例报告及临床治疗随访

张玉萍[1]　张云香[1]　许春伟[2]

[1]山东省潍坊市人民医院；[2]福建省肿瘤医院

目的：总结一例非小细胞肺癌（NSCLC）患者的基因检测方法、结果及靶向治疗效果，提高临床医生对该一代测序突变型ARMS方法野生型的认识。**方法**：通过艾德ARMS和测序方法检测一例肺腺癌患者石蜡组织的EGFR基因突变情况，并结合临床表现指导患者个体化用药，同时密切随访患者治疗方法及疗效。**结果**：艾德ARMS法未检测到EGFR基因发生突变，一代测序检测到该患者EGFR基因19外显子p.T751_I759delinsG，查阅文献及EGFR基因突变数据库，发现艾德ARMS方法未将此位点包括在内。**结论**：外显子19突变率较高，占EGFR基因突变的45%，常见突变类型对EGFR-TKI治疗敏感；引起我们注意的是，艾德ARMS法虽然敏感性高但容易遗漏部分EGFR基因19缺失常见突变位点，为减少假阴性，避免错过靶向治疗，需同时结合一代测序法。

92. Analysis of Clinicopathological Features and Clinical Efficacy of Crizotinib in ROS1 Positive Non–Small Cell Lung Cancer

Zhu Youcai[1]　Liao Xinghui[1]　Xu Chunwei[2]　Wang Wenxian[3]　Fang Meiyu[3]　Zhuang Wu[2]　Lv Tangfeng[4]　Song Yong[4]

[1]Zhejiang Rongjun Hospital；[2]Fujian Provincial Cancer Hospital；[3]Zhejiang Cancer Hospital；[4]Jinling Hospital

Objectives：To explore clinicopathological features and clinical efficacy of crizotinib in ROS1 positive non–small cell lung cancer（NSCLC）. **Methods**：A retrospective analysis of 2617 cases of NSCLC from January 2013 to December 2016，ROS1 fusion gene were detected by RT–PCR，FISH and NGS technique and part ROS1fusion gene positive patients were received oral treatment with crizotinib. **Results**：ROS1 fusion was found in 67 of 2167 cases（2.56%）. 21 cases were male and 46 cases were female. The median age was 68 years old. Among these cases，59（88.05%）were adenocarcinoma and 8 were non–adenocarcinoma. According the TNM staging，4 cases were Ⅰ～Ⅲa and 63（94.02%）cases were Ⅲb～Ⅳ. EGFR gene status included 60 cases wild type, 1 case co-mutation and 6 cases unknown. There were statistical difference in sex, TNM staging and EGFR gene status between ROS1 fusion gene positive and negetive patients (P < 0.001). 23 patients were received oral treatment with crizotinib and PR, SD, PD patients were 13 (56.52%), 5 (21.74%) and 5 (21.74%) respectively. The ORR was 56.52% and DCR was 78.26%. Of all the cases, median PFS was 14.5 months and OS was 27.3 months. the one-year PFS was 50.4%. There were no difference of median PFS in age, sex, smoking history, PS score, pathology type, TNM staging, TP53 gene status, EGFR gene status and the first line crizotinib treatment whether or not by single and multiple factor analysis. The 3/4 grade treatment-related adverse events were gastrointestinal disturbance, followed by increased transaminase. Conclusion: The rate of ROS1 fusion of NSCLC is lower. Crizotinib is an effective and safe drug for the treatment of ROS1 positive advanced NSCLC.

93. 非小细胞肺癌一线治疗进展后耐药原因分析

卢欣然 丁翠敏 彭景翠 葛 晖 王 平 王 韵

河北医科大学第四医院

目的：目前肺癌已成为世界上最常见的恶性肿瘤之一，而非小细胞肺癌是肺癌中最常见的类型。针对晚期肺癌的靶向治疗中，以 EGFR-TKI 应用最为广泛，但随着用药时间的延长，一般患者多在用药1年以后出现耐药现象，而 EGFR-TKI 最常见的耐药机制为 EGFR T790M 突变，约占 50%，但对耐药的临床特点及耐药后的生存情况尚未完全明确，因此，本研究拟在真实世界中观察肺癌一线治疗耐药后情况，通过基因检测，发现其耐药原因及耐药分子机制，并进一步探讨耐药机制与临床病理特征的相关性，对其生存情况进行随访，为指导临床工作奠定基础。**方法：**收集河北医科大学第四医院呼吸科 2014 年 10 月至 2017 年 1 月期间住院患者，对其按入排标准进行筛选，即经组织学或细胞学证实的非小细胞肺癌、TNM 分期为ⅢB、Ⅳ期的患者，评价为一线治疗进展及 EGFR 继发耐药后，经基因检测，明确基因突变类型，收集患者临床信息，根据其基因检测结果推荐合适的治疗，并对其疗效及生存进行随访。**结果：**53 例受试者中，二次基因检测结果显示，24 例发生 T790M 突变，T790M 突变率为 45.3%（24/53）。入组的 53 例患者，分别对其一般特征、一线治疗情况及一线 PD 后的情况与 T790M 突变关系进行分析。其中，转移器官数≥2 个较 <2 个更易出现 T790M 突变（81.8% vs 35.7%，$P = 0.015$）；经三种检测方法（PCR、ARMS、NGS），T790M 突变率有统计学差异（$P = 0.012$），两两分析后显示应用 ARMS 法对 T790M 检测，其突变率明显高于 NGS 法（81.8% vs 30%，$P = 0.005$）。53 例受试者根据 T790M 突变与否对 53 例患者进行分组分析，截止至 2017 年 2 月 22 日，T790M 阳性及阴性组中位疾病进展时间分别为 14.1 个月（95%CI：9.5～18.8 个月）及 7.9 个月（95%CI：6.4～9.4 个月），突变阳性患者较突变阴性患者生存明显延长，但两者之间无统计学意义（$P = 0.437$）（成熟度为 39.6%）。对 53 例患者的 T790M 突变、初次检测 EGFR 的突变情况（EXON19、EXON21）、一线治疗（靶向、化疗）、血液标本的检测方法（PCR、NGS、ARMS）、脑膜转移进行了相关因素分析，结果显示：脑膜转移与患者的进展后生存时间相关，而其他因素均与生存时间无关。本研究除 T790M 突变外，还存在小细胞转化 1 例及 TP53 突变患者 11 例，我们对 TP53 突变阳性患者进行了生存分析，结果显示其与疾病进展后生存时间无关（$P > 0.05$）。**结论：**①EGFR T790M 突变有 40%～50% 继发于 EGFR-TKI 靶向治疗后；②转移器官数≥2 个的患者较 <2 个的患者更易出现 T790M 突变；③PCR、

ARMS、NGS 三种方法对 T790M 进行检测，其突变检出率不同，应用 ARMS 法 T790M 突变率明显高于 NGS 法；④T790M 突变阳性的患者对相对于突变阴性的患者，疾病进展后生存时间有延长趋势；⑤脑膜转移为影响患者疾病进展后生存时间的影响因素；⑥TP53 突变与否对患者生存无影响。

94. Neoadjuvant and Adjuvant Chemotherapy with Pemetrexed and Cisplatin for Pulmonary Large Cell Neuroendocrine Carcinoma: A Case Report and Literature Review

Tang Hong   Wu Yufeng   Wang Hong   Yang Sen   Wang Qiming

Henan Cancer Hospital

Backgrounds: Pulmonary large cell neuroendocrine carcinoma (LCNEC) is associated with poor prognosis, the treatment strategy of which remains a source of controversy until now, especially in chemotherapy regimens. **Case Reports:** A 49-year-old Chinese male with primary pulmonary LCNEC treated by neoadjuvant and adjuvant chemotherapy with cisplation and pemetrexed was presented in this paper. A suspected quasi-circular mass in the left lower pulmonary lobe and an enlarged mediastinal lymph node were found. The patient was diagnosed with adenocarcinoma with neuroendocrine differentiation based on CT guided percutaneous lung biopsy. EGFR gene mutation test showed negative results. Cisplatin and pemetrexed were administered as the neoadjuvant chemotherapy regimen. The primary lesion had remarkably reduced and the enlarged mediastinal lymph node had disappeared after two cycles of neoadjuvant chemotherapy. He was performed left lower lobectomy and mediastinal lymph node dissection. The lesion was confirmed as LCNEC based on postoperative histopathological analysis and immunohistochemical results. The patient underwent four cycles of adjuvant chemotherapy with cisplation and pemetrexed for a month postoperatively, followed by postoperative adjuvant radiotherapy. The patient is still alive after a follow-up of 24 months, with no evidence of tumor recurrence. **Conclusions:** Cisplatin combined with pemetrexed is effective and safe for patients with pulmonary LCNEC.

95. Determination of Programmed Death–Ligand 1 Expressing in Resected Specimens and Paired Tissue Microarray of Non–Small–Cell Lung Cancer: the Reliability of Small Biopsy Samples and the Clincopathological Factors Relevant to Discordance

Miao Qian

Fujian Cancer Hospital

Backgrounds: Using the right test to determine PD–L1 status for immunotherapy options is important, and the VENTANA PD–L1 (SP142) Assay is the only FDA approved test for TECENTRIQ. This innovative assay is the first to evaluate patient PD–L1 expression using both tumor cell (TC) and tumor–infiltrating immune cell (IC) staining. Determininga patient's PD–L1 expression level can give insight to the overall survival that may be achieved from TECENTRIQ. To better understand the reliability of small paired tissue microarray samples of NSCLC in determining the PD–L1 (SP142) expressing stasus.we compared the PD–L1 status between surgically resected specimens and paired tissue microarray samples of NSCLC. **Patients and methods:** PD–L1 expression were evaluated by using the SP142 IHC assay in 129 patients with surgical specimens and matched pairs of tissue microarrays. The PD–L1 expression was assessed in both tumor cell (TC) and tumor–infiltrating immune cell (IC) staining, scored as TC $0 \sim 3$ and IC $0 \sim 3$ based on increasing PD–L1 expressing.Agreement statistics were used for analysis, and correlation of PD–L1 expression and other factors with overall survival also analysis. **Results:** The PD–L1 expression was frequently discordant between surgical specimens and matched tissue microassays.The overall discordance rate was 41.9% and k value was equal to 0.235 (poor agreement). The discordance rate for IC was much higher than TC, which show 39.5% versus 15.5%, and k value was equal to 0.113 versus 0.489 (poor agreement versus moderate agreement). The overall negative (TC0/IC0) show a moderate discordance of 49.6%, 100 specimens (77.5%) considered TC0 both in resected and paired TMA, however, only 74 specimens (57.4%) showed negative consistency of IC0. There was 3 resected specimens were considered IC3 which was defined as 10% or more of tumour–infiltrating immune cells, but none IC3 was observed in paired TMA.A better consistency of high PD–L1 scoring groups (TC3/TC2/IC3/IC2) can be seen than low scoring groups (TC1/IC1) .There was a trend difference between discordance rates based on TC1–3/IC1–3 scoring groups according to histological subtypes: the discordeance rate for SCC cases was 33.3% based on TC1–3/IC1–3 scores (46.7% positive resection samples vs 26.7% positive TMA), and k value was equal to 0.408; the discordeance rate for ADC cases was 48.5% based on TC1–3/IC1–3 scores (45.2% positive resection samples vs 22.6% positive TMA), and k value was equal to 0.134; the discordeance rate for others cases was 35.7% based on TC1–3/IC1–3 scores (57.1% positive resection samples vs 28.6% positive TMA), and k value was equal to 0.444. patients with

PD-L1-positive expression with resected specimens and TMA（TC3/TC3/TC1 or IC3/IC2/IC1）both had no significantly overall survival compared to those with negative PD-L1 expression（TC0/IC0）in univariate analysis（55.2months vs 55.1months，$P=0.624$; 53.5months vs 55.2months，$P=0.833$）. There was no association between PD-L1 expression and gender，tumor stage，smoking status，histology. **Conclusions**：The SP142-PD-L1 expression in tissue microassays specimens underestimated the PD-L1 status assessed in the resected tissue sample. We did find false-positive and false-negative results in paired TMA. the degree of discrepant expression pottentially challenges the current practice to select which patients should recieve atezolizumab treatment.

96. TKI治疗在EGFR野生型进展期 NSCLC患者中的意义

姜 达 于 芹 李 颖 张 雪

河北医科大学第四医院

目的：探讨酪氨酸激酶抑制剂（tyrosine kinase inhibitor，TKI）治疗在表皮生长因子受体（epidermal growth factor receptor，EGFR）野生型进展期非小细胞肺癌（non-small cell lung cancer，NSCLC）患者中应用的相关问题。**方法**：将30例NSCLC患者按一线含铂双药化疗失败后二线选择的治疗方法分为化疗组和TKI组；24例EGFR野生型进展期NSCLC患者根据TKI的应用时间分为一线TKI组和二线TKI组，分别观察两组的无疾病进展生存时间（progression free survival time，PFS）、总生存期（overall survival，OS）、疾病控制率（disease control rate，DCR）、客观缓解率（overall response rate，ORR）、不良反应。**结果**：化疗组和TKI组的OS分别为56个月、31个月，差异无统计学意义（$P>0.05$），ORR分别为25%、10%，无统计学差异（$P>0.05$），两组的中位PFS分别为5.6个月、3个月，其中化疗组较TKI组有近2.6个月的延长，P值有统计学意义（$P=0.004$）；两组DCR分别为70%、20%，化疗组亦优于TKI组（$P=0.019$）。两组不良反应无统计学意义（$P>0.05$）。一线TKI治疗组的中位OS为6个月，中位PFS为2个月；二线治疗组的中位OS为31个月，中位PFS为3个月；P值分别为0.008、0.009；在两组DCR、ORR及不良反应方面均无统计学差异（$P>0.05$）。**结论**：一线含铂双药化疗失败的EGFR野生型患者，二线选择TKI或化疗，两者的总生存期无差异；且均未出现严重的不可耐受的副作用；无进展生存期化疗组优于TKI组，有2.6个月延长，也有更优的DCR。二线选择TKI的PFS与OS较一线TKI长。对于EGFR野生型的患者，建议行组织或血液的全基因检测，结果除了常见的EGFR、间变性淋巴瘤激酶（anaplastic lymphoma kinase，ALK）等常见基因的突变外，可能合并有包括EML4-ALK、人类表皮生长因子受体2（Human epidermalgrowth factor receptor-2，HER2）、PIK3CA等其他少见基因的变异，为其精准治疗提供机会。

97. 继发性T790M突变对晚期非小细胞肺癌患者的影响及预后因素分析

姜 达 李永杰 李 颖 张 雪 郑 飞

河北医科大学第四医院

目的：本研究主要探讨晚期肺腺癌患者T790M基因突变与EGFR-TKIs继发耐药及患者预后的关系，从而为后续治疗方案的选择提供理论依据。**方法**：19例晚期肺腺癌的患者均有EGFR基因（18、19或21）突变并接受吉非替尼、厄洛替尼或埃克替尼治疗，病情进展后，对患者进行外周血EGFR基因突变的检测，根据检测结果将患者分为两组：T790M突变组和无T790M突变组。T790M突变组后续给予奥希替尼靶向治疗，无T790M突变组后续给予化疗或除奥希替尼外的靶向药物。每种方案应用1个月后，根据RECIST1.1实体瘤疗效评价标准对两组进行疗效评价，比较两组之间的客观有效率（objective response rate，ORR）、疾病控制率（disease control rate，DCR）、无进展生存期（progression free survival，PFS）、总生存期（overall survival，OS）。同时进行单因素及多因素分析，寻找影响疗效的因素。**结果**：共有12例患者的外周血中检测到T790M突变，占总研究对象的63.15%。T790M突变组与无突变组患者的DCR分别为50.0%，57.1%，无统计学差异（$P=0.764$）。T790M突变组与无突变组的中位PFS分别为4个月、3个月，$P=0.486$，无统计学差异。T790M突变组与无突变组患者的中位OS分别为31个月、26个月，$P=0.044$，存在统计学差异。有无心脏病、是否存在血栓为EGFR-TKIs耐药后NSCLC患者OS的独立影响因素（$P<0.05$）。**结论**：T790M突变是晚期非小细胞肺癌患者经过EGFR-TKIs治疗后最常出现的耐药突变。在获得性EGFR-TKIs耐药的晚期NSCLC患者中，T790M突变患者经奥希替尼治疗后其OS较经化疗或非奥希替尼靶向治疗的非T790M突变患者显著延长。有无心脏病、是否存在血栓是OS的独立影响因素。

98. PD-L1在肺癌原发灶及转移淋巴结中的表达及其预后相关性研究

孙 鑫 张树玲 熊志成 刘 洋 马洁韬 孙 丽
孙 婧 张晓诺 韩琤波

中国医科大学附属盛京医院滑翔分院

背景与目的：PD-L1表达（TPS）是非小细胞肺癌（NSCLC）抗PD1/PD-L1免疫治疗潜在的疗效预测指标，但目前尚不知该指标在原发灶和转移淋巴结之间是否存在表达差异，本研究旨在探究NSCLC原发灶与配对的同时性转移淋巴结中PD-L1表达情况，及其与临床病理特征和预后生存的关系。**方法**：收集2010~2013年间于我院行肺癌根治切除术，术后病理证实为NSCLC的存档石蜡标本139例，其中85例具有配对的原发灶及N_1/N_2站转移淋巴结。通过SP二步法免疫组化检测PD-L1的表达情况。根据阳性细胞表达比例，1%~50%为弱阳性（低表达），≥50%为强阳性（高表达）。应用SPSS20.0软件进行统计分析，组间比较采用卡方检验，相关性分析采用Pearson方法。Kaplan-Meier勾画生存曲线，组间比较采用Log-rank法，采用Cox比例风险模型多元回归进行生存的多变量分析，$P < 0.05$为差异有统计学意义。**结果**：在纳入的139名患者中，PD-L1阳性表达49例（35.25%），其中强阳性表达18例（12.95%），弱阳性表达31例（22.30%）。原发灶与对应N_1和N_2站转移淋巴结PD-L1表达一致率分别为68.24%（$P = 0.052$）和76.60%（$P = 0.598$），N_1与N_2站转移淋巴一致率为85.11%（$P = 0.011$）。PD-L1表达与患者的性别、年龄、临床病理分期、淋巴结转移（N）分期均无明显相关性（$P > 0.05$）；但PD-L1与组织分化程度及病理类型有明显相关性，肿瘤分化程度越低，PD-L1高表达的比例越高（$P = 0.003$）；鳞癌患者中PD-L1高表达的比例显著高于腺癌患者，分别为21.2%（14/66）和5.5%（4/73），$P = 0.002$。单因素和多因素分析显示，PD-L1的表达与预后生存无关；但在腺癌患者亚组中，PD-L1表达程度越高预后生存越差，$P = 0.000$。**结论**：NSCLC术后原发灶与同时性转移淋巴结PD-L1的表达情况基本一致，提示淋巴结穿刺检测的PD-L1蛋白表达状态可以很好的代表原发灶状态。鳞癌患者具有更高比例的PD-L1高表达，而腺癌患者PD-L1若高表达则提示预后不良。

99. 小细胞肺癌患者与健康人肠道菌群的差异性研究

张蓝方　刘远预　吴　敏　郭　堃　汤淑娴　陈　骏

大连医科大学附属第二医院

目的：本研究通过对比初次确诊为小细胞肺癌（small cell lung cancer，SCLC）的患者与健康人肠道菌群之间的差异，意从微生态学角度分析SCLC的发病因素，为SCLC的诊断、预防和治疗提供新策略。**方法**：①临床粪便标本的收集：筛选大连医科大学附属第二医院肿瘤科14例经病理初次确诊为小细胞肺癌患者，于第一周期化疗前收集新鲜粪便标本一次，筛选年龄、性别、吸烟指数、生活地域等因素相匹配的14例健康人，同时收集新鲜粪便标本一次，将所收集的标本尽快放置在-80℃冰箱。②肠道细菌DNA的提取：利用粪便DNA提取试剂盒提取小细胞肺癌患者及健康人肠道细菌DNA。③采用聚合酶链式反应-变性梯度凝胶电泳法（PCR-DGGE）分析肠道菌群的变化：对肠道细菌进行PCR，PCR扩增成功后行DGGE，分析DGGE指纹图谱，切取差异明显条带测序，判断菌属类别。④结果的分析：运用Quantity One软件及SPSS19.0软件分析所得结果。**结果**：①SCLC组和健康对照组肠道菌群分析：a. SCLC组与健康对照组的肠道菌群分析：健康对照组的多样性指数及丰富度均高于SCLC组，多样性指数有统计学差异（$P < 0.05$），丰富度差异不显著（$P > 0.05$）。b. 切胶、测序结果分析：切取DGGE图谱上变化明显的条带，1、3、7、8条带在SCLC组中亮度比健康对照组高，2、4、5、6、9条带在健康对照组亮度比SCLC组高。结果显示，条带1、3与嗜木聚糖真杆菌（Eubacterium xylanophilum）的同源性分别是98%和97%；条带2、6与普氏菌（Prevotella copri）的同源性分别是91%和97%；条带4与布劳特菌（Blautia sp.）的同源性是93%；条带5与Dialister succinatiphilus 的同源性是92%；条带7与挑剔真杆菌（Eubacterium eligens）的同源性是100%；条带8与梭菌属（Clostridium sp.）的同源性是99%；条带9与瘤胃假丁酸弧菌（Pseudobutyrivibrio ruminis）的同源性是100%。②SCLC组肠道菌群分析：将14例SCLC患者分别按照分期、年龄、吸烟指数分组并进行统计学处理，结果表明，局限期组的多样性指数及丰富度均低于广泛期组，差异不明显（$P > 0.05$）；年龄 > 60岁组的多样性指数及丰富度均高于年龄≤60岁组，差异不明显（$P > 0.05$）；吸烟指数 > 692.857组的多样性指数及丰富度均高于吸烟指数≤692.857组，差异不明显（$P > 0.05$）。结论：①SCLC患者肠道菌群与健康人之间存在差异，多样性差异显著，但丰富度差异不明显。②嗜木聚糖真杆菌、挑剔真杆菌及梭菌属的增多与SCLC的发生可能存在正相关；普氏菌、瘤胃假丁酸弧菌的减少与SCLC的发生可能存在正相关。③SCLC患者肠道菌群的结构与其分期、年龄、吸烟指数无显著相关性。

100. 改良的CT和激光双引导下标准化经皮肺穿刺切割活检流程在肺癌精确诊断中的应用

任　伟　闫　婧　李茹恬　孔炜伟　杨　阳

周　霞　高山宝　刘宝瑞

南京大学医学院附属鼓楼医院肿瘤中心暨南京大学临床肿瘤研究所

目的： 探讨改良的放疗模拟定位CT和定位LAP®移动激光灯双引导下标准化经皮肺穿刺活检流程在肺癌精确诊断中的应用价值。**方法：** 回顾性分析南京大学医学院附属鼓楼医院肿瘤中心从2013年1月至2016年12月159例采用改良的模拟定位CT和LAP®移动激光灯双引导下标准化经皮肺穿刺活检流程的患者，研究穿刺活检成功率、气胸及肺出血的发生率，及年轻医生掌握该改良标准化流程的平均时间。**结果：** 159例肺占位患者，位置涵盖肺内外周带、中央肺门旁、纵隔大血管旁、脊椎旁等，其中男性95例，女性64例，年龄范围15～88岁，中位年龄62.0岁，病灶最小直径为6mm，ECOG体力评分均≤3分。穿刺活检成功率为100%，病理诊断阳性率为98.7%。28例发生气胸（17.61%），其中22例为轻度气胸（13.84%），4例为中度气胸（2.52%），2例为重度气胸（1.26%）。33例（20.75%）发生肺出血，其中26例为1级（16.35%），7例为2级（4.40%），无3级及以上肺出血；其中13例（8.18%）伴有痰中带血丝，4例（2.52%）伴有咯血。年轻医生熟练掌握改良的标准化肺穿刺活检流程的中位时间为2.5个月。**结论：** 改良的模拟定位CT和LAP®移动激光灯双引导下标准化经皮肺穿刺活检流程，与历史对照相比，降低了肺穿刺活检难度，提高了肺穿刺活检的精确性、安全性，扩大了肺穿刺活检的适应证。

101. 小细胞肺癌合并副肿瘤性边缘叶脑炎病例分析

邱明一

中国医学科学院北京协和医学院北京协和医院

目的：探讨小细胞肺癌（small cell lung cancer，SCLC）合并副肿瘤性边缘叶脑炎（paraneoplastic limbic encephalitis，PLE）的诊断及治疗要点。**材料与方法**：收集北京协和医院1980年至2017年5月收治的15例SCLC合并PLE患者临床资料，并分析其症状、实验室检查数据并随访其预后。**结果**：①PLE是较为罕见的疾病类型，在小细胞肺癌中的发病率约为0.842%，该数据可能因误诊、漏诊而被低估。②中年男性吸烟患者为其高发人群，TNM分期多偏晚。③神经系统症状多为典型的边缘叶脑炎症状，包括不同程度的短期记忆力丧失、癫痫发作及不同程度的精神异常；神经系统症状多先于肿瘤发现或呼吸系统症状出现，发病到确诊时间平均约2个月。④实验室检查中多有血清抗体（抗Hu、GABA-R-Ab）、脑脊液、头MRI及脑电图异常；影像学尤其CT是筛查原发肿瘤较好的手段，病理确诊主要依靠支气管镜。⑤针对原发肿瘤的治疗比免疫治疗能够更有效地缓解神经系统症状。**结论**：副肿瘤性边缘叶脑炎是一种较为罕见的由恶性肿瘤导致的远隔性神经系统副肿瘤综合征，常以边缘神经系统症状为特征性表现，多数与肺癌相关（尤其是小细胞肺癌），其神经系统异常多早于肿瘤诊断，早期诊断及针对原发肿瘤的治疗将提高获益。

102. Treatment Rationale and Study Design for A Single Arm Phase Ⅱ Trial of Icotinib Combined Thoracic Stereotactic Body Radiation in EGFR Mutated Stage Ⅳ Non-Squamous Non-Small-Cell Lung Cancer

Li Juan　Wang Qifeng　Yang Ye　Ge Jun　Yao Wenxiu
Cai Xiaohong

Sichuan Cancer Hospital

Objectives：Lung cancer remains the leading cause of cancer related death in men and women worldwide，with nearly 1.4 million deaths each year. Therefore，it's very important to develop new treatment strategy improving the survival. The discovery of activating mutations in the EGFR gene has started a new era of personalized treatment for non-small-cell lung cancer (NSCLC) patients. Icotinib is the first generation EGFR-TKI, and has been proved an effective first-line treatment for EGFR mutation non-squamous NSCLC. However, TKI resistance invariably develops after 10~13months. Many studies showed that the most comment progression site is the primary site and might not be symptomatic, raising the important question of whether increased local treatment might benefit to prolong patient survival. We present the treatment rationale and study design of a single arm phase II trial of icotinib combined thoracic stereotactic body radiation (SBRT) in EGFR mutated stage IV non-squamous NSCLC patients. The primary endpoint is progression free survival (PFS). Secondary endpoints include overall response rate (ORR), disease control rate (DCR), safety of combined therapy, and quality of life. **Methods**: This study is a single arm phase II trial that is recruiting eligible EGFR mutation positive stage IV NSCLC patients. Patients (n = 60) will receive icotinib 125 milligram, three times a day oral administration. Tumor evaluation will be done at 4 week and 12 week later. CR、PR and SD patients will receive concurrent thoracic SBRT. Male and female patients with a histologic or cytologic diagnosis of advanced non-squamous NSCLC (stage IV from the AJCC staging system, version 8.0) are eligible for screening and enrollment. Tumor specimens from patients will be prospectively tested for EGFR-activating mutation status (Amplification Refractory Mutation System). Only patients with EGFR-activating mutation will be randomized. Inclusion criteria also include measurable disease; Eastern Cooperative Oncology Group (ECOG) Performance Status (PS) 0 or 1; age$\geq$18 years and $\leq$70 years; adequate organ function; and stable brain metastases. Patients are ineligible for the study if they had any previous systemic chemotherapy, immunotherapy, targeted therapy, or biologic therapy, including adjuvant therapy, for any stage of NSCLC. Patients with interstitial lung disease will not be enrolled. Before study drug starts, a brain Magnetic Resonance Imaging (MRI); a chest and abdomen computed tomography (CT) scan; a 12-lead electrocardiogram; a pulmonary function and a bone scan are required. Further exams will be performed if necessary. Tumor response, pulmonary function and quality of life will be evaluated, every 8 weeks after SBRT treatment. **Results**: Ethics Committee of Sichuan Cancer Hospital had approved the protocol. The clinical trial.gov ID is NCT03153358.The study will be conducted in accordance with the ethical principles of the Declaration of Helsinki and good clinical practice. All patients will sign written informed consent before receiving any study treatment. The efficacy analyses will be conducted on an intent-to-treat (ITT) basis. Kaplan-Meier methodology will be used to estimate median duration of PFS. The safety analysis will include all enrolled patients receiving $\geq$1 dose of icotinib. **Conclusions**: Our study will preliminarily answer the important question regarding the optimal strategy for the first-line treatment of EGFR mutated stage IV non-squamous NSCLC, and also provide evidence and rationale for further phase III clinical study.

103. 紫杉醇血药浓度检测指导晚期 NSCLC化疗的临床研究

张　琰　沈　波　武　渊　彭　伟　石　林
史美祺　陆建伟　冯继锋

江苏省肿瘤医院

目的：通过随机对照研究中国非小细胞肺癌患者接受紫杉醇治疗后，在药理学参数上的个体差异，评估紫杉醇药理学参数与毒性及疗效的相关性，并根据药理学参数进行剂量调节。**方法**：59例非小细胞肺癌患者，含紫杉醇药物的治疗方案。紫杉醇的起始剂量为 $135 \sim 175 mg/m^2$，随机分组，对照组仍旧按照体表面积给药，实验组用 $T_c > 0.05$ 范围在 $26 \sim 31$ 小时指导给药。临床观察严重毒性发生率和缓解率。**结果**：紫杉醇药理参数 $T_c > 0.05$ 在第一周期的个体差异很大，平均值为35小时（范围为 $22 \sim 55$ 小时，$CV = 25.57\%$）。17%的患者 $T_c > 0.05$ 在治疗窗（$26 \sim 31$ 小时）内，75%的患者 $T_c > 0.05$ 大于治疗窗，8%的患者低于治疗窗。在高于治疗窗的患者中严重中性粒细胞减少发生率，实验组低于对照组（Ⅲ ~ Ⅳ级毒性为34% vs 65%，Ⅳ级毒性为3% vs 15%）。采用药理参数指导用药的方式后，总用药量下降了15%。17例患者完成了6个周期的化疗，在第6个周期中严重毒性发生率在实验组为40%，在对照组为65%，两组之间具有统计学差异（$P = 0.031$）。紫杉醇剂量的降低对缓解率没有负面影响（实验组为37.93%，对照组为36.67%，$P = 0.710$）。在Ⅲ ~ Ⅳ级毒性方面，对照组发生率（77%）高于实验组（42%），两则之间具有显著的统计学差异（$P = 0.002$）。**结论**：紫杉醇 $T_{c > 0.05}$ 是紫杉醇药物暴露的关键药理学参数，并且是严重中性粒细胞减少症的预测因子，按照药理学参数来优化患者的用药剂量能够提高紫杉醇用药的安全性和有效性。

104. 尼妥珠单抗联合化疗一线治疗晚期肺鳞癌的临床观察

斯晓燕　王汉萍　张晓彤　崔晓霞　张　力

中国医学科学院北京协和医学院北京协和医院呼吸内科

目的：观察尼妥珠单抗联合化疗一线治疗晚期肺鳞癌的临床疗效和安全性。**方法**：回顾性分析2012年6月至2016年12月在北京协和医院呼吸科一线使用尼妥珠单抗联合化疗的晚期肺鳞癌患者的临床资料，进行疗效和安全性总结。所有患者都签署了知情同意书，并同意提供临床资料。**结果**：共有26例患者入组研究，男性22例，女性4例，中位年龄64.5岁（$43 \sim 76$ 岁）。ⅢB期患者2例，Ⅳ期患者24例。ECOG评分 $0 \sim 2$ 分。客观有效率（ORR）50.0%，疾病控制率（DCR）100%；中位无进展生存6.7个月。毒副反应包括骨髓抑制15例（57.7%），感觉神经毒性15例（57.7%），脱发14例（53.8%），呕吐9例（34.6%），血肌酐升高1例（3.8%）。毒副反应多与联合使用的化疗药物相关。**结论**：尼妥珠单抗联合化疗一线治疗晚期肺鳞癌客观有效率、疾病控制率高，不良反应可控制。

105. 糖尿病与Ⅲ期非小细胞肺癌的放射性肺炎的相关性

王 允

绵阳市第三人民医院

目的：探讨糖尿病与Ⅲ期非小细胞肺癌（NSCLC）放射性肺癌的相关性。**方法**：回顾性分析我院2012年10月至2016年10月收治的Ⅲ期NSCLC患者的资料，将其分为对照组（100例非糖尿病患者）和观察组（50例糖尿病患者），比较两组患者放射性肺炎发生概率以及血糖控制情况和糖尿病病程与放射性肺炎发生的关系。**结果**：对照组患者放射性肺炎发病率（19例，38.00%）明显高于观察组患者放射性肺炎的发病率（12例，12.00%），病程≥5年糖尿病患者放射性肺炎发病率（17例，50.00%）明显高于病程＜5年患者放射性肺炎发病率（4例，25.00%），差异有统计学意义（P＜0.05）。血糖控制较好的患者放射性肺炎发病率（9例，30.00%）与血糖控制较差的患者放射性肺炎发病率（12例，60.00%）比较，差异无统计学意义（$P > 0.05$），但是放射性肺炎概率有明显下降。**结论**：Ⅲ期非小细胞肺癌发生放射性肺炎的易感因素之一为糖尿病。

106. 局部晚期肺鳞癌手术预后因素分析和分子分型初步探讨

董 明 陈 军

天津医科大学总医院

目的：探讨影响术后鳞癌患者预后相关的影响因素。**方法**：回顾性研究170例手术切除鳞癌患者临床资料，对影响其预后的年龄、性别、肿瘤大小、PS评分、T分期、N分期等各因素进行了单因素及多因素分析。利用二代测序技术，精选肺癌相关56个靶基因，对临床特征及预后因素相似但生存期明显差异大于3年（A组）和小于1年（B组）两组局部晚期（$T_4N_0M_0$）患者进行深度测序，探索不同驱动基因特点与其术后生存期的关系。**结果**：全组患者1年生存率为78.2%，5年生存率为15.3%，中位生存期为29个月。单因素分析显示ECOG-PS、T分期、N分期、手术切除方式、淋巴清扫方式、切缘残留情况、有无血管癌栓和胸腔积液是影响预后的重要因素（$P < 0.05$）。多因素分析结果显示吸烟（$P = 0.002$）、ECOG-PS（$P = 0.000$）、T分期（$P = 0.005$）以及N分期（$P = 0.000$）是影响

预后的独立因素。21例（87.5%）样本检测出存在变异。与正常组织对比筛选出肿瘤组织驱动基因的突变，其中A组突变基因较多的NOTCH1（N=3），其次为EGFR（N=2），除此之外检测到TP53、JAK2、ERBB4、MET突变（N=1）；B组突变较多的基因分别为TP53、CCND1（N=4），其次为FGF3（N=3），NOTCH1、AKT1、PIK3CA（N=2），MET（N=1）。**结论：**鳞癌整体预后不佳。5年生存率低于非小细胞肺癌的统计数据，可能是因为晚期鳞癌缺乏针对性靶向治疗所致，手术治疗是对肺鳞癌最有效的治疗方式。ECOG-PS对其生存期影响较大，患者术前一般情况越好，其预后更佳，术后对肿瘤病理的TNM分期，特别是N分期也很重要，其直接作用于患者的生存情况。TP53、CCND1、AKT1、FGF3、JAK1、MET和PICK3CA可能预示这患者预后不佳，而病理诊断肺鳞状细胞癌患者，特别是对亚裔人种而言，仍有必要行基因检测，明确是否存在EGFR-TKI敏感的突变类型。

107. 恶性胸膜间皮瘤基因突变和预后判断的初步研究

范海洋

天津医科大学总医院

背景与目的：恶性胸膜间皮瘤（malignant pleural mesothelioma，MPM）是一种来源于胸膜间皮细胞的恶性肿瘤，其以发病隐匿、早期诊断困难、病情进展迅速、预后差为特点。到目前为止，由于此病的相对少见与可供研究的病例相对缺乏，故人们对其此病的发病机制，尤其在其分子、基因层面的认知相对匮乏。我们相信通过对MPM驱动基因的研究有助于我们对此疾病的了解和认识。**方法：**我们共收集了从2006年9月至2016年3月的18例患者的资料，入组标准在为未接受放化疗的情况下，手术切除或CT引导下穿刺获得标本，经病理诊断为MPM，并且后续均接受了4~6个周期标准联合化疗方案，无其他重大致命性疾病，并剔除了因其他原因致死的患者。我们分别统计了这些患者的性别、初次诊断时的年龄及有无明确的石棉接触史以及根据影像学检查所做的临床分期等相关临床资料。对于这18例已入组的患者，我们于病理科收集到其病理标本，制成石蜡切片，在经过基因提取、浓度测定后，对于符合检测质控标准的标本基因采用燃石朗康™检测技术，对56个相关癌基因进行了二代基因测序（附录1）。检测的项目包括基因名称、突变类型、所在染色体编号、突变丰度等。**结果：**在本研究中，共收集18例恶性胸膜间皮瘤患者资料。其中，男性11人，女性7人，患者首次确诊年龄在48~84岁之间，平均年龄为（63.9±10.0）岁；15例患者诉有明确的石棉接触暴露史，3例未诉明确的石棉接触暴露史。然后我们依据Butchart分期法，根据患者影像学资料（包括胸部、腹部增强CT，头颅磁共振成像和全身骨扫描）对18例患者进行临床分期，其中Ⅰ期患者共6人，Ⅱ期患者共9人，Ⅲ期患者共3人，Ⅳ期患者0人。我们共检测到发生基因突变的患者为13人，未检测到基因突变的共5人。突变的基因共有20种，包括TP53、FGFR2、NF1、IGF1R、KRAS、FG-FR3、SMAD4、APC、TSC2、ERBB2、RET、NTRK3、ERBB4、ARAF、NTRK1、ROS1、SMO1、BRCA1、FGFR3、NRAS。突变的类型包括错义突变、拷贝数异常等。我们对这18位患者分别进行了随访，对每一位患者总生存期进行了统计。我们发现基因突变组总生存时间明显小于未突变组（中位生存期分别为9个月和18个月，P=0.04）；在基因突变组中，我们又将TP53基因突变组和TP53野生组进行了总生存期分析，同样发现TP53突变组总生存期少于野生组（中位生存期分别为4.5个月和

11.5个月，$P = 0.01$）。**结论：**我们的研究表明，在纳入本研究的MPM患者中存在着较高基因突变负荷，其中TP53基因突变的这部分患者对治疗效果反应欠佳，预后较差。但由于可收集病例数量限制，有待进一步病例收集和验证。

108. 肺腺癌合并恶性胸腔积液患者的临床与基础研究

李 昕 王 丹 陈 军

天津医科大学总医院

目的：本课题总结比较伴有恶性胸腔积液的晚期肺腺癌患接受以外科手术为主的综合治疗和单纯内科治疗后胸腔积液治疗效果分析，总生存差异分析，以及接受手术治疗的外科组患者的无进展生存分析并对其临床因素进行分层比较分析。第二步研究收集2014～2015年在天津医科大学总医院肺部肿瘤外科接受手术治疗的9例伴有恶性胸腔积液的晚期肺腺癌患者的手术标本，对这些样本进行高通量测序，通过获得的基因突变数据进行分析寻找可能与该类患者发生胸膜转移相关的关键基因。**方法：**本研究收集了在天津医科大学总医院接受过抗肿瘤治疗的195例初治时伴有恶性胸腔积液但不伴随远处器官转移的晚期肺腺癌患者的临床资料进行回顾分析。对生存时间分析应用kaplan-meier法，long-rank对生存曲线的差异进行显著性检验，使用COX回归进行多因素分析，以$P < 0.05$为具有显著性差异。所有数据应用SPSS 17.0统计软件处理。第二步研究中收集了9例2014～2015年在我科行外科手术治疗的伴有恶性胸腔积液的晚期肺腺癌患者的原发肿瘤组织标本，壁层胸膜转移组织标本及远癌的正常肺组织标本，运用Nextseq 500测序平台进行杂交捕获，对获得的基因文库进行数据分析，在原发肿瘤（C）与胸壁转移组织（P）中进行配对，最终对测序结果进行分析得出50个互相配对的可能与肿瘤发生胸膜转移相关的热点基因点突变数据。**结果：**本研究结果显示，外科组患者MST 25个月显著长于内科组患者的MST 11个月，两者间$P < 0.01$；对全组患者进行COX多因素生存分析发现，接受以外科为主的综合治疗，无吸烟史，PS评分0～1分，后期联合靶向治疗，是降低所有195例伴有恶性胸腔积液的晚期肺腺癌患者总生存期的独立风险因素。对外科组患者进行COX多因素生存分析显示，选择PS评分0～1分的患者，术中尽可能行肺叶或亚肺叶切除术，后期联合靶向治疗，是显著影响外科组患者总生存的独立预后因素。而无术中尽可能行肺叶或亚肺叶切除术，PS评分0～1分，病理类型为非微乳头为主型腺癌，是改善外科组患者PFS的因素，差异有统计学意义。第二部分实验中发现，9例患者中，有5例患者在原发肿瘤与转移组织中均捕获到了EGFR基因的高频突变（AF > 10%）（55.6%，5/9）；有5例患者在原发肿瘤与转移组织中均捕获到了TP53基因的高频突变（AF > 10%）（55.6%，5/9）；有3例患者同时表达了TP53与EGFR基因的协同突变。**结论：**对于仅伴有恶性胸腔积液而不伴有远处器官转移的肺腺癌患者而言，接受外科手术可更有效的控制胸腔积液的再生，且接受外科手术可以显著改善该类患者的总生存期。接受肺叶切除或肺部分切除术及胸膜部分切除固定术的患者不论PFS或是OS均优于仅接受胸膜部分切除固定术的患者。通过高通量测序分析发现EGFR基因与TP53基因的高频突变可能是伴有恶性胸腔积液的肺腺癌患者发生胸膜转移的重要相关基因，这将为伴有恶性胸腔积液的肺腺癌患者的未来多靶点协同靶向治疗发展提供新的方向。

109. Clinical Study on Personalized Treatment for Advanced NSCLC Guided by ERCC1 Protein Detection

Gao Zhiqiang　Gu Aiqin　Shen Jie　Wang Huimin
Jiang Liyan　Zhong Hua　Shi Chunlei　Huang Jinsu
Zhao Yizhuo　Xiong Liwen　Jin Bo　Chu Tianqing　Han Baohui

Shanghai Chest Hospital, Shanghai Jiao Tong University

Backgrounds & Objectives: Excision repair cross complementing 1 (ERCC1) participates in the resistance of non-small cell lung cancer (NSCLC) to platinum-based chemotherapy drug. This study aimed to explore the role of ERCC1 protein expression in personalized treatment for advanced NSCLC patient and its significance. **Methods:** From January 2010 to December 2011, 159 advanced stage (stage ⅢB ~ Ⅳ) NSCLC patients were enrolled. The expression of ERCC1 protein in lung cancer tissue of the patient was detected by immunohistochemical method. In a ratio of 2 : 1, patients were randomly divided into either the personalized treatment group or the standard treatment group. The standard treatment group adopted the platinum-based chemotherapy regimen, namely, gemcitabine/cisplatin or navelbine/cisplatin. In personalized treatment group, patients with high ERCC1 protein expression received gemcitabine/navelbine, and those with low ERCC1 protein expression received gemcitabine/cisplatin or navelbine/cisplatin. The main observed indices included response rate, overall survival and time to progression. Group comparison was conducted by chi-square test. Comparison of one-year survival rate and survival was conducted by Life table and Kaplan-Meier method. **Results:** Follow-up data were up to December 31, 2014. The response rate of the standard treatment group and the personalized treatment group was 26.4% and 27.4%, respectively. The difference of the two groups was not statistically significant ($P = 0.899$). The median survival was 9.4 months (95% CI was 7.88 ~ 10.92 months) in the standard treatment group and 13.2 months (95% CI was 12.34 ~ 14.06 months) in the personalized treatment group. The difference of two groups was statistically significant ($P = 0.045$). The time to progression was 5.0 months (95% CI was 3.84 ~ 6.16 months) in the standard treatment group and 4.7 months (95% CI was 4.03 ~ 5.37 months) in the personalized treatment group, without significant difference ($P = 0.369$). The one-year survival rate of the standard treatment group and the personalized treatment group was 41.5% and 46.2%, respectively, without significant difference (chi-square value = 0.318, $P = 0.572$). **Conclusions:** Compared with the standard treatment group, the median survival of the personalized treatment group is extended. However, the personalized treatment for advanced NSCLC guided by ERCC1 protein detection does not show advantages in response rate, survival and time to progression. Additional clinical studies are needed to optimize the detection of biomarkers so as to guide reasonable selection of clinical chemotherapy regimens.

110. NEDD4 介导的 PTEN 泛素化降解促进 NSCLC EGFR-TKIs 继发耐药

孙华科

第三军医大学第二附属医院（新桥医院）

背景与目的：NSCLC EGFR-TKIs 继发耐药已成为一个亟待解决的问题。NSCLC EGFR-TKIs 继发耐药的原因多种多样，常见的有 EGFR T790M 突变、MET 基因扩增、HGF 过表达以及 PTEN（gene of phosphate and tension deleted on chromsome ten）的低表达等。课题组在前期的研究中也发现了 PTEN 在厄洛替尼继发耐药的 NSCLC 细胞中低表达的现象。PTEN 蛋白能在 PI3K/AKT 信号通路的中间环节负性调节其活性，影响细胞多种生物学功能。且 PTEN 表达降低与肿瘤 TKIs 耐药相关，EGFR-TKIs 继发耐药患者的临床标本中也发现了 PTEN 的下调。随着对 PTEN 调节机制研究的深入，有学者发现，NEDD4（Neuralprecursor cell expressed developmentally down-regulated 4，也被称为 NEDD4-1）作为一种 E3 泛素链接酶，在细胞中能有效促进 PTEN 与泛素蛋白结合，从而导致 PTEN 多泛素化降解，在负性调节 PTEN 蛋白表达的过程中发挥着重要作用。多组数据证实，NEDD4 介导的 PTEN 泛素化降解与肿瘤的发生发展均有着密切的关系。但这一过程与 NSCLC EGFR-TKIs 继发耐药是否相关还鲜见报道。本课题以 HCC827 细胞和 HCC827/ER 细胞为研究对象，对 NEDD4 介导的 PTEN 泛素化降解在 NSCLC 厄洛替尼继发耐药中的作用及相关机制做一探讨，以期为 NSCLC EGFR-TKIs 继发耐药机制的研究打开新的思路，并为克服其耐药提供新的靶点。**方法**：①检测并比较 HCC827 和 HCC827/ER 细胞中中 NEDD4、PTEN 的 mRNA 和蛋白的表达差异；蛋白酶体抑制剂 MG132 处理 HCC827/ER 细胞后，观察细胞中 PTEN 蛋白的变化情况。②敲低 HCC827/ER 细胞中的 NEDD4。检测 NEDD4 和 PTEN 的表达变化以及 NEDD4 敲低对 HCC827/ER 细胞的耐药性的影响。③建立裸鼠移植瘤模型，体内实验验证 NEDD4 在 NSCLC 厄洛替尼继发耐药中的作用。**结果**：①HCC827/ER 细胞的耐药指数为 118.23±23.77，其 NEDD4 的在 mRNA 和蛋白水平均有明显升高，PTEN 的 mRNA 和蛋白表达均有降低，但蛋白降低的更为明显，p-AKT 的表达明显升高。MG132 处理 HCC827/ER 细胞后，其 PTEN 的表达有明升高。②NEDD4 敲低后，细胞对厄洛替尼的耐药性降低，NEDD4 mRNA 和蛋白均有明显降低，PTEN mRNA 基本没有变化，但 PTEN 蛋白的表达升高，p-AKT 的表达也明显降低。③裸鼠移植瘤实验中，NEDD4 敲低组对厄洛替尼的敏感性也明显优于对照组。**结论**：NEDD4 介导的 PTEN 泛素化降解在 NSCLC EGFR-TKIs 继发耐药中发挥着重要作用。

111. 84例肺癌脑转移的治疗及预后分析

刘鹏敏　张俊萍

山西医学科学院　山西大医院

背景：肺癌已经严重威胁人类健康，脑转移发生率高、预后差，有效治疗可以延长生存期、提高生活质量。本文回顾性分析我科2012年10月至2017年3月收治的84例肺癌脑转移患者临床资料，比较不同治疗对肺癌脑转移的临床疗效，并且寻找预后因素，为临床应用提供依据。**方法：**收集我科近5年所有肺癌脑转移患者资料，根据治疗的不同分为单纯放疗或者化疗或者靶向治疗组（单纯RT/CT/TT）、放疗联合化疗或者放疗联合靶向或者放疗联合化疗联合靶向或者放疗联合化疗联合手术或者放疗联合靶向联合手术或者手术联合化疗组（联合RT/CT/TT/ST）、对症支持治疗组（SST），采用Kaplan-Meier法作生存分析，采用Log-rank检验作生存比较，采用Cox比例风险模型作多因素分析。**结果：**单纯RT/CT/TT组、联合RT/CT/TT/ST组、SST组中位生存期（mOS）分别为9±1.978个月（95%CI：5.123～12.877）、12±2.645个月（95%CI：6.817～17.183）、3±0.645个月（95%CI：1.735～4.265），1年生存率分别为28.6%、49.4%、18.8%，2年生存率分别为12.5%、32.3%、0%，3年生存率分别为0%、25.8%、0%。联合RT/CT/TT/ST组中，明确非小细胞类型患者中位生存期为15±2.988个月（95%CI：9.144～20.856），明确非小细胞类型且联合靶向治疗（未考虑基因状态）患者的中位生存期为18±3.671个月（95%CI：10.804～25.196），其中放化联合靶向治疗患者的生存期为22±7.000个月（95%CI：8.280～35.720），而明确非小细胞类型且联合靶向治疗且EGFR/ALK检测阳性患者的中位生存期为15±3.183个月（95%CI：8.761～21.239）。单纯RT/CT/TT组及联合RT/CT/TT/ST组生存期长于SST组，且具有统计学意义（$P=0.013$、0.000）；联合RT/CT/TT/ST组生存期长于单纯RT/CT/TT组，且具有统计学意义（$P=0.008$）。联合RT/CT/TT/ST组中，明确非小细胞类型患者生存期较其他患者无统计差异（$P>0.05$），明确非小细胞类型且联合靶向治疗患者生存期较其他患者无统计学差异（$P>0.05$）。单因素及多因素分析结果显示：治疗分组是影响预后因素（$P<0.01$），而年龄、性别、有无合并症、肺病灶位置、肺癌中央型/周围型、初诊分期、同异时脑转移、发现肺癌多久脑转移、脑转移有无症状、脑转移单多发、脑转移时有无内脏或骨转移、组织病理类型、基因状态、最大脑转移病灶体积、脑转移时PS评分等因素不是影响预后的因素（$P>0.05$）。**结论：**不同方法联合较单纯治疗更能延长生存期，对于非小细胞类型患者，联合靶向治疗有延长生存期的趋势。不同治疗是影响预后的独立因素。

112. NSE、ProGRP在小细胞肺癌病情变化中的作用评估

段 桦 崔慧娟 彭艳梅 宋亚中 刘戴维

刘 凡 邱钰芹 李 嫱 罗楚凡

中日友好医院

目的： 观察SCLC患者病情变化（好转或进展）时神经元特异烯醇化酶（NSE）、胃泌素释放肽前体（ProGRP）的变化，评估其在病情变化的作用。**方法：** 收集2013年1月至2016年12月于中日友好医院住院的SCLC患者，回顾性分析病情变化时NSE、ProGRP的变化情况。**结果：** 治疗前NSE和ProGRP水平与性别、年龄、吸烟史无明显关系（P > 0.05），但广泛期明显高于局限期（$P = 0.037$；$P = 0.015$）；确诊时NSE和ProGRP异常率分别为95.8%和94.7%；病情变化时NSE、ProGRP的变化均有统计学差异（$P < 0.001$；$P < 0.001$；$P = 0.009$；$P = 0.031$）；病情好转时NSE、ProGRP变化符合率均为100%，中位下降率分别为70.59%、85.11%；病情进展时NSE、ProGRP变化符合率均为86%，中位上升率分别为184.28%、101.48%，ProGRP变化率略高于NSE。**结论：** NSE及ProGRP均可作为SCLC诊断的灵敏指标；NSE、ProGRP可以作为预测临床分期的标志物；NSE、ProGRP可以作为疗效评估的辅助标志物；ProGRP、NSE均可以作为病情监测指标，且ProGRP可能优于NSE。

113. NSCLC患者围术期外周血CTLA-4，PD-1，TIM-3的表达水平的变化

郭 洋 李宝兰* 胡 瑛 钱 哲

贾文韬 胡明明 贺加贝

首都医科大学附属北京胸科医院

背景及目的： 肿瘤患者体内存在大量耗竭性T细胞和抑制性T细胞，其表面持续高表达抑制性分子或抑制性受体，这类分子作为免疫检查点共同调控其功能和增殖凋亡。其中靶向CTLA-4与PD-1的单克隆抗体已经应用于临床，在恶性黑色素瘤、NSCLC、肾癌、前列腺癌等肿瘤中取得了较为确切的疗效，其应用范围及治疗模式仍在不断扩展。手术作为NSCLC最为有效的治疗，其对肿瘤患者机体免疫状态的影响仍未被完全认识，目前尚无针对NSCLC患者围手术期共抑制分子表达的研究。本研究通过对NSCLC患者围手术期外周血中CTLA-4、PD-1、TIM-3在CD3$^+$T细胞、CD4$^+$T细胞、CD8$^+$T细胞和T-reg细胞表面表达情况的检测，探讨NSCLC患者手术前后不同时间节点外周

血中T细胞亚群和免疫抑制性分子的变化及其临床意义，为进一步探索免疫治疗联合手术的治疗模式提供参考依据。**方法**：41例NSCLC患者分别于术前1天、术后1天、术后3天、术后7天和术后28天抽取外周血2ml，然后采用流式细胞技术分别检测不同时间节点CTLA-4、PD-1、TIM-3在CD3$^+$T细胞、CD4$^+$T细胞、CD8$^+$T细胞和T-reg细胞表面的表达水平。**结果**：①与术前1天对比，术后1天、3天、7天外周血中CD3$^+$比例、CD4$^+$比例和CD4$^+$/CD8$^+$比值均明显降低（$P < 0.05$）。术后28天CD3$^+$比例、CD4$^+$比例和CD4$^+$/CD8$^+$比值显著高于术前（$P < 0.05$）。术后3天CD8$^+$比例高于术前（$P < 0.05$）。术后各时间点外周血T-reg/CD3$^+$比值明显低于手术前（$P < 0.05$）。与术前1天相比，术后28天T-reg/CD4$^+$比值明显低于手术前（$P < 0.05$）；术后1天T-reg/CD4$^+$比值高于手术前（$P < 0.05$）。②与术前1天相比，术后7天、28天外周血中CTLA-4在CD3$^+$T细胞、CD4$^+$T细胞、CD8$^+$T细胞、T-reg细胞表面表达率降低且有显著的统计学差异（$P < 0.05$）。③术后各时间点外周血中PD-1在CD3$^+$T细胞、CD4$^+$T细胞、CD8$^+$T细胞、T-reg细胞表面表达率明显低于手术前（$P > 0.05$）。④与术前1天相比，术后7天、28天外周血中TIM-3在CD3$^+$T细胞、CD4$^+$T细胞、CD8$^+$T细胞、T-reg细胞表面表达率降低且有显著的统计学差异（$P < 0.05$）。**结论**：NSCLC患者术后T淋巴细胞免疫反应短暂性受到抑制，后逐渐恢复，术后T细胞表面部分共抑制分子表达迅速下调，肿瘤源性免疫抑制得以缓解，同时提示免疫检查点抑制剂联合手术可能是一种新的治疗模式，且术前及术后立即使用可能效果较佳。

114. NSCLC患者术前血浆中sPD-1、sPD-L1含量与临床病理特征及其预后关系的研究

贺加贝

首都医科大学附属北京胸科医院

背景及目的：程序性死亡因子1（programmed death-1，PD-1）及其配体程序性死亡因子配体1（programmed death ligand-1，PD-L1）作为CD28/B7协同刺激分子超家族的新成员，可以介导负性协同刺激信号，并且有效地抑制T、B细胞的功能和增殖，同时减少细胞因子IFN-γ、IL-2和IL-10的分泌，该抑制途径参与的免疫调节在肿瘤免疫逃逸、肿瘤微环境形成中起到了重要的作用，和肿瘤的发生、发展密切相关。sPD-1、sPD-L1是PD-1/PD-L1在外周血中的可溶性形式，目前在肿瘤免疫逃逸中的研究不多。本研究首次在可手术NSCLC患者外周血中同时检测并分析sPD-1、sPD-L1的表达水平与临床病理特征和长期生存之间的关系，期待可以为进一步开展相关研究提供参考依据。**方法**：应用酶联免疫吸附试验法（enzyme linked immunosorbent assay，ELISA）测定88例NSCLC患者和40例健康志愿者血浆中sPD-1、sPD-L1的表达水平，同时分析其表达水平与患者临床病理特征和长期生存之间的关系。**结果**：①NSCLC患者血浆sPD-1和sPD-L1浓度水平整体高于健康对照组（$P < 0.001$）。此外，对血浆中sPD-L1/sPD1的比值进行比较，发现NSCLC患者血浆中sPD-L1/sPD1的比值亦明显高于健康对照组（$P < 0.001$）。②NSCLC患者血浆中sPD-1、sPD-L1的浓度水平与患者的临床病理特征无关，但是sPD-L1/sPD-1的比值与吸烟状态有关（$P = 0.04$）。③采用Cox比例风险模型进行单因素生存分析，sPD-L1血浆含量、sPD-L1/sPD-1对患者的生存情况具有显著影响（$P < 0.05$）。sPD-L1 >

3.4ng/mL时，患者的OS与sPD-L1≤3.4ng/mL的患者相比有明显差异（61.73个月 vs 45.87个月）。sPD-L1/sPD-1比值 > 1.7925时，患者的平均OS较比值≤1.7925患者的平均OS明显延长（65.10个月 vs 54.44个月）。**结论：**NSCLC患者血浆sPD-1和sPD-L1浓度水平整体高于健康人，sPD-L1的血浆含量与sPD-L1/sPD-1与NSCLC患者的OS有关，sPD-L1的血浆含量高与sPD-L1/sPD-1比值大于 > 1.7925者生存时间更长。本研究结果为患者预后评估和风险分层提供了信息，为肿瘤免疫治疗的相关研究开拓了思路。

115. 磁珠联合蛋白质谱筛选结直肠癌
血清蛋白标志物

段宝军[1]　白　俊[1]　丘　健[1]　何　莉[1]
王晓菲[2]　封　清[1]　王光华[1]

[1]陕西省人民医院；[2]西安交通大学医学部

目的：运用弱阳离子磁珠（magnetic beads based weak cation exchange，MB-WCX）联合基质辅助激光解吸离子飞行时间质谱（matrix assisted laser desorption ionization time of flight mass spectrometry，MALDI-TOF MS）筛选结直肠癌的血清学蛋白标志物。**方法：**2014年9月1日至2016年9月1日收集我院正常对照、结直肠结直肠癌患者血清标本各72例，弱阳离子磁珠分离血清小分子蛋白，MALDI-TOF MS建立正常对照（健康体检者）及结直肠癌患者血清蛋白表达谱，Clinprot Tools 2.0软件分析差异表达峰，液相色谱-电喷雾离子化质谱（liquid chromatography-eletronic spray ionization mass/mass，LC-ESI-MS/MS）鉴定差异表达蛋白，Western-blotting验证血清差异表达蛋白，免疫组化验证组织差异表达蛋白。**结果：**对比分析结直肠癌及正常对照者血清蛋白图谱，共发现67个差异表达峰，14个有显著差异（P < 0.000001），在结直肠癌中高表达10个，低表达4个，其中m/z：4793.25及m/z：2663.45的差异表达峰经鉴定分别为组蛋白赖氨酸甲基转移酶（Histone-lysine N-methyltransferase SETD7）和纤维蛋白原α前体亚型1（Isoform 1 of Fibrinogen alpha chain precursor，FGA），Western-blotting与免疫组化分别证实SETD7在结直肠癌血清及组织中高表达。**结论：**结直肠癌患者与正常对照者血清蛋白表达差异明显，SETD7有望作为新的结直肠癌血清标志物，但尚需进一步研究验证。

116. 线粒体DNA COX基因单核苷酸多态性与胃癌发生发展的关联性研究

王洪才　郭占军　张瑞星　吴明利

河北医科大学第四医院

目的： COX基因作为mtDNA编码区的基因之一，其编码产物（COX I ~ III亚基）是细胞色素氧化酶（cytochrome oxidase，COX）的重要组成部分。本研究通过对胃癌患者及正常人群的COX基因进行PCR扩增、测序，发现与胃癌发病相关的SNPs位点，然后将这些位点SNPs与患者临床特点进行对比分析，以探究COX基因SNPs与胃癌发生发展的关系。**方法：** 病例组为100例胃癌手术治疗患者，对照组为体检的100例健康人。分别留取胃癌患者及正常人的外周静脉血标本3ml，观察并记录胃癌患者的年龄、性别、肿瘤大小等临床特征，同时全面记录对照组人群的体检资料。线粒体DNA提取：使用DNA提取试剂盒分别提取胃癌患者及正常对照组人群外周静脉血的线粒体DNA。线粒体DNA COX基因的扩增及测序：把整个COX基因按约600bps大小分成9个小基因片段，然后给每段基因片段设计上下游引物，之后再进行PCR扩增及测序。**结果：** 在胃癌组及对照组中随机选出28例标本DNA进行整段COX基因的扩增和测序，结果共发现6392T/C、6455C/T、6962G/A、7196C/A、7853G/A、9540T/C、9548G/A、9824T/C、9950T/C 9个高频率多态性位点（出现频率＞5%）。经统计学处理后发现9540T/C及9548G/A两个有意义的多态性位点。将9540T/C及9548G/A所属基因片段的病例数增加至100例，发现9540T/C位点的SNPs与对照组相比具有统计学意义（$\chi^2 = 4.504$，$P = 0.034$），另外发现9548G/A位点SNPs在病例组和正常对照组间的分布频率同样具有统计学差异（$\chi^2 = 4.188$，$P = 0.041$）。分别将9540T/C、9548G/A两个位点SNPs分布频率和胃癌患者的临床特征进行比较分析，结果显示，这两个位点SNPs与胃癌患者临床特征，包括年龄、性别、肿瘤长径、肿瘤分化程度、肿瘤分期、脉管瘤栓及神经受侵等均无关（$P＞0.05$）。**结论：** mtDNA编码区COX基因上的9540T/C、9548G/A两个位点SNPs与胃癌发病风险相关，9540C基因型可能降低了胃癌的发病风险，而9548A基因型可能增加了胃癌的发病风险。COX基因的9540T/C、9548G/A两位点的SNPs与胃癌患者临床特征没有相关性。

117. PD-1/PD-L1在胃癌中的表达及其临床意义的相关研究

乔静雪　张瑞星　郭占军　王英南

河北医科大学第四医院

目的： 通过检测PD-1和PD-L1分子在胃癌中的表达状况，探讨其与临床病理特征及患者预后的关系。**方法**：收集接受过手术的胃癌患者的肿瘤石蜡组织标本及其对应的临床病例资料，选取术后病理分期（pTNM 分期）为 III 期和 IV 期的胃癌患者共 82 例。采用免疫组织化学法检测肿瘤组织中蛋白表达状况，根据染色强度分级和阳性细胞密度分级的乘积评定 PD-1 和 PD-L1 蛋白表达情况。**结果**：胃癌组织中 PD-L1 蛋白表达阳性率为 42.68%，其中肿瘤细胞上的阳性表达率为 32.93%，癌间质浸润淋巴细胞上阳性表达率为 21.95%，主要定位在肿瘤细胞和瘤间质浸润淋巴细胞的细胞质和细胞膜上。PD-1 蛋白表达的阳性率为 13.41%，且主要定位在肿瘤浸润淋巴细胞（TIL）的细胞质和细胞膜上。其中 43 例呈现出既无 PD-L1 也无 PD-1 蛋白阳性表达。胃癌组织中 PD-1 蛋白表达与癌细胞和癌间质浸润淋巴细胞中 PD-L1 蛋白表达均无显著相关性。胃癌组织中 PD-1 表达和 PD-L1 表达与患者术前有无远处转移和肿瘤的浸润深度密切相关（$P < 0.05$）。而胃癌组织中 PD-L1 表达和 PD-1 表达与患者年龄、性别、肿瘤大小、部位及有无脉管瘤栓均无显著相关性（$P > 0.05$）。单因素 COX 回归分析显示，胃的切除范围、PD-L1 蛋白过表达及术前有无远处转移是影响胃癌患者预后的不良因素（$P < 0.05$）。多因素 COX 回归分析显示，癌细胞中 PD-L1 蛋白表达及术前有无远处转移是预后的独立因素。Kaplan-Meier 生存曲线分析显示，癌细胞中 PD-L1 蛋白表达与患者术后生存期呈显著相关，PD-L1 阳性表达者较阴性者术后生存时间短，Log-Rank 检验生存率差异有统计学意义（$P < 0.05$）；而癌间质中 PD-L1 蛋白阳性表达与术后生存期无显著关系。胃癌组织中 PD-1 表达与患者术后生存时间无显著相关性。**结论**：PD-1 和 PD-L1 分子能够表达在胃癌组织中，其中 PD-L1 的表达主要定位在癌细胞和癌间质浸润淋巴细胞的细胞质和细胞膜上，PD-1 的表达主要定位在 TIL 的细胞质和细胞膜上。胃癌组织中 PD-1 表达和 PD-L1 蛋白表达与患者术前有无远处转移和肿瘤的浸润深度密切相关。而与患者年龄、性别、肿瘤大小、肿瘤部位及有无脉管瘤栓均无显著相关。胃癌患者中，PD-L1 阳性表达者较阴性表达者的术后生存时间短，提示 PD-L1 表达是患者预后的独立影响因素。

118. 胃印戒细胞癌中 PD-1/PD-L1 的表达、CD3⁺T 细胞浸润情况及其临床意义和预后价值

金沈樱[1,2]　许　博[1]　禹立霞[1]　付　尧[3]　吴鸿雁[3]

樊祥山[3]　刘宝瑞[1]　魏　嘉[1]

[1]南京大学医学院附属鼓楼医院肿瘤中心暨南京大学临床肿瘤研究所；

[2]南京医科大学鼓楼临床医学院肿瘤中心；

[3]南京大学医学院附属鼓楼医院病理科

目的：近年来的研究表明，免疫检查点抑制剂在胃癌治疗中展现了潜在优势。然而，目前仍缺乏可靠的分子标志物指导免疫治疗。胃印戒细胞癌恶性程度高、预后差、治疗手段少，免疫治疗可能成为其潜在治疗手段，可目前关于胃印戒细胞癌中的免疫标志物研究甚少。故本课题探讨胃印戒细胞癌中 PD-L1、PD-1 的表达情况，EBV 的感染情况及微卫星不稳定状态，及其与胃印戒细胞癌的预后相关性，为免疫治疗在胃印戒细胞癌中的潜在应用提供依据。**方法**：收集 2004 年 4 月至 2014 年 7 月在南京鼓楼医院确诊及接受治疗的进展期胃印戒细胞癌患者石蜡组织标本共 89 例，应用免疫组织化学法检测肿瘤组织中 PD-L1/PD-1 蛋白表达、CD3⁺T 细胞浸润及微卫星不稳定状态分析。应用原位杂交法检测这些组织 EBER 的表达。统计分析免疫组化蛋白表达、原位杂交基因状态、临床病理特征之间的

相关性。同时，回顾性分析患者免疫组化蛋白表达、临床病理特征与预后的相关性。**结果：**89位均为进展期胃印戒细胞癌患者，其中89.9%为Ⅲ期，10.1%为Ⅳ期。所有患者均接受了以5-FU为基础的一线化疗。PD-L1及PD-1在89位患者中的阳性率分别为40.4%和18.0%，且两者表达情况呈正相关（r=0.363，P<0.001）。32.6%的患者出现至少一个DNA错配修复基因蛋白的表达缺失，呈现微卫星不稳定状态。然而，PD-L1、PD-1的表达情况和微卫星不稳定状态均与生存无关。89位胃印戒细胞癌患者中只检测出1位EBV阳性表达，这位患者PD-L1阳性表达，肿瘤组织中出现大量CD3$^+$T细胞浸润，且呈微卫星不稳定状态。同时，我们发现，PD-1阳性表达（r=0.256，P=0.012）及微卫星不稳定状态（r=0.208，P=0.05）的肿瘤组织中有更多CD3$^+$T细胞浸润。CD3$^+$T细胞高度浸润患者的中位生存期为23.7个月（95% CI：19.0～38.0个月），CD3$^+$T细胞低度浸润患者的中位生存期为15.8个月（95% CI：13.0～22.0个月），两者存在明显差异（P=0.033），但在多因素分析中，CD3$^+$T细胞浸润情况并不是胃印戒细胞癌患者的独立预后因素。**结论：**CD3$^+$T细胞的浸润与印戒细胞癌组织中PD-1的阳性表达及微卫星不稳定状态相关，且CD3$^+$T细胞高度浸润的患者预后较好，这些免疫标志物的检测为印戒细胞癌患者的病情预测提供基础，为指导临床免疫治疗提供指导。

119. Clinical Significance of Tumor Marker for Advanced Gastric Cancer with Palliative Chemotherapy: A Retrospective Study

Zhu Yahui　Liu Baorui　Wei Jia　Du Juan　Yang Ju
Yang Yan　Wang Kangxin　Yang Yang　Zou Zhengyun

Comprehensive Cancer Centre of Drum Tower Hospital, Medical School of Nanjing University, Clinical Cancer Institute of Nanjing University

The predictive value of tumor markers has been previously reported a lot. However, the studies focused on advanced gastric cancer are few. In this paper, we focused on investigating the connection between clinical characteristics and the tumor markers of advanced gastric cancer, therapeutic effect of chemotherapy, and prognosis. A retrospective study including 146 advanced gastric cancer who had not received any previous anti-cancer therapy was performed. Blood samples for CEA, AFP, CA125, CA72-4, CA242 and CA19-9 were taken from patients before chemotherapy and monthly during their treatments. The tumor markers' clinical value can be predicted through statistical analysis. An ROC value of 0.621 was yielded by CEA in predicting lymph node metastasis in gastric cancer, which was significantly higher than any of other markers. CA125 had the highest accuracy, specificity and sensitivity with peritoneal metastasis in gastric cancer patients. CEA and AFP were more frequently positive with hepatic metastases in gastric cancer patients. The response rate of Decreasing, Stable and Increasing group based on CEA, CA19-9, CA125, CA72-4 and CA242 levels achieved the significance in statistic. Positive cases of CA125, CA242, CA19-9 and CA72-4 showed poor prognosis, and CA125 and CA242 indicated significant differences in 3 year-survival rates. These results indicated that different tumor markers in gastric cancer indicated different metastasis sites. CEA, CA242, CA19-9, CA125 and CA72-4 are predictive biomarkers in evaluating the effectiveness of chemotherapy. The elevated CA125，CA242，CA72-4 and CA19-9 levels at diagnosed had association with shorter overall survivals，especially CA125 and CA242.

120. 肿瘤标志物与胃癌脉管癌栓相关性研究

杨　艳[1,2]　杨　阳[1]　夏　洁[1]　沈　洁[1]　钱汉清[1]
禹丽霞[1]　魏　嘉[1]　杜　娟[1]　刘宝瑞[1]

[1]南京大学医学院附属鼓楼医院；
[2]武警江苏省总队医院

目的：探讨胃癌患者的术前血清肿瘤标志物水平和术后脉管内癌栓之间的关系，初步探讨胃癌临床应用中药联合氟尿嘧啶类化疗的疗效及其对疗效相关分子的调节作用。**方法**：通过对我院普通外科进行胃癌根治性手术的 1005 例患者，检测手术前一周内的外周血肿瘤标志物 CEA、CA19-9、CA242、CA72-4、CA125 的水平，并对术后标本进行包括脉管癌栓在内的多项病理学检查。入组患者基线水平数据按照各外周血肿瘤标志物的状况分组，分析每个亚组标志物水平对脉管癌栓状态的影响。评价各亚组肿瘤标志物水平预测脉管癌栓的敏感性、特异性、阳性预测价值、阴性预测价值。入组患者基线水平数据按照各外周血肿瘤标志物的状况分组进行分析，分类变量使用卡方检验；排名变量使用 Wilcoxon 检验。每个亚组的计数数据使用平均值±标准差的方式显示，组间比较使用 t 检验。单因素和多因素 logistic 回归被用来评价每个亚组标志物水平对脉管癌栓状态的影响。各亚组肿瘤标志物水平预测脉管癌栓的敏感性、特异性、阳性预测价值、阴性预测价值被分别计算。各统计结果的双尾 P 值小于 0.05 被认为具有统计学意义。**结果**：入组的 1005 名患者中共有 540 名（53.73%）患者发现术后存在血管内癌栓。对于至少有一项外周血肿瘤标志物升高的患者来说，其脉管癌栓发生危险性是没有肿瘤标志物升高患者的 2.9 倍。对于至少有四项外周血肿瘤标志物升高的患者，对比没有肿瘤标志物升高的患者，其脉管癌栓发生风险是其 16.4 倍。**结论**：术前外周血肿瘤标志物可以用于预测术后静脉癌栓状态，对于术前血浆肿瘤标志物升高的患者我们需要考虑更加积极的术前治疗。

121. Phase Ⅲ study of individualized intraperitoneal/intravenous/oral chemotherapy compared with standard intravenous/oral chemotherapy in patients with advanced gastric cancer

Yang Yang Du Juan Wei Jia Yu Lixia Qian Hanqing
Zou Zhengyun Qian Xiaoping Liu Baorui

Comprehensive Cancer Centre of Drum Tower Hospital, Medical School of Nanjing University, Clinical Cancer Institute of Nanjing University, Nanjing 210008, Jiangsu Province, China

Backgrounds: Tumor mRNA expression levels may have a promising role as potential predictive biomarkers for chemotherapy. Intraperitoneal (IP) chemotherapy provides sustained high local concentrations, and its efficacy has been shown in ovarian cancer and gastric cancer patients with peritoneal metastasis. We developed a regimen combining IP/intravenous (IV) /oral chemotherapy for the treatment of advanced gastric cancer patients with individualized chemotherapeutics according to mRNA expression. This multicenter phase Ⅲ study evaluated the efficacy of individualized multi-route chemotherapy compared to standard systemic chemotherapy. **Methods:** Eligibility criteria included pathologically confirmed advanced gastric adenocarcinoma, and no prior chemotherapy. Patients were randomized 3:1 to an individualized arm (IN) and standard arm (ST). Randomization was stratified by center. Patients in individualized arm first underwent mRNA expression (BRCA1/TOPO1/TS) to choose sensltive chemotherapeutics from oxaliplatin/cisplatin/docetaxel/irinotecan/S-1 and then received individualized IP/IV/oral chemotherapy. The primary endpoint was overall survival (OS). Secondary endpoints were response rate, progression-free survival (PFS), and safety. **Results:** Between April 2013 and December 2015, 231 patients were enrolled, and 218 patients were included in the efficacy analysis. Baseline patient characteristics were balanced between the two arms. The median OS for IN and ST were 16.3 and 14.1 months, respectively (adjusted hazard ratio [aHR] 0.77, 95% confidence interval [CI] 0.61 ~ 0.98, P < 0.05). The overall response rate was 44.0% in the IN arm, and 33.9% in the ST arm (P < 0.05). Both regimens were tolerable. **Conclusions:** The primary analysis showed the statistical superiority of the individualized multi-route regimen. It suggested clinical efficacy of this regimen in patients with advanced gastric cancer.

122. 静脉化疗与联合腹腔化疗治疗初诊胃癌伴恶性腹腔积液的临床疗效分析

张素云　冯　睿　江　涛　王新利　潘璋驰
李　羚　张　姝　陈　强　杨　升

福建医科大学附属协和医院

目的： 探讨静脉化疗对比联合腹腔化疗治疗初诊胃癌伴恶性腹腔积液的临床疗效与不良反应。**方法：** 对2010年9月至2015年9月福建医科大学附属协和医院收住具有相应完整临床资料初诊胃癌伴恶性腹腔积液患者33例进行回顾性分析，将以上患者按其接受治疗方法分为两组，一组为仅行静脉化疗，即单纯组，共18例；一组为静脉联合腹腔化疗，即联合组，共15例。根据患者的治疗方式结合相关复查结果评价其近期疗效及不良反应，同时通过随访获得两组患者12个月、18个月、24个月、30个月、36个月、60个月生存率及中位生存期，评价其远期疗效。**结果：** 两组患者的性别、年龄构成比、治疗前ECOG评分、临床分期及病理资料分布均衡，具有可比性；客观疗效评价显示单纯组ORR为11.1%，低于联合组的40.0%，差异无统计学意义（$P > 0.05$），但单纯组DCR为44.4%低于联合组的80.0%，差异有统计学意义（$P < 0.05$）。单纯组晚期胃癌患者经治疗后其局部恶性腹腔积液ORR和DCR分别是22.2%、55.6%，低于联合组的66.7%、100%（$P < 0.05$）；而单纯组的中位生存时间为（6.03 ± 1.59）个月，明显短于联合组的（17.03 ± 2.62）个月（$P < 0.05$），且单纯组的12个月、18个月、24个月、30个月、36个月、60个月生存率相应低于联合组，比较差异亦均有统计学意义（P 均 < 0.05）。此外，治疗前后单纯组晚期胃癌患者体能状况改善效果甚微，而联合组体能状况明显改善（$P < 0.05$）；单纯组副作用发生率稍低于联合组，但比较差异无统计学意义，并均无严重并发症发生。**结论：** 静脉联合腹腔化疗治疗初诊胃癌伴恶性腹腔积液患者安全可靠，疗效确切，较单纯静脉化疗明显改善胃癌伴恶性腹腔积液患者生活质量，延长生存时间，且腹腔化疗操作简便易行，其作用值得临床深入研究。

123. 肝脏神经内分泌癌骨髓转移1例并文献复习

刘　乐　李红玲　张旭霞　彭艳艳　张玲芳　杨　静　邰宵辉

甘肃省人民医院

目的： 总结原发性肝脏神经内分泌癌骨髓转移的诊断及治疗经验。**方法：** 对我科收治的1例原发性肝脏神经内分泌癌骨髓转移患者的临床资料进行回顾性分析，并复习国内外相关文献，总结临床诊治经验。**结果：** 该患者诊断明确，伴骨髓转移，以全血细胞减少为首发表现，表现神经内分泌癌的形态学特征，同时骨髓细胞学表现类似白血病，应用奥曲肽、EP方案治疗效果不佳。病情缓解后又迅速进展，患者治疗4个月后死亡。**结论**：原发性肝脏神经内分泌癌骨髓转移罕见，恶性程度高，预后极差。患者对奥曲肽及常规化疗方案的敏感性低，目前此病尚无标准化疗方案。

124. 胃炎癌变过程中CD44及生存蛋白的表达与幽门螺杆菌感染关系

蔡迎彬

新疆医科大学第五附属医院

目的：观察胃黏膜癌变过程Survivin、CD44的表达变化，分析其与幽门螺杆菌（Hp）感染的关系，探讨Hp相关胃癌的发生机制。**方法**：用快速尿素酶法、W-S银染法和美蓝法联合检测慢性浅表性胃炎（CSG）、慢性萎缩性胃炎（CAG）、胃黏膜肠上皮化生（IM）、胃黏膜不典型增生（AH）及胃癌（GC）共5种疾病患者各100例组织标本中Hp的感染，并采用免疫组化、qRT-PCR法分别检测Survivin、CD44蛋白和qRT-PCR的表达水平。**结果**：Hp阳性感染率、CD44、Survivin蛋白阳性表达率均随着胃癌形成中病变恶性程度的加重而明显上升（$P < 0.05$）；CAG组、IM组、AH组和AC组Hp感染阳性率较CSG组、GC组较CAG组均明显升高（$P < 0.01$）；CAG组、IM组、AH组、GC组Survivin蛋白阳性表达率明显高于CSG组患者（$P < 0.05$）；AH、GC组Hp阳性患者Survivin蛋白表达率均高于Hp阴性者（$P < 0.05$）；IM组、AH组、GC组CD44蛋白阳性表达率明显高于CSG组患者（$P < 0.05$）；Hp阳性组CD44表达率虽然高于Hp阴性组，但无显著性差异。AH组和GC组Hp感染与Survivin的表达呈正相关（$P < 0.01$）；IM组、AH组和GC组Hp感染与CD44的表达也呈正相关（$P < 0.05$）。**结论**：在胃黏膜癌变过程中，Hp感染可能通过逐渐上调Survivin基因、促进CD44的表达、抑制细胞凋亡和分化而发挥致癌作用。

125. 沉默ASCL2基因对胃癌细胞侵袭转移能力的影响

王　杰　陈　超　张　勇　赵荣华　邢立凯
左青松　许　婕　夏　悦　陈　腾

上海市普陀区中心医院

目的：ASCL2在胃癌中的表达水平显著高于正常胃黏膜组织，且与患者的预后密切相关。因此本实验研究沉默ASCL2基因表达对胃癌细胞侵袭转移能力的影响。**方法**：体外培养人胃癌AGS细胞，采用ASCL2-shRNA干扰慢病毒感染AGS细胞，构建ASCL2低表达细胞株，采用Western Blot验证转染后ASCL2的表达；采用划痕实验和Transwell小室实验观察ASCL2表达对胃癌细胞侵袭转移能力的影响；平板克隆形成实验观察ASCL2基因对胃癌细胞成克隆能力的影响；Western Blot检测ASCL2对基因E-cadherin和MMP2、MMP9蛋白表达的影响。**结果：** 采用ASCL2-shRNA慢病毒感染AGS细胞后成功下调了基因ASCL2的表达，构建了ASCL2低表达细胞株；划痕实验和Transwell小室实验显示AS-CL2基因干扰后胃癌细胞侵袭转移能力明显下降（$P < 0.05$）；球囊培养显示干扰ASCL2基因表达能够抑制胃癌细胞成克隆形成（$P < 0.05$）；Western Blot结果显示干扰ASCL2基因表达能够上调E-cadherin蛋白表达，同时下调MMP2和MMP9表达。**结论：** 沉默ASCL2基因表达能够抑制胃癌细胞侵袭转移，调节侵袭转移相关基因的表达。

126. DCLK在肝细胞癌中的表达及其临床意义

樊梦娇　　千年松　　戴广海

中国人民解放军总医院

目的： DCLK1是一种潜在的胃肠和胰腺肿瘤干细胞表面标志物，与肿瘤的形成和发展密切相关。研究发现，DCLK1在多种恶性实体瘤中有过表达现象，并且与肿瘤的恶性生物学行为和不良预后密切相关。DCLK1可以通过促进炎症反应进而促进原发性肝细胞癌（hepatocellular carcinoma，HCC）（以下简称肝癌）的形成，并且在肝组织进展到肝硬化再到肝癌的过程中，DCLK1的表达是进行性增加的。但是，DCLK1在肝癌组织中的表达以及与其恶性生物学行为之间的关系还尚未报到。本文拟研究DCLK1在肝癌组织中的表达以及其与预后之间的相关性。**方法：** 收集解放军总医院2011年8月至2012年8月接受外科手术切除的96例肝癌患者的手术标本和临床病例资料，采用免疫组织化学的方法检测癌组织，肝硬化组织和正常肝脏组织中的DCLK1的表达情况，并根据随访数据进行生存分析。Kaplan-Meier绘制生存曲线，log-rank进行差异分析；COX比例风险模型进行多因素分析。**结果：** 本试验共有96例肝癌组织标本，53例肝硬化组织标本，15例正常肝脏组织标本。肝癌标本中78例（81%）为DCLK1阳性表达，并且DCLK1在肝癌和肝硬化组织中的表达明显高于正常肝组织（$P < 0.05$）。DCLK1表达与肝内转移密切相关（$P = 0.035$），而在性别、分级、肝炎、门脉浸润、脉管浸润以及肝硬化等方面的差异均无统计学意义（$P = 0.739$、0.189、0.763、0.605、0.571和0.974）。Kaplan-Meier单因素分析结果显示DCLK1表达与患者的无疾病生存期（disease-free survive，DFS）和总生存期（overall survival，OS）密切相关（$P = 0.024$和$P = 0.034$）。COX多因素分析结果提示DCLK1是肝癌患者DFS的独立预后因素（$P = 0.019$）。进一步的亚组分析发现，DCLK1阳性表达肝癌患者的DFS在门静脉浸润阳性，肝内转移阳性或肝硬化阳性患者中均明显低于DCLK1阴性表达组患者（$P = 0.020$、0.007和0.017，log-rank）。**结论：** DCLK1阳性表达与肝癌患者的肝内转移密切相关，是肝癌患者预后不良的潜在分子指标。

127. Complete Opposite Expression of DCLK1 in GI–NETs and Primary Hepatic, Gallbladder, Pancreatic NETs

Fan Mengjiao   Qian Niansong   Dai Guanghai

oncology department 2, Chinese PLA general hospital

Purposes: We evaluated the expression pattern of Doublecortin–like kinase 1 (DCLK1) tissue levels in a comparatively large number of patients with neuroendocrine tumors (NETs) and explored the relation between its expression and survival outcome. **Methods:** One hundred twenty–three 123 patients were enrolled in the study, including 60 cases of GI–NETs and 24 cases of PHNETs, 16 cases of GBNETs, 22 cases of pNETs, as well as one case of NETB. Immunohistochemical analyses performed for DCLK1 on NETs tumor tissue. All patients underwent a baseline visit, histologic determination and follow–up for survival. **Results:** In the 60 cases of GI–NETs, DCLK1 showed diffuse cytoplasmic expression. The positive rates of DCLK1, Syn and CgA were 100% (60/60), 100% (60/60) and 36.7% (22/60), respectively. However, DCLK1 showed negative staining in all of the 31 cases of PHNETs, GBNETs, and pNETs. There were no significant differences in the scores between DCLK1 and Syn, and the two scores were significantly higher than that of CgA. The expression rate of DCLK1 in GI–NETs was 100% (60/60), which was much higher than in the PHNETs, GBNETs, and p–NETs ($P < 0.001$). DCLK1 positive expression was higher in patients with distant metastases than the patients without that ($P = 0.013$). Additionally, we found that DCLK1 expression was not an independent an independent predictor for identifying overall survival of GENET patients. But patients with DCLK1 high expression had a significantly lower 3–year and 5–year overall survival rate than that of patients with DCLK1 low expression ($P = 0.002$ and $P = 0.038$), but not a significantly lower 1–year overall survival rate ($P = 0.241$). **Conclusions:** DCLK1 is highly expressed and found in the GINETs, it has the potential to be used as a marker for the pathologic diagnosis and a sensitive marker in the differential diagnosis of the NETs in digestive system. However, as the limited number of tumor samples, further large–scale studies are required to determine the role of DCLK1 in NETs more precisely.

128. 西妥昔单抗注射液联合化疗治疗转移性结直肠癌的临床疗效及生存预后分析

孔德凤

中国人民解放军总医院

目的：研究西妥昔单抗联合化疗在结直肠癌患者中应用的疗效和影响疗效的因素。**方法：**回顾性分析2010年至2016年收治于301医院并应用C225治疗的转移性结直肠癌患者病例共134例。根据其一般情况和诊断、治疗情况等进行分组比较，应用SPSS21.0统计学软件分析。遵循CTCAE4.0毒性分级标准对不良反应进行评价。按照RECIST1.0标准进行评价。**结果：**①C225联合化疗一线治疗转移性结直肠癌的临床疗效，C225用于一线治疗的中位PFS为12.5个月、中位OS为25.8个月、ORR为66.2%、DCR为89.5%。年龄、CEA水平、原发灶部位、NRAS、BRAF状态、有无重皮疹反应对疗效和生存获益有影响。性别、家族史、吸烟史、饮酒史、微卫星情况、CA125、CA19-9水平、病理类型、KRAS状态、转移情况、Ki67水平、一线治疗方案对疗效和生存获益未发现有影响。②C225联合化疗二线治疗转移性结直肠癌的临床疗效，C225用于二线治疗的中位PFS为7.8个月、OS为21个月，ORR为42.4%、DCR为77.8%。性别、吸烟史、家族史、饮酒史，CA125和CA19-9，KRAS、BRAF状态、微卫星稳定性、对疗效和生存获益没有明确的影响。年龄、CEA、原发灶部位、NRAS状态、有无重度皮疹反应对疗效和生存获益有影响。③C225结合局部治疗用于肝转移性结直肠癌治疗的中位PFS，C225联合化疗同步肝脏局部治疗的中位PFS为9个月。行手术切除肝脏转移瘤患者的中位PFS为16个月；TACE术患者的中位PFS为12.5个月，肝脏转移瘤射频消融术患者的中位PFS为7.5个月。**结论：**C225用于一线治疗的患者发病年龄≥53岁、确诊时CEA水平低于正常值、肿瘤原发灶在左半结肠、NRAS、BRAF野生型、发生重度皮疹反应的患者的效果和预后较好。C225用于二线治疗的患者发病年龄≥53岁、初诊时CEA不高于正常值、原发部位在左半结肠和有3度或4度皮疹反应的患者疗效更好。经过转化治疗后能够手术的患者较其他局部处理的患者效果和预后更好。

129. Combination Targeted Therapy of VEGFR Inhibitor，Sorafenib，with An mTOR Inhibitor，Sirolimus Induced A Remakable Response of Rapid Progressive Uterine PEComa

Zhang Shu   Fang Gao   Huang Chengsuo   Wang Huijun

Shandong Cancer Hospital，Institute Shandong University Cancer Hosptial

Perivascular epithelioid cell tumor is one of the rare 'PEComa family'. For unresectable disease，there currently is no consensus of therapy to be recommended except for resection，and chemotherapy showed minimal or no response. We here show that the combination therapy of sorafenib with sirolimus had a remarkable rapid response in a patient with rapid progressive metastases of PEComa after surgery. This is the first report of combination therapy of sorafenib with sirolimus for metastatic PEComa. This result may have potential to deliver a new treatment option and the combination therapy of an mTOR inhibitor with a VEGFR inhibitor may be a useful strategy in such patients.

130. 局部进展期直肠癌根治术后卡培他滨±奥沙利铂同步放化疗的前瞻性临床研究

李雨鑫   王文玲

贵州省肿瘤医院

目的：探索局部进展期（$T_{3\sim4}/N_+M_0$，Ⅱ/Ⅲ期）直肠癌术后卡培他滨或联合奥沙利铂同步放化疗的疗效及安全性。**方法：**收集2014年1月至2016年10月我科收治纳入统计的局部进展期直肠癌根治术后患者56例，随机分为：卡培他滨+奥沙利铂同步放化疗组（研究组，30例），卡培他滨同步放化疗组（对照组，26例），两组均予盆腔放疗DT：50.4Gy。两组同步放化疗结束后行术后辅助化疗。**结果：**①两组患者的2年总生存率、2年局部复发率，2年远处转移率均无统计学差异（$P>0.05$）；②双药组同步放化疗期间1~2级急性毒性反应发生率均显著高于单药组，差异有统计学意义（$P<0.05$）。但3级毒性反应发生率无统计学意义（$P>0.05$）。两组均无4级毒性反应。两组患者因毒性反应中断或暂停同步化疗的发生率分别为19.23%和46.67%，$P<0.05$，有统计学差异，中断或暂停放疗的发生率分别为11.54%和30%，无统计学差异（$P>0.05$）；单药组在辅助化疗中的完成率较双药组高，但差异无统计学意义（$P>0.05$）。术后辅助化疗中双药组的骨髓抑制发生率较单药组高，差异有统计学意义（$P<0.05$），非血液学的不良反应发生率两组相似。**结论：**两组方案治疗局部进展期直肠

癌术后患者均有较好的疗效，但双药组未能进一步提高疗效，且1~2级毒性反应明显增加。氟尿嘧啶类药物联合放疗仍为局部进展期直肠癌术后同步放化疗的标准方案。

131. DC-CIK细胞免疫治疗对晚期胰腺癌患者临床疗效分析

宋 东 张俊萍

山西医学科学院 山西大医院

目的：评估以DC-CIK为基础的免疫治疗联合姑息及化疗治疗晚期胰腺癌临床疗效。**方法**：选取2012年2月至2016年12月就诊于山西大医院生物治疗科进行治疗的晚期胰腺癌患者，评估治疗前后患者细胞免疫功能、生活质量及生存期等，并观察DC-CIK细胞治疗的安全性。**结果**：DC-CIK联合组治疗后患者CD8$^+$、NKT细胞较治疗前细胞百分比有明显提高，与对照组相比CD3$^+$、CD8$^+$、NK、NKT细胞百分比均有提高（$P < 0.01$），具有统计学差异；患者生活质量均有不同程度提高；PFS及OS有所提高，但无统计学意义（$P > 0.01$）。**结论**：与姑息治疗和单纯化疗相比，以DC-CIK为基础的过继性细胞免疫治疗可以有效的提高晚期胰腺癌患者细胞免疫功能，改善患者的生活质量。

132. Synchronous Occurrence of Hematological Malignancy and Solid Tumor

Gui Wei   Su Liping   Guan Tao   Zhao Jin   Ma Li
Li Jing   Wang Jiangtao

Department of Hematology，Shanxi Tumor Hospital

Objectives：To evaluate the incidence and clinical characteristic of synchronous multiple primary cancer （SMPC）. **Methods**：we analyzed 16 SMPC patients retrospectively. Two tumors were found at the same time by clinical observations and several examination （symptom，physical examination，laboratory test，endoscope，and imaging study）. At last，pathological examination confirmed the diagnosis of SMPC. The type of SMPC included hematological malignancy （non-Hodgkin lymphoma 13 cases，acute myeloid leukemia 3 cases） and solid tumor （gastrointestinal 10 cases，thyroid 2 cases，skin，lung，gall bladder，and kidney 1 case each）. They underwent operation，chemotherapy，and radiotherapy. **Results**：Thirteen patients died of progressive disease. Among them，3 patients gave up treatment. The other 3 patients are receiving chemotherapy. **Conclusions**：The incidence of SMPC is rare. The clinical observations should remind us to carefully investigate the possibility of SMPC.

133. 沙利度胺联合改良 VAD 方案治疗老年多发性骨髓瘤的疗效观察

陈艳才

四川省成都市新华医院

目的：观察沙利度胺联合改良 VAD 方案治疗老年多发性骨髓瘤的疗效。**方法：**20 例老年多发性骨髓瘤患者随机平分为两组，治疗组采用沙利度胺联合改良 VAD 方案治疗，对照组采用改良 VAD 方案治疗。**结果：**两组总有效率相比，差异无统计学意义（$P > 0.05$）。对照组的不良反应发生率与治疗组无差异（$P > 0.05$）。**结论：**沙利度胺联合或单用改良 VAD 方案治疗老年多发性骨髓瘤安全有效、副作用低，大多数患者均能耐受，疗效无明显差异。

134. 经典霍奇金淋巴瘤组蛋白去乙酰化酶 11 的表达及其临床病理意义

黄仁宏[1]　胡丽娜[1]　王筱媛[1]　曹　婷[1]　乔振东[1]
闵志均[1]　余明华[1]　刘晓健[1,2]

[1]上海市浦东医院；
[2]复旦大学附属肿瘤医院

目的：探讨经典霍奇金淋巴瘤（classical Hodgkin lymphoma，cHL）组蛋白去乙酰化酶（histone deacetylases，HDACs）11 的表达及其临床病理特征和预后的关系。**方法：**应用免疫组织化学方法检测 56 例 cHL 患者肿瘤组织中 HDAC11 的表达情况，并研究其与临床病理特征和预后的关系。**结果：**全组霍奇金-李-斯（Hodgkin-Reed-Steinberg，HRS）细胞中 HDAC11 的表达 14 例阴性、28 例弱阳性和 14 例阳性，结节硬化型共 28 例，高表达率 21.4%；混合细胞型共 22 例，高表达率 27.2%。HDAC11 在 cHL 的组织 HRS 细胞中的表达和性别、年龄、分期、红细胞沉降率、大肿块和 B 症状的关系不明显，和是否有结外累犯有明显关联（$\chi^2 = 8.185$，$P = 0.011$）。56 例 cHL 患者中位无进展生存率（progression free survival，PFS）140 个月（95%CI：90.1～189.9）、总生存率（overall survival，OS）为 108 个月（95% CI：96.0～119.9）。10 年 PFS HDAC 阳性表达组（86%）大于 HDAC 弱阳性组（70%）大于 HDAC 阴性组（15%），两两比较差异有统计学意义（Log-rank 检验，$P = 0.013$）；10 年 OS 可见，HDAC 阳性表达组（100%）大于 HDAC 弱阳性组（78%）大于 HDAC 阴性组（45%），两两比较差异有统计学意义。**结论：**HDAC11 表达与 cHL 是否有结外累犯有关，与其他临床病理特征无关，HDAC11 低表达是普遍现象，HDAC11 表达增高和 PFS 和 OS 呈负相关。

135. 成人 T 淋巴母细胞淋巴瘤/白血病伴髓系表达三例并文献复习

李元吉　杜建伟　董丽华　高　雪　李钢苹　李玉富

河南省肿瘤医院

目的：探讨 T 淋巴母细胞淋巴瘤/白血病伴髓系表达的临床特征、治疗及预后，提高对该病的认识。**方法**：回顾性分析 3 例成人 T 淋巴母细胞淋巴瘤/白血病伴髓系表达患者的临床资料，并复习相关文献。**结果**：例 1，女，50 岁，因"右侧颈部淋巴结无痛性肿大伴乏力、食欲缺乏 2 个月"入院，血象高，骨髓累及，右侧颈部淋巴结活检报告：符合 T 淋巴母细胞淋巴瘤/白血病，骨髓流式细胞术报告 CD13（+）、CD33（+），染色体核型正常，相继予 BFM90、HR1'、HR2' 方案化疗，骨髓始终未完全缓解，随访 8 个月后死亡；例 2，男，56 岁，以"发现双侧颈部肿物 1 个月"入院，骨髓受累，右侧颈部淋巴结活检诊断为：T 淋巴母细胞淋巴瘤/白血病，骨髓流式细胞术报告 CD13（+），相继予 BFM90、HR1'、HR2'、HR3' 方案化疗，颈部淋巴结反复进展，骨髓不易缓解，随访半年后死亡；例 3，男，21 岁，以"发现右侧颈部、左侧腹股沟肿块 2 个月"入院，侵犯骨髓，右侧颈部淋巴结活检诊断为：T 淋巴母细胞淋巴瘤/白血病，骨髓流式细胞术报告 CD33（+），染色体核型正常，予 BFM90、方案 M、HR1'、HR2'、HR3' 方案化疗，获完全缓解，目前仍在随访中。**结论**：本组 3 例伴髓系抗原表达的成人 T 淋巴母细胞淋巴瘤/白血病患者近期疗效和预后差，需要我们在临床中引起重视，伴髓系表达是否可作为预后不良因素之一还需大样本病例资料支持。如何采取更有效的措施提高缓解率及远期生存率，值得进一步研究。

136. 18F-FDG PET-CT 与常规影像在淋巴瘤诊断分期以及治疗决策价值方面的对比研究

张玲芳　张旭霞　杨　静　邰宵辉　刘　乐　彭艳艳

甘肃省人民医院

目的：探讨 18F-FDG PET-CT 对比常规影像在淋巴瘤的诊断、分期以及治疗决策方面的价值。**方法**：查阅并收集 2011 年 1 月至 2015 年 12 月间在本院临床诊断淋巴瘤且行 PET-CT 检查的患者 135 例。纳入标准：行常规 CT 以及 18F-FDG PET-CT 检查；接受淋巴结或者肿物活检术，术后病理证实为淋巴瘤，有准确的病理分型且有完整的临床资料，活检前未行任何治疗。排除标准：未行常规 CT 检查；未行病理检查；病理检查结果为阴性；临床资料不完整。最终纳入患者 68 例，男 32，女 36 例，年龄 8～89 岁，均行常规 CT 与 18F-FDG PET-CT 检查，活检病理证实为淋巴瘤，并有准确的病理类型。**结果**：①与病理诊断结果比较PET-CT的符合率为93.7%，显著高于常规CT符合率的70.6%，$P < 0.05$。②常规CT分期结果为，Ⅰ期：19例；Ⅱ期：17例；Ⅲ期：18例；Ⅳ期：14例；行PET-CT后分期结果为，Ⅰ期：15例；Ⅱ期：13例；Ⅲ期：24例；Ⅳ期：16例。由Ⅰ期变成Ⅱ期的4例，Ⅰ期变成Ⅲ期1例，Ⅱ期变成3期的6例，Ⅱ期变成4期1例，Ⅱ期变成Ⅰ期1例；Ⅲ期变成Ⅳ期2例；Ⅳ期变成Ⅲ期1例。分期上调20.6%，下调5.9%。分期改变后，有7患者调整了治疗方案周期，占所有患者10.3%。**结论**：[18]F-FDG PET-CT较常规CT对淋巴瘤的诊断有更高的符合率，能更准确地进行分期并更好地指导治疗，尤其对于判断淋巴结、脾、肺和骨骼等部位的侵犯，PET-CT较常规CT假阳性率低而更具优势。

137. 比较高剂量甲氨蝶呤和替尼泊苷一线治疗原发中枢神经系统淋巴瘤的多中心回顾性对照研究的中期报告

仲凯励

首都医科大学附属北京世纪坛医院

目的：原发中枢神经系统淋巴瘤尽管发病率低，但长期生存率低，一线治疗仍有待探索。目前高剂量甲氨蝶呤为一线常用治疗方案，本研究的目的是比较高剂量甲氨蝶呤方案和以替尼泊苷为主的方案治疗初治原发中枢神经系统淋巴瘤的近期和远期疗效。**方法**：采用多中心、回顾性、对照研究，分析全国21个中心原发中枢神经系统淋巴瘤患者，按照一线治疗分为高剂量甲氨蝶呤组和替尼泊苷组，分析两组患者的基本情况，并比较两组的近期缓解率和远期生存率。**结果**：全组共收集病例138例，由于部分入组患者未采用MTX或VM-26药物治疗，或采用二者联合治疗，因此实际入组患者为MTX组61例，VM-26组35例。两组之间，性别、ECOG、B症状、LDH、CSF蛋白水平、颅内深部病灶等的构成比无统计学差异。两组患者的CR率MTX组高于VM26组。两组的总缓解率均在70%以上，且两组的总缓解率无明显统计学差异。随访到2017年03月，两组的2年的PFS分别为44%和34%，两组无统计学差异（$P = 0.534$）。两组的3年OS，MTX组为65.4%，VM-26组为51.7%，两者无明显差异（$P = 0.205$）。**结论**：替尼泊苷或高剂量甲氨蝶呤为主的方案治疗原发中枢神经系统弥漫大B细胞淋巴瘤，两者均为有效的治疗PCNSL的药物，总反应率和PFS、OS均无显著性差异，进一步亚组分析值得继续研究。

138. 皮疹、RS3PE综合征、淋巴结增大、VEGF增高与西达苯胺

王春红　金　鑫　李景贺　王秀丽

吉林大学第二医院

目的：明确少见疾病血管免疫母细胞性T细胞淋巴瘤的少见表现及治疗。**方法：**一名68岁男性患者初起表现为皮疹，然后出现激素治疗无效的RS3PE综合征以及淋巴结增大，VEGF增高，经多次病理活检，最后病理诊断为血管免疫母细胞性T细胞淋巴瘤。**结果：**COEP及GP方案全身化疗无效后，给予组蛋白去乙酰化酶抑制剂西达苯胺治疗，病情缓解。**结论：**VEGF增高、RS3PE综合征与淋巴瘤间存在因果关系，西达苯胺是血管免疫母细胞性T细胞淋巴瘤的合理治疗选择。

139. HIV阴性浆母细胞瘤1例并文献复习

刘　乐　李红玲　张旭霞　彭艳艳　张玲芳　杨　静　邰宵辉

甘肃省人民医院

目的：探讨浆母细胞性淋巴瘤（PBL）的病因、诊断和鉴别诊断、治疗及预后。**方法：**对我科收治的1例HIV阴性PBL患者的临床资料进行回顾性分析，并复习国内外相关文献，总结临床诊治经验。**结果：**该患者诊断明确，HIV阴性，以上腹部疼痛起病，表现弥漫性大细胞淋巴瘤的形态学特征，同时表现出典型的浆细胞表型，免疫组化示CD38、CD138阳性，CD20、CD3阴性，Ki-67+（80%～90%）。CT可见多部位（如胰腺、腹腔淋巴结）受累。CHOP、Hyper-CVAD等强化治疗方案的疗效不佳。**结论：**PBL罕见，恶性程度高，预后极差。患者对化疗药物的敏感性低，目前此病尚无标准化疗方案。

140. PD-1、PDL-1、LMP-1在HL中的表达及意义

孙秀华　杨　萍

大连医科大学附属第二医院

目的：探讨PD-1、PDL-1、LMP-1在初治HL患者中的表达情况，以及进一步探索在HL中PD-1/PD-L1途径的表达模式及其与EBV状态的关联性。**方法**：采用SP法检测PD-1、PDL-1、LMP-1蛋白在初治HL患者病理组织中的表达情况，分析其临床意义以及三者之间的相关性。**结果**：30例HL患者：肿瘤细胞中未发现PD-1蛋白表达，PD-1蛋白（微环境）阳性9例（30%）；PDL-1蛋白（肿瘤细胞）阳性26例（86.7%），PDL-1蛋白（微环境）阳性25例（83.3%）；LMP-1蛋白 阳性3例（10%）。PD-1蛋白（微环境）、PDL-1蛋白（肿瘤细胞）、PDL-1蛋白（微环境）、LMP-1蛋白表达在性别、Ann Arbor分期、风险评分组、组织学类型、有无巨大肿块、有无结外受侵上差异均没有统计学意义（$P > 0.05$）。同一组织中PD-1蛋白（微环境）、PDL-1蛋白（肿瘤细胞）、PDL-1蛋白（微环境）、LMP-1蛋白四者两两之间的表达均没有相关性。**结论**：每个PD-1、PD-L1、LMP-1的表达与所研究的临床特征均未见相关性，且同一组织中三者两两之间共表达临床相关性差，证实EBV状态尚不能预测PD-1、PD-L1的表达情况。

141. VEGF-A和LMP-1在PTCL中的表达及意义

孙秀华　肖　欣

大连医科大学附属第二医院

目的：外周T细胞淋巴瘤（peripheral T-cell lymphoma，PTCL）具有独特的生物学特征和临床病理特点，EBV感染和肿瘤微血管生成与其发病及预后可能具有一定的相关性，其中LMP-1、VEGF-A可能在此过程中扮演重要角色。本研究通过检测VEGF-A及LMP-1在PTCL中的表达，分析其与临床预后相关指标的关系，探讨VEGF-A和LMP-1在PTCL中的意义及相关性。**方法**：通过免疫组化方法检测31例患者肿瘤组织VEGF-A、LMP-1的表达，并将检查结果分别同患者年龄、性别、Ann Arbor分期、有无B症状、LDH、IPI评分及ECOG评分的相关性进行分析。**结果**：VEGF-A、LMP-1的表达与患者的性别、发病年龄、Ann Arbor分期、LDH水平、有无B症状、ECOG评分、IPI评分均无相关性（$P > 0.05$）。且VEGF-A的表达与LMP-1的表达无相关性（$P > 0.05$）。**结论**：①VEGF-A在PTCL患者中有较高的阳性表达率，高达74.2%。②LMP-1在PTCL患者中表达率达38.7%，同参考文献中报道的相仿。③VEGF-A、LMP-1的表达与患者的性别、发病年龄、Ann Arbor分期、LDH水平、有无B症状、ECOG评分、IPI评分均无相关性。④VEGF-A、LMP-1的表达无相关性。

142. 以贫血为首发症状的多发性骨髓瘤1例

陈艳才

四川省成都市新华医院

目的： 通过对1例以贫血为首发症状的多发性骨髓瘤的分析，认识多发性骨髓瘤患者的相关首发临床表现，使该类患者得到及时的诊治。**方法：** 本例患者：邓某，女，70岁，因"反复头昏1年，加重1个月"于2017年2月23日8点35分入院，入院时查体：T 36.0℃，P 72次/分，R 19次/分，BP 145/66mmHg，步入病房，面色苍白，神情合作，全身皮肤无黄染及瘀斑、瘀点，双侧颈部扪及多个0.5～1.0cm淋巴结，活动、无压痛，眼睑结膜苍白，口唇黏膜苍白，双肺呼吸音清，未闻及干湿啰音，心率72次/分，律齐，各瓣膜区未闻及病理性杂音，腹部平软，肝脾肋下未扪及，双下肢无水肿。1年前患者查血红蛋白84g/L，伴头昏，未重视，多次在门诊就诊，均以高血压病、糖尿病对症处理，此次再次因头昏到我科就诊，入院时查血常规发现患者血红蛋白偏低，查血常规：WBC 4.5×10^9/L，Hb 60g/L，PLT 73×10^9/L，Ret 0.8%。贫血三项：Fer 1067μg/L，VitB$_{12}$ 531ng/L，叶酸＞20μg/L。生化：TP 83.1g/L，ALB 34.6g/L，GLO 48.5g/L，A/G 0.71，GLU 6.63mmol/L，GFR 51ml/min，β$_2$-MG 14.10mg/L，C3 0.66g/L。凝血分析：PT-T 0.84S、PT 150.7%，INR 0.79，电解质、肿瘤标志物、输血全套、风湿三项均正常。骨髓检查：有核细胞增生活跃，骨髓小粒未见，有核细胞减少，浆细胞比例17%，其中原浆细胞占15.5%，细胞大小不一，核仁明显，红细胞呈缗钱状排列，血片中偶见幼稚粒细胞，可见有核红细胞，骨髓活检组织提示：骨髓增生较活跃，造血细胞质样分化，造血组织约占65%，脂肪组织约占35%，网状纤维染色（+），免疫分型提示：见9.46%异常免疫表型浆细胞，免疫组化提示：MPO（－），Ki-67（20%），κ（+），CD3（－），CD68（PGM1）（－），CD38（+），CD235a（－），λ（－），CD20（－），提示：浆细胞骨髓瘤，MRI提示：多个胸椎、腰椎及骶椎椎体内见片状稍长T1稍短T2信号影，多个椎体溶骨性骨质破坏区，DR：颅骨可见多个大小不等小圆形骨质破坏区，血清：游离κ-轻链Fκ-LC：3956mg/L，游离λ-轻链：8.9mg/L，Fκ/Fλ 444.49。**结果：** 结合病史、查体、实验室检查结果等，考虑患者诊断为：多发性骨髓瘤。给予VAD方案化疗1疗程后达到完全缓解，目前病情平稳。**结论：** 多发性骨髓瘤（multiple myeloma，MM）为发生于B淋巴细胞的恶性浆细胞病。好发于中老年，在考虑常见的营养性贫血时应请血液专科医生会诊，使患者得到及时的救治，患者诊断明确后，大部分患者可以通过有效治疗得到控制。

143. 200例初诊淋巴瘤患者骨髓检查结果分析– 探讨骨髓免疫病理在诊断淋巴瘤累及 骨髓受累时的意义

国 巍 刘明锁 王兴彤 李 佳 白 鸥

吉林大学第一医院

目的： 通过分析我院初诊淋巴瘤患者的骨髓检查结果，尝试探讨骨髓免疫病理对淋巴瘤诊断的临床价值。**方法：** 回顾性分析我院2015年8月至2016年8月收治的200例初诊且明确临床分期的淋巴瘤患者的治疗前骨髓检查结果资料。**结果：** ①200例患者中明确存在骨髓受累的71例（35.5%），其中于我院完善全部骨髓细胞学、组织学以及免疫组化检测的68例（占所有初诊患者34%，占骨髓受累患者95.8%）。②所有200例患者中，HL 14例（7%），骨髓受累0例（0），B–NHL 147例（73.5%），骨髓受累59例（40.1%），T–NHL 37例（18.5%），骨髓受累15例（40.5%）。未分类骨髓受累NHL 1例，混合类型淋巴瘤（胃弥漫性大B细胞型合并骨髓T细胞淋巴瘤）1例。③B–NHL中CLL与LPL骨髓受累为100%，MCL骨髓受累为75%，SLL骨髓受累为66%，MZL骨髓受累为37%，FL骨髓受累为33%，DLBCL骨髓受累为18%；T–NHL中T–LBL骨髓受累为50%，AILT骨髓受累为44%，NK/T骨髓受累为22%，ALCL骨髓受累为16%。④在我院完成检查证实骨髓受累的68例患者中，细胞学阳性45例（66.2%），组织学阳性52例（76.5%），流式细胞学阳性44例（64.7%），免疫组化阳性67例（98.5%）。其中骨髓病理免疫组化与流式细胞术的检出率有统计学差异（$P = 0.0006$）。⑤68例患者中常规骨髓细胞学以及活检均阴性患者20例，其中经骨髓免疫组化诊断骨髓受累患者19例（95%），由流式细胞术诊断1例。**结论：** 完成骨髓液细胞学、骨髓活检HE染色以及必要时加做骨髓流式细胞学以及骨髓免疫组织化学检查对于淋巴瘤骨髓侵犯的诊断相当重要。其中骨髓病理免疫组织化学法检测淋巴瘤骨髓受累的阳性率高于骨髓涂片、骨髓活检或流式细胞术。对于骨髓形态学未检出的淋巴瘤，骨髓病理免疫组织化学检测有明显优势。

144. 脂质体阿霉素治疗23例初诊侵袭性 淋巴瘤的临床分析

国 巍 张文娴 刘志何 王兴彤 李 佳 白 鸥

吉林大学第一医院

目的： 探讨脂质体阿霉素在侵袭性淋巴瘤的疗效及不良反应。**方法：** 回顾2015年1月1日至2016年3月1日我科收治的初诊侵袭性淋巴瘤180例。应用脂质体阿霉素治疗32例，临床资料完整23例。

分析此23例患者总体疗效及不良反应，并与同期30例非脂质体阿霉素方案治疗患者的疗效进行对比。初诊侵袭性淋巴瘤中老年（>65岁）患者45例（25.0%），应用脂质体阿霉素16例，临床资料完整12例，分析其与同期11例随机选择的老年且临床资料完整的应用表柔比星治疗患者的疗效与不良反应差异。**结果**：①23例应用脂质体阿霉素病例ORR 82.6%（19/23），CR 39.1%（9/23），PR 43.4%（9/23），SD 8.7%（2/23），PD 8.7%（2/23）。同期30例非脂质体阿霉素组，ORR 76.7%（23/30），CR 33.3%（10/30），PR 53.3%（16/30）。两组间性别、病理类型、分期均无统计学意义。脂质体阿霉素组年龄明显高于后者，P<0.05。②23例患者中位随访时间8个月（2~14个月），中位PFS、OS未到达。3个月PFS 91.3%，6个月PFS 56.5%。死亡4例（初治NK/T-NHL合并HLH 1例；DLBCL CNS浸润1例；难治淋巴瘤2例）。③23例患者中发生3~4级血液学毒性10例（43.5%），粒细胞减少9例，血小板减少3例。心脏毒性共7例（30.4%），其中心律失常1例（窦性心动过速伴偶发室性期前收缩）；ST-T改变6例（ST段下移，T波低平/倒置）。胃肠道反应5例。肺炎1例。④老年患者中，脂质体阿霉素组（A）12例，ORR 100%（12/12），CR 33.3%（4/12），PR 66.7%（8/12）。表柔比星组（B）11例，ORR 81.8%（9/11），CR 18.2%（2/11），PR 63.6%（7/11），SD1例，PD1例，两者对比无统计学差异，A组比B组心血管合并症多，年龄偏大，P<0.05。⑤老年患者A组3~4级血液学毒性5例（41.7%），心脏毒性4例（33.3%）[心律失常1例（8.3%），ST-T改变3例]。B组血液学毒性4例（36.4%），心脏毒性7例（63.6%）[ST-T改变伴心律失常3例，其中阵发性房颤伴有心力衰竭（LEVF明显下降）1例，偶发室早2例，心律失常3例（27.3%）（偶发房性期前收缩伴多发室性期前收缩1例，偶发房早2例），左室射血分数（LVEF%）下降1例）]。二者总体无统计学差异，但心律失常发生率A组明显少于B组（P<0.05）。**结论**：①本研究脂质体阿霉素在侵袭性淋巴瘤中的ORR、CR、PR均较高，与国内外研究结果相似。②脂质体阿霉素与同期不含脂质体阿霉素比较，疗效无明显统计学差异，前者年龄大于后者。③老年初治侵袭性淋巴瘤患者中，脂质体阿霉素与表柔比星组比较，两组疗效相当，但前者年龄偏大，心血管合并症多。④老年侵袭性淋巴瘤患者中，脂质体阿霉素组与表柔比星组相比，总体血液学毒性及心脏毒性无明显统计学意义，但是表柔比星组心律失常发生率较高。

145. 单中心84例结外NK/T细胞淋巴瘤患者临床特点及预后的回顾性分析

杨秋实

中国人民解放军第307医院

目的：探讨结外NK/T细胞淋巴瘤的临床特点、治疗方案及预后的影响因素。**方法**：回顾性分析2006年6月至2016年6月军事医学科学院附属医院淋巴瘤科收治的结外NK/T细胞淋巴瘤患者，对临床特点、疗效及预后的相关因素进行分析。**结果**：共收集到具有完整临床资料的结外NK/T细胞淋巴瘤病例84例，中位随访21（1~123）个月，5年总生存（OS）和无进展生存（PFS）分别为58.9%和52.1%。单因素分析结果显示，贫血、EBV-DNA拷贝数、LDH水平、IPI评分、ECOG评分、Annbor分期、首程缓解对NK/T细胞淋巴瘤患者的OS和PFS均具有统计学意义，而化疗方案对PFS有统计学意义。多因素分析结果显示首程缓解、LDH水平及ECOG评分对NK/T细胞淋巴瘤患者的OS和PFS

均有统计学意义。**结论**：LDH水平、ECOG评分和首程缓解是结外NK/T细胞淋巴瘤的独立预后因素。

146. 原发性乳腺弥漫大B细胞性淋巴瘤3例报告并文献复习

李亚荣

吉林大学第二医院

目的：分析探讨原发性乳腺弥漫大B细胞性淋巴瘤（primary breast diffuse large B-cell lymphoma，PB-DLBCL）的临床特点、诊断及治疗。**方法**：对我科从2015年3月至今收治的3例PB-DLBCL患者的临床资料及治疗经过进行分析，并复习文献进行讨论。**结果**：1例患者行乳腺肿块切除明确诊断，后给予R-CHOP×4+CHOP×4周期化疗，现治疗结束1年余，随访无复发。另2例近期收治，通过彩超引导下粗针穿刺活检确诊，经CHOP×4周期方案化疗，1例获得CR，1例获得非常好的PR。此2例仍在化疗中，过程顺利。**结论**：PB-DLBCL发病率低，且分散。诊断主要借助病理。临床上多采用细针穿刺细胞学检查、手术切除活检及彩超引导下粗针穿刺活检加免疫组化。彩超引导下粗针穿刺活检具有较高的诊断符合率，且减少对患者的损伤。乳腺切除术对提高PB-DLBCL患者生存率和减少复发风险无益，腋窝淋巴结切除对预后意义不大，应避免超出病理活检的手术干预。R-CHOP为其首选化疗方案。局部放疗可以作为巩固。

147. GDPT与CHOP方案治疗初治外周T细胞淋巴瘤疗效及安全性对比分析

李 玲 段文静 张 蕾 李 鑫 付晓瑞 王新华 吴晶晶
孙振昌 张旭东 常 宇 南飞飞 严家芹 李兆明 张明智

郑州大学第一附属医院

目的：外周T细胞淋巴瘤（PTCL）属于非霍奇金淋巴瘤的一种类型，其发病机制复杂，具有很强的侵袭性，预后差。目前尚未确立标准的治疗方案，常用的传统CHOP方案化疗治疗PTCL生存期短，部分患者化疗后无法得到完全缓解或是缓解后短时间内复发，5年生存率仅约为30%。因此，寻找一个能明显改善PTCL预后的化疗方案成为当务之急。既往研究显示，以吉西他滨和铂类为主的化疗方案治疗PTCL获得了令人可喜的效果。本中心结合前期研究，在国内外研究报道的基础上，探索出吉西他滨、顺铂、泼尼松、沙利度胺的联合方案（GDPT）用于PTCL的治疗。本文旨在通过前瞻性随机对照临床试验对GDPT方案与CHOP方案疗效及安全性之间进行对比，为临床治疗PTCL提供依据。**方法**：前瞻性分析自2010年7月至2016年6月我院收治经病理学确诊符合入组条件的初治PTCL

患者，随机分为GDPT组和CHOP组接受治疗，分析和比较两组的治疗效果及不良反应。GDPT组接受的化疗方案为吉西他滨800mg/m²，静脉注射，第1天、第8天；顺铂25 mg/m²，静脉注射，第1~4天；泼尼松60mg/m²，口服，第1~5天；沙利度胺200mg/d，口服至治疗结束。CHOP组接受的化疗方案为环磷酰胺750mg/m²、多柔比星50mg/m²、长春新碱1.4mg/m²（不超过2mg）均静脉注射，第1天；泼尼松60mg/m²，口服，第1~5天。每21天为一个治疗周期，共6周期，每2周期评价疗效。**结果**：随机入组的103例患者中，GDPT组52例，CHOP组51例。两组患者基线对比无统计学差异。试验组及对照组2年PFS分别为57%及35%，两组比较差异有统计学意义（P=0.0035）；2年OS分别为71%及50%，两组比较差异有统计学意义（P=0.0001）。试验组和对照组患者完全缓解率（CRR）分别为52%和33%，两组比较差异有统计学意义（P=0.044）；总有效率（ORR）分别为67%和49%，差异有统计学意义（P=0.046）。血液学毒性为各组的主要不良反应，3/4度骨髓抑制、消化道反应、肝肾毒性、心脏毒性和神经毒性两组间无统计学差异。**结论**：GDPT方案治疗PTCL与传统CHOP方案相比PFS和OS显著提升，且不良反应耐受性好，有望成为PTCL治疗的一线方案。

148. 原发睾丸淋巴瘤的临床特点及预后因素分析

李　玲　　张芳文　　王冠男　　张　蕾　李　鑫

段文静　　李文才　　张明智*

郑州大学第一附属医院

目的：探讨原发睾丸淋巴瘤（PTL）患者的临床特点和生存影响因素。**方法**：回顾性分析2001年9月至2014年7月郑州大学第一附属医院及地区医院收治的28例PTL患者的临床资料，采用SPSS 19.0统计软件处理数据。以Kaplan-Meier法绘制生存曲线，Log-rank检验进行单因素分析，采用COX回归模型多因素分析评估独立的预后因素。**结果**：经2~8周期化疗和（或）放疗后，其中死亡8例，完全缓解9例（32.14%），部分缓解8例（28.57%），疾病进展3例（10.71%）。客观缓解率60.71%（17/28），无疾病进展期12.4个月，总生存期35.1个月，中位随访时间35（6~90）个月。COX回归分析结果显示B症状、病理类型和结外受侵个数是PTL预后的独立影响因素（β=2.122，2.269，1.971；HR=8.346，9.668，7.175；95%CI=1.159~60.088，1.526~61.230，1.170~44.007）。**结论**：原发睾丸淋巴瘤是一种恶性程度很高的淋巴瘤，应采取综合性治疗方法，预防性鞘内注射和对侧睾丸预防性放疗有助于减少复发，但有待于进一步研究。B症状、病理类型和结外受侵个数是PTL预后的独立影响因素。

149. 乳腺癌健康教育联合乳腺癌筛查可有效地提高乳腺癌的早期诊断率

吐尔逊江·艾力[1]　地力下·司马义[2]　曹国磊[1]　马荣辉[1]
唐　乐[1]　刘熠雯[1]　佟玉珊[1]

[1]新疆医科大学附属肿瘤医院；[2]新疆医科大学教育部重点实验室

目的：了解新疆不同民族之间对乳腺癌健康教育知识的知晓情况是否存在差异。**方法**：对新疆医科大学第一附属医院和新疆医科大学附属肿瘤医院600例住院患者和家属进行问卷调查。**结果**：不同民族之间乳腺癌健康教育知识知晓情况无差异，受教育程度越高健康教育知晓情况越高；有工作的妇女的乳腺癌健康教育知晓情况要高于没工作的妇女，城市妇女高于农村妇女；家庭年收入越高，知晓情况越高。**结论**：乳腺癌健康教育联合乳腺癌筛查技术在发展中国家和欠发达地区是一个廉价而且有效的乳腺癌预防手段。

150. 紫杉醇血药浓度监测在乳腺癌新辅助治疗中的临床应用

武　渊　沈　波　张　琰　彭　伟　张莉莉　胡赛男　冯继锋

江苏省肿瘤医院

目的：通过对紫杉醇血药浓度进行监测，研究接受紫杉醇化疗的中国乳腺癌人群中紫杉醇在药理学参数上的个体差异，并分析紫杉醇的药理学参数$T_c > 0.05$与毒性和疗效相关性。**方法**：入组2015年7月至2016年6月江苏省肿瘤医院收治的80例乳腺癌患者，给予紫杉醇为基础的新辅助治疗方案，每3~4周为一周期，接受2~6周期化疗。在紫杉醇滴注开始后24±6小时（h）采集外周血样本，进行紫杉醇血药浓度检测，以及药代动力学参数$T_c > 0.05$的计算，根据计算结果分析不同个体间的差异性；并按照$T_c > 0.05$将人群分为三组：大于35h组（大于治疗窗），26~35h组（治疗窗），小于26h组（小于治疗窗），统计分析不同组别间骨髓抑制发生率及临床治疗疗效的差异，从而探讨$T_c > 0.05$与毒性和疗效的相关性。**结果**：紫杉醇药理学参数$T_c > 0.05$在不同个体间的差异很大，平均值为27.35 h，变异系数（CV）为27.12%。46%（37例）的患者$T_c > 0.05$在治疗窗（26~35h）内，14%（11例）的患者$T_c > 0.05$大于治疗窗，40%（32例）的患者低于治疗窗。3~4级骨髓抑制和4级骨髓抑制在低于治疗窗的患者中发生率为25%和3.12%，在治疗窗范围内为43.24%和10.81%，大于治疗窗的发生率为72.73%和45.45%，P值为0.0123，具有统计学差异。缓解率和临床获益率在大于35h组为36.36%和100%，26~35h组为27.03%和94.59%，小于26h组为21.88%和68.75%，*P*值为0.0435，也具有明显的对比差异。**结论：**紫杉醇药代动力学参数$T_c > 0.05$与治疗毒性以及疗效有密切的联系，按照药理学参数来优化乳腺癌患者的新辅助化疗药物剂量，能够提高紫杉醇用药的安全性和有效性。

151. ZKSCAN3在乳腺癌组织中的表达及其临床意义

池艳艳 王 峰 张亚娜 单争争 丁显飞 吴少璇 樊青霞

郑州大学第一附属医院

目的：探讨ZKSCAN3（zinc finger with KRAB and SCAN domains 3）在乳腺癌组织中的表达及临床意义。**方法：**应用免疫组织化学（immunohistochemistry，IHC）的方法检测120例乳腺癌组织及60例癌旁正常乳腺组织中ZKSCAN3蛋白的表达水平，分析其与临床病理学参数之间的相关性，及其表达水平与患者总生存率之间的关系。为进一步验证，应用实时荧光定量PCR（quantitative real-time PCR，qRT-PCR）技术检测并比较34例乳腺癌组织及34例癌旁正常乳腺组织中ZKSCAN3 mRNA的表达水平。Western Blot技术检测并比较20例乳腺癌组织及20例癌旁正常乳腺组织中ZKSCAN3蛋白的表达水平。**结果：**IHC结果发现，乳腺癌组织中ZKSCAN3蛋白的阳性表达率（74%）（89/120）高于癌旁正常乳腺组织（37%）（22/60）（$P < 0.001$）。Western blot及qRT-PCR结果发现，与癌旁正常乳腺组织相比，ZKSCAN3在乳腺癌组织中的蛋白表达水平以及RNA的水平显著升高（P均< 0.05）。ZKSCAN3蛋白的表达与乳腺癌患者年龄无关（$P > 0.05$），但与乳腺癌患者肿块大小、淋巴结转移、分化程度、肿瘤分期相关（P均< 0.05）。生存分析结果显示，ZKSCAN3表达阳性患者的总生存率明显低于阴性患者（$P = 0.040$）。**结论：**ZKSCAN3与乳腺癌的发生、进展及转移相关，是乳腺癌的促癌基因。

152. 乳腺癌患者血小板计数与临床病理特征及预后的关系

荀 培

北京市大兴区人民医院

目的：研究血小板（PLT）与乳腺癌患者病理特征及预后的关系，探寻乳腺癌预后评价的敏感性指标。**方法：**回顾性分析1995年1月至2005年12月初诊的498例乳腺癌患者的临床资料，治疗前检测患者PLT，根据患者PLT高低分成A组（PLT$< 150 \times 10^9$/L）、B组［PLT为（$150 \sim 250$）$\times 10^9$/L］、C组（$> 250 \times 10^9$/L）三组，对PLT与患者病理特征进行相关性分析；采用Kaplan-Meier法及COX风险比例模型对PLT对生存期的影响进行单因素分析及多因素分析。**结果：**PLT计数与患者临床分期及

T、N、M状态之间存在正相关（Pearson系数＞0，$P < 0.05$），PLT计数与生存期存在负相关（Pearson系数＝—0.583，$P < 0.05$）；COX风险比例模型多因素分析显示PLT为影响患者生存期的独立因素（OR＝2.256，$P < 0.05$）。

153. 鼻咽癌螺旋断层放疗与常规调强放疗剂量学及对唾液腺保护的分析

王孔成　李双双　刘　娟　高山宝　闫　婧

南京大学医学院附属鼓楼医院肿瘤中心暨南京大学临床肿瘤研究所

目的：比较鼻咽癌在螺旋断层放疗（helical tomotherapy，HT）与常规调强放疗（intensity modulated radiotherapy，IMRT）两种治疗计划中适形度指数（CI）、均匀性指数（HI）及唾液腺的剂量。**方法：**收集2015年至2016年在我中心行放疗的31例鼻咽癌病例，将定位数据及靶区勾画信息分别传输至Tomotherapy TPS工作站及Elekta Pinnacle TPS工作站进行调强计划设计，通过适形度指数、均匀性指数及唾液腺平均剂量、腮腺D50等指标比较两个治疗计划。**结果：**螺旋断层放疗计划与常规7野调强放疗计划比较，适形度指数（$P < 0.001$）与均匀性指数（$P < 0.001$）均有明显优势。腮腺的受照射剂量在常规调强放疗计划中更有优势（R-parotid：$P = 0.01$，L-parotid：$P = 0.001$）。腮腺D50在两组放疗计划无明显差异（R-parotid：P = 0.671，L-parotid：$P = 0.156$）。螺旋断层放疗计划中颌下腺的平均剂量明显降低（R-Submandibular gland：$P = 0.007$，L-Submandibular gland：$P = 0.007$）。**结论：**两组放疗计划均能满足临床要求，相较于传统调强放疗计划，螺旋断层放疗在鼻咽癌治疗中有更好的靶区剂量覆盖，剂量均匀性。在唾液腺保护上，螺旋断层放疗在腮腺上没有优势，但在颌下腺优势明显。

154. PD-L1与P16在口腔及口咽鳞状细胞癌中的表达及临床意义

张　弦　刘　月　孙秀华

大连医科大学附属第二医院

目的：分析其PD-L1和P16在口咽及口腔鳞状细胞癌组织中的表达与临床病理特征之间的联系，探讨临床意义。**方法：**收集大连医科大学附属第二医院2012年2月至2016年3月间口咽及口腔鳞状细胞癌患者39例，均经过手术切除治疗，通过免疫组化方法检测P16和PD-L1在口咽及口腔鳞状细胞癌中的表达情况，统计分析其与多临床病理特征之间的关系。**结果：**在39例口咽及口腔鳞状细胞癌的患者中，74.4%的患者PD-L1呈阳性表达，59.0%的患者P16呈阳性表达。PD-L1在P16表达阳性及阴性的患者中的表达率分别为91.3%和50.0%，两组间差异具有统计学意义（$P < 0.05$）。PD-L1的表达与淋巴结转移情况显著相关，与患者的年龄、性别、吸烟、饮酒、T分期、AJCC分期、分化程度、原发肿瘤部位、治疗方案均无统计学差异（$P > 0.05$）。**结论**：PD-L1在口咽及口腔鳞状细胞癌中的表达与HPV的感染状态相关。HPV阳性的患者中PD-L1表达显著高于HPV阴性的患者。

155. 较长期生存的胶质母细胞瘤患者的特点

欧阳辉　李志勇　陆云涛　漆松涛

南方医科大学南方医院

目的：胶质母细胞瘤约占所有胶质瘤的50%，以往GBM中位生存期很少超过1年，Stupp报告5年生存率为9.8%，但确也有极少数病例经治疗得以较长期存活（大于5年），本文报道10例较长期存活的GBM患者，并探讨其特点，以求总结经验，找出一些共性。**方法**：通过回顾总结（查找病历）并随访（患者复诊、电话、信件联系）我院近13年（2005～2017年）经我科治疗的（有手术及病理证实）GBM患者，发现了一些较长时间（大于5年）和较高质量生存的病例，其中有的患者出乎意料的健康，现就其资料较完整者10例予以总结。此10例中最长生存者已超过10年，大部分患者尚能正常生活。**结果**：这些病例具有以下特点：①均经过了积极规范化手术，大部分是进行最大范围安全切除肿瘤，有的是激进型扩大切除，复发后能手术者也同样如此；②大部分病例经过（7/10）足量放疗，其中3例由于第一次放疗不正规或剂量不够，对复发的肿瘤进行了X刀或伽马刀治疗；③2例经过ACNU（宁得朗）化疗，5例曾服用替莫唑胺化疗，3例未行化疗；④肿瘤部位：额叶4例、颞叶3例、小脑2例、松果体区1例；⑤年龄相对较轻（发病时均小于50岁）；⑥患者及其家属治疗愿望迫切，求生欲望强烈，家庭经济情况良好；⑦3例经补做基因检测，IDH均为突变型。**结论**：胶质母细胞瘤患者虽然总体预后仍差，但确有少数病例经积极治疗能长期较高质量存活。我们觉得对于较年轻的患者，尤其是当肿瘤位于前额叶、前颞叶及单侧小脑部位时，首先要采取较激进的手术（脑叶切除），其次尽可能采用放疗、化疗等个体化综合治疗。在目前情况下，要尽可能进行分子检测。再者应使患者（尤其是IDH突变型）树立信心和不放弃强烈的生存愿望，坚持积极治疗，这样确有可能为部分GBM患者带来较长期的生存和较好预后的机会。

156. 手术切除程度仍是GBM患者生存预后的最重要因素

欧阳辉　李志勇　陆云涛　俞　磊　漆松涛

南方医科大学南方医院

目的：探讨影响脑胶质母细胞瘤（GBM）患者生存预后的诸多因素及不同切除程度对GBM患者

预后总生存（OS）的影响，辅证最大范围安全切除的重要性。**方法**：回顾分析2010～2016年于我院行手术治疗的新诊断GBM患者325例，对性别、年龄、术前KPS、肿瘤体积、部位、是否位于优势半球、切除程度、是否接受同步放化疗、免疫组化结果、是否再次手术等各因素进行生存分析及COX风险模型分析。并依据患者术前、术后磁共振图像（T1/T2/FLAIR成像及增强扫描），将切除程度分为4型：Ⅰ型切除：指将MRI图像上T1增强、T2/FLAIR异常信号区域全切除；Ⅱ型切除：指将MR图像上T1增强信号区全切除，而T2/FLAIR信号异常区部分保留；Ⅲ型切除：指仅将MR图像上T1增强信号全切除，而保留T1增强区外的T2/FLAIR异常信号区；Ⅳ型切除：指MR上T1增强信号区域仍有明显残存。分析患者的生存情况，生存时间（OS）定义为从患者初次手术开始直至因GBM进展导致恶性颅高压所致死亡为终点。用Kaplan-Meier法进行单因素分析，用COX风险分析法统计各型手术患者OS的差异。**结果**：238例患者中男177例，女148例，年龄12～86岁，其中位于非功能区（前额、颞、枕叶、小脑半球）GBM共212例，累及功能区（如脑干、丘脑、鞍区、松果体区、语言区、运动区等）GBM共113例。单因素分析显示：年龄、术前KPS、肿瘤部位、切除程度、是否同步放化疗等均是患者预后因素，但手术切除程度是对患者总生存时间最明显的影响因素（$P < 0.001$），生存时间：Ⅰ型切除 > Ⅱ型切除、Ⅲ型切除 > Ⅳ型切除，激进手术组患者生存期比较保守手术组患者明显延长。**结论**：GBM患者生存预后有多项影响因素，但手术切除程度是最重要的因素，主要由神经外科医生控制的因素。对GBM患者的手术，在预估患者术后KPS评分 > 70时，应尽量行扩大切除，才能使患者获得较长的生存期。

157. 新型组蛋白去乙酰化酶抑制剂Fa
对Jurkat细胞的抗肿瘤机制研究

宋觉敏

山西医科大学

目的：探讨新型组蛋白去乙酰化酶抑制剂Fa的抗肿瘤活性作用及其抑制人T细胞淋巴瘤细胞的增殖机制。**方法**：通过CCK-8法检测不同浓度Fa对Jurkat细胞的增殖抑制作用；流式细胞术观察Fa对Jurkat细胞作用后诱导细胞周期阻滞的作用；Western blot测定Fa对Jurkat细胞中cyclin D、CDK4、p21cip/WAF的蛋白表达影响；RT-PCR测定Fa对Jurkat细胞中HDAC1、HDAC2、HDAC3、p300及PCAF基因的表达影响。**结果**：CCK-8检测结果显示，以正常细胞作对照，不同浓度Fa作用Jurkat细胞24h、48h、72h后，细胞增殖抑制半数的药物浓度（IC50）分别是（88.72±0.13）μm、（25.45±0.03）μm、（12.21±0.07）μm，作用72h时，细胞生长活力百分比由（95.6±2.57）%减少至（11.4±1.41）%，并且呈浓度和时间依赖性；流式细胞术分析结果显示不同浓度Fa作用Jurkat细胞72h后可以产生G_0/G_1期细胞周期阻滞，并且呈浓度依赖性。25μm Fa作用时，随着时间延长，处于G_0/G_1期细胞百分比由（42.54±2.11）%增加至（61.42±0.59）%；Fa药物可以使cyclin D、CDK4蛋白表达下调，使p21cip/WAF蛋白表达水平上调；Fa药物能够有效抑制HDAC1、HDAC2、HDAC3的活性，并且可以下调具有致癌作用的p300及PCAF的表达。**结论**：Fa对T细胞淋巴瘤细胞株具有一定的抗肿瘤活性，其机制与诱导细胞周期阻滞及上调抑癌基因p21cip/WAF表达有关。

158. Spatial Concordance of Tumor Proliferation and Accelerated Repopulation from Pathologic Images to 18F–FLT PET Images: A Basic Study Guided for PET-based Radiotherapy Dose Painting

Li Chengming   Zhang Xiaoli   Huang Yong   Gao Yongsheng
Sun Xindong   Yu Jinming   Meng Xue

Shandong Cancer Hospital Affiliated to Shandong University

Purposes: PET imaging with ^{18}F–fluorothymidine (^{18}F–FLT) can potentially be used to identify tumor subvolumes for selecting dose escalation in radiation therapy. The aim of this study was to monitor tumor cell proliferation and repopulation during fractionated radiotherapy and investigate the spatial concordance of tumor cell proliferation and repopulation with ^{18}F–FLT tracer uptake. **Methods:** Mice bearing A549 xenograft tumors were assigned to 5 different irradiated groups (3f/6d, 6f/12d, 9f/18d, 12f/24d and 18f/36d) with 2 Gy/fractions and non–irradiated group. Serial ^{18}F–FLT micro PET scans were performed at different time points, the maximum of standard uptake value (SUVmax) were measured to detect the feasible time of tumor repopulation during irradiation. Ex vivo images of the spatial pattern of intratumor ^{18}F–FLT uptake and Ki–67 labeling index (LI) were obtained from thin tumor tissue sections. A layer–by–layer comparison between SUVmax and Ki–67 LI results, including the thresholds at which maximum overlap occurred between FLT–segmented areas and areas of active cell proliferation, were conducted to evaluate the spatial imaging pathology correlation. **Results:** The SUVmax were observed decreases in the 3f/6d group ($P=0.000$), compared to these for non–irradiated tumors. However, it was significantly increased in the 6f/12d later, and then gradually reduced with treatment time prolonged again after 6f/12d group. Proliferation changes on pathology imaging at 6f/12d were also confirmed. Significant correlations were found between the SUVmax and Ki–67 LI of all ROIs in each in vitro tumor of cell proliferation group (Ps < 0.001). Similar results were also found in each tumor of accelerated repopulation group (Ps < 0.001). Furthermore, both of the mean ORRs were more than 50% in all layer of the tumor cell proliferation and accelerated groups. Regions of high–intensity ^{18}F–FLT uptake in the autoradiographs exhibited prominent staining for Ki–67. **Conclusions:** ^{18}F–FLT PET may be a promising imaging surrogate of tumor proliferative response to fractionated radiotherapy and might help make adaptive radiation oncology treatment plan.

159. Rocaglamide在小鼠种植瘤模型体内实验中可克服多发性骨髓瘤和急性T细胞白血病对TRAIL的耐药

吴　垠　陈文明

首都医科大学附属北京朝阳医院

目的：探讨肿瘤坏死因子相关凋亡诱导配体（TRAIL）治疗多发性骨髓瘤（MM）耐药的机制，明确天然化合物环戊烷苯并呋喃酮（Rocaglamide，Roc）与人环化变构的TRAIL（CPT）联合应用是否可克服MM及急性T细胞白血病（T-ALL）对TRAIL的耐药。**方法：**用不同浓度的CPT处理MM细胞系后进行凋亡细胞检测。根据凋亡情况筛选出耐CPT的MM细胞系和敏感的细胞系。Western Bolt法检敏感细胞及耐药细胞凋亡相关蛋白表达差异，流式细胞仪检测细胞表面死亡受体的表达情况初步提出MM细胞耐药机制。敲除耐药蛋白基因后再次应用CPT处理细胞观察细胞凋亡率的变化以验证之前的推论。选用已知的可抑制该耐药蛋白表达的药物Roc与CPT联合应用处理耐药细胞系观察细胞凋亡率变化，再次验证推论。体内实验中给免疫缺陷小鼠皮下注射耐药细胞系或T-ALL细胞系，待肉眼可见肿瘤后将小鼠随机分组。小鼠接受Roc、CPT或CPT与Roc联合应用观察肿瘤消失情况。检测初治MM患者骨髓原代细胞耐药蛋白的表达情况进一步验证推论。**结果：**①U266MM细胞系为耐CPT治疗的细胞系，L363为敏感细胞系。②与L363相比U266细胞细胞内凋亡蛋白-8（FLICE）抑制蛋白（c-FLIP）的表达显著增高。敲除U266细胞的c-FLIP可显著增加细胞对CPT的敏感性。③联合应用CPT与Roc处理U266细胞，细胞的凋亡率明显高于CPT单药。④体内实验中Roc与CPT联合用药组肿瘤体积明显缩小（$P=0.005$）。⑤7例初治MM患者原代浆细胞中的5例（71%的患者）c-FLIP蛋白表达水平与U266细胞相同或更高。**结论：**我们研究证实大多数MM患者c-FLIP表达增加，C-FLIP表达增加是MM对TRAIL耐药的原因。Rocs不论在体外还是在体内都可通过抑制c-FLIP的表达增加TRAIL诱导的MM和T-ALL细胞的凋亡，克服MM和T-ALL对TRAIL的耐药。我们的研究提出了用Rocs作为TRAIL的佐药来治疗血液系统肿瘤的可能性。

160. 奥希替尼联合抗血管生成靶向药对人源肺腺癌细胞抑制作用的实验研究

刘　洋　熊志成　孙　鑫　马洁韬　孙　丽
张树玲　孙　婧　张晓诺　韩琤波

中国医科大学附属盛京医院滑翔分院

目的： 本研究通过体外细胞学实验初步探究奥希替尼联合两种不同机制的抗血管靶向治疗药物（贝伐珠单抗或阿帕替尼）治疗表皮生长因子受体（EGFR）敏感突变和T790M耐药突变两种细胞的抗肿瘤活性及其作用机制，为后续开展联合治疗的体内动物实验和临床试验提供理论依据。**方法：** 培养人源肺腺癌细胞PC-9（E19 del）和H1975（E21 L858R/T790M），CCK-8法检测奥希替尼及抗血管靶向治疗药物（贝伐珠单抗或阿帕替尼）单药或联合处理肺腺癌细胞48h后的抑瘤率；蛋白质印迹法检测EGFR及其下游AKT和ERK信号通路蛋白表达情况。所有数据采用均数±标准差表示，应用SPSS 19.0软件进行统计分析，T-test检验组内组间差异，$P < 0.05$为差异具有统计学意义。**结果：** PC-9和H1975肺腺癌细胞对奥希替尼敏感且呈剂量依赖性。奥希替尼联合抗血管生成靶向药物（贝伐珠单抗，阿帕替尼）较同等浓度的单药奥希替尼可增加对PC-9和H1975细胞株的抑瘤率，$P < 0.05$。低浓度奥希替尼联合高浓度阿帕替尼（1000nmol/L）的抑制作用与高浓度奥希替尼相当，$P > 0.05$。随着联合的阿帕替尼浓度的升高，对PC-9和H1975细胞抑瘤率也有一定程度的提高，$P < 0.05$。不同处理因素对PC-9细胞的抑制率均高于对H1975细胞，$P < 0.01$。随着奥希替尼浓度的上升，p-EGFR、p-AKT、p-ERK磷酸化蛋白表达逐渐降低。**结论：** 奥希替尼联合贝伐珠单抗或阿帕替尼会进一步增强对EGFR敏感突变或T790M突变肺腺癌细胞的杀伤作用。奥希替尼与阿帕替尼联合使用具有很强的抑瘤活性，具有很好的应用前景。奥希A替尼单药或与抗血管形成药联合作用可能是进一步下调EGFR及其下游AKT和ERK信号通路的激活。

161. 人参皂苷Rg3对人胃癌细胞株SNU-601中TGF-β1诱导的上皮间质转换调节作用的探讨

赵莲君　吕　青　徐秋萍　邵　洁　苏　舒　孟凡岩
魏　嘉　钱晓萍　刘宝瑞　邹征云

南京大学医学院附属鼓楼医院肿瘤中心暨南京大学临床肿瘤研究所

目的： 探讨在人胃癌细胞株SNU-601中，人参皂苷Rg3对TGF-β1诱导的上皮间质转换的调节作用。**方法：** 第一部分实验，收集南京鼓楼医院普外科2014年3月至9月收治入院的诊断为胃癌的初治患者外周血共99例，使用Luminex® xMAP液相芯片技术，检测99名患者血浆TGF-β1水平。EpiData 3.0软件统计患者的性别、年龄、临床病理特点。SPASS 20.0软件分析胃癌患者血浆TGF-β1细胞因子水平与临床病理指标的相关性。第二部分实验，体外培养人胃癌细胞株SNU-601，经不同浓度人参皂苷Rg3和（或）TGF-β1处理后，倒置显微镜观察细胞形态学改变，MTT法检测细胞相对增值率，划痕实验和transwell侵袭实验评估细胞的迁移和侵袭能力，Western Blot分析细胞上皮及间质标记蛋白的表达。**结果：**胃癌患者血浆TGF-β1的水平与脉管是否有癌栓、神经是否癌侵犯、临床分期、T分期、N分期相关，与肿瘤组织学类型、分化程度和肿块大小均无关。通过倒置显微镜观察发现，空白对照组细胞呈多边形，细胞之间连接较为紧密，呈不典型上皮细胞形态。而经TGF-β1刺激后，细胞形态明显拉长，连接变疏松，呈间质细胞形态。加入人参皂苷Rg3后，细胞形态又向上皮形态转化。MTT实验发现，TGF-β1促进胃癌细胞SNU601的增殖，而单药人参皂苷Rg3或在TGF-β1基础上加入人参皂苷Rg3均能抑制SNU601细胞的增殖。划痕实验和transwell侵袭实验表明，TGF-β1能诱导SNU601细胞的迁移和侵袭能力增强，在单用人参皂苷Rg3或在TGF-β1基础上加入人参皂苷Rg3后均能抑制SNU601细胞的迁移和侵袭能力。Western Blot结果显示，TGF-β1可以下调SNU-601细胞株上皮标记蛋白E-Cadherin的表达，上调间质标记蛋白Vimentin的表达。而单用人参皂苷Rg3或在TGF-β1及人参皂苷Rg3的共同刺激下，这一现象会被逆转，E-Cadherin的表达升高，Vimentin的表达下降。**结论：**胃癌患者血浆TGF-β1的水平与脉管是否有癌栓、神经是否癌侵犯、临床分期、T分期、N分期相关，与胃癌的发生发展关系较为密切，可以作为一个潜在的生物免疫治疗靶点。人参皂苷Rg3能够改善TGF-β1诱导的细胞表型的改变，抑制TGF-β1诱导的细胞增殖能力的增加，降低TGF-β1诱导的细胞迁移和侵袭能力的增强，逆转TGF-β1诱导的上皮标志物向间质标志物的转化。人参皂苷Rg3在人胃癌细胞株SNU-601中能够抑制TGF-β1诱导的EMT现象，具有一定的应用前景。

162. 阿糖胞苷抑制NOD/SCID小鼠U87胶质瘤模型生长及其可能的机制研究

赵凯红　张　灿　钟晓松　李文斌

首都医科大学附属北京世纪坛医院

目的：探讨阿糖胞苷对NOD/SCID小鼠U87胶质瘤模型的抑瘤作用及其可能的机制。**方法：**建立NOD/SCID小鼠U87胶质瘤模型，随机分为两组，对照组予以磷酸缓冲盐溶液（phosphate buffer saline，PBS）安慰剂治疗，治疗组予以阿糖胞苷注射液腹腔注射治疗。观察阿糖胞苷对U87荷瘤小鼠精神状态、体重及肿瘤体积的影响；免疫组化法检测肿瘤细胞增殖相关标志物Ki-67以及磷酸化蛋白激酶B（phosphorylase protein kinase B，p-Akt）的表达。应用SPSS 20对各组数据进行统计学分析。**结果：**阿糖胞苷显著抑制U87荷瘤小鼠肿瘤的生长（$P < 0.01$），且耐受性良好；阿糖胞苷能下调Ki-67及p-Akt蛋白的表达。**结论：**阿糖胞苷能够抑制U87荷瘤小鼠肿瘤细胞的生长，其机制可能与下调Ki-67及p-Akt蛋白的表达进而抑制肿瘤生长有关。

163. 宫颈癌相关成纤维细胞诱导HMGB1表达并促进Siha细胞增殖与转移

李 盼 蔡红兵 关 媛 虞 菲

武汉大学中南医院

目的：明确肿瘤相关成纤维细胞对宫颈癌细胞株中HMGB1表达及外释放水平的影响，探讨HMGB1在肿瘤相关成纤维细胞对Siha细胞增殖与转移能力影响中的具体作用及其机制。**方法**：体外建立宫颈癌相关成纤维细胞（CCAFs）和正常成纤维细胞（CNFs）原代细胞，运用免疫荧光检测所得细胞纯度。随后分别运用ELISA、qRT-PCR和WB对Siha细胞、CCAFs、CNFs及Siha与CCAFs共培养组、Siha与CNFs共培养组中的HMGB1水平进行了检测。使用正丁酸钠（NaB）抑制了HMGB1的功能后，我们分别使用CCK-8试验和Transwell小室迁移侵袭试验以明确HMGB1对Siha细胞生长增殖及侵袭转移能力的影响。随后，我们使用shRNA干扰Siha细胞中HMGB1的表达，并对Siha细胞中HMGB1和CXCL12表达水平进行了检测。最终为了证实HMGB1对肿瘤细胞生长增殖和侵袭迁移的影响是否通过CXCL12/CXCR4轴起作用，本实验分别用CXCL12中和抗体（$1\mu g/ml$）及CXCR4抑制剂AMD3100（$1\mu m$）阻断CCAFs共培养组的Siha细胞中CXCL12/CXCR4通路的作用，并使用CCK-8法和Transwell小室检测Siha细胞增殖及侵袭迁移能力。**结果**：免疫荧光结果显示波形蛋白（Vimentin）染色胞质与胞核染色呈一一对应，角蛋白19（CK19）表达均为阴性。ELISA试验结果显示与Siha细胞共培养的CCAFs组条件培养基中HMGB1水平（$66.49\pm6.37ng/ml$）显著高于与Siha细胞共培养的CNFs组（$30.39\pm1.03ng/ml$），两组之间差异有统计学意义（$P<0.01$）。实时荧光定量PCR及WB结果均显示，对CNFs和空白对照组相比，CCAFs共培养组Siha细胞中的HMGB1表达水平明显高于CNFs组（$P<0.05$）。在CCAFs共培养组加入适宜浓度的NaB后，Siha的增殖和侵袭迁移能力均明显降低，与对照组相比有明显差异存在（$P<0.05$）。转染HMGB1的shRNA质粒后，实时荧光定量PCR与WB均显示CXCL12的相对表达量也随HMGB1表达水平的降低而下降。加入CXCL12中性抗体及AMD3100后，各组细胞的增殖能力均下降。其中CCAFs共培养组与对照组（0.58 ± 0.11）相比，Siha细胞的增殖能力明显减弱（0.41 ± 0.06），差异具有统计学意义（$P<0.05$）。Transwell小室结果显示，CCAFs共培养组加入CXCL12中和抗体及AMD3100后其侵袭迁移能力明显下降（$P<0.01$），而同时加入NaB的共培养组Siha细胞的侵袭迁移能力未见明显变化。**结论**：本研究表明CCAFs能够上调宫颈癌细胞株Siha细胞中HMGB1的表达水平并促进其外释放，过表达的HMGB1可通过CXCL12/CXCR4轴促进Siha细胞的生长增殖及侵袭迁移。HMGB1可能为CXCL12/CXCR4轴诱导肿瘤细胞生长增殖和侵袭转移的上游作用因子，为宫颈癌靶向治疗和了解CAFs对肿瘤侵袭转移的影响提供了新的思路。

164. Co-targeting Aurora Kinase A and Bcl-2 Synergistically Inhibits the Viability in Double-Hit Lymphoma Cells

孔令喆 宋 拯 李兰芳 邱立华 周世勇 钱正子
刘贤明 孟 斌 任秀宝 傅 凯 王先火 张会来

天津医科大学附属肿瘤医院

Aims: Double-hit lymphoma is rare high-grade B-cell lymphoma characterized by MYC and Bcl-2 or Bcl-6 gene translocations, and its treatment remains challenge. The purpose of this study was to detect the cytotoxic effects of a novel Aurora kinase A inhibitor (ALS) and Bcl-2 inhibitor (ABT-199) on DHL cells. **Methods:** Cell proliferation was assessed using MTS assay. Cell cycle and apoptosis were detected by flow cytometry. The expression of apoptosis-related protein and drug-targeted protein were detected by Western blot. **Results:** ALS and ABT-199 showed a modest antitumor activity on DHL cells. But combined treatment revealed stronger antitumor activity and synergistically suppressed DHL cell proliferation. Combination treatment arrested cell cycle in G_2/M phase and significantly increased the number of apoptotic cells. Combined treatment promoted the expression of cleaved caspase-3 and PARP and inhibited the expression of MYC in DOHH2 cells, but not Bcl-2, suggesting that combined treatment did not directly inhibit the Bcl-2 expression. Furthermore, combined treatment could synergistically inhibit the expression of Aurora kinase A phosphorylation. **Conclusions:** Combination between ALS and ABT-199 synergistically inhibited the viability in DHL cells. Our findings suggested that the combined treatment between Aurora kinase inhibitor and Bcl-2 inhibitor was one of potentially therapeutic strategies for DHL lymphoma.

165. Combined Antitumor Effects of BGB-3111, A Selective Second- Generation BTK Inhibitor, with Bortezomib in Mantle Cell Lymphoma Cells

贾晓辉 宋 拯 李兰芳 邱立华 周世勇 钱正子 刘贤明
孟 斌 任秀宝 傅 凯 王先火 张会来

天津医科大学附属肿瘤医院

Aims: Ibrutinib inhibits BTK by irreversibly and non-specifically binding to Cys-481, which also inhibits several other enzymes including BRK，HCK，FGR，CSK，Bmx，EGFR. BGB-3111，a second-generation BTK inhibitor，is designed to more specifically target BTK. Our aims are to investigate the effects of BGB-3111 and combination with Bortezomib（BTZ）on MCL cells. **Methods**：The expression of BTK was first assessed in MCL cases. The cytotoxicity of alone and combination was evaluated using MTS. The effects of apoptosis and cell-cycle were detected using flow cytometry. The key proteins expression of NF-κB and apoptosis signaling pathways were quantified western blot. **Results**：The expression of BTK is very strong in MCL cases. BGB-3111 inhibited cell proliferation，however，combination treatment ascended the action，suggesting that there was a synergistic effect on MCL cells. BTK combinated with BTZ synergistically blocked cell G0/G1 phase arrest. And combination treatment also synergistically augmented cell apoptosis and inhibited the key proteins expression of apoptosis signaling pathways including PARP，Caspase-3 and Bcl-2. And it also significantly suppressed the key proteins expression of NF-κB signaling pathways including IκBα and P65 phosphorylations. BGB-3111 inhibited the phosphorylation of BTK，but not BTZ. **Conclusions**：BGB-3111 is a potential novelly and effectually drug for MCL patients treatment. The combination therapy between BGB-3111 and BTZ might further enhance the efficacy.

166. 司美替尼通过抑制ERK改善肿瘤恶病质骨骼肌萎缩的实验研究

杨全军

上海交通大学附属第六人民医院

目的：肿瘤恶病质是一种以泛素化蛋白酶体介导骨骼肌萎缩为主要特征的多因素系统综合症，既往研究表明食欲刺激和营养支持并不能有效逆转恶病质，而逆转蛋白降解不仅能改善恶病质蛋白降解和体重下降，更能延迟恶病质模型动物生存期，但迄今尚无有效改善恶病质骨骼肌萎缩的药物。一项针对晚期胆管癌的临床研究显示 MEK 抑制剂司美替尼的特异性不良反应是骨骼肌质量增加（Skeletal muscle anabolism is a side effect of therapy with the MEK inhibitor：selumetinib in patients with cholangiocarcinoma. British journal of cancer，2012，106：1583-1586）。基础研究关于 MEK/ERK 信号通路在骨骼肌蛋白合成和肌细胞再生调控方面作用尚有争议，为此本课题拟研究司美替尼对肿瘤恶病质萎缩骨骼肌的干预作用并探讨其作用机制。**方法**：通过皮下接种CT26结肠腺癌细胞到BALB/c小鼠构建经典肿瘤恶病质模型，2次独立实验研究司美替尼对恶病质模型动物体重减轻和骨骼肌萎缩的预防和治疗作用。48只动物分成恶病质组，司美替尼处理恶病质组，正常对照组，司美替尼处理对照组，比较动物净体重、瘤重、骨骼肌质量（腓肠肌）、食物摄入量，ELISA法测定血清前炎性细胞因子IL-1β，IL-6和TNF-α，Western Blot 实验研究肌球蛋白重量 MyHC、E3 泛素化连接酶 MuRF1 和 MAFbx，以及 MEK/ERK 相关信号通路的表达改变。**结果**：两次独立实验表明30mg/kg的司美替尼能有效预防和干预恶病质模型动物的体重下降和骨骼肌萎缩，司美替尼对动物的摄食量和血清细胞因子无显著影响，但能减轻 E3 泛素化连接酶 MuRF1 和 MAFbx 的表达，这表明司美替尼改善肿瘤恶病质骨骼肌萎缩不依赖于抑制细胞因子和增加食欲。进一步实验研究腓肠肌的 MyHC 和 MEK/ERK 相关信号通路分析表明，司美替尼能抑制 ERK 的激活，并且增加 AKT 的磷酸化，导致其下游FoXO3α 和 GSK3β 磷酸化程度减轻，增加mTOR的磷酸化激活。**结论：** 司美替尼能改善肿瘤恶病质模型动物体重减轻和骨骼肌萎缩，并且这种作用不依赖于细胞因子和食欲刺激，而是通过抑制骨骼肌MEK/ERK信号通路和激活AKT及其下游信号通路，促进蛋白合成，改善骨骼肌能量代谢，促进细胞增生实现。

167. Protective Effects of Dexrazoxane against Doxorubicin-Induced Cardiotoxicity: A Metabolomic Study

Yang Quanjun

Shanghai Jiao Tong University Affiliated Sixth People Hospital

Objectives： Cardioprotection of dexrazoxane（DZR）against doxorubicin（DOX）-induced cardiotoxicity is contentious and the indicator is controversial. **Methods：** A pairwise comparative metabolomics approach was used to delineate the potential metabolic processes in the present study. **Results：** Ninety-six BALB/c mice were randomly divided into two supergroups：tumor and control groups. Each supergroup was divided into control，DOX，DZR，and DOX plus DZR treatment groups. DOX treatment resulted in a steady increase in 5-hydroxylysine，2-hydroxybutyrate，2-oxoglutarate，3-hydroxybutyrate，and decrease in glucose，glutamate，cysteine，acetone，methionine，asparate，isoleucine，and glycylproline. DZR treatment led to increase in lactate，3-hydroxybutyrate，glutamate，alanine，and decrease in glucose，trimethylamine N-oxide and carnosine levels. **Conclusions：** These metabolites represent potential biomarkers for early prediction of cardiotoxicity of DOX and the cardioprotective evaluation of DZR.

168. 生姜泻心汤对伊立替康化疗后大鼠肠黏膜及肝脏UGT1A1酶活性的影响

贾立群[1]　邓　超[2,1]　邓　博[1]　谭煌英[1]　张　盼[2,1]
刘思达[2,1]　张亚男[2,1]　潘　琳[1]　宋爱平[1]

[1]中日友好医院；[2]北京中医药大学

目的： 探讨生姜泻心汤对伊立替康迟发性腹泻大鼠模型肠黏膜细胞增殖、细胞凋亡及肝脏UGT1A1酶活性的影响。**方法：** 建立伊立替康迟发性腹泻大鼠模型，通过免疫组化染色技术，采用增殖细胞核抗原（proliferating cell nuclear antigen，PCNA）抗体染色标记各段肠道中增殖的肠黏膜细胞，观察各组大鼠肠黏膜上皮细胞镜下的染色情况，并通过Image-Pro Plus（IPP）软件测定所拍摄的图像中染色部分的整体光密度值（integrated option density，IOD），定量地分析各组大鼠肠黏膜上皮细胞增殖的差异性；通过TUNEL染色和caspase-3酶活性检测技术，分别定性和定量的检测各组大鼠空肠肠黏膜细胞的凋亡状况；通过实时定量PCR技术，检测各组大鼠肝脏组织UGT1A1 mRNA表达情况。**结果**：PCNA染色标记免疫组化检测结果显示，与模型对照组相比，高剂量中药明显增加了各肠段PCNA的表达（$P<0.01$；$P<0.05$）；TUNEL染色和caspase-3酶活性检测结果显示，中药组镜下空肠黏膜阳性凋亡细胞明显少于模型对照组，且低、中、高剂量中药组肠道caspase-3酶活性（U）分别为0.66±0.10、0.48±0.11、0.68±0.19，均明显低于模型对照组（vs 1.00±0.17，$P<0.01$）；实时定量PCR检测结果显示，与空白对照组相比，模型对照组和低、中、高剂量中药组大鼠肝脏UGT1A1酶mRNA表达显著降低；而与模型对照组相比，各剂量中药组大鼠肝脏UGT1A1酶mRNA的表达均未表现出明显差异。**结论**：生姜泻心汤可通过促进肠黏膜细胞增殖，及减少伊立替康引起的肠道细胞凋亡而对伊立替康导致的腹泻发挥防治作用；但其对肝脏UGT1A1酶mRNA的表达无明显影响。

169. EML4-ALK阳性H2228细胞中SOCS1和SOCS3基因启动子区甲基化状态及其作用的研究

刘春来

天津医科大学总医院

目的：EML4-ALK融合基因在非小细胞肺癌中占3%~7%。SOCS是一类在细胞信号转导过程中起重要作用的负调控因子，SOCS主要通过抑制JAK-STAT信号通路的持续激活来调控细胞的增殖、分化和凋亡，本研究的目的在于探讨SOCS1和SOCS3对EML4-ALK融合基因阳性肺癌细胞的影响及其SOCS1和SOCS3启动子区的甲基化情况。**方法**：DNA甲基转移酶抑制剂、pEGFP-SOCS1和pEG-FP-SOCS3质粒转染H2228细胞，通过RT-PCR和Western Blot检测SOCS1和SOCS3的表达水平变化，并用EDU、CCK8检测细胞的增殖能力和细胞周期的变化；甲基化特异性PCR检测肿瘤组织、肺癌细胞H2228中SOCS1和SOCS3启动子区的甲基化状态。**结果**：过表达SOCS1和SOCS3后H2228细胞的增殖能力和代谢活力受到抑制；H2228通过5'-Aza-dC去甲基化处理后SOCS1和SOCS3的表达增加；SOCS1和SOCS3在EML4-ALK阳性肿瘤组织和EML4-ALK阳性细胞株H2228中存在甲基化。**结论**：我们的实验结果表明在H2228细胞中过表达SOCS1和SOCS3后我们发现H2228细胞的活性受到抑制，并且我们发现EML4-ALK（+）肺癌肿瘤组织和H2228细胞中存在SOCS1和SOCS3启动子区的异常甲基化，推测可能是由于在H2228细胞中SOCS1和SOCS3的异常甲基化使得SOCS的表达降低，其对JAK-STAT信号通路的抑制作用消失使得JAK-STAT信号通路持续激活，从而导致细胞的无限增殖。因此，今后我们将可以在使用ALK抑制剂治疗EML4-ALK（+）肺癌患者时联合使用过表达SOCS1和SOCS3的药物来增加治疗效果，并可能有助于减少耐药。

170. 肿瘤微环境调控头颈鳞癌恶性表型

陈万涛

¹上海交通大学；²医学院附属第九人民医院；
³上海市口腔医学研究所、上海市市口腔医学重点实验室

目的：研究表明肿瘤微环境影响肿瘤的发生和发展，探讨它们之间是如何作用和调控，对发展肿瘤新的诊治策略有重要意义。**方法**：本研究应用原代培养技术分离培养头颈鳞癌组织及其癌旁正常组织中的成纤维细胞，并对其表型进行验证；采用体外细胞增殖实验、平板克隆形成实验以及Transwell迁移和侵袭实验，分析肿瘤相关成纤维细胞对头颈鳞癌细胞生长和转移能力的影响。分析肿瘤相关成纤维细胞中POSTN的表达水平变化对头颈鳞癌细胞增殖和转移特性的影响；通过实验性肺转移实验，检测头颈鳞癌肺转移瘤组织中POSTN的表达水平和时空变化和调控因素。**结果**：头颈鳞癌相关成纤维细胞能促进头颈鳞癌细胞的增殖和转移；肿瘤相关成纤维细胞高表达POSTN；重组人POSTN蛋白能显著促进头颈鳞癌细胞的增殖、迁移和侵袭能力；沉默POSTN在肿瘤相关成纤维细胞中的表达可以抑制肿瘤细胞的增殖和转移能力，而在癌旁正常成纤维细胞中过表达POSTN则能促进肿瘤细胞的增殖和转移；与头颈鳞癌细胞共培养后癌旁正常成纤维细胞中POSTN的表达水平明显上调；头颈鳞癌组织中POSTN的表达水平部分是由TGF-β₃诱导产生的（$P < 0.0001$）。**结论**：头颈鳞癌组织中成纤维细胞和头颈鳞癌细胞相互作用后诱导上调表达的TGF-β₃，能引起成纤维细胞中POSTN的表达升高，进而促进肿瘤细胞的增殖和转移等恶性表型；POSTN可以做为头颈鳞癌预后判断以及靶向治疗的候选靶标。本文得到国家重点专项项目资助（2016YFC0902700）。

171. The Gelatinases–Stimuli Nanoparticles Reverse Docetaxel Resistance and Epithelial to Mesenchymal Transition in Lung Cancer Cell Line

刘 芹 杨 菊 刘 娟 高山宝 孔炜伟 刘宝瑞 闫 婧

南京大学医学院附属鼓楼医院肿瘤中心暨南京大学临床肿瘤研究所

Backgrouds：Drug resistance is a main obstacle for the successful cancer therapy. Emerging evidence suggests that miR-200c functions as an effective cancer stem cells（CSCs）inhibitor and restores sensitivity to microtubule-targeting drugs. **Methods**：In the present work, we engineered the intelligent gelatinases-stimuli nanoparticles（NPs）to co-delivery miR-200c and antitumor drug docetaxel（DOC）to verify their synergetic effects on inhibition of CSCs and cancer cells. After tumor cells were treated with miR-200c NPs, miR−200c and its targeted gene TUBB3 expression were evaluated. The effects of（miR−200c+DOC）NPs on docetaxel−resistant lung cancer cells viability as well as the expression of E−cadherin and CD44 were studied. **Results：** We found that the（miR−200c+DOC）NPs significantly overcome DOC resistance，possibly by elevated miR−200c expression，low TUBB3 level，and reversed the EMT through upregulation E−cadherin and inhibition lung CSCs. **Conclusions：** The（miR−200c+DOC）NPs may provide a new modality for co−delivery of nucleic acid and drugs to inhibit CSCs and reverse drug resistance.

172. The Experimental Study of Recombinant Human Endostatin in Mouse Model of Malignant Ascites

高文斌[1]　黄俊超[2,1]　陈盛阳[1]　万岩岩[1]

[1]深圳大学附属罗湖医院；[2]安徽理工大学医学院

Objectives： Recombinant human endostatin is an anti−angiogenesis agent and could inhibit tumor growth. We aimed to explore the effect of Endostar on malignant ascites. **Methods：** Firstly，the mice were randomly divided into four groups according to the injected dose of Endostar to detect the optimal dose. Secondary，we explored the optimal method of administration for Endostar using the left mice. The results were evaluated by Student t test and Kaplan−Meier method was used for survival analysis. **Results：** Endostar was proved to suppress the body−weight and the expression of VEGF，MMP−2 and survivn in ascites or serum，and prolonged survival time after final administration. It reduced the permeability of the peritoneal capillary. The results also showed the 10mg/kg Endostar group had more effective activity. The expression of VEGF，MMP−2 and survivin at mRNA and protein levels was not obviously different in mice injected Endostar continuously，once every other day and once every two days. While their expression was significantly higher in group injected Endostar once every week than those in group injected once every two days. **Conclusions：** The optimal dose of Endostar is 10mg/kg and the optimal method of administration is injecting once every two days. Endostar inhibits production of ascites by down−regulating VEGF，MMP−2 and survivin expression. It has potential therapeutic effect on malignant ascites.

173. 超大剂量盐酸羟考酮缓释片与硫酸吗啡缓释片治疗重度癌痛的疗效及安全性比较

孙 蕙

中国人民解放军第四五二医院

目的：观察超大剂量盐酸羟考酮缓释片（奥施康定）与硫酸吗啡缓释片（美施康定）治疗重度疼痛的临床疗效及安全性。**方法：**将重度疼痛的晚期肿瘤患者随机分为盐酸羟考酮缓释片组（奥施康定组）和硫酸吗啡缓释片（美施康定组）组，剔除观察期内（14天）两组患者中奥施康定和美施康定使用未达到超大剂量的患者。共有76例患者纳入本研究，其中奥施康定组33例，美施康定组43例。比较两组患者的镇痛疗效，生活质量，不良反应。**结果：**奥施康定组达到首次疼痛控制稳定时间短于美施康定组，且在观察期间内，奥施康定组爆发痛发生次数以及解救药物使用剂量均少于美施康定组，差异具有统计学意义（$P < 0.05$）。奥施康定组疼痛缓解率87.88%，美施康定组疼痛缓解率83.72%，两组相比差异无统计学意义（$P > 0.05$）。奥施康定组和美施康定组治疗后生活质量较治疗前好转，差异有统计学意义（$P < 0.05$）；两组患者用药后生活质量变化比较，差异无统计学意义（$P > 0.05$）。治疗过程中，奥施康定组便秘发生情况低于美施康定组，差异具有统计学意义（$P < 0.05$）。**结论：**奥施康定和美施康定可有效缓解晚期癌症患者的疼痛，改善患者生活质量，具有较好的临床疗效，但盐酸羟考酮缓释片镇痛快速、持久、稳定，不良反应发生率低。

174. 止吐散穴位贴敷联合昂丹司琼治疗化疗恶心、呕吐的临床观察

杨 静 张玲芳 彭艳艳 邰宵辉 刘 乐 张旭霞 李红玲

甘肃省人民医院

目的：探讨对化疗后恶心、呕吐患者采用止吐散穴位贴敷联合昂丹司琼治疗的临床疗效。**方法：**选择2016年7月1日至2017年4月30日在甘肃省人民医院肿瘤内科住院化疗的697例恶性肿瘤患者进行观察，采用随机数字表法将患者分为研究组和对照组，研究组349例，对照组348例。对照组用昂丹司琼静滴，研究组采用止吐散（半夏、陈皮、郁金、肉桂、干姜颗粒剂各1袋，三九药业生产，水调糊状），中脘、神阙穴贴敷治疗联合昂丹司琼静滴，观察2组恶心、呕吐症状改善情况、食欲情况、便秘情况。**结果：**恶心、呕吐改善情况：研究组有效率89%，对照组有效率76.0%（$P < 0.05$）。食欲状况：研究组食欲完全正常占60%，对照组食欲完全正常占30%（$P < 0.01$）。便秘情况：研究组便秘发生率7%，对照组便秘发生率30%（$P < 0.01$）。**结论：**止吐散穴位贴敷联合昂丹司琼治疗化疗

所致恶心、呕吐疗效可靠且安全，在改善患者恶心呕吐症状的同时保护胃肠道功能，增加食欲，改善便秘，提高患者的营养状况，保证化疗的顺利进行。

175. 通络散治疗靶向药物相关手皮肤反应的随机对照临床研究

贾立群　邓　博

中日友好医院

背景：手足皮肤反应（HFSR）是多激酶抑制剂类（MKIs）靶向治疗后最常见也是最严重的副反应。发生于9%～62%接受索拉非尼或舒尼替尼治疗的患者中。严重的HFSR导致MKIs治疗的减量或中断，从而减低抗肿瘤疗效。**方法**：选取索拉非尼及舒尼替尼治疗后出现手足皮肤反应患者27例，采用SAS软件随机分为试验组14例与对照组13例，分别给予通络散或安慰剂外用（洗/浸），温浴（35～40℃），每20分钟1次，每日2次，连用7天为1个观察周期。参照NCI分级标准评价HFSR分级，观测疼痛NRS评分及生活质量NCCN评分。比较两组治疗总有效率、疼痛缓解率及生活质量改善及不良反应发生情况。**结果**：治疗前试验组与对照组HFRS分级、疼痛NRS评分及生活质量评分均无统计学差异（$P>0.05$）。治疗后实验组HFRS分级、疼痛NRS评分及生活质量评分较治疗前均明显下降（$P<0.01$）。相对于对照组，实验组HFRS分级明显降低（1.92 ± 1.38 vs 1.07 ± 0.73，$P<0.05$），疼痛NRS评分明显降低（6.23 ± 1.36 vs 2.36 ± 1.78，$P<0.01$），生活质量评分明显下降（39.31 ± 13.87 vs 14.07 ± 9.99，$P<0.01$）。治疗组总有效率85.71%（12/14），疼痛缓解率为92.86%（13/14），均明显优于对照组（$P<0.01$）。未见与通络散治疗相关的不良反应。**结论**：通络散外用可明显降低手足皮肤反应分级，缓解疼痛程度，改善患者的生活质量，且安全性良好。

176. Efficacy and Toxicity of Ketorolac Tromethamine in the Treatment of Cancer Pain

Chen Xuehui

Affiliated Jiangsu Cancer Hospital of Nanjing Medical University；
Jiangsu Institute of Cancer Research

Objectives：To evaluate efficacy and toxicity in patients with advanced cancer treated with Ketorolac Tromethamine. **Methods**：All patients in this study received Ketorolac Tromethamine（30 mg injection，produced by Shandong New Age Pharmaceutical Factory Co.Ltd）when moderate to moderately severe pain occurs. After at least 12 hours of treatment，efficacy and toxicity were evaluated. Chemotherapy was administered according to the condition of patients. **Results**：Thirty patients with advanced cancer pain were scheduled to receive Ketorolac Tromethamine. 11 female and 19 male patients with advanced cancer were recruited into this study. The median age was 58.8（22～83）years. Initial mean pain NRS score is 5.83. Remaining mean pain NRS score is 1.83. Reduction in NRS score is 4.0. Gastrointestinal ulcer was observed in 0/30 patients，and no other clinically significant adverse effects，e.g. hemorrhage，perforation，renal failure，hypersensitivity reactions，hepatic failure，were observed. **Conclusions**：Our results demonstrate that Ketorolac Tromethamine is effective and safe for treating cancer pain.

177. 腹腔循环热灌注联合抗血管生成药物治疗恶性腹腔积液的临床观察

文　磊　张红梅

第四军医大学西京医院

目的：观察腹腔循环热灌注联合抗血管生成药物治疗恶性腹腔积液的有效性和安全性。**方法**：回顾性分析我科2014年4月至2016年12月收治的27例晚期腹盆腔恶性肿瘤合并恶性腹腔积液患者，行腹腔循环热灌注治疗，43℃生理盐水持续循环40分钟，循环结束后腹腔注入抗血管生成药物（贝伐珠单抗200mg或重组人血管内皮抑素30mg）和顺铂40mg/m²。体力状态评分良好患者同时行静脉化疗。使用WHO标准判断腹腔积液变化，并统计无腹腔积液进展生存期、总生存期，使用NCI CTC3.0评价标准对安全性进行评估。使用SPSS16.0进行统计分析。**结果**：全组患者中，腹腔积液控制达到CR者5例（18.5%），PR者14例（51.9%），SD者5例（18.5%），PD者3例（11.1%）。中位腹腔积液无进展生存期为117天（95%CI：51～183天），中位生存期为327天（95%CI：279～375天）。安全性方面，1例患者在灌注后11天因疾病进展死亡，3或4级不良反应发生率依次为骨髓抑制（8例，29.3%）、恶心呕吐（3例，11.1%）和肠梗阻（1例，3.7%）。**结论**：腹腔循环热灌注联合抗血管生成药物治疗恶性腹腔积液具有较好的有效性和安全性。

178. The Mechanisms of Radiation–Induced Brain Injury

童　凡　曹如波　杨劲松　韩　聃　刘　莉

华中科技大学同济医学院附属协和医院

Radiation–induced brain injury（RIBI）is an unavoidable for the cranial radiotherapy，and its underlying mechanisms were poorly understood. Here，we firstly assessed the cognitive function of the patients after cranial radiotherapy, and found a decrease in cognitive ability accompanied by increase of inflammatory factors, TNF-α and IL-1β. Furthermore, the whole genome microarray analysis and pathway enrichment analysis showed a significant modulation of some pathways, which have crosstalk with the p53-induced protein with a death domain (PIDD) gene, between sham-irradiated and radiated mouse brain tissues. And we successfully established RIBI models in mice infected respectively by len

179. NSCLC EGFR-TKI继发耐药机制探索

孙华科　　陈正堂

第三军医大学第二附属医院（新桥医院）

　　NSCLC EGFR-TKIs继发耐药已成为一个亟待解决的问题。NSCLC EGFR-TKIs继发耐药的原因多种多样，常见的有EGFR T790M突变、MET基因扩增、HGF过表达以及PTEN（gene of phosphate and tension deleted on chromsome ten）的低表达等。课题组在前期的研究中也发现了PTEN在厄洛替尼继发耐药的NSCLC细胞中低表达的现象。

　　PTEN蛋白能在PI3K/AKT信号通路的中间环节负性调节其活性，影响细胞多种生物学功能。且PTEN表达降低与肿瘤TKIs耐药相关，EGFR-TKIs继发耐药患者的临床标本中也发现了PTEN的下调。随着对PTEN调节机制研究的深入，有学者发现，NEDD4（Neuralprecursor cell expressed developmentally down-regulated 4，也被称为NEDD4-1）作为一种E3泛素链接酶，在细胞中能有效促进PTEN与泛素蛋白结合，从而导致PTEN多泛素化降解，在负性调节PTEN蛋白表达的过程中发挥着重要作用。多组数据证实，NEDD4介导的PTEN泛素化降解与肿瘤的发生发展均有着密切的关系。但这一过程与NSCLC EGFR-TKIs继发耐药是否相关还鲜见报道。

　　本课题以HCC827细胞和HCC827/ER细胞为研究对象，对NEDD4介导的PTEN泛素化降解在NSCLC厄洛替尼继发耐药中的作用及相关机制做一探讨，以期为NSCLC EGFR-TKIs继发耐药机制的研究打开新的思路，并为克服其耐药提供新的靶点。

180. Driver Gene Mutations in Primary Uterine Leiomyoma and Pulmonary Benign Metastasizing Leiomyoma

Jiang Jiahong[1]   He Mengye[2]   Ni Chao[1]   Yang Liu[1]

[1]Key Laboratory of Tumor Molecular Diagnosis and Individual Medicine of Zhejiang Province;
[2]The First Affiliated Hospital, College of Medicine, Zhejiang University

Pulmonary benign metastasizing leiomyoma (PBML), a rare condition of smooth muscle tumor, is originated from women with a history of uterine leiomyomas (LM). Numerous genetic studies of uterine LM have been reported, however, cytogenetic and molecular descriptions of PBML are few. So molecular subtyping is necessary to further understand the pathogenesis of metastasizing sites. We performed driver genes exon-capture sequencing of one patient's peripheral blood, paraffin samples from primary uterine leiomyoma and lung metastasizing leiomyoma eight years later. The results showed that missense mutations of BLMH, LRP2, MED12, SMAD2 and UGT1A8 were concurrently mutated in the primary uterine LM and the PBML. And splice mutation of PTEN (c.492+1G > A) was uniquely identified in the lung metastasis of the patient. The results suggest that the metastatic lung lesions were derived from the same malignant cell clone of uterine LMs, then acquired the novel driver mutations in the evolution of tumor. In addition, driver genes sequencing can discriminate somatic driver mutations as biological indicators of potential malignant leiomyoma, and identify pathogenic variations driver mutations which could be used for individualized therapy.

181. 供者源KIR2DS4⁺NK细胞对GVHD免疫调控的研究

张凯宁[1]   苏丽萍[2]

[1]山西医科大学；[2]山西省肿瘤医院

目的：研究异基因外周造血干细胞移植供者源不同组合杀伤细胞免疫球蛋白样受体表型的NK细胞对AML患者DC的杀伤作用；KIR2DS4⁺NK细胞对不同表型DC的杀伤活性。**方法：**在体外模拟allo-HSCT后供受者NK-DC模型，采集供者外周血，采用Rosettesep NK细胞富集混合物阴性选择NK细胞，采集受者外周血通过密度梯度法分选出DC；观察不同分组NK细胞对DC的杀伤率。**结果：**KIR2DL1⁺2DS1⁺2DS4⁺及KIR2DL1⁺2DS1⁺NK细胞较KIR2DL1⁺2DS4⁺NK细胞杀伤活性强，差异有统计学意义（$P < 0.05$）；同一效价比（10∶1）下，KIR2DL1$^+$2DS4$^+$组NK细胞对C1/C1表型DC杀伤率值最高；而KIR2DL1$^+$2DS1$^+$2DS4$^+$组NK细胞对C2/C2表型DC杀伤最强。KIR B单体型NK细胞对DC的杀伤作用较KIR A单体型强，差异具有统计学意义（t = 2.19，$P < 0.05$）。**结论**：KIR2DS4$^+$NK细胞仍可介导对DC的杀伤；KIR2DS4与2DS1在NK细胞对DC的杀伤中可能起到了协同作用。

182. 螺旋断层放射治疗在胸膜广泛转移瘤放射治疗中的剂量学探讨

刘　娟　高山宝　李双双　周　霞　刘宝瑞　钱晓萍　闫　婧

南京大学医学院附属鼓楼医院肿瘤中心暨南京大学临床肿瘤研究所

　　目的：评估螺旋断层调强放疗（helical tomotherapy，HT）在胸膜广泛转移瘤中的剂量学特点，为TomoTherapy技术进一步深入运用于临床工作提供参考数据。**方法**：回顾性分析选取2015年3月至2016年12月期间5例胸膜广泛转移的患者，均采用仰卧位，体膜固定，5mm层厚CT扫描。在Pinnacle3 9.10系统上勾画靶区及危及器官（organs at risk，OAR）后，传输至TomoTherapy治疗计划系统（Planning Station Version5.0.5.18）完成计划设计，给予全胸膜照射剂量1.8 ~ 2.0Gy/次，每日1次，共治疗25次，总剂量45 ~ 50Gy。要求96%的计划靶区（PTV）达到处方剂量，并勾画block挡块，设置射线束禁止从健侧射入。计划完成后，对靶区剂量均匀性指数（homogeneity index，HI）、适形度指数（conformity index，CI）、危及器官最大剂量（Dmax）、最小剂量（Dmin）、平均剂量（Dmean）和体积分数以及等剂量曲线覆盖程度、剂量体积直方图分布进行数据分析。**结果**：PTV的平均体积为1596.66cm³、PTV受照的最大剂量（Dmax）平均为53.812Gy、98%的PTV体积受照剂量（D98）平均为49.57Gy、平均剂量（Dmean）为51.69Gy，靶区HI和CI分别是0.044和0.859。在OARs方面，脊髓的Dmax是28.35Gy；全肺的V_5、V_{20}和Dmean分别是87.67%、19.63%和13.4%；心脏的D_{50}和Dmean分别是17.78Gy和20.07Gy；肝脏的V_5、V_{10}和Dmean分别是63.68%、26.82%和8.15Gy。**结论**：TomoTherapy在胸膜广泛转移瘤的放射治疗中，可以在较好保护周围正常组织基础上，具有优越的剂量分布及较好的适形度和均匀性；随着放疗技术的发展，对于这一类胸膜广泛转移或胸膜间皮瘤的患者，在OAR能控制的情况下，可给予更高剂量的照射；TOMO其作为图像引导放射治疗，保证了每次治疗的精准度，值得推广使用。

183. Use of Pulsed Low-Dose Rate Radiotherapy in Refractory Malignances

Yan Jing Yang Ju Liu Juan Gao Shanbao Yang Yang
Kong Weiwei Ren Wei Zhu Lijing Yang Mi
Qian Xiaoping Liu Baorui

Comprehensive Cancer Centre of Drum Tower Hospital, Medical School of Nanjing University, Clinical Cancer Institute of Nanjing University

Backgrounds: Most tumor cell lines exhibited low-dose hyper-radiosensitivity (LDHRS) to radiation doses low than 0.3Gy, while tumor cells became radioresistant when the unit radiation dose escalates to 1Gy. Pulsed low-dose rate radiotherapy (PLDR) took advantage of LDHRS and maximized the normal tissue repair process. In this study, we retrospectively analyzed patients receiving PLDR for refractory malignances. **Patients and Methods:** In total, 22 patients were included in our study, 9 female and 13 male. The primary tumors included glioma, head and neck cancer, lung cancer, esophageal cancer, gastric cancer, cholangiocarcinoma, posterior peritoneal adenocarcinoma, colorectal cancer, bladder cancer, and chondrosarcoma. The irradiation treatment was delivered using 10 fractions of 2Gy/day, interval 3 minutes and 5 days per week. The dose rate was 6.67 cGy/min. **Results:** The median age was 61 years old. The median follow-up was one year (range 8 ~ 30months). Nine patients underwent PLDR for re-irradiation due to local recurrent diseases. The time interval from last irradiation was 11 ~ 28months. Ten patients received PLDR due to poor performance status. There were three patients given PLDR for bulky tumor. The concurrent treatments included chemotherapy, targeted therapy, and adoptive immune cell therapy. Nine patients received merely radiotherapy. The irradiated sites included primary disease (7 patients), local recurrent disease (9 patients) and retroperitoneal adenopathy (6 patients). Twelve patients (12/22) developed treatment related toxicities. All the toxicities were grade ≤4 and recovered after treatments. No grade 5 toxicities occurred. Seven patients achieved partial remission at 1-month after PLDR. The 1-year local regional control rate was approximately 40% and almost all the patients developed progression at the second year after PLDR. The 6-month survival rate was 76% and the 1-year survival rate was 69%. **Conclusions:** PLDR is not only an effective and safe option for re-irradiation, but also for patients with poor performance status or bulky tumors. A prospective clinical trial is undergoing to validate our results.

184. 新疆地区维吾尔族与汉族恶性肿瘤并发静脉血栓患者399例临床分析

吐尔逊江·艾力　曹国磊　唐　乐　刘熠雯　马荣辉　佟玉珊

新疆医科大学附属肿瘤医院

目的：探讨新疆地区维吾尔族与汉族恶性肿瘤合并静脉血栓（VTE）患者的相关特点，以提高其诊治意识，改善患者预后。**方法**：对新疆医科大学附属肿瘤医院2010年1月至2015年1月间收治的399例恶性肿瘤并发VTE患者的临床资料进行回顾性分析。分析维吾尔族与汉族恶性肿瘤并发VTE患者的发病情况及其临床特点。**结果**：①新疆地区维吾尔族恶性肿瘤患者较汉族患者并发VTE的年龄更早，差异具有统计学意义（53.56±11.96，56.46±12.07；$P = 0.037$）。②恶性肿瘤合并VTE患者D二聚体水平明显高于我院正常水平（汉族：2.67±1.36mg/L，维吾尔族：2.79±1.96mg/L，正常：0～0.55mg/L）。③汉族患者在妇科系统肿瘤、胃肠肿瘤、肺癌、肝胆肿瘤例数方面均明显高于维吾尔族患者（P 均 < 0.01），胰腺癌及淋巴瘤例数也同样高于维吾尔族，差异有统计学意义（P 均 < 0.05）；而维吾尔族患者食管癌的例数高于汉族患者，但差异无统计学意义。④肿瘤相关VTE多发生于下肢，左下肢发生率为43.9%，右下肢发生率为25.1%，双侧下肢者为12.8%。上肢发生率较少，仅1.8%。肺栓塞发生率介于上肢与下肢之间，为16.5%。其中汉族患者左下肢、右下肢、肺栓塞（P 均 <0.01）及双下肢（P 均 < 0.05）发生率均高于维吾尔族患者，差异有统计学意义。⑤PE患者中55.6%表现为突发胸痛，23%的患者表现为胸闷、气短，11.1%的患者表现为咯血，余表现为咳嗽、咳痰。⑥治疗方法主要是抗凝和溶栓。**结论**：①新疆地区维吾尔族与汉族恶性肿瘤合并VTE的患者在年龄、肿瘤部位及血栓部位等方面均存在差异；②抗凝和溶栓是最基本的治疗方法。

185. A Comparison of Dosimetric Parameters between helical Tomotherapy and Intensity–Modulated Radiation Therapy with Simultaneous Integrated Boost in Patients with Spine Metastases

李双双　杨　菊　刘　娟　高山宝　孔炜伟　刘宝瑞　闫　婧

南京大学医学院附属鼓楼医院肿瘤中心暨南京大学临床肿瘤研究所

Objectives：Our study aimed to compare the dosimetric parameters of Helical TomoTherapy and intensity–modulated radiation therapy with simultaneous integrated boost for spine metastases regarding planning target volume coverage. **Methods**：We retrospectively analyzed 29 patients with 37 metastatic lesions receiving palliative radiation treatment at our institution between May 2015 and March 2017. The median doses of PGTV and PTV were 44Gy (range 40~50Gy) and 34.8Gy (range 30~40Gy), respectively. The median fractions were 12 fractions (range 8 to 20 fractions) and the median biologically effective dose ($\alpha/\beta = 10$) was 60.48Gy (range 56~67.2Gy). Dosimetric parameters were compared between HT and IMRT according to planning target volume coverage and OARs sparing. **Results:** The median boost PGTV volume was 63.14 cubic centimeters (8.18~212.4 cc) and the median PTV volume was 321.98 cc (36.89~1204.85 cc). Comparing HT and IMRT plans averaged over all patients, differences were observed for both HI ($P < 0.001$) and CI ($P = 0.032$). The maximum dose of the spinal cord was significantly lower in the HT group than the IMRT group (33.02±2.40Gy vs 35.55±4.16Gy, $P = 0.037$). The mean treatment time for HT was 12.1 minutes whereas 8.5 minutes for IMRT. **Conclusions:** SIB with HT is able to achieve lower spinal cord doses and also generates the sharper dose fall-off. HT is dosimetrically superior to IMRT, especially in these need strictly controlled the dose of spinal cord.

186. Methylation of SLFN11 is a Marker of Poor Prognosis and Cisplatin Resistance in Colorectal Cancer

He Tao[1,2]   Guo Mingzhou[2]

[1]Department of Pathology, the Affiliated Hospital of Logistics University of Chinese People's Armed Police Force;
[2]Department of Gastroenterology &Hepatology, Chinese PLA General Hospital

Objectives: The expression of human SLFN11 was reported to sensitize cancer cells to DNA damaging agents. This study is to explore the epigenetic change and the function of SLFN11 in human colorectal cancer (CRC). **Methods:** Six CRC cell lines and 128 primary CRC samples were used. **Results:** SLFN11 was methylated in 55.47% (71/128) of primary CRC. The expression of SLFN11 was regulated by promoter region methylation. Methylation of SLFN11 was significantly associated with age, poor 5-year overall survival and 5-year relapse-free survival (allP<0.05). SLFN11 suppressed CRC cell growth both in vitro and in vivo and sensitized CRC cells to cisplatin. **Conclusions:** SLFN11 is frequently methylated in human CRC, and the expression of SLFN11 is regulated by promoter region methylation. Methylation of SLFN11 reduced the sensitivity of CRC cells to cisplatin.

187. 肺癌细胞外泌体通过转运lincRNA00635-001传递吉非替尼耐药的研究

臧家兰

哈尔滨市第一医院

目的：分析外泌体及lncRNA对肺癌吉非替尼药物敏感性的调节作用，探讨吉非替尼耐药机制。**方法**：①ExoQuick-TC法提取NSCLC吉非替尼敏感细胞（HCC827）及耐药细胞（HCC827/GR）外泌体，CCK-8法检测外泌体处理后的HCC827细胞IC50值。②对敏感和耐药细胞进行芯片分析，生物学信息分析确定差异表达倍数最高的lincRNA00635-001为吉非替尼耐药相关分子。瞬转法下调lincRNA00635-001在耐药细胞的表达，检测lincRNA00635-001对HCC827/GR细胞吉非替尼敏感性的影响。③PCR法检测lincRNA00635-001在40例EGFR突变NSCLC组织中的表达，分析表达水平与临床病理特征的关系。④提取HCC827、HCC827/GR、瞬转法下调lincRNA00635-001表达及空转染HCC827/GR细胞的外泌体（S/exo、R/exo、SiRNA-R/exo、SiNC-R/exo），与HCC827细胞共培养，检测受体细胞对吉非替尼的IC50值变化及lincRNA00635-001表达变化。**结果**：①与S/exo相比，R/exo处理后的HCC827细胞的IC50值明显升高，在吉非替尼作用下的细胞存活率增加。②GO和KEGG分析发现lincRNA00635-001主要与凋亡、细胞周期等生物学过程有关。下调lincRNA00635-001表达的HCC827/GR细胞对吉非替尼的IC50值下降，凋亡增加。③LincRNA00635-001在40例肺癌组织中的表达与临床分期、吉非替尼疗效有相关性。④与SiRNA-R/exo相比，R/exo、SiNC-R/exo处理的敏感细胞对吉非替尼的IC50值升高，细胞存活率增加，lincRNA00635-001表达水平升高。**结论**：外泌体能够通过转运生物学活性物质传递耐药。本研究表明：耐药细胞通过外泌体传递耐药；lincRNA00635-001是吉非替尼耐药的关键分子，是预测吉非替尼疗效的潜在标志物和逆转耐药的潜在靶点；耐药外泌体通过转运lincRNA00635-001传递耐药。

188. c-MET Regulates Epithelial-to-Mesenchymal Transition and Invasion of Drug-resistance Gastric Cancer cells

Yang Liu   Dai Guanghai   Shi Yan

The General Hospital of the People's Liberation Army

Objectives: Gastric cancer is one of the most common causes of digestive tract tumor. Recurrence metastasis and chemotherapy drug resistance is a major cause for poor prognosis. Despite of recent advances in surgical techniques and development of adjuvant therapy, the underlying mechanisms of drug resistance gastric cancer remain poorly understood and relevant insight into novel treatment strategies using gene target remains incomplete.Recently, several studies report that epithelial to mesenchymal transition (EMT) is a crucial process for the invasion and metastasis of epithelial tumors; however, the molecular mechanisms underlying this transition are unknown. HGF/c – MET signaling pathway play an important role in human. In this study, the mechanism of morphological change and upregulation of E–cadherin expression associated with oxaliplatin resistance were investigated. **Methods:** Gastric cancer cell line SGC–7901 (301 Hospital) and oxaliplatin resistant cell line L–OP (Xiangya Hospital) were grown in medium 1640 at 37℃, 5% CO_2, subcultured using 0.25% trypsin digestion. Logarithmically growing cells were prepared.A total of 76 paraffinem bedded gastric cancer samples of which 42 were with paired adjacent tissues were obtained. All gastric cancer patients who had not received any pre–operative chemotherapy, radiotherapy or immunotherapy were diagnosed by at least two experience pathologists independently.Immunohistochemistry, Quantitative real–time PCR, Western blot analysis, siRNA transfection, cell migration and invasion assays, MTT assay and immunoprecipitation were used. **Results:** HGF/c – MET signaling pathway play an important role in human. In this study, we found that C–MET expression has a positive correlation with the drug resistance of gastric cancer. High C–MET expression levels also predict shorter overall survival of gastric cancer patients. RNA interference–mediated knockdown of C–MET expression increased epithelial marker (E–cadherin) and decreased mesenchymal marker (N–cadherin and vimentin) expression in gastric cancer cells, suppressing cell invasion, and tumor formation. Furthermore, we found that C–MET upregulated expression of the key EMT regulator Zeb1, which mediated EMT activation and cell invasion by C–MET. **Conclusions:** We first examined the expression of C–MET in human gastric cancer tissues and cell lines to explore the molecular mechanisms of drug resistance gastric cancer tumorgenesis. Our study indicates C–MET may be a promising therapeutic biomarker for drug resistance in gastric cancer. Accumulating knowledge of resistance mechanisms will aid the development of successful therapy with targeted agents in the future.

189. Clinical Significance of 22C3–PD–L1 IHC Expression in Surgically Resected Non–small Cell Lung Cancer

Zheng Xiaobin   Huang Cheng   Li Chao   Lin Gen   Wu Biao
Miao Qian   Jiang Kan

Fujian Cancer Hospital

Objectives: Multiple studies that have correlated PD–L1 expression, that were detected by different assays and platforms, with clinicopathologic characteristics of non–small cell lung cancer (NSCLC) and patient survival have reported conflicting results.A commercial 22C3–PD–L1 IHC diagnostic assay recently became available;however, the relevant data from its use remains limited. **Methods:** We retrospectively collected 185 patients with NSCLC who underwent surgical resection and determined PD–L1 IHC using the clone

22C3 pharmDx kit and compared PD-L1 expression with clinical pathological characteristics and prognosis. **Results**: Most of tumors had a TNM stage lower than stage III. Adenocarcinoma and squamous carcinoma accounted for 56.8% and 43.2%, respectively. Heterogeneous distribution of PD-L1 staining was observed; PD-L1 strong-positive staining in 11.4% and weak-positive staining in 24.3% of patient tumors. In univariate analysis, smokers, squamous carcinoma, central type cancer, larger primary tumor size, metastatic lymph nodes, neoadjuvant chemotherapy and the presence of TILs was found associated with higher PD-L1 positive expression. In multivariate analysis, only primary tumor size, smoking status, TIL status and neoadjuvant chemotherapy were further confirmed associations with PD-L1 positive expression. The PD-L1 positive expression increased gradually with the increase in tumor size, T≤3cm 21.0%, T 3cm to 5cm 32.8%, T > 5cm 50.7%, P=0.003.PD-L1 positive expression increased in patients with neoadjuvant chemotherapy versus without neoadjuvant chemotherapy, 88.9% vs 33.0%, respectively, P=0.009. In survival analysis, neither PD-L1 expression, TIL status, nor their combination was confirmed as independent prognosis biomarkers. The PD-L1 negative group had a tendency to have a longer overall survival (OS) than the PD-L1 positive group with a median OS of 66.4 months (95%CI, 59.4~73.4) vs 39.2 months (95%CI, 16.0~62.4), P=0.096.
Conclusions: PD-L1 expression showed heterogeneous distribution and was highly influenced by tumor size, smoking status, TILs, and neoadjuvant chemotherapy. It indicated a strong spatial and temporal variability in the PD-L1 expression, which could be in part explain the conflicting results in PD-L1 expression and correlation with clinicopathologic characteristics in published studies.The dynamics of PD-L1 expression may also limit its use as a prognosis biomarker.

190. 含铂双药化疗对非小细胞肺癌患者肠道菌群的影响

刘远预

大连医科大学第二附属医院

目的：肠道菌群与化疗后胃肠道副反应的发生发展及铂类药物化疗疗效密切相关。本文通过应用聚合酶链式反应-变性梯度凝胶电泳（PCR-DGGE）法对非小细胞肺癌患者含铂双药化疗前后肠道菌群的构成进行定性分析，进而明确其具体变化情况，旨在为预防及治疗化疗后胃肠道副反应，提高铂类药物化疗疗效，进而改善患者预后提供理论帮助。**方法**：患者入组及资料收集：选择于2015年6月1日~2016年8月31日初治就诊于大连医科大学附属第二医院、经由病理学或细胞学确诊为原发性非小细胞肺癌、初治使用含铂双药方案化疗的患者28例，统计其临床资料。①粪便收集及肠道菌群DNA提取：在入组患者第一周期化疗前后各采集新鲜粪便一次，于-40℃冰箱保存。使用前取出粪便标本，分别提取化疗前、后肠道菌群基因组DNA，标本于 - 80℃冰箱长期保存。②聚合酶链式反应-变性梯度凝胶电泳（PCR-DGGE）：以提取出的粪便菌群基因组DNA为模板，以肠道菌群16S rRNA基因V3可变区通用引物为引物，进行PCR扩增。扩增后产物行DGGE，对所得指纹图谱进行分析，并切取图谱中差异明显条带进行测序，明确其代表的菌群种类。③结果分析：使用Quantity One 4.6.2软件对DGGE指纹图谱进行多样性分析；使用SPSS 21.0软件对各类数据进行统计学处理。

结果：①化疗前后肠道菌群丰富度及多样性变化：各样本化疗后肠道菌群丰富度及多样性指数升高，但化疗前后差异不具有统计学意义（$P > 0.05$）。②化疗前后肠道菌群变化与胃肠道副反应的关系：化疗前后肠道菌群丰富度和多样性指数变化与化疗后是否出现胃肠道副反应相关（$P < 0.05$），化疗后肠道菌群丰富度及多样性指数升高的患者较降低的患者更易发生胃肠道副反应。③化疗前后存在明显差异的肠道菌群：化疗后挑剔真杆菌含量较化疗前减少；Paraclostridium bifermentans，Clostridiales bacterium，Blautia obeum 含量较化疗前增多。**结论：**①NSCLC 患者含铂双药化疗后肠道菌群丰富度、多样性指数较化疗前升高，变化不显著。②NSCLC 含铂双药化疗后肠道菌群丰富度及多样性指数升高的患者更易出现胃肠道副反应。③NSCLC 患者含铂双药化疗后挑剔真杆菌含量较化疗前减少；Paraclostridium bifermentans，Blautia obeum，Clostridiales bacterium 含量较化疗前增多。

191. 循环肿瘤细胞PD-L1在免疫检查点疗法中的应用潜力*

谷雅君　徐锦富　杨灵敏　李文正

天津医科大学

近年来，位于免疫疗法前沿的免疫检查点阻断剂逐渐成为继手术、放化疗和靶向治疗后的又一肿瘤新疗法，曾被《科学》杂志评为年度十大科技突破之首。细胞毒T淋巴细胞相关抗原4（cytotoxic T lymphocyte-associated antigen 4，CTLA-4）和程序性细胞死亡蛋白1（programmed death protein 1，PD-1）及其配体（programmed death ligand 1，PD-L1）是目前研究相对透彻的免疫检查点分子。与CTLA-4相比，免疫检查点PD-1/PD-L1抑制剂通过在肿瘤组织及其微环境中改善效应T细胞的活性诱发持续的肿瘤缓解，其安全性更好，出现的不良反应更轻，可广泛应用于黑色素瘤、肺癌、乳腺癌、霍奇金淋巴瘤、膀胱癌、肾癌等肿瘤，亦适合联合其他治疗方法更好地控制肿瘤。但并非所有肿瘤患者均能从PD-1/PD-L1抑制剂治疗中受益，如何对患者进行分类，并筛选出免疫治疗的适应人群，则是临床肿瘤免疫治疗的关键问题。有研究显示PD-L1高表达提示患者预后较差，而采用免疫组化筛选出PD-L1高表达的肿瘤患者对PD-1单抗的响应率和缓解率更高。临床工作中常采用组织活检结合免疫组化的方法检测患者PD-L1表达水平进而筛选免疫检查点疗法的潜在应答人群。考虑到患者对肿瘤组织取样的较差依从性以及肿瘤在时间和空间上的异质性，临床实践中亟需开发无创的生物标志物用于实时监测并细化PD-1/PD-L1抑制剂的潜在应答人群。近年来研究显示，外周血中的循环肿瘤细胞（circulating tumor cells，CTCs）作为原发灶和转移灶之间的链接，不仅是研究肿瘤转移机制的一个重要切入点，还可以作为一种替代原发肿瘤的"液体活检"工具，通过多次、实时和非侵入性的采集来指导肿瘤患者的个体化治疗。已有研究报道，PD-L1在乳腺癌、前列腺癌、结直肠癌、肺癌和膀胱癌患者外周血CTCs中广泛表达，高负荷或高表达PD-L1$^+$CTCs的患者生存期更短，但对PD-1/PD-L1通路抑制剂应答率较高。这主要是由于PD-L1阳性的CTCs（PD-L1$^+$CTCs）更加容易连接PD-L1，PD-L1与T细胞表面受体PD-1相互作用后，激活PD-1/PD-L1信号通路抑制肿瘤抗原特异性T细胞的活化，下调免疫应答使得CTCs免受免疫系统攻击，最终导致免疫逃逸和肿瘤转移。PD-L1$^+$CTCs作为组织活检的补充或替代手段可有效筛选出免疫检查点疗法获益人群，最终为肿瘤患者分层靶向治疗提供科学依据。

*【基金项目】天津市应用基础与前沿技术研究计划(15JCQNJC11600)；天津市高等学校科技发展基金计划项目(20140124)

192. 阿帕替尼治疗晚期胃癌及其他肿瘤的研究最新进展

姜 达 李佳佳 李 颖 刘嘉寅 金 辉

河北医科大学第四医院

随着抗血管生成靶向治疗的发展，作用于血管内皮生长因子（Vascular endothelial growth factor, VEGF）及其血管内皮生长因子受体（vascular endothelial growth factor receptor, VEGFR）信号通路的抗肿瘤药物越来越受到重视。血管内皮细胞生长因子受体-2（vascular endothelial growth factor receptor-2, VEGFR-2）抑制剂阿帕替尼是一种高效抗血管生成药物，是我国自主研制的口服分子靶向抗肿瘤药物之一。经过一系列大规模临床试验证实阿帕替尼在多种恶性肿瘤中具有一定的客观有效率和生存获益，如胃癌、非小细胞肺癌（non-small cell lung cancer, NSCLC）、乳腺癌、肝癌、结直肠癌等，尤其是胃癌。2014年该药在中国批准上市应用于临床治疗晚期胃癌。本文就阿帕替尼抗肿瘤机制、安全性、不良反应、对不同类型肿瘤的临床疗效以及疗效评估标准等研究进展进行综述。

193. T淋巴母细胞淋巴瘤的诊疗特点

刘梦玉 王业生 杜建伟 董丽华
高 雪 李钢苹 李玉富

河南省肿瘤医院

T-LBL是一种相对少见、恶性程度很高的侵袭性淋巴瘤。近年来的研究结果已证实ALL样方案显著优于NHL样方案。经强化治疗序贯维持治疗，成人患者5年生存率为50%～60%。中枢神经系统预防性鞘内注射联合大剂量系统化疗可降低中枢复发率，但头颅照射的作用有待进一步证实。足够的纵隔巩固放疗联合ALL样方案化疗可降低纵隔复发率。对于预后不良的患者可考虑采用大剂量化疗或造血干细胞移植，而复发高危患者应推荐异基因移植。生物学角度的其他预后因素的出现，可能带来新的治疗理念，新的靶向药物将日趋走向成熟。

194. NSCLC免疫检测点抑制剂临床研究现状与思考

黄 诚 苗 茜 林 根

福建省肿瘤医院

免疫治疗是目前肺癌治疗领域里继手术、化疗、放疗、靶向治疗后新出现的极有潜力的新型治疗方法，通过减少抗肿瘤的豁免得到临床持续性的获益。程序性死亡受体1-蛋白及程序性死亡配体1/2（PD-1-PD-L1/2）通路和细胞T淋巴细胞相关蛋白4（CTLA4）目前是研究最多的恶性肿瘤的免疫治疗靶点，在非小细胞肺癌（NSCLC）中，前者研究最为广泛与深入。目前，抗程序性死亡受体-1（PD-1）及PD-L1抗体已被FDA批准在NSCLC临床一线及二线使用，并取得不俗的效果。然而，总体20%~30%左右的有效率仍然存在很大的改善空间，如何选择优势人群使免疫检测点抑制剂发挥重要作用，预测性生物标志物的完善任重而道远。PD-1/PD-L1抑制剂作为标准疗法单独使用的有效率及有效维持时间较标准化疗来说都未显示明显升高及延长，各种组合疗法有着更好的反应率和应用前景。总而言之，免疫治疗有着复杂的作用机制、与化疗完全不同的副反应以及一些研究暂未到达的领域，需要未来更多的基础及临床研究探索并循证。本篇综述重点介绍免疫检测点抑制剂与非小细胞癌肺癌的治疗现状及一些临床相关问题带来的思考。

195. Lgr4/GPR48与胃癌关系的研究进展

白玉环 李晓凤

包头市肿瘤医院

胃癌是我国最常见的恶性肿瘤之一，其发病率占各类恶性肿瘤的第三位，大多数患者初次就在是就已进入晚期。晚期胃癌的临床预后差，胃癌的死亡率占到所有癌种相关死亡的第三位。Lgr4属于G蛋白偶联受体家族，新近发现它是Wnt信号通路的靶基因，同时Lgr4在胃癌和胃的非肿瘤组织间存在差异性表达。这些新的发现提示Lgr4可能与胃癌的发生、发展密切相关，提示Lgr4可能作为胃癌患者的潜在预后因子以及潜在的个体化治疗的药物靶点。本文就Lgr4与胃癌关系的进展作一综述。

196. 大气污染对呼吸系统疾病的影响

崔晓霞　张　力

中国医学科学院北京协和医学院北京协和医院

随着我国工业化、城市化和农业现代化进程的飞速发展，大气污染问题日益加剧，严重危害人体健康。大气污染是由气体和颗粒物所组成的复杂的混合物，大主要类型是还原型（煤炭型），其主要前期物是二氧化硫（SO_2）、一氧化碳（CO），主要污染物是硫酸盐、颗粒物（PM）；氧化型（汽车尾气型），其主要前期物是CO、氮氧化物（NOx）、碳氢化合物（HC），主要污染物是臭氧（O_3）、PAN（过氧酰基硝酸酯）、PM；混合型（煤炭+汽车尾气型），其主要前期物是SO_2、CO、NOx、HC，主要污染物是PM、O_3、PAN；而大气细颗粒物（PM 2.5）是监测空气污染的重要指标之一。长期$PM_{2.5}$暴露可引起人的呼吸道炎症、COPD甚至肺癌等疾病的发生，其相关研究得到重视，但是目前尚未见公认COPD、肺癌发生发展过程中大气污染相关效应标志物。因此，针对大气污染相关的COPD、肺癌高危易感人群进行相关研究，早期发现大气污染对人群的危害并采取有针对性的措施，可以有效控制疾病发生，减轻疾病负担。

197. 肿瘤患者管理的"四全"模式

董　倩[1]　姜　达[1]　陈　虎[2]

[1]河北医科大学第四医院
[2]河北医科大学第一医院

随着肿瘤临床诊疗手段的完善和提高，肿瘤诊疗的方法和技术的选择性越来越多。但在诊治实践的过程中，受学科发展的限制，仍存在对于肿瘤患者的管理各自为政、难以遵循全员、系统、整体、优化的处理原则。就此现状，我们提出了针对肿瘤患者进行"全员监测、全程管理、全面达标及全力控制"的"四全"管理模式，意在为肿瘤患者的管理提供合理化思路。

198. 免疫检查点抑制剂在器官移植后肿瘤中的应用

张　帅　艾　斌

北京医院

免疫检查点抑制剂（immune checkpoint inhibitor，ICI）近年来成为肿瘤领域研究热点，在包括黑色素瘤、非小细胞肺癌、肾细胞癌，霍奇金淋巴瘤、尿路上皮癌等方面疗效显著。不同于以往治疗方式，应用该类药物可引起免疫相关不良反应。近期有数例器官移植患者应用免疫抑制剂个案报道，部分患者获益，部分发生严重排斥反应，如何挑选合适人群、平衡获益与风险，需进一步探索。

199. Th17及Treg细胞在非小细胞肺癌中的研究进展

王晓琴　张俊萍

山西医学科学院　山西大医院

初始$CD4^+T$细胞在不同的细胞因子诱导的条件下，可分化为Th1、Th2、Th17和Treg等细胞。Th17及Treg细胞具有多种生物免疫学效应，可以介导炎症反应，起免疫调节作用，从而参与免疫相关性疾病的发生与进展，如：肿瘤、炎症、自身免疫性疾病等。因此，本文将对Th17及Treg细胞在非小细胞肺癌的免疫调节作用进行阐述。

200. 肿瘤免疫疗法的抗性

张　盼　张俊萍

山西医学科学院　山西大医院

肿瘤免疫疗法在不同类型癌症患者体内激发持久的抗肿瘤免疫应答，在取得突破性治疗进展的同时，也遇到了普遍治疗无效的案例。所以要想进一步扩大肿瘤免疫疗法的应用范围，应了解限制该疗法发挥疗效的机制，以设计出有效的应对措施，克服肿瘤免疫疗法抗性。

目前，已有的肿瘤免疫疗法思路主要包括PD-1/PD-L1、抗CTLA-4、CAR-T和TCR-T等疗法，通过增强机体内固有的T细胞抗肿瘤反应，以杀伤癌细胞。然而临床实践表明，上述疗法往往对于大多数的患者并无显著效果，尽管有在一部分患者身上取得了持久的疗效。这提示我们进一步了解造成肿瘤免疫疗法抗性产生机制的重要性。

从发生上来看，肿瘤免疫疗法抗性可分为原发抗性、继发抗性和获得抗性。原发抗性是指患者对于初次接受的癌症免疫疗法治疗便无反应；继发抗性则是，肿瘤虽然可被免疫系统识别，但对免疫攻击产生了适应，形成保护性的机制；获得抗性是指癌症免疫疗法起初对肿瘤有效，但过了一定时期后，肿瘤演化出抗性或者初始时便有的抗性癌细胞被疗法所选择，最终导致肿瘤复发。这些抗性机制会抑制T细胞对癌细胞的识别和攻击，其产生的因素可源于癌细胞之内，也可以源自癌细胞之外[1]。

201. 免疫检查点抑制剂临床联合治疗研究进展

杜　萍　　刘丽宏

首都医科大学附属北京朝阳医院药事部

肿瘤细胞可表达一些免疫检查点分子，以逃避免疫系统的识别和攻击。最近几年，以程序性死亡因子（PD-1/PD-L1）和细胞毒T淋巴细胞抗原4（CTLA-4）为靶点的免疫检查点抑制剂通过激活T细胞免疫反应，发挥抗肿瘤作用，从而使者获益。不过，虽然有些患者经以上药物治疗后出现完全缓解或生存期延长，但还是有很大比例的患者并未从中获益。免疫检查点单药治疗有一定局限性，探索与其他治疗方式的联合用药势在必行。目前，临床联用的主要依据包括增加抗原释放、增强抗原提呈、抑制调节性T细胞和髓源性抑制细胞的迁移等。本文将对免疫检查点抑制剂与化疗、靶向治疗、疫苗、免疫调节剂及其他治疗方式等联合用药进行总结，以期为临床联合用药提供参考和依据。

作者索引